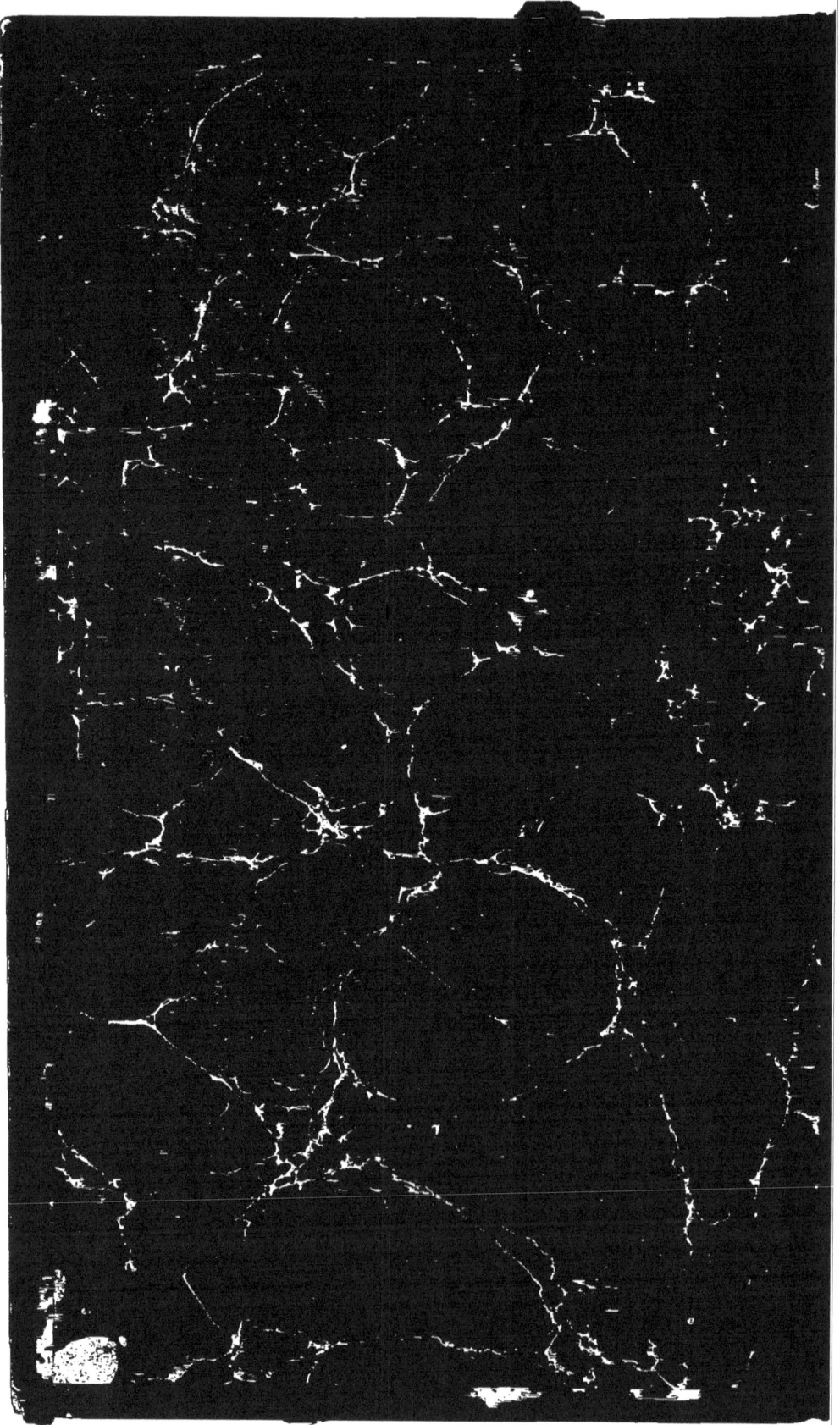

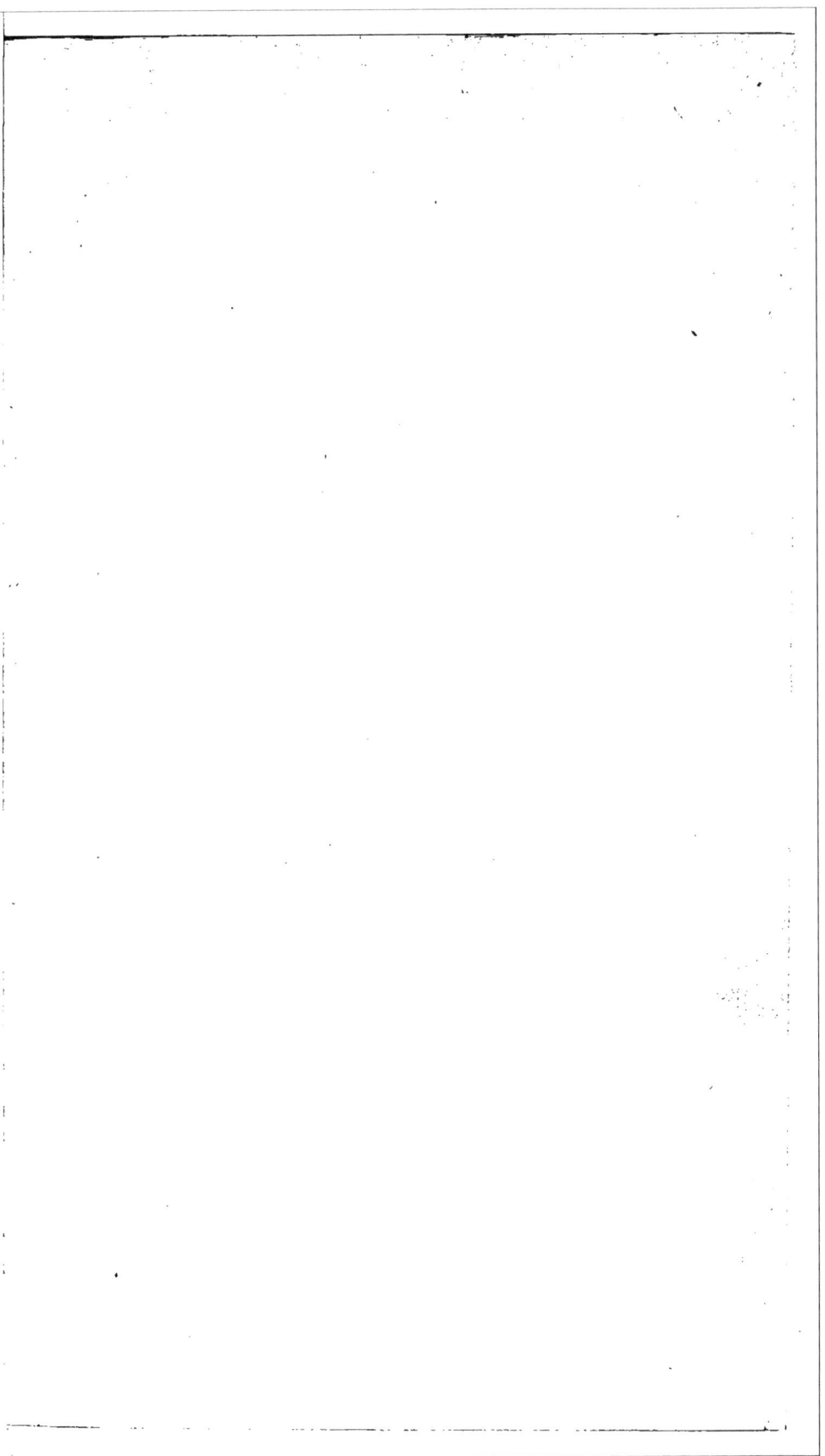

$Tc^{11}$ 268
& 268
A.

# COURS D'HYGIÈNE.

—∞⊙∞—

IMPRIMERIÉ DE W. REMQUET ET C<sup>IE</sup>,

Successeurs de Paul Renouard,

RUE GARANCIÈRE, 5, DERRIÈRE SAINT-SULPICE.

—∞⊙∞—

# COURS

# D'HYGIÈNE

FAIT

## A LA FACULTÉ DE MÉDECINE DE PARIS

## Par Louis FLEURY,

Professeur agrégé à la Faculté de Médecine de Paris, membre honoraire de la Société
anatomique de Paris, membre correspondant de la Société de médecine de Marseille,
de l'Académie royale de Médecine de Belgique,
chevalier de la Légion d'honneur, de l'ordre de Léopold de Belgique, etc.

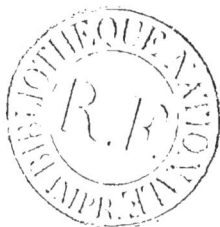

PARIS.

LABÉ, ÉDITEUR-LIBRAIRE DE LA FACULTÉ DE MÉDECINE.

Place de l'École-de-Médecine, 23, ancien n° 4.

1852.

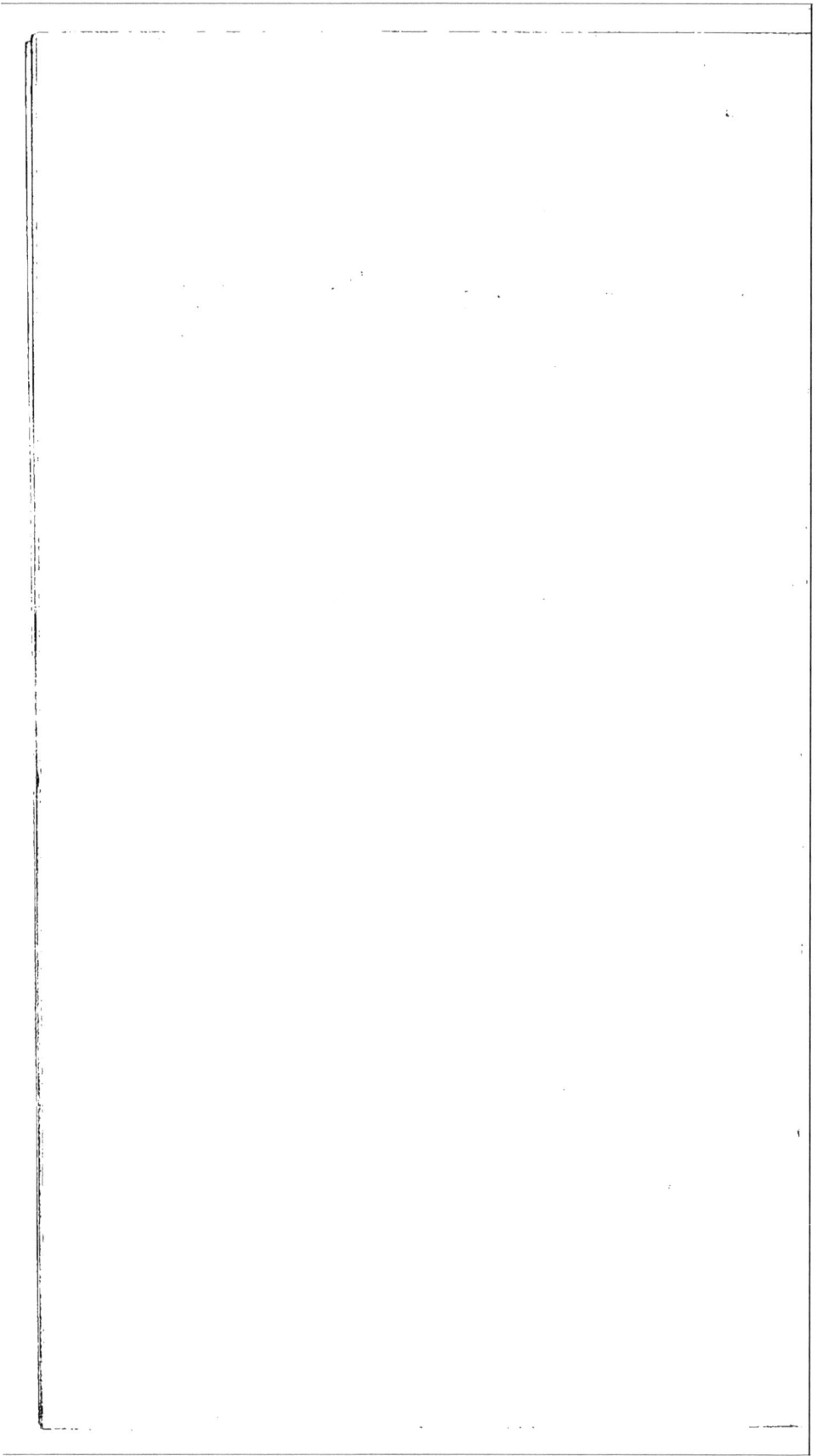

Je n'ai pas la prétention d'avoir écrit un Traité complet d'hygiène ; voilà pourquoi j'ai conservé à ce livre la forme sous laquelle il a été conçu : celle des leçons faites à la Faculté de médecine de Paris.

Mais, dira-t-on, à quoi bon ajouter un volume à tous ceux qui existent déjà sur l'hygiène, et dont quelques-uns sont d'origine très-récente?

Royer–Collard va répondre pour moi :

« Au milieu de ce mouvement général de progrès qui, depuis quinze ans, s'accomplit dans la médecine, l'hygiène, plus qu'aucune autre des parties qui la composent, est restée stationnaire. Des travaux partiels ont jeté sur quelques points de cette science de vives et nouvelles lumières, particulièrement en ce qui touche à la santé publique ; mais si l'on cherche à embrasser dans un seul coup d'œil la science elle-même tout entière, on est bientôt frappé de l'immense confusion qui règne encore dans son ensemble. Des matériaux sans nombre sont accumulés dans un champ sans limites ; souvent on a essayé de les rapprocher les uns des autres, de les distribuer en groupes distincts, mais ces tentatives sont demeurées stériles. Partout se fait sentir le défaut d'ordre et de méthode ; il manque là, en quelque sorte, un corps auquel viennent s'assimiler tous ces éléments juxta-posés, et une pensée qui les anime. L'hygiène semble arrêtée et comme engourdie dans les traditions du passé ; pour elle les sciences physiques et naturelles n'ont pas marché, ou, du moins, elle se contente, dans la plupart des cas, de ces notions incertaines, diffuses que donne une observation superficielle et vulgaire, et, par conséquent, elle n'aboutit le plus ordinairement, dans ses conclusions, qu'à des règles banales. Qui ne voit qu'il n'y a pas là de science véritable ? Qui ne comprend l'urgente nécessité de sortir d'un tel état de choses, et de ramener du moins l'hygiène au niveau des autres parties de la médecine. »

Appelé deux fois, par la maladie et par la mort de Royer-Collard, à professer l'hygiène dans l'amphithéâtre de l'école de Paris, j'ai tenté, dans mes leçons, d'accomplir une partie de la tâche indiquée aux hygiénistes par l'homme éminent dont j'occupais la chaire.

Je crois devoir à la Faculté de médecine de Paris, maîtres et élèves, la preuve écrite des efforts que j'ai faits pour justifier la confiance qu'elle a bien voulu placer en moi, et je publie mon cours.

Puisse-t-elle juger que je n'ai point trop présumé de mes forces dans cette difficile et téméraire entreprise ! Puisse-t-elle être indulgente pour une œuvre qui est un hommage rendu à une mémoire qui lui est chère, et un témoignage de mon respect envers elle !

L. FLEURY.

# COURS D'HYGIÈNE.

## Première Leçon.

De l'hygiène. — Définition. — Plan.

MESSIEURS,

Qu'est-ce que l'hygiène? Il n'est pas facile, dans l'état actuel des choses, de répondre d'une manière satisfaisante à cette question, et vous ne trouverez pas aisément deux auteurs qui soient d'accord sur ce point. Les uns, se plaçant à un point de vue médical, ne voient dans l'hygiène que de l'étiologie, de la pathologie et de la thérapeutique; les autres, se plaçant au point de vue physiologique, n'y aperçoivent que de la physique, de la météorologie, de la géologie : de telle sorte qu'à force de mettre de l'hygiène partout, on finit par ne la trouver nulle part; de telle sorte encore que l'enseignement de l'hygiène a été frappé de discrédit, de ridicule, à ce point que, d'après une opinion presque généralement admise aujourd'hui, l'hygiène ne serait que l'art de débiter pompeusement des banalités.

Il importe de faire cesser cet état de choses, et de montrer que l'hygiène est une des branches les plus sérieuses et les plus importantes des études médicales.

L'hygiène est l'*art de conserver la santé*, ont dit et répètent encore beaucoup d'auteurs. Il est difficile de concevoir une définition plus incomplète et plus défectueuse. Et d'abord, cette prétendue définition en implique une autre et conduit à se demander préalablement : Qu'est-ce que la santé? Or, vous savez tous les discussions dans lesquelles sont tombés, sans parvenir à s'entendre, les écrivains qui ont cherché à déterminer d'une manière nette et précise les caractères de la santé, et

1

vous reconnaîtrez le vice d'une définition qui prend pour base la chose la moins définie du monde. D'ailleurs, a-t-on dit avec raison, la santé n'est point une généralité; elle exprime une manière d'être qui varie suivant les sujets et, dans le même sujet, suivant une foule de circonstances qui agissent sur lui, sans que les oscillations fonctionnelles qui en résultent déterminent un état de maladie; il faudrait donc modifier cette définition en disant : *l'art de conserver à chacun sa santé.*

Ce n'est pas tout. Voici un enfant qui est doué d'un tempérament lymphatique très-prononcé; il est actuellement dans l'état de santé; mais, par le fait de son tempérament, il est prédisposé à certaines maladies dont on a lieu de redouter le développement ultérieur. L'hygiéniste ne doit-il pas, en vue de cette éventualité, s'efforcer de modifier le tempérament de cet enfant, c'est-à-dire d'améliorer la santé? On a compris la portée de cette objection, et l'on a voulu s'y soustraire en définissant l'hygiène : la science qui traite de la santé dans le double but de sa conservation et de son perfectionnement.

Mais ce n'est pas tout encore. Si, en péchant contre certaines règles de l'hygiène, un homme a compromis sa santé, le devoir de l'hygiéniste n'est-il point de le faire rentrer dans la bonne voie et de coopérer au rétablissement de la santé? Il faudrait donc modifier encore cette définition déjà modifiée et dire : L'hygiène est la science qui traite de la santé dans le triple but de sa conservation, de son amélioration et, sous certaines conditions, de son rétablissement. Je sais bien que quelques personnes contestent à l'hygiène le droit de s'immiscer dans la curation des maladies, mais nous verrons bientôt que cette doctrine est inadmissible.

Pour plusieurs auteurs, l'hygiène est l'étude des causes des maladies. Or, dit M. Gerdy, si vous faites l'histoire des influences qui tendent à troubler les fonctions sans en tirer aucune règle pour conserver la santé, vous ne faites pas de l'hygiène. M. Gerdy a raison en ce sens qu'il ne faut pas confondre l'hygiène avec l'étiologie, mais sa proposition est trop absolue. Nous disons, nous : Si vous faites, sans formuler de règles, l'histoire des influences qui se rattachent à certains modificateurs spéciaux appelés modificateurs hygiéniques, vous faites bien de l'hygiène, mais de l'hygiène incomplète, sans application; vous posez des prémisses sans en tirer de conclusions; si, au contraire, vous faites, même en formulant des règles, l'histoire des influences qui se rattachent à certains autres modificateurs, aux modificateurs mécaniques et pathologiques, vous ne faites pas de l'hygiène, mais de l'étiologie.

M. Gerdy ajoute : « En confondant l'hygiène avec la science des influences, on s'en fait de fausses idées et l'on arrache à la physiologie sa partie la plus positive. » Messieurs, ceci n'est plus exact : la physiologie ne s'occupe point des influences morbifiques ; elle n'étudie certains modificateurs, dits physiologiques, qu'au point de vue du mécanisme et de l'entretien de la vie, et, pour que la proposition de M. Gerdy ait un sens, il faut l'appliquer à une branche nouvelle de la physiologie, collatérale de celle qu'on a désignée, dans ces derniers temps, sous le nom de physiologie pathologique ; mais alors il est évident que la question se trouve réduite aux proportions d'une dispute de mots.

D'un autre côté, peut-on, ainsi que le voudrait M. Gerdy, réduire l'hygiène à l'énoncé de certains préceptes, complétement isolés de l'étude des influences contre lesquelles ils sont destinés à protéger la santé ? Les règles ne sont-elles point le corollaire de cette étude ? M. Gerdy ne s'est-il point d'ailleurs réfuté lui-même en présentant, sous le nom de *Cours d'hygiène positive,* l'étude de ces mêmes influences ?

Pour M. Gerdy, l'hygiène est exclusivement l'art d'éviter les causes connues des maladies, et, comme suivant lui, nous ne possédons, en général, pour atteindre ce but que des moyens négatifs, il en résulte que l'hygiène ne serait autre chose qu'une prophylaxie passive.

Ce que nous avons dit précédemment ne nous permet pas d'accepter cette nouvelle définition, car nous avons montré que l'hygiène est souvent une *prophylaxie active,* et que parfois elle prend la place de la *thérapeutique.* A la vérité, M. Gerdy combat avec vivacité cette manière d'envisager l'hygiène. « Il n'est pas plus convenable, dit-il, de parler de moyens hygiéniques en thérapeutique, qu'il ne le serait de parler de moyens thérapeutiques en hygiène... l'expression hygiénique n'est relative qu'à la conservation de la santé et ne peut s'appliquer aux moyens destinés à traiter les maladies. » En vérité, messieurs, nous ne saurions comprendre pourquoi, les agents restant les mêmes, l'expression *hygiéniques* ne serait pas appliquée aux moyens destinés à rétablir la santé aussi bien qu'à ces mêmes moyens employés dans le but de conserver la santé ! Ainsi, je ferais de l'hygiène en conseillant à un homme actuellement bien portant de ne point manger de l'oseille avec excès, dans la crainte de voir se produire chez lui des graviers d'oxalate de chaux, et je n'en ferais plus si, un malade expulsant actuellement des graviers de cette nature sous l'influence de l'usage immodéré de l'oseille, je lui prescrivais de renoncer à cette substance alimentaire. Je vais plus loin : un homme est affecté d'une maladie quelconque, contractée sous l'influence d'un modificateur quelconque ;

1.

les règles qu'il doit suivre dans le but de se guérir, **quant au régime**, à l'habitation, au climat, quant aux modificateurs hygiéniques, en un mot, n'appartiennent-elles pas manifestement à l'hygiène, et n'est-ce pas la force des choses qui vous conduit à donner à leur ensemble le nom de *traitement hygiénique ?*

M. Gerdy nous fait une concession et reconnaît que l'hygiène doit intervenir pour éloigner les influences qui pourraient altérer davantage la santé déjà troublée, ou ajouter à une maladie une maladie nouvelle ; mais ne sont-ce point là de vaines subtilités ? Encore une fois, pourquoi le même agent changerait-il de nature ou de nom suivant qu'il est appliqué dans un but de prophylaxie ou dans un but de curation ? Est-il nécessaire, utile, possible de séparer ainsi l'hygiéniste du médecin ?

Ainsi donc, et nous insistons sur ce point parce qu'il est d'une importance capitale et parce qu'il a longuement été discuté par un homme de la valeur de M. Gerdy, ainsi donc il demeure établi que tantôt l'hygiéniste doit se borner à conserver, à maintenir les rapports existants entre l'homme et certains modificateurs pour éloigner les influences morbifiques ; que tantôt il doit, au contraire, s'efforcer de modifier ces rapports, afin de les rendre plus favorables à la santé ; ici la prophylaxie passive doit céder la place à la prophylaxie active ; et que tantôt, enfin, l'état morbide étant survenu, l'hygiéniste doit faire intervenir ces mêmes modificateurs, tant pour empêcher que la maladie ne soit aggravée ou compliquée, que pour en opérer ou en faciliter la guérison. Ici la prophylaxie est remplacée par le traitement hygiénique.

M. Lévy a tenu compte de quelques-unes de ces considérations, et s'est appuyé sur elles pour appeler l'hygiène : *la clinique de l'homme sain.* Nous ne nous arrêterons pas à discuter cette définition, qui n'a probablement pas la prétention d'en être une.

Jusqu'à présent, messieurs, nous ne nous sommes occupés que de l'homme physique et de l'individu isolé. Or, tous les philosophes et les historiens, Platon, Tacite, Montesquieu, Rousseau, Cabanis, M. Guizot, nous montrent la haute influence que l'hygiène exerce sur le développement et le perfectionnement de l'homme intellectuel et moral, sur la destinée des sociétés et des empires. « L'hygiène, s'écrie Rousseau, est moins une science qu'une vertu. » — « L'hygiène seule, dit M. Londe, peut donner les moyens, soit de fortifier nos sentiments lorsqu'ils sont trop faibles pour servir à l'entretien et au bonheur de notre existence, soit de les modérer lorsque, trop ardents, ils menacent de dégénérer en passions violentes et de causer notre malheur.... Elle est le guide des législateurs et la Providence des nations. » —

« L'hygiène, dit à son tour M. Rochoux, est une véritable philosophie naturelle qui s'occupe bien plus d'enseigner à faire un bon emploi de la vie que d'en prolonger la durée. »

Eh bien, messieurs, une bonne définition ne doit-elle pas indiquer ces rapports de l'hygiène avec l'éducation, la civilisation, la morale, la religion, avec la science gouvernementale, avec la sociologie, en un mot, pour me servir d'une expression introduite dans le langage scientifique par M. Auguste Comte : ne doit-elle pas exprimer que l'hygiène est en même temps individuelle ou privée, et sociale ou publique ; physique, intellectuelle et morale ?

Dans le but de satisfaire à ces conditions d'une bonne définition, M. Londe appelle l'hygiène « la science qui a pour objet de diriger les organes dans leurs fonctions. » Nous verrons plus loin que cette définition repose sur une base inacceptable.

Vous savez maintenant, messieurs, que l'hygiène a pour subjectif l'homme sain ou malade, isolé ou réuni en société, envisagé dans son organisation physique, intellectuelle et morale ; vous savez aussi qu'elle a pour mission de maintenir, de placer ou de rétablir l'homme dans les conditions les plus favorables au développement régulier de cette organisation. Il nous reste à vous faire connaître les moyens dont elle dispose, et c'est ici que se présente le point fondamental de la question, car ce n'est qu'en l'établissant d'une manière nette et précise que l'on peut constituer l'individualité de l'hygiène et la distinguer de la physiologie, de l'étiologie et de la thérapeutique, avec lesquelles les uns l'ont trop confondue et desquelles les autres l'ont trop séparée. Comment se fait-il qu'aucun auteur n'ait eu recours à ce procédé si simple et si logique? Comment concevoir qu'aucun n'ait fait intervenir, dès à présent, la considération des modificateurs? Que ceux-ci aient été relégués sur le second plan, alors seulement qu'il s'est agi de diviser ce que, dans un langage barbare, on a appelé les matières de l'hygiène? Comment se fait-il que personne n'ait entrevu que ce n'est qu'en se fondant sur l'existence et la nature des modificateurs qu'on peut arriver à définir l'hygiène?

Quels sont donc les modificateurs qui rentrent dans le domaine de l'hygiène?

Avant de répondre à cette question, je dois vous rappeler, messieurs, que, d'après une conception philosophique de M. de Blainville, tout être vivant peut être étudié dans tous ses phénomènes sous deux rapports fondamentaux : sous le rapport statique et sous le rapport dynamique, c'est-à-dire comme apte à agir et comme agissant effectivement. Mais l'être vivant ne saurait être entièrement conçu si on ne l'envisage pas dans ses rapports avec le monde extérieur, et cette étude des influences réciproques comprend également la considération du double point de vue statique et dynamique. Il y a donc deux manières d'étudier les êtres vivants : ou bien on les envisage isolément, tout en subordonnant cette étude à la notion des lois générales, ou bien ils sont étudiés dans leurs rapports avec le monde extérieur.

Or, l'hygiène embrasse cette double étude, et les modificateurs qu'elle revendique appartiennent soit au monde extérieur (modificateurs cosmiques), soit à l'être vivant lui-même (modificateurs individuels). Ces modificateurs sont précisément ceux que vous connaissez sous le nom de *modificateurs physiologiques,* et ils prennent le nom de *modificateurs hygiéniques* dans l'étude que nous allons en faire, dans un but déterminé et à un point de vue spécial.

Et en effet la physiologie et l'hygiène ont pour base les mêmes modificateurs; mais la première les envisage dans leurs rapports avec le mécanisme et l'entretien de la vie; la seconde, dans leurs rapports avec le maintien et l'amélioration de la santé. L'hygiène et l'étiologie ont un but commun : l'étude des influences morbifiques; mais la première étudie celles qui se rattachent aux modificateurs hygiéniques, la seconde, celles qui appartiennent aux modificateurs mécaniques et pathologiques. Enfin, l'hygiène et la thérapeutique se proposent toutes deux le rétablissement de la santé; mais celle-là n'a encore recours qu'aux agents hygiéniques, tandis que celle-ci fait intervenir les agents médicamenteux et mécaniques.

Et maintenant le jour ne se fait-il point dans votre esprit? tout ne devient-il pas clair, précis, rigoureusement déterminé et limité? n'apercevez-vous pas nettement dessinée l'individualité de l'hygiène que vous n'avez jamais entrevue que sous la forme d'une espèce de monstre gémellaire, accolé d'un côté à la physiologie, de l'autre à l'étiologie et à la thérapeutique?

Sans doute, messieurs, quelques-uns de ces esprits que M. Auguste Comte accuse, avec tant de raison, d'être possédés de la manie de morceler l'étude des connaissances humaines, ne manqueront pas de dire qu'il faut alors distinguer une étiologie et une thérapeutique hygiéniques de l'hygiène proprement dite; mais je n'accepte pas l'objection, et je réponds que l'hygiène est ce que nous venons de dire, ou qu'elle n'est rien; qu'elle est cela, ou bien qu'il faut rayer le cours d'hygiène du programme de la Faculté, et en distribuer les éléments dans les cours de physique et de chimie médicales, de physiologie, de pathologie et de thérapeutique générales, etc., et j'ajoute qu'en agissant ainsi on laisserait exister une grave lacune dans l'enseignement.

Ceci posé, nous devons rechercher si l'hygiène est une *science* ou un *art*, et la question vaut la peine d'être examinée, puisque vous avez vu l'une et l'autre de ces dénominations être employées par des écrivains d'une égale autorité. Or, il est évident, tout d'abord, que l'hygiène ne saurait être placée au rang des sciences fondamentales que M. Auguste Comte a réduites à six : la mathématique, l'astronomie, la physique, la chimie, la biologie et la sociologie, et qu'elle rentre dans le domaine de la biologie et de la sociologie ; mais si l'on considère que l'hygiène est essentiellement une affaire d'application, et que ses éléments sont empruntés à la biologie, à la physique, à la chimie, à l'astronomie, on reconnaîtra qu'elle réunit tous les caractères assignés aux arts par M. Comte dans les termes suivants : « Science, d'où prévoyance ; prévoyance, d'où action : telle est la formule très-simple qui exprime d'une manière exacte la relation générale de la science et de l'art, en prenant ces deux expressions dans leur acception totale... Chaque art dépend non-seulement d'une certaine science correspondante, mais à la fois de plusieurs : tellement que les arts les plus importants empruntent des secours directs à presque toutes les sciences principales. »

Arrivés à ce point, il me semble, messieurs, qu'il va nous être possible de donner enfin de l'hygiène une définition exacte et complète ; et si vous voulez peser attentivement tous les termes de celle que j'ai donnée ici il y a quatre ans et que je vais reproduire, car la réflexion m'y a de plus en plus rattaché, vous reconnaîtrez, je l'espère, que nous avons atteint le but en disant :

« L'hygiène, ou l'hygiotechnie, est un art qui se propose, au moyen
« des modificateurs cosmiques et individuels, de maintenir, de placer
« ou de rétablir l'homme sain ou malade, isolé ou réuni en société,
« dans les conditions les plus favorables au développement régulier de
« son organisation physique, intellectuelle et morale. »

Je vous demande pardon, messieurs, d'avoir si longtemps abusé de votre patience pour n'arriver qu'à une définition qui a le défaut d'être longue ; pour me justifier, permettez-moi de vous citer encore quelques paroles empruntées à la remarquable exposition qui précède le *Cours de philosophie positive* de M. Auguste Comte, et qui trouvent ici une application pleine de justesse.

« La nature de ce cours ne saurait être complétement apprécié, de manière à pouvoir s'en former une opinion définitive, que lorsque ses diverses parties auront été successivement développées. Tel est l'inconvénient ordinaire des définitions relatives à des systèmes d'idées très-étendues ; mais les généralités présentées comme aperçu d'une doctrine à établir ont déjà une extrême importance, en caractérisant dès le début le sujet à considérer. La circonscription générale du champ de nos recherches, tracée avec toute la sévérité possible, est pour notre esprit un préliminaire particulièrement indispensable dans une étude aussi vaste, et, jusqu'ici, aussi peu déterminée que celle dont nous allons nous occuper. »

PLAN. — Examinons maintenant, messieurs, quel est le mode d'exposition, quel est le *plan* auquel doit s'arrêter un professeur d'hygiène pour rendre son enseignement aussi satisfaisant que possible. On peut ramener à trois méthodes principales tous les plans qui ont été proposés par les auteurs.

A. Dans la première méthode, imaginée par Moreau (de la Sarthe) et adoptée par MM. Rostan, Londe, Piorry, on prend pour base l'anatomie. On forme autant de classes qu'il y a d'appareils, et l'on y distribue les différents modificateurs suivant qu'ils exercent leur action sur tel ou tel appareil. Nous verrons tout à l'heure que c'est sur les modificateurs eux-mêmes que doit reposer une bonne exposition de l'hygiène ; mais en acceptant la donnée fondamentale de ce plan, il est facile de voir qu'il présente de nombreux inconvénients.

Le plan de Moreau est impraticable, selon M. Gerdy : 1° parce que la plupart des influences ne se bornent pas à agir sur une seule fonction, mais agissent sur plusieurs, et qu'alors l'arbitraire seul a le choix de la fonction à laquelle on rattache l'histoire de l'influence : ainsi certains ingesta agissent non-seulement sur l'estomac et les intestins, mais encore sur les appareils circulatoire ou nerveux ; 2° parce qu'il est beaucoup d'influences qui agissent toujours de la même manière sur l'économie, pourvu que le point par où elles l'attaquent soit sensible à leur action : ainsi certains poisons ont la même action, qu'ils soient introduits par l'estomac, le rectum, une plaie, etc.; 3° parce qu'il est des influences que l'on ne sait où placer : ainsi la chaleur, l'humidité, etc.; 4° parce qu'il réunit à chaque instant les influences les plus disparates par leur nature et forme les rapprochements les plus bizarres.

Un médecin qui s'astreint rigoureusement à l'ordre physiologique, dit M. Monneret, s'expose sans cesse ou à passer sous silence les modificateurs qui n'ont pu rentrer dans son cadre, ou bien à revenir sur des sujets qu'il a déjà traités. S'il agit autrement, il viole les règles qu'il a posées, et c'est, du reste, ce qu'il est contraint de faire à chaque instant, sous peine d'être incomplet.

« Ce serait employer une marche vicieuse, dit à son tour M. Segond, que d'étudier par fonctions d'organes tous les rapports que l'être peut affecter. Si chacun des milieux ne se trouvait en relation biologique qu'avec un appareil déterminé, cette marche n'aurait pas d'inconvénient ; mais l'animal tend à se mettre en rapport par l'ensemble de l'organisme : aussi arriverait-il qu'après avoir étudié successivement toutes les relations extérieures d'un appareil, on resterait dans le vague relativement à la notion théorique exacte d'un rapport déterminé entre l'être vivant et tel ou tel milieu. »

B. Dans une seconde méthode, proposée par M. Gerdy, on prend à la fois pour base l'anatomie, la physiologie, l'hystologie et les modificateurs. Ainsi, dans une première partie, M. Gerdy étudie les appareils organiques, les solides, les liquides, les tissus. Dans une seconde partie appelée hygiologie, il reprend l'étude de chaque appareil en particulier au point de vue de ses fonctions, de ses anomalies, de ses variétés, etc. Enfin, dans une troisième partie, il aborde l'étude des influences, mais seulement au point de vue pathogénique. Or, la première partie est de l'anatomie générale et de l'hystologie ; la seconde est de l'anatomie descriptive et de la physiologie ; la troisième est de l'étiologie ; et cela est tellement vrai, que cette étude des influences, indiquée d'abord par l'auteur comme appartenant à un *cours d'hygiène positive,* fait partie aujourd'hui, sous le titre d'étiologie, du volume publié récemment par M. Gerdy et consacré à la pathologie générale.

C. La troisième méthode remonte à Galien ; elle a été développée par Hallé, et elle est adoptée par la plupart des hygiénistes contemporains. Elle prend pour base les modificateurs auxquels Hallé a donné le nom de *matières de l'hygiène,* et elle étudie successivement l'influence exercée sur l'organisme par les *circumfusa,* les *applicata,* les *ingesta,* les *percepta,* les *gesta* et les *excreta.* Cette étude est précédée de considérations sur le *sujet de l'hygiène ,* afin de connaître les différences individuelles qui font varier le résultat des modificateurs hygiéniques. Enfin, sous le nom de *règles de l'hygiène,* se trouvent formulés les préceptes à l'aide desquels le sujet peut se préserver de l'influence morbifique des matières. Pardonnez-moi, messieurs, ce langage ; il ne m'appartient pas.

Royer-Collard avait adopté ce plan, en lui faisant subir quelques modifications indiquées dans le tableau suivant :

SUJET DE L'HYGIÈNE. — *Caractères et signes de la santé. Formes de la santé.*— Ages, sexes, tempéraments, constitutions, idiosyncrasies, hérédité, habitude, races, professions.

*Degrés de la santé.* — Imminence morbide, convalescence, infirmités.

MATIÈRE DE L'HYGIÈNE. — *Fonctions de nutrition.* — Circumfusa, applicata, ingesta.

*Fonctions de relation.* — Gesta, percepta.

*Fonctions de reproduction.* — Genitalia.

Ce plan est fort séduisant au premier aspect, mais est-il possible de disjoindre les fonctions et le sujet et de reléguer celles-là parmi les matières, où l'on voit les percepta placés à côté des condiments et l'accouchement à côté des cosmétiques ? N'est-il pas logique de rapprocher les modificateurs fonctionnels des modificateurs organiques, et d'en faire une classe distincte : celle des modificateurs individuels ? Est-il raisonnable de réunir dans un même groupe, de rapprocher les unes des autres, des professions qui font intervenir les modificateurs les plus différents, tandis que ce sont justement ces modificateurs qu'il importe d'étudier avec méthode ? N'est-il pas ridicule de placer l'hygiène du chanteur à côté de celle du cérusier et celle du tailleur à côté de celle de l'homme de lettres ? La première ne se place-t-elle pas naturellement dans le chapitre consacré à l'étude de la respiration et de la voix ; la seconde dans celui consacré à l'étude de l'air atmosphérique et de ses viciations ? Pourquoi rapprocher les circumfusa des applicata ? Quel rapport existe-t-il entre la radiation solaire et les substances épilatoires ? N'est-il point possible d'introduire dans l'étude des modificateurs extérieurs une division plus conforme à celle qui est établie dans les sciences naturelles ?

Il me semble, messieurs, qu'en tenant compte des considérations qui précèdent, il est facile de tracer un plan d'hygiène exempt des inconvénients et des défauts que nous avons reprochés aux divers plans qui ont été proposés jusqu'à présent par les auteurs.

L'hygiotechnie étant essentiellement l'étude des rapports qui peuvent exister entre l'homme et certains modificateurs, il est bien évident que ce sont ceux-ci qui doivent servir de base à un plan d'hygiène, et nous savons que les modificateurs hygiéniques sont cosmiques ou individuels, les premiers se subdivisant en astronomiques, en physiques et en chimiques, les seconds en statiques et en dynamiques. Or, si à chacune de ces divisions nous rattachons, en tenant compte de l'agent prédominant, certains modificateurs complexes qui agissent simultanément de plusieurs manières sur l'organisme, nous aurons un plan d'hygiène méthodique et parfaitement en rapport avec la division introduite dans l'étude de la plupart des sciences naturelles. Quelques mots d'explication sont toutefois nécessaires. Il est des modificateurs qui exercent plusieurs influences de nature différente. Ainsi l'air atmosphérique agit physiquement par sa pression, sa température et chimiquement par sa composition ; la radiation solaire agit par ses rayons calorifiques et d'éclairement et par ses rayons chimiques. Faut-il scinder l'étude de ces modificateurs et placer la pression de l'air parmi les modificateurs physiques, sa composition parmi les modificateurs chimiques ? Nous ne l'avons point pensé, et nous avons préféré nous conformer exactement à l'ordre établi dans les sciences physiques et chimiques ; cela apporte de l'uniformité dans l'exposition des sciences naturelles, et n'est pas sans avantages même au point de vue restreint de l'hygiène. Ainsi la considération des climats, des localités, de l'endémie, etc., est évidemment du domaine de l'hygiène physique, et cependant il faut y faire intervenir la composition de l'air ; il est donc préférable de ne point diviser l'étude de ce modificateur. D'un autre côté, il faut bien comprendre ce que nous entendons par modificateurs individuels ; il faut se rappeler qu'il ne s'agit pas ici des diverses conditions statiques et dynamiques dans leurs rapports avec l'état de vie, car cette étude appartient en propre à la physiologie ; mais des influences morbifiques ou curatives que ces conditions peuvent exercer sur l'homme, point de vue bien différent sous lequel les conditions se transforment en modificateurs. Ainsi, pour mieux me faire comprendre par un exemple, la dentition est un phénomène d'évolution organique qui, considéré en lui-même, est du ressort de la physiologie ; mais la dentition peut devenir une cause de maladie, et sous ce rapport elle appartient à l'hygiène ; il en est de même pour l'âge, le tempérament, l'hérédité, etc.

Étant établi qu'un plan d'hygiène doit prendre pour base les modificateurs et ceux-ci étant connus, il ne nous reste plus qu'à examiner dans quel ordre ils doivent être étudiés ; or, il est évident, ainsi que l'a établi M. A. Comte, que l'étude des milieux dans lesquels vivent les êtres organisés doit précéder celle de ces êtres eux-mêmes, c'est-à-dire, qu'il faut procéder de l'extérieur à l'être vivant. Mais, pour arriver à l'appréciation des rapports, il faut préalablement avoir examiné les deux termes : l'être vivant et le modificateur. L'étude des influences réciproques doit donc arriver après l'étude complète de l'homme et des agents cosmiques.

Il résulte de ceci que, s'il existait aujourd'hui une bonne systématisation des sciences biologiques et sociologiques, se traduisant par un programme suivi dans l'enseignement de cette Faculté, nous devrions, pour rester exclusivement dans le domaine de l'hygiotechnie, ne traiter ici que des rapports hygiéniques entre l'homme et les modificateurs, sans nous occuper de ces deux termes considérés soit en eux-mêmes, soit quant aux rapports physiologiques qui peuvent exister entre eux ;

mais il n'en est pas ainsi, et, si les cours de physiologie, de physique et de chimie vous ont fait connaître les modificateurs cosmiques considérés en eux-mêmes et dans leurs rapports physiologiques avec l'être vivant, vous êtes étrangers à d'importantes notions fournies par la météorologie et la géologie. La pathologie et l'anatomie pathologique vous ont décrit l'homme malade, tant à l'état statique qu'à l'état dynamique, dans ses rapports avec les influences mécaniques et pathologiques; mais la physiologie sociale est encore à créer, et, par une singulière anomalie, la physiologie individuelle ne vous a pas entretenus de l'homme vivant dans ses rapports physiologiques avec les conditions individuelles statiques et dynamiques; de telle sorte que, bien qu'il soit évident que l'étude des âges, des sexes, des tempéraments, de l'hérédité, etc., faite en dehors des influences morbifiques ou curatives et seulement considérée comme se rattachant aux diverses conditions de l'état de vie, appartienne à la physiologie, cette étude n'a cependant jamais été embrassée par elle et a toujours été abandonnée à l'hygiène.

« Ce qui contribue à augmenter le vague des ouvrages d'hygiène, dit encore M. Segond, qui a sainement compris et résumé la philosophie biologique si admirablement développée par M. A. Comte, c'est qu'à côté des moyens pratiques la science même de l'hygiène se trouve remplacée par une section de la physiologie proprement dite. La plupart des auteurs, cherchant à constituer un domaine scientifique particulier à l'étude des modificateurs, commencent par un préliminaire sur l'organisme, et considèrent ensuite l'homme suivant la prédominance de tel ou tel appareil, suivant l'âge, le sexe, les habitudes, les dispositions héréditaires; or, c'est l'anatomie qui doit fournir la notion de l'organisme, et, quant à l'étude des âges, des sexes, des tempéraments, etc., elle fait partie intégrante de la physiologie. L'étude des modificateurs doit supposer que l'être vivant est préalablement connu aussi complétement que les modificateurs eux-mêmes. »

Nous reconnaissons la justesse de ces paroles; mais nous sommes obligé d'accepter l'état actuel des choses et d'en subir les conséquences. Il faudra, par conséquent, que nous fassions précéder l'étude hygiénique de certains modificateurs d'une partie préliminaire, dans laquelle nous les envisagerons soit en eux-mêmes, soit dans leurs rapports physiologiques avec l'être vivant.

Nous étudierons en premier lieu les modificateurs cosmiques, ensuite les modificateurs individuels; nous ne séparerons pas les règles des influences, et nous réunirons l'hygiène publique à l'hygiène privée. Nous éviterons ainsi un grand nombre de répétitions, et s'il est vrai que certaines questions d'hygiène publique exigent des développements considérables, qui intéressent plutôt l'administrateur que le médecin, et qui nous entraîneraient beaucoup trop loin s'il fallait leur accorder toute l'étendue dont ils sont susceptibles, il est certain néanmoins que nous pourrons les traiter de façon à vous en donner une notion suffisante.

Voici notre plan :

Plan d'hygiène fondé sur l'étude et la division des modificateurs hygiéniques, envisagés dans leurs rapports avec l'homme sain ou malade, isolé ou réuni en société.

## A. DES MODIFICATEURS COSMIQUES.

### a. Des modificateurs astronomiques.

### b. Des modificateurs physiques.

Pesanteur. — Air atmosphérique : Pression, température, électricité, radiation solaire, son, vents, humidité, composition. — Air confiné, méphitisme, marais, viciations diverses. — Sol. — Saisons, climats, localités, habitations. — Endémie, épidémie, contagion, géographie médicale. — Agents physiques divers : Vêtements, cosmétiques, bains, etc.

### c. Des modificateurs chimiques.

Aliments. — Eaux et boissons. — Agents chimiques divers.

## B. DES MODIFICATEURS INDIVIDUELS.

### a. Des modificateurs statiques.

Ages. — Tempéraments. — Idiosyncrasies. — Constitutions. — Obésité. — Maigreur. — Sexes. —Hérédité. — Races humaines. — De la santé, de ses variétés, de ses formes. — Prédisposition. — Diathèse. — Imminence morbide.. — Convalescence.

### b. Des modificateurs dynamiques.

Hygiène des sens. — Digestion : Préhension des aliments, digestion, défécation, absorption, faim, inanition, soif, disette, etc. — Respiration : Voix, hoquet, rire, éternuement, bâillement, certaines professions, etc. — Circulation : Cœur, gros troncs, capillaires, sang, hémorrhaphylie. — Sécrétions : Sueur, urine, exhalations muqueuses, leucorrhée, etc. — Génération : Continence, castration, excès vénériens, masturbation, prostitution, mariage, célibat, ovulation, grossesse, accouchemennt, lactation. — Innervation. a. Sensibilité : Douleur physique, chatouillement, sensation voluptueuse. — b. Motilité : Musculation, repos, attitude, mouvements, efforts, exercice, gymnastique, professions diverses. c. Intelligence : Sommeil, veille, travail intellectuel, attention, imagination, jugement, émotions, passions, éducation, civilisation, gouvernement, religion, morale. — Habitude.

Je vous prie, messieurs, de vouloir bien étudier ce plan avec attention ; car il sera le fil conducteur qui nous permettra de sortir enfin de
ce dédale obscur dans lequel se sont égarés, jusqu'à présent, tous ceux
qui se sont occupés de l'hygiotechnie, et si les idées nouvelles que je
viens d'émettre dans ce discours d'ouverture, et que je développerai
dans le courant de mon enseignement, pouvaient être acceptées par
vous et prendre rang dans la science, vous me permettriez d'en concevoir quelque orgueil ; car je pourrais alors espérer que mon passage
dans cette chaire ne serait pas sans quelque utilité pour vous et pour
ceux qui vous succéderont.

Je terminerai chaque leçon par une indication bibliographique qui
vous fera connaître les sources où vous pourrez étudier plus complétement les questions qui en auront fait le sujet.

---

### Bibliographie.

Aujourd'hui, placés que nous sommes au point de vue général de l'hygiène, je vous
indiquerai :

1° Les ouvrages de MM.

ROSTAN, *Cours élémentaire d'hygiène*, 2 vol. in-8°. Paris, 1828.
VIREY, *Hygiène philosophique*, 2 vol. in-8°. Paris, 1831.
THOUVENEL. *Éléments d'hygiène*, 2 vol. in-8°. Paris, 1840.
MOTARD, *Essai d'hygiène générale*, 2 vol. in-8°. Paris, 1841.
LONDE, *Nouveaux éléments d'hygiène*, 2 vol. in-8°. Paris, 1847. 2ᵉ édition.
LÉVY, *Traité d'hygiène publique et privée*, 2 vol. in-8°. Paris. 1844.
BECQUEREL, *Traité élémentaire d'hygiène privée et publique*. Paris, 1851.

2° Les mémoires plus ou moins étendus et fort utiles à consulter de MM.

MOREAU (de la Sarthe), *Essai d'un cours d'hygiène*. Paris, 1803.
GERDY, *Analyse détaillée de l'histoire de la santé*. Paris, 1827.
PIORRY, *Plan d'un cours d'hygiène*. Paris, 1838.
MONNERET, *Mémoire pour servir à l'étude de l'hygiène*. Paris, 1839.

3° Enfin, je vous engage à lire avec attention le petit volume de M. SEGOND, intitulé :
*Histoire et systématisation générale de la biologie* (Paris, 1851), et à méditer dans le
*Cours de philosophie positive* (Paris, 1838), de M. AUG. COMTE, les belles pages consacrées
par cet éminent penseur à l'exposition de ses doctrines et à la biologie (tomes I et III).

## Deuxième Leçon.

Des modificateurs cosmiques : des influences sidérales, des alternatives de jour et de nuit, de l'influence lunaire. — Des modificateurs physiques : de la pesanteur.

### A. DES MODIFICATEURS COSMIQUES.

#### a. Des modificateurs astronomiques, ou des influences sidérales.

Les anciens attachaient une grande importance à l'influence exercée par les astres sur l'organisme, et Hippocrate recommande très-expressément de n'accorder aucune confiance aux médecins qui ignorent l'astronomie. Pendant le règne des alchimistes, dit M. Arago, le corps humain fut considéré comme un univers en miniature, et à chaque organe fut dévolu un astre. Le cœur recevait les influences du soleil, le cerveau celles de la lune, le poumon celles de Jupiter, la rate celles de Saturne, le rein celles de Vénus, tandis que les organes de la génération étaient placés sous la direction de Mercure. De ces idées bizarres, ajoute M. Arago, il ne nous est resté que l'expression de *lunatiques*, généralement appliquée à ceux qui ont le cerveau malade.

De pareilles idées n'ont en effet plus besoin d'être discutées aujourd'hui; mais il ne faut pas perdre de vue, cependant, qu'elles se rattachent à une notion fondamentale exacte : celle d'une relation entre les lois astronomiques et les lois biologiques; car il est évident qu'il est impossible de concevoir d'une manière vraiment scientifique le système général des conditions d'existence propres aux corps vivants, sans prendre en considération l'ensemble des éléments astronomiques.

La vie, telle qu'elle se présente à nous, au double point de vue statique et dynamique, est appropriée aux milieux au sein desquels s'effectuent son développement, son maintien, et il est, par conséquent, impossible de supposer une perturbation quelconque dans les conditions fondamentales de ces milieux sans admettre une perturbation corrélative dans l'état des organes et dans l'accomplissement des phénomènes vitaux. Que la masse absolue et la forme générale de la terre soient modifiées, et il surviendra immédiatement une modification corrélative dans l'intensité et la direction de la pesanteur, dont vous pouvez comprendre, *a priori*, l'influence directe sur l'organisme. L'existence des êtres vivants est étroitement liée à l'équilibre et aux oscillations régulières des fluides dont la surface terrestre est couverte en majeure partie. Bichat a signalé la subordination de l'intermittence de la vie animale proprement dite avec celle de la rotation diurne de la terre ; la direction du plan de l'orbite comparée à l'axe de rotation de la planète est le principe immédiat de la division de l'année en saisons, de celle de la terre en climats, et par conséquent de la loi relative à la distribution géographique des diverses espèces vivantes.

Des recherches récentes ont introduit un élément nouveau dans cette grande question des relations qui existent entre les lois astronomiques et les lois biologiques ; elles ont montré qu'obéissant à un mouvement de totalité qui le pousse vers la constellation d'Hercule, notre système traverse d'une course rapide les immenses régions de l'espace. Or, parmi les conséquences de ce déplacement incessant de la terre, vous devez entrevoir la possibilité d'un changement dans la température ambiante assez considérable pour modifier profondément les climats, et même pour entraîner la destruction complète des êtres organisés à la surface de notre planète. Dans ce moment même, M. Petit, directeur de l'observatoire de Toulouse, attribue l'abaissement de la température saisonnière à ce que la terre traverse une région de l'espace qui est parsemée d'une innombrable quantité de corpuscules planétaires, interposés entre notre globe et le soleil.

Ces considérations d'un ordre si élevé pourraient, messieurs, recevoir de longs développements ; mais cela nous entraînerait beaucoup trop loin. Laissons à l'astronomie, à la physique, à la philosophie biologique, le soin de les poursuivre dans toutes leurs applications, dans toutes leurs hypothèses ; et pour rester dans le domaine de l'hygiène, contentons-nous d'examiner quelles sont les influences exercées sur l'organisme, d'une part, par les *alternatives de jour et de nuit,* dont la cause réside dans la révolution complète que notre globe opère sur lui-même dans l'espace de vingt-quatre heures, et, d'autre part, par *l'action lunaire.*

*Alternatives de jour et de nuit.* —Vous savez, messieurs, que la terre a deux mouvements. L'un de rotation ou diurne, l'autre de translation autour du soleil, ou annuel, lequel s'effectue en 365 jours, 5 heures, 48 minutes, 5 secondes et constitue l'année équinoxiale, tropique ou civile. L'axe de la terre étant incliné sur le plan de l'écliptique de 66°, 32′, 27″, il en résulte entre le jour et la nuit, des rapports qui varient suivant les points du globe et les saisons. A l'époque des *équinoxes,* c'est-à-dire le 20 ou 21 mars, et le 22 ou le 23 septembre, les jours et les nuits sont égaux dans toute l'étendue du globe. Sous l'équateur, les nuits ont pendant toute l'année une durée de douze heures égale à celle des jours ; vers les pôles, au contraire, il existe une inégalité très-considérable. En hiver les nuits sont plus longues que les jours, tandis que le contraire a lieu en été, et vous savez qu'à Paris, par exemple, la durée du jour est de 9 heures 45 minutes en automne et en hiver, de 14 heures 30 minutes au printemps et en été. Cette durée variable des jours et des nuits exerce à son tour une influence importante sur la température, l'humidité et les autres conditions de l'air atmosphérique ; mais l'étude de cette influence se rattache naturellement à celle de l'atmosphère, des saisons et des climats. Nous devons rechercher seulement, ici, si les alternatives de jour et de nuit exercent par *elles-mêmes* une action appréciable sur l'état statique et dynamique de l'être vivant.

Il est plus difficile que vous ne le pensez probablement de répondre d'une manière rigoureuse à cette question. Dans tous les traités d'hygiène, en effet, vous trouvez attribuées à la nuit certaines modifications observées dans la digestion, la respiration, la circulation, les sécrétions, les fonctions cérébrales et génitales; mais si vous voulez bien remarquer que les observations ont été faites pendant le *sommeil*, le repos, la position horizontale, le séjour au lit, et qu'on n'a tenu compte d'aucune de ces circonstances, vous vous demanderez certainement avec moi s'il est possible d'attribuer exclusivement à la *nuit* des phénomènes qui se produisent sous l'influence complexe d'une réunion de modificateurs très-divers. Pour résoudre ce problème, il faudrait pouvoir s'appuyer sur des expériences comparatives, faites d'une part, pendant la nuit, sur un homme en état de veille et placé autant que possible dans des conditions analogues à celles qui se présentent pendant le jour, et d'autre part, pendant le jour, sur un homme endormi et placé dans les conditions qu'on rencontre pendant la nuit. Or, ces expériences comparatives n'ont pas été faites ; et en tenant compte des observations que nous fournissent les habitudes de la société, dans laquelle on transforme si souvent la nuit en jour, et réciproquement, nous sommes autorisé à croire que c'est au *sommeil* et à l'ensemble des modificateurs qui interviennent pendant la nuit, qu'il faut rapporter, en grande partie, les modifications fonctionnelles que les auteurs ont attribuées à la nuit, et nous croyons dès lors devoir en renvoyer l'énumération et l'étude au chapitre dans lequel nous nous occuperons de ce modificateur dynamique.

Dans beaucoup de maladies aiguës ou chroniques, le commencement de la nuit est accompagné d'un mouvement fébrile, d'une exacerbation plus ou moins prononcée ; mais ces phénomènes ne sont-ils pas le résultat de l'action excitante des nombreux agents à l'influence desquels le malade a été plus ou moins soumis pendant le jour ? Ne peut-on pas expliquer de la même manière la fréquence plus grande pendant la nuit des terminaisons funestes, fréquence d'ailleurs contestable, puisque les relevés de trente années à l'hôpital Saint-Pierre de Bruxelles ont montré à M. Quételet que sur 5,250 décès, 2,471 seulement ont eu lieu de six heures du soir à six heures du matin (de six heures à minuit 1,074, de minuit à six heures du matin 1,397) tandis que 2,779 ont eu lieu de six heures du matin à six heures du soir (de six heures à midi 1,321, de midi à six heures 1,458).

Le plus grand nombre des accouchements a lieu pendant la nuit : cela tient-il à ce que la conception s'opère ordinairement pendant ce temps ? Sur 5,841 naissances on en compte 3,231 de six heures du soir à six heures du matin (1,729 de minuit à six heures, 1,502 de six heures du soir à minuit), et 2,610 de six heures du matin à six heures du soir (1,355 de six heures à midi, 1,255 de midi à six heures).

La croissance des végétaux est plus rapide pendant le jour que pendant la nuit, mais c'est là un phénomène dont il faut chercher la raison d'être, non dans le mouvement de la terre considéré en lui-même, mais dans les modifications que ce mouvement imprime aux diverses conditions de l'atmosphère.

Les attaques de goutte, dit-on, se montrent surtout vers minuit ; les sueurs de la fièvre hectique ont lieu vers le matin ; vous connaissez le caractère nocturne des douleurs ostéocopes, mais est-ce bien au seul mouvement de la terre qu'il faut attribuer ces phénomènes ?

M. Boudin établit, d'après M. Guerry, que le nombre des suicides *par suspension* est quatre fois plus considérable de six à huit heures du matin que de midi à deux heures du soir ; mais en vérité je ne saurais admettre qu'il en soit ainsi en raison de la rotation de la terre.

Quant aux influences attribuées au mouvement de translation terrestre, nous nous en occuperons lorsqu'il s'agira des saisons.

*Action lunaire.* — L'influence astronomique de la lune n'est guère mieux établie que celle des alternatives du jour et de la nuit.

Hippocrate considérait les Pléiades, Arcturus et Procyon, comme étant les astres prépondérants, et n'accordait à la lune qu'un rôle secondaire ; Galien, au contraire, attribua à celle-ci l'influence la plus considérable, et c'est à la durée et à la succession de ses différentes phases qu'il rattacha sa doctrine des crises et les époques auxquelles se montrent les jours critiques : le septième, le quatorzième et le vingt-unième.

Mead, Hoffmann, Sauvages et même bon nombre de médecins contemporains pensent encore qu'il existe un certain rapport entre les phases de la lune et certains phénomènes physiologiques ou pathologiques.

Sanctorius prétend que l'homme en santé gagne une ou deux livres en poids au commencement du mois lunaire et qu'il les perd à la fin ; mais les expériences sur lesquelles il appuie cette assertion ne sont pas concluantes, et elles n'ont pas été confirmées depuis lui.

Selon Hippocrate, la conception s'effectue principalement à la pleine lune, et l'on a prétendu que les accouchements sont plus fréquents à la fin du décours de la lune qu'à toute autre époque de la lunaison ; les registres de l'état civil ne viennent pas à l'appui de cette doctrine.

Beaucoup de personnes pensent encore que les époques menstruelles sont réglées sur la durée des révolutions lunaires ; mais cet accord n'est pas exact, et qui ne sait d'ailleurs que le flux sanguin se manifeste chez telle femme à la nouvelle lune, chez une autre au premier quartier, chez une troisième le jour de l'opposition, et cela malgré l'identité d'âge et de constitution physique ? Qui ne sait aussi qu'à la longue, chez le même individu, le phénomène finit par arriver à toutes les époques du mois lunaire ?

L'influence de la lune sur les aliénés, sur les sujets atteints de maladies nerveuses compte un grand nombre de partisans. Faber rapporte qu'un fou devint furieux pendant une éclipse de lune ; Mead parle d'un enfant qui éprouvait toujours des convulsions au moment de l'opposition ; Pison, d'une paralysie ramenée tous les mois par la nouvelle lune ; Menuret, d'une épilepsie dont les accès revenaient à la pleine lune ; Bacon s'évanouissait pendant toutes les éclipses de lune et ne recouvrait ses sens qu'à mesure que l'astre revenait à la lumière. Ramazzini raconte que, pendant une fièvre épidémique qui régna en 1693, un grand nombre de malades périrent le 21 janvier au moment d'une éclipse de lune ; Menuret va jusqu'à dire que la lune exerce une grande influence sur la marche des maladies cutanées, et en particulier de la teigne et de la gale, assertion contre laquelle pourraient protester, avec moi, tous les médecins qui ont fait une étude suivie des dermatoses.

On ne saurait, messieurs, mettre en doute la bonne foi des auteurs que nous venons de citer et leur opposer une dénégation absolue ; mais en acceptant les faits qu'ils rapportent, ne faut-il point faire une part à la coïncidence et surtout à l'imagination ? « Comment, dit M. Arago, ne serait-on pas tenté de faire en tout ceci une large part à l'imagination frappée des individus, lorsque nous trouvons qu'en août 1654 un grand

2.

nombre de personnes considérables s'enfermèrent, par ordonnance de médecin, dans des chambres bien closes, bien échauffées et bien parfumées, afin d'échapper aux mauvaises influences de l'éclipse de soleil qui arriva ce jour-là? lorsque le judicieux Petit nous apprend, en outre, que les ecclésiastiques, tant la consternation était grande, ne pouvaient suffire à confesser tous les effrayés, ce qui, par parenthèse, contraignit le curé d'un village voisin de Paris à dire au prône que l'éclipse avait été remise à la quinzaine, et qu'on pouvait en toute assurance ne pas tant se presser ! »

Olbers déclare que pendant une longue pratique, il n'a jamais pu constater le moindre effet produit par l'influence lunaire ; et M. Arago dit avec raison que si les coïncidences signalées par les auteurs n'avaient pas été fortuites, que si elles avaient tenu à une action réelle de la lune, on ne serait pas réduit à citer trois ou quatre cas saillants, mais qu'on en rapporterait par milliers.

Quoi qu'il en soit, vous trouverez probablement, messieurs, qu'il y a quelque difficulté à se prononcer sur ces faits médicaux considérés en eux-mêmes, et vous jugerez alors qu'il est intéressant de rechercher si la lune exerce une influence quelconque sur notre atmosphère. Or, presque tous les astronomes, les physiciens et les météorologistes s'accordent pour affirmer que cette influence est complétement inappréciable. Mais cette doctrine est contredite par MM. Pilgram et Schubler, qui ont montré, par des observations continuées par celui-ci pendant vingt-huit ans, que la pluie tombe plus fréquemment vers le deuxième octant qu'à toute autre époque du mois lunaire, et que les moindres chances de pluie arrivent entre le dernier quartier et le quatrième octant ; que les vents du sud et de l'ouest deviennent de plus en plus fréquents depuis la nouvelle lune jusqu'au deuxième octant, tandis que, pendant le dernier quartier, les vents du nord et de l'est soufflent plus souvent que jamais. M. Flaugergues, de son côté, nous apprend qu'il existe un rapport entre les phases lunaires et les hauteurs barométriques dont la moyenne est plus élevée (755$^{mm}$,73) pendant le jour de l'apogée que pendant le jour du périgée (754$^{mm}$,73). Enfin, vous connaissez tous l'influence très-remarquable que la lune exerce sur la mer, où elle produit le flux et le reflux ; on s'est demandé si elle n'aurait pas une action analogue sur notre atmosphère, et M. Arago répond affirmativement à cette question, sans qu'il nous soit possible d'apprécier l'influence des *marées atmosphériques* sur l'organisme.

De ces considérations, faut-il conclure que la lune peut, directement ou indirectement, exercer une influence quelconque sur les fonctions, sur la marche et le traitement des maladies? Je vous répondrai, avec M. Arago, que cela n'est pas absolument impossible, mais que, jusqu'à présent, rien n'est venu le prouver d'une manière positive. Dans tous les cas, rappelez-vous, messieurs, que la lune ne saurait agir que par voie d'attraction, par la lumière qu'elle réfléchit, ou par des émanations obscures, électriques, magnétiques ou d'une nature encore inconnue.

### b. Des modificateurs physiques.

L'idée de vie suppose constamment la corrélation nécessaire de deux éléments indispensables : un organisme approprié et un milieu convenable. C'est de l'action réciproque de ces deux éléments que résultent tous les divers phénomènes vitaux, et les esprits les plus adonnés à la philosophie théologique ou métaphysique sont obligés de reconnaître que les corps vivants sont soumis à l'empire des lois physiques. Mais il importe ici de tenir compte de la grande division qui sépare la vie en organique et en animale ; car, si tous les actes de la vie organique sont essentiellement physiques et chimiques, il n'en est pas de même pour ceux de la vie animale, et particulièrement pour ceux qui concernent les fonctions nerveuses et cérébrales.

Les premiers sont donc susceptibles, par leur nature, d'un ordre plus parfait d'explication, et ce sont eux que nous aurons principalement en vue dans l'étude que nous allons faire des modificateurs physiques, en regrettant que l'expérimentation physiologique basée sur les modifications introduites, à un point de vue déterminé, dans le système des circonstances extérieures, n'ait pas été mieux cultivée jusqu'à présent, puisque l'on doit reconnaître avec M. A. Comte que c'est elle qui est la mieux appropriée à la nature des phénomènes vitaux.

Cela posé, commençons l'étude des modificateurs physiques par celle de la *pesanteur*.

### DE LA PESANTEUR.

La *pesanteur*, qu'il ne faut point, à l'exemple de quelques auteurs, confondre avec la *pression atmosphérique*, est cette force qui fait tomber tous les corps et qui exerce sur eux une action uniforme, lorsqu'aucune autre force ne lui est opposée ; car vous savez que dans le vide la plume tombe avec la même vitesse que la balle de plomb ;

ce qui ne veut pas dire, toutefois, que la force de la pesanteur soit partout et toujours la même ; car vous savez aussi qu'elle est liée à la configuration du globe terrestre, que son intensité, égale pour tous les corps dans le même lieu, varie d'un lieu à un autre, de sorte que vers les pôles les corps tombent plus vite que sous l'équateur ; enfin, que son intensité est en raison inverse du carré des distances.

Après la mort, l'homme rentre sous l'empire exclusif des lois qui régissent la matière inorganique, et l'on voit tous les liquides de l'économie, n'obéissant plus qu'à la force de la pesanteur, se porter vers les parties les plus déclives du cadavre. Mais l'homme vivant, et non envisagé à titre de poids ou de projectile, est-il également soumis à cette force ? La réponse n'est pas douteuse, et il est facile de voir que, conformément à la théorie fondamentale de l'équilibre et du mouvement, le plus entier développement de l'activité vitale ne saurait un seul instant soustraire l'homme à la loi de la pesanteur, qui participe à la production générale des phénomènes vitaux, auxquels elle est tantôt favorable, tantôt contraire, et presque jamais indifférente.

Tous, vous connaissez les effets du décubitus sur la fatigue musculaire, la circulation, la respiration ; ses avantages, ses inconvénients, et vous trouvez là une première preuve de l'influence de la pesanteur sur l'homme vivant ; mais il est, en outre, des expériences vulgaires qui mettent cette influence bien plus en relief encore, et j'ai à peine besoin de vous les rappeler.

Si le membre supérieur reste longtemps pendant le long du corps, l'afflux et la stagnation du sang y produisent le gonflement des vaisseaux, la rougeur de la peau et une augmentation de volume très-appréciable. Si, au contraire, le membre reste élevé perpendiculairement, les vaisseaux s'effacent, le tégument pâlit, le volume du membre diminue ; et si la position se prolonge, il survient, ainsi que l'a indiqué M. Giraldès, un engourdissement, un fourmillement analogue à celui que produit la compression d'un tronc nerveux, et qu'il faut attribuer, dans cette circonstance, à la diminution de l'afflux sanguin nécessaire à l'accomplissement des phénomènes d'innervation. Vous connaissez aussi la congestion sanguine qui se produit dans l'extrémité céphalique des saltimbanques qui se placent la tête en bas et les pieds en l'air, congestion qui leur ferait courir de sérieux dangers si cette attitude était prolongée au delà de quelques secondes.

Les intéressantes recherches de M. Piorry prouvent que dans certains cas la syncope se produit lorsque le corps est debout, tandis qu'elle cesse sous l'influence de la position horizontale ; et de là découle l'indication de placer dans cette position les sujets auxquels on va pratiquer une opération chirurgicale grave, ou même une simple phlébotomie ; de là aussi le danger d'appliquer les agents anesthésiques à un individu placé dans une position assise.

Enfin, vous savez que l'urine dans la vessie, que la sérosité épanchée dans le péritoine ou la plèvre, obéissent à la loi de la pesanteur, occupent constamment la partie la plus déclive et changent par conséquent de place avec la position que l'on donne au corps, circonstance dont on a tiré un parti très-utile pour le diagnostic des épanchements pleurétiques et de l'ascite.

Or, en tenant compte des différentes manières dont se comportent les liquides de l'économie, on voit que les uns, tels que l'urine, la sérosité épanchée dans les cavités séreuses ou le tissu cellulaire, obéissent exclusivement à la *force physique* de la pesanteur, tandis que les autres sont soumis en même temps à une *force vitale*, qui vient à divers degrés modifier la force physique, c'est-à-dire l'augmenter, l'affaiblir, l'anéantir, ou même lui substituer une force agissant dans un sens directement opposé. La circulation du sang présente tous les degrés et toutes les formes de ces diverses modifications.

Après vous avoir brièvement résumé cette partie physique et physiologique de la question, nous devons rechercher quelles sont les influences morbifiques ou curatives qui ressortent des modifications subies par la force de la pesanteur, modifications qui se traduisent par une augmentation ou par une diminution dans l'intensité ou la durée d'action de cette force.

*Augmentation de la force de la pesanteur.* — Les effets de la pesanteur peuvent être accrus 1° par la *déclivité*, 2° par un affaiblissement de la force vitale antagoniste de celle de la pesanteur, force vitale qui réside dans la contractilité propre des vaisseaux capillaires.

*Influence de la position, de l'attitude, de la déclivité.* — Chez l'homme en santé la *déclivité* devient souvent la cause prédisposante ou déterminante de divers phénomènes plus ou moins importants. M. Isidore Bourdon a observé sur lui-même que, sous l'influence du décubitus latéral droit ou gauche, la membrane pituitaire du côté correspondant se gonflait au point d'amener l'occlusion presque complète de la narine et une gêne croissante de la respiration. C'est à l'habitude du décubitus latéral droit pendant la nuit que MM. Is. Bourdon et Piorry attribuent la plus grande fréquence de ce côté de l'épistaxis, de la pneumonie, de l'hémorrhagie cérébrale, de l'ophthalmie. C'est à l'action de la déclivité qu'il faut rattacher la fréquence de l'orchite, de l'engorgement et des déplacements de la matrice, et même, suivant M. Gerdy, des ulcérations et des écoulements puriformes du col utérin. Mais, objecte-t-on, la force de la pesanteur exerce la même action sur les femmes des villes et sur celles de la campagne, et cependant les affections utérines sont aussi rares chez celles-ci qu'elles sont fréquentes chez celles-là ; la pesanteur n'y est donc pour rien. Il est facile de répondre à cette objection. Sans doute la force de la pesanteur est la même dans les deux cas ; mais les femmes de la campagne lui opposent une force antagoniste énergique, incessamment mise en jeu par l'exercice musculaire, lequel a pour effet d'activer la circulation, d'augmenter l'impulsion du cœur, et surtout de stimuler la contractilité des vaisseaux capillaires, tandis que l'inaction, l'inertie musculaire, auxquelles se condamnent les femmes du monde, rompent l'équilibre en réduisant cette force antagoniste à son minimum.

Le premier effet de la *déclivité* est donc de donner lieu à une congestion, à une stase sanguine qui, du côté de la tête, amène de la céphalalgie, des étourdissements, des éblouissements, des tintements d'oreilles, ou même une hémorrhagie de surface ou interstitielle. Du côté de la poitrine on observe des congestions sanguines du poumon qui ont été décrites avec soin par Bayle, Béclard, M. Chomel, et surtout par M. Piorry sous le nom de pneumohémie hypostatique ; vous savez combien elles se produisent fréquemment pendant l'agonie ou dans le cours des fièvres graves ainsi que des maladies de longue durée, pendant lesquelles les sujets, et surtout les vieillards, affectent le décubitus dorsal. Cas dans lesquels, à la vérité, la plus grande part d'action appartient à la diminution survenue dans la force vitale antagoniste dont nous avons parlé, et sur le compte de laquelle nous reviendrons tout à l'heure avec détails. A l'abdomen se montrent les hémorrhoïdes, le varicocèle, et surtout l'engorgement congestif de l'utérus, contre lequel beaucoup de médecins, suivant encore les errements de Lisfranc, prescrivent le repos absolu, l'inertie musculaire et la position horizontale, sans vouloir reconnaître ce que la théorie et l'observation ont mis depuis longtemps hors de doute, à savoir : que ce traitement est le meilleur moyen d'éterniser le mal, sinon d'en augmenter les progrès. Aux membres inférieurs on observe les varices et les ulcères. « La cause déterminante la plus commune des ulcères, dit M. Gerdy, c'est une violence extérieure ; mais celle-ci serait insuffisante pour produire une solution de continuité sans tendance à la guérison, et il faut toujours celle d'une situation déclive ou de l'action de la pesanteur pour que la lésion devienne un ulcère. »

M. Velpeau a indiqué comment la disposition du tissu cellulaire et des aponévroses modifie la marche des ecchymoses ; mais M. Gerdy a prouvé qu'il faut également tenir compte de l'influence de la pesanteur. Si l'épanchement sanguin se fait dans un lieu élevé, le sang descend plus ou moins bas, suivant la laxité du tissu cellulaire, par imbibition et de proche en proche, et l'ecchymose se montre partout où il s'arrête, la couleur en étant plus foncée dans les lieux les plus bas que dans les autres et même qu'à la source de l'épanchement, parce que c'est là que la matière colorante du sang se dépose avec le plus d'abondance. Si après la contusion le malade se couche immédiatement, l'ecchymose change de direction et gagne au contraire les parties supérieures. Il en est de même pour les infiltrations de pus, d'urine, etc.

L'influence de la déclivité est fort grande sur les hémorrhagies, et M. Piorry cite le cas d'une hémorrhagie de l'arcade palmaire profonde qui fut arrêtée par la seule élévation du bras. Je n'ai pas besoin de vous rappeler les effets de la position sur les hémorrhagies utérines. « La métrorrhagie, dit M. Piorry, n'est point mortelle lorsque la tête est placée plus bas que l'utérus. »

M. Gerdy croit que, par une élévation suffisamment prolongée des membres, on finirait par guérir les ulcères et les varices, et Hunter assure avoir obtenu la guérison d'un anévrysme variqueux du pli du bras en conseillant au malade, qui était cordonnier, d'embrasser la profession de perruquier, afin que son membre fût habituellement élevé.

Dans les phlegmasies, et principalement dans celles des membres, dans l'érysipèle, le phlegmon, le panaris, la déclivité favorise les progrès du mal et le développement de la suppuration, tandis que la position élevée suffit souvent, à elle seule, pour amener la résolution. MM. Piorry et Gerdy ont cité de nombreux faits à l'appui de cette assertion. « La situation déclive d'une partie, dit M. Gerdy, aggrave tellement les lésions physiques les plus légères, les contusions, les écorchures, les piqûres d'aiguille, d'épingle, de lancette au pli du bras, aux doigts, aux veines des malléoles, les coupures des cors aux pieds en les compliquant d'inflammations érysipélateuses ou phlegmoneuses, de lymphite, de phlébite, que nous croyons rendre un service immense à la science et à l'humanité en mettant cette importante vérité dans tout son jour. » Souvent j'ai pu par l'élévation du membre prévenir une attaque de goutte, et dans tous les cas je l'ai rendue plus courte et moins intense.

Vous savez que les ouvertures, les fistules spontanées se forment ordinairement à la partie la plus déclive des abcès, et qu'ici le chirurgien doit imiter la nature lorsqu'il pratique des ouvertures ou des contre-ouvertures artificielles.

La pesanteur favorise le développement de l'œdème, dont on fait pour ainsi dire varier le siége à volonté, suivant la position que l'on donne au malade ; il faut même à cet égard user de certaines précautions, car souvent en faisant disparaître l'œdème des membres inférieurs on produit du côté de l'encéphale, de la poitrine ou de l'abdomen des accidents qui obligent à replacer les membres dans une position déclive. La position élevée des membres est une des premières indications qu'il faut remplir dans le traitement de la *phlegmasia alba dolens.* L'action de la pesanteur se fait même sentir sur les hydropisies .proprement dites, et M. Gerdy a vu des hydarthroses et des épanchements consécutifs à l'opération de l'hydrocèle par injection persister, parce que les malades se levaient et marchaient, tandis que la position horizontale et le repos absolu les ont fait rapidement disparaître.

Blandin a tiré parti de la position élevée des membres pour éviter les accidents produits par l'application d'un bandage serré.

Enfin, la position n'agit pas exclusivement sur les liquides ; vous connaissez son influence sur les tumeurs, sur la réduction et le développement de l'abaissement et du prolapsus de la matrice, de la chute du rectum, des hernies, que M. Malgaigne a trouvées appartenir 187 fois sur 247 à des sujets travaillant habituellement debout. C'est à la pesanteur que l'on attribue, en partie, la non-réascension du cristallin après l'opération de la cataracte par abaissement, et elle intervient également dans la marche des calculs, des corps étrangers introduits dans l'œsophage, dans la trachée-artère, dans le tissu cellulaire, les muscles, les viscères, etc.

Il résulte des considérations qui précèdent que la force de la pesanteur, lorsque son intensité est favorisée par la déclivité, produit ordinairement sur l'économie des effets fâcheux et souvent des accidents graves, liés principalement au développement de congestions sanguines chroniques et d'inflammations érysipélateuses ou phlegmoneuses. L'hygiéniste doit donc combattre dans certains cas les effets de la pesanteur par l'attitude ou la position élevée, en se rappelant que l'usage de ce moyen ne doit pas être trop prolongé, surtout dans les cas d'épanchements séreux ou lorsqu'on l'applique à une partie du corps prédisposée à la gangrène, à un individu dont la vitalité est considérablement affaiblie.

*Influence de l'affaiblissement de la force vitale antagoniste.* — Nous venons, messieurs, d'étudier les effets de la pesanteur considérée dans sa force effective et dans ses rapports avec la position, c'est-à-dire exclusivement au point de vue de la physique ; il nous reste encore à l'envisager au point de vue vital, c'est-à-dire dans ses rapports avec la force organique antagoniste dont nous vous avons parlé, et nous appelons d'autant plus votre attention sur cette seconde partie de la question qu'elle a une grande importance pratique, et qu'elle a été complétement passée sous silence aussi bien par les hygiénistes que par les pathologistes. Comment se fait-il qu'après avoir constaté les effets produits pendant l'agonie par l'anéantissement de la force antagoniste l'on n'ait pas entrevu que, pendant la vie, un affaiblissement moins considérable mais continu et prolongé de cette force pouvait et devait amener des accidents plus ou moins graves?

Et en effet, messieurs, si vous voulez observer attentivement ce qui se passe chez les individus dont la force antagoniste de la pesanteur est originairement ou accidentellement peu énergique, chez les individus dont la contractilité des vaisseaux capillaires est languissante par suite d'une circulation peu active, d'un sang pauvre en globules, vous verrez qu'on observe des phénomènes complétement analogues à ceux que nous vous avons énumérés comme pouvant être produits par la position déclive. C'est de cette façon que s'expliquent, chez les sujets très-lymphatiques, la fréquence des engelures, des érysipèles, des engorgements et des phlegmasies chroniques, la difficulté de la résolution, la tendance à la suppuration, à l'induration ; c'est de cette manière que vous pouvez vous rendre compte des engorgements utérins, des congestions hépatiques, spléniques, abdominales que l'on rencontre si souvent chez les sujets faibles, débiles, anémiques, cachectiques; c'est à cette cause qu'il faut rattacher une foule de maladies chroniques sur le compte desquelles nous aurons occasion de revenir lorsque nous nous occuperons de certains modificateurs individuels, tels que le tempérament, la circulation, le sang, etc. Enfin, c'est encore à l'affaiblissement de la force vitale antagoniste qu'il faut attribuer, en grande partie, la pneumohémie hypostatique et les eschares gangréneuses du sacrum que l'on rencontre si souvent chez les vieillards et chez les sujets atteints de fièvre grave.

Si M. Gerdy peut dire avec raison qu'il a rendu un service éminent à la science et à l'humanité en signalant les phénomènes produits par l'action de la pesanteur aidée de la position déclive, je crois, messieurs, faire une chose non moins utile en appelant votre attention sur les phénomènes tout aussi graves produits par la rupture du rapport qui doit exister entre la force physique de la pesanteur et la force vitale antagoniste, et si vous voulez vous placer à ce point de vue pour étudier la pathogénie d'un grand nombre de maladies, vous ne tarderez pas à reconnaître de quelle importance sont les considérations que je viens de vous présenter pour la prophylaxie et la curation de ces affections.

En traçant dans mon *Traité d'hydrothérapie* l'histoire des congestions sanguines chroniques, j'ai mis en relief toutes les graves questions de pratique médicale qui se rattachent à ce sujet.

Il résulte de ceci que l'hygiéniste doit toujours tenir compte du mode d'activité de la force vitale, antagoniste de celle de la pesanteur ; qu'il doit la développer lorsque, comme chez les sujets lymphatiques, par exemple, elle est originairement trop faible, et qu'il doit lui rendre son énergie première lorsque, par une cause quelconque, elle a été affaiblie, ainsi que cela a lieu chez les sujets très-âgés, anémiés, débilités, cachectiques, etc. Dans l'un et l'autre cas, les moyens les plus sûrs pour obtenir ce résultat sont fournis par l'hygiène ; l'alimentation, l'exercice musculaire, la gymnastique, et surtout les applications extérieures d'eau froide faites d'après des principes que nous développerons plus tard, sont les modificateurs les plus sûrement et les plus promptement efficaces auxquels il puisse avoir recours.

*Diminution de la force de la pesanteur.* — La position, les divers degrés d'*élévation* permettent de diminuer plus ou moins l'action de la pesanteur sur une partie donnée du corps, et même de l'anéantir complétement. Nous avons vu les avantages que présente dans un grand nombre de cas l'emploi méthodique et rationnel de l'*élévation ;* nous devons seulement ajouter ici qu'une position élevée trop considérable et trop prolongée n'est pas sans inconvénients. Si le membre supérieur, par exemple, y était maintenu pendant longtemps, la nutrition ne tarderait pas à être profondément modifiée, et l'on verrait se produire une atrophie plus ou moins considérable accompagnée d'une inertie de la circulation, de l'innervation et d'un abaissement de la température. L'élévation doit donc être employée avec prudence, avec modération, et il ne faut pas, en général, l'appliquer à des parties dont la vitalité, loin d'être exagérée, est au contraire trop languissante.

*Bibliographie.*

A. COMTE. *Cours de philosophie positive*, t. III, p. 391 et suiv.

BOUDIN. *Études sur l'homme physique et moral, dans ses rapports avec le double mouvement de la terre.* In *Ann. d'hygiène publique*, 1851. t. XLVI, p. 268.

ARAGO. La lune exerce-t-elle sur notre atmosphère une influence appréciable? In *Annuaire du bureau des longitudes pour l'année 1833.* Paris, 1832, p. 157.

IS. BOURDON. *De l'influence de la pesanteur sur quelques phénomènes de la vie.* Paris, 1823.

PIORRY. *Mémoire sur la pneumonie hypostatique,* — *Sur l'érysipèle.* In *Gazette Mé-*

dicale, 1833. — De l'influence de la pesanteur sur la circulation. Paris, 1835. — Traité de Médecine. Paris, 1847. t. III, p. 294.

GERDY jeune. De l'influence de la pesanteur sur la circulation, etc. In Arch. génér. de Méd., 1833, t. III, p. 553.

DUPUY. De l'élévation des parties malades dans le traitement de quelques affections chirurgicales. In Arch. génér. de Méd., 1846, t. XII, p. 295.

GUÉRIN (de Vannes). De l'influence de la pesanteur sur le développement et sur le traitement des maladies chirurgicales. Thèse de concours pour l'agrégation en chirurgie. Paris, 1847.

P.-N. GERDY. Pathologie générale médico-chirurgicale. Paris, 1851, p. 257.

L. FLEURY. De l'emploi des douches froides excitantes contre le tempérament lymphatique, la chlorose et l'anémie. In Arch. génér. de Méd., 1851, t. XXV, p. 67 et 180.

NÉLATON. De l'influence de la position dans les maladies chirurgicales. Paris, 1851. Thèse pour le concours de clinique chirurgicale.

L. FLEURY. Traité pratique et raisonné d'hydrothérapie. Paris. 1852, p. 424 et 425.

———o◉ɔ———.

# Troisième Leçon.

De l'air atmosphérique. — De la pression atmosphérique.

## DE L'AIR ATMOSPHÉRIQUE.

L'air atmosphérique est, suivant les expressions de M. Dumas, ce cercle éternel dans lequel la vie s'agite et se meut sans que la matière y fasse autre chose que changer de place. Condition fondamentale de l'existence des êtres organisés, lien qui en unit les deux formes, vaste réservoir où les végétaux puisent l'acide carbonique et l'azote, tandis que les animaux y trouvent l'oxygène dont ils ont besoin, l'air atmosphérique est le modificateur le plus général, le plus puissant dont la physiologie et l'hygiène aient à s'occuper. Aer pabulum vitæ, disaient les anciens ; tel air, tel sang, dit Ramazzini, et, en effet, si l'air est le sine qua non de la vie, il renferme aussi en lui les conditions les plus importantes de la santé, les causes les plus nombreuses et les plus énergiques des maladies. C'est vous dire que son histoire tiendra une large place dans ce cours.

L'air atmosphérique agit sur l'être vivant par la pression qu'il exerce sur lui, par sa température et son électricité, par la lumière et le son auxquels il livre passage, par les vents qui l'agitent, par son état hygrométrique, et enfin par sa composition chimique ; il faut étudier séparément chacun de ces agents.

*De la pression atmosphérique.*

Vous savez, messieurs, que l'air atmosphérique est un corps pesant dont la pesanteur spécifique varie suivant l'intensité de la pression et le degré de la température; qu'à 0° et à la pression barométrique moyenne de 760 millimètres, un litre d'air pèse environ 1 gramme, ou plus exactement 1,3 gr.; enfin, que l'atmosphère terrestre est composée de couches d'air superposées dont la hauteur totale a été évaluée à 15 ou 16 lieues par la plupart des auteurs, à 10 lieues de 2,280 toises chacune par M. Péclet, et à 100 kilomètres par M. Pouillet.

Or, le degré de pression atmosphérique étant la mesure du poids de l'atmosphère qui est superposée à un corps quelconque, et ce poids variant avec la température, avec l'état de raréfaction ou de condensation de l'air, avec l'étendue des couches atmosphériques, il en résulte que la pression atmosphérique ne saurait être partout et toujours la même, et elle subit, en effet, des variations diurnes et des différences corrélatives à la latitude, à la longitude, à la hauteur à laquelle on s'élève dans l'atmosphère et à la profondeur à laquelle on s'enfonce dans le sol.

Les *variations diurnes* de la pression atmosphérique sont pour ainsi dire incessantes, et dépendent de la position géographique du lieu; près de l'équateur, les différences entre le maximum et le minimum sont très-grandes, et un seul jour d'observation suffit pour constater l'existence des oscillations; il n'en est pas de même dans les latitudes élevées, où non-seulement la variation diurne est moindre, mais encore où elle est marquée par des oscillations irrégulières. Cependant, en tenant compte d'un grand nombre d'observations faites pendant de longues années entre l'équateur et le 60° de latitude nord, Kaemtz a établi que les variations diurnes de la pression atmosphérique présentent deux minima : l'un à 3 h. 45' du matin, l'autre à 4 h. 5' du soir; et deux maxima : l'un à 9 h. 37' du matin, l'autre à 10 h. 11' du soir (*heures tropiques*). La pression moyenne diurne est donnée par la hauteur du baromètre entre midi et 1 heure; elle est, pour Paris, de 756 millim.; elle varie suivant la latitude et l'élévation au-dessus du niveau de la mer; mais comme les différences, ainsi que vous pourrez le voir dans l'ouvrage de Kaemtz, ne s'élèvent pas au-dessus de 2 à 3 millim., nous sommes pleinement en droit de ne pas en tenir compte ici.

La considération de la *latitude* nous montre que la pression moyenne va en augmentant depuis le 60° sud jusqu'au 25°; qu'elle va ensuite en diminuant jusqu'à l'équateur, où elle est au minimum, et qu'elle augmente de nouveau jusqu'à la limite boréale des vents alisés de telle sorte qu'au cap Horn la hauteur barométrique moyenne est de 12 millimètres moins élevée que sur le grand Océan. La considération de la *longitude* nous montre qu'à latitudes égales la hauteur barométrique moyenne est plus élevée de 3 millimètres sur l'océan Atlantique que sur la mer Pacifique, et je n'ai pas besoin de vous dire que ces différences de pression sont, comme les variations diurnes, si peu considérables, qu'elles peuvent être négligées par l'hygiéniste sans inconvénient.

Les variations régulières du baromètre sont dues à l'inégal échauffement de l'air par suite de l'action calorifique du soleil, car on a constaté qu'il existe une espèce d'antagonisme entre le baromètre et le thermomètre, celui-ci baissant lorsque celui-là monte, et *vice versa*.

La moyenne barométrique mensuelle est plus forte en été qu'en hiver, en raison de l'échauffement des masses d'air dans les diverses localités, et on peut en conclure que l'air s'écoule vers les régions les plus froides. Aux équinoxes, lorsque la températre est à peu près égale à la moyenne annuelle, on a la pression barométrique moyenne de l'année; le soleil s'avance-t-il vers l'hémisphère boréal, celui-ci s'échauffe, l'autre se refroidit, et la pression augmente dans ce dernier, tandis qu'elle diminue dans le premier, c'est-à-dire que le baromètre se tient plus bas dans les pays où règne l'été, et plus haut dans ceux où règne l'hiver.

En tenant compte des oscillations mensuelles et moyennes du baromètre dans les différents points du globe, on arrive à former des lignes isobarométriques importantes à considérer, car ce ne sera qu'à la suite d'études approfondies sur tous les changements de l'atmosphère que l'on pourra lier entre eux les phénomènes de déplacement de masses gazeuses à la surface du sol, et dans les diverses saisons.

Enfin les vents exercent une action remarquable sur le baromètre, et l'on a constaté que celui-ci est très-haut lorsque le vent souffle entre l'est et le nord, c'est-à-dire lorsqu'il vient des continents, tandis que le baromètre est très-bas lorsque le vent souffle entre le sud et l'ouest, c'est-à-dire lorsqu'il vient de la mer.

L'*altitude* exerce une influence considérable et fort importante à étudier. Jusqu'à une certaine hauteur, la pression diminue de 1 millimètre par 10 mètres d'élévation; au delà de cette limite, le poids spécifique de l'air est notablement modifié et l'on ne peut plus établir de loi; nous savons seulement qu'à 5,000 mètres d'élévation la pression n'est plus que de 425 millimètres, et qu'à 6,977 mètres M. Gay-Lussac l'a trouvée réduite à 329 millimètres. Vous savez d'ailleurs qu'à l'aide de certains appareils, tels que la machine pneumatique ou les ventouses, on peut diminuer la pression à volonté et la réduire à peu près à zéro en opérant le vide.

La *profondeur* augmente évidemment la pression atmosphérique; mais je ne sache pas que des recherches barométriques et physiologiques exactes aient été faites soit dans les mines, soit dans les puits; ce n'est que dans des appareils condensateurs, où l'on est arrivé à soumettre l'être vivant à des pressions de deux, trois ou quatre atmosphères, que l'on a observé avec soin les phénomènes produits, et l'on comprendra qu'il ne pouvait pas en être autrement si l'on se rappelle que dans les mines les plus profondes la pression atmosphérique n'augmente que d'un septième, en raison de la raréfaction opérée par l'élévation de la température.

Si l'on applique ces données aux effets de la pression atmosphérique sur l'homme vivant, on voit qu'à Paris, et à la pression moyenne de 756 millimètres, le poids de l'atmosphère est de 1,028 grammes par centimètre carré de surface; or, le corps humain ayant en moyenne 17,500 centimètres carrés de surface, il en résulte qu'il supporte un poids de 17,990 kilogrammes. Mais la pression s'opère dans tous les sens, et, l'air pénétrant dans les poumons et dans le tube digestif, l'équilibre s'établit quant à ces cavités, et il persiste même lorsque l'on permet à l'air de s'introduire dans la plèvre: d'où il faut conclure, avec M. Bérard, que, si le poumon diminue de volume dans cette circonstance, ce phénomène est dû, non à une plus forte pression de dehors en dedans, mais à une propriété rétractile de l'organe. A l'égard des membres, l'équilibre ne peut s'établir qu'en raison de pressions équivalentes exercées de dedans en dehors par les vapeurs et les gaz qu'ils contiennent; or, comme à la température du corps humain la tension des vapeurs est très-faible, il faut en conclure que l'équilibre est dû aux gaz, c'est-à-dire à l'oxygène, à l'acide carbonique et à l'azote que contient le sang à l'état de simple dissolution.

Nous n'avons pas à entrer ici dans toutes les considérations physiologiques qui se rattachent aux effets de la pression atmosphérique sur l'organisme humain; nous ne nous occuperons point de l'*aspiration veineuse* qui se produit pendant l'inspiration, et qui a été étudiée par Haller, MM. Barry, Magendie, Poiseuille et Bérard; mais nous vous rappellerons l'expérience de Weber, répétée tous les ans par M. Gavarret dans son cours de physique, et qui montre, d'une part, que la pression exercée par l'atmosphère sur la tête du fémur est suffisante pour faire équilibre au poids du membre inférieur ; et, d'autre part, que c'est la pression atmosphérique qui maintient la cavité cotyloïde et la tête du fémur dans les rapports que vous connaissez.

Examinons maintenant quels sont, quant à l'homme, les effets corrélatifs aux variations de la pression atmosphérique.

Il est évident tout d'abord que l'homme supporte des variations de pression comprises entre des limites assez étendues, sans que son état statique ou dynamique en soit modifié d'une manière appréciable. Ainsi, sans parler des variations diurnes ou de celles corrélatives à la latitude et à la longitude, nous voyons qu'aux bords de la mer la pression moyenne étant de 760 millimètres, chaque centimètre carré superficiel du corps humain supporte un poids de 1,033 grammes, tandis qu'à Paris la pression étant de 756 millimètres, le poids est de 1,028 ; à Mexico, la pression étant de 583 millimètres, le poids est de 793 ; à Quito, une pression de 553 millimètres réduit le poids à 752 grammes ; enfin la pression n'étant plus que de 470 millimètres à Antisana, c'est-à-dire à 4,101 mètres au-dessus du niveau de la mer, le poids n'est plus que de 639 grammes. Dans toutes ces conditions, les gaz du sang se mettent en équilibre avec la pression extérieure, et il ne se produit aucun phénomène particulier appréciable. On voit également des hommes habiter des vallées très-profondes, ou passer une grande partie de leur vie dans des mines placées à une distance considérable de la surface du sol sans présenter aucune modification sensible dans leur état organique et fonctionnel.

C'est donc en dehors de ces limites, et quant aux variations accidentelles, *brusques et très-considérables,* que nous devons étudier l'influence exercée soit par la *diminution,* soit par l'*augmentation* de la pression atmosphérique.

*Diminution de la pression atmosphérique.* — Au mois de décembre 1747, le baromètre ayant baissé de 35 millimètres en deux jours, on observa, au rapport de Duhamel, un grand nombre de morts subites. On comprend, en effet, que la pression atmosphérique diminuant *brusquement et considérablement,* les gaz du sang doivent tendre à se dégager, exercer sur les capillaires pulmonaires et généraux une pression énergique de dedans en dehors, distendre les vaisseaux et même en déterminer la rupture, d'où des hémorrhagies de surface ou interstitielles pouvant devenir mortelles. Est-ce ainsi que se sont produites les morts subites dont parle Duhamel ? Nous ne sommes pas en mesure de l'affirmer. Retz assure que pendant vingt ans il a vu dans les Pays-Bas les excès de légèreté de l'atmosphère coïncider avec des apoplexies, des épilepsies, des morts subites; mais existait-il une relation de cause à effet entre les deux phénomènes ?

Les ascensions aérostatiques n'ont pas fourni à la science les données qu'on était en droit d'attendre d'elles. Nous savons seulement qu'à 6,977 mètres, Gay-Lussac et Biot ont noté l'accélération du pouls et de la respiration, laquelle était gênée, et que des phénomènes analogues ont été constatés par plusieurs autres observateurs.

On a recherché l'influence exercée par la diminution de la pression atmosphérique dans les effets qui se produisent pendant l'ascension des hautes montagnes; mais vous allez voir qu'ici les phénomènes sont complexes, et qu'en général on a attribué à une cause unique ce qui, en réalité, appartient à la réunion de plusieurs modificateurs.

Les données que nous possédons sur les effets produits par l'ascension des hautes montagnes nous sont principalement fournies par Saussure, Clissold, Barry, Rohrdoff, Zumstein et Lepileur, qui ont gravi le Mont-Blanc; par Humboldt, Boussingault et Hall, qui ont gravi le Chimborazo; par Moorcroft et Fraser, qui se sont élevés sur l'Himalaya; et enfin par d'Orbigny, qui a parcouru les Cordillières du haut Pérou. Les relations de ces différents voyageurs établissent d'abord, d'une manière générale, que les phénomènes qui caractérisent le *mal des montagnes* augmentent d'intensité avec l'altitude, et qu'ils se manifestent au niveau des neiges perpétuelles, *quelle que soit la hauteur absolue de celles-ci ;* que la gravité des accidents varie suivant les individus, Saussure ayant vu certains voyageurs être péniblement affectés à 1,600 mètres, tandis que d'autres ne l'étaient qu'à 2,128, 2,966 ou 3,100 mètres, et que les sujets acclimatés, les habitants des montagnes, résistaient jusqu'à 3,970 mètres : « Les phénomènes, dit M. de Humboldt, sont bien dissemblables, suivant l'âge, la constitution, la finesse de la peau, les efforts antérieurs de force musculaire, » etc. Ces différences, suivant M. Pravaz, sont corrélatives aux divers degrés de contractilité vitale que présentent les poumons; elles peuvent aussi s'expliquer par des altérations du tissu pulmonaire, du cœur, ou du sang lui-même.

Voyons maintenant comment se comportent les divers appareils.

*Digestion.* — Tous les auteurs ont noté l'anorexie, le dégoût pour la viande et une soif plus ou moins vive. Le vomissement a eu lieu quelquefois, et M. Maissiat pense qu'il est dû au refoulement de l'estomac, opéré par la dilatation des gaz intestinaux.

*Respiration.* — La respiration est gênée, laborieuse. Saussure, parvenu à 4,750 mètres, éprouvait une dyspnée extrême au moindre mouvement, à la plus légère contention d'esprit ; à 4,560 mètres,

M. Lepileur ne respirait pas plus que s'il avait été sous l'eau, et éprouvait l'anxiété de l'asphyxie, mais il faisait un vent très-vif et un froid extrême. La plupart des voyageurs disent que la respiration est accélérée ; tandis que, suivant M. Lepileur, elle devient moins fréquente : ainsi, la fréquence de la respiration étant, à Paris, de 10,69, ne fut plus, à Chamounix, que de 10,33 ; celle de M. Martins étant de 13,33 à Paris, descendit à 13 à Chamounix. Nous reviendrons plus loin sur ce fait.

*Circulation.* — La plupart des voyageurs ont éprouvé des vertiges, des palpitations, des battements dans les carotides, une sensation de plénitude des vaisseaux ; Moorcroft a ressenti une congestion cérébrale qui l'a obligé à se jeter par terre ; la face est parfois cyanosée, mais le froid paraît être la principale cause de ce phénomène. Le pouls est constamment accéléré en raison directe de l'altitude, et M. Lepileur a fait à cet égard des recherches précises que le tableau suivant va vous faire connaître :

| Élévation. . . | 802 mètr. | 1050 | 2019 | 3046 | 3911 | 4811 |
|---|---|---|---|---|---|---|
| Fréq. du pouls. | 69 | — | 71 | » | » | » | 82 |
| — | » | — | 68,14 | » | » | 72,70 | » |
| — | » | — | 57,60 | 82,90 | » | 87 | » |
| — | » | — | 61,50 | » | 92,33 | 92,92 | 88,20 |
| — | » | — | 63,12 | 84,36 | » | 89,08 | 94,40 |
| — | » | — | 77,75 | 101,70 | » | 105,25 | 117,83 |
| — | » | — | 69,22 | 86,60 | » | 100,10 | 111 |

Une opinion à peu près générale considère les hémorrhagies comme très-fréquentes ; cependant, en compulsant avec soin les différentes relations, on ne rencontre qu'un bien petit nombre de cas d'épistaxis et de saignement des gencives, que, selon M. Lepileur, il faut attribuer à des gerçures produites par le froid, le vent, la sécheresse de l'air, et peut-être aussi à des congestions déterminées par les efforts musculaires et la réverbération du soleil par les neiges. On ne trouve qu'un ou deux cas d'hémoptysie survenue chez des sujets dont les organes de la respiration et de la circulation n'étaient probablement pas sains.

*Innervation.* — Plusieurs voyageurs ont éprouvé une céphalalgie très-douloureuse ; la somnolence est fréquente ; à 4,300 mètres, Zumstein éprouva une envie de dormir irrésistible ; à 4,100 mètres, M. Lepileur dormait en marchant. Les sens sont émoussés, la mémoire est affaiblie ; on s'abandonne facilement à l'impatience, à la colère, au découragement, à la prostration morale.

*Musculation.* — Les phénomènes les plus remarquables se mon-

3.

trent du côté du système musculaire. Des douleurs plus ou moins
intenses se font souvent sentir dans les genoux, dans les jambes, et
Fraser y éprouva un tremblement très-incommode ; la marche est pénible, fatigante et amène un épuisement rapide et total des forces ; de
2,700 à 2,900 mètres, Saussure était obligé de se reposer après avoir
fait 150 ou 200 pas ; à 3,076 mètres, le repos devint nécessaire après
40 ou 50 pas ; à 4,750 mètres, après 15 ou 16 pas. MM. Boussingault et Hall étaient obligés de s'asseoir après avoir fait 3 ou 4 pas. A
4,450 mètres, M. Lepileur ne pouvait marcher que la tête basse et le
menton touchant presque le sternum.

Tels sont, messieurs, les phénomènes qui caractérisent le *mal des
montagnes* et dont il nous reste à rechercher la véritable cause.

La raréfaction de l'air, la diminution de la pression atmosphérique,
sont considérées par la plupart des auteurs comme la cause de tous les
accidents. Saussure les attribue au relâchement des vaisseaux produit
par la diminution de la force comprimante de l'air et à l'accélération
forcée de la respiration dans un air plus rare, à laquelle il rattache la
fatigue et les angoisses que l'on éprouve à de grandes hauteurs.

M. Pravaz explique l'anhélation de la manière suivante : A une
grande élévation, l'élasticité de l'air diminue des deux cinquièmes ou
même de moitié ; elle devient alors *inférieure* à la réaction du poumon, de telle sorte que celui-ci ne se développe plus qu'imparfaitement pendant l'inspiration. Messieurs, si l'élasticité de l'air devenait
*inférieure* à la réaction du poumon, la mort par asphyxie ne tarderait
pas à se produire ; mais il est facile de prouver que, la pression de
dehors en dedans diminuant autant que la pression de dedans en
dehors, le rapport, quant à la réaction du poumon, reste toujours le
même, tant que la pression n'est pas au-dessous de cette force de contractilité. « La dyspnée, ajoute plus justement M. Pravaz, n'a pas
seulement lieu parce que l'air inspiré contient moins d'oxygène sous
un volume donné, et parce que la dissolution de ce gaz dans le sang
est moins facile sous une pression plus faible, mais encore parce que
la surface, où s'établit le conflit du sang veineux avec l'air atmosphérique, a diminué d'étendue. »

M. Brachet explique l'anhélation et la lassitude par la présence d'un
sang trop peu oxygéné sous l'influence de la raréfaction de l'air et des
mouvements ; car, dit-il, pendant le mouvement les muscles désoxygè-
nent le sang qui les traverse davantage que pendant le repos, et
d'autre part ils ne se contractent que sous l'influence du sang artériel.

Bouguer et Rey font jouer le principal rôle au mouvement spécial que les membres inférieurs et le corps tout entier sont obligés

d'exécuter pour gravir une montagne escarpée ; les accidents, dit M. Rey, ne sont-ils pas à peu près les mêmes lorsque l'on monte un escalier long et rapide ?

M. Lepileur, sans refuser toute influence à la raréfaction de l'air et à l'exercice musculaire, pense que la cause principale des phénomènes est la congestion sanguine qui, sous l'influence des efforts, se produit dans le cerveau, les poumons, les muscles et le système de la veine-porte.

Aucune de ces explications ne nous paraît être complètement satis-faisante, et elles ont toutes le défaut de ne pas tenir un compte suffi-sant de la multiplicité des influences qui interviennent pour faire du *mal des montagnes* l'effet d'un modificateur très-complexe.

Si vous voulez considérer que la plupart des accidents ci-dessus mentionnés ne se produisent point dans les ascensions aérostatiques, qui dépassent de beaucoup l'altitude des plus hautes montagnes ; que pendant l'ascension de celles-ci ils se manifestent, en général, au niveau des neiges perpétuelles, *quelle qu'en soit la hauteur absolue ;* qu'ils varient suivant les individus : *qu'ils disparaissent tous pendant la halte,* rendue nécessaire, chez les uns, par l'anhélation, chez les autres, par la fatigue ; que plusieurs voyageurs ont souffert presque autant pendant la descente que pendant l'ascension : si vous voulez vous rappeler, en outre, que la température s'abaisse d'autant plus qu'on s'élève, et que le thermomètre descend parfois à — 12° c. ; que les vents sont extrêmement vifs, que l'état hygrométrique de l'atmosphère est notablement modifié, que la neige et l'inclinaison du sol rendent la marche très-pénible et nécessitent des efforts musculaires très-consi-dérables, que les mouvements du thorax exercent une grande influence sur la circulation des veines jugulaires, et qu'ils peuvent, suivant l'ob-servation de Barry, produire une congestion sanguine mécanique des centres nerveux ; que la contraction musculaire opère, comme le dit M. Brachet, une désoxygénation considérable du sang ; si vous voulez tenir compte de toutes ces considérations, vous avouerez qu'il est peu logique de faire jouer à la diminution de la pression atmosphérique le principal rôle dans la production des accidents qui caractérisent le *mal des montagnes,* et en soumettant la question à une appréciation plus sévère, vous arriverez avec moi aux conclusions suivantes :

A une grande élévation, la diminution de la pression atmosphé-rique n'est pas, quoi qu'on ait dit, compensée par la condensation opérée par le froid ; elle modifie l'oxygénation de façon à produire une gêne plus ou moins notable dans les fonctions de la respiration et de l'hé-matose, et nous ne balançons pas à admettre, malgré les deux observa-tions produites par M. Lepileur, que la respiration doit être accélérée.

Une diminution considérable, *survenue brusquement* dans la pression exercée sur les gaz qui circulent avec le sang, peut et doit, ainsi que l'a établi M. Gavarret, amener la distension ou même la rupture des vaisseaux capillaires pulmonaires et généraux, de façon à produire, soit une congestion sanguine pulmonaire et périphérique, soit même des hémorrhagies. Mais lorsque la pression diminue graduellement, lentement, ainsi que cela a lieu pendant l'ascension des hautes montagnes, lorsqu'elle ne dépasse point des limites d'oscillation très-étendues, les gaz du sang se mettent en équilibre, et il ne se produit aucun accident, ainsi que le prouvent l'acclimatement à des hauteurs considérables et l'observation des hommes qui, placés les uns sur le sommet des montagnes, les autres dans la profondeur des vallées, sont soumis à une différence de pression qui se traduit par 44 millim. de plus ou de moins dans la hauteur de la colonne barométrique. Les cas, fort rares d'ailleurs, d'épistaxis, d'hémoptisie, de saignement des lèvres ou des gencives qui ont été observés pendant l'ascension des montagnes, ne peuvent être attribués à la diminution de la pression atmosphérique, car ils ne se sont jamais produits pendant les ascensions aérostatiques, c'est-à-dire à des hauteurs beaucoup plus considérables; on doit les rattacher aux effets du froid, du vent, de la sécheresse de l'air, des efforts musculaires, et dans quelques cas à des causes pathologiques. La pression atmosphérique diminuant, il est évident, d'après l'expérience de Weber, que les rapports de la tête du fémur et de la cavité cotyloïde doivent être modifiés de manière à rendre les mouvements des membres inférieurs plus difficiles et plus pénibles, ce qui explique la grande fatigue éprouvée par les voyageurs, fatigue qui ne dépend point d'un véritable épuisement des forces, puisque quelques secondes de repos suffisent pour la faire disparaître. MM. Lepileur et Martins ont essayé de constater expérimentalement l'influence de la diminution de la pression atmosphérique sur la longueur des membres inférieurs, mais ils ne sont malheureusement pas arrivés à des résultats définitifs et concluants.

Voici, suivant moi, tout ce qu'on peut admettre de positif relativement aux effets de la diminution de la pression atmosphérique ; aussi renverrons-nous au chapitre consacré aux *localités* tous les développements que les auteurs ont l'habitude de rattacher à l'étude de la pression atmosphérique, et là nous montrerons encore que c'est à la réunion de plusieurs modificateurs qu'il faut attribuer l'ensemble de phénomènes qu'on a eu le tort de considérer comme produits par la diminution de cette pression.

*Augmentation de la pression atmosphérique.* — Nous avons dit, messieurs, que les effets de l'augmentation de la pression atmosphérique n'étaient devenus appréciables et n'avaient été étudiés avec précision que dans des appareils condensateurs.

Expérimentant avec un appareil construit pour le percement des puits, M. Triger a constaté qu'à la pression de deux atmosphères des douleurs plus ou moins vives, suivant les sujets, se font sentir dans les oreilles, diminuent d'intensité sous l'influence des mouvements de déglutition, et disparaissent dès que l'équilibre s'est établi entre l'air de l'appareil et celui que renferme l'oreille interne. Parfois ces douleurs ne se font sentir qu'au sortir de l'appareil.

A la pression de trois atmosphères on ne peut plus siffler, et la voix devient d'autant plus nasonnée que la pression est plus forte. L'ascension rapide d'une échelle a produit moins d'essoufflement qu'à la pression ordinaire, et un ouvrier sourd a entendu plus distinctement. Après sept heures de séjour, des douleurs se sont fait sentir dans les articulations.

M. Tabarié a montré qu'une condensation lente et graduée ralentit la fréquence de la respiration et du pouls, lequel diminue de 10 à 20 pulsations par minute; le sujet éprouve une sensation de froid, même lorsque la température de l'appareil est plus élevée que celle de l'air ambiant.

M. Pravaz nous apprend qu'en augmentant la pression d'une demi-atmosphère la respiration devient plus large, plus aisée, moins fréquente; le pouls baisse notablement, et parfois des deux cinquièmes; les mouvements sont faciles et énergiques; la sécrétion de la salive et de l'urine devient plus abondante; le sang, refoulé de la périphérie au centre, abandonne les capillaires cutanés, et donne à l'encéphale un degré plus élevé d'excitation; la faim se développe, et l'augmentation de l'oxygène inspiré rend nécessaire une ingestion plus considérable de substances alimentaires azotées et carbonées.

Suivant M. Pravaz, l'étendue de l'inspiration forcée ou le développement du poumon croît avec la pression atmosphérique jusqu'à une certaine limite, déterminée par la vigueur des sujets; mais la pression cesse de favoriser l'ampliation des organes respiratoires lorsqu'elle dépasse la différence toujours décroissante qui existe entre l'effort des muscles inspirateurs et l'élasticité des parois thoraciques. La quantité d'acide carbonique exhalé augmente jusqu'à la pression de 10 à 12 centimètres, et n'atteint son maximum que plusieurs heures après la sortie de l'appareil; mais au-dessus de cette limite elle devient moins considérable qu'avant l'entrée dans l'appareil condensateur.

Des considérations dans lesquelles nous venons d'entrer, l'hygiéniste peut tirer quelques préceptes importants.

Il est évident, tout d'abord, qu'il faut, autant que faire se peut, éviter les variations brusques et considérables de pression atmosphérique dans la crainte de voir se produire des accidents graves, des congestions sanguines, des hémorrhagies, des morts subites ou tout au moins des troubles marqués dans la respiration, l'hématose et la circulation.

Malgré la possibilité de l'acclimatement, l'innocuité d'une diminution lente et graduée de la pression atmosphérique, il faut néanmoins interdire les voyages aérostatiques, l'ascension des montagnes et le séjour dans des lieux très-élevés aux sujets qui ont une maladie des organes respiratoires ou du cœur, ou qui y sont prédisposés ; à ceux chez lesquels on a lieu de craindre que l'accélération du pouls, de la respiration et les troubles de l'hématose n'amènent des accidents fâcheux.

L'habitation dans les vallées convient, au contraire, dans ces circonstances ; mais si l'on veut obtenir de l'augmentation de la pression atmosphérique des effets marqués, il faut, comme nous l'avons dit, avoir recours à des appareils condensateurs dont M. Pravaz a obtenu de très-bons résultats dans le traitement de la phthisie pulmonaire, de la chlorose, de l'anémie et de la maladie de Pott.

---

*Bibliographie.*

ROULIN. *Observations sur la vitesse du pouls à différents degrés de pression atmosphérique.* In *Journal de Magendie*, 1826, t. VI, p. 1.

REY. *Influence sur le corps humain des ascensions sur les hautes montagnes.* In *Revue médicale*, novembre 1842, p. 321.

BRACHET. *Notes sur les causes de la lassitude et de l'anhélation dans les ascensions sur les montagnes les plus élevées.* In *Revue Médicale*, novembre 1844, p. 356.

LEPILEUR. *Mémoire sur les phénomènes physiologiques qu'on observe en s'élevant à une certaine hauteur dans les Alpes.* In *Revue Médicale*, mai 1845, p. 196.

TABARIÉ. *Comptes-rendus de l'Académie des Sciences*, 1838, t. VI, p. 896 ; 1840, t. XI, p. 26.

TRIGER. *Comptes-rendus de l'Académie des Sciences*, 1841, t. XIII, p. 855 ; 1845, t. XXI, p. 44.

PRAVAZ. *Bulletin de l'Académie de Médecine*, 1838, t. II, p. 985. — *Essai sur l'emploi médical de l'air comprimé.* Paris, 1850.

## Quatrième Leçon.

De la température. — De la température extérieure ou atmosphérique. — De la température animale. — De la résistance à la chaleur et au froid.

### De la température.

Parmi les conditions physiques de l'existence des corps vivants, la plus fondamentale est peut-être l'action thermologique du milieu ambiant. Dans toute la hiérarchie organique, en effet, le développement de la vie est subordonné à certaines limites déterminées de l'échelle thermométrique extérieure, et ces limites paraissent être moins étendues et plus rigoureuses que les variations barométriques compatibles avec l'état de vie. Vous savez qu'en histoire naturelle, la répartition des divers organismes sur la surface de notre globe forme des zones si nettement dessinées qu'elles fournissent aux physiciens des indications thermométriques d'une assez grande justesse. « Les êtres organisés, dit M. Bérard, ne peuvent accomplir les actes de la vie que sous une certaine température au-delà et en deçà de laquelle ces actes finissent par s'enrayer plus ou moins complétement; le calorique, ou plutôt une température déterminée, doit donc être rangée au nombre des conditions de la vie, et Hoffmann l'a judicieusement appréciée dans les termes suivants : *Caloris ad vitam, nutritionem, propagationem et motus vitales producendos et conservandos maxima necessitas et potentia est.* »

Vous connaissez l'action de la chaleur sur l'évolution organique dans toute l'étendue de l'échelle; sur la graine, sur l'œuf, sur le fœtus.

« Les phénomènes de la végétation, dit M. Boussingault, s'accomplissent toujours sous l'influence d'un certain degré de chaleur; s'ils exigent, en outre, le concours de la lumière, de l'air, de l'humidité et de diverses substances inorganiques, il est néanmoins établi que ces agents ne contribuent au développement d'une plante qu'autant qu'ils sont favorisés par une température convenable. » Mais il y a plus, et la chaleur exerce sur toute la vie de la plante une action si rigoureusement nécessaire et déterminée, que M. Boussingault a pu démontrer que la durée de la végétation est en raison inverse de la température moyenne du lieu où l'on observe; de telle sorte que, si on multiplie le nombre de jours durant lesquels une même plante végète dans des climats distincts par le chiffre de cette température moyenne, on obtient des nombres à peu près égaux.

L'étude de la température atmosphérique considérée en elle-même appartient exclusivement à la physique, et elle vous est présentée chaque année avec un soin tout particulier par M. Gavarret; celle de la température animale, en tant que résultat de la fonction dite de calorification, rentre complétement dans le domaine de la physiologie, et conformément aux principes et aux distinctions que nous avons établis dans notre première leçon, nous ne devrions nous occuper ici que des influences, que des rapports hygiéniques qui existent entre la température extérieure et l'organisme. Mais la température extérieure, considérée en elle-même, est un des éléments les plus importants des modificateurs complexes qu'on appelle saisons, climats; et comme, d'un autre côté, l'un de ses principaux effets sur l'organisme est relatif à la température animale, nous serons obligé de vous rappeler brièvement quelques détails de météorologie et de physiologie, particulièrement indispensables à l'intelligence de la partie hygiénique de la question.

De la température atmosphérique.

L'air atmosphérique présente une certaine température dont il est nécessaire d'étudier la source et les conditions.

Or, la source de la température de l'atmosphère terrestre réside tout entière dans la radiation solaire calorifique, car la chaleur propre à la terre n'y contribue que pour $1/30^e$ de degré environ; et le calcul démontre que, si la quantité totale de la chaleur que la terre reçoit du soleil dans le cours d'une année était uniformément répandue à sa surface et employée, sans perte aucune, à fondre une couche de glace qui envelopperait la terre entière, cette chaleur serait capable de fondre une couche de 31 mètres d'épaisseur.

La température terrestre étant due à la radiation solaire calorifique, il en résulte nécessairement qu'elle doit varier avec la direction des rayons solaires, par conséquent avec la latitude, avec les saisons, avec les différentes heures de la journée, et vous pouvez entrevoir, *a priori*, quelles sont les conditions générales de ces variations, puisque vous savez que, toutes choses égales d'ailleurs, la quantité de chaleur absorbée par un corps est d'autant plus considérable que la direction de la radiation solaire se rapproche davantage de la perpendiculaire à la surface de ce corps.

Il en résulte, en premier lieu, que la température atmosphérique doit décroître de l'équateur au pôle, et Herschell a constaté, en effet, qu'au cap de Bonne-Espérance l'effet thermométrique des rayons solaires se traduit par + 48°,75, tandis qu'en Europe il n'est que de + 29°,5, et au pôle boréal de — 8°. Selon Kaemtz, la température moyenne varie à l'équateur entre 27 et 28°; à Ténériffe, elle est de 21°,7; à Paris, de 10°,8; et enfin au cap Nord, de 0°.

Les variations diurnes et saisonnières de la température atmosphérique dans le même lieu s'expliquent par la présence ou l'absence du soleil sur l'horizon, et par la direction qu'affectent les rayons solaires aux différentes heures de la journée.

« A mesure que le soleil s'élève sur l'horizon, dit Kaemtz, la chaleur augmente; elle diminue dès qu'il est couché; les différences entre l'été et l'hiver dépendent du temps qu'il reste au-dessus de l'horizon et de sa distance au zénith de l'observateur. Lorsque le soleil est au-dessus de l'horizon, il agit d'autant plus sur la terre et sur les couches inférieures de l'atmosphère que sa hauteur angulaire est plus considérable; une partie de cette chaleur pénètre dans le sol, l'autre se perd en rayonnant vers l'atmosphère et les espaces célestes. Avant midi, la terre reçoit à chaque instant une quantité de chaleur supérieure à celle qu'elle perd par le rayonnement, et sa température s'élève; cet effet se continue encore quelque temps après que le soleil a passé le méridien, d'où il résulte que le maximum a lieu quelques heures après l'instant de midi. Lorsque le soleil s'abaisse vers l'horizon, son action devient moins puissante; la perte par rayonnement l'emporte sur le gain par l'absorption, et la chaleur diminue d'autant plus rapidement que le soleil est plus près de se coucher. Dès qu'il a disparu, la source calorifique n'existant plus, toute la chaleur acquise rayonne vers les espaces célestes, la température baisse et baisserait encore plus si une partie de la chaleur qui a pénétré dans les couches superficielles du sol ne revenait à la surface, en vertu du pouvoir conducteur de la terre. Ce refroidissement continue jusqu'à ce que l'aurore annonce le retour du soleil, qui réchauffe de nouveau les régions qu'il éclaire. »

C'est par ce rayonnement nocturne de la terre qu'on explique un phénomène singulier souvent observé par les jardiniers au mois d'avril; à savoir : que, par les nuits très-claires, on voit les plantes couvrant la surface du sol être frappées par la gelée, tandis que la température atmosphérique reste à 5 ou 6 degrés au-dessus de 0.

Les variations atmosphériques saisonnières sont corrélatives de l'inclinaison de l'axe de la terre par rapport au soleil. Pendant l'hiver la terre est plus rapprochée du soleil, mais son axe est plus incliné; il en résulte que les nuits sont plus longues que les jours, que le soleil échauffe la terre pendant moins longtemps, et que par conséquent la température s'abaisse. Le contraire a lieu pendant l'été.

Nous savons maintenant que la température atmosphérique a sa source dans la radiation solaire calorifique, il nous reste à rechercher de quelle façon se distribue la chaleur solaire.

Or, lorsque les rayons solaires pénètrent dans l'atmosphère, ils perdent à chaque instant une certaine quantité de leur chaleur, qu'ils cèdent aux impuretés contenues dans les couches atmosphériques qu'ils traversent; mais la plus forte partie arrive jusqu'à la terre et est absorbée par elle, pour être rayonnée plus tard sous forme de rayons obscurs qui pénètrent dans les couches atmosphériques les plus inférieures. Mais la densité de l'air n'étant point partout la même et allant en diminuant de bas en haut, il en résulte que, lorsque les couches atmosphériques inférieures ont acquis par leur contact avec la terre une chaleur suffisante, elles remontent vers les régions supérieures et sont remplacées par des couches plus froides qui s'échauffent à leur tour, et qui établissent ainsi un courant continu d'air chaud dirigé de bas en haut.

De cette double circonstance on peut conclure : 1° que, dans tous les lieux et dans tous les temps, le maximum de la température atmosphérique existe dans les couches d'air les plus inférieures ; 2° que la température atmosphérique diminue à mesure qu'on s'élève, suivant une loi qui a été déduite d'ailleurs des observations faites pendant les ascensions aérostatiques et celles des hautes montagnes.

On admet que la température diminue de 1° par 185 mètres d'élévation, ou plus exactement de 1° par 191 mètres jusqu'à la hauteur de 3,691 mètres, et de 1° par 141$^m$,6 au-dessus de cette hauteur. Ainsi la température étant à la surface du sol de $+ 27°$, on a trouvé :

| | | | | | |
|---|---|---|---|---|---|
| $+ 12°$ | à | 3,032 mètres. | $- 1°,5$ | à | 6,107 mètres. |
| 8° | à | 4,725 | $- 3°$ | à | 6,143 |
| 4° | à | 5,267 | $- 7°$ | à | 6,888 |
| 0° | à | 5,674 | $- 9°,5$ | à | 6,977 |

Cette loi de décroissement, en raison de l'altitude, varie toutefois avec la saison, l'heure de la journée et la disposition du sol. Ainsi, en été, le thermomètre baisse beaucoup plus vite à mesure qu'on s'élève, qu'en hiver ; et il résulte de ce décroissement inégal que la différence entre les moyennes de l'hiver et celles de l'été est d'autant moindre qu'on s'élève davantage sur les montagnes. Dans les plaines de la Suisse, à 400 mètres, elle est de 19° ; sur le Saint-Gothard, à 2,091 mètres, de 14°,9 ; sur le Saint-Bernard, à 2,493 mètres, de 13°,5 ; de telle sorte que, suivant de Saussure, les différences entre les saisons doivent disparaître à la hauteur de 12,000 à 13,000 mètres. C'est vers cinq heures du soir que le décroissement de la température est le plus rapide, et vers le lever du soleil qu'il est le plus lent, et la différence correspondant à ces deux instants égale environ le tiers de la hauteur dont il faut s'élever, en moyenne, pour obtenir un abaissement de 1°. Enfin, si le terrain s'élève doucement, s'il présente des gradins successifs, on peut admettre pour 1° une différence de niveau de 235 mètres, tandis que sur le flanc des montagnes abruptes la différence n'est plus que de 195 mètres.

Le décroissement de la température avec l'altitude est un des éléments les plus importants de l'étude climatologique des localités. Ainsi dans les Cordillères, entre le 11ᵉ degré de latitude boréale et le 50ᵉ degré de latitude australe, la température moyenne, qui est de +27,5 à Cumana, c'est-à-dire au niveau de la mer, est de

+ 23°,7 à Anserma-Nueva, élevée de 1,050 mètres.
15°,5 à Latacouza          de 2,861
16°,7 à Combal,            de 3,219
3°,4 à Antizana,           de 4,072
1°,7 au glacier d'Antizana, de 5,460

Il résulte de ce qui précède que l'altitude et la latitude peuvent exercer sur la température des influences contraires ; qu'il est possible de les combiner de manière à détruire, l'une par l'autre, chacune de ces influences, et qu'on doit arriver ainsi à une température moyenne égale pour deux localités placées dans des rapports inverses de latitude et d'altitude. C'est en effet ce qui a lieu. On trouve une température annuelle moyenne de + 3°,5 à

St-Pétersbourg, par 59°,56' de latitude et      0 mètres d'altitude.
Antizana,       par 1°    de latitude et 4,000

La température moyenne de Quito et de Rome est de + 15°,4.

La hauteur du soleil au-dessus de l'horizon étant le principal élément de son action calorifique, les mathématiciens se sont efforcés de déduire de cette hauteur les changements de température des jours et des saisons ; mais indépendamment de la latitude, de l'inclinaison de l'axe de la terre par rapport au soleil et de l'altitude, la température varie suivant un grand nombre de circonstances qui se rapportent à la terre, à l'atmosphère et aux eaux.

Les circonstances terrestres se rattachent à la constitution géologique du sol et à la disposition de sa surface, à la culture, aux forêts, aux montagnes qui le recouvrent.

Les circonstances atmosphériques sont fournies par l'état hygromé
trique de l'air, la hauteur de la colonne barométrique, la pureté de
l'atmosphère, la direction et l'intensité des vents, les orages, la pluie,
la neige, la grêle, les brouillards, et les autres hydrométéores.

Enfin les circonstances hydrologiques se tirent du voisinage plus ou
moins rapproché de la mer, des courants marins, de la présence des
glaces, etc. On comprend, en effet, que l'évaporation aqueuse doit en
général abaisser la température, et M. de Humboldt, ayant trouvé la
température de l'air continental à + 27°,7, a vu le thermomètre
plongé dans l'air océanique descendre à + 25°,5.

Nous ne faisons qu'indiquer ici ces différentes causes de variations
dans la température extérieure, parce que déjà elles vous ont été exposées dans le cours de physique, et que nous serons obligé d'y revenir
à propos des localités et des climats; mais il résulte de ce que nous
venons de dire que la détermination des variations de la température
ne peut être faite qu'à l'aide de l'observation directe, c'est-à-dire du
thermomètre. Or, cette observation montre que la température change
à chaque instant, mais que les variations offrent une telle concordance,
que l'on peut déduire la température moyenne de la journée d'un petit
nombre d'observations faites à des heures convenables. On constate,
en effet, qu'il y a chaque jour un maximum de température, lequel a
lieu vers deux heures de l'après-midi, et un minimum qui a lieu une
demi-heure avant le lever du soleil, ces moments déterminés variant
d'ailleurs dans des limites peu étendues suivant les saisons et la latitude. Pour obtenir la moyenne de la journée, il suffit d'observer le
thermomètre à quatre heures et à dix heures du soir et du matin; le
quart de la somme des températures trouvées donne un chiffre qui
diffère très-peu de la moyenne des vingt-quatre heures.

Vous comprenez, messieurs, que par des procédés analogues on arrive facilement à déterminer les moyennes de température mensuelles,
saisonnières et annuelles, et c'est en tenant compte de ces moyennes,
des rapports qui existent entre elles et des différences qui les séparent
des maxima et des minima, que l'on arrive à évaluer les conditions
thermologiques de chaque localité, de chaque contrée, de chaque
climat.

Quelques chiffres vont vous faire connaître ce procédé d'évaluation
que l'hygiéniste est souvent mis en demeure d'appliquer, lorsqu'il est
appelé à se prononcer sur la nature climatologique d'une localité,
d'une contrée, et sur l'influence qu'elle peut exercer au point de vue
de la pathogénie, de la prophylaxie et de la thérapeutique.

A Paris, placé par 48°,50' de latitude, la moyenne annuelle de la température est de + 10°,8 ; les moyennes saisonnières sont les suivantes :

En hiver les jours étant de  9 h. 45′, la moyenne est de +  3°,3.
Au printemps,       »      14 h. 30′,       »           10°,3.
En été,             »      14 h. 30′,       »           18°,1.
En automne,         »       9 h. 45′,       »           11°,2.

En Guinée, placée par 5° de latitude, et les jours ayant constamment une durée de douze heures, la moyenne annuelle est de + 27°,4, et les moyennes saisonnières sont les suivantes :

En hiver,       + 28°,1.        En été,        + 26°,4.
Au printemps,     28°,3.        En automne,      27°.

A Rio-Janeiro, la température moyenne de l'année est de + 23°,5.
Celle du mois le plus chaud, de                »        27°,2.
Celle du mois le plus froid, de                »        20°,0.

A Édimbourg la différence entre la moyenne de l'hiver et celle de l'été est de 10°,6 ; à Moscou elle est de 27°,8, et à Kassara, elle atteint le chiffre énorme de 31°,3.

A Yakoutz, enfin, la moyenne de l'été est de + 17°,5, tandis qu'en hiver le mercure est congelé pendant deux mois.

J'extrais de l'ouvrage de Kaemtz quelques chiffres indiquant les minima, les maxima et les moyennes de température observés dans différents lieux.

| LIEUX. | LATITUDES. | MINIMA. | MAXIMA. | MOYENNES. |
|---|---|---|---|---|
| Pondichéry. . . . . . | 11°,42′ | + 21°,6 | + 44°,7 | |
| La Martinique. . . . | 14 ,35 | 17 ,1 | 35 ,0 | |
| Esné. . . . . . . . . | 25 ,15 | | 47 ,4 | |
| Le Caire. . . . . . . | 30 , 2 | 9 ,1 | 40 ,2 | + 22°,4 |
| Athènes. . . . . . . . | 37 ,58 | — 4 ,0 | 38 ,0 | |
| Rome. . . . . . . . . | 41 ,54 | — 5 ,9 | | 15 ,4 |
| Montpellier. . . . . | 43 ,36 | — 16 ,1 | | 14 ,1 |
| Nice. . . . . . . . . . | 43 ,42 | — 9 ,6 | 33 ,4 | 15 ,6 |
| Pise. . . . . . . . . . | 43 ,43 | — 6 ,3 | 39 ,4 | |
| Florence. . . . . . . | 43 ,46 | — 5 ,3 | | 15 ,3 |
| Turin. . . . . . . . . | 45 , 4 | — 17 ,8 | 36 ,9 | 11 ,7 |
| Milan. . . . . . . . . | 45 ,28 | — 15 ,0 | 34 ,4 | 12 ,8 |
| Paris. . . . . . . . . | 48 ,50 | — 23 ,1 | 38 ,4 | 10 ,8 |
| Londres. . . . . . . . | 51 ,31 | — 11 ,4 | | 10 ,4 |
| Moscou. . . . . . . . | 55 ,45 | — 38 ,8 | 32 ,0 | 3 ,6 |
| St-Pétersbourg. . . . | 59 ,56 | — 34 ,0 | 33 ,4 | 3 ,5 |
| Fort Reliance. . . . . | 62 ,46 | — 56 ,7 | | |
| Port Elisabeth. . . . | 69 ,59 | — 50 ,8 | 16 ,7 | |

Il résulte de ce tableau que l'homme peut supporter des variations de température de 104°, puisque telle est la différence qui sépare le maximum observé à Esné, en Égypte, (+ 47°,4) du minimum constaté au fort Reliance, dans l'Amérique du Nord (— 56°,7).

C'est en tenant compte des moyennes de température saisonnière et annuelle qu'on est arrivé à tracer les lignes *isochimènes*, *isothères* et *isothermes*, les premières réunissant tous les lieux dont la moyenne hibernale est la même, les secondes passant par les points où les moyennes estivales sont égales, et les troisièmes indiquant tous les lieux ayant la même moyenne générale de température.

L'étude des climats nous fournira l'occasion d'appeler de nouveau votre attention sur ces lignes, et de vous en montrer toute l'importance en hygiène.

### De la température animale.

Vous savez qu'il s'opère dans l'organisme humain une véritable combustion dont Lavoisier et Séguin avaient placé le foyer dans les poumons, mais que Lagrange, Spallanzani, Hasenfratz, Edwards, Magnus et tous les physiologistes contemporains considèrent comme s'accomplissant pendant tout le cours de la circulation, et particulièrement dans les capillaires.

Cette combustion produit une certaine quantité de calorique, que, d'après les recherches de MM. Andral et Gavarret sur la combustion du charbon (240 grammes en vingt-quatre heures) et celles de M. Dumas sur la combustion de l'hydrogène (20 grammes en vingt-quatre heures), on peut évaluer à 2,627 calories, ce qui revient à dire que la chaleur produite par un homme adulte en vingt-quatre heures serait suffisante pour élever de 1° la température de 2,627 kilogrammes d'eau. En nombres ronds, on admet que l'homme produit 2,500 calories pouvant élever 25 kilogrammes d'eau de 1° à 100°.

Or, cette chaleur est, comme l'avaient établi Lavoisier et Séguin, la source de la chaleur propre au corps de l'homme; et les expériences de MM. Despretz, Dulong, Dumas, Favre et Silbermann montrent qu'elle est supérieure à celle que l'homme perd par le rayonnement.

Que deviennent les 2,500 calories produites chaque jour par la combustion animale? Voici, suivant M. Dumas, la répartition qu'on peut en faire entre les différents phénomènes qui en absorbent, en supposant que la température extérieure soit de $+ 20°$ :

| | |
|---|---|
| 7 mètres cubes d'air inspiré à 20°, expiré à 36°. | 55,9  calories. |
| 1 kilogr. d'aliments ingérés à 20°, rejetés à 36°. | 26,0 |
| 2 kilogr. de boissons      —           — | 32,0 |
| 150 grammes d'eau produits par l'évaporation pulmonaire. . . . . . . | |
| 850 grammes d'eau produits par la transpiration cutanée. . . . . . . | 550,0 |
| | 663,9  calories. |

Ce qui fait en nombres ronds 700 calories, d'où il suit que l'homme en perdrait 1,800 par le rayonnement ; mais il faut se rappeler en outre les expériences de MM. Matteucci, Becquerel père et Breschet, qui démontrent la présence de courants électriques dans les muscles et le dégagement d'une certaine quantité de chaleur pendant la contraction.

La chaleur qui se distribue à l'organisme, et qui constitue la *température animale*, peut être évaluée en plaçant un thermomètre sous la langue, sous l'aisselle ou dans le rectum. On peut aussi se servir de l'appareil thermo-électrique de M. Becquerel père. Elle est, suivant Liebig, de + 39° chez les enfants, de 37°,5 chez les adultes ; M. Despretz donne les évaluations suivantes : 36°,99 à 18 ans, 38°,14 à 30 ans, 37°,13 à 68 ans. Davy a trouvé 36°,9 chez un vieillard de 91 ans et elle est descendue à 35° sous la langue ; 33°,9 sous l'aisselle chez un centenaire. D'après M. Roger, la moyenne est de 37°,08 chez les nouveau-nés de 1 à 7 jours, de 37°,21 pour les enfants âgés de 4 mois à 14 ans, et de 36°,68 pour les vieillards âgés de 72 à 95 ans. Or, la moyenne chez l'adulte étant de 37°,50, on serait autorisé à penser que la température animale est à peu de chose près la même à toutes les époques de la vie, les différences en moins oscillant entre 42/100 et 82/100 de degré. Robertson pense que l'élévation de la température animale est en raison directe du nombre des globules sanguins et de l'activité de la circulation.

Le calorique n'est pas également distribué dans toutes les parties du corps ; le thermomètre placé dans la bouche reste au-dessous de celui de l'aisselle de 0°,25 à 4°, et la différence en moins est de 5 à 6° pour les mains et les pieds. Enfin, la température animale est modifiée par l'exercice musculaire et le repos, par l'alimentation, par l'état de veille ou de sommeil ; nous vous ferons connaître ces modifications en étudiant chacun des agents auxquels elles se rattachent.

Quelle est l'influence exercée par la température atmosphérique sur la température animale ?

Edwards établit que la température des oiseaux est plus élevée de 2 à 3° en été qu'en hiver ; ainsi elle serait de 40°,8 au mois de février ; de 42° en avril et de 43°,77 en juillet. La température animale varie suivant la latitude ; par 35°,22' de latitude sud, elle est en moyenne de 36°,9 ; tandis que par 0°,12' de latitude nord, elle s'élève à 37°,8. Des matelots ont présenté après le passage de la ligne une élévation de 1°,1 dans la température de leur corps, et Davy a établi :

1° Que la température de l'homme s'accroît de 1° à 1°,5 quand il passe d'un pays froid ou même tempéré dans un pays chaud ;

4

2° Que les habitants des pays chauds ont une température plus élevée que ceux des zones tempérées ou froides ;

3° Que la température est la même quelles que soient la race et l'alimentation des individus.

Davy a constaté, en outre, les rapports suivants entre la température atmosphérique et celle du corps de l'homme :

| TEMPÉRAT. ATMOSPH. | TEMPÉRAT. ANIM. S. LA LANGUE. |
|---|---|
| + 33°,3 | + 38°, |
| 30 ,5 | 37 ,5 |
| 22 ,8 | 37 ,2 |
| 18 ,9 | 36 ,9 |
| 15 ,3 | 36 ,4 |
| 7 ,2 | 56 ,4 |
| 6 ,1 | 36 ,1 |

Ce tableau vous montre qu'à une différence de 27°,2 dans la température extérieure correspond une différence de 1°,9 dans la température animale. Il n'existe pas une différence plus marquée entre la température des hommes qui, habitant le Sénégal, y sont soumis à une chaleur de + 50°, et ceux qui, habitant la Sibérie, y sont exposés à un froid de — 48°. Or, si, en dehors de toute influence extérieure artificielle, l'on cherche à se rendre compte du phénomène en raison duquel l'organisme parvient à conserver ainsi une température à peu près la même en présence de différences aussi considérables dans la température extérieure, on découvre, avec M. Letellier, que la combustion se modifie de manière à produire une quantité de calorique d'autant plus considérable que la température extérieure s'abaisse. Ainsi, M. Letellier a constaté expérimentalement, sur des mammifères, qu'à 0° les unités de chaleur produites dans une heure sont représentées par 8,2782, et correspondent à 0,001022 de charbon brûlé, tandis qu'entre + 14 et + 22° on trouve 6,2451 pour les unités de chaleur, et 0,000771 pour le charbon, et que entre + 30 et + 42° les unités de chaleur descendent à 4,7223, le charbon étant représenté par 0,000583.

Il ne faut pas croire, cependant, que le chiffre de la température animale puisse se maintenir ainsi à peu près invariable en présence des degrés extrêmes de la température extérieure, ou de variations considérables survenues brusquement. Berger et Delaroche ayant exposé des animaux pendant un espace de temps variant entre 35 minutes et 1 heure 27 minutes à une température de + 60°,63 à 93°,75, ont vu la température de leur corps s'élever de 6°,25 à 7°,19 ; et s'étant placés eux-mêmes dans des étuves chauffées de 37°,5 à 48°,75, leur température, prise sous la langue, a augmenté de 1°,87 à 3°,12. J'ai fait moi-même, depuis six ans, de nombreuses expériences sur l'application du calorique, et j'ai montré que le séjour pendant 30 à 45 minutes dans une étuve sèche chauffée à 65°, produit dans la température du corps, prise sous la langue, une élévation de 2 à 3°.

Si l'homme ne combattait point les effets du froid extrême par l'exercice musculaire, l'usage de vêtements appropriés, de boissons chaudes, sa température ne tarderait pas à subir un abaissement considérable. Vous savez d'ailleurs que parfois, et malgré tous les efforts tentés pour le combattre, cet abaissement a lieu, et qu'il peut même se terminer par la mort et la congélation.

Ces considérations nous conduisent tout naturellement à rechercher quels sont les éléments et les degrés de la résistance que l'organisme vivant peut opposer soit à la chaleur, soit au froid.

### De la résistance à la chaleur.

« L'observation démontre, a dit Boerhaave, qu'aucun animal pourvu de poumons ne peut vivre dans une atmosphère dont la température est égale à celle de son sang. »

Ce que l'observation démontre, messieurs, c'est que l'assertion de l'illustre Boerhaave est erronée, car vous savez que l'homme peut vivre dans une atmosphère dont la température est de beaucoup au-dessus de celle de son sang. Sans parler des contrées tropicales, où la chaleur s'élève jusqu'à + 50°, on a vu un homme rester pendant 7 minutes dans une étuve chauffée à 92°,99° C. (Blagden), un autre séjourner pendant le même espace de temps dans une étuve à 107-109° (Berger), et enfin une jeune fille rester exposée pendant 10' à une température de 112° R. (Tillet).

Mais si, prise dans son sens absolu, l'assertion de Boerhaave est inexacte, il faut reconnaître qu'elle ne manque pas de justesse si on la modifie de manière à lui faire dire que l'homme ne peut séjourner sans inconvénients, pendant longtemps, dans une atmosphère dont la température est supérieure à celle de son sang. Delaroche a montré, en effet, que le point limite de la résistance exempte de dangers est le degré de la chaleur propre à l'animal ; au-dessus, les dangers de mort s'accroissent rapidement en raison inverse de la masse du sujet, et il arrive un moment où la mort a lieu presque instantanément.

M. Magendie a fait sur ce point des expériences fort intéressantes que nous devons vous faire connaître.

Pour les animaux de même force et de même taille, la mort sur-

4.

vient d'autant plus vite que la température est plus élevée. Des lapins placés dans des étuves à air sec sont exposés à des températures différentes, et voici ce qui se passe :

| | | |
|---|---|---|
| 120° | Mort après | 7' |
| 100° | — | 10' |
| 80° | — | 18' |
| 60° | — | 25' |

Trois chiens fournissent des résultats analogues :

| | | |
|---|---|---|
| 100° | Mort après | 18' |
| 90° | — | 24' |
| 80° | — | 30' |

La température animale augmente en raison de l'élévation de celle du milieu ambiant; mais, quelle que soit la chaleur à laquelle on les soumet, les mammifères ne peuvent dépasser 45 ou 46° sans succomber. Les oiseaux ne meurent qu'à 48° environ ; les animaux à sang froid meurent dans un milieu de 80° offrant environ 40° de température.

La mort survient par une action délétère spéciale de la chaleur, qui paraît s'exercer avec beaucoup plus d'énergie par la peau que par la muqueuse pulmonaire ; car on a reconnu, par des expériences directes, que la chaleur sèche, appliquée sur la surface pulmonaire, produisait des effets infiniment moins rapides que lorsqu'elle se trouvait appliquée sur la peau, ce qui démontre quel degré de protection les vêtements doivent exercer sur le corps de l'homme dans les températures solaires, ou artificielles, extrêmement élevées. Tillet avait déjà constaté que les animaux protégés par des espèces de maillots résistaient beaucoup mieux à la chaleur que ceux qui en étaient dépourvus.

A cette dernière proposition de M. Magendie, nous pouvons ajouter, en nous fondant sur des expériences répétées un grand nombre de fois, que les phénomènes sont bien différents suivant que la chaleur exerce son action simultanément sur la peau et sur la surface pulmonaire ou sur la peau seulement. Ainsi, lorsqu'un homme est plongé tout entier dans une atmosphère de + 60°, la température animale s'accroît rapidement de 3 à 4°, et les troubles de la respiration et de la circulation obligent bientôt à suspendre l'opération ; lorsqu'au contraire le corps seul est plongé dans une étuve chauffée à la même température et qu'un air extérieur frais vient frapper la figure et pénétrer dans les poumons, la température animale s'élève beaucoup plus lentement, n'atteint pas son maximum d'accroissement, la respiration et la circulation sont beaucoup moins accélérées, et l'expérience peut être continuée sans inconvénients pendant un temps beaucoup plus long.

Ainsi donc, sous l'influence d'une température extérieure très-élevée, la température animale s'élève aussi, et, lorsqu'elle a dépassé une certaine limite, la mort survient. Mais la température animale ne s'élève point dans la même proportion que celle du milieu ambiant ; l'animal est donc doué d'une force *de résistance à la chaleur* qui le protége pendant quelque temps. Quelle est la nature de cette force ? Franklin déjà et, depuis lui, M. Delaroche ont attribué la résistance à la chaleur au refroidissement produit par l'évaporation aqueuse qui se fait à la surface du corps couvert de sueur. Cette explication, généralement adoptée aujourd'hui, est combattue par M. Magendie, qui toutefois ne lui en substitue aucune autre.

Si, comme le pensait Delaroche, dit M. Magendie, la résistance à la chaleur était due à l'évaporation et au froid qui en résulte, les animaux devraient résister d'autant plus qu'ils auraient plus de liquide à évaporer. Or, deux lapins de même taille et de même poids, dans les veines de l'un desquels on avait injecté 30 grammes d'eau distillée, sont placés tous deux dans une étuve ; ils meurent, l'un au bout de 9', 5'', l'autre au bout de 10', ayant subi le même accroissement de température, celle-ci étant de 44°.

Nous ne voyons pas comment cette expérience autorise à conclure que la résistance à la chaleur n'est point due au refroidissement produit par l'évaporation aqueuse, et nous croyons qu'il faut encore s'en tenir à cette explication adoptée par la plupart des physiologistes, en ajoutant que la résistance à la chaleur est favorisée, en outre, par la diminution qui s'opère dans l'activité de la combustion.

### De la résistance au froid.

Tandis que la température animale ne peut s'élever de plus de cinq ou six degrés sans que la mort survienne, il semble, au contraire, qu'elle peut s'abaisser dans des limites infiniment plus étendues. Ainsi, trois chiens et deux lapins ayant été plongés dans un mélange réfrigérant à la température de 0° à + 2°, ils ont perdu 3 et 4° au bout de dix minutes, 6° après 15', 7° après 20', et le dernier succombait au bout de 40', après avoir perdu 20°, c'est-à-dire la moitié de sa température propre.

M. Magendie, auquel nous empruntons ces chiffres, a établi d'autres lois encore relativement au refroidissement des animaux ; mais les expériences sur lesquelles il s'appuie ayant été faites en plongeant les animaux, non dans un *air froid*, mais dans un mélange réfrigérant d'eau et de glace ou dans du mercure, nous vous en ferons connaître les résultats ailleurs, et nous sommes obligé de nous arrêter ici, car je ne connais pas d'expériences ayant constaté d'une manière précise et rigoureuse les effets du froid atmosphérique sur la température animale.

Pour que ces expériences fussent concluantes, il faudrait d'ailleurs, ainsi que le dit avec raison M. Gerdy, les faire sur un homme nu, immobile, placé à l'ombre, dans un appartement bien clos où la température serait partout la même et pourrait être à volonté graduellement abaissée ou élevée. Il faudrait même, ajoute M. Gerdy, que l'homme fût plongé depuis un certain temps au milieu de cette atmosphère, car le passage brusque d'un lieu très-froid dans un lieu qui l'est sensiblement moins, mais où l'on ne pourrait demeurer sans éprouver du froid, peut le faire paraître chaud. Enfin, il faudrait encore que le sujet de l'expérience ne fût sous l'influence d'aucune excitation, ni endurci par aucun genre d'habitude capable de le faire résister au froid.

Quoi qu'il en soit, il n'en est pas moins certain que l'homme peut, jusqu'à certaines limites, résister à l'action du froid atmosphérique, et l'on doit se demander où il puise, indépendamment de l'exercice musculaire, qui est une source puissante de chaleur comme nous le verrons plus tard, indépendamment des vêtements, de la chaleur artificielle, où il puise, dis-je, les éléments de cette *résistance au froid*. Eh bien ! messieurs, vous le savez déjà ; les expériences de M. Letellier vous l'ont appris : c'est dans la combustion qui s'opère au sein de nos organes et qui devient plus active et produit une plus grande somme de chaleur à mesure que la température extérieure s'abaisse : d'où vous pouvez conclure, sans que j'aie besoin d'anticiper sur des détails qui se présenteront plus tard, que la résistance que l'homme peut opposer au froid varie suivant l'âge, le sexe, la constitution, l'état de veille ou de sommeil, l'alimentation, etc. Elle est moindre chez l'enfant et le vieillard, chez la femme, chez les individus faibles, débilités, pendant le sommeil ; elle est diminuée par une alimentation insuffisante par sa quantité ou par sa qualité, etc.

Maintenant que nous vous avons rappelé brièvement les principales considérations physiques et physiologiques qui se rattachent à l'importante question dont nous nous occupons, nous pouvons aborder l'étude des influences exercées sur l'organisme par la température atmosphérique au triple point de vue pathogénique, prophylactique et curatif.

# Cinquième Leçon.

Des influences exercées par la température sur l'organisme vivant, au double point de vue statique et dynamique.

Influence exercée par l'élévation de la température, c'est-à-dire par la chaleur.

La température atmosphérique exerce-t-elle une influence appréciable sur la *taille humaine ?* Les habitants de la Laponie et du Groenland sont très-petits, et offrent une taille moyenne de 4 pieds 9 pouces ; mais les Russes, les Finlandais sont très-grands. D'un autre côté, les habitants du midi de la France sont, en général, petits, tandis que les Espagnols sont grands. M. Quételet n'indique aucun rapport entre la taille humaine et la latitude. M. Motard considère la chaleur comme une cause de diminution dans la stature, et l'observation semble lui donner raison.

On a prétendu que la coloration de la peau était en rapport avec la température atmosphérique ; que la peau était d'autant plus noire que la température était plus élevée ; et c'est pour cette raison, a-t-on ajouté, que les nègres du Sénégal et de la Guinée sont plus noirs que les habitants du Mogol et de l'Arabie. Je me contente de vous indiquer ici ce point de discussion, parce que nous aurons occasion d'y revenir lorsque nous nous occuperons des races humaines.

Le *tempérament nerveux* prédomine dans les pays chauds.

Beaucoup d'auteurs prétendent que la température atmosphérique exerce une influence sur le *sexe ;* que les filles naissent en plus grand nombre dans les pays chauds, et que cette circonstance y doit être considérée comme une des causes de la polygamie.

Les naissances, dans les trente départements les plus méridionaux de la France, ont donné, de 1817 à 1831, 2,419,162 garçons et 1,990,720 filles, et ce rapport est à peu près celui que l'on trouve pour la France entière. En Russie, on compte 108,91 garçons pour 100 filles ; dans le royaume des Deux-Siciles, 106,18, et la moyenne pour l'Europe est de 106. Au cap de Bonne-Espérance, de 1813 à 1820, les naissances féminines l'ont constamment emporté sur les naissances masculines dans les races blanches (6,789 contre 6,604) ; mais il n'en a pas été de même parmi les esclaves (2,826 contre 2,936).

La question n'est donc pas résolue, et l'on peut dire, avec M. Quételet : que les nombres fournis par l'Europe ne confirment pas l'opinion qui considère les pays chauds comme plus favorables aux naissances féminines ; mais que cependant, pour se prononcer avec certitude, il faudrait plus d'observations que nous n'en possédons, et surtout des observations recueillies vers la ligne équinoxiale.

L'élévation de la température atmosphérique exerce une influence évidente sur la *mortalité*. La chaleur, dit M. Motard, fait éclore, mûrir et faner la vie avec une douloureuse promptitude. En isolant autant que possible la chaleur des autres agents qui peuvent lui être associés, tels que l'humidité, les effluves marécageux, on voit que dans l'Inde la mortalité est de 1 sur 20 ; dans les régions méridionales de la France, de 1 sur 30, et dans le nord de l'Europe, de 1 sur 44, 48 ou même 59.

M. Motard a établi les rapports suivants entre la latitude et la mortalité :

|                              |     |      |
| ---------------------------- | --- | ---- |
| Sous la zone torride.        | 1 sur | 25 |
| De 20 à 40° de latitude.     | 1   | 34,5 |
| De 40 à 60°.                 | 1   | 43,2 |
| De 60 à 70°.                 | 1   | 50   |

En recherchant les moyennes de mortalité dans les différentes contrées, on trouve les chiffres suivants :

|                          |       |     |
| ------------------------ | ----- | --- |
| Bombay.                  | 1 sur | 20  |
| Guadeloupe.              | 1     | 27  |
| Italie, Grèce, Turquie.  | 1     | 33  |
| États-Unis.              | 1     | 40  |
| Russie d'Europe.         | 1     | 44  |
| Norwége.                 | 1     | 48  |
| Islande.                 | 1     | 53  |

Relativement à la France, on trouve :

|                  |       |       |
| ---------------- | ----- | ----- |
| Pour le Nord.    | 1 sur | 44,68 |
| Pour le Midi.    | 1     | 39,09 |

Il résulte de nombreuses statistiques réunies par M. Quételet, que la mortalité est de :

|   |       |                           |
| - | ----- | ------------------------- |
| 1 | sur 41,1 | pour le nord de l'Europe. |
| 1 | 40,8  | pour le centre.           |
| 1 | 33,7  | pour le midi.             |

L'influence de la chaleur sur la mortalité se montre également lorsqu'on l'étudie relativement aux différentes saisons. Un tableau reproduit par M. Motard montre qu'à Philadelphie la mortalité générale pendant les mois de novembre, décembre et janvier, a été de 4,708, tandis que pendant les mois de juillet, d'août et septembre, elle s'est élevée à 7,664. D'après Wargentin, le maximum de la mortalité, pour Stockholm, correspond au mois d'août; il en est de même pour Montpellier, d'après Mourgue. Il faut dire, cependant, que les statistiques de MM. Quételet et Lombard ne confirment pas ces résultats quant à Bruxelles et à Genève.

MM. Villermé et Milne-Edwards ont constaté que l'influence de la chaleur sur la mortalité des nouveau-nés, considérée en particulier, était toute différente de celle que nous venons d'établir relativement à la mortalité générale. Ainsi, la mortalité des nouveau-nés a été, en 1818,

> De 1 sur  7,96  pour le nord de la France.
> De 1      10,72  pour le midi.

En 1819,

> De 1 sur  9,12  pour le nord.
> De 1      11,70  pour le midi.

La *durée moyenne de la vie* est en rapport exact avec la mortalité ; mais il est intéressant de rechercher l'influence de la chaleur sur la *longévité* envisagée relativement à des individus qui ont le privilége d'échapper aux limites générales de la loi. Or, des milliers d'exemples attestent que les centenaires sont très-nombreux dans le Nord, tandis qu'on en rencontre à peine quelques-uns dans le Midi. Vous trouverez sur ce point des documents curieux dans l'ouvrage de M. Motard.

Pour ne point scinder l'étude des questions qui se rattachent à l'économie sociale, recherchons tout de suite, messieurs, quelle est l'influence de la chaleur sur la fécondité et par conséquent sur les naissances et l'accroissement de la population.

Les recherches statistiques faites par MM. Benoiston de Châteauneuf et Motard établissent que la chaleur augmente la fécondité et le nombre des naissances.

D'après Benoiston, 100 mariages produisent :

> 457 naissances du 40 au 50° de latitude.
> 430    —    du 50 au 67°

Un mariage produit :

| | |
|---|---|
| En Portugal. . . . . . | 5,10 enfants. |
| En Suède. . . . . . . | 3,62 |
| Dans le midi de la France. . | 4,34 |
| Dans le nord de la Russie. . | 4 |

Motard nous montre que la Suède, la Grande-Bretagne et la Russie offrent un rapport des naissances aux habitants proportionnellement moindre que la Prusse, les Pays-Bas et la France.

La moyenne des naissances est de 1 sur 32 habitants pour dix départements du Midi et de 1 sur 36 pour dix départements du Nord. Sous la zone torride, ajoute Motard, les différences deviennent extraordinaires ; sur la côte de Guinée, on voit souvent des pères ayant 200 enfants vivants à la fois. Chez les Perses, les Romains, les Spartiates, les Phéniciens, les Carthaginois, l'infanticide était permis, et la fécondité permettait d'y sacrifier, sous divers prétextes, une foule de jeunes victimes à leur naissance.

A la question de la fécondité se rattache intimement celle de la puberté, de la menstruation, et nous allons l'examiner immédiatement.

Une opinion commune considère la puberté et l'établissement de la menstruation comme étant beaucoup plus précoces dans les pays chauds. La puberté, dit M. Motard, couvée par les feux du soleil équatorial éclôt avant la raison, et une jeune fille est souvent mère à onze ans ou même à neuf. Des recherches faites par MM. Lebrun, Faye et Brierre de Boismont, on peut conclure que l'âge moyen auquel s'établit la menstruation est de

| | | |
|---|---|---|
| 16, ans 53 | . . . . . | en Norwége. |
| 15, 20 | . . . . . | à Manchester. |
| 14, 75 | . . . . . | à Paris. |
| 14, 49 | . . . . . | à Lyon. |
| 14, 08 | . . . . . | à Toulon. |
| 13, 94 | . . . . . | à Marseille. |
| 13, 83 | . . . . . | à la Jamaïque. |

La quantité de l'écoulement menstruel augmenterait, suivant Burdach, en raison directe de l'élévation de la température ; elle serait, en moyenne, de 90 grammes dans les contrées boréales, de 150 à 180 grammes dans les contrées tempérées, de 360 grammes dans les contrées méridionales, et enfin de 600 grammes dans les contrées tropicales.

Abordons maintenant l'étude des influences exercées par la chaleur sur les différentes fonctions.

On peut, messieurs, établir d'une manière générale que les influences exercées par la chaleur varient suivant le degré de la température. La chaleur modérée, comprise entre + 15 et 25° environ, est un agent stimulant; la chaleur comprise entre 25 et 40° est un agent débilitant; la chaleur comprise entre 40° et la limite extrême, qu'on peut porter à 100°, est un agent excitant et délétère d'une grande puissance. Nous aurons à vous signaler presque constamment ce triple mode d'action.

*Digestion.* — Les fonctions digestives s'alanguissent d'une manière très-remarquable sous l'influence de la chaleur; cela est dû à la suractivité exhalante de la peau, à l'afflux du sang vers la périphérie, à l'ingestion d'une grande quantité de boissons rafraîchissantes, de fruits aqueux; l'appétit est peu prononcé, et souvent il existe une anorexie complète. Au rapport de Volney, les Bédouins n'ingèrent, en vingt-quatre heures, que 180 grammes de substances alimentaires; les viandes sont en général repoussées avec dégoût et remplacées par des végétaux, des fruits, c'est-à-dire par les substances alimentaires qui contiennent le moins de carbone, et qui, par conséquent, sont le mieux en rapport avec la combustion, que nous savons être d'autant moins active que la température est plus élevée; les épices, les condiments excitants, les substances aromatiques sont recherchés, et jusqu'à un certain point nécessaires, pour stimuler l'estomac et activer le travail de la digestion, qui, malgré ce régime spécial, est souvent difficile, pénible, douloureux.

La soif est vive, incessante, et recherche tantôt les boissons froides, rafraîchissantes, acidules; tantôt les boissons chaudes, aromatiques, les liquides alcooliques, les liqueurs, l'eau-de-vie, le rhum, etc., suivant que l'économie se sent plus ou moins débilitée.

Les fonctions intestinales sont, en général, paresseuses; la constipation est fréquente, opiniâtre, et doit être attribuée au régime, à la diminution des sécrétions intestinales, à la suractivité de la peau, et à une modification de la sécrétion biliaire, qui est ordinairement augmentée, mais souvent diminuée par suite de certaines altérations hépatiques, dont nous aurons occasion de parler.

La *respiration* est accélérée en raison de la raréfaction de l'air et de la stimulation du système nerveux, et cependant, comme nous l'avons dit plus haut, la combustion est d'autant moins active, la quantité de charbon brûlé dans un temps donné est d'autant moins considérable, que la température est plus élevée. Il faut à cet égard établir une distinction, fort importante pour les applications thérapeutiques que l'on peut faire du calorique ; la respiration devient fréquente, très-gênée, anxieuse, lorsque le corps tout entier est plongé dans une étuve sèche chauffée à la température de $+$ 60 à 65°; mais elle ne subit presque aucune modification lorsque l'étuve, en forme de boîte ou de siége à sudation, laisse la tête libre, et que celle-ci est exposée au contact d'un air extérieur frais qui pénètre dans les poumons.

La *circulation* est énergiquement stimulée par la chaleur, ainsi que M. Poiseuille l'a constaté expérimentalement sur la patte d'une grenouille plongée dans de l'eau à la température de $+$ 38°. Selon Serrurier et Bernier, la fréquence physiologique du pouls dans les pays chauds serait de 100 pulsations par minute. Fordyce, Dobson, Blagden, Delaroche, ont noté exactement les effets de l'étuve sèche sur le pouls, et voici les chiffres qu'ils ont produits :

| | | | |
|---|---|---|---|
| 35' de séjour dans une étuve à | 48°,88 | ont porté le pouls à | 145 pulsations. |
| 10' — | 94°,44 | — | 120 |
| 20' — | 98°88 | — | 164 |
| 10' — | 106°,66 | — | 145 |
| 8' — | 115°,55 à 126°,66 | — | 144 |
| 4'--6" — | 72°50 à 101°25 | — | 100—160 |

Ici encore, messieurs, nous insisterons sur les différences qui résultent du mode d'application du calorique, parce qu'elles ont une grande importance en thérapeutique, et nous vous dirons que 30 à 40' de séjour dans une étuve complète, dont la température est portée graduellement jusqu'à 60 à 65°, amènent une fréquence de 130 à 150 pulsations, tandis que si la tête est exposée à un air frais, le corps peut rester exposé à cette même température pendant plusieurs heures, sans que les pulsations du pouls s'élèvent au-dessus de 80 à 90 pulsations par minute. Dans le premier cas, la violence des battements du cœur et des artères de la tête, la congestion encéphalique, obligent de mettre un terme à l'opération, sous peine de voir se produire des accidents graves. Dans le second, rien de pareil ne se manifeste, et l'opération peut être prolongée sans inconvénient pendant un temps pour ainsi dire indéfini.

*Sécrétions.* — La sécrétion du cérumen, de la matière sébacée, est augmentée; il en est de même, dit-on, de la sécrétion lactée, et les nourrices appartenant à la race nègre sont remarquables par l'abondance de leur lait. La sécrétion salivaire et urinaire est, au contraire, notablement diminuée; la bouche est sèche ; les urines sont rares, épaisses, troubles, et souvent chargées d'acide urique et d'urates de chaux, de soude, etc.

Quelques auteurs ne craignent point d'affirmer que la sécrétion spermatique est augmentée, et ils attribuent à ce phénomène la suractivité des fonctions génitales et le nombre plus considérable des naissances. Aucune preuve directe ne peut être fournie à l'appui de cette assertion, et ce qu'on attribue à l'hypersécrétion spermatique est peut-être dû à l'excitation du système nerveux, aux habitudes, aux mœurs, au régime, au genre de vie, etc.

*Transpiration cutanée et pulmonaire.* — On peut considérer comme établi qu'entre 0 et + 20° les pertes subies par l'économie sous l'influence de la chaleur ont lieu par évaporation cutanée ; que de 20 à 26° elles sont produites, en outre, par transsudation. Au-dessus de 26° la transsudation augmente, tandis que l'évaporation diminue en raison de la couche d'eau qui recouvre la peau. Mais à l'action de la peau il faut ajouter l'évaporation pulmonaire, qui est considérable et qui joue même le principal rôle dans le phénomène, ainsi que cela est démontré par l'expérience suivante de M. Magendie :

Deux lapins sensiblement de même taille sont placés dans une étuve de manière que la tête de l'un soit au dehors et que l'air frais du laboratoire s'introduise dans les poumons, et que le corps de l'autre étant au dehors, la tête seule soit au contraire plongée dans l'étuve et en respire l'air chaud. Au but d'un temps égal, on trouva que le premier lapin avait perdu 10 grammes de son poids, tandis que le second en avait perdu 25.

Je vous prie, messieurs, de ne point perdre de vue cet important résultat, car il est fertile en déductions pratiques. C'est lui qui vous fera comprendre, pourquoi les malades soumis à la médication dite hydrothérapique peuvent supporter l'application quotidienne et prolongée du calorique sans subir des déperditions trop considérables. J'ai pu maintes fois, deux fois par jour et pendant trente ou quarante jours de suite, faire séjourner des malades, sans les affaiblir outre mesure, pendant une heure chaque fois, dans des étuves sèches chauffées à 60 ou 65°, laissant la tête exposée à un air extérieur très-frais. Quels eussent été les effets d'une pareille médication si la tête eût été plongée dans l'atmosphère chaude ? Les chiffres suivants vous le feront comprendre.

Berger étant resté 13' dans une étuve à 50° — 52°,50, perdit 50 grammes de son poids, et 215 grammes dans une étuve à 88°,75 —90°. Delaroche, dans le même espace de temps, perdit 120 grammes dans une étuve à 51°,25 — 88°, et 220 grammes dans une étuve à 72°,50 — 73°,75.

M. Magendie ayant placé successivement quatre lapins pendant 9' dans une étuve dont la température varia entre 60 et 100°, tous perdirent 8 à 10 grammes, c'est-à-dire environ 1 gramme par minute. « Perte énorme, dit M. Magendie, qui, d'après mes expériences, n'est pas en raison de l'élévation de la température, mais dans un rapport direct avec la durée du séjour. »

Le *système nerveux* est diversement impressionné par la chaleur.

Une chaleur douce est un stimulant salutaire et agréable ; les mouvements sont faciles, prompts ; la démarche aisée ; les gestes nombreux, rapides, expressifs ; la parole brève, le langage coloré, l'imagination vive, les passions ardentes. Vous retrouvez là tous les caractères qui appartiennent aux populations du midi de la France.

Au-dessus de 30°, suivant M. Rostan, la chaleur devient déprimante ; les forces diminuent ; il survient de l'abattement, de la prostration, de l'inertie : les mouvements sont lents, pénibles ; les facultés intellectuelles et morales sans vivacité, sans énergie ; de là, la paresse des lazaroni napolitains, des nègres, des habitants des régions tropicales ; le défaut de courage militaire, de suite dans les résolutions, de persévérance dans la volonté, etc.

Les premiers symptômes, dit M. Magendie, que présentaient les animaux introduits dans une étuve de 60 à 100° étaient une accélération de la respiration, puis une sorte de lassitude qui les faisait se coucher et s'étendre au fond de la boîte.

L'*absorption* devient plus active sous l'influence d'une chaleur modérée : de là le développement plus facile des maladies épidémiques et contagieuses, de la vaccine ; de là le succès plus fréquent de la médication iatraleptique des Italiens, de M. Chrestien (de Montpellier), des agents médicamenteux appliqués sous forme de fumigations, d'onctions, de frictions, etc. Plusieurs enfants ayant été soumis à des frictions mercurielles, les uns, placés dans une chambre chaude, furent tous atteints de salivation ; les autres, exposés à une température de + 4°, furent tous épargnés. (Bretonneau.)

Le *tissu adipeux* est peu abondant ou disparaît rapidement ; le *système musculaire* est grêle. Mateucci et Nobili ont montré que la chaleur augmente l'intensité du courant musculaire qui se dirige de l'intérieur des muscles vers leur surface ; le courant, qui chez la grenouille se dirige des pieds vers la tête, est, à son maximum, à la température de + 20° ; c'est dans de l'eau de mer à + 18° que les effets électriques de la torpille sont le plus manifestes. Les *forces* sont, en général, moins développées chez les habitants des pays chauds, qui sont le plus souvent incapables de se livrer à un exercice musculaire actif et prolongé.

Les *influences pathogéniques* de la chaleur sont nombreuses, indépendamment de celles qui se lient à son action indirecte, à celle, par exemple, qu'elle exerce sur le dégagement des miasmes paludéens.

L'action directe des rayons solaires sur la peau produit souvent un érythème très-douloureux connu sous le nom de *coup de soleil;* parfois même elle produit des vésicules suivies d'ulcérations ; les congestions cérébrales, les méningites du cerveau ou de la moelle, l'encéphalite, peuvent se développer sous l'influence de la même cause, ainsi que vous pouvez le voir dans les ouvrages de MM. Andral, Parent-Duchatelet, Martinet, Rilliet et Barthez, etc., et ainsi que le prouvent, trop souvent, les accidents qui frappent nos soldats lorsque les nécessités de la guerre les laissent exposés pendant longtemps aux ardeurs d'un soleil brûlant.

La chaleur exerce une action remarquable sur le développement des affections du système nerveux. Vous savez quelle est la fréquence du tétanos dans les contrées tropicales ; les convulsions, la folie, la monomanie suicide, l'hystérie, l'hypochondrie, sont favorisées par la chaleur. Sur 930 cas d'aliénation mentale occasionnée par des causes physiques et réunis par Esquirol et M. Revolet, on en compte 21 qui se rattachent à l'insolation. Sur 907 suicides relevés par Prévost, Casper et Esquirol, 534 ont eu lieu pendant les deuxième et troisième trimestres de l'année, 373 seulement pendant les premier et quatrième. En Russie, suivant Marshall, on observe 1 suicide sur 38,882 habitants entre le 42 et le 54° de latitude, et 1 suicide sur 56,777 habitants entre le 54 et le 64°. La calenture a été attribuée à une influence de même nature, et pendant nos guerres d'Afrique on a vu des soldats, exposés depuis longtemps au soleil, pousser des cris, être pris de délire, avoir des hallucinations et même se suicider.

L'action de la chaleur n'est souvent pas étrangère au développement de l'érysipèle et de la pourriture d'hôpital.

La dysenterie, les fièvres éruptives, le choléra, la fièvre typhoïde, se montrent de préférence en été et dans les pays chauds.

Enfin, la chaleur exerce sur le développement des maladies du foie une action qu'il importe d'étudier avec soin, mais dont nous nous occuperons à propos des climats, parce que à la chaleur viennent se joindre d'autres agents, et que le modificateur est complexe.

Le séjour dans un lieu trop échauffé artificiellement produit des vertiges, des congestions cérébrales, des syncopes, et d'autres accidents plus ou moins graves; mais sans aller jusqu'à ces points extrêmes, nous croyons que le séjour habituel dans un appartement dont la température est celle que présente la plupart des hôtels de Paris chauffés par des calorifères, exerce sur l'organisme une influence très-fâcheuse; la peau perd de son ressort, de sa vitalité; les fonctions de respiration, d'hématose, de calorification, s'alanguissent; la circulation capillaire périphérique perd de son activité; le sang lui-même est modifié dans sa composition, et nous n'hésitons pas à attribuer, en partie, au séjour dans des appartements trop chauds un grand nombre des chloroses, des anémies, des névropathies, des débilités générales que l'on observe si fréquemment chez les femmes appartenant aux classes les plus riches de la société. Robertson ne veut pas que la température des chambres à coucher dépasse 50° Fahr. (10° C.), et celle des pièces de réception 60 à 65° (15°,5 à 18°,3 C.).

La chaleur est par elle-même une cause de mort, ainsi que vous le savez par les expériences sur les animaux et par les cas de mort qui, pendant les fortes chaleurs de l'été, frappent souvent les moissonneurs au milieu de leur travail des champs; quelle est la cause de la mort dans ces circonstances? M. Londe croit qu'il faut la chercher dans une véritable asphyxie, M. Lévy dans une violente congestion cérébrale; les expériences de M. Magendie démontrent que, chez les animaux qui ont succombé sous l'influence de l'élévation de la température, on rencontre constamment les altérations suivantes:

La surface de la peau et des muqueuses présente, çà et là, des taches ecchimotiques qui résultent de l'épanchement hors des vaisseaux d'un sang privé des qualités qui le rendent propre à la circulation; les poumons, le foie, les reins surtout sont infiltrés de sang; ce liquide lui-même est profondément altéré; si on le recueille dans un vase, il se coagule à peine, et quand il se forme un caillot, celui-ci reste toujours diffluent et noir; le sérum est trouble et coloré par des globules qu'il tient en suspension. A l'analyse, on trouve une diminution notable de la fibrine, qui est comme transformée et a perdu de sa ténacité naturelle.

On a prétendu que la chaleur atmosphérique s'opposait au développement de la phthisie pulmonaire, ou du moins rendait cette maladie extrêmement rare; Casimir Broussais, s'appuyant sur des statistiques recueillies sur une population exceptionnelle, composée de nos soldats, a soutenu cette opinion et établi qu'en Afrique, sur 102 cas de mort, un seul appartenait à la phthisie pulmonaire; mais cette maladie sévit avec violence à Livourne, à Florence, à Gibraltar, à Malte, en Espagne, en Portugal; M. Levacher a signalé sa fréquence aux Antilles, M. Dujat à Madère et à Rio de Janeiro, Clark à Calcutta et aux Indes occidentales. A Marseille, les décès par phthisie pulmonaire atteignent 25 0/0; à Gênes, 17 0/0; à Naples, 40 0/0, suivant M. Journée; et dans les hôpitaux de la Martinique, M. Rufz a rencontré la phthisie non moins fréquemment que dans les hôpitaux de Paris.

A la question de la chaleur atmosphérique se rattache celle des influences pathogéniques et thérapeutiques exercées par la saison estivale, par les climats chauds ; celle des règles que doit suivre l'homme pour se soustraire à l'action délétère de la chaleur, ou pour en diminuer les effets ; celle de l'acclimatement dans les contrées tropicales, etc. Pour éviter les répétitions, nous renverrons tout ce qui nous reste à dire à cet égard aux leçons dans lesquelles nous nous occuperons des *saisons*, des *climats*, des *localités*, etc.

L'application de la *chaleur artificielle* est d'une grande importance pour le médecin, auquel elle fournit des ressources précieuses pour la curation d'un grand nombre de maladies ; mais ici nous entrons dans le domaine de la thérapeutique, et il ne nous est pas permis de nous engager bien avant dans cette voie d'usurpation. Nous nous bornerons, par conséquent, à quelques indications.

La chaleur sèche employée au moyen de l'étuve partielle est, suivant le degré de température auquel on s'arrête, un *sudorifique* ou un *révulsif immédiat*, un *agent irritant transpositif*.

Lorsqu'on veut obtenir l'*effet sudorifique, simple, spoliatif*, ou *dépuratif*, il ne faut point que la température de l'étuve dépasse 40 à 50°. En la maintenant dans ces limites, l'opération peut avoir une durée de plusieurs heures sans que le malade en éprouve la plus légère incommodité. La sueur s'établit, par évaporation d'abord, par transsudation ensuite, et elle ne tarde point à devenir tellement abondante qu'elle ruisselle sur tout le corps, et qu'il est facile d'en recueillir une grande quantité dans des assiettes placées au-dessous du siége ; la tête, qui reste exposée à l'air libre, ne transpire pas moins que les parties entourées par les couvertures ; l'air frais introduit dans les poumons, et de l'eau froide ingérée dans l'estomac tous les quarts d'heure et par petites quantités, maintiennent la respiration et la circulation dans un calme parfait ; le sujet, au lieu d'éprouver l'excitation générale qui accompagne l'administration des médicaments sudorifiques, accuse une sensation de bien-être ; en un mot, le calorique est ici un véritable *excitant spécial*, il n'exerce aucune action pyrétogénétique, et il serait impossible d'obtenir par un moyen différent une sueur aussi abondante, sous des conditions générales aussi favorables. La durée de l'opération varie d'ailleurs suivant les indications et les conditions individuelles.

Ce procédé doit certainement être préféré à tous les agents pharmaceutiques dans les cas où la médication sudorifique est indiquée.

5

Lorsqu'on veut obtenir l'effet révulsif, la température de l'étuve doit être portée rapidement à + 60 ou 65°. On voit alors survenir des phénomènes qui ont été bien décrits par Rapou : « Chaleur brûlante de la peau, vitesse et développement du pouls, battement des artères temporales, quelquefois léger gonflement des veines du front. Une sueur abondante se manifeste sur toutes les parties du corps, et principalement à la tête ; la bouche est quelquefois sèche et la soif vive ; on éprouve le plus souvent une légère pesanteur de tête. » Il faut ajouter : Si la température de l'étuve dépasse les limites que nous avons indiquées, si la température animale s'élève de 2 à 3° (température prise sous la langue), si l'opération se prolonge au delà d'un espace de temps qui varie, suivant les individus, entre 30 et 45', le pouls s'accélère notablement et bat de 100 à 130 fois par minute ; les mouvements du cœur deviennent énergiques, tumultueux, irréguliers ; la respiration est précipitée, suspirieuse ; la face est rouge, congestionnée ; les artères battent avec force ; le malade éprouve des bourdonnements d'oreille, de l'anxiété, quelquefois des nausées, et si alors on ne se hâte point d'abaisser la température de l'étuve, il survient une perte de connaissance dont les effets se font sentir pendant plusieurs heures.

Au sortir de l'étuve, toute la surface cutanée est d'un rouge vif et témoigne de l'afflux du sang vers la périphérie, et il faut avoir expérimenté ce procédé pour se faire une idée de sa puissance de révulsion. En l'opposant, dès le début, à des angines, des coryzas, des bronchites, des rhumatismes musculaires, des névralgies aiguës, j'ai pu presque constamment enrayer la maladie et obtenir en quelques heures une guérison complète.

J'ai insisté, messieurs, sur ces détails, parce que je les crois fort importants ; ils résultent de recherches qui me sont propres et qui ont été consignées, en premier lieu, dans un mémoire inséré en 1848 dans les *Archives générales de médecine*, et plus récemment dans mon *Traité d'Hydrothérapie*.

M. Jules Guyot, dans un mémoire publié en 1835 et plus tard dans un ouvrage plus étendu publié en 1840, a étudié les influences thérapeutiques de la chaleur atmosphérique appliquée au moyen d'appareils spéciaux, soit d'une manière générale et diffuse, soit d'une manière circonscrite et locale. Vous trouverez dans le *Traité de thérapeutique* de M. Trousseau un exposé fidèle des résultats remarquables qui ont été obtenus par M. Guyot dans le traitement des plaies, des ulcères, des érysipèles, du rhumatisme articulaire aigu, etc.

La chaleur a été associée à divers agents pharmaceutiques pour combattre la phthisie pulmonaire; M. Louis a expérimenté la méthode préconisée par M. Turck, mais n'en a pas obtenu les bienfaits annoncés par ce dernier.

Influences exercées par l'abaissement de la température atmosphérique, c'est-à-dire par le froid.

Nous ne possédons point, messieurs, d'observations exactes, précises, rigoureuses sur les effets du froid atmosphérique; des expériences nombreuses, dont nous aurons occasion de vous parler, ont été faites avec des mélanges réfrigérants liquides, avec de l'eau, du mercure, etc., mais elles manquent complétement quant à l'*air froid*.

On a attribué au froid atmosphérique, relativement à la taille, à la coloration de la peau, au sexe, à la mortalité, à la durée moyenne de de la vie, à la longévité, à la fécondité, à la menstruation, une action entièrement opposée à celle qui est exercée par la chaleur, et nous ne reviendrons pas sur ces différents points; car, en vous faisant connaître celle-ci, nous vous avons indiqué celle-là.

Comme la chaleur, le froid n'agit point toujours de la même manière; un froid modéré ou de courte durée est un agent *stimulant* en raison du mouvement vital qu'il provoque dans l'organisme, mis dans l'obligation de réagir contre un modificateur qui tend à abaisser la température animale; un froid intense ou prolongé est, au contraire, comme l'a dit Broussais, le *sédatif* par excellence, et au delà de certaines limites il devient un *stupéfiant* et un agent de mort.

*Digestion.* — L'action stimulante du froid se traduit par un appétit très-prononcé et le besoin d'ingérer une quantité considérable de substances alimentaires. Les peuples du Nord sont grands mangeurs; Gorter et Haller ont signalé l'appétit des patineurs hollandais, et Ross assure que les Esquimaux ingèrent toutes les vingt-quatre heures 10 kilogrammes de substances alimentaires, quantité bien différente, comme vous le voyez, des 180 grammes qui, selon Volney, suffisent aux Bédouins.

Les expériences de M. Letellier vous ont montré combien, pour que la température animale se maintienne au degré voulu, le froid active la combustion et augmente la quantité de charbon brûlé dans un temps donné; or c'est l'alimentation qui doit fournir à l'économie le combustible dont elle a besoin, et vous comprendrez

5.

alors que ce n'est point par goût, mais par nécessité que les peuples du Nord recherchent les viandes, les poissons, les huiles, les graisses, c'est-à-dire des aliments qui contiennent 66 à 80 p. 100 de carbone au lieu des 12 p. 100 que renferment les aliments tirés du règne végétal.

La digestion est facile, rapide ; la soif est peu prononcée en raison de la diminution de la transpiration.

Malgré l'activité de la combustion, malgré la quantité considérable d'oxygène nécessaire, le *respiration* n'est ni fréquente, ni très-profonde, parce que la condensation produite par le froid fait qu'à égalité de volume et de pression l'air contient d'autant plus d'oxygène que la température est plus basse.

La *circulation* est active ; la sécrétion urinaire est augmentée, ainsi que celle des larmes ; celle de la bile est diminuée ; l'évaporation cutanée et pulmonaire est peu considérable ; la transsudation est nulle.

Le *système nerveux* est stimulé et imprime à toutes les fonctions les caractères appartenant au tempérament sanguin qui est le plus commun dans les contrées où règne un froid modéré ; l'intelligence est prompte, la volonté ferme, les mouvements et les forces énergiques ; l'exercice musculaire est facile, nécessaire, et supporté sans fatigue. Les fonctions génitales sont en général peu actives ; l'imagination froide ; les peuples du Nord brillent plutôt par l'industrie et les sciences exactes que par les arts.

L'ouïe est plus fine ; ce qu'on a attribué à la condensation de l'air et à la tension de la membrane du tympan ; l'odorat est plus difficilement impressionné, en raison de la sécheresse de la pituitaire.

L'*absorption* est moins active, le tissu adipeux souvent abondant.

Les phénomènes produits par un froid excessif, continu, de longue durée, sont entièrement opposés à ceux que nous venons d'indiquer.

L'appétit se perd ; la température animale s'abaisse, la respiration devient fréquente, difficile, impossible par suite de la torpeur, de la paralysie, pour ainsi dire, des muscles respiratoires et des poumons eux-mêmes. Gmelin prétend que des glaçons invisibles pénètrent dans les poumons et les blessent ; mais il est difficile de comprendre comment des glaçons aussi ténus pourraient arriver dans les poumons sans avoir été fondus pendant le trajet. La circulation capillaire périphérique devient de moins en moins active ; la peau est décolorée ou même d'un blanc complétement mat lorsque l'action du froid a été assez intense pour produire la congélation. Blumenbach prétend que la fréquence physiologique du pouls chez les Groenlandais n'est que de 30 à 40 pulsations par minute.

Le système nerveux est déprimé ; l'intelligence devient obtuse, la sensation tactile obscure, la sensibilité et la motilité sont frappées d'engourdissement, de paralysie; il se manifeste une répugnance insurmontable pour le mouvement, une envie de dormir irrésistible, que ne peut vaincre la certitude qu'une mort prochaine sera le résultat de l'inertie musculaire et du sommeil. La désastreuse campagne de Russie n'a fourni que trop d'exemples de ces funestes effets du froid, et ce n'est pas sans émotion que vous lirez, dans les ouvrages de Larrey, les pages où il nous montre succombant sous l'étreinte des frimas, et sans trouver en eux l'énergie et le courage de lui opposer la moindre résistance, tant de glorieux soldats dont la constance n'avait pu jusqu'alors être ébranlée par aucun danger, par aucune fatigue, par aucune privation.

L'extrême froid plonge les êtres vivants dans un état de mort apparente auquel succède bientôt une mort réelle, que l'on considère comme le résultat d'une véritable asphyxie.

A la mort apparente se rattache l'histoire des animaux hibernants; et s'il nous était permis de vous exposer ici tous les phénomènes qui se rattachent au curieux phénomène de l'hibernation, nous aurions à vous faire connaître des détails fort intéressants.

Enfin, les effets du froid varient suivant l'âge, le sexe, la constitution, l'état de repos ou de mouvement, de sommeil ou de veille; suivant l'état moral ou intellectuel du sujet, et vous savez jusqu'à quel point certains aliénés y sont insensibles.

Lorsque l'air est agité, lorsque le vent souffle, les effets du froid se font sentir beaucoup plus tôt et avec plus d'intensité. Parry établit que 6° au-dessous de zéro, l'air étant agité, équivalent à — 17° l'air étant calme.

*Influences morbifiques du froid.* — Le premier effet du froid est de produire le *refroidissement*, qu'il ne faut pas confondre avec la *sensation de froid :* celui-là est essentiellement constitué par un abaissement de la température animale, tandis que celle-ci, depuis son premier degré appelé *algor* jusqu'à son dernier appelé *rigor*, et en passant par ses deux degrés intermédiaires nommés *horripilatio* et *horror*, peut n'être qu'une perception cérébrale, produite par un simple trouble de l'innervation ou de la circulation capillaire périphérique, et coïncidant soit avec le maintien de la température du corps, soit même avec un excès de calorification, ainsi que cela a lieu pendant la période algide de la fièvre intermittente simple ; M. Gavarret ayant démontré, comme vous le savez, que le frisson le plus violent est accompagné, dans ce cas, d'une élévation de la température animale physiologique.

Il résulte de ce que nous venons de dire qu'on ne saurait accepter les assertions de Cullen et de M. Barbier, qui prétendent que l'air atmosphérique n'agit comme agent frigorifique sur l'homme qu'au-dessous de + 13 ou 14° R. Cette évaluation ne repose que sur la sensation de froid qui varie suivant les individus et une foule de circonstances se rattachant aux vêtements, à l'exercice, etc. Quel est l'homme, dit M. Gerdy, qui pourrait demeurer immobile, à l'ombre, à une température de + 15° sans être bientôt transi de froid?

Le thermomètre seul peut permettre de constater avec précision et certitude l'existence et le degré du refroidissement; la sensation accusée par le malade n'a, comme nous l'avons dit, aucune valeur, et la main de l'observateur est un instrument infidèle et insuffisant. Il est évident, d'abord, qu'il n'indique jamais la température absolue du sujet exploré, mais seulement le rapport qui existe entre sa température et celle de l'explorateur; d'un autre côté, il ne mesure que la température de la peau, qui n'est point toujours en rapport avec la température générale, car on la trouve souvent froide pendant le frisson de la fièvre intermittente, et parfois chaude sur des enfants atteints de scélérème, chez lesquels le thermomètre placé sous l'aisselle ne marque plus que + 31° en moyenne, 33° au maximum, et 22° au minimum; de telle sorte, dit M. Roger, auquel nous devons ces intéressantes recherches, qu'à ce degré extrême l'enfant devient presque un animal à sang froid.

Le refroidissement du corps ne s'opère pas également sur tous les points; il se montre d'abord sur les parties les plus éloignées du centre circulatoire, sur les pieds et les mains; c'est là qu'il atteint le plus tôt son maximum, et qu'on observe en premier lieu la congélation et la gangrène. Chez l'homme couvert de vêtements, ce sont les parties non protégées qui sont atteintes les premières, et en Russie, par exemple, on observe très-fréquemment la congélation du nez, des joues, des oreilles, du pénis, de la moitié du bras ou de la jambe. Fab. de Hilden avait déjà décrit avec beaucoup d'exactitude la gangrène produite par le froid. Larrey et Desgenettes n'ont eu que trop souvent l'occasion de l'étudier sur nos malheureux soldats pendant la campagne de Russie, et vous en trouverez une description détaillée dans le *Compendium de médecine pratique.*

Enfin, messieurs, le froid, comme la chaleur, devient par lui-même une cause de mort, celle-ci étant attribuée par les uns à une asphyxie, par les autres à une action stupéfiante exercée sur le système nerveux.

La mort a lieu de différentes manières; parfois elle est précédée d'un engourdissement très-douloureux, de contractures des membres,

de difficulté de parler, de faiblesse ou de perte de la vue, d'une espèce d'idiotisme, de l'émission involontaire de l'urine; la marche
devient vacillante; le transi chancelle comme un ivrogne et finit par
tomber, la chute étant le signe certain d'une mort prochaine. D'autres
fois, dit M. Gerdy, la mort des transis a quelque chose de délicieux;
le froid les plonge dans un engourdissement qui les invite au sommeil
et les y entraîne par l'attrait irrésistible d'un repos plein de charmes;
ils s'y abandonnent, en effet, avec passion, lors même qu'ils savent
très-bien que ce perfide sommeil les conduit à une mort assurée.
Salander, compagnon de Cook dans son excursion à la Terre de Feu,
soumis à un froid excessif, préférait une mort pleine de volupté aux
angoisses de la marche, et il fallut l'entraîner de vive force.

Vous savez, messieurs, quels effets désastreux le froid a souvent
produits sur les armées; Xénophon, Quinte-Curce, Voltaire, les historiens de la campagne de Russie, vous les ont fait connaître; mais il
ne faut point perdre de vue, toutefois, que le plus souvent il s'agit
ici d'un modificateur complexe, et qu'au froid atmosphérique viennent
se joindre la fatigue, l'insuffisance de l'alimentation et surtout la dé-
moralisation qui accompagne la défaite et la retraite.

L'action pathogénique du froid agissant isolément et par lui-même
n'est pas exactement connue. Sous l'influence d'un froid atmosphérique vif et sec, les membranes muqueuses labiale et nasale se gercent,
se déchirent, et les fissures très-douloureuses qui en résultent laissent
souvent écouler une quantité plus ou moins considérable de sang; les
pieds et les mains deviennent le siége d'érysipèles phlegmoneux connus sous le nom d'engelures; on a considéré le froid comme favorisant
le développement des tubercules pulmonaires; M. Flourens dit avoir
produit la phthisie pulmonaire chez des poulets soumis à un froid artificiel très-vif; les singes transportés des pays chauds dans nos climats meurent presque tous phthisiques; Thielman a montré que la
phthisie est très-fréquente en Russie et en Suède : sur 1,000 décès, 63
sont le résultat de cette maladie; mais la phthisie est-elle plus fréquente
dans les pays froids que dans les pays chauds? MM. Andral, Louis,
Clark, n'osent pas l'affirmer, et Crichton, Harwood, Orton, se prononcent pour la négative. On a attribué au froid le développement de la
plupart des phlegmasies : de l'ophthalmie, du coryza, de l'angine, de
la bronchite, de la pleurésie, de la pneumonie, du rhumatisme, de
l'urétrite, de la fièvre puerpérale; celui de la fluxion des pieds, des
oreillons, des névralgies; mais il n'est pas démontré que dans ces circonstances le froid ait agi seul; presque toujours, en effet, le modificateur est complexe; à l'action du froid est réunie celle du vent, d'un

courant d'air, de l'humidité ; ou bien il s'agit d'une alternative, d'une variation brusque de température ; ou bien, enfin, il se présente une circonstance particulière, comme, par exemple, l'état de sueur, d'élévation de température animale dans lequel se trouve le sujet soumis à l'action du froid. Les auteurs n'ont point tenu compte de cette distinction importante ; ils réunissent dans un même paragraphe et attribuent exclusivement au froid les accidents qui se développent dans les circonstances très-différentes, très-complexes que nous venons de vous indiquer, et ils vont même jusqu'à comprendre dans cette étude, sous le nom d'*action du froid transmis par les liquides*, les effets produits soit par les différentes applications extérieures d'eau froide, soit par l'ingestion de ce liquide.

Je n'ai pas besoin de vous dire, messieurs, combien cette manière de procéder est vicieuse ; il n'est d'ailleurs plus possible de la maintenir dans l'état actuel de la science, car la médication dite hydrothérapique a montré la différence énorme qui sépare l'influence du froid atmosphérique de celle des applications extérieures d'eau froide.

Nous séparerons avec soin les éléments hétérogènes que l'on a si malencontreusement confondus ; en nous occupant de l'humidité, nous étudierons son action suivant qu'elle est associée à la chaleur ou au froid ; l'étude des vents nous conduira tout naturellement à celle des effets de l'air agité, des courants d'air ; dans le chapitre consacré aux agents physiques divers, nous vous parlerons des applications extérieures d'eau froide ou chaude ; ici nous n'aurons à vous parler que des variations de température, des alternatives de chaleur et de froid atmosphériques, et des effets du froid atmosphérique sur l'homme dont la température animale a été élevée et dont la peau est couverte de sueur.

Il résulte de ce qui précède qu'un froid atmosphérique modéré est favorable à la santé, à l'exercice actif de toutes les fonctions ; mais que son action n'est bienfaisante qu'autant qu'elle s'exerce sur un sujet jeune, robuste, bien nourri, ayant les organes de la respiration et de la circulation dans un parfait état d'intégrité. Dans les circonstances opposées, une chaleur modérée doit au contraire lui être préférée, ainsi que nous le verrons quand nous nous occuperons des climats. C'est à ce moment aussi que nous étudierons les influences curatives exercées par le froid atmosphérique ; quant aux applications thérapeutiques du froid artificiel, elles n'ont guère l'air atmosphérique pour agent et nous en parlerons lorsque nous traiterons des boissons et des applications extérieures d'eau froide.

Variations de la température atmosphérique.

L'activité de la respiration et de la combustion augmentant ou diminuant suivant le dégré de la température atmosphérique, on comprend
que les variations *brusques et étendues* de cette dernière ne peuvent
pas être sans inconvénients pour l'organisme. Un choc qui diminue
le mouvement d'une machine, dit M. Wurtz, peut aussi en troubler
le jeu, et il doit en être de même pour un organe aussi délicat que
le poumon, lorsqu'il est obligé de modifier brusquement le rhythme
de ses fonctions.

Les variations atmosphériques ont été considérées comme favorisant le développement de la phthisie pulmonaire, qui, selon M. Andral,
est rare dans les pays à climat constant, quelle qu'en soit la latitude,
tandis qu'elle est très-fréquente dans les contrées où l'on observe de
grandes variations atmosphériques. A cette assertion, M. Louis oppose
les faits suivants :

La phthisie pulmonaire est aussi commune à Malte, dont le climat
est remarquable par sa constance, qu'aux îles Ioniennes, où il existe
de grandes variations atmosphériques ; ces îles sont placées dans les
mêmes conditions atmosphériques que la Jamaïque, et cependant la
phthisie est plus fréquente dans celle-ci que dans les autres.

Si vous vous souvenez de ce que nous avons dit à propos des climats
extrêmes, vous serez conduits à conclure que les diverses conditions
de la température atmosphérique n'exercent pas une influence appréciable sur le développement de la phthisie pulmonaire, et que cette
funeste maladie a le privilége de décimer également les contrées les
plus diversement partagées à cet égard.

Monro, Zimmermann, Moseley, Stoll, Desgenettes, presque tous les
nosographes considèrent les variations atmosphériques comme une
cause puissante de diarrhée et de dysenterie ; à Ceylan, à Batavia, à
Java, où l'on observe presque constamment des variations de température de 40° dans les vingt-quatre heures, la dysenterie règne d'une
façon à peu près permanente ; elle est endémique en Bohême, en
Galicie, dans la Moldavie, la Bulgarie, etc.

Enfin, les variations atmosphériques diurnes considérables sont
rangées par M. Audouard au nombre des causes les plus énergiques
de l'intermittence, et M. Voillemier les considère comme l'une des
causes les plus puissantes des affections puerpérales.

Influences exercées par le froid atmosphérique sur l'homme
en sueur.

Malgré les dénégations de MM. Chomel, Louis, Requin, Grisolle, il est impossible de ne pas admettre, avec MM. Bouillaud, Andral, Cruveilhier et la plupart des observateurs, qu'un grand nombre de phlegmasies, et spécialement la bronchite, la pleurésie, la pneumonie, le rhumatisme articulaire ou musculaire, se développent sous l'influence du froid atmosphérique mis en contact avec un homme dont la température est élevée, dont le corps est couvert de sueur. Vous savez tous combien ces maladies sont fréquentes pendant l'hiver et combien elles sévissent sur les sujets qui s'exposent au froid atmosphérique en sortant d'une grande réunion, d'une salle de spectacle, d'un bal, d'un lieu, en un mot, où une température très-élevée a provoqué la diaphorèse. Sur 52 cas de rhumatisme, M. Bouillaud a pu en attribuer 34 à cette influence, et il en a été de même pour 16 pneumonies sur 26.

Telles sont, messieurs, les considérations que nous voulions vous présenter ici sur la température atmosphérique considérée dans ses rapports avec l'organisme ; nous les compléterons lorsque nous traiterons des saisons et des climats.

---

### Bibliographie.

KAËMTZ. *Cours complet de météorologie*, trad. par Ch. Martins. Paris, 1843.

WURTZ. *De la production de la chaleur dans les êtres organisés.* ( Thèse d'agrégation pour les sciences accessoires. Paris, 1847.)

DAVY. *Observ. sur la température de l'homme et des animaux de divers genres.* ( In *Ann. de chimie et de physique*, 1826, t. XXXIII, p. 181.) — *Sur la température du corps humain dans divers climats.* (Même recueil, 1823, t. XXII, p. 433.) — *Observ. diverses sur la température animale.* (Même recueil, 1845, t. XIII, p. 174.)

TILLET. *Sur les degrés de chaleur auxquels les hommes et les animaux sont capables de résister.* ( In *Histoire de l'Acad. roy. des sciences*, 1767, p. 16.)

CHANGEUX. *Sur la puissance attribuée au corps animal de résister à des degrés de chaleur supérieurs à sa température.* ( In *Journ. de physique*, 1776, t. VII, p. 57.)

BLAGDEN. *Nouvelles expériences et observations faites dans une chambre chaude.* ( In *Journ. de physique*, 1778, t. XIII, p. 122.)

DELAROCHE. *Expér. sur les effets qu'une forte chaleur produit dans l'économie animale.* (Th. de Paris, 1806, n° 11.) — *Mémoire sur la cause du refroidissement qu'on observe chez les animaux exposés à une forte chaleur.* (In *Journ. de physique*, 1810, t. LXXI, p. 289.)

EDWARDS. *De l'influence des agents physiques sur la vie.* Paris, 1824.

LETELLIER. *Influence des températures extrêmes de l'atmosphère sur la production de l'acide carbonique dans la respiration des animaux à sang chaud.* (*Ann. de chimie et de physique*, 1845, t. XIII, p. 478.)

BECQUEREL et BRESCHET. *Mémoires sur la chaleur animale.* (In *Ann. des Sciences naturelles*, 1835, t. III, p. 257; t. IV, p. 243.)

ROGER. *De la température chez les enfants à l'état physiologique et pathologique.* Paris, 1844-1845.

MAGENDIE. *Leçons sur la température animale.* (In l'*Union médicale*, 1850, t. IV, p. 183.)

J. GUYOT. *Mémoire sur l'influence thérapeutique de la chaleur atmosphérique.* (In *Arch. génér. de Méd.*, 1835, t. VIII, p. 273.) — *Traité de l'incubation et de son influence thérapeutique.* Paris, 1840.

LA CORBIÈRE. *Traité du froid.* Paris, 1839.

COSSY. *Mémoire sur le traitement de la phthisie pulmonaire par les préparations alcalines jointes à une température élevée.* (In *Arch. génér. de Méd.*, 1844, t. VI, p. 431.)

L. FLEURY. *Rech. et Obs. sur les effets et l'opportunité des divers modificateurs dits hydrothérapiques.* (In *Arch. génér. de Méd.*, 1848, t. XVIII, p. 257.) — *Traité pratique et raisonné d'hydrothérapie.* Paris, 1852.

---◊◊◊---

# Sixième Leçon.

De l'électricité. — De l'électricité atmosphérique. — De l'électricité animale.

## De l'électricité.

Ainsi que nous l'avons fait pour la température, nous n'aborderons l'étude des influences qu'après avoir rappelé sommairement les notions qui se rattachent, d'une part, à l'électricité atmosphérique, et d'autre part à l'électricité animale.

## De l'électricité atmosphérique.

Existe-t-il de l'électricité dans l'air atmosphérique? Ce n'est guère qu'à la naissance du dix-huitième siècle que l'on commença à soupçonner l'existence de l'électricité atmosphérique; encore ne fut-elle entrevue que dans les phénomènes qui constituent les orages ; et ce ne fut pas sans hésitation que Wall, en 1708, Grey, en 1735, Nollet, en 1746, émirent l'opinion que le tonnerre pouvait bien être autre chose que la voix d'un Dieu irrité, et que peut-être il existait quelque analogie entre la foudre et l'électricité. C'est à Franklin qu'appartient l'honneur d'avoir proclamé l'existence de l'électricité atmosphérique, qui bientôt après fut expérimentalement démontrée par Alibard et Romas, en 1752, le premier ayant fait usage, pour arriver à cette démonstration, d'un appareil fixe, et le second ayant enlevé un cerf-volant attaché à une ficelle mouillée communiquant avec un électromètre.

Ce n'est qu'à une époque encore plus rapprochée de nous qu'il fut constaté que non-seulement les nuages orageux sont fortement chargés d'électricité, mais encore que l'air atmosphérique contient une certaine quantité de ce fluide, même pendant le temps le plus serein. Et, en effet, si, dans une plaine découverte, sur le sommet d'un édifice élevé, d'une haute montagne, on observe un électromètre, on obtient presque toujours des signes d'une électricité atmosphérique dont les causes doivent être brièvement indiquées.

Malgré les objections de plusieurs physiciens, Kaemtz est porté à admettre que de l'électricité est produite par le frottement des masses d'air les unes contre les autres ; et comme lorsqu'on frotte l'un contre l'autre deux bâtons de résine d'inégale température, le plus froid s'électrise positivement et le plus chaud négativement, Kaemtz en conclut que les couches atmosphériques inférieures doivent être électrisées négativement, les supérieures positivement.

M. Pouillet a placé une source puissante d'électricité atmosphérique dans l'évaporation d'eau, chargée de substances étrangères en dissolution, qui s'opère sans cesse à la surface du sol, et dans laquelle les vapeurs s'élèvent chargées d'électricité positive, tandis que le sol conserve le fluide négatif. Mais M. Becquerel établit que l'électricité ne se produit point par l'évaporation pure et simple de l'eau, mais seulement lorsqu'il s'opère une réaction chimique ou que le composé tenu en solution se déshydrate. Or, comme l'on n'obtient aucun effet à une température inférieure à 110°, il faut en conclure que, dans l'évaporation de l'eau à la surface de la terre, il n'y a pas d'électricité dégagée.

M. Pouillet a montré ensuite que dans la combustion du charbon il se forme un courant d'acide carbonique électrisé positivement, et que par conséquent l'atmosphère doit contenir toute l'électricité produite par les combustions qui s'opèrent à la surface de la terre. Enfin, la germination et la végétation donnent également lieu à un dégagement d'acide carbonique chargé d'électricité positive.

M. Becquerel est porté à admettre que l'inégale distribution de la chaleur dans la terre et dans l'atmosphère est la seule cause de l'électricité atmosphérique, des effets magnétiques terrestres et des aurores boréales.

Voyons maintenant quels sont le mode de distribution du fluide et ses rapports avec les diverses conditions de l'atmosphère.

La surface du sol est toujours électrisée négativement ; plongé, au contraire, dans l'air *sec et serein*, l'électomètre accuse presque constamment de l'électricité positive, dont l'intensité varie incessamment sous l'influence de nuages passagers, d'un souffle de vent, etc., et dont la distribution n'est pas uniforme. Les couches les plus inférieures de l'atmosphère, dans une épaisseur de 1 à 2 mètres, ne contiennent point d'électricité libre, parce que, la terre et l'atmosphère étant dans deux états électriques contraires, les deux fluides se combinent continuellement dans cette étendue par l'intermédiaire des corps situés à la surface du sol. Il en est de même dans les lieux *bas et abrités*, tels que les vallées étroites, les cours des maisons, les rues des villes, etc. La tension électrique augmente, au contraire, à mesure qu'on s'élève dans l'atmosphère, ainsi que l'ont constaté MM. Gay-Lussac et Biot. Mais la loi de son augmentation n'est pas connue, et dépend du plus ou du moins de vapeurs qui se trouvent dans l'air. La hauteur absolue et l'absence de tout abri ont d'ailleurs une influence à peu près égale, et de Saussure prétend que l'électricité est aussi forte dans une plaine que sur le sommet d'une montagne, lorsque celle-là n'est point dominée par des objets environnants.

L'électricité atmosphérique varie suivant la température, l'humidité de l'air, la force et la direction des vents, et vous pouvez en conclure *a priori* qu'elle n'est point la même dans toutes les *latitudes*, et qu'elle présente des *variations diurnes* incessantes. En effet, elle diminue de l'équateur au pôle, et elle est à peu près nulle au delà du 68e degré de latitude nord.

Les *variations diurnes* de l'électricité atmosphérique n'existent probablement pas dans les régions très-élevées, au-dessus des nuages, par exemple ; mais elles sont très-marquées dans l'étendue de l'atmosphère qui constitue le milieu ambiant au sein duquel naît et se développe l'organisme.

Au lever du soleil, l'électricité atmosphérique est faible ; elle augmente graduellement à mesure que le soleil s'élève sur l'horizon et que, sous son influence, des vapeurs se dégagent du sein de la terre ; le *maximum* est atteint vers 6 ou 7 heures du matin en été, 8 ou 9 heures au printemps et en automne, 10 heures ou midi en hiver. Immédiatement après avoir atteint ce maximum, l'électricité décroît, rapidement d'abord, lentement ensuite, et elle atteint le *minimum* deux heures environ avant le coucher du soleil. Dès que cet astre s'approche de l'horizon l'électricité croît de nouveau et présente un second maximum deux heures après le coucher du soleil, après quoi elle décroît derechef jusqu'au lendemain matin.

Vous voyez, messieurs, que, comme la température atmosphérique, l'électricité présente, au milieu de ses variations diurnes, deux maxima et deux minima : le premier maximum deux heures après le lever du soleil, le second deux heures après le coucher de cet astre ; le premier minimum deux heures avant le lever du soleil, le second deux heures avant son coucher.

D'après Kaemtz, il n'existerait sur les montagnes qu'un maximum et qu'un minimum, celui-ci le soir, celui-là le matin.

Indépendamment de ses variations diurnes, l'électricité atmosphérique est encore soumise à des *variations saisonnières et annuelles ;* l'électricité positive des temps sereins est bien plus forte en hiver qu'en été, et elle varie d'une manière régulière dans l'intervalle qui sépare ces deux saisons.

Voici les chiffres que quatre années d'expériences ont fournis à M. Turley de Worcester quant aux variations moyennes de l'électricité mensuelle :

| | | | | |
|---|---|---|---|---|
| Janvier. | 605° | Juillet. | 49' |
| Février. | 378 | Août. | 78 |
| Mars. | 200 | Septembre. | 82 |
| Avril. | 141 | Octobre. | 188 |
| Mai. | 84 | Novembre. | 282 |
| Juin. | 47 | Décembre. | 669 |

Ainsi l'électricité atmosphérique atteint ses chiffres les plus élevés pendant la saison d'hiver, c'est-à-dire lorsque l'abaissement de la température exerce sur le règne organique tout entier, une action qui tend à rendre l'exercice des fonctions plus difficile et moins actif.

Il nous reste à rechercher quelles sont les *modifications accidentelles* de l'électricité atmosphérique.

L'électricité augmente sous l'influence de la rosée, et lorsque celle-ci est abondante c'est vers le soir qu'a lieu le maximum de la période diurne ; les brouillards agissent de la même manière, et plus ils sont épais, plus l'électricité est forte.

Les pluies douces et continues paraissent ne pas modifier l'électricité atmosphérique ; mais les fortes pluies et la neige produisent, au contraire, une quantité notable de fluide, les pluies négatives étant aux pluies positives comme 155 : 100 d'après les recherches de

Schübler, et comme 108 à 100 d'après celle de Hemmer. La direction des vents exerce d'ailleurs à cet égard une influence très-remarquable, la proportion des pluies négatives étant beaucoup plus considérable lorsque soufflent les vents du sud, du sud-est et du sud-ouest que par les vents du nord, du nord-est et du nord-ouest. Ainsi, le nombre des pluies positives étant représenté par 100, Schübler a trouvé :

> 91 pluies négatives par le vent du nord.
> 169        —            —    nord-est.
> 128        —            —    nord-ouest.
> 260        —            —    sud.
> 175        —            —    sud-est.
> 232        —            —    sud-ouest.
> 166        —            —    est.
> 145        —            —    ouest.

L'origine de cette électricité négative s'expliquerait, suivant Schübler et Tralles, de la manière suivante : au moment d'une averse subite, les gouttes d'eau traversent un air sec ; elles se changent en partie en vapeurs qui entraînent l'électricité positive, tandis que les gouttes de pluie restent à l'état négatif. Belli et Kaemtz contestent la justesse de cette explication, et attribuent le phénomène à l'influence exercée, d'une part, par le sol et, d'autre part, par les nuages.

Volta a fait jouer un rôle considérable à l'électricité dans la production de la grêle, et sa théorie a été adoptée, avec quelques modifications, par plusieurs météorologistes; mais ce ne sont, en réalité, que des hypothèses, et tout ce que l'on peut admettre, c'est que l'électricité intervient d'une manière quelconque dans la production du phénomène, l'électromètre changeant fréquemment de signe à l'approche d'un nuage de grêle, en même temps qu'il indique de grandes différences dans l'intensité électrique.

D'après une théorie développée par M. Peltier, une trombe ne serait qu'un conducteur imparfait entre les nuages orageux et la terre ; mais le rôle que jouerait ici l'électricité n'intéresse que le météorologiste.

Ceci nous conduit à une question fort importante : celle de la formation des orages, de l'étude des nuages orageux, du tonnerre et de la foudre.

*Des orages.* — La condition essentielle de la formation des orages est une rapide condensation de vapeurs ; si cette condensation ne produit qu'une électricité médiocre, il ne survient que des averses passagères; si l'électricité produite est très-forte, un orage éclate.

Tous les orages peuvent se diviser en deux classes ; les uns sont dus à l'action d'un courant ascendant, les autres à la lutte de deux vents opposés ; les premiers se montrent pendant la saison chaude, les seconds principalement pendant l'automne ou l'hiver. Dans nos climats, et en été, trois conditions sont nécessaires à la formation d'un orage : un grand calme de l'atmosphère, un sol plus ou moins humide et un temps serein.

Les nuages orageux ont-ils des caractères particuliers, des signes distinctifs? Voici ceux qui leur sont assignés par Beccaria.

Lorsque par un temps calme on voit s'élever assez rapidement de quelques points de l'horizon des nuages très-denses, semblables à des masses de coton amoncelées, c'est-à-dire terminés par un grand nombre de contours curvilignes brusquement et nettement arrêtés, comme le sont les sommités des montagnes domiques couvertes de neige ; lorsque ces nuages se gonflent en quelque sorte, lorsqu'ils diminuent de nombre et augmentent de grandeur ; lorsque, malgré tous ces changements de forme, ils restent invariablement attachés à leur première base ; lorsque ces contours se fondent peu à peu les uns dans les autres de manière à ne plus laisser bientôt à l'ensemble que l'aspect d'un nuage unique, on peut annoncer avec certitude qu'un orage est imminent.

A ces premiers phénomènes succède toujours l'apparition d'un gros nuage bien sombre, par l'intermédiaire duquel les premiers paraissent toucher à la terre ; sa teinte obscure se communique de proche en proche, et bientôt des parties les plus hautes d'une masse noire et compacte partent, sous la forme de longs rameaux, des nuages qui, sans s'en détacher, vont graduellement couvrir tout le ciel.

J'ai voulu, messieurs, vous faire connaître cette description de Beccaria ; mais je dois vous prévenir que vous ne la trouverez pas toujours parfaitement exacte, car la formation des nuages présente des phénomènes qui varient suivant les localités, la latitude, la saison etc. Ils ne sont pas identiquement les mêmes dans la plaine et sur les montagnes, dans nos contrées et sous les tropiques, en été et en hiver, et M. Arago a montré que la foudre s'élabore et se manifeste quelquefois dans des nuages dont la nature semble être toute différente de celle des nuages atmosphériques ordinaires.

La hauteur des nuages orageux est importante à connaître, et l'opinion générale la considère comme fort peu considérable ; mais des observations authentiques démontrent que des orages se sont formés au Mexique à 4,620 mètres au-dessus du niveau de la mer (de Humboldt) ; en Suisse, à 4,810 m. (de Saussure) ; dans les Pyrénées, à

3,410 m. (Ramond). Bouguer et La Condamine ont été surpris par un orage au sommet du Pichincha (4,868 m.) ; enfin MM. Peytier et Hossard, en 1826, ont vu dans les Pyrénées, à la station du pic de Troumouse, élevé de 3,086 m., les orages s'engendrer dans une couche de nuages dont la face inférieure, la plus voisine de la terre, était à 3,000, 3,200 ou même 3,300 mètres d'élévation.

Ainsi donc, dit M. Arago, dans les montagnes, de véritables, de fréquents orages se forment à d'immenses hauteurs au-dessus de l'Océan. Les hauteurs sont-elles jamais aussi grandes pour les orages qui éclatent sur les pays de plaine ? Cette question n'intéresse pas seulement notre curiosité ; supposez-la résolue affirmativement, et la densité de l'air jouera seule un rôle dans la formation des nuées orageuses. Prenez l'hypothèse contraire, et l'action de la terre deviendra manifeste, et cette action, quelle qu'en puisse être la nature, sera caractérisée par le fait remarquable que le sol d'un pays, en s'élevant, élève en même temps la région des orages ; et il demeurera établi qu'un plateau, qu'une montagne, communiquent, par leur voisinage, à des couches atmosphériques de certaine densité, des propriétés dont ces mêmes couches seraient dépourvues dans un plus grand isolement.

Or, des observations concluantes montrent que la hauteur verticale des nuages orageux a été de 1,600 à 1,900 mètres à Berlin, de 3,340 et 3,470 m. à Tobolsk, en Sibérie, et enfin de 1,400, de 2,400 et de 8,080 m. à Paris ; mais il faut ajouter que ce sont là des hauteurs exceptionnelles ; la hauteur ordinaire paraît varier entre 800 et 400 mètres, et Chappe a vu à Tobolsk la hauteur verticale des nuages orageux ne point dépasser 292 et même 214 mètres.

Quel est, messieurs, l'effet des orages sur l'électricité atmosphérique ? Vous pensez sans doute, conformément à l'opinion générale, que les orages sont accompagnés d'un développement très-considérable d'électricité et d'une tension très-forte ; eh bien, vous vous trompez ! rien de plus variable, rien de plus obscur que ce point de météorologie.

Pendant les orages, les indications fournies par l'électromètre varient à chaque instant ; tantôt les éclairs sont très-rapprochés, sans que les instruments les plus délicats donnent le moindre signe d'électricité ; tantôt un seul éclair suffit pour les influencer très-fortement.

Un jour, dit Kaemtz, l'orage arrive avec tous les signes d'une forte tension électrique, quelques éclairs sillonnent la nue, les deux pailles de l'électroscope retombent l'une vers l'autre, et il se passe quelque temps avant qu'elles ne s'écartent de nouveau. Un jour la tension électrique variera à chaque coup de tonnerre ; une autre fois elle restera la même pendant un quart d'heure, quoique les éclairs se succèdent rapidement. Dans un orage, les pailles s'écartent rapidement; vient un éclair, et elles se rapprochent; pendant un autre, elles retombent jusqu'à ce qu'un nouveau coup de tonnerre les fasse diverger de nouveau. L'électricité peut être longtemps positive et varier seulement dans sa force; mais bientôt la pluie, les nuages, le vent, les éclairs restant les mêmes, les pailles s'écartent, tantôt sous l'influence de l'électricité positive, tantôt sous celle du fluide contraire.

Vous ne vous étonnerez point, messieurs, de l'obscurité qui règne encore sur ce point important de météorologie, si vous réfléchissez, d'une part, aux difficultés qui entourent les observations faites pendant les orages, et d'autre part aux modifications importantes introduites dans la distribution de l'électricité atmosphérique par le vent, les mouvements et la forme des nuages, la grosseur et la direction des gouttes de pluie, la forme et le lieu des éclairs et mille autres circonstances.

Toutes les indications capricieuses de l'électroscope, dit encore Kaemtz, tiennent à ce qu'il est influencé par plusieurs couches de nuages superposées, qui, par influence, agissent et réagissent les unes sur les autres et sur la terre, de façon que les électricités se développent et se neutralisent tour à tour. Ajoutez à cela que les orages s'étendent souvent sur une superficie de plusieurs myriamètres carrés, et que l'électricité de chacune de leurs parties réagit sur l'autre.

Quelques mots maintenant sur les éclairs.

Les nuages orageux contiennent de l'électricité, soit que celle-ci ait été développée à la surface de la terre, soit qu'elle résulte de la composition des nuages eux-mêmes, qui, étant constitués par des globules vésiculaires, représentent, comme le dit Gay-Lussac, des corps conducteurs isolés. En raison de leurs hauteurs différentes dans l'atmosphère et de l'influence exercée soit par les nuages les uns sur les autres, soit par les montagnes, les arbres, les édifices sur les nuages les plus rapprochés, certaines nuées sont positives et d'autres négatives, et la même nuée peut être positive par l'un de ses points, négative par l'autre. Il en résulte que lorsqu'une surface nuageuse chargée d'une certaine électricité s'approche d'une surface nuageuse ou d'un corps quelconque chargé de fluide contraire, on voit se produire, lorsque la tension et le rapprochement sont suffisants, un éclair, qui n'est qu'une grande étincelle électrique résultant de la combinaison d'une certaine quantité de fluide négatif et de fluide positif. Or, on distingue plusieurs espèces d'éclairs.

Des éclairs serpentés, sinueux, en zigzag, formant un trait, un sillon de lumière très-resserré, très-mince, très-arrêté sur ses bords, parfois fourchu à son extrémité inférieure, de couleurs blanche, purpurine, violacée ou bleuâtre. Au milieu des nuées volcaniques, on voit souvent des éclairs, après s'être en quelque sorte reployés sur eux-mêmes, retourner vers la région d'où ils s'étaient originairement élancés.

Des éclairs en surface, d'une lumière moins blanche, moins vive, et où domine le rouge, le bleu et le violet. Parfois ces éclairs n'illuminent que les contours des nuages d'où ils émanent; d'autres fois ils embrassent toute leur étendue. Ces éclairs sont de beaucoup plus communs. Un grand nombre de personnes, dit M. Arago, n'ont jamais vu, ou du moins n'ont jamais remarqué que ceux-là; pendant un orage ordinaire il en surgit des milliers contre un éclair sinueux.

Dans une troisième classe, M. Arago place des éclairs sphériques, représentant un globe de feu, ayant une durée beaucoup plus longue, traversant en divers sens et avec des vitesses plus ou moins grandes l'espace compris entre les nuages et la terre.

Les éclairs superficiels se forment ordinairement entre deux nuages d'inégale hauteur; les éclairs sinueux entre un nuage et la terre, ou entre deux nuages qui sont à hauteur égale.

En général, l'éclair se meut de haut en bas; mais il peut aussi suivre la direction opposée, s'échapper du nuage par la surface supérieure, et se propager dans l'atmosphère de bas en haut. Enfin Kaemtz a vu sur des nuages de même hauteur des éclairs partir de chacun d'eux et se réunir au milieu de l'intervalle qui les séparait.

Indépendamment des éclairs dont nous venons de parler, il en existe d'autres qui portent le nom d'*éclairs de chaleur*, et qui se montrent dans une atmosphère parfaitement sereine. Or, il est démontré que ces éclairs ne sont, ordinairement, que la réverbération, sur des couches atmosphériques plus ou moins élevées, d'éclairs ordinaires nés au sein d'un orage, dont la vue directe est empêchée par la forme du globe terrestre. Howard, le 31 juillet 1813, a vu à Tottenham, près de Londres, des éclairs qui n'étaient que la lueur d'éclairs orageux nés à cinquante lieues de là, entre Dunkerque et Calais. Les éclairs dits de chaleur peuvent-ils être *directs* et jaillir spontanément dans un air sans nuage? M. Arago n'ose ni l'affirmer, ni le contester, et nous imiterons sa réserve.

Enfin, quelques faits rapportés par M. Arago tendent à prouver qu'en temps d'orage des phénomènes lumineux peuvent se produire aux parties les plus saillantes des corps terrestres, et principalement

6.

des corps métalliques, par l'entre-choquement ou l'arrivée à terre des gouttes de pluie, des flocons de neige, des grêlons ; à la surface du sol, des eaux ; suivant Maffei, Chappe et plusieurs autres, les éclairs foudroyants seraient ordinairement ascendants, à la manière des fusées, et partiraient du sol pour aller rejoindre les nuages.

La durée des éclairs est quelque chose qui rentre dans le domaine des infiniment petits, et que l'esprit humain ne saisit qu'avec peine. Il résulte des calculs de M. Wheatstone, que les éclairs sinueux et superficiels *n'ont pas une durée égale à la millième partie d'une seconde.*

Le tonnerre, qui représente le petit bruit qui accompagne l'étincelle de la machine électrique, est produit par le déplacement d'air dû à l'éclair et par l'irruption de l'air environnant dans le vide formé, comme cela arrive quand on ouvre brusquement un étui fermé. Quelquefois ce bruit est clair et sec, et il en est toujours ainsi lorsque la foudre tombe à la surface du sol ; plus ordinairement il est plein, grave, et présente pendant un temps plus ou moins long des diminutions et des accroissements successifs d'intensité qui le transforment en un roulement, dont la durée varie entre deux, quatre, dix, dix-neuf ou même quarante-cinq secondes, et dont nous n'avons pas à rechercher ici le mécanisme. Les éclats du tonnerre présentent de grandes variations, et Paxton parle d'un coup de tonnerre qui produisit une détonation égale, au moins, à celle de cent pièces de canon partant à la fois.

L'éclair et le tonnerre sont donc produits simultanément ; mais, la lumière et le son ne franchissant pas l'espace avec la même rapidité, il en résulte que notre œil perçoit l'éclair avant que notre oreille n'entende le tonnerre, et vous allez voir, messieurs, de quelle importance est l'appréciation du temps qui sépare les deux phénomènes, et qui, d'après les relevés de M. Arago, peut varier entre moins d'une demi-seconde et soixante-douze secondes.

Enfin, notons en passant qu'on a observé des éclairs non accompagnés de tonnerre, et réciproquement des coups de tonnerre non précédés d'éclairs.

Vous comprenez maintenant, ce que d'ailleurs vous saviez déjà, à savoir : que les dangers qu'un orage peut faire courir à l'homme sont inhérents à l'éclair, à la *foudre*, et que c'est par suite d'une opinion complètement erronée ou par l'usage d'une locution vicieuse que beaucoup de gens disent encore : Tel accident a été produit par l'effet du tonnerre.

Or, messieurs, si, comme les expériences modernes tendent à le prouver, le fluide électrique a une vitesse plus considérable que la lumière; si de ce fait et des observations recueillies par M. Arago il résulte que, quand vous avez aperçu l'éclair, vous n'avez plus rien à craindre de lui, et que ce n'est qu'en vue de l'éclair suivant que peuvent naître les appréhensions et que doivent être prises les précautions, vous comprenez qu'il importe de savoir si l'orage est rapproché ou au contraire éloigné de vous, et c'est précisément en tenant compte de la longueur de l'intervalle qui sépare l'éclair du tonnerre que vous pouvez arriver à cette détermination.

En effet, la vitesse de propagation de la lumière étant de 80,000 lieues par seconde, on peut négliger le temps qu'elle met à parvenir depuis le nuage orageux jusqu'à nous, puisque pour franchir dix lieues, c'est-à-dire un intervalle plus considérable que celui qui, dans nos contrées, nous sépare ordinairement des orages, elle ne met qu'un huit millième de seconde; il en résulte qu'on peut considérer le moment où nous apercevons l'éclair comme celui où s'est produit le tonnerre, et, comme le son a une vitesse de propagation de 337 mètres par seconde, il en résulte encore que chaque seconde d'intervalle entre la perception de la foudre et celle du tonnerre correspondra à une distance de 337 mètres entre le nuage et l'observateur.

Tout ceci étant brièvement exposé, nous sommes conduit à examiner une question qui se rattache intimement à l'hygiène : celle de la distribution géographique des orages.

Pendant deux saisons d'été, Parry ne vit pas un seul orage entre le 70° et le 75° de latitude nord. Pendant trois saisons passées vers le 65°, il n'observa qu'une seule fois quelques éclairs et quelques coups de tonnerre. Au fort Franklin, par 67° 1/2, le tonnerre ne fut entendu que deux fois dans l'espace de deux années. En Islande, par 65°, il a tonné une seule fois pendant le même espace de temps.

Pline et Plutarque placent l'Égypte et l'Éthiopie parmi les contrées où il ne tonne jamais. Cette assertion ne saurait être maintenue, car on sait d'une manière certaine, aujourd'hui, qu'il tonne dans toute l'étendue de l'ancienne Éthiopie, trois ou quatre fois par an au Caire, et très-souvent à Alexandrie; mais il paraît certain, au contraire, que les orages sont entièrement inconnus dans le Bas-Pérou, par le 12° de latitude sud.

Si maintenant on se demande quels sont les lieux où il tonne le plus, on trouve que le Bas-Pérou est une exception unique dans les régions équatoriales, et que c'est manifestement dans les hautes latitudes que les orages se montrent avec leur plus grande fréquence.

M. Arago a cherché à résoudre une question qui n'est pas sans importance pour la détermination de la fixité des climats : tonne-t-il aujourd'hui aussi souvent que jadis ? Sans arriver à une certitude complète, l'illustre savant a trouvé, dans les historiens et les poëtes grecs et latins, des documents qui le portent à penser qu'en Grèce et en Italie les orages sont aujourd'hui moins fréquents et moins intenses qu'ils ne l'étaient autrefois.

Il tonne beaucoup moins souvent en pleine mer que sur les continents. Cette assertion est confirmée par des observations recueillies dans toutes les régions du globe, et on peut admettre comme démontré que l'atmosphère océanique est beaucoup moins apte à engendrer les orages que celle des continents et des îles. « J'ai même quelque raison de croire, dit M. Arago, qu'au delà d'une certaine distance de toute terre *il ne tonne jamais.* »

Quelques circonstances locales exercent une influence remarquable sur la fréquence des orages.

Hutchinson nous apprend qu'à la Jamaïque, depuis le 1er novembre jusqu'au 15 avril, les sommets des montagnes du Port-Royal commencent à se couvrir de nuages *tous les jours* entre onze heures et midi; à une heure éclate un violent orage ; vers deux heures et demie le ciel a repris sa sérénité ; voilà donc la présence de montagnes qui pendant cinq mois et demi de l'année donne lieu à des orages quotidiens et périodiques. En général, les orages sont plus fréquents et beaucoup plus violents dans les pays de montagnes que dans la plaine, d'abord, parce que les vents produisent une condensation plus rapide des vapeurs, et ensuite parce que les montagnes s'opposant au mouvement des nuages, l'électricité produite s'accumule pour ainsi dire dans un seul point. Souvent aussi un orage formé dans la plaine ou dans une vallée est poussé par le vent vers une chaîne de montagnes, et alors il s'y arrête. Suivant M. Boussingault, il tonne presque tous les jours à Popayan pendant une certaine saison.

A Paris il tonne, terme moyen, 14 fois par an ; à Deninvilliers, entre Pithiviers et Orléans, la moyenne s'élève à 21. On compte par année, terme moyen, 42 orages à Rome et seulement 13 à Palerme.

Selon Dillwyn, il faut tenir compte de la nature du terrain ; les orages sont plus forts et plus fréquents dans les pays calcaires ; ils le sont d'autant moins, qu'une contrée renferme une plus grande quantité de mines métalliques. Dans le département de la Mayenne on trouve des masses de diorite grenue et compacte qui renferment une proportion notable de fer, et qui agissent sur l'aiguille aimantée. Or, on assure que les orages les plus menaçants se dissipent ou prennent une certaine direction sous l'action conductrice de ces masses. De nouvelles observationssont nécessaires pour élucider ces intéressantes questions, et il est à désirer qu'elles aient lieu ; car, ainsi que le dit M. Arago, ce serait une grande découverte dans la physique du globe que la preuve d'une liaison intime et prononcée entre la nature géologique des terrains et le nombre ou la force des orages.

Je termine, messieurs, ce que je voulais dire de l'électricité atmosphérique par quelques chiffres que j'emprunte à l'intéressant mémoire de M. Arago, que nous avons déjà si souvent mis à contribution ; ils vous feront connaître les fréquences moyennes et extrêmes des orages dans un grand nombre de localités.

A *Paris*, par 48° 50' de latitude, 52 années d'observations, de 1785 à 1837, ont fourni les résultats suivants :

Moyenne annuelle des orages. . . 13,8

Les moyennes mensuelles sont :
Janvier 0,1, février 0,1, mars 0,3, avril 0,8, mai 2,7, juin 2,9, juillet 2,6, août 2,1, septembre 1,3, octobre 0,5, novembre 0,1, décembre 0,1.

A *Toulouse*, par 43° 1/2 de latitude nord, 7 années d'observations :

Moyenne annuelle. . . . . . 15,4
Extrêmes. . . . . . . . . 4 — 24

A *Deninvilliers*, près Pithiviers, par 48° de latitude nord, 24 années d'observations :

Moyenne annuelle. . . . . . 20,6
Extrêmes. . . . . . . . . 15 — 32

A *Smyrne*, par 38° 1/2 de latitude, une seule année d'observations :

Nombre des orages dans un an. . 19

Répartition dans les divers mois :
Janvier 2, février 4, mars 4, avril 1, mai 1, juin, juillet, août 0, septembre 3, octobre 0, novembre 1, décembre 3.

A *Buenos-Ayres*, par 34° 1/2 de latitude sud, 7 années d'observations :

Moyenne annuelle. . . . . . 22,6

Moyennes mensuelles :
Janvier 1,9, février 2,6, mars 2,1, avril 1,8, mai 1,7, juin 1,1, juillet 1,3, août 1,0, septembre 2,9, octobre 2,3, novembre 1,8, décembre 2,0.

A la *Guadeloupe*, par 16° 1/2 de latitude nord :

Moyenne annuelle. . . . . . 37

Il ne tonne jamais pendant les mois de janvier, février, mars et décembre, et c'est dans le mois de septembre que les orages sont le plus fréquents. Il en est de même à la Martinique.

A *Rio-Janeiro,* par 23° de latitude sud, 6 années d'observations :

Moyenne annuelle. . . . . . 50,7
Extrêmes. . . . . . . . . 38 — 77

Répartition par mois :

Janvier 10,2, février 9,3, mars 4,0, avril 1,7, mai 0,8, juin 0,7, juillet 1,3, août 1,1, septembre 2,8, octobre 3,7, novembre 6,0, décembre 9,0.

A *Patna,* dans l'Inde, par 25° 37′ de latitude nord, une seule année d'observations :

Nombre des orages. . . . . 53

A *Calcutta,* par 22° 1/2 de latitude nord, une seule année d'observations :

Nombre des orages. . . . . 60

Répartition par mois :

Janvier 0, février 4, mars 6, avril 5, mai 7, juin 8, juillet 6, août 10, septembre 9, octobre 5, novembre et décembre 0.

A *Berlin,* par 52° 1/2 de latitude nord, 15 années d'observations :

Moyenne annuelle. . . . . 18,4
Extrêmes. . . . . . . . . 11 — 30

A *Strasbourg,* par 48° 1/2 de latitude nord, 20 années d'observations :

Moyenne annuelle. . . . . 17
Extrêmes. . . . . . . . 6 — 21

A *Utrecht,* par 52° de latitude nord.

Moyenne annuelle. . . . . 15
Extrêmes. . . . . . . . 5 — 23

A *Athènes,* par 38° de latitude nord, 3 années d'observations :

Moyenne annuelle. . . . . 11
Extrêmes. . . . . . . . 7 — 18

A *Saint-Pétersbourg,* par 60° de latitude nord, 11 années d'observations :

Moyenne annuelle. . . . . 9,2

Répartition par mois :

Janvier, février, mars 0, avril 0,7, mai 2,7, juin 2,1, juillet 2,5, août 0,9, septembre 0,1, octobre 0, novembre 0,1, décembre 0.

A *Londres,* par 51° 1/2 de latitude nord, 13 années d'observations :

Moyenne annuelle.  . . . . .        8,5
Extrêmes. . . . . . . . .      5 — 13

Répartition par mois :
Janvier 0, février 0,2, mars 0,4, avril 0,4, mai 1,8, juin 1,4, juillet 2,0, août 1,3, septembre 0,4, octobre 0,4, novembre 0,2, décembre 0,1.

A *Pékin,* par 40° de latitude nord, 6 années d'observations :

Moyenne annuelle.  . . . . .        5,8
Extrêmes. . . . . . . .      3 — 14

Répartition par mois :
Janvier, février, mars 0, avril 0,2, mai 0,5, juin 2,0, juillet 1,7, août 1,0, septembre 0,3, octobre 0,1, novembre et décembre 0.

Au *Caire,* par 30° de latitude nord, 2 années d'observations :

Moyenne annuelle.  . . . . .        3,5
Extrêmes. . . , . . . . .      3 — 4

Répartition par mois :
Janvier 1,0, février 0, mars 0,5, avril 1,0, mai, juin, juillet, août, septembre et octobre 0, novembre 0,5, décembre 0,5.

Voici beaucoup de chiffres et des détails bien arides, messieurs; mais très-souvent vous serez interrogés sur la fréquence des orages dans les différents points du globe, et peut-être alors serez-vous bien aises de pouvoir répondre avec précision.

Je ne me dissimule point, d'ailleurs, que mon enseignement est en quelque sorte double, et que vous êtes en droit de m'en faire un reproche; mais si maintenant je fais précéder le cours d'hygiène d'un exposé des notions élémentaires de la météorologie, comme je compte bientôt le faire précéder d'un exposé des notions élémentaires de la géologie, c'est parce que je crains que ces connaissances ne vous soient pas très-familières. Si je me trompe, veuillez me le dire; mais souvenez-vous que la météorologie et la géologie tendent à occuper une place de plus en plus importante en médecine; qu'elles se lient aux plus hautes, aux plus intéressantes questions de l'étiologie et de la pathogénie; qu'elles sont à l'ordre du jour, et qu'il n'est plus permis à un médecin d'y demeurer étranger, sous peine de perdre le rang intellectuel qu'il doit occuper dans la société et le prestige qu'il doit exercer sur ses malades; souvenez-vous que ces sciences sont la seule base véritablement solide sur laquelle puisse s'appuyer la partie la plus féconde de l'hygiène : celle qui embrasse l'étude des modificateurs cosmiques; et laissez-moi vous dire encore une fois, car c'est une conviction que n'accompagne aucun espoir personnel, laissez-moi vous dire que le cours d'hygiène, ainsi assis et développé, serait certainement un des plus utiles de cette Faculté et qu'il devrait en être un des plus suivis, par cette seconde raison que l'exercice de la médecine, l'expérience, l'observation, ne vous donneront jamais les connaissances que vous aurez négligé d'acquérir ici, et que les exigences de la pratique ne vous permettront pas de vous livrer aux longues et difficiles recherches auxquelles j'ai consacré tout mon temps, dans le désir de vous rendre mon enseignement profitable.

----------o⊘o----------

# Septième Leçon.

### De l'électricité (suite).

### De l'électricité animale.

« Quand on réfléchit un instant, dit M. Gavarret, à la constitution des êtres organisés et aux phénomènes qui se manifestent pendant l'état de vie, il est difficile de se soustraire à cette idée, que dans les êtres vivants le contact de tant de matières hétérogènes pressées, frottées les unes contre les autres, inégalement chauffées, et surtout les réactions chimiques si nombreuses qui accompagnent sous toutes les formes le grand phénomène de la nutrition, doivent être des causes incessantes de production d'électricité dynamique. »

Depuis Galvani jusqu'à nos jours, cette importante question a, en effet, préoccupé les hommes les plus éminents; mais si de belles et nombreuses découvertes ont été faites, nous allons voir que la science est encore bien loin d'avoir dit son dernier mot sur ce grave sujet.

Quel est le rôle que joue l'électricité dans l'organisation?

Vous savez, messieurs, qu'il existe un grand nombre d'animaux inférieurs qui, dans certaines circonstances, deviennent le siège de phénomènes lumineux, et qui, pour ce fait, ont été appelés *animaux phosphorescents*. Il en est ainsi pour une myriade d'infusoires, de mollusques, de crustacés, de méduses, dont la présence dans les mers tropicales donne naissance à un singulier phénomène déjà signalé par

Spallanzani, et étudié depuis avec soin par MM. Quoy et Gaymard, Matteucci, Meyer, Ehrenberg, de Quatrefages, Becquerel et Breschet, etc. Dans certains parages la plus faible agitation des flots de la mer en fait jaillir des lueurs bleuâtres, et souvent même des scintillations. A peu de distance de Venise il suffit de jeter le corps le plus léger dans les eaux de la Brenta pour produire de la lumière, non-seulement dans le point frappé, mais encore dans toutes les ondes d'ébranlement du liquide ; lorsque l'on écrase des biphores ou des béroés dans de l'eau, celle-ci devient immédiatement phosphorescente.

Un grand nombre d'insectes, d'annélides, de radiaires, de polypiers, présentent également des phénomènes de phosphorescence, et tous, vous connaissez ceux qui se manifestent dans les lampyris, vulgairement appelés *vers luisants.*

Si l'on recherche la cause de ces phénomènes de phosphorescence, on voit que chez certains animaux, les insectes, par exemple, la production de lumière est intimement liée à l'acte de la respiration, et qu'elle est due à la combustion lente d'un produit spécial de sécrétion au moyen de l'oxygène de l'air ; dans d'autres cas, l'état lumineux est produit par une sorte de mucus qui recouvre l'animal ; chez quelques mollusques et crustacés il existe un appareil particulier qui paraît être l'instrument de la phosphorescence ; enfin M. de Quatrefages a montré que dans les annélides la phosphorescence se développe dans la fibre musculaire.

Dans tous les cas on peut admettre que la phosphorescence est le résultat d'une combustion lente ; mais comment cette combustion, qui ne s'opère qu'avec une faible élévation de température, peut-elle devenir une source de lumière ?

M. Becquerel père explique ce phénomène de la manière suivante : La combustion opère la décomposition du fluide électrique neutre ; mais les fluides de noms contraires tendent à se réunir, et cette recomposition, chez les animaux qui sont mauvais conducteurs, s'accomplit en produisant des phénomènes lumineux.

Des phénomènes électriques beaucoup plus remarquables et plus tranchés ont lieu chez certains poissons, et en particulier chez les gymnotes et les torpilles.

Les poissons électriques étaient connus des anciens, qui avaient même essayé d'en tirer parti pour le traitement de certaines maladies auxquelles nous appliquons encore aujourd'hui l'électricité. Mais ce n'est que depuis Galvani qu'ils ont été bien étudiés par Redi, Volta, Walsh, de Humboldt, Gay-Lussac, Davy, Becquerel père et surtout Matteucci.

Si l'on prend entre les mains une torpille vivante, on perçoit dans les poignets et les bras une secousse violente et douloureuse, qui, pendant quelque temps, se reproduit énergiquement à de courts intervalles. Le contact immédiat n'est pas nécessaire, et les pêcheurs de l'Adriatique reçoivent une secousse assez vive au moment où ils tirent de l'eau les filets contenant des poissons électriques ; lorsqu'on touche l'animal par l'intermédiaire d'un corps isolant aucune secousse n'est perçue.

La production de la décharge est sous l'empire de la volonté du poisson, mais la direction en est indépendante.

Tels sont, en résumé, les phénomènes que l'on observe chez les torpilles et les gymnotes ; à quelle cause doit-on les rattacher ? Davy ayant placé les extrémités des fils de platine d'un galvanomètre, l'une en contact avec le dos, l'autre avec le ventre de l'animal, constata que l'aiguille était déviée avec une grande énergie ; de nouvelles expériences faites par MM. Becquerel et Matteucci ont démontré d'une manière irréfragable l'existence d'un courant électrique produit par l'animal, dont le dos représente le pôle positif, tandis que son ventre constitue le pôle négatif. Davy a prouvé que le courant du poisson a toutes les propriétés des courants électriques dont disposent les physiciens, car il a pu par son action rendre magnétique une aiguille d'acier et même obtenir de faibles effets chimiques ; en disposant à la surface du corps du poisson des grenouilles préparées à la manière de Galvani, on les voit se contracter au moment de la décharge ; enfin, MM. Matteucci et Linari sont parvenus à obtenir l'étincelle déjà vue par Walsh, Ingenhouse et Talkberg. Aujourd'hui, dit M. Gavarret, rien n'est plus facile que d'obtenir des étincelles et presque tous les effets chimiques et physiques des courants voltaïques ordinaires, M. Matteucci ayant d'ailleurs démontré que le courant de la torpille doit être rapproché des courants produits par les piles hydro-électriques.

La nature électrique du phénomène ne saurait donc être mise en doute, et, si l'on en recherche les conditions de production, on trouve que tous les poissons électriques possèdent un organe particulier recevant des filets nerveux très-nombreux venant, d'après les recherches de M. Jobert, de la cinquième paire chez les torpilles et des nerfs spinaux chez la gymnote, composé de lames fibreuses entre-croisées de manière à circonscrire des espaces plus ou moins réguliers, remplis d'une matière albumino-muqueuse, dont la présence est une des conditions du phénomène ; car, si on la coagule par un acide ou de l'eau bouillante, la fonction de l'organe électrique est abolie ; il en est de même lorsque l'on interrompt toute communication entre l'organe et le cerveau.

Les agents extérieurs ont une action très-puissante sur les phénomènes électriques. Si la température de l'eau dans laquelle est plongée une torpille est abaissée jusqu'à 0, la décharge ne peut plus se produire ; elle se manifeste entre 15 et 20°, et elle atteint son maximum de fréquence et d'intensité à $+ 30°$, bien que l'animal ne tarde pas alors à succomber.

La noix vomique, la strychnine à faibles doses, augmentent considérablement la faculté de produire des commotions, et tous les irritants ont le même effet ; mais d'après les recherches de M. Matteucci, l'électricité elle-même est l'agent qui exerce l'action la plus puissante ; chose bien curieuse qui nous montre, dit M. Gavarret, un nerf, excité par un agent électrique extérieur, aller mettre en jeu la fonction d'un appareil qui produit à son tour un courant voltaïque.

De tous ces faits, il résulte que certains poissons possèdent un appareil qui a pour fonction de produire, par une action inconnue, de l'électricité sous l'influence immédiate du système nerveux.

Si des poissons nous passons aux grenouilles, nous rencontrons des phénomènes électriques non moins remarquables.

Galvani, comme vous le savez, avait montré qu'en repliant les muscles dénudés de la jambe d'une grenouille de façon à les mettre en contact avec les nerfs lombaires, on provoquait une contraction musculaire que Volta prétendit rattacher à la théorie de la force électromotrice et expliquer par le contact de deux substances hétérogènes : la substance nerveuse et la substance tendineuse, entre lesquelles se trouvait interposé un liquide animal. Cette explication fut renversée par les expériences d'Aldini, qui démontra que la contraction avait également lieu lorsque la communication entre les muscles et les nerfs était établie par l'intermédiaire d'un autre animal, ou même du corps de l'observateur ; Aldini prouva en outre que, dans ce cas, toute commotion cessait aussitôt que l'axe conducteur était interrompu par un corps isolant. M. de Humboldt compléta cette série de faits par une expérience fort curieuse ; il constata que, pour produire une contraction avec un membre isolé, il suffisait de toucher avec les doigts humides deux points différents du nerf.

Les effets que nous venons d'indiquer sont absolument ceux que l'on obtient en faisant passer un courant électrique direct à travers les nerfs et les muscles de la grenouille, et il y avait lieu de supposer, par conséquent, qu'ils étaient dus à un courant électrique développé dans l'organisme. La preuve manquait toutefois : elle fut fournie par Nobili au moyen de l'ingénieuse expérience suivante : On plonge les jambes préparées d'une grenouille dans une capsule de verre pleine d'eau et les nerfs lombaires dans une seconde capsule ; on ferme le circuit en plaçant les extrémités du fil d'un galvanomètre dans chacune des capsules, et immédiatement une déviation a lieu ; on reconnaît, d'ailleurs, que le courant marche des jambes aux nerfs, c'est-à-dire vers la partie supérieure de l'animal. L'intensité du courant augmente si l'on immerge les parties dans une solution alcaline ou acide.

Si l'on fait l'expérience avec une grenouille dénudée tout entière, en plongeant dans l'une des capsules les deux jambes, et dans l'autre la tête et le dos de l'animal, le courant se produit également, et la déviation de l'aiguille indique qu'il est dirigé des pieds à la tête.

Le courant peut être obtenu avec une grenouille vivante, et l'on produit une vive contraction en mettant une cuisse dénudée de l'animal en contact avec un nerf spinal attiré au dehors.

Dans le but d'obtenir des effets plus marqués, M. Matteucci a construit une véritable pile animale en procédant de la manière suivante : sur un morceau de taffetas verni destiné à jouer le rôle de corps isolant, on place à la suite les unes des autres plusieurs grenouilles disposées de telle façon que les nerfs lombaires de l'une soient toujours en contact avec les jambes de la suivante. Cette série se termine d'un côté par des nerfs, de l'autre par des muscles, et ces deux extrémités représentent les deux pôles de la pile. En les faisant plonger dans deux capsules pleines d'eau et en immergeant en même temps les deux extrémités du fil galvano-électrique, on obtient une déviation très-prononcée.

Dans toutes ces expériences, on peut constater que le courant est continu.

La température et la respiration exercent une influence puissante sur la production du phénomène ; le froid l'abolit, la chaleur le rétablit ; et lorsqu'il a disparu par l'action du froid, il suffit de faire arriver de l'oxygène dans la bouche de l'animal pour faire reparaître le courant électrique.

Le courant est aboli par la convulsion tétanique des muscles; il persiste après la section de la moelle épinière, et il résulte des expériences concluantes de MM. Matteucci et Person que le système nerveux n'entre pour rien dans la production des courants. Retenez bien, messieurs, cette dernière proposition : nous en ferons bientôt ressortir toute l'importance.

En résumé, il existe dans la grenouille un courant musculaire continu, analogue aux courants hydro-électriques, dirigé des membres inférieurs vers l'extrémité supérieure, dont la production est puissamment influencée par la température et la respiration, *le système nerveux ne jouant que le rôle secondaire de conducteur, et conduisant même moins bien que d'autres parties de l'organisme.*

Mais la science n'en est point restée là ; des expériences plus récentes ont démontré que l'électricité animale n'appartient pas seulement à telle ou telle espèce, qu'elle n'exige point la présence d'un appareil spécial ; mais qu'elle constitue un fait général commun à toute la série des êtres, et en rapport avec la fonction la plus caractéristique de l'animalité : la locomotion.

En effet, M. Matteucci a constaté que *sur un animal quelconque, vivant ou récemment mort*, il existe un courant électrique dans tout muscle, l'intérieur et la surface de celui-ci jouant le rôle de pôles de nom contraire.

L'habile physicien de Pise, dit M. Gavarret, a coupé sur divers animaux, depuis les mammifères les plus élevés jusqu'aux poissons, des tranches musculaires, de façon à avoir sur chacune une portion de surface intacte ; puis il a placé sur un appareil isolant ces masses musculaires les unes à la suite des autres, de manière à former une pile. Les deux extrémités de cette pile, intérieur et surface, sont plongées dans des capsules pleines d'eau, où se trouvent les extrémités du fil d'un galvanomètre, et aussitôt l'aiguille est déviée de façon à accuser un courant dirigé de l'intérieur à la surface du muscle, celle-ci représentant le pôle positif, celui-là le pôle négatif. Il suffit de renverser la pile musculaire, sans toucher aux électrodes, pour renverser le sens du courant, lequel, toutes choses égales d'ailleurs, est d'autant plus intense, que le nombre des éléments employés est plus considérable.

Il résulte des expériences de M. Matteucci :

Que le courant musculaire est d'autant plus intense pendant la vie et que sa durée après la mort est d'autant plus courte, que l'animal est plus haut placé dans la série des êtres ;

Que l'intensité du courant varie avec le degré de nutrition du muscle, et qu'il est toujours plus fort dans les muscles gorgés de sang ou enflammés ;

Que le courant est tout à fait indépendant de l'intégrité et de l'activité du système nerveux moteur et sensorial ;

Que l'intensité du courant est moins forte quand les éléments communiquent au moyen de filets nerveux que lorsqu'ils sont en contact direct, d'où il résulte que la fonction des nerfs dans un courant musculaire se réduit à celle d'un corps très-peu conducteur ;

Que le courant est probablement dû à la nutrition, c'est-à-dire aux réactions qui se manifestent dans les réseaux capillaires entre les éléments du sang et l'oxygène absorbé dans le poumon au moment où est produite la chaleur animale.

Enfin, ajoutons que M. Matteucci a obtenu des courants plus faibles, mais analogues à ceux dont nous venons de parler, en employant comme éléments de la pile, non plus du tissu musculaire, mais divers tissus, tels que ceux du foie, du cerveau, du poumon et du cœur.

Quelle est la cause des courants organiques? Sans entrer dans des détails qui nous entraîneraient beaucoup trop loin, nous dirons qu'il y a lieu de penser qu'ils se produisent, comme la phosphorescence, par suite de la décomposition du fluide neutre par une action chimique, et de la recomposition des deux fluides de nom contraire.

Y a-t-il production d'électricité pendant la contraction musculaire? MM. Becquerel et Matteucci ont été conduits, par diverses expériences qu'il serait trop long de vous exposer, à répondre par l'affirmative; dans une note récente adressée à l'Académie des sciences, M. Matteucci établit qu'il y a production d'électricité dans un muscle au moment de la contraction, que le phénomène électrique est instantané et consiste dans une décharge qui parcourt la masse musculaire dans le sens même de la ramification de ses gros troncs nerveux; enfin que le phé-nomène électrique de la contraction musculaire est indépendant des courants électriques de l'organisme vivant.

On a dû rechercher, comme vous le pensez bien, si de l'électricité ne se développe point dans l'organisme en dehors des conditions que je viens de vous faire connaître, et le système nerveux a tout d'abord fixé l'attention des expérimentateurs.

Galvani, se fondant sur la contraction des muscles de la grenouille mis en contact avec les nerfs, proclama que sous l'empire de la volonté les centres nerveux dégageaient de l'électricité qui, conduite par les nerfs, allait exciter tous les muscles; Reil et Rolando adoptèrent ces idées et firent du cervelet une véritable pile, dont les pôles étaient représentés par les substances grise et blanche; MM. Prevost (de Genève) et Beraudi annoncèrent que des aiguilles implantées dans le nerf sciatique d'une grenouille et dans le nerf crural d'un lapin étaient devenues magnétiques; MM. Lembert et Jobert prétendirent avoir vu, sur des animaux vivants, la moelle épinière et le cerveau mis à nu exercer une attraction sur des fils métalliques voisins; M. David assura avoir constaté dans le nerf sciatique d'un lapin, pendant la contraction musculaire, un courant capable de dévier d'une manière sensible l'aiguille du galvanomètre; enfin, MM. Puccinotti et Paccinotti crurent également reconnaître l'existence d'un courant électrique dirigé du cerveau aux muscles à travers les filets nerveux. Toutes ces assertions ont été contrôlées, toutes ces expériences ont été reprises par MM. Prevost et Dumas, Person, Matteucci, Longet, et de ces vérifications faites par les hommes les plus expérimentés dans la matière on peut conclure, avec M. Gavarret qu'en mettant de côté le courant propre de la grenouille, il n'existe pas dans la science un seul fait avéré qui démontre l'existence de courants électriques dans le système nerveux des animaux, soit à l'état de repos, soit pendant les contractions musculaires.

Wollaston et M. Donné ont cherché à rattacher les sécrétions à des phénomènes électriques ; mais ils ne sont arrivés à aucun résultat de quelque valeur.

Bellingeri a longuement discuté sur l'état électrique du sang, de l'urine, de la bile, ainsi que Hales, Vassali, Pfaff et plusieurs autres ; on a prétendu que le sang artériel et le sang veineux étaient dans des états électriques différents ; M. Dutrochet croit que chaque globule sanguin constitue un couple dans lequel le noyau joue le rôle d'élément négatif et la matière colorante albuminoïde, celui d'élément positif. Mais il est facile, comme le dit M. Regnauld, de juger de la valeur de cette théorie en se rappelant que chez un grand nombre d'animaux, et chez l'homme en particulier, les globules hématiques sont dépourvus de noyau. MM. Pouillet, Matteucci, Müller, n'ont jamais pu découvrir dans aucun liquide de l'organisme la plus légère trace d'électricité libre.

Pfaff et Ahrens pensent que dans l'état de santé le corps humain est chargé d'électricité positive, que celle-ci est plus considérable chez les individus sanguins que chez les sujets lymphatiques, que son dégagement est augmenté par les boissons spiritueuses. On cite des individus chez lesquels des étincelles électriques se sont échappées des doigts et des cheveux ; mais jusqu'à présent il est impossible de se prononcer sur l'existence de l'électricité que l'action vitale développerait dans le corps des animaux et de l'homme en particulier.

Cependant, les hypothèses qui consistent à considérer le système nerveux comme une pile et le fluide nerveux comme un fluide analogue, ou semblable, au fluide électrique n'ont pas été abandonnées, et aujourd'hui encore elles comptent des promoteurs plus ou moins éclairés. Vous savez que plusieurs médecins font jouer à la théorie électrique de l'innervation un rôle important dans la pathogénie et la curation d'un grand nombre de maladies, et vous savez aussi que cette même théorie est invoquée par les continuateurs de Mesmer pour expliquer les prétendus miracles du magnétisme animal. Je n'ai pas l'intention, vous le pensez bien, de vous exposer et de discuter ici toutes les idées qui ont été émises, tous les faits qut ont été produits par les adeptes ; mais je veux, cependant, vous dire quelques mots des points de doctrine qui se rattachent directement à la question de l'électricité animale.

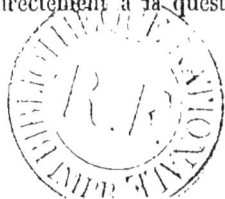

7

Dans un ouvrage (*Nouvelle théorie de l'action nerveuse et des principaux phénomènes de la vie*, Paris, 1845) où l'hypothèse prend la place du fait démontré, où l'erreur se trouve singulièrement entremêlée à la vérité, M. Durand, de Lunel, cherche à établir :

Que le système nerveux cérébro-spinal et le système ganglionaire ne forment qu'un seul et même appareil ;

Que le premier, en communication avec les corps extérieurs, est un parfait conducteur des fluides nerveux et électrique ; tandis que le second, en rapport avec la partie intime des organes, est un conducteur imparfait de ces mêmes fluides, qu'il peut par conséquent *conserver en dépôt* soit dans ses rameaux, soit dans ses ganglions ;

Que toute impression exercée sur les extrémités ou dans l'intimité de l'appareil nerveux y détermine des courants électriques qui vont influencer le centre général ;

Que le sang, le calorique, les modificateurs extérieurs sont des agents impressifs de qualité électrique s'appliquant aux extrémités des systèmes nerveux bon et mauvais conducteurs ;

Que le fluide électrique en circulation dans l'organisme, à la suite des diverses impressions, y produit des courants électriques normaux qui, en s'exagérant ou en se modérant, produisent l'excitation ou la sédation ;

Qu'il existe dans le centre céphalo-rachidien un réservoir, imparfait conducteur, dans lequel le fluide électro-positif, en s'y accumulant, excite un principe particulier sensitif, le *principe animal*, l'AME, qui a la faculté de retenir plus ou moins longtemps ce fluide, ou du moins de le diriger à sa guise vers les extrémités musculaires pour modifier le jeu des impressions externes, selon qu'elles suscitent en lui un sentiment de convenance ou de non-convenance.

Voici, messieurs, le spécimen de la physiologie et de la psychologie créées par M. Durand, de Lunel ; la pathologie n'en est qu'un corollaire : toutes les maladies se rattachent à l'intensité et à la faiblesse des courants, à la manière dont les fluides se distribuent, s'accumulent, s'épuisent, se neutralisent, s'attirent, se repoussent.

L'asthénie est le résultat direct du calme anomal des courants nerveux normaux ; l'excitation, l'inflammation, se montrent dans les circonstances opposées.

Un médecin de Paris, un ancien interne des hôpitaux, M. Baraduc, a publié récemment, sous le titre de : *Étude théorique et pratique des affections nerveuses considérées sous le rapport des modifications qu'opèrent sur elles la lumière et la chaleur* (Paris, 1850), un livre dont je veux également vous faire connaître le caractère.

Le rayon solaire, d'après M. Baraduc, est composé de fluide lumineux et de fluide calorifique ; celui-ci est le principe de la vie considéré au point de vue du mouvement, celui-là est le principe de la vie au point de vue du sentiment.

Les animaux jouissent de la faculté de décomposer le rayon solaire, et ils absorbent une portion du fluide lumineux, laquelle détermine le degré de tonicité qui constitue la santé et la force.

Le fluide lumineux est le stimulant général du système nerveux, et de la substance médullaire blanche en particulier.

Le fluide nerveux n'est qu'une modification de l'électricité vitrée et résineuse, et ces électricités, elles-mêmes, ne sont qu'une modification des fluides lumineux et calorifique.

Si l'on compare la vitesse de transmission du fluide nerveux, qui transmet les impressions au cerveau et la volonté du cerveau aux organes chargés de l'exprimer, à la vitesse de transmission des fluides lumineux et calorifique, on trouve que, la lumière parcourant 1 mètre de distance dans trente-deux dix-billionièmes de seconde ou, plus exactement, trois cent vingt-deux cent-billionièmes, une impression reçue au gros orteil parcourt l'espace qui sépare cet organe du cerveau, ou qu'un courant moteur devant exprimer une volonté parcourt l'espace qui sépare le cerveau des muscles du gros orteil *dans soixante-quatre dix-billionièmes ou, plus exactement, six cent quarante-quatre cent-billionièmes de seconde chez un homme d'une taille de deux mètres.*

*Trente-deux dix-billionièmes ou, plus exactement, trois cent vingt-deux cent-billionièmes de seconde expriment la distance qui sépare le cerveau des muscles de la main chez un homme d'une taille élevée !*

Les différences de temps corrélatives aux différences de taille expliquent pourquoi il existe plus d'énergie et d'activité chez les hommes et les femmes de taille moyenne que chez les sujets de taille élevée.

La prédominance d'action de la substance blanche sur la grise, ou *vice versâ*, ne détermine-t-elle pas les différences de tempéraments si remarquables chez les femmes du Nord et chez les femmes du Midi, et qui font que la femme blonde est plus sensible et plus aimante, et la femme brune plus active et plus passionnée ?

La substance blanche, par son aptitude à absorber le fluide lumineux, et la substance grise, par son aptitude à développer du fluide calorifique, se chargent l'une et l'autre du fluide qui leur est propre, et du conflit des deux fluides naissent la sensibilité et la contractilité. Or, la sensibilité détermine la sympathie ou l'attraction ; la contractilité produit l'antipathie ou la répulsion : le fluide lumineux serait donc le fluide attractif, et le fluide calorifique le fluide répulsif.

7.

Il se passerait donc dans le système cérébro-rachidien et ganglionaire un phénomène électro-vital qui aurait quelque analogie avec le phénomène électro-magnétique *qui se passe dans les nuages* chargés de fluide lumineux et de fluide calorifique, avec la différence qui résulterait de la modification exercée sur les fluides par des organes doués de vie. Cette modification donnerait lieu à la formation du fluide nerveux ou fluide vital.

Après être entré dans de longs développements anatomiques et physiologiques, qui ne sont qu'une série d'hypothèses, d'assertions dénuées de preuve, M. Baraduc déclare que la substance grise se charge d'électricité négative, tandis que la substance blanche se charge d'électricité positive ; que la substance grise est le siége de la faculté réflective ; que le courant impressif résulte de l'action de l'électricité négative de la substance grise sur l'électricité positive de la substance blanche, etc., etc.

La faculté réflectrice générale donne naissance à l'*être moral,* qui est le résultat immatériel à l'aide duquel l'âme se met en rapport avec la matière.

En résumé, le cerveau, le cervelet, la moelle épinière, le grand sympathique, sont de véritables piles électro-vitales, dont les fils conducteurs sont représentés par les cordons nerveux, et surtout par le névrilème qu'isole la couche plus ou moins épaisse de substance grasse, ou de matière oléo-séreuse ou séreuse, qui l'entoure. Le fluide nerveux n'est autre chose que le fluide électrique émané du rayon solaire et modifié par l'organisme animal.

Je m'arrête, messieurs, et je vous prie de me pardonner ces trop longues citations ; mais je les ai empruntées à un médecin qui, au milieu de ces aberrations singulières, a fait preuve néanmoins d'intelligence, de connaissances médicales, et j'ai voulu vous montrer jusqu'où l'on peut se laisser égarer lorsque, abandonnant l'observation rigoureuse, l'expérimentation scientifique, le domaine des faits, en un mot, on se lance dans le champ sans limites des théories et des hypothèses. Les emprunts que j'ai faits à M. Baraduc ont d'ailleurs l'avantage de vous donner un spécimen fidèle de la science telle que la comprennent la plupart des champions du fluide électro-vital; et si nous faisions intervenir les auteurs d'outre-Rhin, nous tomberions même dans une logomachie encore plus inintelligible.

Mais les partisans du fluide électro-nerveux ne franchissent pas, du moins, les limites du monde physique ; leurs hypothèses ne sont qu'une extension exagérée, qu'une application non justifiée de lois, de faits véritablement acquis à la science; elles n'évoquent pas, en définitive, le surnaturel, le *quid divinum,* et la magnifique découverte des agents anesthésiques doit nous rendre circonspects dans nos déclarations d'*impossibilité* en ce qui touche aux phénomènes de l'innervation.

Il n'en est plus de même, messieurs, si nous abordons les doctrines des Mesmériens, de ceux qui, se fondant sur quelques faits bizarres de catalepsie, de somnambulisme naturel et sur leurs propres expériences, admettent l'existence d'un agent spécial, du *fluide magnétique animal,* auquel ils font jouer un rôle prépondérant dans l'accomplissement des principales fonctions; ici, nous tombons en plein dans le monde surnaturel et nous arrivons à la transposition des sens, à la vision s'opérant à travers un corps opaque, à l'état magnétique qui permet à un homme de deviner ce qui se passe à deux mille lieues de lui, qui lui permet de lire dans la pensée de son semblable !

Et je ne parle pas ici de ces industriels dont les prouesses se dénouent si souvent devant la police correctionnelle; je ne parle pas de ces artistes en magnétisme qui font concurrence à Robert-Houdin ; je ne parle pas de ces mystifications dont le mot se trouve dans le bandeau de mademoiselle Pigeaire, dans les confessions de M. Frappart, dans les piquantes révélations de M. Dechambre ( voyez Burdin jeune et Dubois (d'Amiens), *Histoire académique du magnétisme animal,* Paris, 1841) ; je parle des doctrines qui ont eu le droit, jusqu'à un certain point, de s'abriter sous les noms de Georget, de M. Husson et de quelques autres hommes d'une incontestable autorité ; je parle de doctrines qui sont acceptées et défendues par les représentants les plus illustres de cette philosophie métaphysique, théologique, que les tendances de quelques hommes menacent de remettre en honneur, sinon par la persuasion et la foi, du moins par la violence et l'intimidation.

Voulez-vous connaître la voie dans laquelle cette philosophie a la prétention de vous engager ?

L'ontologie ou la métaphysique pure et transcendante, basée sur la parole divine et la révélation, est la science des principes qui fournit les prémisses nécessaires à toutes les autres sciences.

L'anthropologie part des données que lui fournit l'ontologie sur l'origine et la nature de l'homme.

Quoique le sens ne puisse s'exercer que par un organe, cependant il n'est pas attaché exclusivement à tel organe, ni surtout à la forme organique. Ainsi la vue, qui fonctionne *ordinairement* ( *sic* ) par le nerf optique et le globe de l'œil, peut néanmoins agir et être impressionnée par une autre voie. Les somnambules qui arrivent à la clairvoyance magnétique, soit naturellement, soit artificiellement, à la suite de certaines manipulations, voient, les yeux fermés, ce que nous n'apercevons pas avec nos yeux ouverts. Ils distinguent les choses à de grandes distances ou à travers des milieux opaques, ils perçoivent ce qui se passe dans un corps malade, le siége de la maladie, etc.; ils lisent une lettre cachetée et placée sur l'épigastre, *et autres choses de ce genre* (ce qui veut dire pour nous, messieurs, *ejusdem farinæ*).

La vue est le sens de la manifestation, le goût celui du mystère; or, mystère et manifestation sont l'être et l'existence, le subjectif et l'objectif dans chaque chose. Le mystère se perçoit par le goût et non par la vue; autrement il ne serait point mystère. La manifestation se perçoit par la vue et non par le goût, autrement elle ne serait pas la lumière. L'homme ne peut donc connaître l'être qu'autant qu'il a le goût de l'être, et ce goût, nourri et cultivé en lui, fait sa sagesse. Il ne peut connaître l'existence qu'autant qu'il en a l'évidence par la lumière, et cette évidence fait sa science  Or, la science et la sagesse qui proviennent de l'évidence et du goût sont au-dessus de tout argument; car on ne dispute point des goûts.

L'odorat est pour ainsi dire un sens auxiliaire du goût, c'est-à-dire du sens du mystère. Or, de même qu'une fleur épanouie exhale une douce odeur en répandant autour d'elle l'esprit qui l'anime et qui vient affecter agréablement notre organe, ainsi une âme pleine d'innocence, de vertu et de charité, s'ouvrant avec amour sous l'influence vivifiante du soleil des âmes, rayonne autour d'elle l'esprit céleste qui la remplit; c'est ce qu'on appelle la bonne odeur d'une sainte vie. Ce qui peut servir à expliquer, jusqu'à un certain point, ce qu'on raconte des corps des saints, à savoir, qu'ils exhalent souvent après la mort, et même longtemps après leur inhumation, une odeur agréable. L'esprit divin dont les âmes qui habitaient ces corps étaient abondamment pénétrées a pu y laisser des émanations vivifiantes capables d'en empêcher la corruption, comme cela arrive d'ailleurs par l'embaumement avec des substances aromatiques ! !

Ne riez pas, messieurs ! ces paroles ne sont pas empruntées aux élucubrations de quelque obscur illuminé; elle ne sont pas le rêve d'une imagination en délire, et vous reconnaîtrez leur signification et leur gravité lorsque vous saurez qu'elles sont textuellement extraites d'un ouvrage publié à Paris, en plein dix-neuvième siècle, en 1839; d'un ouvrage qui a pour titre : *Psychologie expérimentale,* et pour auteur M. l'abbé Bautain, vicaire général et promoteur de l'archevêché de Paris, docteur en médecine, ex-professeur de philosophie, ex-directeur du collége de Juilly, ex-membre du conseil supérieur d'instruction publique, et ayant eu dans ses attributions la Faculté de médecine de Paris ! !

Messieurs, toutes convictions sont respectables, et je veux admettre qu'un homme d'une intelligence et d'une instruction évidemment supérieures puisse croire les choses que je viens de vous rapporter ; mais avant de vous engager dans une voie définitive, vous aurez à déterminer la base sur laquelle devront être assises vos convictions, et après vous avoir fait connaître celle que fournit la philosophie métaphysique et théologique, je dois mettre sous vos yeux celle que vous offre la philosophie positive.

Chaque branche de nos connaissances, dit M. Aug. Comte, passe successivement par trois états théoriques différents : l'état théologique ou fictif ; l'état métaphysique ou abstrait ; l'état scientifique ou positif. En d'autres termes, l'esprit humain emploie successivement dans ses recherches trois méthodes de philosopher, dont le caractère est essentiellement différent : d'abord la méthode théologique, ensuite la méthode métaphysique, et enfin la méthode positive. La première est le point de départ nécessaire de l'intelligence humaine ; la troisième, son état fixe et définitif ; la seconde est uniquement destinée à servir de transition, et chacun de nous, en contemplant sa propre histoire, ne se souvient-il pas qu'il a été successivement, quant à ses notions les plus importantes, théologien dans son enfance, métaphysicien dans sa jeunesse et physicien dans sa virilité ?

Dans l'état théologique, l'esprit humain, dirigeant essentiellement ses recherches vers la nature intime des êtres, les causes premières et finales de tous les effets qui le frappent, en un mot, vers les connaissances absolues, se représente les phénomènes comme produits par l'action directe et continue d'agents surnaturels.

Dans l'état métaphysique, qui n'est au fond qu'une simple modification générale du premier, les agents surnaturels sont remplacés par des forces abstraites, véritables entités, abstractions personnifiées inhérant aux divers êtres du monde et conçues comme capables d'engendrer, par elles-mêmes, tous les phénomènes observés.

Enfin, dans l'état positif, l'esprit humain, reconnaissant l'impossibilité d'obtenir des notions absolues, renonce à chercher l'origine et la destination de l'univers et à connaître les causes intimes des phénomènes pour s'attacher uniquement à découvrir, par l'usage bien combiné du raisonnement et de l'observation, leurs lois effectives, c'est-à-dire leurs relations invariables de succession et de similitude.

Le système théologique est parvenu à la plus haute perfection dont il soit susceptible quand il a substitué l'action providentielle d'un être unique au jeu varié des nombreuses divinités indépendantes qui avaient été imaginées primitivement. Le dernier terme du système métaphysique consiste à concevoir, au lieu des différentes entités particulières, une seule grande entité générale, la *nature*, envisagée comme la source unique de tous les phénomènes. La perfection du système positif vers laquelle il tend sans cesse, quoiqu'il soit très-probable qu'il ne doive jamais l'atteindre, serait de pouvoir se représenter tous les divers phénomènes observables comme des cas particuliers d'un seul fait général, tel que celui de la gravitation, par exemple.

Le caractère fondamental de la philosophie positive est donc de regarder tous les phénomènes comme assujettis à des *lois naturelles invariables* dont la découverte précise et la réduction au moindre nombre possible sont le but de tous nos efforts, en considérant comme absolument inaccessible et vide de sens, pour nous, la recherche de ce qu'on appelle les causes, soit premières, soit finales.

Telles sont, messieurs, les deux voies qui vous sont ouvertes; vous vous déciderez pour l'une ou pour l'autre; quant à moi, mon choix est fait depuis longtemps, et si la science et la philosophie, reniées aujourd'hui par leurs plus éloquents interprètes d'autrefois, sont destinées à subir encore des persécutions et des outrages, j'espère qu'elles trouveront en vous des défenseurs plus inébranlables que Galilée, dont la rétractation n'a pas été rachetée par ce cri arraché à la peur par la conviction : *E pur si muove !*

J'ai pensé, messieurs, que cette digression ne serait pas trop déplacée dans cette chaire de haut enseignement et j'espère que vous voudrez bien me la pardonner.

------o𝒪o------

## Huitième Leçon.

### Des influences exercées par l'électricité sur l'organisme.

M. Lévy admet, avec la plupart des auteurs, que, sous l'influence d'un excès d'électricité atmosphérique vitrée, la circulation capillaire, les sécrétions, la plupart des fonctions sont activées; tandis que, si l'électricité atmosphérique résineuse prédomine, l'excitation physiologique est remplacée par l'inertie musculaire, le ralentissement de la circulation, la diminution des sécrétions, etc. Cette assertion a été combattue par Read, qui affirme que 156 fois sur 397 l'électricité positive de l'atmosphère a été remplacée par l'électricité résineuse, sans qu'il ait pu rattacher à cette modification le moindre effet sur l'organisme.

Dans les journées d'été, dit M. Sigaud, si l'atmosphère est lourde, on ressent, par l'excès de dégagement de l'électricité, un état de prostration tel qu'on ne peut se livrer au travail qu'avec difficulté; les mouvements, les idées, sont frappés d'une espèce de paralysie. Suivant le même auteur, l'action électrique de l'atmosphère entretient l'irritabilité nerveuse et produit certaines maladies, telles que l'hystérie, l'hypochondrie, le tétanos. On dit qu'il n'est pas rare de voir des accès de fièvre intermittente se manifester chez des matelots assaillis par un orage au sein des mers équatoriales. Tous les auteurs assurent que, pendant les temps orageux, les sujets faibles, nerveux, impressionnables éprouvent du malaise, de la céphalalgie, de l'agitation ou de l'abattement, des frémissements musculaires, des douleurs dans les articulations, dans les plaies, des accidents nerveux de toutes sortes; on ajoute que, pendant l'orage, on observe le retour ou l'exacerbation des douleurs rhumatismales et névralgiques, des accès d'asthme, l'aggravation de l'état fébrile et de la plupart des phénomènes morbides, et les auteurs n'hésitent pas à attribuer ces effets aux modifications subies par l'électricité atmosphérique; mais, ainsi que le fait remarquer avec raison M. Andral, dans aucune de ces circonstances on n'a tenu compte des chagements survenus dans la température, l'état hygrométrique, la pression atmosphérique, et dès lors il devient impossible d'assigner, dans les effets produits par un modificateur très-complexe, la part appartenant à l'électricité atmosphérique considérée isolément.

Vous savez, d'ailleurs, que l'intensité de la tension électrique est en raison inverse de la température, et vous savez aussi que, pendant les orages, l'électroscope, loin d'accuser une tension électrique très-forte, ne fournit que des indications variables et souvent très-différentes dans des conditions météorologiques identiques en apparence. Il en résulte que, si quelques phénomènes se produisent effectivement, ils doivent être attribués, non à une tension plus forte, mais à une perturbation considérable de l'électricité atmosphérique.

Les partisans du fluide électro-vital ont cherché à établir de nombreuses relations entre lui et l'électricité atmosphérique, mais leurs hypothèses n'ont été justifiées par aucun fait ayant une valeur scientifique réelle.

Suivant M. Audrand, l'électricité atmosphérique a présenté de grandes variations dans son intensité pendant la dernière épidémie de choléra; mais que peut-on conclure de cette assertion?

Il est néanmoins des circonstances dans lesquelles l'électricité atmosphérique a des effets d'une intensité extrême, et vous devinez que je veux parler du foudroiement, qu'il importe d'étudier avec soin.

Les dangers que fait courir la foudre sont-ils assez grands pour mériter qu'on s'en occupe? Telle est la première question que s'est posée M. Arago.

Or, il résulte des recherches faites par cet illustre savant que les dangers liés à la foudre sont beaucoup plus grands dans les villages, dans les campagnes que dans l'enceinte des villes ; mais que, d'ailleurs, il existe à cet égard des différences annuelles très-considérables.

A Gœttingue, 5 hommes ont été foudroyés dans l'espace d'un demi-siècle, et à Halle la foudre n'en aurait atteint qu'un seul en plus de deux cents ans : de 1609 à 1825. A Paris, pas un seul cas de foudroiement mortel n'a été notifié à la préfecture depuis un grand nombre d'années. Au contraire, la foudre a tué et blessé un grand nombre d'individus à Feltre en 1759, à Mantoue en 1784, à Châteauneuf en 1819.

En 1797, aux États-Unis, 34 cas d'accidents graves et 17 morts eurent lieu par la foudre depuis le mois de juin jusqu'au 28 août.

En France, les années sont fort loin de se rassembler. En 1808, la foudre n'y tua qu'un seul homme; en 1806, deux; tandis qu'en 1819 le nombre des victimes s'est élevé à 20.

Il faut ajouter que, si dans l'enceinte des villes, peu de personnes périssent par la foudre, le nombre des maisons et des édifices endommagés est au contraire très-considérable, et qu'il est encore dépassé de beaucoup par celui des navires foudroyés à la mer, cas dans lesquels on compte ordinairement beaucoup de victimes parmi l'équipage. Les avaries causées par la foudre aux vaisseaux sont souvent fort grandes, et l'on a vu des bâtiments sauter ou disparaître complétement sous les flots. En 1789, la foudre tua 2 hommes et en blessa 22 à bord du Cambrian, à Plymouth; en 1808, à Mahon, le Sultan perdit 7 hommes et en eut 3 de gravement brûlés; enfin, en 1809, 9 matelots périrent à bord du Répulse.

Les églises, en raison de l'élévation de leurs clochers, sont très-fréquemment frappées par la foudre; dans la seule nuit du 14 au 15 avril 1718, le tonnerre tomba en Bretagne sur 24 églises.

M. Arago a recherché si les coups foudroyants sont plus fréquents et plus dangereux dans une saison que dans l'autre, ainsi que l'affirme cet aphorisme répandu dans les campagnes : *Le tonnerre n'est jamais plus dangereux que dans les saisons froides.*

Or, en enregistrant les coups foudroyants observés à la mer pendant un grand nombre d'années entre les côtes d'Angleterre et la Méditerranée, M. Arago en a compté 20 pour les six mois froids (octobre, novembre, décembre, janvier, février et mars), et 10 seulement pour les six mois chauds.

Si l'on se rappelle en outre, dit M. Arago, combien peu comparativement il se forme d'orages pendant l'hiver, il semble difficile de ne pas reconnaître qu'en mer, du moins, les tonnerres des mois chauds sont beaucoup moins dangereux que ceux des saisons froides.

Les effets produits par la foudre sont extrêmement variables, et doivent être rangés parmi les phénomènes les plus singuliers et les plus inexplicables que l'on puisse observer.

Parfois la foudre déchire et brûle les vêtements d'un individu, renverse, brise le lit dans lequel il est couché sans lui faire aucun mal ; quelquefois elle atteint le sujet lui-même et le renverse sans donner lieu à aucune lésion. Un homme ivre se réfugie sous un arbre, la foudre tombe, l'atteint, le renverse, et on le relève sans aucune blessure. Dans d'autres cas, le sujet est brûlé, blessé sans que la foudre laisse la moindre trace sur ses vêtements.

D'autres fois, un homme est frappé de paralysie, d'amaurose ou même de mort, bien que la foudre ne l'ait pas atteint directement, et qu'elle soit tombée à une distance plus ou moins considérable de lui, et souvent fort loin.

Les accidents produits par le foudroiement n'offrent pas moins de diversité. Tantôt on n'observe qu'une perte de connaissance plus ou moins complète, plus ou moins prolongée, ou des douleurs plus ou moins vives ; tantôt il existe des brûlures étendues, superficielles ou profondes, des plaies ordinairement très-petites et semblables à celles que pourrait produire du plomb de chasse de fort calibre. M. Gerdy en a rencontré de pareilles sur le cuir chevelu d'un homme foudroyé et tué.

La paralysie du mouvement et du sentiment, momentanée ou définitive, la cécité, la surdité, sont souvent produites par la foudre ; quelquefois toutes les fonctions sont suspendues, et il en résulte un état de mort apparente dont la durée est variable et qui paraît devoir être rapporté tantôt à une véritable asphyxie, tantôt à une commotion cérébrale.

M. Buchwalder nous a transmis une description fort émouvante des effets de la foudre. Ayant établi un signal géodésique sur le sommet du Sentis, dans le canton d'Appenzel, à 2,504 mètres au-dessus du niveau de la mer, il y fut assailli, le 4 juillet 1832, par un violent orage qui l'obligea à se retirer dans sa tente avec son compagnon. « Nous nous couchâmes tous deux côte à côte sur une planche, dit-il ; alors un nuage épais et noir comme la nuit enveloppa le Sentis ; la pluie et la grêle tombaient par torrents ; le vent soufflait avec fureur ; les éclairs, confondus et rapprochés, semblaient un incendie ; le tonnerre, se heurtant contre les flancs des montagnes, et répété indéfiniment dans l'espace, était tout à la fois un déchirement aigu, un retentissement lointain, un sourd et long mugissement. Tout à coup un globe de feu apparut aux pieds de mon compagnon, et je me sentis frappé à la jambe gauche d'une violente commotion. Il avait poussé un cri plaintif. Je me retournai vers lui et je vis sur son visage l'effet du coup de foudre. Le côté gauche de son visage était sillonné de taches brunes ou rougeâtres ; ses cheveux, ses cils, ses sourcils étaient crispés et brûlés ; ses lèvres, ses narines étaient d'un brun violet ; sa poitrine semblait se soulever encore par instants, mais bientôt le bruit de sa respiration cessa. Son œil droit était ouvert et brillant, mais l'œil gauche demeurait fermé, et en soulevant la paupière je vis qu'il était terne. Je portai la main sur le cœur, il ne battait plus ; je piquai ses membres, le corps, les lèvres avec un compas : tout était immobile, c'était la mort. La douleur physique m'arracha enfin à cette fatale contemplation ; ma jambe gauche était paralysée, et j'y sentais un frémissement, un mouvement extraordinaire ; j'éprouvais en outre un tremblement général, de l'oppression, des battements de cœur désordonnés. Allais-je périr comme mon malheureux compagnon ? Je le croyais à mes souffrances, et pourtant la raison me disait que le danger était passé. »

L'examen cadavérique des individus foudroyés ne présente, en général, qu'une congestion sanguine du cœur, du poumon et du cerveau ; souvent il n'existe aucune espèce de lésion appréciable.

Les effets de la foudre varient suivant la nature du corps frappé. Le fluide électrique choisit de préférence les métaux, les substances humides, et en général les corps bons conducteurs ; souvent alors il les parcourt sans les altérer, ou tout au moins en n'endommageant que leur surface. C'est ainsi qu'on peut expliquer le fait rapporté par M. Arago, qui nous montre la foudre, tombant dans une salle contenant vingt détenus, aller choisir au milieu d'eux un chef de brigands qu'une chaîne de fer retenait par le milieu du corps. Lorsqu'au contraire la foudre rencontre des corps mauvais conducteurs, elle les perce, les brise et les projette à une grande distance avec une force énorme. Le 6 août 1809, la foudre a renversé, près de Manchester, un mur de près de 9 décimètres d'épaisseur, sur 3 mètres 6 décimètres de hauteur. La partie déplacée était éloignée de sa position primitive de 1 mètre 2 décimètres d'un côté, et de 1 mètre 8 décimètres de l'autre. Son poids s'élevait à 19,240 kilogrammes.

Quand la foudre tombe sur des corps combustibles, elle les enflamme, les carbonise à la surface ou les réduit en éclats. Peut-être dans ce dernier cas, dit Kaemtz, l'explosion est-elle si forte qu'elle éteint le feu à l'instant même, de la même manière qu'une forte étincelle électrique disperse la poudre à canon, tandis qu'une étincelle plus faible l'enflamme aussitôt. On a vu des hommes être complétement carbonisés, réduits en cendres par la foudre.

L'homme peut être frappé par un éclair ascendant. Deux hommes ayant été frappés par la foudre, leurs cheveux furent lancés au sommet de l'arbre sous lequel ils s'étaient réfugiés. Un cercle de fer qui attachait le sabot de l'un d'eux fut aussi trouvé accroché à une branche très-élevée.

Le 26 août 1808, la foudre ayant frappé un ouvrier assis sous un pavillon dépendant d'un cabaret situé derrière la Salpêtrière, on trouva les morceaux de son chapeau incrustés au plafond. Kaemtz a également cité plusieurs exemples de chocs en retour.

Quels sont les moyens de se garantir de la foudre? Je ne vous parlerai pas, messieurs, des flèches que les Thraces lançaient contre le ciel; car, ainsi que le fait remarquer M. Arago, ces flèches n'étaient qu'une menace, et elles n'étaient nullement destinées à enlever aux nuages quelques parcelles de matière fulminante, en tant que corps métalliques et pointus.

Je ne vous parlerai pas davantage des sacrifices que mentionne Pline, des sonneries de cloche faites au point de vue religieux, des différentes pratiques inspirées par la superstition, le préjugé, la croyance à l'intervention de Dieu, il ne sera question ici que des moyens qui appartiennent au domaine des phénomènes physiques?

Est-il possible de dissiper, d'éloigner les orages?

Les navigateurs paraissent assez généralement persuadés que le bruit de l'artillerie dissipe les nuées orageuses, et cette opinion, partagée par beaucoup d'hommes de guerre, est devenue populaire. En 1769, on fit un fréquent usage de décharges multipliées de boîtes et de canon en Bavière et dans le Mâconnais. Il en fut de même en 1806, et de nombreux témoignages s'élèvent en faveur de l'efficacité de ce moyen.

D'un autre côté, M. Arago nous montre des orages violents éclatant pendant des batailles ou des combats de mer, au milieu des détonations de l'artillerie, et il nous apprend qu'ayant étudié avec soin, depuis 1816 jusqu'en 1835, les effets produits sur l'atmosphère par le polygone de Vincennes, où l'on tire environ cent cinquante coups de canon par jour, il est arrivé à cette conclusion, que, relativement aux nuages ordinaires, la détonation des plus forts canons est sans influence, si même elle n'a pour effet de les condenser et de les retenir au lieu de les dissiper et de les chasser.

La sonnerie des cloches, en tant que bruit, que cause d'un déplacement plus ou moins considérable d'air, est-elle plus efficace ? Les vingt-quatre églises bretonnes foudroyées dans une nuit étaient précisément, selon Fontenelle, celles où l'on sonnait pour écarter la foudre. Les églises voisines, où l'on ne sonnait pas, ajoutait Deslandes, furent épargnées.

Needham, au moyen d'un appareil assez ingénieux, s'efforça de prouver, en 1781, que la sonnerie n'exerçait aucune espèce d'action ; mais ses expériences ne sont pas concluantes.

M. Arago résume la question en disant que, dans l'état actuel de la science, il n'est pas prouvé que le son des cloches rende les coups de foudre plus imminents et plus dangereux ; qu'il est encore moins prouvé qu'il diminue le danger, mais qu'il est certain que cette pratique doit être interdite dans l'intérêt des sonneurs. La foudre frappe, en effet, de préférence les objets les plus élevés, et par conséquent les clochers des églises. Or, la corde de la cloche est ordinairement humide, et faisant l'office de conducteur elle dirige la foudre jusqu'à la main du sonneur, et donne ainsi lieu à des accidents graves. En Allemagne, dans l'espace de trente-trois ans, la foudre est tombée sur trois cent quatre-vingt-six clochers, y a tué cent vingt-un sonneurs et en a blessé un nombre bien plus considérable encore. Le 11 juin 1775, la foudre tua trois sonneurs dans le clocher d'Aubigny. Le 31 mars 1768, elle en tua deux et en blessa grièvement neuf dans le clocher de Chabeuil, en Dauphiné.

Suivant quelques physiciens, parmi lesquels se place l'illustre Volta, de grands feux allumés en plein air enlèvent aux nuées la majeure partie de leur matière fulminante.

M. Matteucci nous apprend qu'il existe dans la Romagne une paroisse de cinq à six milles de circonférence, dans toute l'étendue de laquelle les paysans placent de cinquante pieds en cinquante pieds des tas de paille et de bois léger ; quand un orage s'approche, tous ces monceaux de paille sont allumés, et depuis trois ans cette commune n'a pas eu à souffrir des orages et de la grêle, ainsi que cela avait lieu auparavant chaque année, tandis que la foudre a ravagé les paroisses voisines, où cette pratique n'est pas mise en usage. En Angleterre, les comtés que la présence d'une quantité énorme de hauts-fourneaux et d'usines transforme, nuit et jour, en océan de feu sont beaucoup moins visités par les orages que les comtés agricoles. Mais comme les hauts-fourneaux ne sont établis que là où existent des mines métalliques considérables, on peut se demander, avec M. Arago, si ce n'est pas à la présence de celles-ci qu'il faut attribuer la rareté des orages. L'expérience se continue dans la Romagne, et il est fâcheux qu'elle n'ait pas été instituée sur une plus vaste échelle ; car la question mérite certainement de fixer l'attention des physiciens et des gouvernements.

Il résulte de ce que nous venons de dire qu'à l'exception des paratonnerres, qu'il me suffit de vous indiquer ici, on ne possède aucun moyen certain de préserver une contrée ou un édifice, non pas de la foudre, mais de ses effets désastreux.

Examinons maintenant quelles sont les circonstances qui augmentent pour l'homme les dangers du foudroiement, et quelles sont les précautions qui sont capables de les diminuer.

On prétend généralement qu'il est dangereux, pendant un orage, de courir à pied ou à cheval, de marcher contre la direction du vent, d'ouvrir les fenêtres, en un mot de s'exposer à un courant d'air, celui-ci attirant la foudre. A l'appui de cette opinion l'on a invoqué l'usage établi dans toutes les contrées du globe, de fermer les fenêtres dès qu'un orage se manifeste. M. Arago fait observer avec raison que cette preuve n'est pas concluante, et que, les orages étant ordinairement accompagnés de vent, de pluie, de grêle, il est assez naturel de fermer les fenêtres. Mais d'ailleurs, ajoute l'illustre astronome, cet usage est souvent appuyé sur des idées superstitieuses, et tandis qu'en Esthonie la peur de laisser entrer l'esprit malin, que Dieu poursuit quand le tonnerre gronde, pousse les habitants à calfeutrer les plus petites ouvertures, on voit les juifs ouvrir les portes et les fenêtres dès que l'éclair sillonne la nue, afin de donner entrée au Messie, dont la venue doit être annoncée par un orage.

Si l'on consulte la science sur ce point, on voit que l'atmosphère oppose une certaine résistance au passage de la matière fulgurante et l'on peut en conclure que tout ce qui diminue la densité de l'air dans un point donné, tend à y appeler la foudre.

La foudre frappant de préférence les objets les plus élevés, il est évident qu'il faut bien se garder d'aller chercher un abri sous un arbre ou dans un édifice quelconque dont la hauteur serait considérable.

Un grand nombre de précautions ont été indiquées comme propres à éloigner le danger de la foudre.

Les anciens croyaient que la foudre ne pénétrait jamais dans la terre au delà de cinq pieds, et ils considéraient par conséquent les cavernes, les souterrains, comme des asiles parfaitement sûrs. Les tubes vitreux, produits de la foudre, qui descendent parfois dans le sol jusqu'à la profondeur de dix mètres, montrent combien cette opinion est erronée.

Personne ne sait, dit M. Arago, à quelle profondeur on serait parfaitement à l'abri des foudres descendantes, et à plus forte raison des foudres ascendantes.

On pensait dans l'antiquité que les personnes couchées dans leur lit
étaient à l'abri de la foudre ; des cas nombreux de foudroiement ne
permettent plus d'accepter cette assertion.

Les Romains considéraient les peaux de veau marin comme un préservatif, et ils en portaient sur eux ou en fabriquaient des tentes sous
lesquelles ils allaient chercher un abri. Les bergers des Cévennes entourent leurs chapeaux de peaux de serpent et croient se mettre ainsi
hors des atteintes de la foudre. Sans partager cette opinion, on doit
admettre cependant que la nature des vêtements peut exercer quelque
influence. La foudre tombe dans une église : deux prêtres sont gravement frappés ; un troisième, qui était revêtu d'ornements en soie,
est préservé. Le taffetas ciré, la soie, la laine, sont moins perméables
à la matière de la foudre que les toiles de lin, de chanvre, ou de toute
autre matière végétale. Des faits assez nombreux prouvent qu'un animal peut être plus ou moins grièvement atteint dans les différentes
parties de son corps suivant la couleur des poils qui les recouvrent,
et le blanc paraît être la couleur la moins favorisée.

On a prétendu que certains arbres, tels que le hêtre, le laurier, le
bouleau, l'érable, étaient toujours respectés par la foudre, tandis que
l'orme, le châtaignier, le chêne, le pin, étaient souvent frappés par elle.
Les faits ne justifient point cette assertion.

On a regardé le verre comme un préservatif infaillible, et l'on a
construit des cages de cette matière pour l'usage des personnes qui redoutent beaucoup les orages. M. Arago nous montre que la foudre frappe
souvent des carreaux de vitres.

Mille exemples prouvent, dit encore le célèbre physicien, dont le
travail nous a été si utile, que la foudre ne tombe jamais sur un homme
ou sur une femme sans attaquer plus particulièrement les parties métalliques de leurs ajustements. Il est donc prudent, pendant un orage,
de se dépouiller de ses bijoux, tels que bagues, bracelets, chênes, ga-
lons de métal, etc.

En se fondant sur l'analyse d'un certain nombre de faits fort curieux,
M. Arago croit pouvoir établir que lorsque la foudre tombe sur des
hommes ou des animaux placés les uns à la suite des autres, soit en
ligne droite, soit le long d'une courbe non fermée, c'est aux extrémités de la file que ses effets sont généralement les plus intenses et les
plus fâcheux. Ainsi, la foudre tombe à Rambouillet sur une écurie où
se trouvait une file de trente-deux chevaux ; le premier et le dernier

sont tués, les trente autres ne sont que renversés. Le 22 août 1808, la foudre tomba sur une maison de Knonau, en Suisse ; cinq enfants lisaient sur un banc, dans une des pièces du rez-de-chaussée ; le premier et le dernier tombèrent roides morts, les trois autres en furent quittes pour une violente commotion.

« On comprendra, j'espère, ajoute M. Arago, que je traite ici une simple question de science, et qu'en indiquant la place où l'on est le moins exposé, je n'entends conseiller à personne d'aller s'y réfugier, puisque, en atténuant par là ses propres risques, l'on augmenterait inévitablement ceux d'autrui. »

Ce scrupule est sans doute fort honorable, messieurs ; mais cependant, si le hasard vous avait octroyé l'une des places privilégiées, peut-être seriez-vous, tout au moins, en droit de la conserver.

Plus la matière conductrice agglomérée dans un point a de masse et de volume, plus les chances d'être foudroyé dans son voisinage deviennent grandes ; on peut donc admettre, avec Nollet, que le danger d'être foudroyé dans un lieu donné augmente en raison directe du nombre des personnes qui s'y trouvent réunies. Une seconde cause, suivant M. Arago, peut contribuer à rendre dangereuses les grandes réunions d'hommes ou d'animaux. Leur transpiration, dit-il, donne lieu à une colonne ascendante de vapeur ; or, tout le monde sait que l'air humide transmet la foudre beaucoup mieux que l'air sec ; la colonne de vapeur doit donc de préférence conduire la foudre au lieu même d'où elle émane.

Les granges remplies de grains, de fourrages sont souvent frappées par la foudre, probablement en raison du courant ascendant d'air humide qui s'en élève.

Enfin, messieurs, Franklin a donné, à l'usage des personnes qui craignent la foudre, des préceptes que je vais vous transmettre, car il vous arrivera certainement d'être fréquemment interrogés sur ce point.

Il faut éviter le voisinage des cheminées, car la suie qui les tapisse partage avec les métaux la propriété d'attirer la foudre.

Il faut, pour la même raison, s'éloigner des métaux, des glaces, des dorures, des cloches et de leurs cordes ; se dépouiller des objets métalliques que l'on a sur soi.

Il faut éviter de se placer au-dessous d'un lustre, d'une lampe, d'un ornement en métal, d'un arbre, d'un objet élevé quelconque.

Il est bon d'interposer entre soi et le sol un corps non conducteur, tel que du verre, par exemple.

Moins on touche les murs et le sol, moins on est exposé ; le plus sûr

8

moyen préservatif serait donc d'avoir un hamac suspendu à des cordons de soie au centre d'une vaste chambre.

Après avoir étudié les effets produits par l'électricité atmosphérique, voyons quels sont ceux qui ont été attribués à l'électricité animale.

Je vous ai fait connaître, messieurs, les doctrines physiologiques des partisans du fluide électro-vital ou du fluide magnétique animal ; je dois maintenant vous exposer le rôle qu'on fait jouer à ces fluides dans le développement des maladies. Quelques citations vous mettront à même de vous prononcer sur la valeur des doctrines pathogéniques qui découlent de la biologie métaphysique.

Le cerveau, le cervelet, la moelle épinière, le grand sympathique, étant de véritables piles électro-vitales, les cordons nerveux et le névrilème étant les fils conducteurs de ces piles, et la matière grasse oléo-séreuse étant le corps destiné à isoler ces fils, vous comprenez que, s'il survient une modification quelconque dans l'un ou l'autre de ces éléments, dans la production, la distribution du fluide électro-vital, il doit en résulter des accidents, des troubles fonctionnels, des états morbides.

Chez les personnes maigres, la couche isolante étant moins épaisse ou incomplète, le névrilème reçoit des organes environnants ou cède à ces organes des quantités d'électricité qui modifient le courant normal et font éprouver des impressions vagues ; ces impressions se traduisent par un malaise indéterminé que l'on désigne sous le nom d'*état nerveux*.

Si le névrilème d'un cordon centripète subit des modifications organiques, s'il se ramollit, par exemple, il peut devenir mauvais conducteur de l'électricité ; il s'électrise et laisse le courant se répandre dans les tissus voisins de manière à donner lieu à des douleurs, à des impressions anormales partant de cette région, et il se développe *une névralgie.*

Si, sous l'action du froid et de l'humidité, la substance grise des filets nerveux du grand sympathique devient moins isolante, sa puissance réflective est diminuée ; le fluide exerce sur les filets nerveux cérébro-rachidiens qui concourent à former les cordons du grand sympathique des impressions anormales qui sont transmises au cerveau, et qui donnent lieu à des douleurs vagues, diffuses, erratiques : voilà le *rhumatisme.*

Les douleurs qui accompagnent l'inflammation des muscles, des tissus fibreux, des séreuses, s'expliquent de la manière suivante : chaque séreuse est le centre de mouvements plus ou moins fréquents qui, par les frottements qu'ils exercent ou qu'ils subissent, dévelop-

pent du fluide électrique dans des proportions telles que l'action isolante de la substance grise est surmontée ; l'électricité, dégagée en
excès, irrite les cordons nerveux ou surcharge la substance médullaire et donne lieu à une douleur aiguë.

Si dans les organes centraux la substance grise a perdu sa faculté
isolante ou est devenue trop active, elle donne lieu à une aberration
dans la sensation, dans le jugement et les facultés, ou bien elle con-
centre les impressions et les rapporte toutes à un organe particulier :
de là les différentes formes de la *manie*.

Certains tissus accidentels deviennent le siége de phénomènes particuliers ; ils s'électrisent sous l'influence de leur propre circulation
et sont mauvais conducteurs ; cette circonstance leur permet de se
charger comme une véritable bouteille de Leyde, et il en est ainsi du
tissu encéphaloïde ; mais chaque fois que le fluide s'est accumulé dans
ce tissu, une décharge s'opère sur les cordons nerveux centripètes les
plus voisins, et un *élancement* plus ou moins vif se fait sentir.

M. Baraduc explique par des procédés analogues les convulsions, la
paralysie, la chlorose, la syncope, l'obésité, la fièvre angéioténique, le
choléra, l'inflammation, etc., etc.

Vous retrouvez ici cette même méthode de philosopher dont nous
vous avons signalé les inconvénients ; les inductions substituées à l'observation, les hypothèses aux faits. Certes, il est un grand nombre de
maladies qui résultent d'un trouble fonctionnel de l'innervation et
auxquelles ne correspondent aucunes lésions matérielles appréciables ; certes, les effets et les résultats obtenus dans ces circonstances
par l'application thérapeutique du fluide électrique autorisent à penser
que l'électricité atmosphérique, que l'électricité animale elle-même,
jouent un certain rôle dans le développement de ces états morbides ;
mais là s'arrêtent nos connaissances, et, jusqu'à ce que des expériences
concluantes et bien établies soient venues nous fournir de nouvelles lumières, nous substituerons aux assertions de M. Baraduc l'humble aveu
de notre complète ignorance. « Que l'électricité, dit M. Gavarret, joue
un rôle soit dans la production, soit dans la manifestation des maladies, c'est là une chose qui nous paraît probable ; mais à quel titre ?
C'est là ce que nous ne connaissons pas encore. »

Les influences curatives de l'électricité méritent, messieurs, de nous
arrêter un instant, et je pense que vous écouterez avec d'autant
plus d'intérêt l'exposé des intéressantes découvertes qui ont été
faites dans ces derniers temps, que vous y trouverez des données dont
l'hygiène pourra être appelée à tirer parti un jour.

Les effets produits par l'électricité sur l'organisme vivant varient

8.

suivant qu'ils se rattachent à l'électricité statique ou à l'électricité dynamique.

*Électricité statique.* — Le corps humain est un bon conducteur de l'électricité, en raison des fluides dont il est imprégné; lorsqu'un homme communiquant avec le sol est mis en présence d'une source d'électricité, il se charge par influence de fluide contraire, et, si alors il s'approche suffisamment de la source électrique, il en tire une étincelle et ressent une *commotion électrique.*

La commotion, lorsqu'elle est modérée, produit une contraction musculaire, un choc douloureux dans les articulations et parfois de l'engourdissement; une commotion très-énergique déterminée par une machine électrique, ou plutôt par une batterie, produit des accidents graves et devient un *foudroiement,* en tout comparable à celui que nous avons étudié à propos de l'électricité atmosphérique.

Les inconvénients attachés à la commotion mettent un obstacle à l'emploi thérapeutique de l'électricité statique, qui n'est guère employée, mais que l'on peut administrer de plusieurs manières.

L'électrisation par contact ou le bain électrique consiste à isoler le sujet et à le mettre en communication avec le conducteur de l'appareil; toute la surface du corps se trouve alors électrisée, soit positivement, soit négativement, à la volonté du médecin, et l'air qui entoure le corps se charge, par induction, de fluide contraire.

Dans le bain électro-positif le fluide est probablement accumulé à la surface du derme, car la circulation, la respiration, les sécrétions, les fonctions intellectuelles n'éprouvent aucune modification appréciable, et il s'échappe par tous les points épidermiques, tels que les cheveux, les poils et les ongles.

Dans le bain électro-négatif on met le sujet en communication avec le coussinet de la machine à l'aide d'un conducteur, et on décharge l'électricité vitrée à mesure qu'elle s'accumule. Giacomini attribue à ce bain une action hyposthénisante très-remarquable; mais M. Duchenne (de Boulogne) assure que ce n'est certainement pas sur l'expérimentation que repose cette théorie; car si dans l'état de santé, dit-il, on se soumet à l'influence d'un bain électrique positif ou négatif, on n'éprouve aucun des symptômes qui annoncent un effet excitant ou hyposthénisant appréciable.

Cette affirmation corrobore, comme vous le voyez, ce que nous avons dit à propos des effets attribués à l'électricité positive et négative de l'atmosphère.

L'électrisation par étincelles pratiquée soit avec la machine, soit avec la bouteille de Leyde, produit à la surface de l'épiderme, et avec une tension plus ou moins forte, la recomposition du fluide de l'appareil avec celui du corps, par l'intermédiaire d'un excitateur en pointe, en boule, en brosse ou à surface plane.

Lorsque la tension est faible, l'excitation électrique est limitée à la peau, qu'elle finit par faire rougir et par rendre plus sensible ; elle est à peine assez puissante pour faire contracter les muscles superficiels, surtout si le tissu cellulaire est un peu abondant, et les contractions ne sont que fibrillaires et incomplètes.

Lorsque la tension est énergique, ainsi qu'on l'obtient par la bouteille de Leyde, les muscles se contractent énergiquement ; mais alors la commotion est très-violente et retentit sur les centres nerveux ; elle est accompagnée d'un engourdissement considérable, et l'on voit survenir, à un degré, élevé tous les phénomènes du foudroiement.

*Électricité dynamique.* — Le courant électrique peut être emprunté soit à une pile voltaïque, soit à un appareil électro-dynamique ou magnétique.

Il résulte des récentes et remarquables recherches de M. Duchenne (de Boulogne) que l'électricité dynamique peut être dirigée et limitée dans presque tous les organes ; on peut la circonscrire dans la peau ; on peut, sans incision ni piqûre, traverser celle-ci et limiter l'action électrique dans un muscle, dans un nerf et même dans un os.

La sensation cutanée est proportionnelle à l'intensité du courant ; on peut la faire varier depuis le simple chatouillement jusqu'à la douleur la plus aiguë, en passant par tous les degrés intermédiaires.

Le courant limité dans un muscle ou dans un nerf peut provoquer les contractions les plus énergiques sans donner lieu à la commotion qui accompagne l'application de l'électricité statique, à moins que la force des courants ne dépasse certaines limites.

L'électricité dynamique peut être empruntée, comme nous l'avons dit, à deux sources différentes qu'il est nécessaire d'étudier séparément, car elles ont l'une et l'autre des propriétés spéciales très-différentes.

*Électricité de contact, galvanisme.* — A quantité et à tension égales, tous les appareils qui dégagent l'électricité de contact jouissent des mêmes propriétés physiologiques, quelle que soit la nature de leurs éléments.

Les effets généraux de l'électricité dynamique, dit M. Gavarret, présentent la plus grande ressemblance avec ceux de la bouteille de Leyde ; une commotion est ressentie au moment où, avec les mains humides, on établit la communication entre les deux pôles d'une pile, et lorsque le courant est puissant, les sensations éprouvées peuvent être aussi vives et même aussi redoutables que celles produites par la décharge d'une batterie électrique. Des animaux ont été ainsi foudroyés.

Il faut dire, néanmoins, que la commotion ne s'étend pas aussi loin, qu'il ne faut pas moins de 50 paires pour qu'elle pénètre jusque dans la poitrine, et que, quand plusieurs personnes forment la chaîne, elle n'est ordinairement ressentie que par les individus placés tout près des pôles.

Au moyen d'un courant énergique on parvient à produire, chez des animaux récemment morts, des mouvements de contraction dans les muscles des membres, de la face, de la poitrine ; on parvient même à réveiller l'action du cœur, et vous connaissez l'expérience du docteur Ure qui, galvanisant un pendu, détermina de telles contractions dans le diaphragme, les muscles de la poitrine, de la face et des membres qu'il s'imagina un instant l'avoir ressuscité.

Les courants galvaniques agissent d'une manière différente, suivant qu'ils sont *directs* ou *inverses*, *continus* ou *interrompus*, et ces différences d'action ont été étudiées par MM. Person, Lehot et Marianini, Peltier, Becquerel et Matteucci.

Lorsque l'on dirige dans le nerf sciatique, par exemple, un courant direct, c'est-à-dire marchant du tronc vers les extrémités, on voit immédiatement se contracter tous les muscles situés au-dessous du point en contact avec le pôle positif ; les contractions cessent lorsque le courant, une fois établi, traverse les parties d'une manière *continue*, et lorsqu'on fait cesser son action, une douleur plus ou moins vive se fait sentir. Une légère variation dans l'intensité du courant, une dérivation exercée, le moindre changement survenu dans les conditions de transmission, suffisent pour rendre au courant sa puissance et pour ramener la contraction.

Si, au lieu d'un courant direct, on applique un *courant inverse*, c'est-à-dire dirigé du muscle vers le tronc nerveux, une vive douleur que n'accompagne aucune contraction (à moins que le courant ne soit très-intense) se montre au début ; tout effet disparaît aussitôt que le courant devient continu, et au moment où il cesse, une contraction plus ou moins énergique se produit.

Ainsi donc, au point de vue des effets produits, le commencement du courant direct correspond à la fin du courant inverse et le commencement du courant inverse à la fin du courant direct ; dans les deux cas, toute action disparaît pendant que le courant agit d'une manière continue.

Cette distinction des courants en *continus* et en *interrompus* est fort importante.

M. Duchenne établit qu'un courant continu limité dans la peau y produit un travail organique qui peut aller du simple érythème jusqu'à l'escharification, mais que, dirigé dans le tissu d'un muscle, quelle que soit son intensité, il n'y produit que des contractions fibrillaires faibles et irrégulières, tandis qu'il donne lieu à des phénomènes de calorification profonde.

Les expériences faites sur les animaux tendent à prouver que les courants continus sont des hyposthénisants de la force nerveuse ; car, lorsqu'ils se prolongent pendant un certain temps, ils diminuent l'irritabilité et finissent par amener la paralysie. M. Duchenne a appliqué sur l'homme, pendant 20 à 30 minutes, des courants continus produits soit par une batterie de Cruickshank, composée de 60 couples, soit par une batterie de 30 piles, de Bunsen, et il n'a observé ni diminution de l'excitabilité du nerf galvanisé, ni trouble des mouvements volontaires.

Les courants interrompus excitent plus vivement la sensibilité de la peau, mais ils produisent moins rapidement l'érythème, la vésication et l'escharification ; ils provoquent aussi des contractions plus violentes.

*Électricité d'induction.*— Les courants d'induction sont fournis soit par une pile, soit par un aimant, c'est-à-dire par des appareils *électro-dynamiques* ou *électro-magnétiques ;* les uns et les autres se composent d'un fil de cuivre rouge recouvert de soie et roulé en spires serrées, de manière à former une bobine au centre de laquelle on place un fer doux ou un aimant. Vous trouverez, dans le numéro du mois de mai 1851 des *Archives générales de médecine*, un mémoire de M. Duchenne, dans lequel sont exposés la construction et le mécanisme des divers appareils connus sous les noms d'appareils de Pixii, de Clark, de Dujardin, de Breton.

L'électricité d'induction fournit constamment des courants interrompus, et chaque intermittence se compose de deux courants en sens contraire ; mais le courant qui se produit à la fin est le seul qui exerce une action physiologique sur l'homme.

L'électricité d'induction ne produit jamais sur la peau d'autre action que l'érection des papilles ou un peu d'érythème.

La sensation qui accompagne la contraction musculaire est moins vive par l'électricité d'induction que par le galvanisme.

Enfin, messieurs, un progrès fort important vient d'être accompli par M. Duchenne, de Boulogne, dans l'application de l'électricité ; ayant constaté que les effets produits sont essentiellement différents suivant que la peau et les excitateurs sont parfaitement secs ou plus ou moins humides, cet habile expérimentateur a trouvé le moyen, comme nous vous l'avons déjà dit, de limiter l'action électrique soit dans la peau, soit dans un muscle ou même dans un seul faisceau musculaire, et vous verrez, en lisant le remarquable rapport fait à ce sujet à l'Académie de médecine par M. Bérard, les précieux avantages que l'anatomie et la physiologie ont déjà retirés du mode d'application institué par M. Duchenne.

Un mot, pour terminer, sur les différentes applications thérapeutiques de l'électricité.

L'électricité a été appliquée à un grand nombre de maladies, principalement par les médecins allemands et anglais : le rhumatisme, la surdité, l'odontalgie, l'ophthalmie, l'amaurose, la chorée et les affections convulsives, le tétanos, l'aménorrhée, la sciatique, la scrofule, la fièvre intermittente, les ulcères, les abcès, les engelures, ont été combattus à l'aide de cet agent par de Haen, Wilkinson, Syme, Floyer, Cavallo, Hay, Jallabert, etc., et vous trouverez consignés dans l'ouvrage de Mauduyt les résultats peu probants qui ont été obtenus par ces expérimentateurs.

On a cité plusieurs exemples d'anévrysmes guéris en opérant la coagulation du sang au moyen de la galvanisation ; et depuis 1831, l'électro-puncture a été employée plusieurs fois et étudiée avec soin par MM. Pravaz, Phillips, Gérard, Clavel, Pétrequin, Ciniselli, Amussat, Debout, Abeille, Velpeau, Giraldès, Boinet, etc.

M. Matteucci croit qu'un courant continu pourrait être employé avec avantage à titre d'hyposthénisant dans le traitement du tétanos. M. Becquerel pense qu'on pourrait, au moyen de la galvanisation, modifier heureusement les plaies, les ulcères. Le docteur Crunel, de Saint-Pétersbourg, assure avoir appliqué avec succès le galvanisme à la destruction du cancer.

La propriété que possède le galvanisme d'exciter vivement la rétine peut être utilisée dans le traitement de l'amaurose ; mais, en raison même de cette propriété spéciale, dit M. Duchenne, l'électricité galvanique doit être appliquée à la face avec circonspection. La flamme qu'elle produit est tellement éblouissante, qu'elle pourrait compromettre la vue si l'opération était trop longue, les intermittences du courant trop rapides et le courant trop intense.

Le courant galvanique intermittent peut être employé dans le traitement des paralysies du mouvement ; mais les appareils doivent être très-puissants, et alors ils exercent une action calorifique qui peut avoir des inconvénients. De plus, ils sont gênants à cause de leur volume, des acides qu'ils emploient, des gaz qu'ils dégagent, etc. Enfin, l'intensité de leurs courants ne peut pas être facilement et exactement graduée.

La galvanisation a été employée souvent avec succès dans le traitement des névralgies.

L'*électricité d'induction* est l'agent d'électrisation qui doit être préféré lorsque l'on veut agir sur la peau ou sur le système musculaire ; l'action électrique peut être facilement, exactement graduée, et, en ayant recours au procédé de M. Duchenne, on peut, comme nous l'avons dit, limiter son action à la peau ou à un seul muscle.

Elle est appelée à rendre de grands services dans le traitement de l'anesthésie, de la paralysie du mouvement, des névralgies, du rhumatisme musculaire, des affections choréiques, de la paralysie hystérique de l'atrophie musculaire. M. Duchenne pense qu'on pourrait l'employer avec succès pour résoudre certaines tumeurs, et qu'on pourrait aussi, dans certains cas, l'appliquer aux organes intérieurs, tels que le foie, les poumons, le cœur, le rectum, l'œsophage, la vessie, l'utérus, le larynx, et enfin aux organes des sens. Sans penser que l'on doive retirer de ce moyen tous les avantages entrevus par M. Duchenne, nous croyons qu'on ne saurait trop engager les expérimentateurs à suivre cette voie.

---

### Bibliographie.

KAEMTZ. *Cours complet de météorologie.* Traduct. de Ch. Martins. Paris, 1843.

POUILLET. *Mémoire sur l'électricité des fluides élastiques et sur une des causes de l'électricité atmosphérique.* In *Ann. de ch. et de phys.*, 1827, t. XXXV, p. 401.

PELTIER. *Rech. sur la cause des phénomènes électriques de l'atmosphère*, etc. In *Ann. de ch. et de phys.*, 1842, t. LXXIX, p. 385.

BECQUEREL et Ed. BECQUEREL. *Eléments de physique terrestre et de météorologie.* Paris, 1847.

CHAPSAL. *Mémoire sur un cas de foudre.* In *Ann. de ch. et de phys.*, 1845, t. XIII (LXXXVII), p. 269.

ARAGO. *Sur le tonnerre.* In *Ann. du bureau des longitudes* pour 1838. Paris, 1837, p. 221.

DE HUMBOLDT. *Sur les gymnotes et autres poissons électriques.* In *Ann. de ch. et de phys.*, 1819, t. II, p. 408.

MATTEUCCI. *Mém. sur l'électricité animale.* In *Ann. de ch. et de phys.*, 1834, t. LVI, p. 439. — *Rech. phys., chim. et physiol. sur la torpille.* Ibid., 1837, t. LXVI, p. 396. — *Sur le courant électrique ou propre de la grenouille.* Ibid., 1838, t. LXVIII, p. 93. — *Mém. sur l'existence du courant électrique musculaire dans les animaux vivants ou récemment tués.* In *Ann. des sciences naturelles*, 1843, t. XIX, p. 313 ; t. XX, p. 82. — *Leçons sur les phénomènes phys. des corps vivants.* Paris, 1847.

GAVARRET. *Lois générales de l'électricité dynamique.* Thèse pour le concours pour la chaire de physique. Paris, 1843.

REGNAULD. *De la production de l'électricité dans les êtres organisés.* Thèse d'agrégation pour les sciences accessoires. Paris, 1847.

Longet. *Anatomie et physiologie du système nerveux.* Paris, 1842. — *Traité de physiologie.* Paris, 1850.

Mauduyt. *Mém. sur les différentes manières d'administrer l'électricité.* Paris, 1784.

Duchenne (de Boulogne). *Exposition d'une nouvelle méthode de galvanisation.* In *Arch. génér. de méd.*, 1850, t. XXIII, p. 258, 420 ; 1851, t. XXV, p. 203, 301. — *Rech. sur les propriétés physiol. et thérapeut. de l'électricité de frottement, de contact et d'induction.* Ibid., 1851, t. XXVI, p. 63.

# Neuvième Leçon.

De la radiation solaire et de la lumière artificielle. — Des influences exercées par elles sur l'organisme.

## *De la radiation solaire.*

Si l'on pratique une ouverture dans le volet d'une chambre obscure, elle livre passage à un faisceau solaire, qui donne naissance à trois ordres de phénomènes très-distincts :

1° A une élévation de température ;

2° A une action chimique capable de modifier profondément les propriétés des corps;

3° A une sensation lumineuse perçue par l'organe de la vue.

Et, comme il est possible d'isoler dans le faisceau solaire des rayons capables de produire exclusivement l'un ou l'autre de ces trois ordres de phénomènes, il faut en conclure que dans l'agent qui est rayonné vers nous par le soleil il existe trois espèces de radiations :

Une radiation calorifique,

Une radiation chimique,

Une radiation lumineuse.

La radiation calorifique est certainement un des plus puissants modificateurs dont les êtres vivants aient à subir l'influence. En étudiant la température atmosphérique, dont elle est la source, nous vous en avons fait l'histoire, et nous n'avons par conséquent plus à vous en parler. Il nous reste à nous occuper des radiations chimique et lumineuse.

### De la radiation solaire chimique.

Si l'on prépare du chlorure d'argent à l'obscurité et si on le soumet à l'action du spectre, on constate qu'il subit une altération qui commence dans la bande violette pour s'étendre, d'un côté, jusqu'au rouge extrême sans le dépasser, et se propager, de l'autre côté, au delà de la bande violette, franchissant ainsi les *limites visibles du spectre* et s'étendant assez loin dans la partie obscure. De telle sorte que la radiation chimique a son maximum d'intensité dans la bande violette, qu'elle ne dépasse point le spectre du côté des rayons les moins réfrangibles, tandis qu'elle franchit, au contraire, ses limites du côté des rayons les plus réfrangibles.

Une expérience fort curieuse de Seebeck démontre, en même temps, et l'action chimique exercée par la radiation solaire et les modifications que lui font subir les couleurs. Si l'on soumet à l'action de la radiation solaire un mélange détonant de chlore et d'hydrogène, la combinaison s'opère assez rapidement lorsque la cloche qui renferme le mélange est de couleur bleue, tandis qu'elle n'a pas lieu lorsque la cloche est de couleur rouge. Il en résulte que les couleurs exercent sur la radiation solaire chimique une action élective, analogue à celle que nous vous signalerons lorsque nous vous parlerons de la radiation lumineuse.

Enfin, messieurs, il me suffit de vous rappeler l'admirable découverte de Daguerre pour vous donner la preuve irréfragable de l'action chimique que peut exercer la radiation solaire sur les corps inorganiques ; les merveilleux résultats de la photographie en sont une éclatante manifestation.

La radiation chimique exerce-t-elle une influence sur la matière organisée ? Des faits nombreux et péremptoires vont nous apprendre qu'il faut répondre par l'affirmative. Si pendant longtemps ces faits ont été attribués à la lumière, si maintenant encore il est difficile, à leur égard, de séparer la radiation chimique de la radiation lumineuse et de la radiation calorifique, il n'en est pas moins évident que c'est à la première qu'ils doivent être rattachés dans l'état actuel de la science.

La radiation solaire chimique doit être étudiée au triple point de vue du *développement,* de la *nutrition* et de la *coloration* des êtres organisés. Suivons-la dans chacun de ces trois ordres de phénomènes.

*Influence de la radiation chimique sur le développement des êtres organisés.* — Il résulte d'expériences concluantes, que la radiation chimique, par sa seule présence, donne naissance à une foule d'êtres organisés appartenant à la classe des infusoires végétaux et animaux. Morren a démontré que, si deux vases de terre semblables contenant de l'eau pure sont placés, l'un sous l'influence directe de la lumière solaire, l'autre dans une obscurité complète, des végétaux microscopiques se développent dans le premier, tandis qu'aucun être organisé n'apparaît dans le second.

Si les vases contiennent de l'eau dans laquelle des substances végétales ont été mises en macération, les êtres développés dans le vase éclairé appartiennent tous au règne animal.

Si les vases contiennent de l'eau dans laquelle des substances animales ont été mises en macération, les résultats sont semblables aux précédents quant au vase éclairé, mais dans le second on voit apparaître des infusoires appartenant à l'espèce des *monas termo*, c'est-à-dire au degré le plus inférieur de l'animalité.

Si une série de vases contenant de l'eau pure est disposée de façon que les vases reçoivent une quantité de lumière de moins en moins intense, on voit des infusoires végétaux se développer d'abord dans le vase le plus éclairé, et puis successivement dans les suivants jusqu'à une certaine limite, déterminée par l'insuffisance de la lumière. Dans un vase en cristal contenant 120 grammes d'eau et ne recevant de la lumière que par une ouverture de 15 millimètres carrés, il ne se développe plus aucun être organisé. Cette curieuse expérience montre, en outre, que les infusoires sont d'autant plus élevés dans l'échelle de l'organisation que le vase est plus éclairé ; de telle sorte qu'on doit admettre que de la quantité de lumière dépend le plus ou le moins de complication des êtres qui naissent sous l'influence de l'agent solaire.

Une autre observation fort intéressante démontre encore l'influence de la radiation chimique sur le développement des êtres organisés.

On avait remarqué que dans les vases en question les infusoires se développaient tantôt sur la paroi qui recevait directement les rayons lumineux, et tantôt sur la paroi opposée, et l'on constata bientôt que cette prédilection était en rapport avec le diamètre des vases employés.

Or, voici comment cette circonstance s'explique. On sait que les rayons qui tombent sur un vase transparent rempli de liquide sont en partie réfléchis et en partie réfractés ; de telle sorte que quand le vase se trouve dans certaines proportions les rayons lumineux peuvent s'entre-croiser vers la paroi postérieure, de manière que celle-ci se trouve plus éclairée que celle qui reçoit directement les rayons solaires. Or, c'est précisément dans ce cas que le développement des infusoires s'opère sur les parois postérieures.

Dans les vases cylindriques de moins de quatre pouces de diamètre, la ligne d'entre-croisement des rayons solaires a lieu entre la génératrice du cylindre et la paroi postérieure ; or, si dans un vase de ce genre on place dans la direction de la catacaustique une tige de verre, c'est sur celle-ci que se développent les infusoires.

Il résulte, en outre, des expériences de Morren, que les rayons

rouge et jaune favorisent au même degré le développement des infusoires, que le jaune-orangé a besoin d'agir pendant un temps beaucoup
plus long ; que l'organisation ne se développe jamais sous l'influence du
rayon vert, et qu'elle n'apparaît sous celle des autres rayons qu'autant
que la couche colorante appliquée sur le verre est extrêmement mince.

Edwards a montré que la radiation solaire exerce une influence très-
remarquable sur l'évolution des œufs de grenouille et sur le développement des têtards. Ayant placé des œufs de grenouille dans deux vases
ayant la même température, mais dont l'un était éclairé, tandis que
l'autre était surmonté d'un couvercle de papier noir, il vit les œufs
éclore dans le premier, tandis que rien de semblable n'eut lieu dans le
second. Des têtards ayant été placés dans ces conditions, ceux qui
étaient exposés à la lumière se développèrent, tandis que des deux qui
étaient placés dans l'obscurité, l'un persista dans ses formes premières.

Robert Hunt a établi expérimentalement que la lumière empêche la
germination des graines, tandis que les rayons chimiques l'accélèrent.

L'influence de la radiation solaire, suivant M. Morren, se fait sentir
sur le développement de toute la matière organisée. Là où elle est faible, on ne rencontre que les rudiments de l'organisation végétale. A
mesure qu'elle augmente en intensité et en durée, apparaissent des
végétaux de plus en plus compliqués, et enfin des animaux qui, eux-
mêmes, suivent une marche ascendante semblable d'organisation. Cette
doctrine est en effet parfaitement justifiée par l'étude de la distribution géographique du règne organique sur la surface du globe terrestre, et par ce fait général, parfaitement établi, que les modifications
produites dans les êtres vivants, par le contact des corps extérieurs,
sont d'autant plus importantes que l'organisation est plus simple, et
d'autant plus faibles que celle-ci est plus compliquée.

*Influence de la radiation chimique sur la nutrition.* — Vous savez
tous combien est puissante l'influence de la radiation solaire sur la nutrition des végétaux : « La lumière, dit M. Martins, exerce sur les végétaux une action non moins réelle que la chaleur ; vainement vous
placerez une plante dans les conditions de température les plus favorables, si la lumière lui manque, elle s'étiole et dépérit. » Je sais bien
que cette assertion a été considérée comme trop absolue ; qu'on lui a
opposé quelques exemples exceptionnels de végétaux vivant dans des
cavernes, dans des lieux où règne une obscurité complète ; qu'on a
voulu dépouiller la radiation solaire chimique et lumineuse au profit de
la chaleur. Mais il vous sera facile de vous convaincre que ces objections n'ont pas une valeur sérieuse, et des recherches récentes tendent
à prouver qu'en modifiant de diverses manières les influences de la

radiation solaire, on peut opérer des transformations assez considérables pour rendre comestibles des végétaux complétement étrangers, jusqu'à présent, à l'alimentation de l'homme.

Priestley, Spallanzani, de Saussure, Sennebier, de Candolle, MM. Boussingault, Surcow, Dumas, ont démontré expérimentalement l'action de la radiation solaire sur la respiration, l'absorption et l'exhalation, c'est-à-dire sur les principales fonctions qui s'accomplissent dans le sein des individus appartenant au règne végétal.

Plongés dans l'obscurité, pendant la nuit, les végétaux exhalent de l'acide carbonique emprunté en partie au sol et en partie produit aux dépens de l'oxygène de l'air; sous l'influence solaire, les végétaux immergés sous l'eau, ou exposés à l'air libre, dégagent de l'oxygène qui provient de la décomposition du gaz acide carbonique répandu dans l'atmosphère ou absorbé avec les liquides qui le tiennent en dissolution; cette décomposition s'accomplit dans le sein de toutes les parties vertes, et exige l'absorption préalable de l'acide carbonique et des rayons solaires chimiques, ceux-ci représentant l'élément réducteur, celui-là étant l'élément réductible, et les parties vertes constituant l'appareil de réduction; tandis que l'oxygène, provenant de la décomposition de l'acide carbonique, est exhalé dans l'atmosphère, le carbone reste fixé dans le végétal.

« Or, dit M. Sappey, l'absorption des rayons chimiques ne peut plus être mise en doute depuis la découverte importante de M. Daguerre. On sait, en effet, que les images daguerriennes sont dues à l'impression des radiations chimiques; or, les parties vertes des végétaux ne sont point reproduites dans l'appareil daguerrien. Dès lors il faut admettre que les rayons chimiques ne sont pas réfléchis par les surfaces vertes, mais qu'ils y sont, au contraire, absorbés et retenus. Ce phénomène remarquable d'absorption nous explique pourquoi les parties vertes des végétaux, qui seules jouissent du privilége de fixer les rayons chimiques, sont aussi les seules qui possèdent le pouvoir de décomposer l'acide carbonique; pourquoi, lorsque les rayons cessent d'intervenir, la décomposition cesse de s'accomplir; pourquoi, enfin, le pouvoir réducteur du spectre chimique offre de si grandes différences dans son intensité, suivant qu'il provient de la lumière solaire, de la lumière diffuse, de la lumière artificielle, de la lumière lunaire ou sidérale, ou bien de la lumière décomposée. »

L'action la plus énergique appartient à la lumière solaire directe; les lumières diffuse, artificielle et réfléchie exercent des influences de plus en plus faibles; la lumière lunaire paraît être dépourvue de toute action.

Mais, tandis que les parties vertes des végétaux opèrent une carbonisation, leurs parties colorées sont le siége d'une décarbonisation ; elles empruntent de l'oxygène à l'air atmosphérique, le combinent avec une partie du carbone qui se trouve dans leur substance, exhalent de l'acide carbonique, et ici encore la radiation solaire exerce une influence remarquable et active l'absorption de l'oxygène.

Si une plante, garnie de ses feuilles et ayant ses racines plongées dans un vase plein d'eau, est exposée successivement à l'obscurité, à la lumière du jour et au soleil, on constate que les racines n'absorbent que très-peu dans l'obscurité, qu'elles absorbent davantage à la lumière du jour et beaucoup plus encore au soleil ; mais si, dans la production de ces phénomènes, on doit accorder une part à la radiation chimique, il est probable que la plus importante appartient à la radiation calorifique.

Nous en dirons autant pour l'exhalation, qui est d'autant plus active que la radiation solaire est plus intense, et qui est presque nulle dans l'obscurité.

Nous ne vous parlerons pas des phénomènes qui s'accomplissent dans la direction des tiges, les mouvements des fleurs et des feuilles, parce que l'on n'en connaît pas les véritables agents. Il est probable qu'il faut faire intervenir ici la radiation calorifique, l'humidité et divers modificateurs météoriques.

La radiation chimique n'est probablement pas étrangère au sommeil des plantes, à la production des émanations dangereuses qui se dégagent du rhus toxicodendron et du mancenillier ; mais la science n'a pas encore suffisamment élucidé ces intéressantes questions.

L'influence de la radiation chimique sur la nutrition des animaux n'est pas encore très-nettement établie. Est-ce à l'action directe de la radiation solaire sur toute la surface de leur corps qu'il faut attribuer la rareté, chez eux, des déviations organiques que l'on rencontre si fréquemment chez l'homme ? Les sauvages, à l'état de nudité, sont remarquables par la beauté et la régularité de leurs formes. M. de Humboldt, qui pendant cinq ans en a vu des milliers, n'a jamais observé chez eux une seule difformité naturelle. Les peuples du Midi ont une conformation plus régulière et plus belle que les peuples du Nord.

On a cité encore, en faveur de l'influence de la radiation solaire sur la nutrition, les phénomènes que l'on observe chez les hommes qui sont habituellement soustraits à son action. Les individus dont les habitations sont mal éclairées, les portiers, les prisonniers, les mineurs, les marins, qui passent leur vie dans la cambuse, sont petits de taille, mal conformés, lymphatiques, rachitiques, chloro-anémiques, scrofuleux, phthisiques. Mais ici intervient un modificateur fort complexe, et il est difficile de déterminer rigoureusement dans quelles limites agit la radiation solaire.

*Influence de la radiation chimique sur la coloration.* — Vous connaissez, messieurs, l'action si remarquable que la radiation solaire exerce sur la coloration des végétaux; la fleur la plus éclatante perd son brillant coloris lorsqu'elle se développe à l'abri des rayons lumineux, et cette influence est aussi marquée sur les parties vertes, sur les feuilles que sur les pétales parées des nuances les plus diverses et les plus vives.

La coloration verte est d'autant plus prononcée, que la plante absorbe plus de carbone et de rayons chimiques; elle diminue d'autant plus, que le végétal est plus rarement visité par le soleil ou soumis davantage à l'influence de la lumière diffuse, et elle disparaît complétement au milieu d'une obscurité permanente. La couleur verte des plantes est donc intimement liée à leur respiration.

C'est dans les pays où la lumière est la plus intense que l'on trouve les oiseaux aux couleurs les plus vives, et celles-ci se montrent de préférence sur le dos, tandis que les plumes cachées sous le thorax, sous l'abdomen, sous les ailes, sont beaucoup moins colorées. Il en est de même chez les insectes et un grand nombre d'animaux. Chez les quadrupèdes du Nord, le pelage blanc ou gris est très-commun, et souvent il n'a qu'une durée égale à celle de l'hiver.

Une influence analogue est-elle exercée sur la coloration de la peau humaine?

Les nègres n'existent point au delà de la zone torride, et la couleur de la peau devient de moins en moins foncée à mesure qu'on s'éloigne de l'équateur. D'après M. de Humboldt, les nègres de basse condition sont plus noirs que ceux qui se garantissent contre l'ardeur des rayons solaires. Chez les Maures et les peuples orientaux, les femmes qui sont continuellement renfermées sont plus blanches que les hommes. A Ceylan, les habitants des plages découvertes ont le teint plus basané, plus brun que les habitants des bois. Les hommes qui travaillent pendant la nuit ont ordinairement le teint blafard.

Vous savez tous combien la peau brunit sous l'influence de la lumière solaire, et combien le teint des femmes de la campagne, par exemple, diffère de celui des femmes du monde.

Mais l'élévation de la température n'est-elle point, comme le pense Blumenbach, l'agent qui, dans ces circonstances, modifie la coloration de la peau? On ne saurait l'admettre, car la chaleur artificielle est sans action. Les forgerons, les verriers, les cuisiniers ont souvent la peau très-blanche ; tandis que le laboureur, exposé à une température plus basse, mais à une lumière plus intense, l'a très-brune ; les parties du corps protégées par les vêtements devraient être plus colorées que celles qui sont exposées à l'air, et c'est précisément le contraire qui a lieu ; les Lapons, les Esquimaux, les Groënlandais, ont la peau très-brune, malgré le froid extrême auquel ils sont exposés, et l'on ne peut expliquer ce fait que par l'intensité de la lumière que réfléchissent des neiges perpétuelles.

Toutes ces considérations nous autorisent à conclure que la radiation chimique exerce une influence remarquable sur la coloration de la peau humaine ; mais il faut reconnaître, néanmoins, que cet agent n'est pas le seul qui intervienne, et que son action ne peut dépasser certaines limites.

La coloration de la peau est modifiée par certains phénomènes physiologiques, tels que la grossesse, par un grand nombre de maladies, et l'on a cité des exemples de négritie accidentelle. Les nègres et les blancs conservent la couleur qui leur appartient, quel que soit le climat qu'ils habitent, et nous verrons plus loin que ce n'est pas aux influences de la lumière que l'on peut attribuer les colorations distinctives des races humaines.

Pour nous résumer quant à l'appréciation des agents qui président aux divers phénomènes que nous venons d'énumérer, nous dirons, avec M. Sappey : « Ces phénomènes paraissent s'opérer soit sous l'influence exclusive du spectre chimique, soit sous l'influence combinée des spectres chimique et lumineux. Nous disons sous l'influence combinée de ces deux spectres ; car, bien que des faits multipliés nous fassent incliner vers la première opinion, nous devons reconnaître qu'il y aurait quelque témérité, peut-être, à l'adopter d'une manière absolue. Si ces deux spectres, en effet, ont été isolés dans les expériences physiques qui ont permis de constater les propriétés de chacun d'eux, ils ne l'ont pas été dans celles qui ont été entreprises pour déterminer l'influence de la lumière sur les êtres vivants. La théorie indique nettement que tous ces phénomènes doivent être rapportés aux irradiations chimiques ; mais l'expérimentation nous laisse dans le doute sur ce point, et jusqu'au moment où elle viendra le dissiper, nous comprenons qu'un esprit sévère juge convenable de ne point séparer, dans la production de ces phénomènes, l'influence des deux spectres chimique et lumineux. »

Quoi qu'il en soit, il découle de ce qui précède certains préceptes hygiéniques dont il importe de tenir compte. Si pendant toute la durée de sa vie l'homme a besoin d'être exposé à une lumière suffisante, si le séjour habituel dans un lieu mal éclairé ou obscur a toujours pour lui

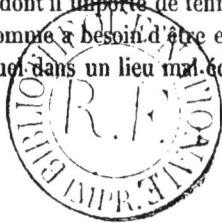

9

des inconvénients plus ou moins graves, c'est surtout pendant les premiers âges de la vie, pendant la période d'accroissement et de développement, que l'influence de la lumière est utile et nécessaire. Les enfants élevés dans des lieux obscurs sont ordinairement d'une taille très-petite, mal conformés, chétifs, étiolés, rachitiques, scrofuleux, phthisiques, chlorotiques, anémiques, et dans les cas de ce genre l'insolation est le meilleur remède qu'on puisse opposer aux troubles de la nutrition et aux lésions organiques qui en dérivent.

### De la radiation lumineuse.

La radiation solaire lumineuse est l'excitant naturel de l'organe de la vue; c'est elle qui établit les rapports les plus importants entre l'homme et le monde extérieur, en lui dévoilant la forme, le volume, la couleur des corps qui l'environnent; en lui permettant de saisir en même temps l'ensemble et les détails de l'horizon qu'embrasse son regard; en l'avertissant en temps opportun des dangers qui le menacent; en lui désignant les objets qui peuvent lui être nécessaires, utiles, agréables ou nuisibles.

L'action de la lumière, comme celle de tous les modificateurs destinés à agir sur les organes des sens, s'exerce non-seulement sur l'appareil dont elle est l'excitant spécial, mais encore sur le cerveau auquel est transmise l'impression reçue par l'œil, afin qu'elle s'y transforme en perception; il faut donc l'étudier à ce double point de vue.

*Influence de la lumière sur l'organe de la vue.* — La lumière du soleil est, comme vous le savez, une lumière blanche et composée, puisqu'il est possible d'y faire naître sept couleurs différentes, appelées couleurs du spectre, et qui sont le rouge, l'orangé, le jaune, le vert, le bleu, l'indigo et le violet; vous savez aussi que tous les corps sont éclairés soit par la lumière blanche du soleil, soit par la lumière lunaire et planétaire, soit par la lumière artificielle, et qu'ils présentent des nuances variables à l'infini selon leurs qualités physiques et chimiques, suivant la manière dont ils absorbent et réfléchissent les rayons lumineux. Les corps blancs renvoient toute la lumière qu'ils reçoivent; les corps noirs absorbent tout et ne renvoient rien; les corps gris absorbent une égale proportion de toutes les couleurs simples; les corps rouges absorbent la couleur complémentaire du rouge, les jaunes la couleur complémentaire du jaune, etc. L'influence de la lumière sur l'organe de la vue varie, par conséquent, en raison de l'intensité des rayons lumineux et de la coloration des objets éclairés.

Lorsque l'œil ne reçoit habituellement qu'une lumière très-faible, lorsqu'il reste plongé pendant longtemps dans une obscurité complète, sa sensibilité s'exagère, se dénature, et il devient inapte à soutenir l'éclat du jour; la pupille est dilatée, il survient de la mydriase, de la myopie et parfois une amaurose complète; souvent l'homme subit une exaltation de la sensibilité visuelle qui lui permet, dit M. Gerdy, de distinguer dans un cachot profondément obscur jusqu'aux jointures des murailles, et l'on observe alors une nyctalopie semblable à celle de certains animaux.

Sous l'influence d'une lumière trop intense, trop prolongée, l'on voit se développer des accidents plus graves, qui varient d'ailleurs suivant l'âge des sujets, leur constitution, leur idiosyncrasie, leur état de santé, de maladie ou de convalescence, leurs habitudes, etc.

Vous savez que l'homme ne peut sans péril fixer le soleil, et qu'à cet égard il ne jouit point du privilège qui, dit-on, a été accordé à l'aigle. Buffon fut atteint d'étéropsie pour avoir longtemps regardé cet astre; Maunoir, Demours, citent des cas d'amaurose, de cataracte, d'hémiopie développés dans les mêmes circonstances, et l'on a vu des nouveau-nés devenir aveugles pour avoir été exposés à une lumière trop vive; ces accidents ont aussi été produits par la vue d'un éclair. A un degré moins élevé, on éprouve un éblouissement intense, la vision est troublée, et tous les objets paraissent être colorés en rouge.

Les ouvriers qui travaillent sous l'influence d'une lumière trèsvive; ceux qui font usage de la loupe, de microscope, de lunettes astronomiques, sont souvent affectés d'héméralopie, de diplopie, d'hémiopie, de cataracte, d'amaurose, d'ophthalmies. Hartsoecker, Leuwenhoek, Swammerdam, Galilée, Cassini, ont perdu la vue.

Lorsque l'un des deux yeux est exclusivement ou plus particulièrement mis en jeu, c'est lui que ces différentes affections atteignent.

La lumière réfléchie, quoique moins intense que la lumière directe, est une cause fréquente de maladies; mais c'est ici qu'il faut tenir compte de la couleur de la surface de réflexion. Le bleu et le vert sont facilement supportés; le jaune, l'orangé et le rouge ne jouissent pas du même privilège, et de toutes les couleurs, c'est le blanc qui exerce les influences les plus funestes.

Les ophthalmies, l'amaurose, sont souvent produites par la réverbération de la neige, du sable, de maisons blanches. Elles ont décimé les armées de Xénophon et les nôtres, pendant nos guerres de Russie, d'Egypte et d'Afrique. On les a observées en 1819 sur des soldats suisses qui manœuvraient à Lyon par un soleil ardent. M. Chevallier a signalé les accidents produits chez les compositeurs d'imprimerie par le brillant

9.

des caractères neufs. M. Réveillé-Parise rapporte qu'un grand nombre de contrebandiers perdit la vue après avoir traversé une montagne des Pyrénées couverte de neige. Vous connaissez l'acte de cruauté attribué par Galien à Denis le tyran.

*Influence de la lumière sur les centres nerveux.* — De tous les modificateurs destinés à agir sur les organes des sens, la lumière est un de ceux qui exercent l'influence la plus marquée sur les centres nerveux. Lorsque son action est trop intense, trop prolongée, il ne tarde pas à se manifester, du côté du système nerveux, des troubles principalement caractérisés par de la céphalalgie, de l'insomnie, de l'agitation, des vertiges, de la congestion cérébrale, et quelquefois par du délire, des vomissements, de la fièvre, des convulsions, etc.

C'est pour préserver l'homme des effets funestes de l'excitation solaire que la nature a fait succéder la nuit au jour, le sommeil à l'état de veille, et qu'elle a placé entre le rayon lumineux et la rétine un voile membraneux, opaque, mobile, destiné à modérer et à suspendre l'action de la lumière. C'était chez les anciens, dit M. Gerdy, un supplice horrible que celui de couper les paupières et de laisser le patient exposé aux rayons du soleil ; mais heureusement que, dans ce cas, la nature, meilleure pour l'humanité que l'humanité ne l'est pour elle-même, rapproche la peau du sourcil de celle de la joue, de manière à fermer l'œil presque complétement.

### De la lumière artificielle.

« Dans des temps encore peu éloignés du nôtre, dit M. Briquet, la lumière artificielle, fort restreinte dans la vie privée, était nulle dans la vie publique. La coutume du couvre-feu, qui s'est étendue pendant si longtemps sur presque toute l'Europe, l'absence de lumières dans les rues et l'imperfection des moyens de l'art, mettaient l'homme dans des rapports fort peu multipliés avec elle. Aussi, à l'exception de quelques professions, s'il n'en retirait pas de grands avantages sous le rapport de ses jouissances, il n'en éprouvait pas grand préjudice relativement à sa santé. La médecine d'alors devait donc peu s'occuper de son influence ; mais à présent que des flots de cette lumière nous inondent de toutes parts, excitent sans cesse nos organes et puisent leur éclat dans des matières qui sont des poisons et des dangers pour l'homme, la médecine ne peut plus rester indifférente à l'action d'un agent si puissant, et l'hygiène doit veiller aux modifications qu'il peut imprimer à la santé. »

La lumière artificielle est produite par les divers instruments qui donnent naissance à l'étincelle électrique, par diverses combinaisons chimiques, par l'extrême élévation de température de certains corps métalliques, et enfin par la combustion de certains corps solides, liquides ou gazeux.

« L'expérience démontre, ajoute M. Briquet, que la lumière artificielle irrite et fatigue beaucoup plus les yeux que la lumière ordinaire des astres. Tous les observateurs s'accordent à regarder l'exposition trop prolongée à cette lumière comme l'une des causes les plus énergiques des phlegmasies des membranes internes de l'œil, de l'affaiblissement de la vue et de la paralysie du nerf optique. »

Cette différence s'explique par cette raison que les travaux du jour ne s'exécutent en général qu'à la lumière diffuse, tandis que ceux du soir et de la nuit s'effectuent sous l'influence des rayons directs du corps éclairant.

La lumière artificielle agit par son intensité, par la manière dont elle est répandue, par sa direction et enfin par sa composition.

La lumière insuffisante fatigue extrêmement l'œil et est une cause fréquente d'amaurose. Beer en a signalé les dangers, et, si les couturières figurent pour le huitième dans le nombre des sujets affectés de maladies oculaires, M. Sichel assure que cela tient à la faible lumière à laquelle elles travaillent le soir.

L'action trop prolongée ou trop intense de la lumière artificielle fait éprouver des picotements et de la cuisson au bord libre des paupières et à l'angle interne de l'œil; ces parties rougissent; on croit sentir des graviers entre les paupières et l'œil; une sensation de compression se manifeste dans l'intérieur de l'organe; la pupille se rétracte, et les muscles des paupières et des parties voisines deviennent le siége d'une fatigue extrême.

Si l'on accorde à l'œil le repos dont il a besoin, ces accidents se dissipent; mais si l'action de la lumière se prolonge, si elle est souvent renouvelée, il survient des conjonctivites chroniques, des iritis, des cataractes, des amauroses, de l'amblyopie, etc.

Beer cite des cas de cécité produite par l'impression subite d'une vive lumière; l'amaurose a été le résultat d'une lumière électrique trop intense; pendant l'incendie de l'Odéon, la plupart des militaires de service furent frappés d'héméralopie; la vue d'une fournaise ardente, d'un corps métallique porté à une température très-élevée a produit des accidents semblables.

La lumière artificielle est surtout nuisible lorsque ses rayons arrivent directement à l'œil, sans avoir été préalablement affaiblis; plus la flamme est blanche, plus elle fatigue l'œil, et après le blanc vient le rouge.

Lorsque la lumière est incertaine, vacillante, alternativement plus faible et plus intense, l'œil est obligé de modifier fréquemment ses conditions statiques, et il en éprouve une très-grande fatigue.

La lumière réfléchie est très-nuisible.

Enfin, certaines matières qui échappent à la combustion peuvent exercer sur les yeux une action irritante plus ou moins vive; le gaz sulfureux, l'hydrosulfate d'ammoniaque, sont dans ce cas.

*Bibliographie.*

EDWARDS. *De l'influence des agents physiques sur la vie.* Paris, 1824.

MORREN. *Essais pour déterminer l'influence qu'exerce la lumière sur la manifestation et le développement des êtres végétaux et animaux.* In *Ann. des sciences naturelles,* 1835, t. III, p. 5, 174, 224; t. IV, p. 13, 142.

SAPPEY. *De l'influence de la lumière sur les êtres vivants* (thèse pour l'agrégation en anatomie). Paris, 1844.

GERDY. *Pathologie générale médico-chirurgicale.* Paris, 1851.

# Dixième Leçon.

Des vents. — Du son. — Du bruit et de la musique.

*Des vents.*

Si la densité de l'atmosphère était partout la même, aucun mouvement ne s'y ferait sentir; l'air serait dans un repos complet, et il en est parfois ainsi dans les couches atmosphériques les plus inférieures. Mais, sous l'influence de l'action solaire calorifique, des inégalités du sol, des conditions de sa surface, de la présence des eaux, etc., l'équilibre est souvent rompu, et il se produit alors un mouvement, un courant, en vertu duquel l'air le plus dense s'écoule avec une rapidité plus ou moins grande vers l'air le moins dense. Ce courant porte le nom de *vent*.

Dans l'état actuel de nos connaissances, il est impossible de donner une théorie complète et satisfaisante des vents. « Tout ce qui concerne la dynamique des fluides, disent MM. Becquerel, est fort peu connu, et ce n'est que par des observations suivies que l'on pourra arriver à la connaissance de toutes les causes déterminantes des vents. » Quoi qu'il en soit, on considère l'inégal échauffement des masses gazeuses et leurs variations de température, la condensation ou la formation subite des vapeurs et, peut-être, le mouvement de rotation de la terre et les actions qui peuvent se manifester par suite des attractions et des répulsions électriques, comme les causes principales et générales des courants atmosphériques réguliers ou irréguliers.

Le vent offre à considérer sa *vitesse* ou *force mécanique*, sa *direction*, sa *température*, son *humidité*.

*Force ou vitesse des vents.* — On distingue les vents, suivant leur force, en *faible* ou *petite brise*, *modéré* ou *jolie brise*, *assez fort* ou *brise fraîche*, *violent* ou *grand frais*, *coup de vent*, *tempête* et *ouragan ;* mais ces distinctions ne reposent que sur les sensations éprouvées par notre corps, sur des appréciations vagues, peu rigoureuses, et l'on a dû chercher à obtenir des évaluations plus précises. A cet effet, divers instruments portant le nom d'*anémomètres* ont été construits. Voltmann a proposé une girouette munie de deux petites ailes de moulin ; le nombre de tours que celles-ci effectuent dans l'espace d'une minute donne la mesure de la force du vent. M. Combes a perfectionné cet instrument, et, au moyen d'un moulinet qui fait tourner une roue dentée, il est parvenu à mesurer fort exactement les vitesses comprises entre 0 m. 40 et 5 m. par seconde.

Le tableau suivant vous donnera une idée des vitesses absolues et relatives des vents par heure :

| | | |
|---|---|---|
| 1,800 mètres. | Vent à peine sensible. |
| 3,600 | — | Vent sensible. |
| 7,200 | — | Vent modéré. |
| 19,200 | — | Vent assez fort, brise tendant bien les voiles. |
| 36,000 | — | Vent fort (frais). |
| 54,000 | — | Grand frais. |
| 72,000 | — | Vent très-fort (très-grand frais). |
| 81,000 | — | Tempête. |
| 97,200 | -- | Grande tempête. |
| 129,600 | — | Ouragan. |
| 162,000 | — | Ouragan renversant les édifices, déracinant les arbres, etc. |

La vitesse ordinaire des vents qui soufflent dans nos contrées est de 5 à 6 mètres par seconde. Au-dessous de 4 mètres, les moulins à vent ne peuvent plus moudre le blé ; la vitesse la plus favorable est celle de 6 à 7 m.; au-dessus de 8 m., on est obligé de serrer les voiles afin d'éviter la rupture des ailes. En mer, les vaisseaux marchent très-bien avec la vitesse de 9 m.; cependant celle de 6 m. tend encore bien les voiles.

La vitesse du vent varie avec la direction ; voici quelles sont les vitesses moyennes par seconde, constatées par M. Bueck, à Cuxhaven, pour les différents vents ;

| | | | |
|---|---|---|---|
| Nord. . . . . . . | 6 m. 78 | Est. . . . . . . . | 5 m. 58 |
| Nord-Est. . . . . | 6 m. 78 | Sud-Est. . . . . | 5 m. 75 |
| Sud. . . . . . . | 5 m. 78 | Ouest. . . . . . | 7 m. 41 |
| Sud-Ouest. . . . | 6 m. 56 | Nord-Ouest. . . | 8 m. 90 |

A Orange, M. de Gasparin a trouvé 6 m. 35 pour le vent du nord et 1 m. 22 pour celui du sud.

Je ne vous exposerai point en détail la manière dont on arrive à calculer la force mécanique du vent ; il me suffit de vous dire qu'on n'admet généralement qu'une vitesse de 1 mètre par seconde correspond à 0 kil. 125 par mètre carré, et par conséquent à un demi-kilogr. pour 4 mètres de superficie. Dans les ouragans où la vitesse atteint 40 mètres par seconde, la pression est de 200 kilogr. par mètre carré ; et vous comprenez, messieurs, quels peuvent être les effets désastreux d'une pareille force. « Lors de l'ouragan qui eut lieu à la Guadeloupe en 1825, disent MM. Becquerel, les tuiles reçurent une telle impulsion qu'elles traversèrent des portes épaisses. Une planche de sapin de 1 mètre de long sur 0,25 cent. de largeur et 0,023 mill. d'épaisseur, fut lancée avec tant de force qu'elle traversa une tige de palmier de 0,045 mill. de diamètre. »

*Direction des vents.* — Vous devez comprendre, messieurs, que, sans parler de la navigation, il existe un grand nombre de circonstances dans lesquelles il est indispensable de connaître exactement la direction des vents. Pour rapporter cette direction à des lignes déterminées, on divise d'abord l'horizon en quatre parties égales, qui correspondent aux quatre points cardinaux, et l'on obtient ainsi quatre vents ayant une direction connue, fixe, et portant les noms de vents du nord, du sud, de l'est et de l'ouest. Des directions intermédiaires sont établies ensuite à l'aide de nouvelles divisions, égales entre elles, et leur nombre varie suivant le degré d'approximation auquel on veut arriver.

Lorsque l'on s'arrête à 8 divisions, on obtient les directions suivantes :

N., N.-E.    E., S.-E.    S., S.-O.    O., N.-O.

Les marins admettent 16 directions ; et lorsque, par exemple, le vent souffle entre le nord et le nord-est, ils disent qu'il est N.-N.-E.

On a encore divisé la circonférence en 32 parties égales, qui forment la *rose des vents ;* chaque intervalle s'appelle un *rumb*, et quand le vent varie, on dit qu'il change d'un ou de plusieurs rumbs. Alors, si le vent souffle, par exemple, très-près du nord, du côté de l'est, on dit qu'il est N.-1/4 N.-E.

Enfin, pour obtenir la plus grande précision possible, on divise la circonférence en degrés, et lorsque le vent fait un angle de 30° entre le nord et l'est, à partir du nord, on dit qu'il est N. 30° E.

La direction du vent est indiquée par les girouettes et par la marche des nuages. Or, si l'on compare ces deux indicateurs, on constate que fort souvent la direction des vents qui soufflent dans les couches atmosphériques inférieures est très-différente de celle des vents qui soufflent dans les régions supérieures ; phénomène que Kaemtz formule de la manière suivante :

*Si deux régions voisines sont inégalement échauffées, il se produira dans les couches supérieures un vent allant de la région chaude à la région froide, et à la surface du sol un courant contraire.*

Cette loi peut être très-facilement vérifiée ; lorsque l'on gravit une haute montagne, on traverse souvent des espaces où règnent des vents ayant des directions différentes ou même opposées. Si, en hiver, on ouvre une porte faisant communiquer une chambre chaude avec un appartement froid, il s'établit deux courants : l'un supérieur, de la chambre chaude à l'appartement froid ; l'autre inférieur, en sens contraire. Quelquefois ces deux courants existent en haut et en bas d'un carreau imparfaitement mastiqué. Dans une cheminée, dans le verre d'une lampe, il s'établit un courant ascendant qui est d'autant plus énergique que les parois de la cheminée ou du verre de la lampe sont plus échauffées.

Il est probable que les couches atmosphériques supérieures sont parcourues par de nombreux courants dirigés en divers sens ; mais on ne possède aujourd'hui à cet égard aucune donnée positive. La navigation aérienne nous en fournira peut-être quelque jour.

On distingue quatre espèces de vents :

Des vents alizés, constants ou généraux ;

Des vents périodiques ;

Des vents variables ;

Des vents accidentels.

*Vents alizés.* — On donne ce nom à des vents constants, soufflant pendant toute l'année dans la même direction, sur le Grand-Océan et sur l'océan Atlantique, dans les régions équatoriales.

Dans le Grand-Océan, de 2° à 25° de latitude nord règne un alizé dirigé du N.-E. vers le S.-O., tandis que de 2° à 25° de latitude sud règne un alizé dirigé de S.-E. au N.-O.

La bande équatoriale placée entre 2° de latitude N. et 2° de latitude S. est une région de calme, où l'air n'est troublé que par des coups de vent appelés *tornados* par les Espagnols.

Dans l'océan Atlantique l'alizé N.-E. s'étend du 8° au 30° de latitude nord, et l'alizé S.-E. du 3° de latitude nord au 30° de latitude sud. La région des calmes est comprise, par conséquent, entre le 8° et le 3° deg. de latitude nord. M. de Humboldt attribue l'extension de l'alizé S.-E. au delà de l'équateur dans l'hémisphère nord à la configuration du bassin de l'océan Atlantique.

Les alizés sont influencés par les continents ; près des côtes ils soufflent souvent dans une direction différente de celle que nous venons d'indiquer, et ils ne se régularisent qu'en pleine mer. On les attribue à l'abaissement de la température qui s'opère graduellement de l'équateur aux pôles.

*Vents périodiques.* — On donne ce nom et celui de *moussons* à des vents qui soufflent régulièrement dans une direction donnée pendant un certain nombre de mois.

Dans l'océan Indien, le mousson est S.-O. depuis avril jusqu'en octobre, et N.-E. depuis octobre jusqu'en avril. Au Brésil, il y a un mousson du printemps N.-E., et un mousson d'automne S.-O. Dans la Méditerranée il règne pendant l'été des moussons du nord qui portent le nom de vents *étésiens*.

En général les moussons sont dirigés vers les continents pendant l'été et en sens inverse pendant l'hiver ; mais on trouve dans beaucoup de parages des vents périodiques qui alternent avec les saisons, sont influencés par la configuration des côtes, et soufflent dans diverses directions.

Parmi les vents périodiques se placent les *brises de terre et de mer* qui se manifestent dans l'intervalle de vingt-quatre heures, et dont la périodicité est réglée par le mouvement diurne. Sur les côtes, et à une certaine distance d'elles, il s'élève vers huit ou neuf heures du matin un vent de mer perpendiculaire à la côte ; il augmente jusque vers deux ou trois heures, et va ensuite en diminuant jusque vers cinq heures, où il cesse de se faire sentir. Au moment du coucher du soleil il s'élève un vent de terre dirigé en sens opposé de celui du jour, et qui va en augmentant jusqu'au lever de l'astre.

Ces brises reconnaissent pour causes les variations diurnes de la température atmosphérique, que nous vous avons fait connaître ; elles sont régulières dans les tropiques, tandis que dans nos contrées elles suivent le cours des saisons, et sont réglées par la longueur des jours et des nuits. Les brises de mer sont faibles au fond des golfes ; sur les promontoires, ce sont celles de terre.

M. Fournet a décrit, sous le nom de flux et reflux atmosphériques, des *brises de jour et de nuit* qui se font sentir dans les montagnes d'une manière régulière. Pendant la nuit un courant descendant glisse le long de la montagne, et il est remplacé pendant le jour par un courant ascendant. Ces courants, connus dans certaines localités sous le nom de *thalwind, pontias, vesine, solore, vauderon, rebas, aloup de vent*, se développent dans les concavités des vallées et le long de toutes les rampes ; ils sont influencés par la configuration des montagnes, les saisons, et quelques circonstances météorologiques accidentelles. Tantôt ils sont plus prononcés le jour que la nuit (vent de Maurienne), tantôt plus la nuit que le jour (pontias, aloup de vent de Chessy). La brise de jour de Maurienne prédomine pendant l'hiver, la brise de nuit pendant l'été.

Ces courants poussent vers les régions supérieures, ou ramènent vers les couches inférieures les corps susceptibles de flotter dans l'air, et c'est ainsi qu'on explique, en partie, la condensation pendant le jour des fumées et des vapeurs autour des hautes cimes, et leur concentration pendant la nuit dans les concavités.

*Vents variables.* — Dans les latitudes moyennes, dans nos contrées, on ne rencontre plus de vents constants ou périodiques comme ceux que nous venons d'énumérer, mais des vents qui soufflent tantôt d'un point, tantôt d'un autre, pendant un temps plus ou moins long ; qui alternent successivement et varient suivant les saisons. Quelquefois cependant, et dans certaines localités, ils ont une tendance à une direction déterminée, et voilà pourquoi les vents variables ont été divisés en *dominants* et en *momentanés*.

Nous empruntons à Kaemtz un tableau qui vous indiquera la fréquence relative des différents vents dans plusieurs des contrées de l'Europe.

| | N. | N.-E. | E. | S.-E. | S. | S.-O. | O. | N.-O. |
|---|---|---|---|---|---|---|---|---|
| Angleterre. . . . . . . . . | 82 | 111 | 99 | 81 | 111 | 225 | 171 | 120 |
| France et Pays-Bas. . . . . | 126 | 140 | 84 | 76 | 117 | 192 | 155 | 110 |
| Allemagne. . . . . . . . . | 84 | 98 | 119 | 87 | 97 | 185 | 198 | 131 |
| Danemark. . . . . . . . . | 65 | 98 | 100 | 129 | 92 | 198 | 161 | 156 |
| Suède. . . . . . . . . . . | 102 | 104 | 80 | 110 | 128 | 210 | 159 | 106 |
| Russie et Hongrie. . . . . | 99 | 191 | 84 | 130 | 98 | 143 | 166 | 192 |
| Amérique du Nord. . . . . | 96 | 116 | 49 | 108 | 123 | 197 | 101 | 210 |

M. Fournet a divisé la France en trois régions distinctes :

1° La région atlantique, qui comprend le centre, le N.-E., le N. et l'O. de la France, et où prédomine le vent S.-O. ;

2° Le bassin du Rhône, où prédomine le vent du nord ;

3° La région méditerranéenne subdivisée en partie occidentale, où prédominent les vents d'O. à l'E, et la partie orientale, où souffle le vent N.-O.

D'après M. de Gasparin, le vent S.-O. domine dans le nord de la France, en Angleterre et en Allemagne; la direction incline vers le N. dans le midi de la France, et les vents du N. prédominent en Espagne et en Italie.

Les variations saisonnières de la température atmosphérique modifient nécessairement la direction des vents; pendant l'été, les vents soufflent du côté des mers et pendant l'hiver du côté des continents.

Suivant M. Schouw, la direction moyenne des vents est plus australe en hiver que dans le cours de l'année, et le maximum a lieu en janvier. Les vents d'E. prédominent en mars ou en avril. En été, la direction O. prédomine, surtout en juillet, et la direction moyenne est N.-O. En automne, les vents du sud sont les plus fréquents.

Voici, d'après M. Bouvard, les chiffres qui indiquent la fréquence des différents vents qui ont soufflé chaque mois à Paris pendant une période de vingt années. Tous les chiffres ont été rapportés à celui de 1,000 vents par mois.

| | N. | N.-E. | E. | S.-E. | S. | S-O. | O. | N.-O. |
|---|---|---|---|---|---|---|---|---|
| Janvier. | 161 | 129 | 65 | 65 | 194 | 161 | 129 | 97 |
| Février. | 91 | 91 | 61 | 91 | 212 | 182 | 182 | 91 |
| Mars. | 161 | 161 | 32 | 65 | 129 | 161 | 194 | 97 |
| Avril. | 167 | 167 | 67 | 67 | 167 | 133 | 133 | 100 |
| Mai. | 129 | 97 | 97 | 65 | 161 | 194 | 194 | 65 |
| Juin. | 167 | 133 | 67 | 33 | 100 | 167 | 233 | 100 |
| Juillet. | 138 | 69 | 34 | 34 | 138 | 207 | 276 | 103 |
| Août. | 103 | 69 | 69 | 34 | 103 | 241 | 276 | 103 |
| Septembre. | 133 | 100 | 67 | 67 | 167 | 200 | 167 | 100 |
| Octobre. | 97 | 65 | 65 | 97 | 258 | 194 | 161 | 65 |
| Novembre. | 65 | 97 | 65 | 65 | 194 | 194 | 194 | 129 |
| Décembre. | 69 | 138 | 69 | 69 | 241 | 172 | 172 | 69 |

*Vents accidentels.* — On range parmi les vents accidentels les ouragans, les vents d'orage, les tempêtes qui se manifestent sous l'influence des condensations subites de vapeurs, des éruptions volcaniques, etc. Lorsque la pression atmosphérique diminue brusquement, il se forme à l'orifice des mines des courants ascendants qui sont dus à la dilatation de l'air contenu dans les entrailles de la terre.

*Température des vents.* — Lorsque les masses d'air passent d'un pays dans un autre, disent MM. Becquerel, elles transportent dans ce dernier une partie des propriétés physiques qu'elles ont acquises dans les localités qu'elles ont traversées. Les vents qui viennent d'un pays froid, qui ont passé sur des montagnes couvertes de neige, sur des glaciers, transportent un air dont la température est plus ou moins basse ; ceux qui viennent des pays chauds, qui ont passé sur des déserts, des sables arides, transportent, au contraire, un air dont la température est élevée. A ce point de vue, les vents ont été divisés en *vents froids* et en *vents chauds*, dont la direction varie suivant les localités.

Dans le sud de l'Europe, les vents du nord sont très-froids, et portent le nom de *bise ;* en Istrie et en Dalmatie, ils sont connus sous le nom de *bora,* et ont une violence extrême. Le *mistral,* qui règne dans la vallée du Rhône, est un vent du sud ; le *gallego,* qui souffle en Espagne, est un vent du nord.

Des vents très-chauds règnent dans les déserts de l'Afrique et de l'Asie, de la Nubie, sur les côtes de Guinée, au Sénégal. Ils portent les noms de *samoun, simoun, sémoun, samiel* en Arabie, en Perse, dans presque tout l'Orient ; de *chamsin* en Égypte, d'*harmattan* dans le Sahara, de *solano* en Espagne, de *siroco* en Italie.

Voici quelques chiffres qui vous montreront l'influence qu'exercent les vents sur la température atmosphérique moyenne :

|  | N.-E. | N. | N.-O. | E. | O. | S.-O. | S.-E. | S. |
|---|---|---|---|---|---|---|---|---|
| Paris. . . . . | 11°76 | 12°03 | 12°39 | 13°50 | 13°64 | 14°93 | 15°25 | 15°43 |
| Moscou. . . | 1°21 | 1°44 | 3°33 | 3°53 | 4°64 | 5°40 | 5°69 | 5°96 |

Régions polaires arctiques :

|  | N.-E. | N. | N.-O. | E. | O. | S.-O. | S.-E. | S. |
|---|---|---|---|---|---|---|---|---|
| V. de mer. | 6°93 | » | » | -10°35 | » | » | -11°15 | » |
| V. de terre. | » | -5°36 | -4°58 | » | -2°28 | -1°68 | » | -5°69 |

*Humidité des vents.* — Les vents sont *secs* ou *humides ;* et l'on comprend que leurs qualités hygrométriques doivent, en effet, varier suivant leurs directions, suivant les lieux d'où ils viennent et ceux qu'ils traversent ; suivant qu'ils sont *continentaux* ou *maritimes.* Toutes choses égales d'ailleurs, les vents maritimes sont humides, parce que, en passant au-dessus des mers, ils se chargent d'une grande quantité de vapeur d'eau, tandis que les vents continentaux sont, au contraire, secs ; mais un vent humide peut traverser un air très-sec, parcourir un désert aride et sablonneux, et alors il se dessèche et se transforme en un vent sec. La température, les saisons interviennent encore, et rendent très-complexe cette question, qui ne pourra être convenablement traitée et comprise que lorsque nous nous occuperons de l'humidité atmosphérique.

Enfin, les vents transportent à des distances plus ou moins considérables, et dans le sens de leur direction, diverses substances, telles que le pollen des végétaux, de la poussière, du sable, des cendres, des particules de glace, des miasmes, des émanations de différente nature, des animalcules, etc. En traitant des brouillards, du méphitisme, des marais, de l'endémie, de l'épidémie, etc., nous indiquerons les considérations qui se rattachent à ce point de l'étude hygiénique des vents.

*Influences exercées par les vents.* — L'effet le plus général et le plus remarquable des courants atmosphériques est, comme nous le verrons bientôt, de maintenir la composition chimique normale de l'air, en présence de toutes les causes qui pourraient modifier les proportions de ses éléments, ou y introduire des principes nouveaux et délétères. C'est dans le même sens qu'agissent les *vents artificiels* à l'aide desquels on combat les viciations des atmosphères closes ou circonscrites, et lorsque nous parlerons de l'air confiné, du méphitisme, des diverses altérations de l'air, nous vous montrerons toute l'importance du rôle que joue en hygiène la *ventilation*.

En raison de l'influence qu'ils exercent sur la température et l'humidité atmosphériques, les vents occupent une place considérable parmi les éléments dont l'ensemble constitue les climats; et c'est en faisant l'histoire de ceux-ci et celle des localités, qu'il sera opportun d'entrer dans les détails que comporte cette question.

Les vents sont une des principales causes des pluies continentales; et lorsque nous traiterons de l'hyétologie, nous vous dirons l'action qu'ils ont sur la fréquence, l'abondance et les qualités électriques des pluies.

Les vents modifient notablement la résistance que l'homme peut opposer soit au froid, soit à la chaleur. Lorsque l'air est agité, de nouvelles couches froides étant mises sans cesse en contact avec la surface du corps, celle-ci perd dans un temps donné une quantité plus considérable de chaleur par rayonnement, et il en résulte que le refroidissement et la congélation s'opèrent beaucoup plus rapidement que dans un air calme. Parry assure, à cet égard, qu'un froid de 17°, l'air étant agité, correspond à un froid de 47°, l'air étant calme.

Par une raison contraire, la résistance à la chaleur est beaucoup plus facile lorsque le vent souffle; car alors l'évaporation est plus considérable. Edwards, ayant expérimenté sur deux grenouilles placées l'une devant une fenêtre fermée et l'autre devant une fenêtre ouverte, constata que la première perdit par heure, et quant au poids de son corps, 0,0167; la seconde 0,0520.

Les vents exercent encore sur le corps humain une action mécanique dont il faut tenir compte. Un vent modéré doit être considéré comme un agent tonique, en raison de l'activité qu'il imprime à la circulation et à la respiration ; et cet effet a été utilisé dans les *bains d'air*, mis en usage par quelques charlatans, et qui consistent à faire courir les malades contre le vent dans un état complet de nudité. Un vent très-violent peut, dit-on, produire une véritable contusion ; il refoule le sang de la circonférence vers le centre, congestionne les poumons, le cœur, les principaux viscères ; produit de la gêne dans la respiration et la circulation. Les phthisiques, les individus qui ont l'haleine courte, la poitrine faible, qui sont sujets à des accès de dyspnée, ne supportent que difficilement le séjour dans les lieux élevés, où souffle ordinairement un vent intense.

Sous l'influence de certains vents chauds, tels que le siroco, le samoun, il se manifeste une soif vive, une grande sécheresse de la peau et des muqueuses ; la respiration s'accélère, l'appétit se perd, les digestions se troublent, et les sujets tombent dans un état de prostration générale, d'énervation qui les rend complétement incapables de se livrer à aucun exercice musculaire, à aucun travail intellectuel.

On a attribué aux vents froids, surtout lorsque le corps est en sueur, des effets pathogéniques qui se traduisent principalement par des phlegmasies. Les vents froids et secs donnent naissance à des pneumonies, des pleurésies, des rhumatismes articulaires ; les vents froids et humides à des phlegmasies catarrhales, telles que coryza, bronchite, angine, diarrhée, dysenterie, etc.

Souvent les accès d'asthme, de névralgie, divers accidents nerveux se manifestent sous l'influence de certains vents affectant une direction déterminée, et principalement sous celle des vents du nord et de l'est.

Les vents secs sont excitants, et produisent souvent, chez les personnes très-nerveuses, un agacement pénible ; les vents humides sont, au contraire, débilitants ; ils relâchent la fibre musculaire et plongent les sujets dans l'inertie et l'accablement.

Les vents qui servent de véhicule à des sables, à de la poussière, à des cendres, sont une cause fréquente d'ophthalmies plus ou moins graves, et c'est à eux qu'il faut attribuer la fréquence des maladies oculaires qui sévissent en Egypte et dans les déserts.

Nous indiquerons plus loin l'effet des vents sur la propagation des miasmes paludéens. On a voulu expliquer la marche géographique du choléra-morbus par la direction des vents ; mais l'observation n'a nullement justifié cette doctrine.

*Du son.*

Lorsqu'on frappe un timbre, une cloche de verre ou de métal; lorsqu'on promène un archet sur une corde tendue, l'oreille perçoit un *son*, et l'on donne le nom d'*acoustique* à l'étude de tous les phénomènes relatifs à la production, à la propagation et à la perception des sons.

Deux cónditions sont nécessaires à la production du son : 1° un corps sonore, c'est-à-dire capable d'entrer en vibration; 2° un milieu capable de recevoir et de propager le son produit par les vibrations du corps sonore.

Tous les corps ne sont pas également sonores, et certains corps ne le sont pas du tout. Il y a des cloches qu'on entend à 40 ou 50 kilomètres; le canon peut franchir jusqu'à 100 kilomètres; le bruit produit par des explosions de magasins à poudre, par des tremblements de terre, par des éruptions volcaniques s'entend à une distance plus considérable encore.

Un corps sonore qui entre en vibration dans le vide ne produit aucun son; celui-ci devient, au contraire, perceptible lorsque le vide est remplacé par de l'air atmosphérique, un gaz quelconque, de la vapeur d'éther ou toute autre vapeur ayant une force élastique suffisante. Il suit de là qu'aucun des bruits de la terre ne peut franchir notre atmosphère, et que, réciproquement, aucun bruit des espaces célestes ne peut se transmettre jusqu'à nous.

La vibration du corps sonore est facile à constater, soit en l'approchant d'une surface liquide ou d'une petite balle de liége suspendue à un fil, soit en le touchant légèrement avec la main, soit en le recouvrant d'une couche très-mince de sable fin, ou d'une poussière légère quelconque.

Un corps étant un assemblage de molécules solidaires quoique isolées, aussitôt que l'une de ses parties éprouve une pression, elle la communique à celles qui l'entourent, et ainsi de proche en proche jusqu'à une certaine limite.

Le marteau qui frappe le timbre d'une pendule n'en touche que quelques points, et cependant on voit non-seulement le timbre tout entier entrer en vibration, mais encore la pendule en totalité et ses supports participer au mouvement. La vibration d'une forte cloche se communique aux appuis qui la soutiennent, aux murs, aux voûtes de l'édifice et au sol lui-même.

Cependant aucune de ces pressions n'est instantanée ; aucune ne peut être produite ou reçue que dans un temps donné, quoique très-court, et, à cet égard, les corps sonores se partagent en *plages vibrantes* et en lignes de repos, qu'on appelle *lignes nodales*.

Si l'on jette du sable fin sur la surface d'une plaque carrée et qu'avec un archet on ébranle l'un des bords de cette plaque, tantôt dans un point, tantôt dans un autre, le sable dessine des lignes nodales autour desquelles s'accomplissent des vibrations, de manière à former des figures à chacune desquelles correspond un son différent.

Il résulte de tout ce qui précède, que chaque corps sonore rend un son particulier qui lui est propre, que le même corps rend des sons différents en rapport avec son étendue, sa disposition moléculaire, la nature de la pression qu'il subit, et un nombre infini d'autres circonstances.

On distingue dans le son le *ton*, l'*intensité* et le *timbre*.

Lorsque deux sons se confondent de manière à ne produire qu'une seule perception, ils sont dits à l'*unisson ;* les sons qui correspondent à un certain espace arbitraire, appelé en musique le *médium*, forment le *ton médian ;* au-dessous se place le *ton grave*, au-dessus le *ton aigu*. La gravité ou l'acuité du son dépend du nombre des vibrations produites dans un temps donné. Aux sons graves appartiennent les vibrations lentes ; aux sons aigus les vibrations rapides. Le son le plus grave de l'orgue correspond à 33 vibrations par seconde ; le son du diapason à 880 ; le son grave de la voix humaine à 396 ; le son le plus aigu de la voix enfantine à plus de 2,000 vibrations.

L'intensité du son est en raison directe de l'amplitude des vibrations ; c'est pour cela que les bruits très-intenses brisent les vitres, parce que l'étendue des vibrations qui sont communiquées à celles-ci dépasse les limites de leur élasticité.

Le timbre est une qualité du son aussi difficile à exprimer qu'à expliquer. Les sons de la flûte, dit M. Pouillet, peuvent être portés au même ton et à la même intensité que le cri du paon ; ils s'en distinguent, cependant, par la *douceur de leur timbre* comparée au *timbre déchirant* de la voix du paon. Il y a lieu de penser que le timbre dépend de l'ordre dans lequel se succèdent les vitesses du corps vibrant dans chacune de ses vibrations, et par conséquent de l'ordre dans lequel se succèdent les compressions et les raréfactions dans la longueur de chaque onde sonore. (Pouillet.)

Les corps sonores ont été partagés en plusieurs classes. On distingue les cordes, les plaques et les membranes, les cloches et les corps analogues, les tuyaux ouverts, les tuyaux fermés et les anches.

A la classe des cordes appartiennent le violon, la basse, la contre-basse, la guitare, la harpe, le piano, etc. Le ton dépend ici exclusive-ment de la corde, de sa grosseur, de sa composition, de son étendue, de sa tension, etc. L'intensité et le timbre dépendent surtout de la pression exercée sur la corde, et des conditions du corps sonore avec lequel la corde est en rapport.

Il n'entre pas dans le sujet de ce cours de vous faire connaître les lois de vibrations qui appartiennent à chacune des classes de corps so-nores que nous avons énumérées. Je vous rappellerai seulement qu'il est des sons irréguliers, confus, obscurs ou éclatants, forts ou faibles, que l'on désigne, en général, par le nom de *bruits*, et des sons régu-liers, *harmoniques*, *musicaux*, dépendant de vibrations exactement mesurées, liés les uns aux autres par des rapports fixes, produits par des corps sonores placés dans des conditions rigoureusement détermi-nées. Ainsi, les sons produits par les divers instruments de musique sont combinés suivant une échelle de convention qu'on appelle *gamme*, et forment une étendue de neuf octaves, chaque octave comprenant huit sons ou *notes*, appelés *ut, ré, mi, fa, sol, la, si, ut.*

Le tableau suivant vous fera connaître le nombre de vibrations sim-ples qui correspondent à chaque son de l'octave médiane et des octaves extrêmes.

*Octave médiane.*

| ut, | ré, | mi, | fa, | sol, | la, | si, | ut. |
|-----|-----|-----|-----|------|-----|-----|-----|
| 528 | 594 | 660 | 704 | 792  | 880 | 990 | 1,056 |

*Dernière octave basse.*

| ut, | ré, | mi, | fa, | sol, | la, | si, | ut. |
|-----|-----|-----|-----|------|-----|-----|-----|
| 33  | 37  | 41  | 44  | 49   | 55  | 62  | 66  |

*Dernière octave aiguë.*

| ut, | ré, | mi, | fa, | sol, | la, | si, | ut. |
|-----|-----|-----|-----|------|-----|-----|-----|
| 8,448 | 9,504 | 10,560 | 11,264 | 12,672 | 14,080 | 15,840 | 16,896 |

Le *la* de l'octave médiane représente le diapason; il n'est pas exac-tement le même dans tous les pays, ni même dans tous les orchestres d'un même pays; mais le nombre des vibrations en une seconde est toujours compris entre 850 et 880. Vous voyez d'ailleurs que, si les intervalles varient entre les notes des différentes octaves, les chiffres extrêmes sont toujours des multiples des chiffres 2, 4, 8, 16, etc. Ainsi, en procédant de l'*ut* le plus bas à l'*ut* le plus aigu, on trouve, pour le nombre des vibrations des *ut* de chaque octave, les chiffres 33, 66, 132, 264, 528, 1,056, 2,112, 4,224, 8,448, 16,896.

La gamme représentée par les chiffres précédents est appelée *naturelle ;* mais les intervalles qui séparent les différentes notes sont quelquefois augmentés ou diminués, et l'on dit alors, dans le premier cas, que la gamme est *diésée,* dans le second, qu'elle est *bémolisée.*

La voix humaine, suivant son étendue et les espaces qu'elle embrasse dans l'échelle musicale, se divise, pour l'homme, en voix de *ténor,* de *baryton* et de *basse-taille ;* pour la femme, en *soprano, mezzo-soprano* et *contralto.*

L'orgue embrasse toute l'échelle musicale depuis 33 vibrations pour le tuyau le plus considérable jusqu'à 16,896 vibrations pour le tuyau le plus petit.

La voix d'homme s'étend, en général, du *sol* de la première octave basse (396 vibrations par seconde) au *sol* de la première octave aiguë (1,584 vibrations), embrassant ainsi une étendue de trois octaves.

La voix de femme s'étend en général du *ré* de l'octave médiane (594 vibrations) à l'*ut* de la première octave aiguë (2,112 vibrations), embrassant ainsi une étendue d'environ deux octaves.

Tels sont, messieurs, les principaux phénomènes qui se rattachent à la production des sons, et je vous prie de vous rappeler la distinction que nous avons établie entre les *bruits* et les *sons musicaux,* car elle est fort importante au point de vue de l'hygiène.

De quelle manière se propage le son produit par la vibration d'un corps sonore ?

Puisque le corps sonore communique son mouvement à la main, au sable et aux liquides qui le touchent, il doit aussi le communiquer aux couches d'air qui le pressent, et les premières couches, une fois ébranlées, doivent à leur tour transmettre le mouvement de proche en proche, se propager au loin, en s'affaiblissant à mesure que la distance augmente, et cela en raison du carré de cette distance.

La vitesse de propagation du son dans l'air atmosphérique est de 340 mètres par seconde à la température de + 16° ; elle augmente ou diminue à mesure que le thermomètre s'élève ou s'abaisse ; à 0° la vitesse de propagation est de 331 mètres ; à 10° elle est de 337,28. La hauteur du baromètre, l'état hygrométrique de l'air, sont sans influence. La densité de l'air modifie considérablement le son ; celui-ci est d'autant plus intense que la densité est plus considérable, et il s'affaiblit à mesure que l'air se raréfie ; sur le sommet du Mont-Blanc un coup de pistolet est à peine entendu. Le vent exerce une action très-remarquable sur le son, lequel se propage beaucoup plus loin dans la direction du

10.

vent que dans la direction opposée. Toutes choses égales d'ailleurs, tous les sons se propagent avec la même vitesse, les plus graves comme les plus aigus.

La propagation du son s'opère au moyen d'ondes sonores qui sont produites par les vibrations des corps sonores, et dont l'amplitude et le nombre sont en rapport avec l'amplitude et le nombre des vibrations. Les sons qui ont une même longueur d'ondes sont à l'unisson ; ils sont d'autant plus graves qu'ils correspondent à une onde plus longue, et d'autant plus aigus qu'ils correspondent à une onde plus courte.

Il ne nous reste plus qu'à rechercher de quelle manière nous percevons les sons.

Or, si l'onde sonore, produite par la vibration d'un corps sonore, rencontre un autre corps sonore, placé dans certaines conditions spéciales, elle se transmet à celui-ci, et y produit des vibrations qui deviennent à leur tour une cause de son. C'est de cette façon que les vitres vibrent et *produisent un son* par l'effet d'un coup de canon ; c'est par un phénomène analogue qu'on explique l'écho.

Les ondes sonores, produites par les vibrations d'un corps sonore, sont réfléchies, transmises et conduites jusqu'à la membrane du tympan par le pavillon de l'oreille, les parois solides du crâne et de la tête, et le conduit auditif externe ; la membrane du tympan entre en vibration, comme le fait la vitre, ou comme l'une des membranes du tambour lorsque l'autre est mise en mouvement par un choc, et elle présente des degrés variables de tension en rapport avec l'intensité des sons qui la frappent. Arrivé à la membrane du tympan, le son est transmis à la paroi interne de la caisse, par l'air que renferme celle-ci et par les osselets, puis il gagne le labyrinthe, traverse les fenêtres rondes et ovales, parvient dans le vestibule où il traverse deux couches de liquides et une partie membraneuse intermédiaire, rencontre le limaçon et se trouve, enfin, en contact avec les nerfs auditifs.

Ici, messieurs, se termine le phénomène physique et commence le phénomène vital ; ici, naît la perception en vertu de laquelle la *vibration* devient *son*, et ici, encore, on ignore absolument comment agit le nerf acoustique pour impressionner le cerveau.

Les deux oreilles nous donnent la perception d'un son unique ; cependant, Sauvages et Itard citent des exemples d'audition double, et Müller assure avoir entendu un retentissement sur un ton plus élevé en même temps qu'il percevait un son d'une force modérée. L'ouïe présente de nombreuses variétés ; quelquefois les sons graves sont mieux perçus que les sons aigus, et réciproquement ; certains sourds perçoivent mieux les sons faibles que les sons intenses ; l'ouïe est plus ou moins fine, soit naturellement, soit en raison de l'exercice, de l'habitude, et vous savez quelle est sa prodigieuse finesse chez les sauvages et chez certains chasseurs, qui perçoivent des bruits si faibles et si éloignés qu'ils échappent complétement aux autres hommes.

Enfin, dit M. Adelon, il peut y avoir des sons perçus en l'absence de l'impression actuelle d'ondes sonores, ou même en l'absence d'excitation actuelle ou antérieure. Ainsi, à la suite de vibrations intenses, qui ont fortement agi sur le nerf auditif, il reste encore un bruit qui se prolonge et tinte dans l'oreille à la manière d'un écho, et d'autre part on rencontre des personnes qui, au milieu d'un profond silence extérieur, sont poursuivies par des tintements, des bourdonnements, des sons de cloches, des bruits de différentes natures, et ici viennent se placer les hallucinations de l'ouïe.

Ce qu'il nous importe d'établir ici, au point de vue de l'hygiène, c'est que la perception du son comprend deux ordres de phénomènes ; 1° des phénomènes physiques qui se rattachent aux parties organiques de l'oreille externe, moyenne et interne, et qui varient suivant les conditions de ces parties ; 2° des phénomènes vitaux qui se rattachent aux nerfs auditifs et au cerveau, et qui varient suivant l'intelligence, l'éducation, l'habitude ou des conditions organiques inappréciables pour nous.

Au premier ordre de phénomènes se rapportent en grande partie la perception des *bruits* et l'étude des effets produits par eux ; au second ordre se rapportent la perception des *sons musicaux* et l'étude des effets produits par la musique. C'est de ce double point de vue que nous allons envisager la partie hygiénique du sujet qui nous occupe.

*Des sons irréguliers ou bruits.* — Quand le bruit est très-intense, l'amplitude considérable des vibrations et des ondes sonores exerce, sur la membrane du tympan, un effet analogue à celui que nous avons vu se produire sur les vitres ; ainsi les fortes détonations de l'artillerie peuvent amener la déchirure du tympan, qu'accompagnent parfois une douleur vive et un écoulement de sang par l'oreille. Lorsque la poudrière de Grenelle sauta, pendant la révolution de 89, plusieurs personnes du voisinage perdirent l'ouïe. Un coup de fusil, ou même de pistolet, tiré très-près de l'oreille, peut produire le même effet. La surdité est très-fréquente parmi les artilleurs.

La fâcheuse action des bruits peut dépasser les limites de l'organe de l'audition et s'exercer sur l'encéphale, le système nerveux tout entier, et, par conséquent, modifier certaines fonctions. On a vu se produire, sous son influence, de la céphalalgie, des vomissements, des convulsions, des excrétions involontaires d'urine ou de matières fécales, un ébranlement nerveux général dont Ambroise Paré a signalé le danger pour les blessés. Il faut soustraire à cette influence les enfants, les personnes faibles, nerveuses, convalescentes, affectées d'une maladie cérébrale ou nerveuse. Chez beaucoup de femmes atteintes de névropathie générale, nous avons vu un bruit léger, celui de la sonnette, de la pendule, d'une porte, donner lieu à une sensation très-désagréable, très-douloureuse. Vous savez combien, dans les grandes villes, les bruits de la rue importunent ou même affectent péniblement certains malades. Cette considération peut s'élever jusqu'à la hauteur d'une question d'hygiène publique, car vous savez que l'administration accorde l'autorisation de couvrir de paille les rues dans lesquelles habitent des personnes gravement malades, et une ordonnance récente du préfet de police vient d'interdire à certains marchands, même pendant le jour, l'usage de plusieurs instruments indicateurs, tels que la trompette, la crécelle, etc. Les établissements industriels dans lesquels il se produit des bruits intenses ne peuvent pas être fondés dans l'intérieur des villes, à proximité des habitations, et vous ne pouvez, même dans votre domicile, faire résonner le cor de chasse, ou tout autre instrument bruyant, au delà d'une certaine heure, afin que le sommeil et le repos de vos voisins soient respectés. Tant il est vrai que dans toute société bien organisée la liberté a pour limites le droit qu'a chaque citoyen de ne pas être troublé dans sa propriété, son existence et son bien-être.

L'intensité n'est pas la seule condition qu'il faille prendre en considération ; il est des bruits qui agissent sur le système nerveux beaucoup moins par leur force que par leur timbre, leur nature ; beaucoup de personnes, et surtout les femmes nerveuses, ne peuvent entendre, sans éprouver une sensation très-pénible, un agacement insupportable, le grincement d'une scie ou d'un grattoir sur la pierre, le bruit que produisent la section d'un bouchon, le frôlement des doigts sur une vitre, le glissement d'un objet quelconque sur du marbre, etc. Vous connaissez tous la différence qui existe, à ce point de vue, entre le son grave d'un coup de canon et le sifflet aigu, strident, déchirant, d'une locomotive à vapeur.

L'absence complète et longtemps prolongée de tout bruit, la perception exclusive de bruits très-faibles, donnent à l'ouïe une sensibilité, une finesse, qui peuvent devenir un véritable état pathologique. On a vu des hommes qui avaient été enfermés pendant longues années dans le silence d'un cachot, ne pouvoir, sans éprouver de la douleur, entendre un bruit médiocre ou même très-léger.

Des sons musicaux ou harmoniques; de la musique.

Les bruits que nous venons d'étudier se rattachent surtout à l'ordre des phénomènes physiques, et ce n'est que comme organe de perception que le cerveau intervient dans les effets produits par eux. Il n'en est plus de même pour les bruits musicaux ; ici les phénomènes vitaux jouent le principal rôle ; on découvre un véritable *sens musical* que l'éducation, que l'habitude, peuvent perfectionner, mais qui ne s'acquiert point, et qui est inhérent à une disposition innée dont les conditions organiques nous sont entièrement inconnues.

La gamme, l'échelle musicale, telles qu'elles existent pour nous, sont fondées sur des lois de vibration dont nos intervalles semblent n'être que la conséquence nécessaire, inévitable ; mais il faut reconnaître, néanmoins, que la convention et l'habitude exercent ici une influence considérable, car notre gamme n'est pas universelle ; notre musique la plus harmonieuse peut donc offenser les oreilles d'une peuplade barbare, et les dissonances que nous ne supportons qu'avec peine peuvent être considérées par d'autres comme un modèle d'harmonie.

Ceci admis, et toutes choses étant égales d'ailleurs, il n'en est pas moins vrai que le sens musical varie singulièrement d'individu à individu, et que l'on peut faire à cet égard les observations les plus multipliées et les plus curieuses.

Le développement le plus parfait du sens musical se traduit par les facultés de composition, d'improvisation, de mémoire musicale, et par des qualités de l'ouïe qui donnent lieu à des phénomènes fort remarquables. Le compositeur qui orchestre une partition, embrasse tout l'ensemble des nombreuses combinaisons harmoniques qu'il forme sur le papier, et, par une espèce d'hallucination, il entend le jeu simultané et alternatif des divers instruments qu'il fait intervenir. Le chef d'orchestre, au moment de l'exécution la plus bruyante, perçoit la note fausse qui trouble l'harmonie du morceau, et ne se trompe point sur la place qu'occupe le coupable. Il est des personnes privilégiées qui, après une seule audition, peuvent reproduire toutes les principales mélodies d'un vaste opéra.

A côté de ces organisations musicales il en est d'autres qui, non-seulement sont complétement dépourvues de toutes les facultés que nous venons de vous indiquer, mais pour lesquelles la musique est lettre close. Je connais des personnes si complétement insensibles à la musique que les chefs-d'œuvre de la scène, *Othello, la Gazza Ladra,*

*Guillaume Tell, le Barbier de Séville,* ne leur ont jamais fait connaître la moindre émotion, et ne leur ont inspiré que la fatigue et l'ennui. J'en connais, que n'ont pu toucher ni l'admirable expression de Duprez, ni les magiques accents de Malibran. Un de mes amis a fait, pendant plusieurs années, des efforts désespérés pour arriver à chanter à peu près juste : *Au clair de la lune,* et il n'y est jamais parvenu. Je connais d'ailleurs des compositeurs distingués qui sont dans le même cas.

Chose remarquable ! ces différences d'organisation musicale ne se rencontrent pas seulement d'individu à individu, mais encore de nation à nation ; et vous connaissez la distance qui, à cet égard, sépare les Anglais, par exemple, des Allemands et des Italiens. Mais ce n'est pas tout encore ; chaque nation a, pour ainsi dire, son génie musical spécial qui imprime à ses airs nationaux et populaires un cachet tout particulier, et vous reconnaîtrez facilement les mélodies simples, mélancoliques, lentes, des peuples du Nord, des mélodies vives et gaies des peuples méridionaux.

Les effets produits sur l'être vivant par la musique sont en rapport avec les diverses nuances de l'organisation musicale, avec les divers degrés de perfection que l'éducation a fait acquérir au sens musical.

Les personnes peu sensibles à la musique, peu initiées aux combinaisons harmoniques, ne sont guère impressionnées que par la mélodie, et encore faut-il que celle-ci soit simple, écrite dans le mode majeur ou naturel, que son rhythme soit vif, sa mesure bien accentuée. « La musique la plus caractéristique, dit Kalkbrenner, est celle qui est le plus fortement rhythmée, c'est aussi celle qui produit le plus d'effet sur le public. » C'est par la réunion de ces conditions que se distinguent les principaux airs populaires et ceux qui, comme la *Marseillaise, le God save the King* et quelques autres, exercent une influence puissante sur les masses. Ici, le choix des instruments n'est pas indifférent, et ce sont en général les plus bruyants, les plus éclatants qui ont l'action la plus énergique ; de là, la puissance de la musique militaire où prédominent les instruments de cuivre, puissance qui a puisé une nouvelle force dans l'invention récente de ces instruments formidables qui portent le nom de Saxhorns.

Les personnes douées d'un sens musical très-développé sont, à fortiori, fort sensibles à la mélodie, car c'est elle qui, en définitive, constitue en réalité la musique, mais pour elles l'harmonie occupe une place importante, et c'est ici surtout que se manifeste la puissance d'une éducation bien dirigée. A moins d'une disposition anti-musicale innée et incoercible, on acquiert au moins une oreille juste si l'on ne parvient pas à la rendre très-exercée, mais on doit reconnaître, néanmoins, que même dans les conditions les plus favorables il faut souvent beaucoup de temps pour accoutumer l'oreille à certaines combinaisons, et vous savez que malgré l'exécution la plus parfaite du monde, il a fallu plusieurs années pour que les admirables compositions de Beethoven fussent convenablement appréciées parmi nous. *Guillaume Tell* n'obtint à l'origine qu'un médiocre succès. Pour les organisations d'élite ce sont les instruments les plus expressifs qui se placent au premier rang, et à ce titre : la voix humaine, l'orgue, le violoncelle et le violon. Le mode mineur, les combinaisons compliquées ont souvent pour elles un grand charme.

Mais la musique n'est point uniquement destinée à flatter notre oreille ; elle agit encore sur nos facultés affectives et morales, elle excite ou apaise certains sentiments, certaines passions, et la *Marseillaise* a renouvelé pour nos pères les merveilles d'Amphyon, d'Orphée et de Tyrtée.

L'influence de la musique se traduit souvent par des phénomènes très-remarquables, et son étude appartient également à l'hygiène publique et à l'hygiène privée. Il faudrait entrer dans de longs développements pour apprécier convenablement l'action bienfaisante que la musique exerce sur les mœurs, sur le caractère d'une nation, et si vous avez suivi les intéressantes séances de l'Orphéon, vous avez compris, sans doute, combien elle doit adoucir le cœur, développer l'esprit et y faire naître les idées d'ordre et de discipline ! A cet égard l'enseignement populaire de la musique mérite de fixer toute l'attention des gouvernements éclairés et paternels, comme d'être l'objet des méditations de l'hygiéniste et du philosophe moraliste.

Les effets de la musique sur l'individu isolé ne sont pas moins dignes d'intérêt. Les personnes faibles, débilitées, très-impressionnables, qui ont le système nerveux ébranlé ne peuvent souvent plus supporter la musique, et j'ai vu beaucoup de femmes névropathiques auxquelles il était impossible, sous peine d'accidents nerveux graves, d'assister à un opéra, à une séance du conservatoire, de chanter, d'exécuter, d'entendre un morceau de musique quelque peu dramatique.

Dans d'autres circonstances, au contraire, la musique exerce une action très-salutaire qui a souvent été mise à profit dans le traitement de certaines affections nerveuses, de l'aliénation mentale, de l'idiotisme. Ici, son influence est d'autant plus puissante que la mélodie est plus simple, plus expressive, surtout lorsqu'il s'y rattache un souvenir d'enfance ou d'affection ; vous connaissez tous l'effet produit par le *ranz des vaches* sur les enfants nostalgiques de l'Helvétie.

*Bibliographie.*

EDWARDS. *De l'influence des agents physiques sur la vie.* Paris, 1824.

KAEMTZ. *Cours complet de météorologie.* Trad. de Martins. Paris, 1843.

BECQUEREL et ED. BECQUEREL. *Eléments de physique terrestre et de météorologie.* Paris, 1847.

FOURNET. *Des brises de jour et de nuit autour des montagnes.* In *Ann. de ch. et de phys.*, 1840, t. LXXIV, p. 337.

DE GASPARIN. *Cours d'agriculture.* Paris, 1848, t. II.

GERDY. *Pathologie générale médico-chirurgicale.* Paris, 1851.

———◦◉◦———

## Onzième Leçon.

De l'humidité atmosphérique, de la rosée, des brouillards, des nuages, de la pluie, de la neige. — Des influences de l'humidité.

### De l'humidité.

Si l'on verse, dans un verre de montre exposé à l'air libre, une quantité exactement pesée d'acide sulfurique concentré ou de chlorure de calcium, on trouve, au bout de quelques heures, que son poids a notablement augmenté, et l'analyse chimique démontre que cette augmentation de poids est due à une certaine quantité d'eau ; or, cette eau ne peut avoir été empruntée qu'à l'atmosphère, et il faut en conclure que l'air atmosphérique contient de la vapeur d'eau.

Il en est ainsi en effet, et ce mélange intime d'air et d'eau dans des proportions variables, doit être considéré, avec M. de Blainville, comme constituant un milieu indispensable à l'évolution organique et au maintien de la vie. L'air dépourvu de toute humidité, l'eau nullement aérée, sont également incompatibles avec l'existence des êtres vivants, sans distinction d'espèces. « A cet égard, dit M. Auguste Comte, il n'existe entre les êtres atmosphériques et les êtres aquatiques, animaux ou végétaux les mieux caractérisés, d'autre différence réelle que l'inégale proportion des deux fluides, soit que chez les uns l'air, devenu prépondérant, serve de véhicule à l'eau vaporisée, ou que l'eau, dominant à son tour, apporte aux autres l'air liquéfié ; dans les deux cas l'eau fournit toujours la base indispensable de tous les liquides organiques, et l'air les éléments essentiels de la nutrition fondamentale.

Les mammifères les plus élevés, et l'homme lui-même, périssent par la seule influence d'un desséchement convenable de l'air ambiant, aussi bien que les poissons placés dans une eau que la distillation a suffisamment privée d'air. »

On appelle *hygrométrie* l'étude qui a pour objet de déterminer la quantité de vapeur d'eau qui se trouve, à un moment déterminé, dans un volume donné d'air, et *le rapport qui existe entre cette quantité et celle que l'air renfermerait, s'il était saturé, à la même pression et à la même température.*

Cette définition exige quelques développements, car la plupart des médecins n'ont pas une idée bien nette de ce qu'il faut entendre par *humidité atmosphérique*, et substituent à la considération *du rapport* celle de la *quantité absolue* de vapeur d'eau répandue dans l'atmosphère.

Un volume donné d'air, à une pression et à une température déterminées, ne peut contenir qu'une certaine quantité de vapeur d'eau, et, lorsqu'il en contient autant que possible, on dit qu'il est *saturé*, qu'il est à *l'état de saturation*. La quantité de vapeur d'eau capable de produire la saturation d'un volume déterminé d'air, varie suivant la pression et la température auxquelles cet air est soumis, et celui-ci est plus ou moins *humide* selon qu'il contient une quantité de vapeur d'eau se rapprochant, plus ou moins, de la quantité qui correspond à la saturation.

*L'humidité* est donc le *rapport* existant entre la quantité de vapeur d'eau à une température et à une pression données, et la saturation à la même pression et à la même température.

Or, la quantité de vapeur d'eau nécessaire pour produire la saturation d'un volume donné d'air, est d'autant plus considérable que la température est plus élevée, ainsi qu'il est facile de le constater, soit en évaluant directement le poids de vapeur d'eau que peut contenir un volume donné d'air à différentes températures, soit, ce qui revient au même, en tenant compte des tensions de la vapeur d'eau à ces mêmes températures.

Les chiffres suivants vous feront connaître les résultats de cette double investigation, pour 1 mètre cube d'air, à différents degrés de température :

| | | |
|---|---|---|
| — 25° | 0,93 gram. | 0,68 millim. |
| — 20° | 1,38 | 1,01 |
| — 10° | 2,87 | 2,21 |
| — 5° | 4,08 | 3,20 |
| 0° | 5,66 | 4,58 |
| + 5° | 7,77 | 6,45 |

| | | |
|---|---|---|
| + 10° | 10,57 gram. | 9,00 millim. |
| + 15° | 14,17 | 12,38 |
| + 20° | 18,77 | 16,87 |
| + 25° | 24,61 | 22,74 |
| + 30° | 31,93 | 30,36 |
| + 35° | 41,13 | 40,15 |

Il résulte de ce qui précède, que les conditions hygrométriques de l'atmosphère doivent, comme la température, varier avec la *latitude* et avec l'*altitude*.

Il est évident, tout d'abord, que la quantité de vapeur d'eau va en diminuant avec la chaleur, de l'équateur au pôle ; mais l'humidité relative se comporte-t-elle de la même manière ou d'une manière différente dans des localités semblables, mais situées à une distance inégale du pôle ? voilà ce qu'il est impossible de dire, dans l'état actuel de nos connaissances. En pleine mer, à toutes les latitudes, l'air paraît être à l'état de saturation ; sur les côtes, à latitude égale, la quantité de vapeur est la plus grande possible, et elle diminue à mesure qu'on pénètre dans le continent. Dans les déserts de l'Afrique, l'aridité du sol, l'extrême chaleur, encore accrue par la réverbération des sables, s'opposent à toutes précipitations aqueuses, et y donnent à l'air atmosphérique un état de sécheresse qui devient une cause d'éternelle stérilité.

Relativement à l'altitude il est également évident que la quantité de vapeur d'eau doit diminuer à mesure qu'on s'élève dans l'atmosphère, mais en est-il de même pour l'humidité ?

De Saussure, Deluc, de Humboldt, ayant porté des hygromètres sur de hautes montagnes, ont établi, en thèse générale, que l'air est plus sec en haut qu'en bas.

Gay Lussac, dans son voyage aérostatique, a observé l'hygromètre de Saussure depuis la surface du sol jusqu'à près de 7000 mètres, et le tableau suivant vous montrera que cet instrument a présenté des variations qui permettent d'établir que l'humidité varie peu en moyenne dans les couches atmosphériques où l'on a pu faire des observations :

| HAUTEUR. | TEMPÉR. | DEGRÉS DE L'HYGROM. |
|---|---|---|
| 0 m. | + 27°,75 | 57°,5 |
| 3332,0 | 12 ,50 | 62 ,0 |
| 3412,1 | 11 ,00 | 50 ,0 |
| 3691,3 | 8 ,50 | 37 ,3 |
| 3816,3 | 10 ,50 | 33 ,0 |
| 4264,7 | 12 ,00 | 30 ,9 |
| 4327,8 | 11 ,00 | 29 ,9 |
| 4725,9 | 8 ,25 | 27 ,6 |

| HAUTEUR. | TEMPÉR. | DEGRÉS DE L'HYGROM. |
|---|---|---|
| 4808,7 | 6 ,50 | 27 ,5 |
| 4511,6 | 8 ,75 | 29 ,4 |
| 5001,8 | 5 ,25 | 30 ,1 |
| 5267,7 | 4 ,25 | 27 ,5 |
| 5519,2 | 2 , 5 | 32 ,7 |
| 5674,8 | 0 , 5 | 30 ,2 |
| 6040,7 | — 3 , 0 | 32 ,4 |
| 6143,3 | — 3 ,25 | 33 ,9 |
| 6884,1 | — 7 , 0 | 33 ,5 |

Kaemtz attribue les assertions de de Saussure, Deluc et de Humboldt à ce que les expériences ont été faites par un beau temps, sous l'influence des vents d'est, lesquels sont ordinairement très-secs, et il ne faut pas oublier, dit-il, que pendant des journées et même des semaines entières, les sommets des montagnes sont voilés par d'épais brouillards, tandis que dans la plaine l'hygromètre se tient loin du point de saturation. Deux et trois mois d'observations faites à Zurich, au Rigi et sur le Faulhorn ont conduit Kaemtz à penser que l'air des couches atmosphériques supérieures est aussi humide que celui des couches inférieures. Ainsi, tandis qu'à Zurich l'air ne contenait en moyenne que 74,6 0/0 de la quantité de vapeur nécessaire à sa saturation, il en contenait 84,3 sur le Rigi, et à Zurich, l'humidité étant représentée par 74,8, elle correspondait au chiffre 74,4 sur le Faulhorn.

MM. Martins et Bravais sont arrivés à des résultats analogues, car ils ont trouvé pour l'humidité relative comparative 72,9 à Zurich et 75,9 sur le Faulhorn.

Pour expliquer ces différences dans l'humidité relative, Kaemtz admet que la tension de la vapeur diminue plus vite, par un temps sec, dans les régions supérieures de l'atmosphère que par un temps humide, et que le décroissement de la température est beaucoup moins rapide par un temps serein que par un temps couvert. Il accorde également une très-grande influence aux vents, aux nuages, aux brouillards, aux variations, aux densités de l'atmosphère, et cette opinion est encore justifiée par des observations de MM. Martins et Bravais qui, en 1832, ont vu l'humidité représentée par 74,4 à Zurich et 63,3 sur le Faulhorn, tandis qu'en 1833, dans des conditions atmosphériques différentes, elle correspondait à 75,3 à Zurich et à 85,5 sur la montagne.

Indépendamment des différences que nous venons de vous indiquer, les conditions hygrométriques de l'atmosphère présentent encore des variations *diurnes, mensuelles, saisonnières, annuelles,* qui sont évaluées, d'une manière générale, à l'aide des extrêmes et des moyennes, et enfin des *variations accidentelles.*

Les observations de Kaemtz établissent que, pendant toute l'année, c'est le matin, avant le lever du soleil, que la quantité de vapeur atteint son minimum, tandis qu'en raison de l'abaissement de la température l'humidité est à son maximum. A mesure que le soleil s'élève sur l'horizon, l'évaporation augmente, mais l'air s'éloigne toujours de plus en plus du point de saturation, et l'humidité relative devient de plus en plus faible, jusqu'au moment où la température a atteint son maximum.

En hiver, la quantité de vapeur augmente régulièrement jusque vers l'après-midi; lorsque le thermomètre commence à baisser, la proportion de vapeur va en diminuant jusqu'au lendemain matin, mais par suite de l'abaissement de la température, l'air devient relativement de plus en plus humide.

En été les choses se passent tout différemment. La quantité de la vapeur absolue augmente le matin, et atteint avant midi un maximum qui vient plus tôt ou plus tard suivant les différents mois; elle diminue ensuite jusqu'au moment du maximum de température de la journée, sans cependant atteindre un minimum aussi bas que celui du matin; et comme, pendant tout ce temps, la température s'élève, l'air s'éloigne toujours de plus en plus du point de saturation. Après avoir atteint son minimum la quantité de vapeur d'eau augmente de nouveau jusqu'au lendemain matin, tandis que, relativement, l'air devient de plus en plus humide.

Il résulte de ceci, et je vous prie, messieurs, de le bien graver dans votre mémoire, que dans les conditions atmosphériques ordinaires la quantité absolue de la vapeur d'eau et le degré de l'humidité relative sont en raison inverse. Plus la quantité absolue est considérable, moins est grande l'humidité relative, et *vice versá*.

Quelques chiffres vont mettre en évidence ce fait important, trop généralement méconnu, ainsi que l'influence exercée par la saison et par la température.

Au mois de janvier, le minimum de la quantité absolue de vapeur d'eau se montre à 8 heures du matin et est représenté par 4,05 ; le maximum de l'humidité se montre à 7 heures du matin et est représenté par 88,9. La quantité absolue va en augmentant jusqu'à 2 heures de l'après-midi où elle est de 4,34, tandis que l'humidité va en diminuant jusqu'à la même heure, où elle est de 80. Enfin la quantité absolue décroît depuis 2 heures jusqu'à 8 heures du matin, tandis que l'humidité augmente jusqu'à 7 heures.

Au mois de juillet, le minimum de la quantité de vapeur d'eau se montre à 2 heures du matin et est représenté par 11,05 ; le maximum de l'humidité est à 4 heures du matin et correspond à 84,0 ;

la quantité absolue augmente jusqu'à 8 heures du matin, où elle est de 12,11, et diminue ensuite jusqu'à 4 heures de l'après-midi où elle est de 11,18 ; l'humidité relative diminue depuis 4 heures du matin jusqu'à 3 heures de l'après-midi où elle est de 51,2; enfin la quantité absolue augmente depuis 4 heures de l'après-midi jusqu'à 8 heures du soir où elle est de 11,76 ; et va de nouveau en diminuant jusqu'à 2 heures du matin, tandis que l'humidité augmente depuis 3 heures de l'après-midi jusqu'à 4 heures du matin.

Kaemtz nous donne les chiffres qui indiquent la tension de la vapeur d'eau et l'humidité relative dans les différents mois de l'année, à Halle :

| MOIS. | TENSION. | HUMIDITÉ. |
|---|---|---|
| Janvier. . . . . . . . . | 4,5 | 85,0 |
| Février. . . . . . . . . | 4,7 | 79,9 |
| Mars. . . . . . . . . | 5,1 | 76,4 |
| Avril. . . . . . . . . | 6,2 | 71,4 |
| Mai. . . . . . . . . . | 7,8 | 69,1 |
| Juin. . . . . . . . . . | 10,8 | 69,7 |
| Juillet. . . . . . . . | 11,6 | 66,5 |
| Août. . . . . . . . . | 10,7 | 66,1 |
| Septembre. . . . . . | 9,5 | 72,8 |
| Octobre. . . . . . . | 7,8 | 78,9 |
| Novembre. . . . . . | 5,6 | 85,3 |
| Décembre. . . . . . . | 5,5 | 86,2 |

Ainsi, dans le mois le plus froid de l'année, en janvier, la quantité absolue est à son minimum, l'humidité à son maximum ; en juillet, le mois le plus chaud de l'année, la quantité absolue est à son maximum, l'humidité à son minimum.

Laissons maintenant de côté l'évaluation des quantités absolues de vapeur d'eau, pour ne nous occuper que de l'humidité relative qui, seule, a de l'intérêt pour nous, et voyons quelle influence exercent sur elle les heures de la journée et les mois de l'année. Kaemtz a constaté pour Halle les résultats suivants :

| MOIS. | MAXIMUM. | | MINIMUM. | | MOYENNE. |
|---|---|---|---|---|---|
| Janvier. . . | à 7 h. du matin. 88,9 | | à 2 h. de l'après-midi. 80,6 | | 85,8 |
| Février. . . | 6 | 86,3 | 2 | 72,5 | 81,0 |
| Mars. . . . | 5 | 85,6 | 3 | 67,0 | 77,3 |
| Avril. . . . | 5 | 85,0 | 2 | 56,2 | 71,3 |
| Mai. . . . . | 4 | 84,6 | 3 | 53,3 | 69,2 |
| Juin. . . . | 4 | 85,2 | 3 | 55,1 | 71,0 |
| Juillet. . . | 4 | 84,0 | 3 | 51,2 | 68,5 |
| Août. . . . | 5 | 82,8 | 2 | 49,1 | 66,1 |
| Septembre. | 5 | 86,1 | 3 | 57,1 | 72,8 |
| Octobre. . | 5 | 87,9 | 2 | 66,1 | 78,9 |
| Novembre. | 6 | 89,4 | 2 | 79,6 | 85,6 |
| Décembre. | 6 | 88,8 | 1 | 82,6 | 86,8 |

Quant aux variations annuelles, on ne saurait rien établir de général; elles sont en rapport avec les variations annuelles de la température, avec les différences qui surviennent dans la direction des vents, la quantité des pluies, des rosées, des gelées blanches, etc.

Parmi les variations accidentelles de l'humidité atmosphérique, il faut étudier, en premier lieu, celles qui sont corrélatives à la direction des vents. Quatre années d'observations faites à Halle ont conduit Kaemtz aux résultats suivants :

| VENTS. | TENSION DE LA VAPEUR. | HUMIDITÉ. |
|---|---|---|
| N. | 6,69 | 78,3 |
| N.-E. | 6,56 | 77,5 |
| E. | 6,90 | 73,0 |
| S.-E. | 7,31 | 74,8 |
| S. | 7,82 | 73,6 |
| S.-O. | 7,46 | 74,8 |
| O. | 7,26 | 74,4 |
| N.-O. | 6,90 | 76,5 |

Ainsi l'humidité la plus considérable se montre sous l'influence des vents du Nord, quoique la quantité absolue de la vapeur d'eau soit alors à son minimum. Au contraire, le minimum d'humidité appartient au vent du sud, quoiqu'alors la quantité absolue atteigne presque son maximum. Ces résultats ne doivent pas vous étonner, si vous tenez compte de l'intervention de la température, et le tableau suivant va vous montrer l'influence remarquable que celle-ci exerce sur l'humidité corrélative à chacun des vents, considérés dans les différentes saisons :

| VENTS. | HIVER. | PRINTEMPS. | ÉTÉ. | AUTOMNE. |
|---|---|---|---|---|
| N. | 89,5 | 75,0 | 67,0 | 78,7 |
| N.-E. | 91,2 | 72,3 | 67,4 | 82,6 |
| E. | 92,6 | 66,9 | 61,3 | 75,7 |
| S.-E. | 85,5 | 71,4 | 66,3 | 79,2 |
| S. | 83,0 | 70,3 | 67,4 | 76,2 |
| S.-O. | 81,9 | 70,3 | 69,9 | 78,6 |
| O. | 80,9 | 71,7 | 71,4 | 80,6 |
| N.-O. | 83,2 | 73,4 | 68,8 | 82,7 |

Ainsi, vous voyez des degrés différents d'humidité correspondre au même vent, suivant la saison. Tous les vents, sans exception, offrent leur maximum d'humidité en hiver, et leur minimum en été ; le printemps et l'automne, représentant des degrés intermédiaires ; le vent le plus humide de l'hiver est le vent d'est, qui devient le plus sec en été, et le vent le moins humide en hiver est le vent d'ouest, qui devient le plus humide en été.

Quels liens existe-t-il entre l'humidité atmosphérique et les différents hydrométéores?

Lorsque l'air contient plus de vapeur d'eau qu'il n'en faut pour le saturer, l'excédant se résout en eau sous forme de rosée, de gelée blanche, de pluie ou de neige, ou bien il flotte dans l'atmosphère sous forme de nuages, de brouillards. La présence de chacun de ces hydrométéores indique, par conséquent, la saturation, c'est-à-dire le degré le plus élevé de l'humidité atmosphérique :

*De la rosée.* — La rosée tombe pendant les nuits calmes et sereines accompagnées d'un rayonnement considérable du sol, et voici comment elle se forme dans ces circonstances :

Pendant la journée le sol s'échauffe et les vapeurs s'élèvent; lorsque vers le soir la force des courants ascendants diminue, elles se rapprochent au contraire de la terre. La nuit étant sereine, le rayonnement terrestre est considérable, et la température du sol descend à plusieurs degrés au-dessous de celle des couches d'air contiguës formant une épaisseur de quelques décimètres; si alors ces couches d'air ne sont pas chassées par le vent et constamment remplacées par des couches d'air plus chaudes, on voit se produire, sur une grande échelle, le phénomène de la précipitation aqueuse s'opérant sur un verre froid porté dans un appartement échauffé.

L'abaissement de la température est donc la cause et non l'effet de la rosée, comme le prétendent la plupart des jardiniers.

La rosée est d'autant plus abondante que l'air est plus humide et l'abaissement de la température plus considérable. C'est sur les côtes qu'elle atteint son maximum. Le refroidissement ayant lieu surtout dans le voisinage du sol, on conçoit que les objets sont d'autant moins mouillés par la rosée qu'ils sont plus élevés, plus éloignés de la surface de la terre.

Tout ce qui s'oppose au rayonnement diminue ou empêche la rosée; c'est pourquoi il n'y en a point lorsque le ciel est couvert; c'est pourquoi la rosée se dépose de préférence sur les corps non protégés par un abri, tandis que les plantes placées au-dessous d'un arbre, par exemple, sont beaucoup moins mouillées que les autres; c'est pourquoi encore la rosée est beaucoup plus abondante en rase campagne que dans les villes.

Toutes choses égales, d'ailleurs, la rosée se dépose plus volontiers sur certains corps que sur certains autres : ainsi les plantes se mouillent plus que la terre, le sable plus qu'un sol battu, le verre plus que les métaux, des copeaux plus qu'un morceau de bois, et les corps organisés plus que le verre.

On a cherché à évaluer la quantité de rosée qui se dépose sur le sol ; M. Flaugergues porte, en moyenne, à 1/500 de millimètre d'épaisseur la couche d'eau qui se dépose en un jour de rosée. Ainsi cent vingt-cinq rosées ayant eu lieu dans un an, elles ont donné un dépôt d'eau de 6$^{mm}$,430. A Florence on observe, en moyenne, quatre-vingt-sept rosées par an, donnant plus de 6 mill. d'eau, c'est-à-dire à peu près 7/100 de mill. par rosée, et le dépôt doit être plus considérable encore dans les contrées où l'air est très-humide.

*De la gelée blanche.* — Tout ce que nous venons de dire de la rosée s'applique à la gelée blanche ; seulement, ici, le refroidissement du sol par rayonnement est assez considérable pour que la vapeur se congèle sous forme de cristaux.

*Des brouillards.* — Les brouillards jouent un rôle important dans l'histoire hygrométrique de l'air atmosphérique ; et ici se présente une question préalable. Tous les brouillards sont-ils de même nature ? Sont-ils tous formés par de la vapeur d'eau ?

Dans un travail adressé à l'Académie des sciences, M. Ch. Martins a justifié les faits avancés par Kaemtz et par plusieurs autres météo-rologistes, en établissant que les brouillards doivent être divisés en deux grandes classes, suivant qu'ils sont humides ou secs, ces derniers se subdivisant en trois espèces distinctes.

En Hollande et dans l'Allemagne occidentale, il existe de vastes tourbières qui, depuis le Zuyderzée jusqu'à l'embouchure de l'Elbe, occupent cent myriamètres carrés, et qui, sur les bords de l'Ems, forment le tiers du pays ; dans la Frise orientale et le duché d'Olden-bourg le quart, sur le territoire de Brême et de Verden le sixième. Pour pouvoir y semer du sarrazin ou de l'avoine on retourne le sol en automne, et, lorsque les mottes de terre et les végétaux qu'elles portent sont bien secs, on y met le feu en mai, juin ou juillet. La combustion dure ordinairement un mois, et, sur quelques points, pendant tout l'été ; il en résulte une fumée extrêmement épaisse qui forme d'abord des nuages isolés, mais qui, bientôt, se transforme en un brouillard d'une odeur particulière, et si épais qu'on ne distingue aucun objet à la distance de 30 mètres.

Ce brouillard, appelé *Landrauch* en allemand, devient plus rare et moins intense à mesure qu'on s'éloigne des tourbières, mais les mé-téorologistes pensent néanmoins que celui qui provient des tourbières de la Westphalie peut obscurcir l'atmosphère de Bâle, de Paris et de Brest vers le sud, celle de Copenhague vers le nord. Il va sans dire que ce brouillard, ou plutôt que cette fumée, n'exerce aucune influence sur l'humidité atmosphérique.

Les éruptions volcaniques considérables donnent parfois lieu à un brouillard qui ne contient aucune trace de vapeur d'eau, et qui paraît être formé par une espèce de poussière. En 1783, un brouillard de cette nature s'étendit depuis la Norwége jusqu'en Syrie, c'est-à-dire sur un espace de 25° en latitude, et depuis l'Angleterre jusqu'à l'Altaï, c'est-à-dire sur un espace de 120° en longitude ; il parut, le 24 mai, c'est-à-dire au moment où le sol d'Islande commençait à vomir la fumée, les gaz, les vapeurs qui précédèrent la fameuse éruption de l'Hécla, et il dura jusqu'au 8 octobre. Ce brouillard était bleuâtre, quelquefois rougeâtre, et colorait les objets en bleu ; sa densité était très-grande et ses parties les plus inférieures étaient les plus épaisses et les plus sèches ; il avait une odeur sulfureuse qui provoquait la toux ; il affectait péniblement les organes de la vue, du goût et de l'odorat, et il détermina un grand nombre d'irritations bronchiques.

Enfin M. Martins décrit une troisième espèce de brouillard sec sous le nom de *callina* des pays chauds. Ce brouillard a l'apparence d'une fumée grise ou rousse qui entoure l'horizon ; l'air n'est plus parfaitement transparent, les objets sont indistincts et ne paraissent pas rapprochés du spectateur, comme lorsque l'air est saturé de vapeur d'eau. Quand le soleil pénètre dans ce brouillard, il prend une teinte rougeâtre, son éclat est affaibli et son disque semble entouré de cercles concentriques, doués d'un mouvement vibratoire. La callina est plus intense et plus commune dans le midi que dans le nord de l'Europe ; elle ne se montre, en général, qu'après une longue suite de beaux jours, et les voyageurs qui montent alors sur les montagnes, éprouvent une déception qu'ils eussent évitée en choisissant, pour leur ascension, un beau jour ayant été précédé de jours pluvieux. M. Martins a observé la callina au sommet du Faulhorn, à 2683 mètres au-dessus de la mer, et au sommet du Puy-de-Sancy, en Auvergne, à une hauteur de 1886 mètres ; elle a été également vue en Espagne et par M. de Humboldt à Cumana. La callina n'exerce aucune influence sur l'hygromètre qui même, en général, marche vers la sécheresse.

Quelques météorologistes ont prétendu que les brouillards qui se forment dans les grandes villes, telles que Paris et Londres, sont parfois dus à la fumée produite par la combustion du charbon ou du bois, mais M. Arago a montré que cette opinion n'est point soutenable.

Étudions maintenant la formation et la composition des brouillards humides ou aqueux.

Trois conditions sont nécessaires à la formation du brouillard aqueux : 1° un air très-chargé d'humidité ; 2° un sol humide ou la présence d'une masse d'eau ; 3° une différence entre la température de l'air at-

11.

mosphérique et celle du sol ou de la masse d'eau, cette dernière température étant, en général, plus élevée que celle de l'air.

Lorsque l'air contient une plus grande quantité de vapeur d'eau que celle qui est nécessaire pour sa saturation, une partie de cette vapeur d'eau se précipite et forme un brouillard.

Lorsque la surface de la terre ou d'une masse d'eau est plus chaude que l'air, et que celui-ci est saturé d'humidité, la tension de la vapeur qui s'élève est celle qui convient à la température de cette surface, mais bientôt la vapeur rencontrant l'air humide et plus froid ne peut subsister dans cette région froide, et se condense. C'est un phénomène analogue à celui en vertu duquel des vapeurs visibles se forment au-dessus d'un vase contenant de l'eau bouillante et placé dans une atmosphère humide, ou bien encore en vertu duquel la vapeur de l'air expiré se condense et devient apparente pendant l'hiver. L'humidité de l'air est ici la condition nécessaire de la formation du brouillard, car lorsque l'air est très-sec la vapeur d'eau ne se précipite pas, et reste à l'état élastique. Lorsque le Stromboli est couvert d'un nuage, les habitants des îles Lipari savent qu'il pleuvra bientôt et cela, non pas, comme ils le croient, parce que le volcan est plus actif pendant la pluie, mais parce que l'air saturé de vapeur d'eau ne peut dissoudre complétement celle qui s'échappe du volcan. Les habitants de Halle, dit Kaemtz, annoncent aussi la pluie quand la vapeur des salines couvre leur ville, et cependant les procédés de concentration ne sont pas différents à l'approche des changements de temps.

Harvey a vérifié expérimentalement la théorie émise par Davy, et il a montré que lorsque des brouillards se forment sur les étangs ou les rivières, c'est que la température de l'air atmosphérique est inférieure à celle de l'eau. La précipitation de vapeur est d'autant plus considérable que la différence de température est plus marquée, et que les couches atmosphériques sont plus près de l'humidité extrême.

Un brouillard de 5 pieds de hauteur s'étant formé sur un ruisseau, il présentait exactement la même largeur que celui-ci, se mouvait dans le sens du courant, et se modelait exactement sur toutes les inflexions du rivage. Dans ces circonstances, Harvey constata les températures suivantes :

| | |
|---|---|
| Température de l'eau. . . . . . . . . . | + 13°,3 centigr. |
| — de l'air au-dessus de l'eau. . | + 8 ,6 |
| — du sol sur le rivage. . . . . | + 7 ,2 |
| — de l'air sur le sol. . . . . | + 9 ,4 |

Un brouillard local, circonscrit, s'étant formé sur une crique, on trouva pour la température de l'eau + 17°,5 et pour celle de l'air + 16°,7.

Pridham a montré que l'intensité du brouillard est en raison directe de la différence de la température, ainsi que vous le prouvera le tableau suivant :

| AIR. | EAU. | BROUILLARD. |
|---|---|---|
| + 15° | + 17°,2 | Epais. |
| 11 ,1 | 15 ,0 | Idem. |
| 12 ,2 | 15 ,0 | Médiocre. |
| 13 ,2 | 15 ,0 | Léger. |
| 9 ,9 | 16 ,3 | Très-épais. |
| 13 ,3 | 16 ,1 | Léger. |
| 11 ,7 | 15 ,4 | Epais. |
| 12 ,2 | 15 ,6 | Idem. |
| 8 ,1 | 13 ,9 | Très-épais. |

Il faut dire, néanmoins, que dans ces conditions de température si favorables à la formation du brouillard, un vent sec, du nord, de l'est ou du nord-est peut empêcher la précipitation de la vapeur.

Les brouillards apparaissent habituellement le matin ou le soir ; ils se répandent plus ou moins loin et couvrent souvent une immense étendue de pays ; d'autres fois, le matin principalement, ils sont situés au-dessus des rivières, des lacs et des étangs.

Les brumes des mers polaires sont également dues à la condensation de la vapeur d'eau.

Les brouillards qui s'élèvent dans les grandes villes sont manifestement formés par de la vapeur d'eau, mais ils renferment aussi des particules carbonacées et de l'acide pyroligneux, qui leur donnent une odeur particulière et exercent une action irritante sur les yeux et sur la muqueuse bronchique.

Ordinairement le brouillard se forme dans le lieu même où la vapeur d'eau s'est élevée du sol ou de l'eau, mais parfois la vapeur est transportée par les vents dans des contrées plus froides, et ne se transforme en brouillard qu'à une distance plus ou moins considérable de son lieu d'origine.

La composition des brouillards ne nous occupera pas longtemps ; il me suffira de vous dire que la vapeur d'eau, en se condensant pour donner naissance au brouillard, prend la forme de globules que plusieurs météorologistes considèrent comme des sphères liquides pleines, comme des gouttes d'eau, tandis qu'un grand nombre d'autres observateurs, parmi lesquels il faut placer Halley, de Saussure, Kratzenstein, Kaemtz, les regardent comme des vésicules creuses et remplies d'air dont le diamètre aurait environ 1/100 de millimètre et la paroi une épaisseur d'un demi-millième de millimètre.

Kaemtz dit avoir constaté que le diamètre des vésicules de brouillard varie dans les différentes saisons ; en hiver, lorsque l'air est très-humide, il est deux fois plus considérable qu'en été lorsque l'air est sec ; il varie même dans le même mois, et présente son minimum quand le temps est très-beau, tandis qu'il atteint son maximum dès qu'il y a menace de pluie.

Tout ce que nous venons de dire s'applique aux brouillards qui se forment à la surface du sol ou des eaux ; mais des brouillards peuvent aussi se former à une certaine hauteur dans l'atmosphère, soit par le mélange de deux masses d'air saturées d'inégale température, soit par des condensations de vapeurs qui s'élèvent dans des régions trop froides pour les maintenir à l'état de fluide élastique. Dans ces circonstances les brouillards prennent le nom de *nuages*.

*Des nuages.* — Les nuages ont été divisés, d'après leur forme, en trois classes : les *cirrus*, les *cumulus* et les *stratus*, entre lesquelles se placent des formes intermédiaires désignées par les noms de *cirro-cumulus*, *cirro-stratus*, *cumulo-stratus* et *cirro-cumulo-stratus* ou *nimbus*.

Les *cirrus* sont de petits nuages blanchâtres, composés de filaments qui leur donnent l'apparence d'un réseau délié ; ils se montrent lorsqu'après une période de beau temps le baromètre commence à baisser lentement, et ils forment des bandes parallèles dirigées du sud au nord ou du sud-ouest au nord-est ; ils sont de tous les nuages les plus élevés et il est difficile de mesurer leur élévation. Sur le sommet des plus hautes montagnes ils paraissent être aussi élevés que lorsqu'on les considère de la plaine. Kaemtz leur attribue une élévation habituelle de 6500 mètres, mais Gay Lussac, parvenu à plus de 7000 mètres au-dessus du niveau de la mer, vit encore au-dessus de lui des cirrus qui lui parurent être extrêmement éloignés.

En raison de leur élévation les cirrus nagent dans des régions dont la température est à plusieurs degrés au-dessous de zéro, et il y a lieu de croire qu'ils sont formés, non plus par de la vapeur vésiculaire, mais bien par des particules glacées ou des flocons de neige.

Les cirrus précèdent souvent les changements de temps ; en été ils annoncent la pluie, en hiver la gelée ou le dégel.

Les *cumulus* sont des nuages arrondis, ressemblant à des montagnes entassées les unes sur les autres : ils se forment le matin et se dissipent habituellement le soir ; ils sont plus fréquents en été qu'en hiver, et résultent d'un mouvement ascendant de la vapeur d'eau, laquelle vient se condenser dans les régions élevées de l'atmosphère. Quand l'air est humide et le ciel serein, les cumulus se forment vers 8 heures du matin, augmentent jusqu'à midi et diminuent au moment du coucher du soleil. Ils sont plus élevés dans la journée que le matin et le soir ; dans les montagnes, les voyageurs les voient sous leurs pieds le matin, autour d'eux vers midi, au-dessus de leur tête dans la journée, tandis que vers le soir ils s'abaissent. Leurs limites d'élévation varient entre 400 et 6500 mètres d'après quelques météorologistes, entre 900 et 1400 mètres d'après plusieurs autres, et enfin, d'après M. Peytier, entre 450 et 2500 mètres pour le plan inférieur, 900 et 3000 mètres pour le plan supérieur.

Lorsqu'au lieu de disparaître vers le soir les cumulus deviennent plus nombreux et prennent une teinte foncée (*cumulo-stratus*), on doit s'attendre à des pluies ou à des orages, car dans les régions supérieures et moyennes l'air est voisin du point de saturation.

Les *stratus* sont des couches nuageuses horizontales, très-larges continues ; ils se forment habituellement au coucher du soleil et disparaissent à son lever, leur base prenant alors la forme d'un cumulus qui s'élève et s'évapore. Ils sont fréquents en automne et peuvent être considérés comme un espoir de beau temps ; ils sont plus rapprochés de la terre que les cumulus.

Les formes intermédiaires se produisent dans des conditions atmosphériques très-variables, et nous vous dirons seulement que ce sont les *nimbus,* c'est-à-dire les nuages dépourvus de forme et couvrant le ciel comme d'un rideau qui sont, à proprement parler, les nuages qui donnent naissance à la pluie dont je dois maintenant vous parler avec quelques détails, puisque, comme cause et comme effet, elle est l'un des principaux phénomènes qui interviennent pour modifier l'humidité atmosphérique.

*Des pluies.* — Les vésicules nuageuses sont plus lourdes que le milieu dans lequel elles sont suspendues, comment donc peuvent-elles flotter dans l'atmosphère ?

Messieurs, les nuages ne sont pas immobiles dans les airs, et la suspension de leurs vésicules n'est pas absolue.

La vésicule nuageuse tend incessamment à tomber et tombe en effet, mais elle rencontre dans la résistance des couches atmosphériques un obstacle d'autant plus énergique que son enveloppe est plus mince, et il en résulte que sa chute n'est pas rapide ; d'un autre côté quand elle arrive dans un air sec et plus chaud, elle se dissout, et il en résulte encore qu'un nuage, immobile en apparence, s'abaisse souvent lentement, sa partie inférieure se dissolvant continuellement tandis que la supérieure s'accroît sans cesse, par l'addition de nouvelles vésicules. D'un autre côté, les vents, les courants horizontaux s'opposent à la chute des nuages, et il existe aussi un courant ascendant qui entraîne les vésicules vers les régions supérieures.

Mais lorsque les vésicules sont très-grosses et que la température atmosphérique s'abaisse, elles tombent avec plus de rapidité, plusieurs d'entre elles se réunissent et elles arrivent jusqu'au sol sous forme de pluie.

Lorsque les gouttes de pluie traversent des couches atmosphériques très-sèches, comme cela arrive parfois en été, leur surface se vaporise sans cesse, elles deviennent de plus en plus petites et il tombe moins d'eau sur le sol qu'à une certaine hauteur ; quelquefois même la pluie n'atteint pas la terre et se vaporise complétement dans l'air. D'autres fois, au contraire, la goutte de pluie s'accroît pendant sa chute parce que, présentant la température froide des couches atmosphériques supérieures, la vapeur d'eau se condense à sa surface comme à celle d'une carafe d'eau froide, placée dans une chambre chaude. Alors la quantité d'eau qui tombe sur le sol est plus considérable que celle qui tombe à une certaine hauteur.

On a cherché à évaluer la quantité d'eau que la pluie fait tomber sur la terre, soit pendant une seule averse, soit pendant un temps déterminé, et l'on y est parvenu au moyen d'instruments qui portent le nom de *pluviomètres*, d'*udomètres*, etc., et quand on dit qu'il est tombé 50 centimètres d'eau dans une année, cela veut dire qu'en empêchant l'évaporation et en supposant l'eau étendue sur toute la surface du lieu où elle est tombée, on obtiendrait une couche de 50 centimètres d'épaisseur.

Or, si l'on dispose deux udomètres à des hauteurs inégales, l'un à la surface du sol, l'autre au sommet d'un édifice, par exemple, on constate qu'il tombe moins d'eau dans l'appareil supérieur que dans l'inférieur, et une inégalité de 30 mètres suffit pour donner lieu à une différence très-notable ; ainsi, à l'Observatoire de Paris, vingt-deux années d'observations donnent, en moyenne, 57 centimètres d'eau pour l'udomètre placé sur le sol et 50 centimètres seulement pour l'udomètre placé sur la terrasse, c'est-à-dire à 27 mètres au-dessus du sol.

Les chiffres suivants, produits par Schouw, ne sont pas moins curieux :

| | ÉLÉVAT. DE L'UDOM. supérieur. | QUANT. D'EAU dans l'udom. supér. | QUANT. D'EAU dans l'udom. placé sur le sol. |
|---|---|---|---|
| Pavie. . . . . | 17 m. | 1, | 1,01 |
| Copenhague.. | 39 | 1, | 1,27 |
| York. . . . . | 65 | 1, | 1,72 |

Ainsi donc, la différence est d'autant plus considérable que l'udomètre supérieur est placé plus haut. A quelle cause attribuer ce phénomène? A la condensation de la vapeur à la surface des gouttes de pluie, au vent ou à d'autres influences inconnues? Les météorologistes ne le savent pas encore.

Il ne faudrait pas conclure de ce que nous venons de dire qu'il pleut moins sur la cime des montagnes que dans la plaine; car c'est, en général, le contraire qui a lieu, et cela s'explique par l'attraction que les crêtes exercent sur les nuages, par l'abaissement de la température, l'influence des vents, etc.

La quantité d'eau fournie par une seule pluie varie entre des limites d'oscillation extrêmement étendues et suivant une foule de circonstances. Parfois elle se réduit à quelques gouttes, d'autres fois, au contraire, et sous les tropiques principalement, elle forme des masses d'eau considérables. A Bombay, la terre peut recevoir en un jour 162 millimètres de pluie; à Cayenne, l'amiral Roussin a recueilli, en dix heures, $0^m,277$; sur les bords du Rio-Negro, M. de Humboldt a mesuré $0^m,047$ en cinq heures. Enfin, à Joyeuse, il est tombé 250 millimètres d'eau en un jour; à Gênes 812 millimètres, et à Genève 160 millimètres en trois heures. Le 4 juin 1839 on recueillit, sur la terrasse de l'Observatoire de Bruxelles, 112 millimètres en vingt-quatre heures, tandis que la quantité habituelle est de 50 millimètres. Enfin à Cuiseaux, dans le bassin de la Saône, il tomba, en 1841, 270 millimètres d'eau en soixante-huit heures. A Paris on trouve par an, en moyenne, cent quarante-sept jours de pluie et 570 millimètres d'eau, ce qui fait 4 millimètres pour chaque jour de pluie.

La quantité d'eau tombée ne se distribue pas également dans les vingt-quatre heures; tantôt il pleut davantage le jour que la nuit, tantôt c'est le contraire qui a lieu; dans beaucoup de contrées la nuit est presque toujours sereine; dans le voisinage des grandes chaînes de montagnes elle est souvent très-pluvieuse; aux environs des mines d'or de Marmato, par 5° 27' de latitude nord, M. Boussingault a trouvé des différences énormes entre le jour et la nuit, ainsi que vous pouvez le voir par les chiffres suivants :

| | | |
|---|---|---|
| Octobre. . . . . . | 34 mm. pend. le jour. | 151 pend. la nuit. |
| Novembre. . . . . | 18 | 208 |
| Décembre. . . . . | 2 | 159 |

En général, il pleut davantage pendant le jour en Europe, pendant la nuit dans les régions équatoriales.

Une foule de circonstances influent sur la chute de la pluie dans la même contrée et dans les divers pays : la proximité ou l'éloignement de la mer, des rivières, des forêts ; la fréquence des vents, leur direction, la nature des surfaces qu'ils parcourent, etc., nous vous les indiquerons en étudiant la distribution géographique des pluies, qu'il importe de vous faire connaître avec soin.

Existe-t-il des lieux où il ne pleut jamais ? M. Berghauss a établi qu'il ne tombe jamais d'eau dans le grand désert de Sahara, en Afrique ; au nord de l'Inde et de la Chine, dans quelques points des côtes du Pérou et du Chili, dans quelques points du Mexique.

Toutes choses égales, d'ailleurs, la quantité de pluie diminue de l'équateur aux pôles, et il doit en être ainsi, puisque plus un pays est chaud, plus il s'y forme de vapeur d'eau ; mais il faut reconnaître, cependant, qu'un grand nombre de circonstances locales s'opposent à ce que, à latitude égale, il tombe une même quantité de pluie.

*Des pluies climatériques ou régulières.* — Sous les tropiques, la pluie tombe avec une régularité que l'on ne retrouve point ailleurs, et vous savez que l'on y rencontre des saisons pluvieuses très-nettement circonscrites. En Afrique, la saison des pluies commence au mois d'avril ; entre le 10° de latitude nord et le tropique, au Sénégal, elle dure de juin en octobre ; dans les lieux très-rapprochés de l'équateur, le soleil passant deux fois au zénith, l'année se partage en deux saisons sèches et en deux saisons humides. Dans l'Inde les pluies sont en rapport avec les vents ; sur la côte orientale il pleut pendant la mousson nord-est, tandis que, sur la côte occidentale, c'est pendant la mousson sud-ouest. La saison pluvieuse comprend les mois de juillet, d'août de septembre et d'octobre dans la zone torride ; d'octobre, de novembre et de décembre en Égypte.

Les pluies des tropiques sont extrêmement abondantes, et la quantité d'eau qui tombe en quelques mois est plus considérable que celle qui, dans nos climats, tombe pendant toute l'année. Dans les lieux situés près de la mer on peut admettre qu'il tombe de 190 à 320 centimètres d'eau pendant l'année. « L'évaporation de l'eau tombée la veille, dit Kaemtz, rend l'air tellement saturé de vapeurs que, même en Afrique, les vêtements, les souliers, tous les objets qui ne sont pas placés près du feu deviennent humides, et que les habitants se trouvent dans une espèce de bain de vapeur perpétuel. »

A mesure qu'on s'éloigne de l'équateur la périodicité des pluies disparaît, mais on ne saurait déterminer d'une manière positive la transition d'un système de climat à un autre.

*Des pluies accidentelles ou irrégulières.* — Dans nos contrées il pleut pendant toute l'année, mais tantôt le maximum correspond à l'été, et tantôt il se montre en hiver. Sur le méridien de l'Océan atlantique, on trouve, depuis l'équateur jusqu'à la limite de la prédominance des vents du sud-ouest, une zone à pluies d'été, puis une zone à pluies en toute saison et enfin une zone à pluies d'hiver. Sous les pôles la vapeur est précipitée sous forme de neige pendant l'hiver.

En Europe, on trouve d'abord sous le méridien de la partie centrale une zone de pluies d'été équatoriales, puis une zone sans pluie, une zone à pluies d'hiver, une zone à pluies en toute saison, mais principalement l'été, et enfin une zone polaire à pluies d'hiver.

Les vents exercent sur la quantité et la distribution des pluies une influence extrêmement remarquable que vous connaissez déjà, et qu'on peut apprécier exactement au moyen d'un pluviomètre fort ingénieux imaginé par M. Flaugergues.

Sous ce rapport, on peut partager l'Europe en trois régions hyétographiques; la première comprend l'Angleterre et la France occidentale; la seconde la Suède et la Finlande; la troisième les bords de la Méditerranée. Les limites de ces régions ne sont toutefois pas nettement tracées, si ce n'est dans les points où elles sont représentées par de grandes chaînes de montagnes.

Dans la partie de l'Europe qui se trouve au nord des Alpes et des Pyrénées, l'influence des vents se traduit par les chiffres suivants produits par M. de Buch.

Sur 100 pluies tombées à Berlin les différents vents ont soufflé dans la proportion suivante :

| N. | N.-E. | E. | S.-E. | S. | S.-O. | O. | N.-O. |
|---|---|---|---|---|---|---|---|
| 4,1 | 4,0 | 4,9 | 4,9 | 10,2 | 32,8 | 24,8 | 14,4 |

Pour Paris, M. de Gasparin nous fournit le tableau suivant :

| N. | N.-E. | E. | S.-E. | S. | S.-O. | O. | N.-O. |
|---|---|---|---|---|---|---|---|
| 0,13 | 0,09 | 0,11 | 0,29 | 0,39 | 0,85 | 0,54 | 0,38 |

Ainsi, à Paris, il y a 85 à parier sur 100 qu'il pleuvra lorsque c'est le vent de sud-ouest qui souffle, tandis que la probabilité n'est plus que de 9 sur 100 par le vent nord-est.

Les pluies elles-mêmes varient avec le vent; celles qui tombent par le vent nord-est, sont de courte durée et à larges gouttes, parce qu'elles résultent d'un abaissement brusque de la température, tandis que celles qui tombent par le vent sud-ouest, sont fines et durent longtemps.

Les saisons exercent sur les pluies une influence qui se déduit de la direction des vents, de la situation des mers, des conditions de la température, et à cet égard on ne pouvait établir de loi générale.

Dans l'Angleterre occidentale la quantité d'eau qui tombe en été est à celle qui tombe en hiver comme 9 : 10 ; sur les côtes occidentales de la France, les quantités sont à peu près égales ; en Allemagne, il tombe deux fois plus d'eau en été qu'en hiver.

Sur la côte occidentale de la mer Adriatique, 10 0/0 de la quantité annuelle tombent en été ; au delà des Apennins, les pluies d'été vont en augmentant, et Turin se place sur la même ligne que l'Allemagne.

En Europe, et toutes choses égales d'ailleurs, la quantité d'eau diminue à mesure qu'on s'éloigne de la mer.

Sur la côte occidentale d'Angleterre, il tombe 95 centimètres d'eau par an, et 65 seulement dans l'intérieur du pays. Sur les côtes de France le chiffre est de 68, dans l'intérieur 65, dans les plaines de l'Allemagne 54.

Je viens, messieurs, de vous indiquer les conditions générales qui président à la distribution géographique des pluies ; mais dans une question qui joue un rôle aussi important dans l'étude hygiénique des climats, des localités et des saisons, il est indispensable de posséder des données aussi exactes que possible, et c'est pourquoi je veux mettre sous vos yeux des tableaux qui nous sont fournis par MM. de Humboldt, Kaemtz, Arago, de Gasparin, Bravais et plusieurs autres savants.

Voici d'abord, suivant M. de Gasparin, les quantités annuelles moyennes de pluie qui tombent suivant les latitudes, auxquelles viennent s'adjoindre parfois des circonstances locales qui modifient les résultats tantôt dans un sens, tantôt dans un autre.

| LOCALITÉS. | LATITUDE. | QUANT. DE PLUIE. |
|---|---|---|
| Guinée. . . . . . . . . . . . | 5°, 5' | 549 mm. |
| Kandy. , . . . . . . . . . . . | 7 ,35 | 1864 |
| Ile de Grenade. . . . . . . . | 12 , 2 | 2844 |
| Seringapatam. . . . . . . . . | 12 ,25 | 601 |
| Saint-Domingue. . . . . . . | 18 ,35 | 2733 |
| Sahara. . . . . . . . . . . . | 20 , 0 | 0 |
| Calcutta. . . . . . . . . . . | 22 ,33 | 1928 |
| Rio-Janeiro. . . . . . . . . | 22 ,54 | 1505 |
| La Havane. . . . . . . . . . | 23 , 9 | 2320 |
| Madère. . . . . . . . . . . | 32 ,27 | 757 |
| Italie au S. de l'Apennin. . . | 37° à 43° | 930 |
| Italie au N. de l'Apennin. . . | 45° à 47° | 1336 |
| Vallée du Rhône. . . . . . . | 43° à 47° | 781 |
| France septentrionale. . . . . | 43° à 47° | 656 |

| LOCALITÉS. | LATITUDE. | QUANT. DE PLUIE. |
|---|---|---|
| Allemagne. . . . . . . - . . . | 45° à 54° | 678 |
| Angleterre. . . . . . . . . . | 50° à 56° | 784 |
| Russie. . . . . . . . . . . . | 50° à 60° | 403 |
| Lisbonne. . . . . . . . . . . | 38°,42' | 608 |
| Bordeaux. . . . . . . . . . | 44 ,50 | 650 |
| Nantes. . . . . . . . . . . | 47 ,13 | 1292 |
| Hambourg. . . . . . . . . . | 50 , 0 | 597 |
| Copenhague. . . . . . . . . | 55 , 0 | 468 |

Le tableau suivant nous est fourni par Kaemtz :

| LOCALITÉS. | CENT. CUBES D'EAU. | LOCALITÉS. | CENT. CUBES D'EAU. |
|---|---|---|---|
| Saint-Domingue. . . . | 308 | Manchester. . . . . . | 84 |
| Antilles. . . . . . . | 204 | Lille. . . . . . . . . | 76 |
| Gênes. . . . . . . . . | 140 | La Rochelle. . . . . | 66 |
| Charlestown. . . . . | 130 | Londres et Paris. . . | 53 |
| Pise. . . . . . . . . | 124 | Pétersbourg. . . . | 46 |
| Naples. . . . . . . . | 95 | Upsal. . . . . . . . | 43 |
| Lyon. . . . . . . . . | 89 | | |

En Angleterre et dans la France occidentale, on compte par an 152 jours de pluie ; dans l'intérieur de la France, 147 ; dans les plaines de l'Allemagne, 141 ; à Bude, 112 ; à Kasan, 90, dans l'intérieur de la Sibérie, 60.

M. Schouw a divisé l'Italie, au point de vue hyétographique, en quatre bandes.

La première, ou bande des Alpes, comprend Udine, Belluno, Conegliano, etc. et donne pour moyenne annuelle $1^m,363$.

La seconde, ou transpadane, comprend Trieste, Venise, Mantoue, Milan, etc., et donne $0^m,869$.

La troisième, ou cispadane, comprend Parme, Bologne, Ferrare et donne $0^m,665$.

Enfin, la quatrième, ou bande des Apennins, comprend toutes les villes occupant les revers oriental et occidental de cette chaîne de montagnes depuis Gênes jusqu'à Palerme. Ici la quantité de pluie va en diminuant du nord au sud ; elle est considérable à Gênes et à Lucques ; moitié moindre à Rome et à Palerme, et encore moindre à Turano où la moyenne annuelle est de $0^m,488$.

Voici quant à la distribution des pluies, suivant les saisons, d'autres tableaux qui ne sont pas moins importants :

| LOCALITÉS. | HIVER. | PRINTEMPS. | ÉTÉ. | AUTOMNE. |
|---|---|---|---|---|
| Ouest de l'Angleterre. . . . . . | 239 mm. | 171 mm. | 283 mm. | 283 mm. |
| Est de l'Angleterre. . . · . . . . | 166 | 145 | 171 | 204 |
| Nord de la France et Allemagne. | 126 | 148 | 229 | 174 |
| Midi de la France et Italie / S. des Apennins. \ . . . | 195 | 194 | 133 | 291 |
| Italie N. des Apennins. . . . . . | 139 | 253 | 275 | 353 |
| Russie. . . . . . . . . . . . . | 40 | 59 | 166 | 97 |

Suivant Kaemtz, la plus grande quantité de pluie tombe en Automne du 33 au 45° de latitude (Grèce, Italie, Espagne, Provence), au printemps du 45 au 50° (France, Autriche, Hongrie), en automne du 50 au 55° (Belgique, Allemagne), au printemps du 55 au 60° (Danemark, Suède, Norwége), et enfin, en été du 60 au 70° (Laponie, Spielberg, Kamchatka).

*De la neige.* — La neige, messieurs, est de la pluie congelée parce que la température de l'air est au-dessous de zéro ; mais plus la température de l'air s'abaisse, moins celui-ci contient de vapeur d'eau, et il en résulte qu'il ne neige jamais considérablement que par un froid modéré. Par un froid de — 20° dit Kaemtz, on concevrait difficilement qu'il pût tomber plus de 4 à 5 centim. de neige, cependant on a vu neiger avec abondance et d'une manière continue par des froids de — 19°,8, et — 20°,6.

Sous l'équateur il ne neige que sur les montagnes et celles-ci présentent, quelle que soit la latitude, des régions qui sont couvertes de neiges perpétuelles, dont il est utile de déterminer les limites. M. de Humboldt nous fournit, à cet égard, un tableau du plus haut intérêt que je veux placer sous vos yeux.

| MONTAGNES. | LATITUDE. | LIMITE INFÉR. |
|---|---|---|
| Islande. . . . . . . . . . . | 65° N. | 936 m. |
| Aldan en Sibérie. . . . . . | 60°,55 | 1364 |
| Altaï. . . . . . . . . . . . | 49°1/4-51 | 2144 |
| Alpes. . . . . . . . . . . . | 45°3/4-46 | 2708 |
| Caucase. . . . . . . . . . | 43°,21 | 3372 |
| Pyrénées. . . . . . . . . . | 42°1/2-43 | 2728 |
| Etna. . . . . . . . . . . . | 37°1/2 | 2905 |
| Himalaya, N. . . . . . . . | 30°3/4-31 | 5067 |
| » S. . . . . . . . . | | 3956 |
| Cordillières, Orient. . . . . | | 4853 |
| » Occident. . . . | | 5646 |

La limite des neiges perpétuelles s'abaisse, comme on le voit, de l'équateur au pôle, mais cette règle présente de nombreuses exceptions, et pour se rendre compte de la hauteur des neiges perpétuelles dans une contrée quelconque, il faut prendre en considération la température des plaines ou des plateaux placés au-dessous, la durée et la chaleur des étés, la quantité de neige tombée en hiver, la direction des vents, la position plus ou moins continentale de la contrée, l'état hygrométrique de l'atmosphère, et beaucoup d'autres circonstances encore.

L'Europe a été divisée par M. de Gasparin en trois régions quant à la neige : la région méridionale où la neige fond en tombant, la région septentrionale où la neige persiste pendant tout l'hiver, et enfin la région centrale où la neige a une durée intermédiaire très-variable.

Nous ne nous arrêterons pas, messieurs, sur les différentes formes que peut présenter la neige et qu'on évalue à plusieurs centaines, mais nous vous rappellerons, en terminant, que lorsque la neige ne fond ni en tombant, ni lorsqu'elle est parvenue sur le sol, elle n'exerce aucune influence sur l'hygromètre, et que dans les pays froids l'air est souvent très-sec, la terre étant couverte d'une couche fort épaisse de neige.

#### Des influences exercées par l'humidité sur l'organisme.

Pour apprécier les influences exercées par l'humidité, abstraction faite de tout autre modificateur, il faudrait que l'état hygrométrique de l'air atmosphérique pût varier, *la température restant la même;* mais vous savez qu'il n'en est pas ainsi, et que, dans les conditions ordinaires des contrées au sein desquelles nous vivons, les modifications hygrométriques sont toujours corrélatives de modifications thermométriques; il en résulte que le modificateur est constamment complexe, et que les influences qui se présentent à nous appartiennent soit au froid sec ou humide, soit à la chaleur sèche ou humide, mais jamais à l'état de sécheresse ou d'humidité de l'atmosphère, dégagé de toute intervention thermologique.

Des expériences, toutefois, ont été faites pour constater l'action exercée par l'humidité, abtraction faite de tout autre agent, et je dois vous les faire connaître.

Edwards a renfermé des cochons d'Inde dans des appareils placés dans des conditions identiques de température ($+15°$) et de pression, mais cinq de ces animaux furent placés dans de l'air saturé de vapeur aqueuse, et cinq autres dans de l'air sec; or, l'expérience ayant duré 6 heures, on constata que, dans tous les cas, les pertes dans l'air sec avaient été beaucoup plus considérables que dans l'air humide.

Ainsi les pertes par la transpiration et les évacuations alvines dans l'air sec ont été représentées par les chiffres : 15,5 — 18,5 — 16,2

— 17,7 -- 15,2, tandis que dans l'air humide elles l'ont été par les chiffres 12,4 — 13,7 — 14,5 — 9,5 — 8,5.

Des expériences faites sur des oiseaux ont donné des résultats analogues : 1,2, — 1,65 — 1,8 — 4,50 pour l'air sec; 0,7 — 0,7, — 0,9 — 3,8 pour l'air humide.

L'influence de l'humidité sur les pertes éprouvées par l'économie étant établie, il importait de rechercher quelle est son action sur l'absorption, mais ici la question est plus délicate.

Les corps hygrométriques absorbent la vapeur aqueuse et la condensent, indépendamment de toute action sur l'air dans lequel elle est répandue ; mais si, dans certains cas, ils empruntent de l'humidité à l'air atmosphérique, dans d'autres ils lui en cèdent, et les animaux, dit Edwards, à cause de la quantité de liquide qu'ils contiennent, semblent plus en état d'en céder que d'en prendre : ceci est particulièrement applicable aux animaux à sang chaud, et par conséquent à l'homme, parce que, en supposant l'air ambiant à l'humidité extrême, le corps humain ayant une température qui est ordinairement beaucoup plus élevée que celle de l'atmosphère, échauffe l'air en contact avec sa surface, et par cela même change l'état hygrométrique de l'air qui devient alors susceptible d'admettre de la vapeur aqueuse.

Cependant, ajoute M. Edwards, il est certain que les cheveux au moins sont hygrométriques même sur notre corps et pendant la vie ; une partie de la vapeur qu'ils ont condensée et convertie en eau, doit se propager jusqu'au bulbe, où l'absorption doit s'opérer. D'où il résulte que certaines parties de notre corps sont susceptibles d'absorber de la vapeur aqueuse, tandis que d'autres en fourniront ; mais il reste à savoir jusqu'à quel point cette absorption peut par sa quantité influer sur le poids du corps, et si le phénomène de l'absorption de la vapeur aqueuse est restreint à quelques espèces, ou si l'on peut le regarder comme général.

Or, Edwards a démontré expérimentalement que les animaux à sang froid absorbent la vapeur aqueuse ; Keil rapporte que son corps, dans l'espace d'une nuit, absorba 18 onces de vapeur. Lining nous apprend que, dans l'espace de 2 h. 30' la quantité de particules humides attirées par sa peau excéda la quantité transpirée de 8 onces 3/4 ; enfin, Edwards a constaté que les animaux à sang chaud, que les mammifères absorbent également la vapeur aqueuse répandue dans l'atmosphère, que cette absorption est tantôt équilibrée par la transsudation, et que tantôt elle l'emporte sur celle-ci ; enfin, que les pertes sont plus considérables dans une étuve humide que dans une étuve sèche.

Edwards conclut, de tout ce qui précède, que la diminution du poids du corps dans l'air humide n'est, dans un grand nombre de cas, que le résultat de la différence entre les pertes par la transpiration et l'accroissement par absorption de la vapeur aqueuse.

Delaroche et Berger ont constaté aussi, expérimentalement et comparativement, que la chaleur humide a des effets beaucoup plus intenses que la chaleur sèche ; étant entrés dans des étuves à vapeur dont la température s'élevait progressivement de + 29° à 43°, et y ayant séjourné depuis 11 jusqu'à 15 minutes, ils éprouvèrent des sensations très-pénibles, et virent le poids de leur corps diminuer de 150 à 310 grammes.

Il suffit d'avoir pris quelques bains russes et d'étuve sèche pour savoir combien, à température égale, l'étuve humide est plus difficile à supporter que l'étuve sèche, surtout en raison des phénomènes de congestion qui se manifestent vers la tête et les poumons.

Telles sont, messieurs, les seules expériences précises qui ont été faites dans le but de constater les effets de l'humidité ; voyons maintenant ce que nous apprennent l'observation et la pathologie.

L'humidité exerce, sur toutes les fonctions, une action débilitante très-énergique ; l'appétit est émoussé, les digestions sont laborieuses, la circulation capillaire est ralentie ; les contractions du cœur sont affaiblies, la respiration est gênée et des congestions passives se font vers les poumons et les principaux viscères ; l'intelligence devient paresseuse, obtuse ; les mouvements sont lents et sans énergie.

« L'homme plongé dans un air humide, dit Motard, s'y sature jusqu'à un certain point, et sa constitution, se modifiant par la puissance relative des deux fonctions d'absorption et de transpiration, se met en équilibre avec l'état hygrométrique du milieu ambiant ; la transpiration, en se ralentissant, retient dans les vaisseaux une partie des fluides qu'elle est chargée d'exhaler. Aussi les habitants des pays de côtes, ensevelis habituellement dans les brumes de l'océan, présentent souvent un tissu cellulaire exubérant et mou, des jambes œdématiées, un gros ventre, des articulations engorgées, une peau blafarde, un estomac relâché, des fonctions digestives languissantes, des cheveux pâles et abondants, une innervation paresseuse. On leur trouve, en général, une haute taille, un développement massif, des muscles volumineux mais noyés dans un tissu cellulaire gorgé de liquide ; chez eux l'amour languit, mais la fécondité est grande ; toutes les sécrétions sont abondantes mais peu riches. »

Dans les vallées profondes de la province de Saluces, l'hygromètre se rapproche tellement du chiffre 100, que l'on peut dire que la saturation de l'air y est constante ; aussi y observe-t-on, au plus haut degré, tous les fâcheux effets de l'humidité : « Les organes privés d'énergie, dit M. Niepce, n'exécutent qu'avec peine leurs fonctions ; tous les tissus sont frappés de mollesse ; la transpiration, ne pouvant être évaporée en présence d'un air saturé, se condense en gouttelettes sur le corps des habitants ; la digestion, la circulation, la respiration, sont plongées dans l'atonie ; le sang est pauvre, et la débilité générale se fait surtout sentir sur le système musculaire et sur l'intelligence. Presque tous les habitants de ces contrées si humides sont lymphatiques, scrofuleux, rachitiques, fiévreux, hydropiques, goîtreux, crétins. »

L'humidité est une cause puissante de maladie, mais les auteurs ne sont point d'accord sur le rôle qu'elle joue dans la production de quelques-unes d'entre elles.

Le scorbut est une des affections pour lesquelles l'influence de l'humidité est le moins contestée, et Lind accorde à celle-ci la première place parmi les causes de cette affection. Le scorbut sévit, en effet, sur les marins, sur les habitants des côtes de la mer Baltique, sur les hommes enfermés dans des prisons humides ; sur les ouvriers exposés, en raison de leur profession ou de leur habitation, à une humidité continuelle. Le froid humide paraît surtout exercer une influence fâcheuse, car le scorbut est moins fréquent chez les marins qui naviguent sous la ligne, que chez ceux qui parcourent des latitudes différentes ; mais il faut se rappeler aussi qu'en raison de l'influence exercée par la température, l'humidité doit être moindre, toutes choses égales d'ailleurs, dans les régions chaudes.

Dans le Choco où il pleut constamment, où l'air est presque toujours saturé de vapeur aqueuse, il est difficile, au rapport de M. Boussingault, de rencontrer un seul individu qui ne soit point scorbutique.

En reconnaissant toute l'influence de l'humidité sur le développement du scorbut, il faut admettre, néanmoins, que d'autres causes viennent s'adjoindre à elle, et, en particulier, une nourriture malsaine et insuffisante, la malpropreté, la viciation de l'air, l'entassement, etc.

Beaucoup d'auteurs considèrent l'humidité comme une des principales causes de la scrofule. C'est pour cette raison, a-t-on dit, que la maladie est si fréquente en Angleterre, en Hollande, dans les pays froids et humides ; mais, ont objecté d'autres nosographes, la scrofule est rare dans les pays marécageux, et elle est, au contraire, très-commune dans les parties hautes, sèches et montueuses de certains pays ; ainsi, dit Baumes, elle sévit dans le Gévaudan, le Dauphiné, le Vivarais ; en Auvergne, dans les Cévennes, dans les montagnes du Languedoc. Il n'y a aucune contrée tempérée, froide ou chaude, humide ou sèche, qui soit exempte de la scrofule, ce qui force à conclure que l'humidité n'a, en définitive, qu'une action très-secondaire. Lugol, qui rattache exclusivement la scrofule à la transmission héréditaire, aux conditions d'âge, de force, de constitution, de tempérament, de santé des parents, refuse toute espèce d'influence à l'humidité et à tous les autres agents extérieurs. Les causes occasionnelles fussent-elles toutes réunies, dit-il, ne pourraient rendre scrofuleux un homme originairement sain.

Les opinions ne sont pas moins contradictoires quant à la phthisie pulmonaire; suivant M. Bricheteau, elle est fréquente dans les pays humides, rare dans les pays secs, quelle que soit la température. M. Staub assure qu'elle est devenue assez fréquente à Nemours depuis l'établissement du canal de Briare.

M. Fourcault s'est efforcé de mettre en relief l'influence qu'exerce l'humidité sur le développement de la plupart des maladies chroniques, et spécialement de la scrofule, du scorbut, du rachitisme, de la phthisie pulmonaire, des caries, des tumeurs blanches, des engorgements de diverses natures.

Dans les localités élevées, aérées, sèches, dit cet auteur, la phthisie pulmonaire enlève la 60e, la 80e ou même la 100e partie de la population, tandis que dans les vallées profondes et humides la proportion est du 10e ou même du 8e; elle est extraordinairement fréquente en Angleterre, dont le climat est remarquable par l'humidité et l'intensité des brouillards. Dans le village d'Ézy, qui est très-humide, la phthisie pulmonaire entre pour 1/8 dans les chiffres des décès; à Anet, placé tout près de là, mais sur une partie sèche et élevée, la proportion n'est plus que de 1/50. Les maladies chroniques sont fréquentes à Ézy, les affections aiguës prédominent, au contraire, à Anet. Dans le village de Fontenay-Saint-Père, près de Mantes, la phthisie et la scrofule sont communes dans les hameaux bas et humides, rares dans les hameaux élevés.

En résumé, dit M. Fourcault, c'est dans les vallées étroites, profondes et humides, que l'on trouve le berceau des maladies chroniques. Toutes les affections ne sont pas également fréquentes; ici, la phthisie exerce plus particulièrement ses ravages; là, les scrofules se multiplient, dans d'autres lieux on voit éclore le rachitisme. Ces maladies se développent parfois dans les lieux élevés, mais alors on constate dans les habitations l'influence de l'humidité, d'un défaut d'aération et d'insolation, et si l'on étudie les effets de l'humidité dans les habitations on trouve, en effet, les mêmes maladies là où son influence est la plus évidente. A Bruxelles, à Lyon, à Rome, à Naples, à Lille, à Paris même les maladies citées plus haut se montrent avec leur plus grande fréquence dans les parties basses, dans les habitations humides. On attribue, dans ces circonstances, une large part à la misère, mais pourquoi donc celle-ci ne produit-elle point des effets semblables parmi les populations pauvres de la campagne? Les animaux, nourris dans des caves, périssent phthisiques; les chevaux, logés dans des écuries humides, deviennent morveux; des chiens, attachés dans des chenils humides, sont morts atteints de tubercules et d'ophthalmie purulente.

Les scrofules, la phthisie, sont fréquentes chez les portiers, les mineurs.

Vous connaissez tous l'influence de l'humidité sur le développement des fièvres intermittentes et des maladies paludéennes, mais vous savez aussi qu'ici le modificateur est complexe, et que la température intervient pour une grande part.

Webster, Pringle, Annesley, Broussais, considèrent l'humidité comme une cause énergique de dyssenterie, et rapportent que cette maladie s'est montrée souvent chez des soldats ayant bivouaqué sur une terre humide sans changer de vêtements, ayant traversé des marais, ayant été exposés à une forte pluie; mais ces auteurs ne sont plus d'accord lorsqu'il s'agit de décider si cette action pernicieuse appartient au froid ou à la chaleur humide.

L'humidité a joué un grand rôle dans l'étiologie du goître et du crétinisme, et Fodéré lui a accordé une action prépondérante; M. de Humboldt s'est élevé contre cette opinion en se fondant sur ce que les crétins sont très-nombreux dans certaines localités sèches et élevées de la Colombie; mais M. Boussingault a montré que si l'on tient compte du climat et de la température, la hauteur des localités désignées correspond à celle des vallées pyrénéennes, et que, quand on s'élève dans les Cordillières, le décroissement de l'humidité dans les couches d'air est loin d'être aussi rapide que sur les montagnes des autres latitudes; MM. M'Clelland, Bramley et Grange refusent toute action à l'humidité, et M. Marchand ne lui accorde qu'une force secondaire. M. Ferrus déclare que l'humidité est une des causes les plus actives dans le Valais, les Pyrénées et d'autres localités encore; M. Niepce n'admet pas que l'humidité soit la cause unique du crétinisme, mais il reconnaît qu'elle joue un rôle considérable dans l'ensemble des modificateurs auxquels il rattache le développement de cette affection.

Je ne vous parlerai pas, messieurs, de l'influence exercée par le froid humide sur le développement du rhumatisme articulaire et musculaire, des névralgies, des phlegmasies muqueuses et spécialement du coryza, de la bronchite; ce sont là des faits vulgaires, sur lesquels je n'ai pas besoin de m'étendre, et sur lesquels, d'ailleurs, j'aurai occasion de revenir lorsque nous étudierons les saisons et les climats.

Quant à l'influence d'un air trop sec, je n'ai que quelques mots à vous dire ; elle se traduit, en général, par une action irritante qui s'exerce sur les membranes muqueuses, et spécialement sur celle des organes de la vision et de la respiration. Dans les plaines élevées des Andes, la sécheresse est telle que l'hygromètre de Saussure n'y marque ordinairement que 26°, aussi les ophthalmies graves y sont-elles très-communes ; pendant la campagne d'Égypte, nos soldats ont été décimés par des phlegmasies de ce genre, et elles sévissent également sur les voyageurs qui traversent les déserts de l'Afrique ; mais il faut ne pas oublier que, dans ces circonstances, le vent, la poussière, la lumière, viennent ajouter leur action à celle de la sécheresse de l'air.

Les sujets qui ont les bronches irritables, les asthmatiques, les phthisiques ne supportent pas aisément un air très-sec.

L'état hygrométrique de l'air doit occuper une place importante dans la prophylaxie et dans l'hygiène publique, mais malheureusement les indications qui s'y rattachent sont trop rarement remplies.

Vous comprenez, sans que j'aie besoin d'insister sur ce sujet, combien il serait important d'assainir les contrées et les habitations humides, et si la loi sur les logements insalubres est appliquée de manière à produire des résultats véritablement utiles, elle sera un des plus grands titres du gouvernement républicain à la reconnaissance des hommes. Le rapport, si attaqué, de M. Blanqui, sur la population des caves de Lille, a pu produire quelques chiffres inexacts et tomber, en quelques points, dans l'exagération, mais il n'en faut pas conclure, ainsi qu'ont paru vouloir le faire certaines gens, que des conditions hygiéniques aussi déplorables n'ont pas en définitive une action très-funeste sur la santé des populations.

Au point de vue de l'hygiène privée, le médecin doit constamment s'efforcer de soustraire les sujets, et surtout les enfants, à l'influence de l'humidité ; mais, cette obligation devient impérieuse lorsqu'il s'agit d'individus déjà faibles, lymphatiques, ou chez lesquels il y a lieu de craindre la transmission héréditaire de l'une des maladies dont il a été précédemment question.

---

### Bibliographie.

REGNAULT. *Etudes sur l'hygrométrie.* In *Ann. de ch. et de phys.*, 1845, t. XV, (LXXXIX), p. 129.

KAEMTZ. *Cours complet de météorologie*, trad. par Ch. Martins. Paris, 1843.

BECQUEREL et ED. BECQUEREL. *Eléments de physique terrestre et de météorologie.* Paris, 1847.

Harvey. *Recherches expérimentales sur la formation des brouillards.* In *Ann. de ch. et de phys.*, 1823, t. XXIII, p. 197.

boudin. *Carte physique et météorologique du globe terrestre.* Paris, 1851.

Gasparin. *Cours d'agriculture.* Paris, 1848.

Edwards. *De l'influence des agents physiques sur la vie.* Paris, 1824.

Fourcault. *Causes générales des maladies chroniques.* Paris, 1844.

Niepce. *Traité du goître et du crétinisme.* Paris, 1851.

———◇◉◇———

# Douzième Leçon.

De la composition chimique de l'atmosphère. — De l'air confiné. — De l'encombrement. — Des odeurs. — De la ventilation.

## *Composition de l'air atmosphérique.*

On admet généralement que l'air est un *mélange* d'oxygène, d'azote, d'acide carbonique et de vapeur d'eau. Nous vous avons déjà présenté toutes les considérations qui se rattachent aux quantités variables de vapeur d'eau qui constituent l'état hygrométrique de l'atmosphère, et nous n'avons plus à nous occuper ici, par conséquent, que des trois gaz que nous venons de vous nommer.

Les analyses de MM. Dumas et Boussingault établissent que 100 parties d'air atmosphérique contiennent :

| En poids | 23,01 d'oxygène. | | En volume | 20,81 d'oxygène. |
|---|---|---|---|---|
| — | 76,99 d'azote. | | — | 79,19 d'azote. |
| | 100,00 | | | 100,00 |

Quant au gaz acide carbonique, les chiffres qui le représentent sont de telle nature, qu'ils ont été négligés dans cette évaluation, la quantité moyenne de ce gaz que contiennent 100 parties d'air en volume ne dépassant pas, en effet, 4/10,000, et le maximum ne s'élevant pas au-dessus de 6/10,000.

Il résulte des belles et récentes recherches de M. Chatin, que l'air contient de l'iode dont la proportion s'élève à 1/500 de milligr. pour 4000 litres d'air, du moins à Paris. Nous vous indiquerons plus loin le rôle attribué à cet élément, dans la production de certaines maladies endémiques, et en particulier du goître.

L'air contient encore des matières hydrogénées, de l'ammoniaque

(0,133 sur 1,000,000 en poids), une foule de produits accidentels, une poussière qui devient visible dans une pièce qui n'est éclairée que par un faisceau de lumière directe ; mais l'analyse est impuissante à nous faire connaître exactement la quantité et même la nature de ces divers éléments. On ne sait point, par exemple, de quoi se compose la poussière dont il vient d'être question et qui, peut-être, contient des germes d'espèces animales microscopiques.

Enfin, MM. Schönbein et Polli ont encore signalé la présence, dans l'air, d'un principe odorant auquel ils ont donné le nom d'*ozone*, mais nous, nous ne pouvons vous donner, à cet égard, aucun détail précis et satisfaisant.

Cette composition de l'air atmosphérique appartient-elle à tous les *temps* et à tous les *lieux* ?

Nous rechercherons plus loin si les climats ont varié aux différentes époques géologiques de notre globe ; ici, il nous suffira de dire qu'en s'en référant aux analyses exactes, faites depuis trente-cinq ans, on peut établir avec Gay Lussac, M. de Humboldt, MM. Dumas et Boussingault, qu'aucune modification n'a eu lieu, pendant cet espace de temps, dans la composition de l'air atmosphérique. En sera-t-il toujours de même ? Nous vous répondrons avec M. P. Bérard : « Les espèces vivantes, les bouches des volcans, les grands phénomènes de décomposition que les affinités chimiques entretiennent à la surface de la terre, produiront-ils à la longue des modifications profondes dans l'atmosphère, ou bien cette admirable harmonie que Priestley a signalée dans la respiration des animaux et des plantes, lesquels purifient sans cesse l'air les uns par les autres, entretiendra-t-elle dans les gaz de cette atmosphère la proportion que nous y observons aujourd'hui ? Il n'appartient qu'à l'avenir de donner la réponse à cette question. »

La *latitude* n'exerce pas une influence appréciable sur la composition de l'air, qui a été trouvée identique à Paris, à Bruxelles, à Genève, à Saint-Pétersbourg et en Amérique.

L'*altitude* modifie-t-elle l'air atmosphérique ? Dalton, M. Babinet et plusieurs autres physiciens répondent par l'affirmative, et assurent que la quantité d'oxygène diminue à mesure qu'on s'élève, mais aucune différence digne d'être prise en considération n'a été trouvée à Mariquita, c'est-à-dire à 548 m. d'élévation, à Ibaqué ou 1323 m., à Santa-Fe di Bogota ou 2650 m. De l'air recueilli, au même moment, sur le sommet du Faulhorn, par MM. Martins et Bravais, dans les Alpes, par M. Brunner, et à Paris, par M. Dumas, a présenté partout la même composition ; enfin, de l'air rapporté par M. Gay Lussac, de

7000 m. de hauteur, ne différait point de celui des couches atmosphériques les plus inférieures.

Il est probable, cependant, qu'à des hauteurs plus considérables, la composition de l'air n'est plus la même. En effet, l'azote et l'oxygène étant à l'état de mélange et non de combinaison, comme le prétendent Prout, Doberciner, Thompson, ces gaz doivent obéir à la loi des densités et de l'expansion, et se comporter comme deux atmosphères distinctes, dont la plus dense s'étend moins loin que l'autre. Ainsi, la proportion d'azote, dont la densité est 0,972, celle de l'air étant 1, doit s'accroître à mesure qu'on s'élève dans l'atmosphère, tandis que l'oxygène, dont la densité est 0,057, doit se trouver en plus grande proportion à la surface de la terre ; s'il n'en est pas ainsi dans les couches d'air qui ont été analysées, c'est que, probablement, les courants d'air et les variations continuelles de densité mélangent sans cesse les couches atmosphériques, dans l'intervalle compris entre le sol et 7000 m. d'élévation.

On peut donc affirmer, d'une manière générale, avec MM. Dumas et Boussingault, « *que l'air est un mélange uniforme à toute époque, à toute latitude et à toute hauteur.* »

Cette proposition n'est point, toutefois, d'une exactitude absolue, et je dois vous signaler quelques modifications *diurnes* et *accidentelles,* subies par l'air dans sa composition chimique.

D'après Th. de Saussure et M. Boussingault, la quantité d'acide carbonique est plus considérable pendant la nuit ( $\frac{4,32}{10\,000}$ en volume suivant de Saussure, $\frac{4,2}{10\,000}$ suivant M. Boussingault) que pendant le jour ( $\frac{3,98}{10\,000}$ suivant de Saussure, $\frac{3,9}{10\,000}$ suivant M. Boussingault); mais cette différence n'est que peu ou point sensible dans les couches supérieures. Un vent violent augmente ordinairement, pendant le jour, l'acide carbonique contenu dans les couches inférieures, et il y détruit, en tout ou en partie, l'augmentation que ce gaz éprouve par un temps calme et pendant la nuit.

Quand il pleut, l'eau condensée dissout plus d'oxygène que d'azote ; quand il gèle, l'eau abandonne ces mêmes gaz ; l'eau qui s'évapore en rend aussi à l'atmosphère. Pendant l'hiver, la quantité d'acide carbonique est plus considérable. Pendant les orages, il se forme de l'azotate d'ammoniaque, par l'action des grandes étincelles électriques sur l'eau qui se trouve dans l'atmosphère.

D'après M. Léwy, l'air puisé à la surface de la mer contient plus d'oxygène que l'air continental (23,116 en poids, au lieu de 23,01) ; mais des analyses faites à Elseneur et sur la mer du Nord ont fourni des chiffres identiques (23,01), et quelques mois après sa première analyse, M. Lévy, lui-même, n'a plus trouvé dans l'air de la mer que 22,6. M. Doyère a constaté, d'ailleurs, que dans le même lieu et à de courts intervalles, le chiffre de l'oxygène peut varier de 21,50 à 20,50 pour 0/0.

Si l'on réfléchit à la quantité d'acide carbonique qui doit se produire dans les grandes villes, et qui pour Paris s'élève au chiffre énorme de 2,944,241 mètres cubes par 24 heures (population 336,377 m. c.; chevaux 132,370 m. c.; combustion et éclairage 2,475,494 m. c.), on est porté à admettre, avec MM. Boussingault et Lévy, que l'air de la campagne contient moins d'acide carbonique que celui des villes (99,25 au lieu de 100); mais d'autres analyses ne confirment pas cette assertion. Ainsi, M. Boussingault ayant trouvé à Paris sur 10,000 parties d'air en volume, 4,0 d'acide carbonique, M. Thénard a trouvé le même chiffre dans la vallée de Montmorency; en Suisse, de Saussure est arrivé au chiffre 4,15, et Verver, à Groningue, au chiffre 4,20.

Suivant M. Chevallier, l'air des grandes villes, et celui de Londres en particulier, contient de l'hydrogène sulfuré ou carboné, de l'ammoniaque et même de l'acide sulfureux.

Quoi qu'il en soit, vous voyez, messieurs, que la composition de l'air atmosphérique ne varie que dans des limites très-restreintes, et l'on a peine à comprendre le maintien de cet *équilibre,* en présence des causes si puissantes de perturbation que nous trouvons dans le règne animal, dans le règne végétal, dans les combustions qui s'opèrent à la surface du globe, dans la présence des volcans, etc., etc.

Les chiffres que j'ai mis sous vos yeux tout à l'heure, vous ont montré la quantité énorme d'acide carbonique que répandent dans l'air le règne animal et les combustions; les volcans en vomissent également une quantité très-considérable.

D'un autre côté, il existe des sources fécondes d'oxygène; vous savez combien en fournit le règne végétal. Morren a démontré, en outre, que les eaux tranquilles sont couvertes d'une matière verte, qui est formée par un nombre infini d'animalcules microscopiques; or, sous l'influence de la lumière solaire, ces animalcules verts décomposent l'acide carbonique de l'air, absorbent le carbone, et alors l'oxygène devenu libre, à l'état de gaz naissant, est dissous par l'eau et versé dans l'atmosphère. La quantité d'oxygène étant pour une eau limpide de 34 pour 0/0 au maximum, Morren a trouvé pour les eaux vertes 25 pour 0/0 le matin, 48 pour 0/0 à midi et 61 pour 0/0 à cinq heures du soir.

Les végétaux marins et les infusoires contenus dans l'eau de la mer exercent, dans des proportions différentes, une action semblable sous l'influence de la lumière solaire, et c'est peut-être à cette circonstance qu'est due la présence, dans les mers tropicales, d'animaux inconnus en Europe.

Pour expliquer l'équilibre atmosphérique, il faut donc admettre que ces modifications en sens contraire se compensent, et qu'en outre les couches atmosphériques sont sans cesse mélangées entre elles, de manière à maintenir une composition uniforme.

Si la composition de l'air n'est point modifiée dans l'atmosphère par la présence des règnes animal et végétal, si la compensation s'établit, si l'équilibre se maintient, il n'en est plus de même dans les atmosphères circonscrites non renouvelées, au sein desquelles respirent souvent un grand nombre d'hommes, d'animaux ou de plantes ; où s'opèrent des combustions, et ceci nous conduit à vous parler de l'*air confiné*.

## DE L'AIR CONFINÉ.

Vous savez, messieurs, que l'homme et les animaux absorbent l'oxygène de l'air pour opérer les combustions qui s'accomplissent au sein de l'organisme (environ 1 gramme par heure pour chaque kilogramme du poids de l'individu, suivant les évaluations de MM. Regnault, Reiset et P. Bérard), et qu'ils exhalent de l'acide carbonique, dont la quantité peut être évaluée en déterminant celle du carbone brûlé par heure ou par jour.

Les anciens observateurs portaient la quantité du carbone brûlé par l'homme, dans une heure, à 14 grammes ; M. Dumas dit qu'elle varie entre 10 et 15 grammes. MM. Andral et Gavarret ont étudié cette importante question avec un soin tout particulier, et ont montré que les chiffres varient suivant l'âge, le sexe, la constitution et certaines circonstances physiologiques.

Il importe de vous faire connaître, en détail, les résultats de leurs recherches, en vous prévenant que la combustion d'un gramme de carbone produit 3 gr. 66 d'acide carbonique.

La quantité de carbone brûlé varie avec l'âge ; chez l'homme elle augmente depuis 8 ans jusqu'à 30, et diminue ensuite graduellement jusqu'à la mort. Ainsi elle est de :

| | | | | | |
|---|---|---|---|---|---|
| 5 gr. 0 par heure, à | 8 ans. | | 11 gr. 5 par heure, à | 32 ans. | |
| 7 | 6 | 11 | 10 | 5 | 37 |
| 8 | 2 | 14 | 10 | 0 | 59 |
| 10 | 2 | 17 | 9 | 6 | 68 |
| 11 | 2 | 20 | 8 | 8 | 92 |
| 12 | 4 | 28 | 5 | 9 | 102 |

· En moyenne elle est de :

```
11 gr. 3 par heure, de 15 à 40 ans,
10    1              40    60
 9    2              60    80
```

Chez la femme les choses ne se comportent pas de même.

Avant la puberté, la femme brûle moins de carbone que l'homme; la moyenne est de 6 gr. 4, au lieu de 7 gr. 4, mais la quantité va en augmentant chez les deux sexes.

Pendant toute l'époque de la vie qui correspond à la menstruation, la quantité de carbone reste stationnaire ou même diminue ; ainsi chez une jeune fille de 15 ans et demi non menstruée, on trouve 7 gr. 1 ; chez une fille du même âge, mais menstruée, 6 gr. 3 ; en moyenne, elle est de 6 gr. 4 ; d'où il résulte que pendant une grande partie de la vie, l'homme produit à peu près deux fois plus d'acide carbonique que la femme.

Après l'âge critique, la quantité de carbone brûlé augmente pendant quelques années, et s'élève en moyenne à 8 gr. 4, mais bientôt elle diminue, comme chez l'homme, sous l'influence de la vieillesse, et elle n'est plus que de 7 gr. 3 entre 50 et 60 ans, de 6 gr. 8 entre 60 et 80 ans.

Pendant toute la durée de la grossesse la quantité du carbone brûlé augmente ; elle est en moyenne de 8 gr.

Dans les deux sexes, la quantité du carbone brûlé est d'autant plus considérable que la constitution est plus robuste, et ici encore nous rouvons des chiffres importants à connaître.

*Hommes.*

| CONSTITUTION MOYENNE. | | CONSTITUTION TRÈS-FORTE. | |
|---|---|---|---|
| âge. | carbone brûlé. | âge. | carbone brûlé. |
| 12 ans. | 7 gr. 4 | 12 ans. | 8 gr. 3 |
| 24 | 11    4 | 26 | 14    1 |
| 41 | 10    4 | 40 | 12    1 |
| 59 | 10    0 | 60 | 13    6 |
| 76 | 6    0 | 92 | 8    8 |

*Femmes.*

| | | | |
|---|---|---|---|
| 15 1/2 | 6    ,3 | 15 1/2 | 7    1 |
| 26 | 6    ,0 | 19 | 7 |

Au point de vue le plus général, on admet que l'air expiré contient de 3 à 5 0/0 d'acide carbonique (Dumas), qu'il a perdu, comparativement à l'air atmosphérique, de 4 à 6 0/0 d'oxygène, et qu'il produit environ 13 litres d'acide carbonique par heure.

La manière dont s'opère la respiration modifie d'ailleurs ces chiffres. Suivant le docteur Horn, l'air expiré contient dans les circonstances ordinaires 3,8 d'acide carbonique, mais si la respiration est rendue plus lente, retenue pendant 10″, ce chiffre s'élève à 5,4, et à 7,2 si la respiration est suspendue pendant 16″. La quantité d'acide carbonique exhalé atteint son maximum entre 11 heures et midi, elle est au minimum depuis 5 heures du soir jusqu'à minuit. L'exercice musculaire peut l'augmenter de plus du tiers. MM. Regnault et Reiset ont constaté, d'ailleurs, que les quantités d'oxygène consommées par le même animal dans des temps égaux, varient beaucoup suivant les diverses périodes de la digestion, l'état de mouvement et suivant une foule de circonstances qu'il est impossible de spécifier.

La grosseur absolue de l'animal exerce aussi une influence très-remarquable; ainsi, les petits oiseaux consomment dix fois plus d'oxygène que les poules, quoique la température animale soit la même.

Nous verrons bientôt combien ces chiffres sont importants pour l'étude de l'air confiné, et de toutes les grandes questions d'hygiène qui s'y rattachent.

Nous venons d'examiner les rapports qui existent entre la respiration, l'oxygène et l'acide carbonique de l'air; que se passe-t-il quant à l'azote?

Suivant Lavoisier, Dalton, Allen et plusieurs autres, la quantité d'azote expiré est égale à celle de l'azote inspiré; suivant Berthollet et Nysten, elle est plus considérable; suivant Spallanzani, de Humboldt, Davy, Pfaff, Henderson, elle est moins considérable; entre ces opinions contradictoires se place, comme conciliateur, M. Edwards, lequel déclare que les résultats varient suivant les conditions individuelles.

Les recherches plus récentes et plus rigoureuses de MM. Dulong et Boussingault démontrent que l'azote de l'air n'est point assimilé pendant la respiration. « L'azote, dit M. Gavarret, ne joue probablement d'autre rôle, par rapport aux phénomènes de la vie, que celui d'une matière inerte destinée à tenir dans un état convenable de division et de dissémination les matériaux actifs auxquels il se trouve mélangé. » On doit admettre, cependant, depuis les recherches de MM. Regnault et Reiset que les animaux, soumis à l'inanitiation, empruntent à l'atmosphère une très-minime quantité d'azote, et d'un autre côté, il résulterait de nombreuses expériences faites sur les animaux par Berthollet, Collard, de Martigny, Despretz, Lassaigne et Yvan, Regnault et Reiset, et sur l'homme par M. Barral, que l'air expiré contient plus d'azote que n'en a introduit l'inspiration. M. P. Bérard accepte l'exhalation d'azote comme un fait très-général et bien constaté.

D'après M. Chatin l'air expiré ne contient plus que le cinquième de la quantité d'iode renfermée dans l'air inspiré. L'homme consommant par jour 8000 litres d'air introduirait 1/250 de millim. d'iode dans sa poitrine, et en absorberait les 4/5, c'est-à-dire 2/625 de millim.

Il nous reste à déterminer quel est le volume d'air nécessaire pour subvenir aux besoins de la respiration humaine.

On admet que chez l'homme adulte et en bonne santé chaque inspiration introduit dans les poumons 1/3 de litre d'air ; or, la moyenne des inspirations par minute étant de 18, il en résulte que l'homme a besoin de 6 litres d'air par minute et, par conséquent, de 360 litres par heure, 8640 litres par jour, ce qui fait, en chiffres ronds, 8 mètres cubes d'air expiré dans les 24 heures, contenant en moyenne 4 0|0 d'acide carbonique.

L'étude à laquelle nous venons de nous livrer resterait stérile pour l'hygiéniste s'il ne connaissait point l'action exercée sur l'organisme vivant par les différents gaz contenus dans l'air atmosphérique.

Sous l'influence d'un air riche en oxygène l'homme éprouve une sensation de bien-être très-marquée ; toutes les fonctions sont excitées, l'appétit est vif, la digestion rapide, la circulation active, une sensation de chaleur se fait sentir dans la poitrine. Cette excitation générale devient dangereuse, si certaines limites sont dépassées ; les animaux qu'on plonge dans de l'oxygène pur meurent, en général, asphyxiés au bout de 10′, et présentent des traces évidentes de phlegmasie pulmonaire.

Si l'air contient peu d'oxygène, il se manifeste du malaise, une langueur générale, de l'anorexie ; la respiration et la circulation s'accélèrent, la cyanose survient et, au delà d'une certaine limite, la mort par asphyxie.

L'influence exercée sur l'organisme par le gaz acide carbonique a été, et est encore aujourd'hui, un sujet de controverses.

Pendant longtemps on a considéré ce gaz comme impropre à la respiration, mais comme n'exerçant aucune action délétère sur l'économie ; Bichat et Nysten soutinrent cette doctrine, contre laquelle protestèrent, au contraire, Séguin, Rolando et plusieurs autres.

En 1827, Collard de Martigny s'efforça de prouver que le gaz acide carbonique est essentiellement délétère, et que son action s'exerce principalement sur le système nerveux. Cette doctrine fut adoptée par Ollivier d'Angers et d'Arcet. Le premier établit que la proportion d'acide carbonique exempte d'inconvénients ne dépasse point 0,02 à 0,03, et qu'elle cause rapidement la mort à 0,20. D'Arcet rappelle qu'il existe en Auvergne, entre Gannat et Aigueperse, une source naturelle d'acide carbonique dont le gaz s'échappe par une crevasse du sol, et tue promptement les individus qui se penchent au-dessus d'elle. D'Arcet ajoutait que l'action mortelle, exercée sur les animaux par la grotte du Chien et par quelques autres cavités naturelles, est également due à la présence du gaz acide carbonique. En admettant le fait, il faudrait encore démontrer que, dans ces circonstances, la mort est due à un empoisonnement, à une action délétère exercée par le gaz, et non à une simple asphyxie par absence d'air propre à la respiration.

Une autorité imposante, celle de M. Orfila, fit généralement admettre l'action délétère du gaz acide carbonique, et l'opinion de l'illustre toxicologiste n'a pas été ébranlée par les travaux dont nous allons vous parler tout à l'heure, car on lit dans la cinquième édition de son traité de toxicologie (t. II, p. 738), publiée en 1852 : « Le gaz acide carbonique est *délétère par lui-même*, malgré l'opinion contraire émise par Nysten, qui attribuait ses *effets toxiques* à ce qu'il ne contenait pas, à l'état de liberté, l'élément indispensable à la respiration : l'oxygène. *L'empoisonnement* que déterminent le charbon de bois et la houille enflammés, la carbonisation des poutres, ou l'air vicié que respirent les individus rassemblés en grand nombre dans des locaux resserrés, où l'air ne se renouvelle pas facilement, est *principalement occasionné par le gaz acide carbonique*. »

En 1835, M. Malgaigne, à propos d'un cas de mort par la combustion du charbon, mit de nouveau en doute l'action toxique du gaz acide carbonique, et ne voulut lui reconnaître qu'un léger effet narcotique. L'asphyxie des celliers, disait M. Malgaigne, n'a rien de commun avec l'asphyxie par combustion du charbon ; elle est due, en partie, aux vapeurs alcooliques et ensuite à l'absence d'un air respirable ; quant à la combustion du charbon, il ne pouvait se résigner à considérer le gaz acide carbonique comme la cause principale de la mort, sans toutefois en indiquer une autre d'une façon précise. Des recherches ultérieures devaient mettre en évidence le rôle prépondérant joué, dans cette circonstance, par le gaz oxyde de carbone. Enfin, M. Malgaigne instituait l'expérience suivante : « Je fis dégager du gaz acide carbonique du carbonate de magnésie ; tout le gaz, reçu dans un entonnoir, aboutissait à un tuyau, dont je me servais comme d'un tuyau de pipe, mais en ayant soin d'aspirer jusque dans les poumons et de vider ensuite largement la poitrine. Je pus continuer ainsi plusieurs minutes, sans rien ressentir qu'une saveur douceâtre au gosier, et je ne cessai l'expérience que parce qu'enfin j'avais besoin d'air. »

Les expériences de MM. Regnault et Reiset sont venues récemment prêter un puissant appui à la doctrine de l'innocuité de l'acide carbonique. Ces habiles expérimentateurs ont fait séjourner pendant plu-

sieurs heures divers animaux dans des cloches dont l'air contenait jusqu'à 7 0/0 d'acide carbonique, et ceux-ci n'en ayant éprouvé aucun
effet appréciable, M. Bérard n'hésite pas, aujourd'hui, à reproduire et
à adopter l'opinion de Bichat, de Nysten et de M. Malgaigne.

Messieurs, entre ces opinions contradictoires mon esprit hésite encore, et je n'ose point vous entraîner avec moi dans l'un ou l'autre
camp. Les expériences de MM. Regnault et Reiset ne me paraissent pas
être complétement concluantes. Un animal, enfermé dans un espace
suffisamment considérable, pourrait-il vivre au milieu d'une atmosphère composée de 21 d'oxygène et de 79 d'acide carbonique? Cette
expérience décisive n'a pas été faite et je doute que M. Bérard osât,
*à priori*, répondre à ma question par l'affirmative.

Quant à l'azote, je n'ai pas besoin de vous dire, messieurs, qu'il
n'agit qu'en qualité de gaz non respirable.

Ces notions préliminaires et indispensables étant bien connues, nous
pouvons maintenant étudier les viciations subies par les atmosphères
closes sous l'influence de la respiration, des émanations animales, de la
combustion, et vous indiquer les moyens dont dispose l'hygiéniste pour
en prévenir les funestes effets.

Nous avons vu, messieurs, que l'homme adulte introduit chaque
jour dans ses poumons 8 mètres cubes d'air, qu'il absorbe une partie
de l'oxygène, et que les 8 mètres cubes d'air expiré qu'il restitue à
l'atmosphère contiennent, en moyenne, 4 0/0 d'acide carbonique. Au
sein de l'atmosphère libre ce phénomène, se produisant sur la plus large
échelle, ne trouble point l'équilibre et ne modifie pas sensiblement la
composition de l'air, mais il n'en est plus de même dans les atmosphères closes, et vous comprenez qu'ici le milieu doit subir une viciation d'autant plus profonde que le volume d'air est moins considérable par rapport au nombre des hommes qu'il doit alimenter, et que
son renouvellement est moins facile. Or, dans certaines atmosphères
closes la quantité d'air est loin d'être avec le nombre des hommes qui
y sont renfermés dans le rapport voulu; en 1842, dans certaines salles
encombrées de la Salpêtrière, la ration d'air accordée à chaque malade
pour 24 heures n'était que de 1 mètre cube; dans le dortoir d'une
prison on l'a vue descendre à 0 m. c. 7!

Vous devez entrevoir la quantité énorme d'acide carbonique que
l'atmosphère close doit contenir dans des circonstances semblables, et
la diminution proportionnelle d'oxygène qu'elle présente.

Lavoisier avait annoncé que l'air des salles d'hôpitaux et des théâtres
renferme de 1 1/2 à 3 0/0 d'acide carbonique; des analyses plus récentes ont fait découvrir à la Pitié 3/1000 d'acide carbonique, à la Sal-

pêtrière 6 et 8/1000, dans une salle d'asyle 3/1000, dans une salle de spectacle 4/1000 (Leblanc), dans la Chambre des députés, après 2 heures et demi de séance, 5/1000 (Péclet). 55 personnes, ayant été enfermées pendant une heure et demie dans un amphithéâtre, contenant 276,480 litres d'air, ce qui fait 5026 litres, 9 d'air pour chaque individu, M. Lassaigne a constaté qu'au bout de ce temps, la proportion d'acide carbonique était devenue 11 fois plus considérable (58/10,000 au lieu de 5/10,000). 900 personnes, ayant rempli pendant une heure et demie l'amphithéâtre de la Sorbonne, la proportion de l'oxygène diminua de 1 0/0, malgré l'ouverture de deux portes.

Comment, dans ces circonstances, l'acide carbonique se distribue-t-il dans les couches qui composent l'atmosphère close?

On a admis pendant longtemps que l'acide carbonique se rassemblait dans les couches atmosphériques les plus inférieures, les plus froides, mais, en 1842, M. Leblanc, ayant analysé l'air de la salle de l'Opéra-Comique, après une représentation à laquelle avaient assisté environ mille spectateurs, il trouva 43/10,000 pour les régions les plus élevées, et 23/10,000 pour l'air recueilli au parterre, ce qui établissait que la proportion était, au contraire, beaucoup plus considérable en haut qu'en bas. On devait se demander, toutefois, si dans ce cas la combustion des lumières, la présence du lustre n'avaient pas exercé une grande influence sur le résultat, et dans le but d'élucider ce point important M. Lassaigne entreprit des recherches desquelles il ressort que l'acide carbonique se comporte conformément à la loi qui veut que les divers fluides élastiques, simples ou composés, sans action chimique entre eux, se répandent uniformément dans toute l'étendue d'un espace limité, et indépendamment de leur densité respective. Après une leçon, M. Lassaigne ayant recueilli dans son amphithéâtre de l'air au niveau du plancher et au niveau du plafond, élevé de 3m,80c, l'analyse lui a donné, sur un volume d'air égal à 100, à +19°, 6 de température et à 0m,764 de pression atmosphérique, les chiffres suivants :

| Air recueilli au niveau du plafond. | Oxygène. | 19,80 |
|---|---|---|
| | Azote. | 79,58 |
| | Acide carbonique. | 0,62 |
| | | 100,00 |

| Air recueilli au niveau du plancher. | Oxygène. | 20,10 |
|---|---|---|
| | Azote. | 79,35 |
| | Acide carbonique. | 0,55 |
| | | 100,00 |

M. Orfila a trouvé sur 93 parties d'air, 2,50 d'acide carbonique en haut, et 2,52 en bas.

Ces chiffres vous prouvent que la proportion d'acide carbonique est à peu près la même dans les régions les plus basses et les plus élevées d'une atmosphère close.

L'air confiné ne contient pas seulement une proportion plus considérable d'acide carbonique ; il présente encore d'autres viciations qu'il importe de connaître.

Le corps de l'homme est, comme vous le savez, le siége d'une évaporation aqueuse que Séguin et M. Dumas portent à 1000 gram. pour les 24 heures ; or, 800 gram. de vapeur d'eau saturent 60 mètres cubes d'air sec à + 15° centigr. et 80 mètres cubes à + 10° c. Il en résulte que cette évaporation sature souvent l'atmosphère close, et que parfois l'on voit même l'eau ruisseler sur les murs. Lorsque la saturation a eu lieu, l'évaporation cutanée et pulmonaire diminue, et la chaleur latente s'accumule alors dans les organes.

Enfin, la transpiration cutanée et pulmonaire amène encore l'exhalation de différentes matières animales dont la présence est dénotée par l'odeur infecte que répandent les cheminées d'appel, établies pour la ventilation des salles destinées à contenir une grande réunion d'hommes (Péclet et Dumas), et par celle que présentent, le matin, les salles d'hôpitaux, après quelques heures de fermeture nocturne.

La présence d'animaux, quelle que soit l'espèce à laquelle ils appartiennent, produit des phénomènes semblables à ceux que nous venons de décrire ; l'air des étables, des bergeries, des écuries contient souvent une forte proportion d'acide carbonique ; on en a trouvé 2/1000 et même 1 0/0.

Nous avons dit que la fermentation vineuse donne lieu à une production d'acide carbonique qui vicie l'atmosphère close des celliers. La présence d'un grand nombre de plantes, dans un lieu fermé, produit un effet semblable *pendant la nuit,* et l'air des serres contient une proportion considérable d'acide carbonique lorsqu'on l'analyse vers le matin. Certaines plantes ont, en outre, des émanations odorantes fort nuisibles.

Ce n'est pas tout, messieurs, les individus enfermés dans des espaces clos, ont souvent besoin de se chauffer, de s'éclairer, et, comme la combustion ne peut s'opérer qu'en empruntant de l'oxygène à l'air ambiant et en y versant de l'acide carbonique, elle se place aussi parmi les causes de la viciation que présente l'air confiné.

Lavoisier, ayant placé une chandelle dans une cloche contenant 7,88 mètres cubes d'oxygène, l'a vue s'éteindre lorsque la quantité du gaz eut atteint le chiffre de 3,94 mètres cubes, et cette quantité était composée de :

13

2,36 m. d'acide carbonique.
1,66 m. d'oxygène.

Des expériences précises ont démontré qu'une chandelle, des six à la livre, emploie par heure 340 litres d'air, une bougie 435 litres, une lampe carcel 1680 litres.

La combustion d'une chandelle dégage, en outre, des vapeurs qui contiennent une huile empyreumatique, de l'hydrogène carboné, de l'oxyde de carbone et des parcelles de charbon. Les bougies produisent une quantité beaucoup moins considérable de vapeurs.

Un bec de gaz d'huile distillée, d'après M. Dumas, absorbe par heure 63 litres 2/3 d'oxygène, et forme 42 litres 1/2 d'acide carbonique et 23 5/810 d'eau.

Un bec de gaz de houille absorbe, en une heure, 234 litres d'oxygène, et forme 128 litres 1/2 d'acide carbonique et 69,660 d'eau.

La combustion du gaz d'éclairage produit de l'acide sulfureux, des sels ammoniacaux, du charbon non brûlé et parfois une petite quantité d'acide sulfhydrique.

D'après M. Poumet, un bec à l'huile verse, en une heure, 15 litres d'acide carbonique; un bec de gaz en donne 204 litres et produit en même temps 165 gram. d'eau.

Le chauffage ne peut altérer l'air que si, la prise et le courant d'air étant insuffisants, la combustion du poêle ou de la cheminée s'opère aux dépens de l'oxygène contenu dans l'espace clos, et à ce point de vue, il faut savoir que 1 kilogr. de bois exige pour sa combustion à 16° de température, 3 m. c. 647 litres d'air; 1 kilogr. de coke 9 m. c. 439 litres; 1 kilogr. de houille 7 m. c. 884 litres.

« Tout poêle, toute cheminée, dit M. Devergie, fait appel, et l'air de son tuyau est plus dilaté que celui de la chambre; dans le cas contraire de l'air est, au contraire, apporté dans la pièce. Si une communication existe entre le tuyau d'une cheminée ou d'un poêle, et la cheminée ou le poêle d'un voisin inférieur ou supérieur, il peut s'introduire dans la pièce, de la vapeur de bois ou de charbon en combustion. » D'Arcet a vu un jeune homme dépérir lentement, parce que sa cheminée, où il faisait rarement du feu, communiquait avec la cuisine de l'étage supérieur.

Deux femmes furent trouvées mortes dans une salle à manger dont le poêle, où l'on ne faisait pas de feu, avait donné passage à de l'acide carbonique. Plusieurs animaux périrent dans l'antichambre de Vauquelin par suite de l'introduction de la fumée d'une cheminée de l'étage supérieur. Des accidents graves ont été produits par la carbonisation de poutres placées dans l'épaisseur d'un mur. Si l'on ferme un poêle trop tôt, si l'on fait usage d'un brasero rempli de charbon ou de braise, il peut se dégager une quantité plus ou moins considérable d'acide carbonique et d'oxyde de carbone, et la braise est de tous les combustibles celui qui transforme le plus facilement l'oxygène en oxyde de carbone.

MM. Ebelmen et Jeanmaire ont substitué des gaz inflammables, c'est-à-dire, l'oxyde de carbone et l'hydrogène, résultant de la décomposition de l'eau par le charbon rouge, aux combustibles en nature, et il est probable que cette substitution ne tardera pas à être opérée dans tous les établissements métallurgiques; mais si, au point de vue industriel, elle présente de grands avantages, elle offre quelques dangers, quant à la santé des ouvriers, sous le double rapport de l'intoxication et des explosions qui peuvent en résulter.

Pour tuer un chien, il faut que l'air contienne, dit-on, de 30 à 40 0/0 d'acide carbonique; mais il suffit qu'il en contienne 3 à 4 0/0 sous l'influence de la combustion pour que l'animal succombe; cela tient, dans ce cas, à la présence de l'oxyde de carbone qui tue à la proportion de 1 0 0.

Lorsqu'on plonge dans de l'air, contenant 30 0/0 d'acide carbonique pur, une bougie et un chien, celle-là s'éteint avant que l'animal ne succombe; quand, au contraire, la viciation de l'air est due à la combustion du charbon, la bougie ne s'éteint qu'après la mort de l'animal, et, dans ce cas, M. Leblanc a trouvé :

| | |
|---|---|
| Oxygène. . . . . . . . . . | 19,19 |
| Azote. . . . . . . . . . . | 75,62 |
| Acide carbonique. . . . . | 4,61 |
| Oxyde de carbone. . . . . | 0,54 |
| Hydrogène carboné. . . . | 0,04 |
| | 100,00 |

Du gaz light peut s'introduire dans une atmosphère close, et y produire par sa présence des accidents plus ou moins graves. Il est composé de :

Hydrogène bi et quadricarboné.

Hydrogène.

Oxyde de carbone.

Azote.

Carbure de soufre.

Acide carbonique et acide sulfhydrique, en très-petite quantité, libres ou combinés avec de l'ammoniaque.

13.

Mêlé à 50 fois son volume d'air, il communique à celui-ci une odeur très-désagréable et des propriétés irritantes qui s'exercent sur les muqueuses oculaire et respiratoire; lorsqu'il forme la onzième partie de l'atmosphère, il détonne et produit des explosions fort dangereuses.

*Des mines.* — Pour terminer l'histoire de l'air confiné, je dois, messieurs, vous parler de *l'air des mines* qui n'est, en définitive, qu'une atmosphère close, présentant une composition chimique particulière.

Moyle, ayant analysé l'air des mines de Cornouailles à 250 brasses de profondeur, a trouvé la composition suivante :

| | | | | | | |
|---|---|---|---|---|---|---|
| Oxygène. . . | 18,41 | Oxygène. . . | 16,69 | Oxygène. . . | 14,7 |
| Azote. . . . . | 81,51 | Azote. . . . . | 83,24 | Azote. . . . . | 85,1 |
| Acide carbon. | 0,06 | Acide carbon. | 0,07 | Acide carbon. | 0,2 |
| | 100,00 | | 100,00 | | 100,0 |

M. Leblanc a également fait plusieurs analyses, dont je dois vous mettre les résultats sous les yeux.

Dans les mines de Poullaouen, à 60 mètres de profondeur :

| | | | |
|---|---|---|---|
| Oxygène. . . . . | 20,0 | Oxygène. . . . . | 19,6 |
| Azote. . . . . . | 79,2 | Azote. . . . . . . | 79,5 |
| Acide carbon. . | 0,8 | Acide carbon. . | 0,9 |
| | 100,0 | | 100,0 |

Dans une galerie non aérée, l'acide carbonique s'est élevé à une quantité relativement énorme :

| | | | |
|---|---|---|---|
| Oxygène. . . . . | 15,6 | Oxygène. . . . . | 16,1 |
| Azote. . . . . | 80,5 | Azote. . . . . | 80,5 |
| Acide carbon. . | 3,9 | Acide carbon. . | 3,4 |
| | 100,0 | | 100,0 |

Dans les mines d'Huelgoat, il n'existe que peu ou point d'acide carbonique, au contraire; mais l'azote atteint un chiffre considérable.

| | | | |
|---|---|---|---|
| Oxygène. . . . . | 9,6 | Oxygène. . . . . | 9,9 |
| Azote. . . . . . | 90,4 | Azote. . . . . . | 90,1 |
| | 100,0 | | 100,0 |

| | |
|---|---|
| Oxygène. . . . . | 17,0 |
| Azote. . . . . . . | 82,6 |
| Acide carbon. . . | 0,4 |
| | 100,0 |

Il est des houillières et des mines de bitume asphaltique dans lesquelles il s'opère des dégagements d'hydrogène carboné, dont la présence détermine des explosions, à la proportion de 1 partie contre 12 parties d'air atmosphérique.

### Action de l'air confiné sur l'organisme.

Les effets de l'air confiné sur l'organisme n'ont pas été rigoureusement étudiés. Les auteurs indiquent vaguement le malaise général, la céphalalgie, les vertiges, la gêne de la respiration et de la circulation, les nausées, les syncopes et les accidents qui accompagnent les divers degrés de l'asphyxie. Percy rapporte que pendant les guerres des Anglais dans l'Indoustan, 146 personnes, ayant été enfermées dans une chambre de 20 pieds carrés, percée seulement de deux petites fenêtres, prenant jour sur une galerie, il survint une sueur abondante et continuelle, une soif inextinguible, des douleurs thoraciques très-vives, de la dyspnée, de la suffocation, de la fièvre ; au bout de quatre heures plusieurs de ces malheureux tombèrent dans une stupidité léthargique ou dans un délire violent ; au bout de six heures 96 avaient succombé, et, enfin, au bout de huit heures on comptait 123 morts ! Après la bataille d'Austerlitz, 300 prisonniers autrichiens ayant été enfermés dans une cave, 260 y moururent dans un court espace de temps.

Tous les ans, on enregistre des cas d'asphyxie survenus dans des celliers sous l'influence de la fermentation vineuse, dans des chambres closes sous l'influence de la combustion du charbon et fréquemment, enfin, on voit des personnes être incommodées pour avoir laissé séjourner des plantes pendant la nuit dans leur chambre à coucher, ou pour être demeurées trop longtemps dans un lieu où brûlait une quantité trop considérable de bougies, de lampes, etc.

Les détails dans lesquels nous sommes entré à l'égard des phénomènes chimiques de la respiration, doivent vous faire comprendre, maintenant, que la viciation de l'air confiné variera dans son intensité, dans son développement, dans ses effets suivant l'âge, le sexe, la constitution, les conditions physiologiques des individus enfermés dans l'atmosphère close.

Toutes choses égales d'ailleurs, la viciation sera d'autant plus prompte et d'autant plus considérable que les individus, quel que soit leur sexe, seront d'une constitution plus robuste ; que les hommes seront plus rapprochés de l'âge de trente ans. Elle se montrera plus tôt dans les salles d'hôpitaux consacrées aux hommes, que dans celles qui renferment des femmes ; plus tôt dans les salles consacrées aux femmes grosses. Des vieillards, des enfants, des femmes menstruées pourront se contenter d'une ration d'air qui serait insuffisante pour des hommes adultes.

Je viens de vous faire connaître, messieurs, les accidents les plus graves produits par l'air confiné, mais l'hygiéniste doit aller au delà.

La fréquence avec laquelle on rencontre, surtout dans les grandes villes, le tempérament lymphatique, la chlorose, l'anémie, le rachitisme, les affections du système nerveux, est due, en partie, soit à la parcimonie avec laquelle l'espace est mesuré aux classes pauvres et laborieuses, soit à l'aération insuffisante à laquelle se condamnent les classes riches dans les salles de spectacle, de bal, de grandes réunions publiques, ou même dans leurs appartements hermétiquement clos et surchargés de tapis, de draperies, d'épaisses portières. Néanmoins, on doit reconnaître que, dans ces circonstances, le modificateur est complexe et qu'une large part doit être faite aux influences de lumière, de température, aux conditions d'alimentation, aux habitudes, et je me contente donc de vous présenter ici cette indication, me réservant d'entrer dans de plus amples détails, lorsque nous nous occuperons des *habitations*, de la *population*, etc.

Les pathologistes font jouer un rôle considérable à l'air confiné dans le développement d'un grand nombre de maladies, et c'est ici le lieu de vous entretenir des influences qui ont été attribuées à l'*encombrement*, à l'*entassement*, en vous prévenant, toutefois, qu'il est presque toujours très-difficile de séparer nettement ces influences de celles qui se rapportent à l'*épidémie*, ou même aux agents nombreux qui peuvent intervenir pour constituer une *endémie*.

La plupart des auteurs placent l'encombrement au nombre des causes de la *fièvre typhoïde*. M. Boudin rapporte que de 1843 à 1847, cette maladie s'est manifestée chaque année à St-Cloud, huit jours après l'arrivée du roi, pour disparaître aussitôt après son départ, et voici la raison qu'il en donne : En temps ordinaire la garnison de St-Cloud était composée de 400 à 500 hommes, et son état sanitaire était excellent ; elle était portée à 1200 dès l'arrivée du roi, les soldats étaient alors entassés dans des chambres étroites, mal aérées, et aussitôt la maladie se montrait, sans porter d'ailleurs ses ravages sur la population civile, sur les officiers qui logeaient en ville, ni même sur les sous-officiers qui avaient au moins une chambre pour deux hommes.

Il en est de même pour le *typhus*, et M. Landouzy nous apprend qu'en 1839 et 1840, cette maladie décima, dans la prison de Reims, le quartier des prévenus où chaque cabanon avait reçu 15 à 16 prisonniers au lieu de 10 à 12, tandis qu'elle respecta le quartier des condamnés, placés dans des conditions hygiéniques semblables, mais dont la population n'avait pas été augmentée.

Le *croup*, le *muguet*, l'*ophthalmie des nouveau-nés*, qui sévissent si fréquemment dans les hôpitaux consacrés aux enfants malades, ont paru se développer parfois sous l'influence de l'encombrement.

Des opinions très-contradictoires ont été et sont encore professées quant à la *fièvre puerpérale* qui, selon M. Boudin, tue deux fois plus dans les villes que dans les campagnes ; au *choléra*, à la *diathèse purulente*, à la *pourriture d'hôpital*, à l'*érysipèle*, à la *dyssenterie*, à la *phthisie pulmonaire*, au *scorbut*, et nous vous les ferons connaître lorsque nous nous occuperons de l'*endémie* et de l'*épidémie ;* mais je veux cependant reproduire, ici, un passage remarquable emprunté à un rapport lu par Dupuytren à l'Institut. « Dans des salles, toujours les mêmes, disait-il, toujours tenues avec la même propreté, sous des conditions semblables en tout, il suffisait d'augmenter de quelques lits seulement le nombre de ceux existants, pour que les malades qui, jusque-là, y avaient séjourné sans danger, vissent la pourriture d'hôpital se déclarer à la surface de leurs plaies ; tandis que, par opposition, il suffisait de ramener le nombre des lits à la proportion ordinairement sans mauvais effet, pour voir cesser cette fâcheuse complication. »

D'un autre côté, M. Boudin nous apprend qu'il se passe depuis quelque temps, dans un des hôpitaux de Paris, un fait d'une haute signification.

« L'hôpital Beaujon, situé dans un des quartiers les plus salubres, se compose de quatre pavillons dont les salles, identiques sous le rapport de la capacité, se ressemblent aussi quant à la qualité des malades qu'elles reçoivent. Or, tandis que les érysipèles, les inflammations couenneuses et la pourriture d'hôpital règnent avec plus ou moins d'intensité dans trois des pavillons, le quatrième est resté jusqu'ici complétement épargné. A quelle cause, ajoute M. Boudin, faut-il rapporter une telle immunité qui dure déjà depuis plusieurs mois ? Les trois pavillons envahis ne sont point ventilés ; dans le pavillon épargné, au contraire, fonctionne un système de ventilation en vertu duquel chaque malade reçoit au delà de 50 m. c. d'air pur par heure. »

M. Gouzée considère l'encombrement comme l'une des causes de l'ophthalmie qui décime si cruellement l'armée belge.

. Vous savez, messieurs, combien les résultats des grandes opérations chirurgicales sont plus favorables dans la ville que dans les hôpitaux, et dans les campagnes que dans les villes ; M. Malgaigne vous a fourni, à cet égard, des chiffres qu'on ne saurait assez méditer ; l'opération césarienne a été constamment suivie de mort à Paris, tandis que plusieurs succès ont été obtenus en province, et qu'ils sont nombreux en Allemagne.

Lorsque nous nous occuperons de la *population* et de l'*économie sociale*, nous étudierons les remarquables influences exercées par les localités sur la *mortalité* spéciale et générale; mais je veux, dès à présent, mettre sous vos yeux les chiffres qui se rattachent à l'influence de l'*agglomération*.

Les remarquables documents publiés à Londres, en 1844, permettent d'établir le tableau suivant :

| LOCALITÉS. | POPULATION pour 1 mille carré. | MORTALITÉ MOYENNE sur 1000 habitants. |
|---|---|---|
| Aston. . . . . . . . | 1,060 | 24,05 |
| West-Derby. . . . . | 1,555 | 23,20 |
| Clifton. . . . . . . . | 1,713 | 22,67 |
| Leeds. . . . . . . . | 2,416 | 27,12 |
| Scheffield. . . . . . | 5,155 | 30,37 |
| Salford. . . . . . . . | 9,314 | 33,59 |
| Manchester. . . . . | 9,525 | 35,70 |
| Bristol. . . . . . . . | 22,358 | 30,98 |
| Londres. . . . . . . | 26,751 | 26,73 |
| Birmingham. . . . . | 33,255 | 27,16 |
| Liverpool. . . . . . | 91,488 | 35,37 |

Ces chiffres, messieurs, ont une grande importance, car ils montrent combien sont *complexes* la plupart des questions les plus graves de l'hygiène. En effet, si l'on peut en tirer la règle générale que le chiffre de la mortalité s'accroît en raison directe de la densité de la population, il faut aussi en conclure que des influences locales, de diverse nature, introduisent dans cette règle de remarquables exceptions, car vous voyez la mortalité de Manchester (35,70 pour 00/00,) dont la population, par mille carré, est représentée par 9,525, dépasser la mortalité de Liverpool (35,37 pour 00/00,) dont la population atteint le chiffre énorme de 91,488 pour la même surface, et la mortalité de Leeds dépasser celle de Londres !

La règle est-elle plus constante lorsqu'on étudie la mortalité dans une seule et même localité? Non, messieurs; ici encore il faut faire une large part aux *influences accidentelles*, et le tableau suivant ne vous paraîtra point aussi concluant qu'à M. Boudin, qui a cru pouvoir en déduire que l'accroissement de la population de la ville de Preston, non accompagné d'un accroissement correspondant dans sa superficie, a été suivi d'un raccourcissement dans la vie moyenne des habitants et d'une augmentation de la mortalité :

| ANNÉES. | POPULATION. | AGE MOYEN des sujets décédés. | MORTALITÉ P. 0/0 au-dessus de 5 ans. | au dessous de 5 ans. |
|---|---|---|---|---|
| 1783 | 6,000 | 31 ans 65 | 70,712 (!) | 29,288 |
| 1791 | 8,000 | 28 609 | 55,057 | 44,943 |
| 1801 | 11,887 | 23 252 | 55,608 | 44,392 |
| 1811 | 17,065 | 19 998 | 48,685 | 51,315 |
| 1821 | 24,575 | 18 942 | 43,427 | 56,373 |
| 1831 | 33,112 | 23 39 (!) | 67, 79 | 32,210 (!) |
| 1841 | 50,131 | 19 54 | 46, 61 (!) | 53, 36 |

Voyez aussi, messieurs, combien il faut être réservé dans les conclusions tirées de la statistique, même dans les questions dont la solution paraît le plus spécialement appartenir au domaine des chiffres.

Voici néanmoins des tableaux plus concluants :

Les trente quartiers de Londres peuvent être classés en trois séries distinctes d'après la densité relative de leur population, et voici les chiffres de mortalité qui correspondent à chacune de ces séries :

| SÉRIES. | YARDS CARRÉS PAR HABITANT. | MORTALITÉ. |
|---|---|---|
| 1re série. . . . . | 173 | 19,33 |
| 2e série. . . . . | 144 | 24,63 |
| 3e série. . . . . | 33 | 28,57 |

En comparant les districts ruraux de l'Angleterre aux villes, on trouve :

Dans les districts ruraux 1 mille carré pour 206 hab. et une mortalité de 18,21 p. 00/00
Dans les villes            1      —      5,045        —            26,20  —

Terminons l'étude des influences de l'air confiné par celle des phénomènes qui se produisent parfois dans les mines.

Les accidents, éprouvés par les mineurs, doivent être rapportés à trois causes : 1° à la présence d'un gaz non respirable, ainsi que cela a lieu lorsque l'air n'est plus composé que d'une très-faible partie d'oxygène et d'une proportion énorme d'azote; 2° à la présence d'un gaz qui serait, en même temps, non respirable et délétère, en raison de la diminution de l'oxygène et de l'augmentation, dans une proportion plus ou moins considérable, de l'acide carbonique; 3° à la présence de l'hydrogène carboné.

Dans les deux premiers cas, le danger est signalé par les lampes qui s'éteignent subitement, lorsque l'air ne contient plus que 10 ou même 17 0/0 d'oxygène, que ce gaz ait été remplacé par de l'acide carbonique ou par de l'azote. Si les ouvriers ne se hâtent pas alors d'abandonner la mine, ils éprouvent au bout de 1 à 2 minutes des vertiges, des nausées, des défaillances, de la dyspnée, tous les accidents que nous avons signalés à propos de l'air confiné, et qui peuvent aboutir à une asphyxie complète. Lorsque l'air de la mine ne contient que 3 à 4 0/0 d'acide carbonique et que l'oxygène n'a subi qu'une diminution de 4 à 5 0/0, la respiration est gênée et les lampes s'éteignent, mais cependant le travail est possible, tant que deux lampes, associées mèche à mèche, peuvent brûler. L'ensemble de ces phénomènes est généralement désigné par le nom de *mofette* et de *force*.

Dans le troisième cas, le dégagement brusque d'hydrogène carboné produit une explosion instantanée qu'il est impossible de prévoir, difficile d'éviter, et qu'on désigne par le nom de *feu grisou*. M. Boussingault établit qu'en Europe il périt chaque jour un homme par le feu grisou, et vous ne lisez que trop souvent, dans les papiers publics, des relations d'explosions considérables, ayant coûté la vie à un grand nombre de mineurs. La présence habituelle d'une petite proportion d'hydrogène carboné donne lieu à de la dyspnée, à des bronchites chroniques et à des amas de matière noire dans les poumons.

### Des odeurs.

Les atmosphères closes peuvent encore agir sur l'organisme par les particules odorantes qui se dégagent de certains corps, et sans entrer dans tous les détails, dans toutes les discussions qui se rattachent à l'histoire des odeurs et de l'olfaction, je vous rappellerai seulement :

1° Qu'il est généralement admis, aujourd'hui, que les odeurs sont des particules matérielles, parties intégrantes du corps odorant, puisque leur dégagement diminue le poids de celui-ci, puisqu'il est possible de les emprisonner dans des vases, de les dissoudre dans des liquides, puisqu'enfin, elles sont transportées à des distances qui sont parfois énormes.

2° Que l'olfaction s'effectue par l'inspiration et le passage de l'air par les fosses nasales, puisqu'il suffit de respirer exclusivement par la bouche, ou de suspendre la respiration, pour abolir la perception des odeurs, et que Lower, Perrault et Chaussier ont montré que si l'on pratique à la trachée d'un chien une ouverture assez considérable pour que l'air passe en totalité par cette voie artificielle, on détruit l'olfaction chez l'animal.

3° Que la sensation odorante s'établit quelquefois en raison d'un courant d'air, entraînant d'arrière en avant, à travers les fosses nasales, les particules odorantes qui de la bouche ont passé dans le pharynx. « C'est, en effet, dit M. Bérard, le temps de la déglutition où il s'échappe de l'air par le nez qui est celui où l'impression acquiert la plus grande intensité. » A cet égard, M. Chevreul a établi qu'entre les substances qui agissent exclusivement les unes sur le goût, les autres sur l'odorat, il en est qui affectent à la fois l'un et l'autre. M. Bérard va plus loin et admettrait volontiers un sens intermédiaire, car il arrive, dit-il, que nous savourons avec plaisir la *saveur* d'une substance dont l'*odeur* nous repousse. Quoi qu'il en soit, le *fumet* (*flavour* des Anglais) paraît être perçu plutôt par l'odorat que par le goût, car il suffit de pincer les narines à leur extrémité antérieure, pour se soustraire à la sensation désagréable ou dégoûtante qui accompagne la déglutition de certaines substances, d'où l'on peut conclure que nous les odorons au lieu de les goûter.

Les corps inorganiques, le règne animal et surtout le règne végétal, fournissent un grand nombre de substances odorantes, et quelques auteurs ont voulu diviser les odeurs en *animales*, en *végétales* et en *minérales*, mais il n'est guère possible, dit avec raison Hyp. Cloquet, de partir d'un plus mauvais principe, car on trouve des odeurs semblables dans les trois règnes de la nature et, en définitive, l'odeur n'existe que quant à la sensation qu'elle produit. La plante, appelée *mimulus moscatus*, a la même odeur que le musc; l'arsenic, soumis à l'action du calorique, répand l'odeur de l'ail; les fleurs du *castanea vulgaris* ont une odeur très-prononcée de sperme humain.

Fourcroy a établi cinq genres d'odeurs :

1° *Odeurs extractives ou muqueuses*, faibles, herbacées, peu durables (laitue, plantain, bourrache, etc.).

2° *Odeurs huileuses fugaces*, insolubles dans l'eau, mais s'incorporant aux huiles (tubéreuses, jasmin, réséda).

3° *Odeurs huileuses volatiles*, se dissolvant surtout dans l'alcool (lavande, romarin, thym, etc.).

4° *Odeurs aromatiques et acides* (vanille, cannelle, benjoin, etc.).

5° *Odeurs hydro-sulfureuses* et fétides.

Les odeurs sont fortes ou douces, pénétrantes, persistantes ou fugaces, agréables ou désagréables ; les unes se développent le matin ou pendant le jour, les autres le soir ou pendant la nuit; tels corps deviennent surtout odorants lorsqu'ils sont secs et échauffés ; tels autres lorsqu'ils sont froids et humides; ceux-ci, lorsqu'ils sont combinés ou mélangés avec d'autres ; ceux-là, au contraire, perdent leurs qualités odorantes par le mélange. Quand on broie ensemble de la chaux vive et du muriate d'ammoniaque, corps tous deux inodores, il se développe une odeur très-active; en mélangeant de l'acide nitrique et de l'alcool, corps qui tous deux ont une odeur peu agréable, on obtient un mélange qui répand un parfum très-doux. L'odeur de certaines plantes se développe par la dessiccation. Le mouvement et le frottement développent souvent une odeur intense dans des substances inodores auparavant.

Enfin, il faut admettre non-seulement que chaque espèce animale a son odeur spéciale, mais encore que chaque individu, chaque sexe, chaque âge en répand une qui lui est particulière. Le chien distingue la piste du lièvre de celle du renard, celle du loup de celle du cerf; il suit la trace de son maître au milieu de beaucoup d'autres qui devraient le tromper. Les enfants, pendant l'allaitement, répandent une odeur aigre que tout le monde connaît; celle des vieillards est fade et douceâtre; les poëtes et le Cantique des cantiques célèbrent le parfum qu'exhalent les jeunes vierges à l'époque de la puberté, et d'un autre côté vous ne connaissez que trop l'odeur repoussante que répand la sueur de certains individus, souvent celle des plus jolies femmes, et particulièrement des femmes rousses ou blondes. Les parties génitales ont une odeur très-intense et différente dans les deux sexes; celle que répandent certaines femelles à l'époque du rut se propage à des distances considérables, et sont perçues par les mâles appartenant à la même espèce. Les aliments et les boissons communiquent parfois une odeur très-prononcée à la sueur et surtout à l'urine.

Depuis les émanations fétides que répandent les matières fécales et que développe la putréfaction, jusqu'au suave parfum qu'exhale la rose, il est une foule d'odeurs différentes par leur intensité et par leur nature. L'ammoniaque, le camphre, le musc, l'assa-fœtida, la hyacinthe, la tubéreuse vous offrent des exemples bien connus d'odeurs fortes, pénétrantes, persistantes; la rose, la violette, l'ambre gris, la poudre d'iris, vous rappellent des odeurs douces et fugaces. L'art du parfumeur, par ses mélanges et ses préparations, a créé des odeurs complexes et artificielles, dont le nombre est, pour ainsi dire, infini, et dont l'usage immodéré n'est point toujours exempt d'inconvénients pour les femmes nerveuses, ainsi que nous le verrons lorsque nous nous occuperons des *cosmétiques*.

Boyer se vantait, dit-on, de préférer l'odeur d'un cadavre à celle d'une rose; il est permis de penser que ce n'était là qu'une figure inspirée par l'amour de la science; mais il n'en est pas moins vrai que certaines personnes ont une vive répugnance pour les parfums les plus suaves, tandis qu'elles tolèrent, ou même qu'elles affectionnent, des odeurs que d'autres trouvent très-désagréables ou même repoussantes.

L'habitude exerce aussi à cet égard une très-grande influence, et l'on finit par s'accoutumer et par ne plus sentir, pour ainsi dire, les odeurs repoussantes qui imprègnent une atmosphère dans laquelle on est sans cesse plongé.

*Influences exercées par les odeurs.* — Comme tous les agents extérieurs qui exercent une action sur nos sens, les odeurs agissent primitivement et directement sur les organes de l'olfaction, et consécutivement sur le cerveau et le système nerveux général.

*Influences exercées sur les organes de l'olfaction.* — La sensibilité
olfactive s'émousse ou se perd par l'inspiration trop prolongée, habituelle des odeurs ou par celle d'odeurs très-intenses; les vidangeurs
et les parfumeurs jouissent, tous deux, du privilége de ne plus être im-
pressionnés par les émanations odorantes au sein desquelles ils vivent.
« Le maréchal de Richelieu, dit Hyp. Cloquet, avait fait un tel abus
des parfums, sous toutes les formes, qu'il ne s'apercevait plus de leur
action, et qu'il vivait habituellement dans une atmosphère si em-
baumée qu'elle faisait trouver mal ceux qui entraient chez lui. »

Certaines odeurs très-intenses produisent instantanément une irritation de la membrane muqueuse des fosses nasales et des yeux;
l'ammoniaque provoque l'éternuement, une sécrétion plus ou moins
abondante de larmes, et parfois une rougeur de la conjonctive oculaire;
la médication substitutive tire parfois partie de cette action irritante
pour combattre le coryza ou la conjonctivité.

La sensibilité olfactive s'exalte lorsqu'elle a été soustraite, pendant
longtemps, à toute émanation odorante, ou même aux odeurs fortes, et
elle acquiert parfois un degré de finesse extraordinaire.

*Influences exercées sur le système nerveux.* — Elles sont fort
nombreuses, varient suivant les odeurs, les individus, et présentent
de singulières anomalies.

Les odeurs aromatiques, pénétrantes, certaines odeurs spéciales,
exercent, en général, sur le cerveau une action légèrement stimulante
qui rend le travail intellectuel plus facile, chasse le sommeil, exalte
certains sentiments et excite les organes génitaux. Toutes les religions
ont associé l'usage des parfums aux cérémonies de leur culte, et c'est
au moment où le sentiment religieux doit être porté jusqu'à l'extase
que les prêtres catholiques répandent des flots d'encens dans la nef.

Les anciens, qui avaient placé le plaisir et la volupté au rang de leurs
divinités, faisaient un fréquent usage des parfums.

« Egyptiacæ mulieres, dit Prosper Alpin, unguunt vulvam ambaro,
zibetho, etc., sicque voluptatem cœuntibus conciliant, ac veluti italæ
mulieres ad capillorum facieique cultum omne adhibent studium, ita
Egyptiæ capillorum studium negligunt ac ad pudendorum abditarum-
que corporis partium ornatum omnem diligentiam adhibent. » Suivant
J. J. Rousseau, « le doux parfum d'un cabinet de toilette n'est pas un
piège aussi faible qu'on pense, » et Hyp. Cloquet déclare qu'une femme

savante dans l'art de plaire, ne doit vous laisser pénétrer jusqu'à elle qu'après vous avoir préparé à l'effet de ses charmes par celui des odeurs. « On sait, dit Rullier, que certains hommes lascifs trouvent dans l'influence qu'exerce le *smegma vulvæ* sur la membrane pituitaire, le principe de dispositions très-érotiques, et que l'odeur de l'homme réveille chez quelques femmes ardentes le besoin du plaisir. » Il faut ajouter, néanmoins, que dans ces circonstances les odeurs agissent peut-être moins par elles-mêmes que par les souvenirs, les images qu'elles évoquent.

Les odeurs vireuses, celles de la jusquiame, du stramonium, des pavots, etc., exercent une influence entièrement opposée à celle que nous venons d'indiquer ; elles engourdissent l'intelligence et les sensations, amènent la somnolence, le sommeil et parfois une céphalalgie plus ou moins intense.

Les odeurs suaves, douces ou pénétrantes, celles de la violette, de la rose, du lis, de la hyacinthe, du jasmin, de la fleur d'oranger, de la tubéreuse, etc., lorsqu'elles s'accumulent dans une atmosphère close, provoquent du malaise, de la céphalalgie, des nausées, des vomissements et parfois des syncopes complètes. Elles peuvent même amener la mort, soit par asphyxie, en rendant l'air non respirable, soit par une action délétère attribuée par les uns à l'acide carbonique, par les autres à un agent spécial appartenant à l'émanation odorante elle-même. On a cité plusieurs exemples d'individus morts asphyxiés pendant la nuit, dans leur chambre à coucher, où ils avaient accumulé une grande quantité de fleurs.

Certaines personnes, et principalement les femmes nerveuses, hystériques, sont parfois douées d'une sensibilité extraordinaire à l'égard des odeurs ; les auteurs citent des exemples nombreux de femmes qu'une rose, que la plus légère odeur de musc, faisaient tomber en syncope ou jetaient dans de violentes attaques de nerf. Schenckius parle d'une femme qui tombait en syncope à la vue d'un lis ; Schneider a vu la fleur d'oranger produire le même effet ; Marigues et Odier parlent de jeunes filles que l'odeur du musc ou d'un bouquet rendait aphones. Boyle parle d'un homme, fort et robuste, chez lequel l'odeur du café à l'eau provoquait des nausées ; Hyp. Cloquet et M. Orfila ont connu chacun une femme qui ne pouvait se trouver dans un lieu où l'on préparait une décoction de graines de lin, sans éprouver, au bout de quelques instants, une tuméfaction considérable de la face, bientôt suivie d'une syncope.

Il est impossible de nier l'existence de ces singulières anomalies, mais il n'en est pas moins vrai que souvent l'imagination y joue le principal rôle. Capellini rapporte qu'une dame qui ne pouvait, disait-elle, souffrir l'odeur de la rose, se trouva mal en recevant la visite d'une de ses amies qui en portait une à sa ceinture, et cependant cette fleur funeste... était artificielle !

Enfin on a attribué aux *odeurs* des influences purgatives, vomitives et même toxiques ; mais il est évident que, dans les cas de ce genre, il faut rattacher les effets produits, non à l'impression odorante, mais bien à l'absorption et à l'introduction dans l'économie, par les voies de la digestion ou de la respiration, de particules intégrantes des corps purgatifs, vomitifs ou toxiques.

### De la ventilation.

Quel est le moyen de prévenir ou de combattre les différentes viciations propres aux atmosphères closes que nous venons de vous énumérer ? C'est la *ventilation*, qui a pour effet de renouveler incessamment l'air, à l'aide de procédés qu'il nous reste à vous faire connaître.

Dans les appartements, dans les habitations privées, l'ouverture des fenêtres pratiquée le matin, et une ou plusieurs fois dans la journée, l'établissement d'un courant d'air entre deux fenêtres, ou entre une fenêtre et une porte, l'emploi des vasistas, des ventilateurs sont, en général, des moyens suffisants de ventilation. Un poêle ou une cheminée, munis d'un bon tirage, renouvellent l'air d'une manière continue et très-efficace.

Dans les amphithéâtres, dans les salles de spectacle ou de concert, dans les assemblées délibérantes, dans tous les lieux de grandes réunions publiques, dans les hôpitaux surtout, les moyens de ventilation que nous venons d'indiquer sont insuffisants ou impraticables, et il faut recourir à des appareils spéciaux et d'une grande puissance. Ici, les fentes des portes et des fenêtres n'enlèvent que la moitié de l'acide carbonique, et avec une ventilation de 10 à 20 mètres cubes d'air, les atmosphères closes présentent encore une proportion de 2 à 4/1000 de ce gaz. Aussi, depuis plusieurs années, un grand nombre de tentatives ont-elles été faites pour atteindre le but en réunissant l'efficacité à l'économie.

En 1829, le conseil de salubrité publique de la ville de Paris fut chargé, par le gouvernement, d'indiquer les meilleurs moyens d'assainir les salles de spectacle, et, par l'organe de D'Arcet, il proposa de ventiler ces édifices : d'une part, au moyen de deux cheminées d'appel placées, l'une au-dessus du lustre, l'autre au-dessus de la scène, et chargées de rejeter au dehors l'air vicié de la salle ; d'autre part par des ouvertures pratiquées dans les planchers et les cloisons des loges, et destinées à introduire dans la salle, sans incommoder les spectateurs, l'air pur des corridors, percés eux-mêmes de larges fenêtres.

En 1843, M. Guérard fit connaître un système fort ingénieux de ventilation mis en usage à la filature de coton de Saint-Wandrille, près Rouen. Il consiste en un tambour à ouverture centrale de 60 c. de hauteur sur 40 c. de largeur; un axe y met en mouvement quatre ailes en bois dont le diamètre est de 1 m. 13; ces ailes font de 360 à 380 tours à la minute, et le tambour étant mis en communication avec l'intérieur au moyen d'un large conduit en bois, la machine attire 40 à 50 mètres cubes d'air par minute. La force nécessaire pour le mettre en mouvement est d'environ un dixième de cheval, et son prix de construction n'est que de 100 francs.

En 1844, M. Poumet s'est occupé spécialement de la ventilation des hôpitaux, et, pour vous montrer combien cette question est importante et complexe, lorsqu'on veut l'envisager d'une manière véritablement scientifique et arriver à des résultats positifs, je vais reproduire toutes les questions que s'est posées M. Poumet, et dont la solution préalable lui a paru devoir servir de base à celle du problème général de la ventilation, l'un des plus graves de l'hygiène publique.

Combien faut-il de mètres cubes d'air atmosphérique, par malade et par heure, pour les besoins de l'inspiration? — Combien de mètres cubes d'acide carbonique sont-ils fournis, par malade et par heure, par l'expiration? — Combien faut-il de mètres cubes d'air atmosphérique, par malade et par heure, pour neutraliser les effets de l'acide carbonique ainsi formé? — Combien de grammes d'eau sont-ils produits, par malade et par heure, par les transpirations pulmonaire et cutanée et par l'évaporation des surfaces liquides ou mouillées qui se trouvent dans une salle? — Combien faut-il de mètres cubes d'air chaud pour évaporer cette quantité d'eau? — Combien faut-il de mètres cubes d'air pour entretenir l'éclairage? — Combien l'éclairage fournit-il de mètres cubes d'acide carbonique et de grammes d'eau, par bec et par heure? — Combien faut-il de mètres cubes d'air atmosphérique pour neutraliser les effets de cet acide carbonique et évaporer cette eau? — Combien faut-il de mètres cubes d'air pour alimenter la combustion dans les poêles, cheminées et fourneaux où l'on brûle du bois, de la houille ou du coke?

Enfin, et comme conclusion, combien la ventilation doit-elle fournir de mètres cubes d'air, par heure, pour satisfaire à tous ces besoins?

Et, en effet, le problème de la ventilation consiste à maintenir l'équilibre atmosphérique ; il faut donc connaître exactement la nature et le chiffre de la modification subie par l'air, afin de pouvoir établir la compensation.

Or, après avoir étudié avec le plus grand soin et résolu ces différentes questions, M. Poumet arrive aux conclusions suivantes :

Dans les hôpitaux la ventilation doit donner, par malade et par heure, 20 mètres cubes d'air à + 16° centigr.

Dans l'état actuel des choses, les salles des hôpitaux de Paris sont loin de contenir la quantité d'air nécessaire à la consommation des malades, de l'éclairage et de la ventilation.

Ainsi, en ne tenant compte que des douze heures de nuit, la salle Sainte-Marthe de l'Hôtel-Dieu devrait contenir 19,837 mètres cubes d'air, elle n'en contient que 3,569 mètres cubes; le déficit est donc de 16,268 mètres cubes, et la proportion d'acide carbonique est de 6,41 pour 00/00.

La salle Saint-Gabriel, à la Pitié, devrait contenir 12,273 mètres cubes d'air, elle n'en contient que 1,571 mètres cubes ; le déficit est donc de 10,702 mètres cubes, et la proportion d'acide carbonique s'élève à 9,07 pour 00/00.

Que serait-ce, ajoute M. Poumet, si j'étais allé cuber, à Saint-Louis, les salles du rez-de-chaussée de l'ancien bâtiment; à la Salpêtrière les salles du Calvaire, de la Vierge, de Saint-Léon, et plus d'une autre que je connais bien, et où les malades n'ont pas même en quantité suffisante, non pas l'air dont ils ont besoin, mais l'air corrompu qu'ils respirent?

Ces chiffres, messieurs, n'expliquent-ils point la mortalité désastreuse qui décime les hôpitaux de Paris, et qui sévit surtout sur les opérés et les femmes en couches? Et ne faut-il point appeler de tous nos vœux l'époque où l'on fera, au profit de ceux qui souffrent, des sacrifices équivalents à ceux qui ont été faits soit par l'État, soit par l'intérêt particulier, pour la ventilation des salles de spectacles, des assemblées délibérantes, des magnaneries et d'un grand nombre d'établissements industriels?

Pour remédier à ce déplorable état de choses, M. Poumet propose un système de ventilation qui repose sur l'établissement de calorifères spéciaux qu'il m'est impossible de vous indiquer ici, mais que vous trouverez décrits dans le remarquable mémoire auquel j'ai emprunté les détails qui précèdent, et que je vous engage à méditer.

Dans deux mémoires publiés sur la ventilation des édifices publics et spécialement des hôpitaux, M. Guérard a, plus récemment encore, étudié avec détails l'importante question qui nous occupe.

14

M. Guérard établit d'abord que si, pour des espaces fermés destinés à recevoir, pendant un temps plus ou moins long, des individus sains, il suffit que la ventilation fournisse 6 mètres cubes d'air neuf par personne et par heure, il n'en est plus de même pour les hôpitaux qui renferment des malades dont les émanations, plus abondantes et plus viciées, sont reçues par des organismes moins aptes à réagir contre leur influence délétère. Dans ces conditions spéciales, les 20 mètres cubes indiqués par M. Poumet ne sont même pas suffisants. M. Boudin s'est assuré, au moyen de l'anémomètre de M. Combes, que certaines salles de l'hôpital Beaujon, qui reçoivent jusqu'à 47 mètres cubes d'air par heure et par malade, ont encore de l'odeur, et il n'a trouvé, parfaitement exemptes d'odeur, que celles qui reçoivent 67 mètres cubes d'air pur par malade et par heure.

Les salles de nos hôpitaux reçoivent, en moyenne, 17 pour 0/0 de la proportion d'air qui leur est nécessaire, et elles contiennent des matières organiques dont la nature et la proportion exacte nous sont inconnues faute de réactifs, mais dont la présence n'est que trop révélée par l'odeur infecte des salles.

Pour remédier à cette viciation de l'air à laquelle on doit rapporter l'aggravation de maladies primitivement légères, la longueur des convalescences, la facilité des rechutes, le développement d'épidémies meurtrières, le chiffre si élevé de la mortalité des hôpitaux, on est obligé d'ouvrir les fenêtres dès le matin, quelque froide que soit la température extérieure, et sans qu'il soit possible d'avoir égard aux effets funestes qu'en peuvent ressentir certains malades, dont l'intérêt particulier doit se taire en présence de l'intérêt général.

Il y a donc urgence de doter nos hôpitaux d'un système de ventilation qui soit à la fois efficace et économique.

Or, tous les procédés de ventilation peuvent être ramenés à deux ordres. Dans l'un, on aspire l'air qu'il s'agit de renouveler; dans l'autre on le refoule.

*L'aspiration* de l'air déjà vicié se fait au moyen d'une cheminée d'appel, d'une tarare ou du tirage du foyer d'un calorifère. L'air neuf est attiré par l'action de l'appel et vient se substituer à l'air vicié à mesure que celui-ci est évacué; il pénètre dans les espaces fermés par des bouches ou des ventouses disposées à cet effet, par les fentes des portes et des fenêtres.

Ce système a de nombreux inconvénients. Pour qu'il soit efficace il faut exagérer la puissance de l'appel, et, par conséquent, dépenser beaucoup de combustible; les espaces ne sont pas ventilés d'une manière égale et il peut même se faire que certaines parties ne le soient point du tout ; les prises d'air ont souvent lieu au niveau du sol dans des rues, des cours ou même des caves, et l'air neuf n'offre point toutes les conditions de pureté désirable ; les cheminées d'appel n'ont pas une action régulière et se contrarient souvent réciproquement.

Les tarares ou ventilateurs à force centrifuge sont, avec raison, généralement abandonnés ; cependant, lorsque les besoins de la ventilation sont restreints et lorsqu'on possède une force motrice constante et régulière, ils peuvent donner de bons résultats.

L'appel produit par l'action du foyer d'un calorifère n'est pas exempt d'inconvénients ; M. Guérard lui reproche d'associer intimement la ventilation au chauffage, de rendre les frais considérables, d'exposer aux explosions, aux fuites d'eau, etc. Cependant, M. Léon Duvoir a introduit dans ce système des perfectionnements considérables, et, comme il a été adopté dans plusieurs grands établissements publics avec des avantages qui paraissent être réels, je veux vous le faire connaître en quelques mots.

L'appareil de M. Léon Duvoir se compose d'une cloche à double paroi ayant la forme d'une bouteille, placée dans la cave où elle surmonte le foyer et entourée de briques ; elle communique, par un tube vertical, avec un réservoir placé au grenier et de la partie inférieure duquel partent autant de tubes descendants qu'il y a d'étages ; ces tubes aboutissent à des poêles, et, de la partie inférieure de ceux-ci partent de nouveaux tubes qui rejoignent la cloche. Tout cet appareil est rempli d'eau plus ou moins saturée d'un sel destiné à augmenter la capacité de l'eau pour le calorique.

L'eau de la cloche, lorsqu'elle est échauffée, s'élève et se trouve immédiatement remplacée par de l'eau froide. Voilà pour le chauffage et la circulation de l'eau. Voyons comment s'opère la ventilation :

Le réservoir supérieur est placé au grenier dans une espèce de chambre chaude à laquelle aboutissent des tubes horizontaux communiquant eux-mêmes avec d'autres tubes verticaux ayant, dans chaque pièce qu'il s'agit de ventiler :

1° Une ouverture inférieure au niveau du sol, opérant, en hiver, l'extraction de l'air froid ;

2° Une ouverture supérieure près du plafond, opérant, en été, l'extraction de l'air le plus chaud.

L'extraction de l'air étant opérée, il ne reste plus qu'à introduire de l'air neuf au degré de température exigée ; à cette fin, des prises d'air sont pratiquées à la partie extérieure du bâtiment ; ces prises constituent l'orifice extérieur de gaînes, enveloppant les tuyaux d'eau chaude, et destinées à introduire, dans l'intérieur, l'air neuf échauffé

14.

au contact des tuyaux d'eau chaude et l'y faisant pénétrer, d'une part, par des ouvertures pratiquées au niveau du sol, et, d'autre part, par la partie supérieure et centrale des poêles.

Telle est la manière dont fonctionne l'appareil de M. Léon Duvoir *pendant l'hiver;* mais le problème est renversé *pendant l'été;* alors, au lieu de chauffer, il faut rafraîchir et introduire de l'air froid; ces nouvelles indications sont facilement remplies.

On chauffe le réservoir supérieur en ayant soin de fermer les tubes qui conduisent aux poêles, l'eau revient alors à la cloche au moyen d'un tube spécial; on ferme les bouches d'extraction pratiquées au niveau du sol pour extraire l'air le plus froid, et l'on en ouvre d'autres, situées au niveau du plafond, afin d'extraire l'air le plus chaud, qui est remplacé par l'air venant de l'extérieur et rafraîchi par son contact avec des tuyaux remplis d'eau froide.

Les chiffres suivants vous montreront, messieurs, quels sont les résultats obtenus par ce système de ventilation.

A Charenton, les cellules les plus éloignées peuvent recevoir 67 mètres cubes d'air par heure, et les cellules les plus rapprochées jusqu'à 119 mètres cubes. L'air est renouvelé en trente-deux minutes dans les premières, en dix-neuf dans les secondes; dans les dortoirs, dont la capacité est de 300 mètres cubes, l'air est renouvelé à peu près toutes les heures.

Voici un tableau qui indique les degrés de ventilation obtenus par M. Duvoir dans plusieurs grands édifices publics.

| | CAPACITÉ CHAUFFÉE en mètres cubes. | AIR RENOUVELÉ par heure en m. c. |
|---|---|---|
| Observatoire. . . . . . . . . . . | 1,600 | 1,600 |
| Hospice Beaujon. . . . . . . . . | 2,400 | 3,000 |
| Ecole des Ponts-et-Chaussées. . . | 5,500 | 7,000 |
| Hospice de Charenton. . . . . . | 7,000 | 6,000 |
| Ecole vétérinaire d'Alfort. . . . | 10,000 | 9,000 |
| Conservatoire des Arts et Métiers. | 14,000 | 12,000 |
| Police Correctionnelle. . . . . . | 16,000 | 18,000 |
| Institut des jeunes aveugles. . . . | 20,000 | 16,000 |
| Eglise de la Madeleine. . . . . . | 60,000 | 15,000 |
| Palais du Luxembourg. . . . . | 70,000 | 15,000 |

Enfin, il résulterait des calculs produits par M. Duvoir, que son appareil réalise une économie considérable comparativement à tous les autres systèmes de chauffage et de ventilation.

Dans le second ordre de ventilation établi par M. Guérard, au lieu d'aspirer l'air neuf on le refoule; il entre forcément, chassant devant lui l'air vicié. Ce système, appliqué pour la première fois en 1740, par

Triewald, a été tout récemment perfectionné par M. Peyre, et par MM. Laurens et Thomas, dont les procédés paraissent devoir être préférés.

Une machine occupant seulement quelques mètres carrés, formée d'un cylindre soufflant, mû à l'aide d'un cylindre à vapeur, et pouvant puiser l'air neuf loin du lieu où elle est établie, à une grande hauteur par exemple, foule l'air dans un réservoir régulatateur duquel il s'écoule par des tuyaux répartiteurs qui l'amènent dans chaque salle et sous chaque lit d'un hôpital, par exemple ; la distribution est aussi sûre et aussi exacte que celle du gaz d'éclairage ; la distribution est uniforme et peut être augmentée ou diminuée à volonté ; l'air neuf affluant sans cesse et régulièrement, l'air vicié s'écoule de la même manière, soit par des ouvertures ménagées aux fenêtres, soit par des orifices aboutissant à un canal commun débouchant au dehors. Comme il n'y a plus d'aspiration, les rentrées d'air, par les jours des portes et des fenêtres, sont supprimées. Une force de sept à huit chevaux donne la ventilation nécessaire à un hôpital de cinq cents lits. Enfin, la vapeur, après avoir servi à injecter l'air dans les conduits, peut être employée à chauffer les salles, la buanderie, les bains, etc.

Tels sont les avantages qui, d'après M. Guérard, doivent faire accorder la préférence au système de MM. Laurens et Thomas.

Pour éviter les accidents produits par la viciation de l'air des mines, il faut également recourir à la ventilation, et l'on doit à M. Triger un appareil qui permet d'aérer parfaitement tous les espaces de l'exploitation. Il faut, en outre, éviter le contact de l'hydrogène carboné avec un corps en ignition capable d'en amener la conflagration, et vous savez que ce résultat est obtenu à l'aide du précieux appareil qui porte le nom de *Lampe de Davy*.

---

## Bibliographie.

DUMAS et BOUSSINGAULT. *Rech. sur la véritable constitution de l'air atmosphérique.* In *Ann. de chimie et de Physique*, 1841, t. III (78), p. 257.

BOUSSINGAULT et LEWY. *Observ. simultanées faites à Paris et à Andilly pour rechercher la proportion d'acide carbonique contenue dans l'air atmosphérique.* In *Comptes rendus des séances de l'Acad. des Sc.*, 1844, t. XVIII, p. 473.

POLLI. *Sur l'ozone de l'air atmosphérique.* In *Arch. génér. de Méd.*, 1851, t. XXV p. 224.

CHATIN. *Présence de l'iode dans l'air, et absorption de ce corps dans l'acte de la respiration animale.* In *Comptes rendus de l'Acad. des Sc.*, 1851, t. XXXII, p. 669.

FRESENIUS. *Sur la quantité d'ammoniaque contenue dans l'air atmosphérique.* Ann. de Chimie et de Phys., 1849, t. XXVI, p. 208.

MORREN. *Sur les gaz que l'eau de mer peut tenir en dissolution en différents moments de la journée, et dans les saisons diverses de l'année.* In *Ann. de Chimie et de Phys.*, 1844, t. XII, p. 5.

EDWARDS. *Note sur l'exhalation et l'absorption de l'azote dans la respiration.* In *Ann. de Chimie et de Phys.*, 1835, t. XXII, p. 35.

BOUSSINGAULT. *Rech. entreprises dans le but d'examiner si les animaux herbivores empruntent de l'azote à l'atmosphère.* In *Ann. de Chimie et de Phys.*, 1839, t. LXXI, p. 113.

REGNAULT et REISET. *Recherches chimiques sur la respiration des animaux des diverses classes.* In *Ann. de Chimie et de Phys.*, 1849, t. XXVI, p. 299.

ANDRAL et GAVARRET. *Rech. sur la quantité d'acide carbonique exhalé par le poumon dans l'espèce humaine.* Ann. *de Chimie et de Phys.*, 1843, t. VIII, p. 129.

LEBLANC. *Rech. sur la composition de l'air confiné.* In *Ann. de Chimie et de Phys.*, 1842, t. V, p. 223.

LASSAIGNE. *Rech. sur la composition que présente l'air recueilli à différentes hauteurs dans une salle close.* In *Ann. d'Hyg. publique*, 1846, t. XXXVI, p. 297.

BRIQUET. *De l'éclairage artificiel.* Thèse de concours pour la chaire d'Hygiène de la F culté de Paris. Paris, 1837.

COLLARD DE MARTIGNY. *De l'action du gaz acide carbonique sur l'économie animale.* In *Arch. génér. de Méd.*, 1827, t. XIV, p. 203.

MALGAIGNE. *Remarques et observ. sur l'asphyxie par la vapeur du charbon.* In *Gazette médicale de Paris*, 1835, p. 737.

OLLIVIER (d'Angers). *Observ. et expér. sur plusieurs points de l'histoire médico-légale de l'asphyxie par le charbon.* In *Ann. d'Hygiène publique*, 1838, t. XX, p. 114.

D'ARCET et BRACONNOT. *Observ. d'asphyxie lente due à l'insalubrité des habitations.* In *Ann. d'Hyg. publ.*, 1836, t. XVI, p. 24.

GUÉRARD. *De l'emploi industriel de l'oxyde de carbone.* In *Ann. d'Hyg. publ.*, 1843, t. XXX, p. 48.

DEVERGIE et PAULIN. *Asphyxie par le gaz de l'éclairage.* In *Ann. d'Hyg. publ.*, 1830, t. III, p. 457.

MOYLE. *Analyse de l'atmosphère de quelques mines.* In *Ann. de Chimie et de Phys.*, 1841, t. III, p. 318.

LEBLANC. *Rech. sur la composition de l'air de quelques mines.* In *Ann. de Chimie et de Phys.*, 1845, t. XV, p. 488.

BOUDIN. *Lois pathologiques de la mortalité.* In *Ann. d'Hyg. publ.*, 1848, t. XXXIX, p. 77-364.

MARCHAL (de Calvi). | *Des épidémies.* Thèse de concours pour la chaire d'Hygiène. Paris, 1852, p. 144.

SOVICHE. *Rapport sur huit mineurs enfermés pendant cent trente-six heures dans la houillière du bois Monzil.* In *Ann. d'Hyg. publ.*, 1836, t. XVI, p. 206.

FOURCROY. *Sur l'esprit recteur de Boerrhave, l'arôme des chimistes français, ou le principe de l'odeur des végétaux.* In *Ann. de Chimie.* An VI (1798), t. XXXVI, p. 232.

CLOQUET (Hipp.). *Osphrésiologie* ou *Traité des odeurs, du sens et des organes de l'olfaction.* Paris, 1821.

D'ARCET. *Note sur l'assainissement des salles de spectacle.* In *Ann. d'Hyg. publ.*, 1829, t. I, p. 152.

POUMET. *Mém. sur la ventilation dans les hôpitaux.* In *Ann. d'Hyg. publ.*, 1844 t. XXXII, p. 5.

GUÉRARD. *Note sur la ventilation des filatures.* In *Ann. d'Hyg. publ.*, 1843, t. XXX p. 112. — *Observ. sur la ventilation et le chauffage des édifices publics.* Ibid., 1844

t. XXXII, p. 52. — *Sur la ventilation des édifices publics et en particulier des hôpitaux.* Ibid., 1847, t. XXXVIII, p. 348.

BOUDIN. *Études sur le chauffage, la réfrigération et la ventilation des édifices publics.* Paris, 1850. — *De la circulation de l'eau considérée comme moyen de chauffage et de ventilation.* In *Ann. d'Hyg. publ.*, 1852, t. XLVII, p. 241.

---

# Treizième Leçon.

Du méphitisme. — Du méphitisme animal : égouts, fosses d'aisances, voiries, boyauderies, abattoirs, amphithéâtres d'anatomie, cimetières. — Des influences exercées par les émanations putrides. — De. désinfection.

## Du méphitisme.

Sous le nom de *méphitisme*, nous désignerons, messieurs, toutes les viciations que peut subir l'air atmosphérique sous l'influence de la putréfaction. Or, comme les substances soumises à la décomposition putride sont *animales* ou *végétales*, nous distinguerons deux espèces de méphitismes : l'un, *animal*, qui comprendra les *égouts*, les *fosses d'aisances*, les *voiries*, les *boyauderies*, les *abattoirs*, les *amphithéâtres d'anatomie* et les *cimetières* ; l'autre, *végétal*, qui comprendra les *marais*, les *rizières*, les *rouissoirs*, les *féculeries*, etc.

### Du méphitisme animal. — Du méphitisme des égouts.

On appelle *égouts* des constructions destinées à recevoir et à faire écouler les eaux pluviales et les eaux sales qui entraînent avec elles des immondices, c'est-à-dire les eaux ménagères.

On distingue l'égout du cloaque ; dans celui-là, les eaux ont un écoulement ; dans celui-ci, elles sont stagnantes et croupissantes.

Le méphitisme des égouts ne se produit que si, les conduits étant engorgés, oblitérés, l'écoulement interrompu, les immondices s'accumulent, s'échauffent et entrent en putréfaction. Que se passe-t-il dans ces circonstances ? L'histoire du curage de l'égout Amelot va nous l'apprendre.

Des causes particulières ayant fait négliger le curage de l'égout Amelot et de tous les embranchements qui s'y rendent, les matières accumulées contractèrent un tel degré d'infection que les habitants du quartier en furent gravement incommodés, et que des plaintes nombreuses furent adressées à l'administration. Celle-ci ordonna des tentatives partielles de curage, mais aucune d'elles ne réussit ; la plupart des ouvriers employés à ces travaux furent asphyxiés, plusieurs perdirent la vie, et les moyens ordinaires de curage ayant été reconnus insuffisants, l'égout fut abandonné à lui-même.

Mais, bientôt l'écoulement des eaux pluviales devint impossible, et l'obstruction d'autres égouts voisins recevant les eaux de la voirie de Montfaucon, de deux abattoirs et des bains sulfureux de l'hôpital Saint-Louis, vint augmenter les dangers d'une situation qui menaçait d'inonder tout un quartier, d'y développer un vaste foyer de pestilence, et même de convertir le canal Saint-Martin en un véritable cloaque.

Il fallait aviser, et le 24 juin 1826, l'administration chargea le conseil de salubrité publique de la ville de Paris de s'occuper des moyens propres à opérer le curage de tous les égouts. Le conseil délégua une commission dans laquelle entrèrent d'Arcet, Parent-Duchâtelet, Labarraque, MM. Gaultier de Claubry, Chevallier, et c'est au travail de cette commission que nous emprunterons la plupart des détails que nous allons vous faire connaître.

Vingt-et-une analyses faites par M. Gaultier de Claubry, sur de l'air recueilli dans tous les points de l'égout, et autant que possible dans les mêmes conditions de température, de profondeur, etc., ont montré :

1° Que l'oxygène est constamment diminué dans une proportion qui a varié entre 1/100 et 4/100.

$$
\begin{array}{ll}
1 \text{ fois} & 1/100 \\
1 & 2/100 \\
11 & 3/100 \\
6 & 4/100
\end{array}
$$

2° Que l'azote reste dans les mêmes proportions que dans l'air atmosphérique ( 6 fois ), ou qu'il diminue dans la proportion de 1/100 ( 13 fois ).

3° Que l'acide carbonique est constamment augmenté dans une proportion qui a varié entre moins d'un centième et 3/100 :

$$
\begin{array}{ll}
1 \text{ fois, moins de } 1/100 \\
4 & 1/100 \\
9 & \text{plus de } 1/100 \\
2 & 3/100
\end{array}
$$

4° Qu'il existe constamment une certaine quantité d'hydrogène sulfuré qui s'est élevé deux fois à 1/100, et a varié dans toutes les autres analyses entre 25/1,000 et 80/1,000.

Cette proportion des différents gaz doit être considérée comme représentant la nature de l'air qui se trouvait habituellement dans l'égout, la masse des matières n'étant pas remuée, et il faut admettre que l'air, ainsi constitué, n'exerce pas d'effet nuisible sur la santé, quand on n'y reste exposé que peu de temps, car des ouvriers y sont restés plongés pour poser des barrages, et n'ont éprouvé aucun accident.

La composition de l'air est, en effet, fort différente, lorsque les matières ont été agitées, et dans ce cas, M. Gaultier de Claubry a rencontré les proportions suivantes :

| | |
|---|---|
| Oxygène. . . . . . . | 13,79 |
| Azote. . . . · . . . . | 81,21 |
| Acide carbonique. . . | 2,01 |
| Hydrogène sulfuré. . . | 2,99 |
| | 100,00 |

La proportion d'acide carbonique ne change pas, comme vous le voyez ; l'oxygène subit une diminution énorme, mais elle ne peut point compromettre l'existence et ne produit qu'une gêne notable dans les fonctions respiratoires ; l'hydrogène sulfuré, au contraire, se montre dans une proportion bien supérieure à celle qui est nécessaire pour tuer instantanément, non-seulement l'homme le plus robuste, mais encore le cheval le plus vigoureux.

D'autres analyses ont montré que l'air des égouts contient encore de l'ammoniaque et des matières animales.

Parent-Duchâtelet a étudié les odeurs que présente l'air des égouts, et il en a distingué six.

1° *Une odeur fade,* appartenant spécialement aux égouts bien aérés et bien entretenus, se montrant surtout en hiver.

2° *Une odeur ammoniacale,* appartenant aux égouts mal entretenus, et se rencontrant surtout pendant le curage.

3° *Une odeur d'hydrogène sulfuré,* appartenant spécialement aux égouts négligés depuis longtemps, mal aérés et recevant beaucoup de matières animales non altérées par la cuisson.

4° *Une odeur putride,* analogue à celle des pièces anatomiques en macération ; elle ne s'est présentée qu'à l'embouchure de l'égout de l'abattoir du Roule et dans quelques embranchements de l'égout de l'École de Médecine.

5° *Une odeur forte et repoussante,* analogue à celle de l'eau de savon ou de vaisselle qui a croupi en été sur la terre. Elle se manifeste quand on remue la boue et les immondices ; elle domine dans les égouts qui traversent les quartiers peuplés de blanchisseuses.

6° *Enfin des odeurs spéciales,* qui n'appartiennent point aux égouts en général, mais qui tiennent aux substances que quelques-uns d'eux reçoivent particulièrement. Ainsi, l'égout du quartier Popincourt, habité par des nourrisseurs, a une odeur de vacherie et d'urine d'animaux ; l'égout des Invalides et de l'Ecole militaire sert de réceptacle aux latrines de ces établissements et a une odeur de fosses d'aisances ; l'égout qui recevait la décharge de la voirie de Montfaucon avait une odeur horrible qui n'était comparable à celle d'aucun autre égout.

Si, maintenant, nous recherchons quels sont les accidents auxquels sont exposés les ouvriers employés au curage des égouts, nous trouvons d'abord qu'une mort instantanée peut se produire, et qu'il faut l'attribuer, non à une véritable asphyxie, mais bien à une action toxique exercée par le gaz hydrogène sulfuré.

Parent-Duchâtelet a réuni les principaux cas de mort et d'accidents graves qui se sont produits, depuis 1782, et montré que leur nombre est considérable.

Pendant le curage de l'égout Amelot, malgré les précautions les plus minutieuses et les mieux entendues, presque tous les ouvriers ont été affectés d'ophthalmies déterminées, soit par l'action directe de la boue de l'égout, soit par le contact des gaz. Dans le premier cas, elles ont été beaucoup plus graves que dans le second.

Les ophthalmies, produites par le contact des gaz, se sont montrées brusquement sans qu'on ait pu les prévenir ou en saisir la cause déterminante ; elles ont eu pour principaux caractères une cuisson excessive des deux yeux, un larmoiement très-abondant, de la photophobie et souvent une cécité presque complète ou même absolue ; ordinairement 24 heures de repos suffirent pour faire disparaître les accidents, mais parfois la maladie fut plus tenace, et dans ce cas les collyres les plus efficaces furent les collyres toniques et astringents.

Huit ouvriers furent pris de fatigue, de courbature, de céphalalgie, de malaise, d'envies de vomir ; tous guérirent en 4 ou 5 jours, sous l'influence des boissons délayantes ou de l'émétique.

Six égoutiers ont éprouvé des coliques extrêmement violentes, et chez l'un d'eux la paroi abdominale était rétractée et presque appliquée sur la colonne vertébrale. Enfin, on a observé un cas d'ictère très-prononcé, un érysipèle de la jambe, et une angine tonsillaire.

Dans quelques cas, lorsque la ventilation ne s'opérait point convenablement et que les matières étaient remuées, il est survenu des accidents plus graves, décrits de la manière suivante par Parent-Duchâtelet : « Les ouvriers ressentaient une faiblesse, un anéantissement, un malaise général et ils étaient à chaque instant menacés de syncope ; ils avaient des vertiges et autres accidents semblables ; si, malgré ces avertissements, ils voulaient rester dans l'égout, ils perdaient complétement connaissance et tombaient à terre. » Huit ouvriers ont été retirés de l'égout dans un état de mort apparente; chez l'un d'eux le rétablissement de la respiration fut accompagné de claquements des dents, de tremblement général, de mouvements convulsifs et d'un délire furieux qui dura plus de deux heures.

Les égouts non infectés ont une influence moins fâcheuse, mais très-réelle néanmoins. Les égoutiers éprouvent souvent de la céphalalgie, une sorte de stupeur fort désagréable, une sécheresse très-grande de la gorge, un dégoût et un empâtement de la bouche qui ôtent tout appétit et jusqu'à la possibilité d'avaler, une gêne plus ou moins considérable de la respiration.

Parent-Duchâtelet assure que les égoutiers sont tous secs et maigres avec un ventre rétracté, des muscles bien dessinés, un visage peu coloré et terreux. En général, cependant, leur santé est bonne et la durée de leur vie n'est nullement abrégée.

Suivant l'auteur que nous venons de citer, l'influence des égouts aggrave singulièrement les affections vénériennes.

Je ne vous décrirai point tous les procédés qui, dans les conditions exceptionnelles où se trouvait placé l'égout Amelot, furent mis en usage pour garantir les ouvriers et les habitants du quartier contre les effets délétères des émanations méphytiques; pour opérer l'extraction et le transport des matières, etc.; mais je dois cependant vous indiquer, d'une manière générale, la nature des précautions qui ont été prises.

Une cheminée portative en tôle, contenant dans son intérieur un appareil destiné a recevoir du feu, fut successivement placée sur différents points de l'égout, dans le but d'exercer un appel puissant sur les gaz méphitiques; plusieurs fois on fit usage d'un ventilateur, composé d'un tambour et de quatre ailes, mises en mouvement par quatre hommes, employés successivement à tourner la manivelle de façon à lui imprimer une vitesse de 20 à 22 tours par minute.

Des lavages fréquents, des aspersions de chlore, des bottes de foin saupoudrées de chlore sec, des fumigations chlorurées, dans quelques cas l'usage du masque Robert, complétèrent cet ensemble de précautions. Les ouvriers, tous hommes robustes et bien portants, furent bien nourris, reçurent une ration de vin, de l'eau alcoolisée pour boisson, et furent astreints aux soins d'une propreté rigoureuse.

### Du méphitisme des fosses d'aisances.

L'analyse chimique a constaté dans les fosses d'aisances la présence de l'acide sulfhydrique et du sulfhydrate d'ammoniaque, lequel est souvent tout formé dans la partie liquide de la fosse. Ces gaz existent ensemble ou isolément, mélangés à une quantité plus ou moins considérable d'air atmosphérique. Dans quelques cas on a constaté une disparition presque complète de l'oxygène, que remplacent l'azote et l'acide carbonique dans les proportions suivantes :

| | |
|---|---|
| Oxygène. . . . . . . | 2 |
| Azote. . . . . . . . . | 94 |
| Acide carbonique. . . | 4 |
| | 100 |

Ces gaz sont quelquefois contenus dans l'atmosphère de la fosse d'aisances, c'est-à-dire au-dessus des matières ; souvent ils existent sous la croûte formée par les matières solides, ou dans l'épaisseur même de la *heurte ;* enfin ils occupent souvent le *gratin* qui revêt les parois et les angles de la fosse ; on les a vus se dégager des murs d'une fosse déjà vidée, et produire des accidents graves plusieurs jours après la vidange.

Les accidents qui surviennent chez les vidangeurs sont en rapport avec la composition chimique que nous venons de vous indiquer, et ils ont été divisés en deux groupes de phénomènes qui portent le nom de *mitte* et de *plomb.*

La *mitte* est due au contact des émanations ammoniacales ; elle est caractérisée par des picotements suivis de cuissons très-violentes aux yeux ; le globe de l'œil et les paupières deviennent rouges et enflammés ; il survient, en même temps, un enchifrènement analogue à celui qui accompagne le début du coryza ; des douleurs se font sentir dans le fond et au-dessus des orbites, et rendent le contact de la lumière insupportable ; une cécité complète peut exister pendant plusieurs jours. La maladie se termine ordinairement par une sécrétion abondante de larmes et de mucus nasal limpide. Suivant que cet écoulement a ou n'a pas lieu, les vidangeurs distinguent la mitte en *humide ou coulante* et en *grasse ou sèche.*

Cette ophthalmie, qui se renouvelle ordinairement plusieurs fois, paraît n'exercer aucune influence consécutive fâcheuse sur les organes de la vue ; les vidangeurs ne sont pas sujets à la myopie, à l'ophthalmie chronique et permanente, à l'amaurose ; les vieux ouvriers finissent même par devenir insensibles au contact des vapeurs ammoniacales, et leurs yeux ne s'enflamment que dans des circonstances exceptionnelles.

Sous le nom de *plomb* on désigne des accidents beaucoup plus graves que, pendant longtemps, on a considérés comme le résultat d'une asphyxie, mais qu'il faut, dans l'état actuel de la science, diviser en deux ordres de phénomènes.

Lorsque le méphitisme est produit par la présence de l'azote et de l'acide carbonique, on observe les phénomènes que nous avons déjà eu occasion de décrire. Les ouvriers éprouvent de la gêne dans la respiration et un affaiblissement progressif, sans aucune lésion des fonctions nerveuses ; dès qu'on les expose à l'air libre ils reviennent à la santé, sans se ressentir des accidents qu'ils ont éprouvés.

Lorsqu'au contraire le plomb est dû à la présence de l'acide sulfhydrique, on observe un véritable *empoisonnement*, dont l'intensité varie, mais qui est principalement caractérisé par une douleur excessive à l'estomac et aux articulations, un resserrement au gosier, de la céphalalgie, des nausées, des défaillances, des cris involontaires et parfois modulés, du délire, des convulsions générales, du rire sardonique.

Parfois la mort est instantanée, et les ouvriers tombent comme frappés de la foudre ; d'autres fois les accidents ne se manifestent que lorsque déjà depuis plusieurs heures les vidangeurs ne sont plus exposés au méphitisme.

On a vu des ouvriers ne tomber qu'après avoir manifesté une loquacité extraordinaire, tenu des propos décousus, s'être livré à une danse automatique, avoir couru çà et là. Les accidents peuvent durer depuis quelques minutes jusqu'à plus de 24 heures. Le corps est froid, les yeux sont fermés, la figure livide, les lèvres violettes, la pupille dilatée et immobile, le pouls petit et fréquent ; les battements du cœur désordonnés et tumultueux ; une écume blanche ou sanglante s'échappe de la bouche ; la respiration est courte, difficile, convulsive ; les muscles sont dans le relâchement ou agités par des contractions spasmodiques continuelles ; le malade fait entendre des gémissements ou pousse des cris effrayants.

En général, avant que la mort ait lieu ou que le malade reprenne connaissance, il se manifeste une agitation extrême.

Mentionnons encore que quelques nosographes, et plus récemment d'Arcet, assurent avoir vu des soldats contracter la dyssenterie pour s'être servi trop longtemps du même fossé comme de latrine.

Toutes choses égales d'ailleurs, le méphitisme des fosses d'aisances est plus fréquent pendant les chaleurs et les grandes pluies de l'été ; il est favorisé par le séjour prolongé des matières, la rareté des vidanges, la forme carrée de la fosse, le mauvais état de ses parois, la profondeur à laquelle elle est située, l'humidité du sol, le mélange avec les excréments, de l'urine, d'eau de vaisselle, de lessive, de savon, de débris végétaux et animaux. Le plomb produit par le gaz hydrosulfureux est plus fréquent dans les grandes villes, dans les séminaires, les prisons, les établissements habités par des hommes adultes ; plus fréquent dans les casernes de cavalerie que dans celles d'infanterie.

On peut reconnaître la prédominance de l'azote et de l'acide carbonique en plongeant une lumière ou un brasier dans la fosse, car la combustion devient immédiatement impossible ; la présence des gaz hydrosulfureux ne se traduit par aucun signe appréciable.

Les accidents se produisent parfois au moment de l'ouverture de la fosse, mais souvent ils n'ont lieu que lorsque les ouvriers rompent la croûte, remuent les matières solides qui occupent le fond de la fosse, enlèvent le grattin des angles ; souvent, comme nous l'avons dit, le dégagement s'opère après la vidange, surtout lorsque des eaux vannes rentrent dans la fosse. On a vu des ouvriers asphyxiés en démolissant ou en réparant une fosse, en transportant les démolitions. Hallé raconte qu'un inspecteur fut atteint pour s'être approché d'un asphyxié, afin de s'assurer s'il avait été frappé par le plomb.

Les meilleurs moyens d'éviter le méphitisme sont fournis par la construction et le mode de vidange des fosses d'aisances, et nous étudierons cette importante question d'hygiène publique en nous occupant des *Habitations;* ici, je ne dois que vous indiquer les précautions que l'on doit prendre lorsqu'on vide une fosse dans laquelle on est conduit à redouter la présence de gaz délétères.

On choisira, si faire se peut, un temps froid et sec ; on ouvrira la fosse douze heures avant de commencer l'opération ; on y descendra une chandelle allumée pour constater si elle continue à brûler à toutes les profondeurs. Après avoir cassé la croûte, ou remué les matières avec de longues perches et en détournant la tête, l'opération restera suspendue pendant quelques heures. On a conseillé d'introduire dans la fosse un réchaud plein de charbon allumé, d'établir une aspiration, en bouchant toutes les ouvertures des siéges d'aisances, à l'exception de la plus élevée, où l'on place un fourneau rempli de charbon allumé.

On a proposé encore de verser dans la fosse de l'eau de chaux, du muriate de chaux suroxygéné liquide, du chlorure de chaux, de pratiquer des fumigations de chlore.

MM. Payen et Chevallier ont proposé d'adjoindre la chaux au chlorure ; on a préconisé le charbon et diverses poudres désinfectantes : la cendre de tourbe, de houille, de bois ; le protosulfate de fer, le protoxyde de fer hydraté, le noir animal, l'alun, le sulfate d'alumine, etc. Dans ces derniers temps on a fait des sels de zinc un usage qui paraît devoir répondre à toutes les données du problème.

On a cherché à introduire parmi les vidangeurs l'usage de différents masques, munis d'un long tuyau au moyen duquel ils peuvent respirer l'air extérieur ; mais ils ne se prêtent que difficilement à ce moyen, qu'on devrait leur imposer lorsqu'il s'agit d'une fosse très-suspecte, et lorsqu'ils vont retirer ceux de leurs camarades qui sont tombés asphyxiés.

Dans tous les cas, il convient que les ouvriers qui descendent les premiers dans la fosse soient ceints d'une courroie en cuir, à laquelle on fixe une corde tenue par des hommes placés au dehors de la fosse.

### Des voiries.

On donne le nom de *voiries* aux dépôts publics ou particuliers d'immondices, de matières fécales et de cadavres d'animaux, d'où trois espèces de voiries :

Voiries d'immondices ;

Voiries de matières fécales ;

Voiries d'animaux morts.

Lorsque nous nous occuperons des *localités,* et par conséquent des *villes,* nous reviendrons sur cette division qui présente de l'importance au point de vue de l'hygiène publique, mais nous n'en tiendrons aucun compte ici, car les émanations qui s'élèvent de chacune de ces voiries ont des effets identiques, et ne donnent naissance qu'à un seul et même méphitisme. Cette distinction est d'ailleurs plus fictive que réelle, car la plupart des voiries reçoivent simultanément des immondices, des matières fécales et des cadavres d'animaux, ainsi que le démontreront les détails dans lesquels nous allons entrer à propos de l'ancien dépôt de Montfaucon, qu'on peut considérer comme le type des voiries.

L'ancienne voirie de Montfaucon réunissait à des bassins énormes, ayant 32,800 mètres de superficie, et à 12 arpents de terrain destinés à recevoir toutes les matières fécales fournies par la vidange de Paris et s'élevant de 230 à 244 mètres cubes par jour, des clos d'équarrissage recevant par an environ 12,000 chevaux et 25 à 30,000 petits animaux, tels que chiens, chats, etc. Vous comprendrez aisément les émanations qui devaient s'élever d'un pareil cloaque, et qui, malgré la position élevée de la voirie ( 36 mètres au-dessus des eaux de la Seine ), s'étendaient souvent à 2,000, 4,000 et même 8,000 mètres.

« Quelque forte et pénétrante que soit l'odeur des matières fécales qui sort des bassins de la voirie de Montfaucon, disait Parent-Duchâtelet, elle pourrait paraître peu désagréable, si on la comparait à celle des clos d'équarrissage, en différentes circonstances de l'année, et par ticulièrement dans les grandes chaleurs de l'été. Qu'on se figure ce que peut produire la décomposition putride de monceaux de chairs et d'intestins abandonnés, pendant des semaines ou des mois, en plein air et à l'ardeur du soleil, à la putréfaction spontanée ; qu'on y ajoute, par la pensée, la nature des gaz qui peuvent sortir des monceaux de carcasses qui restent garnies de beaucoup de parties molles ; qu'on y joigne les émanations que fournit un terrain qui, pendant des années, a été imbibé de sang et de liquides animaux ; celles qui proviennent de ce sang lui-même qui reste sur le pavé, sans pouvoir s'écouler ; celles enfin des ruisseaux de boyauderies et des séchoirs du voisinage ; que l'on multiplie autant que l'on voudra les degrés de la puanteur, en la comparant à celle que chacun de nous a été à même de sentir, en passant auprès des cadavres d'animaux en décomposition, et l'on n'aura qu'une faible idée de l'odeur repoussante qui sort de ce cloaque; le plus infect qu'il soit possible d'imaginer. »

La science ne possède point d'analyse exacte des gaz qui sont produits dans les voiries ; on doit admettre, cependant, que l'odeur infecte que ces lieux répandent est due à de l'ammoniaque, à une substance animale rendue volatile par sa combinaison avec cet alcali, à de l'hydrogène sulfuré, etc.

Parent-Duchâtelet a constaté que les émanations qui proviennent des substances animales en putréfaction gagnent toujours les parties les plus élevées, et qu'elles disparaissent subitement lorsqu'il survient une pluie légère, une forte rosée ou même un brouillard, ce qu'il explique, en disant que l'eau dissout le savon ammoniacal, lui ôte sa volatilité, le sépare de l'air et détruit ainsi l'infection.

Les émanations de Montfaucon, disséminées par les vents, s'étendaient souvent fort loin, mais elles étaient portées bien plus fréquemment, et en plus grande quantité, sur les villages de Pantin et de Romainville que sur les points voisins, ce qu'on peut attribuer à la côte qui domine la voirie et s'étend, en conservant la même hauteur, au nord et à l'est.

Les *abattoirs*, les *boyauderies*, les *amphithéâtres d'anatomie*, les *cimetières*, donnent lieu à des émanations de même nature, d'une odeur plus ou moins infecte, et dont il nous importerait de connaître exactement la composition chimique, mais malheureusement la science ne nous fournit, à cet égard, que des données peu précises.

Fourcroy admet que le gaz putride est mêlé d'hydrogène et d'azote tenant du soufre et du phosphore en dissolution, mais il croit qu'il contient encore une autre vapeur délétère, dont la nature a jusqu'à présent échappé aux physiciens. « Peut-être, dit-il, est-ce encore à un autre ordre de corps, à un être plus divisé, plus fugace que ne le sont les bases des fluides élastiques connus, qu'il faut rapporter la matière qui constitue la nature de ce fluide dangereux. »

Berzelius déclare qu'il ignore complétement la composition des émanations fétides qui s'échappent d'un corps animal en putréfaction.

Warren pense que les cadavres en putréfaction dégagent de l'acide carbonique, de l'acide sulfhydrique et de l'hydrogène phosphoré. La présence de l'ammoniaque ne saurait être contestée.

M. Pellieux a fait, sur les gaz méphitiques des caveaux mortuaires, quelques recherches intéressantes.

Une bougie allumée, descendue à 1$^m$,50, dans un caveau de 6 mètres de profondeur, et ouvert depuis 24 heures, prit une teinte rougeâtre et s'éteignit subitement. Un oiseau, descendu au fond du caveau, fut asphyxié en quelques secondes.

De l'air ayant été recueilli dans le caveau, on y constata la présence d'une quantité considérable d'acide carbonique. « Dans certains caveaux, dit M. Pellieux, l'acide carbonique existe, pour ainsi dire, seul ou mélangé à l'air, mais dans d'autres, outre ce gaz, à la partie supérieure de la couche qu'il occupe, nous avons pu signaler la présence d'une quantité notable de carbonate et de sulfhydrate d'ammoniaque. »

Le docteur Reid a également signalé la présence de l'acide carbonique qui, dans quelques cimetières, imprègne la terre comme celle-ci pourrait être imbibée d'eau.

Le docteur Playfair évalue la quantité des gaz produits annuellement par la décomposition de 1,117 cadavres par acre de terre, à 55,261 pieds cubes; or, comme on inhume annuellement 52,000 cadavres dans la ville de Londres, cela élève à 2,572,580 pieds cubes, la totalité des gaz qui, indépendamment de ce qui est absorbé par le sol, passent dans l'eau inférieurement ou dans l'atmosphère.

Nous venons de vous exposer, messieurs, les notions que la science possède sur la nature des émanations putrides, et les accidents d'asphyxie ou d'empoisonnement produits, dans certaines circonstances spéciales, par les égouts et les fosses d'aisance; il nous reste à étudier, au point de vue le plus général, les influences exercées sur l'organisme, par les gaz qui sont le résultat de la putréfaction animale.

### Des influences exercées par les émanations putrides.

Il est peu de questions, en médecine, qui aient été et qui soient encore aussi controversées que celle que nous avons à traiter en ce moment.

Pour ceux-ci, les émanations putrides sont complétement inoffensives, si même elles n'exercent point une influence favorable sur la santé, en fortifiant la constitution, en guérissant certaines maladies, en s'opposant au développement de certaines autres.

Pour ceux-là, les émanations putrides se placent au premier rang des causes les plus puissantes des maladies les plus graves et les plus meurtrières.

Entre ces opinions contradictoires soutenues par des hommes d'une égale autorité, parviendrons-nous à découvrir la vérité ?

Warren et Parent-Duchâtelet sont les principaux représentants de la doctrine de l'innocuité ; résumons les arguments sur lesquels ils se sont appuyés.

Warren, pour prouver que la décomposition des matières animales n'engendre pas de miasmes morbifiques, a invoqué l'exemple des bouchers, des savonniers, des chandeliers, des tanneurs, des corroyeurs, des matelots employés à la pêche de la baleine, des fossoyeurs, qui sont robustes, d'une excellente santé, et jouissent même du privilége d'être épargnés par les épidémies, ainsi qu'on l'a constaté pour la fièvre jaune à Philadelphie, en 1795, et à Boston, en 1798. Bancroft dit que malgré la putréfaction très-avancée dans laquelle se trouve la graisse dont se servent les chandeliers et les savonniers, ceux-ci jouissent d'une santé excellente et ne sont sujets ni aux fièvres, ni aux maladies épidémiques. Les vaisseaux baleiniers sont imprégnés d'émanations animales d'une extrême fétidité, et cependant leurs équipages jouissent d'une meilleure santé que ceux des autres bâtiments.

Les fossoyeurs se portent bien, et jouissent d'une véritable immunité à l'égard des fièvres malignes, des maladies épidémiques et contagieuses, au dire de Clarke, de Rush, de Lawrence. A Edimbourg, où la rareté des cadavres oblige à les conserver, dans les amphithéâtres d'anatomie, jusqu'au degré le plus avancé de la putréfaction, on n'observe point de maladies parmi les hommes de service ni les étudiants.

A Conham, près Bristol, exista pendant deux ans une fabrique de gras de cadavres, qui répandit les miasmes les plus insupportables, sans causer jamais aucun accident.

Parent-Duchâtelet a fait valoir la bonne santé habituelle, et l'immunité aux épidémies, des hommes employés aux chantiers d'équarrissage, aux salles de dissection, des fossoyeurs, des égoutiers et des vidangeurs, en faisant abstraction, toutefois, des phénomènes produits accidentellement par le méphitisme. Parent-Duchâtelet étaye son opinion du témoignage de Desault, Boyer, Dubois, Marjolin, Breschet, Ribes, de MM. Serres, Duméril, Andral, Roux, etc.

Au Muséum d'histoire naturelle, dans un local très-mal disposé pour la ventilation, par les chaleurs les plus intenses, on dissèque de gros animaux, tels que lions, ours, chameaux, éléphants; on les conserve pendant quinze jours ou trois semaines jusqu'à la putréfaction la plus avancée, le travail dure toute la journée, et cependant, dit M. Rousseau, depuis trente-six ans mes collègues et moi n'avons jamais été incommodés.

En 1814, après la bataille de Paris, 4,000 chevaux dépouillés restèrent sur le sol pendant quinze jours, par une température moyenne de plus de 15°; on les accumula sur un même point pour les brûler, et aucun de ceux qui furent chargés de cette opération ne ressentit la moindre incommodité.

Guersent et Labarraque ont montré que les boyaudiers, continuellement exposés aux émanations les plus putrides que l'on puisse imaginer, jouissent d'une excellente santé.

M. Orfila, sans nier d'une manière absolue les effets nuisibles d'un amas de cadavres en putréfaction, des fouilles pratiquées dans les cimetières, des descentes dans les fosses communes, ne considère point les exhumations comme pouvant donner lieu à des accidents graves; tout au plus, dit-il, les fossoyeurs et les assistants éprouvent-ils de légères incommodités. « Il n'en sera autrement que dans les cas où les personnes, chargées de ce travail, seraient affaiblies par des maladies antécédentes, ou bien lorsque la décomposition des corps étant *peu avancée*, et l'abdomen considérablement tuméfié, on percerait maladroitement celui-ci et l'on *s'obstinerait* à *respirer*, pendant un certain temps, le gaz méphitique qui se dégagerait par l'ouverture. »

A l'époque où les amphithéâtres particuliers d'anatomie de l'École de Paris étaient obligés de s'approvisionner directement, Ant. Dubois allait lui-même enlever pendant la nuit des cadavres dans les cimetières; il détournait l'attention des gardiens et des passants au moyen de filles publiques, qu'il chargeait de faire du scandale dans un lieu déterminé, et il en profitait pour empiler dans un fiacre quatre ou cinq cadavres à côté desquels il se plaçait, sans avoir jamais ressenti la moindre incommodité. M. Paul Dubois, qui nous a confirmé la vérité de cette assertion, ajoutait que des pièces anatomiques en macération séjournaient souvent pendant des semaines entières sous le lit dans lequel couchait son père.

Aux auteurs que nous venons de citer, on oppose Pringle, De Lassone, Desgenettes, Vaidy qui ont vu des vomissements, des diarrhées, des dyssenteries se produire sous l'influence des émanations dégagées par des matières fécales, par des animaux en putréfaction. M. Chomel a vu la dyssenterie se développer en quelques heures chez plusieurs

15.

élèves qui avaient ouvert le corps d'un individu asphyxié dans une fosse d'aisances. Navier rapporte qu'en avril 1773, dans l'église de Saint-Saturnin, à Saulieu, deux bières s'étant ouvertes pendant une inhumation, il se répandit une odeur infecte qui obligea les assistants à sortir ; sur 120 jeunes gens des deux sexes qu'on préparait à la première communion, 114 tombèrent dangereusement malades, ainsi que le curé, le vicaire, les fossoyeurs et plus de 70 autres personnes. Dix-huit malades succombèrent. M. Chevallier a éprouvé des accidents assez graves après avoir assisté à la translation des victimes de juillet 1830, inhumées sur la place du Louvre. On a cité des exemples de fossoyeurs frappés instantanément de mort ; mais il faut bien dire que les cas de ce genre sont exceptionnels ; qu'ils doivent être rapportés à la production accidentelle de gaz délétères, et qu'ils ne prouvent rien quant à l'influence des émanations putrides, pas plus que le méphitisme des égouts et des fosses d'aisances ne détruit le fait de la bonne santé habituelle dont jouissent les égoutiers et les gadouards. Il paraît démontré que dans une des premières époques de la décomposition des corps il se dégage de l'abdomen, et de cette cavité seulement, un gaz délétère dont les effets toxiques ont été indiqués par Fourcroy et M. Orfila, mais ce n'est là encore qu'une circonstance particulière, qui ne résout pas la question générale des émanations putrides.

Pinel plaçait en tête des causes des fièvres adynamiques le séjour habituel dans les salles de dissection ou dans le voisinage des voiries ; mais l'observation plus rigoureuse des auteurs contemporains n'a pas justifiée cette assertion.

Louis, M. Pravaz et avec eux un nombre assez considérable d'étudiants en médecine, ont été souvent incommodés par les dissections, et M. Guérard rapporte l'observation d'un jeune homme qui ne pouvait entrer dans un amphithéâtre sans être pris de lienterie.

Pariset a, comme vous le savez, attribué une influence prépondérante à la putréfaction des cadavres sur le développement de la peste ; mais il faut avouer que son opinion ne soutient guère l'examen le moins sérieux, et elle a été combattue par MM. Brayer, Howard et la plupart des écrivains qui ont étudié la peste.

Dans l'avant-dernier concours d'hygiène, en 1837, MM. Guérard et Requin ont été mis en demeure, dans leurs thèses, de se prononcer sur la question de l'influence exercée par les émanations putrides ; mais après avoir rapporté les faits et les opinions contradictoires produits de part et d'autre, ils n'ont pas formulé leur sentiment d'une façon assez nette pour que nous puissions invoquer leur autorité. Il en est de même de M. Tardieu, dans la thèse duquel vous trouverez une énumération très-complète, sinon très-sévèrement choisie, de tous les faits qui ont été produits pour ou contre la doctrine de l'innocuité des émanations putrides.

« L'influence *nuisible* des émanations putrides, dit M. Tardieu à la page 35 de sa thèse, *est démontrée d'une manière évidente;* mais cette influence n'est pas constante, elle dépend de circonstances mal connues, parmi lesquelles ou doit ranger, en première ligne, le mode de putréfaction, la nature des émanations, leur degré de concentration, et la résistance que leur oppose l'organisme en raison de la force individuelle ou de l'habitude acquise. »

Mais quels sont ce mode de putréfaction, cette nature des émanations, ce degré de concentration?

Quelques pages plus loin (page 117), M. Tardieu pose en fait que les émanations qui s'exhalent des voiries de matières fécales, n'exercent aucune action fâcheuse sur la santé des hommes non plus que sur la végétation, et il ajoute (page 144) : « Quant aux effets des émanations provenant des voiries d'animaux morts sur la santé des ouvriers et des populations voisines, on peut dire, sans hésiter, que, d'une manière générale, elles ne sont pas nuisibles. »

M. Tardieu va même beaucoup plus loin, ainsi que vous allez le voir :

« Un fait extrêmement remarquable, dit-il (page 119), et propre à montrer ce que l'on doit penser de l'action des émanations des matières fécales, nous a été rapporté par M. Chevreul, inspecteur de la ville de Bondy, homme très-intelligent, qui l'a observé sur lui-même. Lorsqu'il est venu prendre possession de l'emploi qu'il occupe aujourd'hui, sa santé était complétement détruite. Il avait rapporté de la Sologne, où il avait conduit d'importants travaux, des fièvres qui avaient miné sa constitution, et une attaque très-grave de choléra avait achevé de lui enlever toutes ses forces. Il songeait à quitter définitivement son service, depuis longtemps interrompu, lorsqu'il vint à Bondy. Il n'y était pas depuis quinze jours que sa santé se remettait. Un prompt et entier rétablissement, qui ne s'est jamais démenti, lui a donné la conviction que le séjour de la voirie, loin de lui avoir nui, lui avait été extrêmement salutaire. *Nous sommes, pour notre part, très-disposé à admettre la probabilité du fait.* »

Si maintenant, messieurs, on envisage sérieusement la question, dans son ensemble et dans ses détails, il me paraît possible de la résumer de la manière suivante :

1° Lorsque la putréfaction de substances animales s'opère dans des atmosphères closes, il se produit quelquefois des gaz non respirables ou délétères, qui donnent lieu, soit à une asphyxie, soit à un empoisonnement plus ou moins graves.

2° Dans des circonstances exceptionnelles, encore mal déterminées, les corps animaux, en voie de putréfaction à l'air libre, dégagent des gaz délétères, probablement formés par de l'acide sulfhydrique et de l'hydrogène phosphoré. Ce dégagement s'opère surtout pendant la première période de la putréfaction de l'abdomen des animaux.

3° Le dégagement de ces gaz délétères constitue un véritable méphitisme, pouvant produire des accidents graves ou même une mort instantanée, comme le méphitisme des égouts et des fosses d'aisances ; mais comme ce dernier, ce méphitisme accidentel, n'implique pas la nocuité générale et absolue des émanations putrides.

4° En présence des foyers immenses de putréfaction qui répandent leurs émanations putrides sur des populations considérables, sans augmenter la mortalité, sans y produire le développement plus fréquent des maladies d'origine miasmatique, on est conduit à reconnaître l'innocuité générale des émanations putrides provenant de la décomposition des matières animales, et peut-être doit-on admettre que ces émanations exercent, au contraire, une action favorable et prophylactique.

5° On cite des exemples de maladies diverses plus ou moins manifestement produites par l'effet des émanations putrides, mais le nombre de ces exemples est relativement extrêmement peu considérable ; il ne renverse point la règle générale, et se rattache à des circonstances individuelles, à des prédispositions particulières.

6° On doit reconnaître, avec M. Londe, que la force de l'individu, son bon état de santé, l'exercice du corps, les bons aliments et l'habitude d'être impressionné par les émanations putrides, diminuent l'aptitude à être fâcheusement affecté par elles, tandis que les circonstances opposées l'augmentent.

### De la désinfection.

La *ventilation* et la *désinfection* sont les moyens que l'on met en usage pour prévenir et pour neutraliser les émanations animales putrides ; nous n'avons rien à ajouter à ce que nous avons dit quant à la ventilation ; occupons-nous des *désinfectants*.

Par un étrange abus de mots et par une fâcheuse confusion de choses, certains hygiénistes, dans leurs livres et dans leurs leçons, ont réuni, sous le nom de *désinfectants*, tous les moyens qu'on peut mettre en usage pour se préserver de l'influence du méphitisme ; ainsi les substances qui, comme le sublimé corrosif, l'acide arsénieux, le sulfate d'alumine, le sulfite de soude, le chlorure de zinc, l'acide pyroligneux, le pyrolignite de fer, empêchent la décomposition putride des substances organiques ; ainsi la ventilation, les moyens mécaniques, tels que les masques ; les procédés destinés à dissimuler les mauvaises odeurs, et qui, au lieu de purifier l'air, ne font que le rendre encore plus vicié en y introduisant des vapeurs étrangères : ainsi les fumigations de vinaigre, de camphre, d'huiles essentielles, la combustion du sucre, du benjoin, de la poudre à canon. M. Guérard, dans une leçon de concours, fort brillante d'ailleurs, a poussé l'abus jusqu'à considérer comme un procédé de désinfection la stimulation des individus au moyen de l'alimentation, des boissons alcooliques, des substances aromatiques et toniques, destinées à favoriser la réaction de l'économie contre l'agent méphitique.

Nous ne suivrons pas de pareils errements, et nous ne donnerons le nom de *désinfectants*, qu'aux substances qui, par une *action chimique, détruisent ou neutralisent les matières étrangères qui vicient l'air atmosphérique*, et exercent, sur l'organisme, une action plus ou moins fâcheuse.

Les moyens précédemment nommés, et la ventilation en particulier, peuvent, sans doute, être employés avec avantage, pour protéger l'homme contre les dangers des émanations putrides, ou contre le désagrément de la mauvaise odeur que celles-ci répandent, mais ils ne sont que des adjuvants de la *désinfection*.

L'étude que nons avons faite du méphitisme nous a montré, que la décomposition des matières animales introduit dans l'air atmosphérique des éléments nouveaux, qui peuvent être divisés en quatre classes principales :

1° Des produits ammoniacaux ;

2° Des acides rigoureusement constatés, tels que l'acide carbonique, l'acide sulfurique ; et des acides organiques, dont la nature est encore peu connue ;

3° Des substances organiques hydrogénées ;

4° Des substances organiques oxygénées.

C'est donc à détruire ou à neutraliser ces divers principes, étrangers à la composition chimique normale de l'air atmosphérique, que doit tendre la désinfection.

Pour neutraliser les matières ammoniacales, il est naturel de recourir à des acides, et ceux qu'on met le plus communément en usage, sont l'acide azotique et l'acide chlorhydrique. L'alun agit aussi très-efficacement, et on l'emploie pour enlever à l'urine son odeur putride.

Pour neutraliser les acides, il faut évidemment faire intervenir des alcalis, et l'on s'adresse à l'ammoniaque, à la chaux vive, à la potasse, à la soude.

Pour décomposer les matières organiques hydrogénées, on emploie le chlore et les hypochlorites alcalins, qui s'emparent de l'hydrogène.

Enfin, lorsqu'il s'agit de désoxygéner les matières organiques, on obtient souvent de bons effets des acides nitreux et sulfureux.

Les procédés de désinfection sont d'ailleurs fort simples; on obtient de l'acide nitrique gazeux, en versant de l'acide sulfurique sur du nitrate de potasse; du gaz nitreux, par la décomposition de l'acide nitrique, au moyen de la tournure de cuivre, ou par la combustion du sel de nitre sur des charbons ardents; de l'acide chlorhydrique par l'action de l'acide sulfurique sur le sel marin.

Le chlore et les hypochlorites alcalins doivent être placés au rang des meilleurs désinfectants; c'est à eux qu'on a recours pour assainir les salles d'hôpitaux, les amphithéâtres de dissections; pour neutraliser les émanations qui s'exhalent pendant le curage des égouts, les exhumations, etc. Divers procédés peuvent être mis en usage.

On place sur des cendres chaudes un vase, une terrine contenant un mélange intime de 4 parties de sel marin et d'une partie de peroxyde de manganèse, sur lequel on verse, de temps en temps, deux parties d'acide sulfurique, étendu d'un poids égal d'eau.

Lorsque l'on veut éviter le dégagement direct et intense du chlore, qui irrite parfois trop énergiquement les voies respiratoires, on fait usage d'une dissolution concentrée d'hypochlorite de chaux, qu'on soumet à l'action de l'air, dans des vases ouverts; on pratique des aspersions, des arrosements, ou bien, enfin, on se sert de compresses imbibées de la dissolution, et suspendues sur des cordes.

M. Siret, pharmacien à Meaux, a proposé, spécialement pour les fosses d'aisances, une poudre désinfectante, composée ainsi qu'il suit :

| | |
|---|---|
| Sulfate de chaux. . . . . | 150 parties. |
| Sulfate de fer. . . . . . | 50 |
| Sulfate d'alumine. . . . | 50 |
| Charbon de bois. . . . . | 50 |
| Goudron. . . . . . . . | 5 |
| Huile empyreumatique . | 1 |
| Chaux vive. . . . . . . | 10 |

Voici comment, suivant M. Fermond, il faut interpréter l'action de ces substances :

La chaux vive fixe l'acide carbonique; le sulfate de fer décompose l'acide sulfhydrique et le sulfhydrate d'ammoniaque; le charbon absorbe les gaz qui n'ont pas été décomposés ; quant au goudron et à l'huile empyreumatique, ils ne sont là que pour rendre la poudre plus légère et la faire surnager, de manière que les gaz soient forcés de traverser la couche qui doit ou les décomposer ou les absorber.

M. Paulet recommande l'usage d'un liquide désinfectant, formé par une dissolution de sulfates neutres de zinc et de protoxyde de fer, tenant en suspension des résidus, formés surtout de bioxyde d'étain. Ce liquide détruit l'acide sulfhydrique d'une façon très-rapide et très-complète.

M. Herpin assure qu'au moyen d'un mélange, fait avec 12 parties de plâtre cuit et pulvérisé, et 2 parties et demie de charbon, on désinfecte immédiatement les matières fécales, et on les solidifie de manière à les convertir en un engrais très-actif.

M. Koene a préconisé tout récemment un nouveau désinfectant, qui consiste en une solution concentrée de chlorhydrate de chlorure ferrique, et voici comment il explique son action chimique :

Les matières fécales doivent leur odeur et leur action délétère : 1° à du phosphure d'hydrogène, du sulfhydrate et du carbonate d'ammoniaque ; 2° à des produits hydrogénés et volatils.

Lorsque le chlorhydrate de chlorure ferrique est mélangé à la matière fécale, il se forme du sulfate de fer, par suite de la décomposition d'une partie du chlorure ferrique par l'acide sulfhydrique du sulfhydrate d'ammoniaque ; l'ammoniaque de ce dernier sel se combine à l'acide chlorhydrique du sel ferrique, et forme du chlorhydrate d'ammoniaque. L'acide carbonique du carbonate d'ammoniaque se dégage en rendant le mélange écumeux. Quant à la matière organique putréfiée, elle décompose le chlorure ferrique en chlorure ferreux et en chlore, qui forme de l'acide chlorhydrique avec l'hydrogène de la matière putride ; une partie de cet acide se combine avec l'ammoniaque des sulfhydrate et carbonate de cette base, tandis que l'autre sert à précipiter les matières muqueuses et albumineuses.

Lorsqu'on veut désinfecter des meubles, des couvertures, des vêtements, il faut les soumettre à l'évaporation d'hypochlorite de chaux sec, ou à des lavages avec une dissolution de cette substance, ou une dissolution aqueuse de chlore.

----

### Bibliographie.

PARENT-DUCHATELET. *Essai sur les cloaques ou égouts de la ville de Paris.* In *Hygiène publique*, ou *Mém. sur les questions les plus importantes de l'Hygiène.* Paris, 1836, t. I, p. 156. — *Rapport sur le curage des égouts Amelot, de la Roquette, St.-Martin et autres.* In *Ann. d'Hyg. publique*, 1829, t. II, p. 5.

CHEVALLIER. *Mém. sur les égouts de Paris, de Londres et de Montpellier.* In *Ann. d'Hyg. publ.*, 1838, t. XIX, p. 366. — *Notice historique sur l'égout dit le grand puisard de Bicêtre.* Ibid., 1848, t. XL, p. 110.

HALLÉ. *Rech. sur la nature et les effets du méphitisme des fosses d'aisances.* Paris, 1785.

DUPUYTREN. *Notice sur quatre asphyxies survenues dans une fosse d'aisances,* etc. In *Bull. de la Faculté de Médecine de Paris*, 1812, t. I, p. 144.

BRICHETEAU, CHEVALLIER et FURNARI. *Note sur les vidangeurs.* In *Ann. d'Hyg. publ.*, 1842, t. XXVIII, p. 46.

GUÉRARD. *Observ. sur le méphitisme et la désinfection des fosses d'aisances.* In *Ann. d'Hyg. publ.*, 1844, t. XXXII, p. 326.

PARENT-DUCHATELET. *Des chantiers d'équarrissage de la ville de Paris.* In *Ann. d'Hyg.*, 1832, t. VIII, p. 5.

ORFILA. *Mém. sur les exhumations juridiques.* In *Ann. d'Hyg.*, 1830, t. IV, p. 80.

PELLIEUX. *Observ. sur les gaz méphitiques des caveaux mortuaires des cimetières de Paris.* In *Ann. d'Hyg. publ.*, 1849, t. XLI, p. 127.

GUÉRARD. *Des inhumations et des exhumations sous le rapport de l'hygiène.* Thèse de concours pour la chaire d'Hygiène. Paris, 1837.

WARREN. *Examen des faits relatifs à l'influence qu'exercent, comme cause des fièvres, les matières animales en putréfaction.* In *Journ. du Progrès*, 1830, t. I, p. 66.

PARISET. *Mém. sur les causes de la peste, et sur les moyens de la détruire.* In *Ann. d'Hyg. publ.*, 1831, t. VI, p. 243.

REQUIN. *Hygiène de l'étudiant en médecine et du médecin.* Thèse de concours pour la chaire d'Hygiène. Paris, 1837.

TARDIEU. *Voiries et cimetières.* Thèse de concours pour la chaire d'Hygiène. Paris, 1852.

FERMOND. *Des désinfectants et de la désinfection.* In *Suppl. au Dict. des dict. de Médecine.* Paris, 1851, p. 194.

---o&o---

# Quatorzième Leçon.

Du méphitisme végétal. — Des marais. — Des miasmes paludéens et de leurs influences. — De l'antagonisme pathologique. — Des rizières. — Des roussoirs. — Des féculeries.

### Du méphitisme (suite).

### Du méphitisme végétal.

Nous vous avons dit, messieurs, que sous le nom de *méphitisme végétal*, nous comprendrions toutes les viciations que peut subir l'air atmosphérique sous l'influence de la putréfaction des diverses substances végétales, et nous allons entrer dans quelques considérations géné-rales préliminaires, avant d'aborder l'étude particulière des principales sources de méphitisme végétal, c'est-à-dire des *marais*, des *rizières*, des *roussoirs*, des *féculeries*.

Lorsque, sous l'influence de la chaleur et de l'humidité des matières végétales, mélangées ou non de matières animales, entrent en
putréfaction, il se produit des émanations dont la chimie n'a pas encore pu nettement déterminer la nature.

Les miasmes produits par la putréfaction végétale étant plus lourds
que l'air atmosphérique, a-t-on dit, doivent se déposer avec la rosée.
Or, Moscati et Rigaud de l'Isle ayant recueilli de la rosée qu'ils soup-
çonnaient contenir des miasmes, ont vu qu'elle se putréfiait rapidement, en répandant une odeur sulfureuse ou cadavérique, en présentant
une réaction alcaline probablement ammoniacale, et en laissant déposer
des flocons de matière organique de nature azotée. Dupuytren,
MM. Thénard et Boussingault ont constaté la présence de principes
organiques, révélés par l'addition d'acide sulfurique qui produit une
teinte noire très-foncée, due à une matière charbonneuse. Si après
avoir remué la vase d'un marais, on recueille l'air qui vient crever à
la surface de l'eau, sous forme de bulles, on trouve qu'il contient
14 à 15 pour 0/0 d'azote, de l'hydrogène proto-carboné, de l'acide
carbonique, de l'hydrogène sulfuré et quelquefois des traces d'hydrogène phosphoré.

Lorsque la matière végétale est en contact avec l'eau de mer, il
se produit une notable quantité d'hydrogène sulfuré, due à l'action des
matières végétales sur les sulfates de l'eau de mer, et Daniell a obtenu
ce gaz en faisant un mélange artificiel de feuilles et d'eau contenant
du sulfate de soude.

Les défrichements, les fouilles, les marais, les eaux stagnantes
donnent souvent lieu à des émanations provenant des matières végétales
contenues dans l'intérieur ou répandues à la surface du sol; les déboisements, toutes les opérations qui abandonnent sur la terre de la matière végétale morte, exposée à l'action de la chaleur et de l'humidité,
sont une cause puissante de putréfaction et de miasmes, dont les effets
sur l'organisme se traduisent, au point de vue le plus général, par le
développement de *maladies intermittentes ou à quinquina.*

M. Boussingault nous apprend que les fièvres intermittentes sévirent,
dans certaines localités, tant que les racines et les souches des arbres
abattus pour le déboisement ne furent point réduites en cendres; à
Panama, les fièvres intermittentes étaient inconnues avant le défrichement; elles furent meurtrières pendant l'opération, et elles disparurent
lorsque celle-ci fut terminée. Les fouilles, les déblais donnent souvent
lieu à des maladies entièrement semblables à celles qui sont d'origine
paludéenne. Les ouvriers employés à jeter les fondations d'un édifice,
à creuser le lit d'un canal ou d'un égout, la tranchée d'un chemin

de fer, à curer une rivière, sont fréquemment décimés par des fièvres intermittentes. Souvent, ce n'est qu'en creusant le sol qu'on parvient à se rendre compte de la présence de celles-ci, dans une localité dépourvue de marais apparents.

Et maintenant, si vous vous rappelez le sujet de la précédente leçon, vous devez déjà entrevoir les différences et les analogies qui existent entre les effets de la *putréfaction végétale* et ceux de la *putréfaction animale*.

Dans certaines circonstances spéciales on observe, dans l'un et dans l'autre cas, un véritable empoisonnement, parfois rapidement mortel, représenté, ici, par une asphyxie ou un empoisonnement, là, par un accès pernicieux; mais tandis que, dans les conditions ordinaires, les émanations putrides animales n'ont aucune action pathogénique, ou exercent même une action favorable sur l'organisme, les émanations putrides végétales, au contraire, donnent constamment lieu à une intoxication soit aiguë, soit chronique, dont les caractères anatomiques et symptomatiques vous sont connus, et qui, dans le dernier cas, porte le nom de *cachexie paludéenne.*

### Des marais. — Des miasmes paludéens.

On appelle *marais* un amas d'eau stagnante recouvrant une terre limoneuse, chargée de matières végétales.

Dans certaines circonstances, et sous l'influence de la chaleur et de l'humidité, ces matières entrent en putréfaction, et dégagent des miasmes qui portent le nom de *miasmes marécageux*, de *miasmes paludéens,* d'*effluves marécageux*, etc. Ces miasmes donnent naissance à des maladies dont la fièvre intermittente représente le type le plus caractéristique, et qui, sous le nom de *maladies paludéennes, paludiques, lymnhémiques,* de *maladies à quinquina,* forment une des classes les plus curieuses et les plus importantes de la nosologie.

La constitution physique des marais offre à considérer : 1° les eaux; 2° la flore marécageuse ; 3° la zoologie marécageuse.

*Eaux stagnantes.* — Cinq causes principales sont à considérer quant à la formation des eaux stagnantes : 1° la quantité de pluie qui tombe annuellement et qui, ainsi que nous l'avons vu, varie suivant la latitude, les saisons et les diverses circonstances locales. Si, par l'écoulement naturel ou artificiel, l'évaporation et l'infiltration, l'eau tombée sur le sol ne disparaît point complétement, elle s'accumule à la surface de celui-ci et y demeure à l'état de stagnation. Il en résulte que la constitution géologique du sol, sa perméabilité, son inclinaison, l'état de sa surface nue ou boisée, de sa culture ; que l'état de la civilisation, de l'agriculture, de l'industrie ; que les conditions de température atmosphérique exercent, sur la formation des marais, une influence considérable qu'il vous est facile de comprendre ;

2° Le nombre des fleuves, des rivières, des torrents, des cours d'eau qui parcourent le sol, sillonnent le flanc des montagnes, débordent à certaines époques de l'année et inondent les champs voisins ;

3° Le flux de la mer, qui inonde les terres basses du rivage, et y laisse, après le reflux, une quantité plus ou moins considérable d'eau ;

4° Le retrait des eaux de la mer, qui abandonnent certains rivages en y laissant des flaques d'eau plus ou moins étendues, et l'abaissement des eaux de certains lacs ou étangs ;

5° La construction, par la main de l'homme et pour satisfaire aux besoins de l'industrie, de marais salants, d'étangs, de lacs, de lagunes, de canaux, de fossés, etc.

Il est facile de voir que toutes ces différentes causes peuvent donner naissance à trois sortes d'eaux stagnantes :

1° A des marais d'eau douce ;

2° A des marais d'eau salée, naturels (*marais salés*), ou artificiels (*marais salants, salins* ou *salines*) ;

3° A des marais mixtes, contenant un mélange d'eau douce et d'eau salée. Nous verrons bientôt combien cette division est importante.

On appelle *marais mouillés*, ceux que l'eau n'abandonne jamais complétement, et *marais desséchés*, ceux dont le fond vaseux est mis à nu par l'évaporation spontanée, ou par la main des hommes.

*Flore des marais.* — M. Montfalcon a étudié avec soin les plantes qui croissent au sein des marais.

La soude, la salicorne, le crambé, le tamarix, se montrent dans les marais salés.

Les eaux douces offrent une flore très-riche ; ce sont d'abord des joncs, des scirpes, des roseaux, des ményanthes ; puis des plantes qui exigent moins d'eau : des ombellifères, des lysimachies, des salicaires, des laiches, des renoncules, des alismacées ; à mesure que le dépôt limoneux s'accroît, on voit paraître des arbustes à racines submergées, des myrica, des airelles, des ledum, etc.

*Zoologie des marais.* — Les marais donnent asile à un nombre infini d'animaux aquatiques, de vers, de mollusques, d'insectes, de batraciens, et surtout d'infusoires de toutes espèces, et particulièrement de celle qui porte le nom de *monas pulvisculus.*

*Distribution géographique des marais.* — Sans entrer dans des détails qui nous entraîneraient beaucoup trop loin, et que vous trouverez réunis dans l'excellente thèse de M. Motard, je ne puis cependant, messieurs, me dispenser de vous indiquer, d'une manière sommaire, la façon dont les eaux stagnantes sont distribuées à la surface du globe, car la distribution géographique des marais est certainement l'une des questions les plus importantes de l'hygiène générale et de la climatologie.

En Asie, on trouve d'énormes lacs salés représentés par le lac Elton, à l'est du Volga ; le lac Aral ; le lac d'Urmia en Perse, près de Tauris. La mer Caspienne est entourée d'une quantité considérable de lacs salins ; le lac Asphaltique est célèbre, dit M. Motard, par la désolation de ses bords. Toute la Mésopotamie chinoise est remplie de lacs et de marais provenant des débordements de ses fleuves. En Tartarie, les rives et surtout les embouchures de tous les grands fleuves présentent des deltas insalubres. Le Gange est entouré des marais les plus infects du monde ; les rives du golfe Persique sont presque inhabitables ; le Tanaïs prolonge, vers la mer de Crimée, ces Palus-Méotides si célèbres dans l'histoire. Toute la Crimée n'est qu'une steppe aride ou marécageuse, et il en est de même de la Mingrélie.

L'Afrique est parsemée de marais entretenus par les pluies tropicales et par le débordement des fleuves ; le Sénégal, la Cafrérie, l'Abyssinie, sont couverts de marais dont nos marins ne connaissent que trop la funeste influence. Les débordements périodiques du Nil couvrent l'Egypte d'eaux stagnantes. L'Algérie présente de nombreux marais, dont la funeste influence ne se fait que trop sentir sur notre armée, depuis vingt ans.

En Amérique, les eaux stagnantes occupent une étendue immense. Les bords de tous les lacs, les rives et les embouchures de tous les fleuves présentent des atterrissements considérables ; la saison des pluies donne naissance à un grand nombre de marais.

L'Europe, malgré sa civilisation avancée, malgré sa population si compacte, malgré son agriculture si développée, a une grande partie de sa surface couverte par des eaux stagnantes.

Au nord, on rencontre des marais considérables et nombreux en Écosse, en Irlande, en Norwége, en Russie. Depuis Saint-Pétersbourg jusqu'à la mer Noire et même jusqu'à Astracan, dit M. Motard, on ne trouve que des plaines marécageuses, et les routes sont souvent pontées. A l'ouest, le Hânovre, la Poméranie, sont parsemés de marais ; la Hollande n'est qu'un vaste marais ; au centre, la Pologne et la Hongrie sont inondées d'eaux stagnantes. L'île de Walcheren, les bouches de

l'Escaut, la Suisse elle-même, présentent d'énormes plaines marécageuses. Au midi, nous trouvons les marais de la Sardaigne et les marais
italiques, dont vous connaissez la funèbre réputation. Le Tibre, l'Arno,
le Pô, par leurs atterrissements ou par leurs débordements, donnent
sans cesse naissance à des eaux stagnantes; Vienne, Mantoue, sont entourées de marais; la Toscane en est parsemée; les plus célèbres des
marais italiques, les marais Pontins, couvrent, de Cisterna à Terracine,
42,000 mètres de long sur 18,000 de large.

Enfin, messieurs, la France est bien loin d'être à l'abri des influences
marécageuses, et, ici, il est indispensable que vous possédiez des données exactes et précises.

Vous savez que l'île de la Camargue, à l'embouchure du Rhône, est
couvertes de pâturages salés et de marais infects dans une étendue
de 60 lieues carrées sur 72; vous savez que la Bresse, que la Dombes
(département de l'Ain), sont inondées d'étangs et de marais dans un
plateau de 30 lieues de long; que la Brenne (département de l'Indre)
présente plus de quatre cents étangs couvrant au moins 4,000 hectares;
que la Sologne est parsemée de marais dans une étendue de 250 lieues
carrées, mais, je veux vous donner des notions plus positives.

Sur la Méditérannée on rencontre une ceinture de marécages dans
les environs d'Aix, d'Arles, d'Aigues-Mortes, de Narbonne et des bouches du Rhône. Sur l'Océan, on retrouve des marais sur tout le littoral,
depuis les Landes jusqu'à la Somme, Luçon, Maillezais, Brouage, Rochefort, Saint-Jean-d'Angely, Nantes, Guérande, Coutances, Carentan.
Au centre, les marais couvrent les bords des fleuves : de la Somme, du
Rhône, de la Durance, de l'Aube, de l'Allier, de la Loire.

Enfin, l'on a calculé, par département, le nombre d'hectares qu'occupent les eaux stagnantes, et voici les chiffres qui ont été produits :

| | | | |
|---|---|---|---|
| Vendée. | 149,600 | Aude et Morbihan. | 13,000 |
| Bouches-du-Rhône. | 53,700 | Manche. | 12,800 |
| Charente-Inférieure. | 44,800 | Corse. | 12,500 |
| Gironde. | 37,000 | Somme. | 8,000 |
| Loire-Inférieure. | 29,500 | Oise et Deux-Sèvres. | 7,000 |
| Ain. | 19,500 | Hérault et Basses-Alpes. | 6,500 |
| Landes. | 19,000 | Isère et Marne. | 5,500 |
| Gard. | 18,000 | Maine et Loire. | 5,000 |
| Cher. | 13,700 | Indre. | 4,000 |
| Aisne. | 13,500 | Loiret et Calvados. | 3,500 |

Nous savons ce que c'est qu'un marais; nous connaissons la distribution géographique des eaux stagnantes; il nous faut maintenant rechercher *quels sont les modes et les conditions de production des
miasmes paludéens.*

Tous les marais ne produisent pas également des miasmes ; les *marais mouillés* n'en fournissent qu'en petite quantité, et seulement pendant la saison la plus chaude de l'année ; les *marais desséchés*, ceux dont le fond vaseux est mis à nu, sont au contraire une source incessante d'émanations malfaisantes ; les marais salés sont plus pernicieux, toutes choses égales d'ailleurs, que les marais d'eau douce ; et l'on appelle *marais malfaisants* ceux qui renferment des sels, du sulfate de soude provenant d'eau de mer, d'eaux minérales, de terrains anciennement occupés par la mer ; ceux qui doivent leur origine à d'anciens golfes, etc.

En est-il de même des marais salants ? Ici, nous sommes obligé d'entrer dans quelques détails.

En 1845, les opinions étaient fort partagées quant à l'influence exercée par les salines ; les uns, considéraient celles-ci comme une cause inévitable et puissante d'insalubrité, tandis que les autres, y voyaient un moyen d'assainissement pour les pays marécageux. Afin de faire cesser cette incertitude, le gouvernement crut devoir consulter l'Académie de médecine pour savoir si, dans l'intérêt de la santé publique, il convenait de favoriser l'établissement de nouvelles salines, ou si, au contraire, il fallait entraver la création de ces établissements et les classer parmi les industries insalubres.

L'Académie nomma une commission qui choisit M. Mêlier pour son rapporteur, et c'est au remarquable travail de ce médecin que nous empruntons les détails qui vont suivre.

Qu'est-ce qu'un marais salant *bien construit et bien exploité?* « C'est, dit M. Mêlier, une surface disposée avec plus ou moins d'art et de soin, dressée et nivelée, et où tout est calculé pour arriver à un but déterminé : l'évaporation de l'eau de la mer. Qu'était-il avant d'être tel, avant d'être marais salant ? C'était un marais proprement dit, c'est-à-dire une plage plus ou moins basse, inégale et vaseuse, saillante en certains endroits, excavée dans d'autres et présentant, çà et là, des flaques et des trous où se décomposaient, dans un liquide ordinairement saumâtre, une foule de substances végétales et animales. Or, l'industrie transforme en quelque sorte le sol, efface les inégalités, comble les trous, écarte les eaux pluviales qui croupissaient, et fait arriver à leur place de l'eau salée qu'elle renouvelle sans cesse. »

Évidemment, messieurs, la salubrité ne peut que gagner à de pareils changements, et une étude attentive a démontré à M. Mêlier que, dans les pays marécageux, la santé publique est d'autant meilleure, que la mortalité est d'autant plus faible, que les salines y sont plus nombreuses et plus exploitées ; tandis que les fièvres abondent, que la population s'affaiblit d'autant plus que les salines deviennent moins nombreuses et moins exploitées.

Si maintenant on pénètre dans l'intérieur des établissements destinés à la production du sel, on arrive à des résultats non moins remarquables.

En étudiant les effets des marais salins sur les douaniers qui y séjournent continuellement, on constate que les maladies varient de fréquence suivant la position des postes, et, à cet égard, M. Mêlier divise ceux-ci en trois classes : les *postes salins*, placés au centre des opérations, au point le plus rapproché du sel et des eaux mères ; les fièvres y sont rares ou nulles. Les *postes paludéens*, placés à une distance plus ou moins considérable des premiers, au voisinage des marais qui couvrent le pays ; les fièvres y sont fréquentes. Les *postes mixtes*, placés au voisinage des lieux où les eaux douces se mêlent aux eaux salées ; ils sont les plus pernicieux de tous, et les fièvres y atteignent leur maximum de fréquence et d'intensité.

Il résulte des recherches de M. Mêlier qu'un marais salant, bien établi et bien exploité, loin d'être par lui-même une cause d'insalubrité est, au contraire, un moyen d'assainir les pays marécageux. Comment, d'ailleurs, cette industrie pourrait-elle être insalubre ? L'eau salée est tout ce qu'elle emploie et elle se borne à la faire évaporer. On concevrait tout au plus que l'humidité qui doit résulter de l'évaporation pût avoir quelques inconvénients, mais elle est sans cesse emportée par les vents et dissipée par le soleil. Quant aux eaux stagnantes, à leurs mélanges, aux décompositions qui s'ensuivent, on peut toujours éviter ces causes d'insalubrité. Il est certain, d'ailleurs, que dans les pays où les salines sont alimentées par des sources ou des puits, où l'on obtient le sel sans marais, et où, par conséquent, l'élément salin existe seul, il n'y a pas de fièvres ; la santé des ouvriers y est excellente et la longévité remarquable.

En est-il de même pour un marais salant mal construit, mal exploité ou abandonné ? Il s'en faut de beaucoup. Lorsque les eaux mères ne s'écoulent pas facilement et incessamment, lorsqu'elles restent stagnantes et croupies sur le sol, lorsqu'elles se mélangent à des eaux douces, les marais deviennent au contraire des causes puissantes d'insalubrité. On appelle *marais gâts*, c'est-à-dire marais perdus, gâtés, les salines abandonnées, et M. Mêlier montre qu'elles exercent la plus funeste influence sur la salubrité publique, ainsi qu'on peut s'en convaincre à Brouage, où les marais gâts occupent une surface de 8,000 hectares.

C'est de cette manière qu'il faut poser la question de l'influence exercée par les marais salants, et alors il devient évident que les auteurs qui ont attribué aux marais salants une influence pernicieuse ont eu en vue des salines mal construites, mal exploitées ou abandonnées, tandis que, dans d'autres cas, et le plus souvent, ils ont attribué à la saline les effets appartenant à la localité elle-même, et aux marais dont l'établissement industriel était environné.

Les marais mixtes sont les plus pernicieux de tous. Giorgini rapporte que, jusqu'en 1741, l'état de Massa fut décimé par les miasmes que produisait l'eau de la mer mélangée, par les marées, avec l'eau douce d'une plaine marécageuse formée par l'Arno et le Serchio ; à cette époque on construisit une écluse de séparation entre les eaux, et immédiatement les fièvres disparurent et la population augmenta ; en 1768 et 1769 l'écluse donne accès à l'eau salée, les fièvres reparaissent jusqu'au moment où l'écluse est réparée ; en 1784 un fait analogue s'est reproduit. Deux écluses furent construites en 1818 à Montrone, en 1820 à Tonfalo, et elles eurent une influence tout aussi remarquable sur l'état sanitaire et le chiffre de la population. Ce n'est qu'à l'aide d'écluses semblables qu'on est parvenu à assainir, en partie, les marais gâts de Brouage et de Marennes.

L'influence du mélange des eaux, dit Motard, est une question que la science pourrait sans doute éclaircir, mais elle ne s'en est pas encore occupée. Des matières fermentescibles, soit mêlées à la vase, soit dissoutes dans les eaux, existent sans doute dans les divers marais ; et la nature du liquide, sa densité, sa température, son degré de saturation, peuvent retarder l'activité de la fermentation putride. Mais si ces conditions changent par l'adjonction d'un autre liquide ; si celui-ci contient des principes qui aient la propriété, si commune parmi les substances animales, d'en faire entrer d'autres en fermentation, alors le mélange de ces deux liquides détermine une fermentation soudaine et rapide. Il est probable que le mélange, non-seulement des eaux douces et salées, mais encore celui des eaux de deux étangs différents, peuvent donner, dans quelques cas, naissance à des phénomènes de même nature.

Il faut aussi tenir compte, ici, des expériences que nous avons déjà fait connaître ; l'eau de la mer, placée dans certaines conditions de mélange, de dilution, de température, mise en contact avec des substances organiques, doit subir une décomposition qui donne lieu à de l'hydrogène sulfuré, et c'est ainsi sans doute qu'il faut expliquer les effets pernicieux du mélange des eaux salées et des eaux douces.

M. Mêlier est même porté à admettre que toutes les eaux stagnantes contiennent des sulfates en diverses proportions, et que la fréquence et la gravité des maladies paludéennes sont en raison directe de la quantité de ces sulfates. Dans cette hypothèse, le miasme générateur de la fièvre serait le produit composé de la réaction de divers éléments les uns sur les autres et spécialement de l'eau, de la matière organique et du sulfate, réaction favorisée par certaines conditions de température. Le maximum d'effet serait produit par le mélange des eaux de la mer et des eaux douces, comme dans les marais gâts et les terrains anciennement occupés par la mer ; le minimum d'effet appartiendrait aux eaux dépourvues de sulfate, et les degrés intermédiaires correspondraient à des eaux plus ou moins sulfatées.

M. Boudin pense que c'est dans la flore marécageuse qu'il faut chercher la cause du développement et des propriétés délétères des miasmes paludéens, mais cette opinion n'est pas encore suffisamment justifiée.

Les agents atmosphériques exercent une influence considérable sur la production des miasmes paludéens, laquelle n'a point lieu pendant le froid et la sécheresse, tandis qu'elle est d'autant plus rapide et plus intense que la *chaleur humide* est plus considérable. Les maladies paludéennes sont rares dans les pays froids, à Saint-Pétersbourg qui est entouré de marais ; dans les pays chauds elles deviennent moins fréquentes pendant la saison froide, et elles sévissent surtout pendant *l'hivernage,* c'est-à-dire pendant la saison où l'humidité est la plus considérable et la température la plus élevée.

« Les maladies paludéennes, dit M. Boudin, diminuent de fréquence en raison directe de l'élévation, de la latitude, mais en se conformant moins à la direction des parallèles qu'à celle des lignes isothermes. C'est ainsi que peu communes à Saint-Pétersbourg, qui pourtant est entouré de marais et situé par le 59° de latitude N., elles expirent en Asie vers le 57°, tandis qu'elles dépassent en Suède le 63°, et atteignent même, un peu plus à l'ouest, les îles Schetland. Il résulte de là que la limite boréale des fièvres intermittentes est, en quelque sorte, respectée par la ligne isotherme déterminée par une température annuelle de $+ 5°$ centigr. avec une moyenne de $0°$ en hiver et de $+ 10°$ en été, ligne qui s'abaisse, dans l'Asie centrale et dans l'Amérique du Nord, au-dessous de $50°$ de latitude boréale, tandis qu'entre ces deux continents, et dans l'océan Atlantique, elle remonte jusque vers le 67° de la même latitude. »

*Mode de propagation des miasmes paludéens.* — L'air atmosphérique étant le véhicule des miasmes paludéens, vous devez entrevoir, *à priori,* que la propagation de ceux-ci doit varier avec les vicissitudes diurnes et accidentelles de l'atmosphère. Pendant le jour, lorsque le temps est serein, les miasmes sont entraînés rapidement vers les cou-

16.

ches supérieures de l'atmosphère, et leur action est presque nulle ; vers le soir, après le coucher du soleil, pendant la nuit, les miasmes sont rapprochés de la terre, retombent avec la rosée, et c'est alors qu'ils atteignent leur summum d'activité. Daniell rapporte qu'une seule nuit passée, au mois d'août, dans certaines localités des Apennins, donne la mort aux étrangers. On n'a que trop souvent constaté l'influence pernicieuse de la nuit sur des soldats obligés de bivouaquer, ou placés en faction, dans le voisinage de marais.

La sphère d'activité des miasmes a une étendue qu'il est difficile d'apprécier rigoureusement, et qui varie, d'ailleurs, suivant que l'air est calme ou agité.

Montfalcon évalue à 4 ou 500 mètres, la hauteur à laquelle les miasmes peuvent s'élever, et à 2 ou 300 mètres, leur propagation horizontale ; mais ces évaluations sont loin d'être exactes. L'influence des marais Pontins ne se fait plus sentir à Sezze, élevé de 306 mètres au-dessus du niveau de la mer ; mais à la Vera-Cruz, la limite de la fièvre jaune est à 928 mètres ; d'un autre côté, il suffit souvent, à Rome, de monter deux étages pour se soustraire à la fièvre. A la Jamaïque, où les maisons n'ont que deux étages, on trouve que sur 3 cas de fièvre, 2 appartiennent à l'étage inférieur et 1 seul au supérieur.

La propagation horizontale varie dans des limites plus étendues encore, et suivant des circonstances souvent fort difficiles à apprécier. L'influence des miasmes peut se faire sentir à 3,000 mètres, à une ou deux lieues, et les vents peuvent l'étendre à des distances énormes ; on assure que l'on observe sur la côte orientale de l'Angleterre, des fièvres produites par les miasmes qui se dégagent des marais de la Hollande.

Les miasmes suivent la direction des vents, et il en résulte que chaque localité a son vent favorable, et son vent contraire. Marennes, suivant M. Mêlier, en est un exemple remarquable. Quand le vent souffle est, nord-est, ou nord, c'est-à-dire de façon à éloigner de la ville les effluves des marais gâts, situés tout à fait à l'ouest, les fièvres y sont rares ; souffle-t-il au contraire ouest, sud-ouest ou sud, c'est-à-dire dans une direction telle, que passant d'abord par-dessus les marais gâts, il en envoie les effluves sur Marennes, on est certain d'y voir arriver les fièvres. A Saint-Agnant, situé à l'opposite de Marennes, de l'autre côté des marais gâts, les choses se passent en sens tout à fait inverse. C'est le vent d'est qui y apporte les fièvres.

Un obstacle, peu considérable en apparence, arrête parfois la propagation des miasmes : une maison, un rideau d'arbre, une colline. On a vu la propagation s'arrêter brusquement à une limite très-nette, sans qu'il soit possible d'en reconnaitre la cause. M. Worms rapporte que la felouque de guerre la *Fortune*, placée à l'embouchure de la Seybouse, en vue de Bône, fut obligée de renouveler, trois fois dans l'année, son équipage, décimé par la fièvre ; tandis que le brick de guerre de la station, mouillé tout au plus à quatre ou cinq portées de fusil en arrière, jouissait de la santé la plus parfaite. Était-ce là encore une influence des vents ?

C'est par les surfaces pulmonaire et cutané, que les miasmes paludéens pénétrent dans l'économie ; on considère l'usage des eaux marécageuses comme pouvant devenir aussi une cause de fièvre, mais cette opinion est loin d'être prouvée, et nous avons vu souvent l'ingestion d'eaux stagnantes demeurer sans aucun effet.

*Incubation des miasmes paludéens.* — M. Nepple prétend que les miasmes agissent de suite ou pas du tout ; l'incubation pendant plusieurs jours, et à plus forte raison pendant un temps plus long, est, suivant lui, tout à fait hypothétique. Cette opinion est certainement trop absolue, et l'on doit admettre que l'action des miasmes varie suivant la quantité et la qualité du poison, suivant les conditions individuelles relatives à la constitution, à l'état de santé, à l'acclimatement. On a cité des exemples de fièvre survenue sur des hommes sains, habitant un pays salubre, et ayant quitté les contrées marécageuses depuis six, huit mois, ou même davantage. D'un autre côté, l'action des miasmes peut être presque instantanée. Il a suffi pour contracter la fièvre, de traverser rapidement les marais Pontins, de s'endormir près d'un marais, de s'appuyer sur le garde-fou d'un pont placé au-dessus d'une eau stagnante, de passer la nuit dans une localité pernicieuse.

Baumes assure que la durée de l'incubation ne dépasse point 15 jours, et que la maladie se déclare surtout aux 5e, 7e, 12e et 14e jours.

Un fait aujourd'hui bien démontré, c'est que les individus qui ont contracté des fièvres pernicieuses dans une certaine localité, sont souvent repris d'accès 10, 15 ou même 20 ans après l'avoir quittée, et au milieu d'une contrée parfaitement salubre. J'ai observé récemment plusieurs faits de ce genre fort remarquables, et des chirurgiens de marine m'ont assuré qu'ils étaient loin d'être rares.

*Effets des miasmes paludéens.* — Je n'ai pas l'intention, messieurs, de vous tracer ici la monographie des maladies paludéennes, mais je dois vous faire connaître les détails qui se rattachent plus spécialement à l'objet de ce cours, et qui constituent l'une des plus importantes parties de l'hygiène publique.

Une question préalable se présente : les miasmes paludéens exercent-ils sur l'organisme une action pathogénique appréciable?

Beaucoup d'auteurs se prononcent pour la négative : ils reconnaissent que l'on observe souvent, dans le voisinage des marais, des pyrexies, des phénomènes morbides principalement caractérisés par leur marche intermittente, mais ils ajoutent qu'il faut les attribuer non à des émanations marécageuses, mais, suivant ceux-ci, à une influence atmosphérique, que les uns placent dans le froid humide (Broussais, Réveillé-Parise, etc.) ; les autres, dans la chaleur ou dans les variations de température (Faure); suivant ceux-là, à une influence astronomique, c'est-à-dire à la succession du jour et de la nuit (Audouard). M. Edwards a produit des accès de fièvre intermittente chez des animaux qu'il avait exposés à l'action du froid humide. M. Brachet a contracté une fièvre quotidienne, en prenant, pendant sept jours de suite, un bain froid à minuit.

Ces opinions ont-elles besoin d'une réfutation sérieuse? Le froid sec ou humide, la chaleur, les variations de température produisent-ils des fièvres intermittentes dans les contrées, dans les localités où il n'existe point de marais? Vous avez déjà répondu par la négative, et vous avez tranché la question.

Pour nier l'action des miasmes paludéens, on s'est appuyé encore sur un autre ordre d'idées. L'intermittence, a-t-on dit, ne suppose pas, nécessairement, une cause spécifique résidant dans un effluve marécageux, car elle se montre, loin de toute eau stagnante, dans une foule de maladies, telles que névroses, névralgies, flux, hémorrhagies, etc. ; elle est produite par la présence d'une sonde dans l'urèthre, ou d'entozoaires dans le tube digestif ; par une impression morale, par une opération chirurgicale; elle accompagne certaines phlegmasies, etc.

Cette objection, messieurs, n'a pas plus de valeur que la précédente. Quel est le clinicien ou le nosographe, qui confondra l'intermittence dont il s'agit ici, avec l'intermittence miasmatique dont la spécificité se dévoile par l'intumescence de la rate, du foie ; par la cachexie paludéenne, par l'action du quinquina, etc., etc.

Enfin, la chimie n'a-t-elle pas confirmé, jusqu'à un certain point, les inductions de l'observation clinique, en démontrant que sous l'influence des marais l'air atmosphérique subit une viciation qui peut même être artificiellement produite.

En voilà assez pour réfuter des doctrines qui ne comptent plus guère de défenseurs, l'action pathogénique des miasmes paludéens pouvant être considérée comme généralement admise aujourd'hui.

Vous savez, messieurs, que l'action pathogénique des miasmes paludéens se traduit principalement par le développement de fièvres intermittentes, simples ou pernicieuses, affectant différents types, et se présentant sous forme de pyrexies rémittentes, pseudo-continues et même continues.

Existe-t-il une relation entre le type et le miasme ? On peut admettre que l'apyrexie est d'autant plus courte, que l'intoxication est plus intense ; et on voit, en effet, le type varier suivant la latitude, les saisons et les localités. Les fièvres tierces prédominent dans le nord, les quotidiennes dans le midi. A Paris, sur 118 fièvres, on compte 60 tierces, 46 quotidiennes et 12 quartes ; à Bône, sur 2338 fièvres, M. Maillot a trouvé 1598 quotidiennes, 730 tierces et 26 quartes. A mesure qu'on s'avance vers les tropiques, on voit apparaître les fièvres rémittentes et pseudo-continues. MM. Boudin, Maillot, Laveran, établissent qu'en Afrique, les fièvres tierces et quartes se montrent en hiver, tandis que les quotidiennes, les rémittentes et les pseudo-continues apparaissent en été. Ces derniers types prédominent, également, dans les localités où les miasmes paludéens acquièrent une très-grande intensité : sur le littoral de l'Italie méridionale, dans les marais Pontins ; dans la Bresse, sur 372 fièvres, M. Nepple a compté 198 quotidiennes, 115 tierces et 59 quartes.

Aux pyrexies dont nous venons de parler, il faut ajouter la dyssenterie, le scorbut, les hydropisies, les engorgements viscéraux, les hémorrhagies, les ulcères, etc. M. Catteloup établit, toutefois, entre la fièvre intermittente et la dyssenterie, les différences suivantes : La fièvre, dit-il, peut être le produit d'une seule cause : le poison miasmatique ; tandis que la dyssenterie en admet un grand nombre, dont le concours est nécessaire à son développement, et parmi lesquelles nous placerons l'humidité et l'instabilité atmosphérique. Au moyen d'un régime bien entendu, on peut se préserver de la dyssenterie ; il n'en est pas de même pour les fièvres, et si l'organisme peut rester plus ou moins longtemps, en quelque sorte, imperméable aux miasmes, ou bien, s'il les absorbe, les neutraliser sans aucun trouble sensible, il n'en subit pas moins, à la longue, une intoxication lente et à petites doses, qui finit par se traduire par les caractères de la *cachexie paludéenne.*

En résumé, ajoute M. Catteloup, on ne s'acclimate pas contre l'impaludation, tandis qu'on peut se soustraire aux causes de la dyssenterie.

Chervin, MM. Audouard, Boudin, Aubert Roche, se sont efforcés de démontrer que la fièvre jaune, la peste et le choléra sont des maladies lymnhémiques ou paludiques. M. Boudin, en particulier, pense qu'il faut singulièrement étendre la classe des maladies d'origine paludéenne, et y comprendre, en premier lieu, toutes les affections auxquelles les Italiens donnent le nom de *maladies à quinquina*. Johnson rapporte que 28 soldats ayant été exposés simultanément aux émanations d'un marais, 16 furent pris de fièvre intermittente, 4 de dyssenterie, 4 de choléra et 4 de fièvre jaune.

Sans entrer dans des détails qui appartiennent à la nosologie, et que vous trouverez parfaitement exposés dans les écrits de MM. Montfalcon, Motard, Nepple, Boudin, Catteloup, nous devons, messieurs, étudier d'une manière générale quels sont les effets des miasmes paludéens sur la population et la mortalité.

L'habitant de la Brenne, dit Montfalcon, souffre dès sa naissance ; une couleur jaune teint sa peau et ses yeux, ses viscères s'engorgent ; il meurt souvent sans avoir atteint sa septième année. A-t-il franchi ce terme, il reste cacochyme, boursouflé, hydropique, sujet à des fièvres d'automne interminables, à des hémorrhagies passives, des ulcères aux jambes. Se défendant à peine contre les maladies, qui font de sa vie une agonie prolongée, il parvient à la trentième année, et déjà le mouvement de désorganisation commence ; ses facultés s'affaiblissent, et, communément, l'âge de 50 ans est le dernier terme de ses jours.

Vieux à 30 ans, décrépit à 40 ou 50 ; tel est, dit Fodéré, l'habitant de la Basse-Bresse ou de la Dombes ; la santé est pour lui un bien inconnu.

Frappé de l'aspect misérable des habitants du pays Pontin, un voyageur leur demanda comment ils faisaient pour vivre dans un pareil lieu : « Nous ne vivons pas, répondirent-ils, nous mourons ! »

Giorgini a vu, dans les Apennins, des localités marécageuses où l'on ne connaissait pas la vieillesse ; la population était composée d'enfants débiles et d'hommes malades. Des villes florissantes, telles qu'Aquilée, Massa, Brouage, Vic, Frontignan, ont été dépeuplées et tranformées en misérables villages ; Lind parle de 30,000 nègres et de 800 Européens, décimés au Bengale, en 1762, par une épidémie de fièvre intermittente. En 1741, 8,000 soldats anglais périrent par l'influence des émanations marécageuses. Les marais gâts de Brouage produisent, dans certaines communes, une mortalité de 1 habitant sur 13 ; la moyenne du canton, calculée de 1817 à 1832, a donné 1 décès sur 21 habitants, la mortalité de la France étant de 1 sur 40 ; elle a dépassé 32 pour 0/0 sur les enfants de la première année, d'où il résulte que la génération naissante est réduite d'un tiers avant un an ; et, dans certaines communes, elle s'est élevée à 42 pour 0/0. D'un autre côté, le nombre des naissances a été inférieur de 1/4 ou même de 1/3 à celui des morts, et il en est de même, suivant Montfalcon, dans la Sologne, la Brenne et la Bresse, dont la population ne tarderait pas à disparaître sans l'immigration.

La population est chétive, rabougrie ; pendant longtemps le canton ne put fournir le contingent fixé par la loi, et, dans certaines communes, il ne se trouvait pas un seul homme qui fût propre au service. Enfin, on a vu la classe appelée ne plus être représentée par un seul homme ; M. Leterme assure que, plusieurs fois, toute la population a disparu avant vingt ans.

M. Villermé, qui a étudié avec soin l'influence des marais sur la vie, a montré que, dans les pays marécageux, le maximum de la mortalité correspond aux mois de l'année où le desséchement est le plus complet ; que tous les âges ressentent l'influence pernicieuse, mais que celle-ci pèse surtout sur les enfants âgés de 1 à 4 ans ; elle est moins à craindre depuis 10 ans jusqu'à 25 ; elle devient plus sensible de 35 à 55, et, de tous les âges, c'est la vieillesse qui paraît résister le mieux à l'action des miasmes.

Ces proportions ont été justifiées par des observations faites en Angleterre, et ces dernières prouvent, en outre, que les influences marécageuses s'exercent sur toutes les époques de la vie.

Ainsi, en comparant la mortalité de l'île marécageuse d'Ely à celle de l'Angleterre, on trouve :

| AGE. | ELY. | ANGLETERRE. |
|---|---|---|
| de 0 à 1 an | 25 p. 0/0 | 20 p. 0/0 |
| 0 à 2 ans | 33 | 25 |

Dans l'île, la moitié de la population n'existe plus à 15 ans ; en Angleterre, elle existe encore à 25 ; là, les 2/3 ont cessé de vivre à 40 ans ; ici, à 50 ans seulement. Dans l'île, les 3/4 sont moissonnés vers 55 ans ; en Angleterre, après 60. Enfin, sur 10,000 habitants, 456, seulement, atteignent leur 80e année à Ely, tandis qu'on en compte 713 en Angleterre.

En Suisse, suivant Fodéré, la durée moyenne de la vie est de 26 ans dans les contrées marécageuses, et de 46 sur les montagnes ; elle serait, suivant Montfalcon, de 22 et même de 19 ans dans quelques parties de la Bresse.

Non-seulement la mortalité est augmentée, mais la fécondité est diminuée, car M. Motard ayant comparé, sous ce rapport, dix départements marécageux à dix départements non-marécageux, a trouvé :

| | POUR LES PREMIERS. | POUR LES SECONDS. |
|---|---|---|
| Moyenne des naissances. . . . . | 1 sur 35,4 | 1 sur 33,28 |
| Moyenne des décès. . . . . . . . | 1    37,25 | 1    42,03 |
| Accroissement de la population. . | 1/647 | 1/188 |

Nous venons de vous présenter le tableau succinct des effets exercés par les miasmes marécageux sur la population, le développement de certaines affections connues sous le nom de maladies lymnhémiques, marécageuses, paludéennes, paludiques et la mortalité. Il nous reste, pour terminer cette question, à discuter l'*antagonisme pathologique* qui a soulevé, dans ces derniers temps, de si vives discussions et des controverses fort animées.

### De l'antagonisme pathologique.

Well avait assuré que la phthisie pulmonaire est rare là où les fièvres intermittentes sont fréquentes, et *vice versâ;* M. Boudin a soutenu et développé cette assertion; il a voulu la transformer en loi sous le nom de loi d'*antagonisme pathologique*, et il l'a formulée dans les termes suivants :

1° La phthisie pulmonaire, toutes choses égales d'ailleurs, est plus rare parmi les habitants des localités marécageuses;

2° Les localités, dans lesquelles se montre la phthisie, sont remarquables par la rareté des fièvres intermittentes *endémiques;*

3° Par suite de la suppression des marais ou de leur conversion en étangs, on a vu l'endémicité des fièvres intermittentes être remplacée par la phthisie pulmonaire, dans certaines localités où cette maladie était inconnue précédemment.

Vous comprenez que de semblables assertions ne pouvaient être acceptées qu'autant qu'elles eussent été appuyées par des faits nombreux; aussi, de toutes parts, s'est-on empressé de recueillir des statistiques, et M. Boudin a-t-il mis un zèle et une énergie fort louables à les réunir. Il faut que vous connaissiez les principaux arguments qui ont été mis en avant, de part et d'autre, au sujet d'une question qui occupe une place importante en hygiène publique.

A Madras, où dominent les fièvres de marais, on n'a compté, en 1841, que 14 décès par phthisie sur 17,420 malades admis dans les hôpitaux militaires.

Aux Indes, les hôpitaux ont reçu 11 phthisiques contre 4,073 fiévreux.

A Bône, M. Moreau n'a compté que 12 phthisiques sur 6,245

malades ; M. Laveran a rencontré 7 phthisiques contre 790 fiévreux.
Sur 40,000 malades de l'Algérie, Cas. Broussais n'a trouvé que 62
phthisiques.

En 1838, à l'hôpital de Patras, on n'a observé que deux hémo-
ptysies contre 1243 fiévreux.

A Venise, sur 12 à 14,000 malades admis, chaque année, à l'hôpital, il se trouve 7 ou 8 phthisiques ; le reste est presque entièrement composé de fiévreux et de rhumatisants.

La phthisie est rare à Rome, à Pise, à Parme, à Plaisance qu'environnent des marais ; dans le delta du Rhin, en Hollande, où les
fièvres intermittentes abondent.

MM. Nepple et Pacoud assurent que la phthisie pulmonaire attaque
rarement l'habitant des marais de la Bresse ; MM. Tribe, Brunache,
Crozant, ont constaté qu'il en est de même sur le littoral qui s'étend
depuis Martigues jusqu'à Mèze, dans les plaines de la Camargue, dans
le département de la Nièvre.

Comme contre-épreuve on a cité les faits suivants :

La phthisie est très-commune à Constantine, à Bruxelles, à Naples, à Gênes, à Nice, où il n'existe pas de fièvres intermittentes
endémiques.

A St-Pétersbourg, Thielmann a compté 125 cas de phthisie contre
4 cas de fièvre intermittente *importée*.

A Strasbourg, où la phthisie est très-commune, les fièvres intermittentes ne sont pas endémiques, mais importées (Hahn).

Wilson a établi le rapport qui existe entre les fièvres et la phthisie,
par les chiffres suivants :

SUR 1,000

| | | |
|---|---|---|
| Amérique du Sud. . . . . . . . { | Fièvres. . . . . . . . | 115,0 |
| | Phthisie. . . . . . . | 3,2 |
| Indes occidentales et Amérique { | Fièvres. . . . . . . . | 209,6 |
| du Nord. . . . . . . . . . . | Phthisie. . . . . . . | 4,8 |
| Méditerranée et Péninsule. . . { | Fièvres. . . . . . . . | 84,0 |
| | Phthisie. . . . . . . | 5,1 |

A Brest, il n'existe pas de fièvres, et la proportion de la phthisie
est de 1 sur 4 ; à Toulon, les fièvres sont fréquentes : la proportion
de la phthisie est de 1 sur 23 ; à Rochefort, les fièvres sont endémiques et très-communes : le rapport de la phthisie est de 1 sur 35.

Près de Rutland, un marais ayant été converti en étang, les fièvres
intermittentes furent remplacées par la phthisie ; au bout de quelque
temps, l'étang redevient marais et les fièvres reparaissent (Green).

En Suisse, près de Zurich, des marais ayant été desséchés, les fièvres endémiques disparurent, et furent remplacées par une maladie inconnue jusqu'alors : la phthisie pulmonaire.

Hyères était environné de marais lorsque sa réputation antiphthisique s'est établie ; les marais ont été desséchés en 1820 , et , aujourd'hui, on compte , à Hyères , 1 phthisique sur 10 malades (Barth).

M. Boudin va encore plus loin. Il assure que l'influence de l'antagonisme est telle, qu'elle se traduit par une immunité relative en vertu de laquelle plus un individu est prédisposé à contracter les maladies paludéennes, plus il est réfractaire à la phthisie, et réciproquement. Ainsi les femmes , qui sont plus souvent affectées de tubercules que les hommes , résistent davantage aux miasmes paludéens.

Les statistiques , relatives à la mortalité de l'armée dans les possessions anglaises, démontrent que les races blanche et nègre présentent , à cet égard, une différence très-remarquable. Dans les troupes blanches, la proportion moyenne, sur 1,000, de la mortalité par les *fièvres* (*intermittentes*), est de 36,9 ; dans les troupes nègres, elle est de 4,6 ; mais, dans les premières , la proportion de la mortalité, par *maladies de poitrine*, est de 10,4, tandis qu'elle s'élève à 16,5 pour les secondes. Un autre tableau fournit 24,7 et 1,1 pour les fièvres, 4,9 et 10,5 pour les maladies de poitrine.

La doctrine de l'antagonisme a été combattue par MM. Lévy , Forget, Genest, Gintrac et plusieurs autres observateurs , mais le dernier , seul , a présenté des objections sérieuses et des statistiques satisfaisantes.

M. Gintrac a compté , à Bordeaux , 153 phthisies contre 1201 fièvres intermittentes ; la rive droite de la Gironde a fourni 105 fièvres et 70 phthisies. La rive gauche, 379 fièvres et 27 phthisies. Bordeaux et ses environs , 387 fièvres et 100 phthisies. Les communes du Médoc , les plus fécondes en fièvres , sont celles qui ont fourni le plus de phthisiques.

M. Gintrac conclut qu'il y a entre la fièvre intermittente et la phthisie pulmonaire non antagonisme, mais, au contraire, parallélisme.

Si l'on cherche, maintenant, à se former une opinion, on est frappé, tout d'abord , de ceci : c'est que , contre les nombreux faits et les nombreuses observations qui militent en faveur de l'antagonisme, il ne s'élève, en réalité, que la seule statistique de M. Gintrac, et cette statistique est peu considérable. Mais si, d'un autre côté, on pèse rigoureusement les statistiques fournies par le camp opposé, on s'aperçoit que presque toutes appartiennent à des médecins militaires et qu'elles ont été recueillies sur des hommes choisis, épurés et incessamment mobiles ; les soldats quittent le service avant l'âge où se manifeste la phthisie ; aussitôt que cette maladie est déclarée, on les réforme ou on leur accorde un congé, et cette circonstance est capitale ; car, à Paris, on compte 1 phthisique sur 3,4 des décès dans les hôpitaux civils, et seulement 1 sur 12,5 des décès dans les hôpitaux militaires. On n'a point tenu compte de la durée du séjour à l'hôpital, et il est évident qu'avec un nombre donné de lits, la population des phthisiques ne se renouvelle pas de la même manière que celle des fiévreux. La plupart des phthisiques, d'ailleurs, entrent tôt ou tard à l'hôpital; tandis que beaucoup de fiévreux se font traiter à domicile ; les statistiques, basées sur la mortalité, n'ont, en réalité, aucune valeur ; car, à nombre égal de malades, les fiévreux, qui meurent, n'atteignent pas, à beaucoup près, le chiffre des phthisiques qui succombent.

Il me semble donc, ainsi que je l'ai établi dans le *Compendium*, que la question n'est pas encore jugée, et qu'elle ne le sera que quand des statistiques nombreuses auront été recueillies sur la population indigène et civile des contrées marécageuses, en égalisant autant que possible la durée du séjour, dans l'hôpital, des malades appartenant à l'une et à l'autre des catégories, et mieux encore, en étudiant la question en dehors des hôpitaux.

Ce n'est pas tout, messieurs ; les partisans de l'antagonisme ont voulu établir que celui-ci existe, non-seulement entre les fièvres intermittentes et la phthisie pulmonaire, mais encore entre celles-là et la fièvre typhoïde.

Aux Antilles, à la Guiane, à la Martinique, où les maladies paludéennes font un si grand nombre de victimes, la fièvre typhoïde est presque inconnue.

A Alger, M. Bonnafont n'a compté que 4 fièvres typhoïdes contre 163 fièvres intermittentes.

A Constantine, les maladies paludéennes sont très-rares, les fièvres typhoïdes très-communes.

Au Sénégal, pas une seule fièvre typhoïde sur 952 malades, dont les 3/4 étaient atteints de maladies paludéennes.

A Corfou, Hennen n'a rencontré que deux fièvres typhoïdes sur 15,191 malades ; M. Boudin n'en a pas vu une seule sur le littoral de la Morée.

Pendant deux ans, M. Brunache n'a pas rencontré un seul cas de fièvre typhoïde sur plus de 300 habitants de Martigues et de la Camargue.

Dans la citadelle de Strasbourg, les fièvres intermittentes se montrent dans le rapport de 1 sur 3 ; les fièvres typhoïdes dans celui de 1 sur 9, tandis que parmi les habitants de la ville et de l'Alsace en général, on trouve, sur 20,161 individus morts en cinq ans, 1,501 décès par fièvre typhoïde, et 17 seulement par fièvre intermittente.

A Saint-Pétersbourg, Thielmann a compté 1,046 fièvres typhoïdes contre 4 fièvres intermittentes.

Avant le défrichement du marais de Moorfield, qui eut lieu au XVIIᵉ siècle, Londres était ravagé par les maladies paludéennes, ainsi que l'attestent les écrits de Willis, de Morton, de Sydenham ; depuis le desséchement, les quelques fièvres intermittentes que l'on observe à Londres sont pour la plupart importées, tandis que la phthisie pulmonaire et la fièvre typhoïde prédominent à ce point, qu'en 1839, on compte 7,104 décès par phthisie et 1819 décès par fièvre typhoïde, contre 6 décès par fièvre intermittente.

L'immunité s'étend en dehors même des localités marécageuses, et par le seul fait d'un séjour antérieur dans celles-ci. Ainsi, des soldats ayant habité des contrées paludéennes, arrivent dans une localité où la fièvre typhoïde sévit endémiquement et épidémiquement, et tandis que les soldats de la garnison sont décimés, eux demeurent réfractaires.

Au mois de juin 1842, deux régiments vinrent composer la garnison de Marseille ; l'un, le 8ᵉ léger, venant de Grenoble, a fourni en cinq mois 83 fièvres typhoïdes ; tandis que l'autre, le 45ᵉ de ligne, venant de la Corse, où dominaient les fièvres de marais, n'en a présenté qu'un seul.

Suivant M. Boudin, cette immunité peut se prolonger au delà d'une année.

La plupart des réflexions que nous avons faites, à propos de l'antagonisme entre les maladies paludéennes et la phthisie pulmonaire, pourraient être reproduites ici, et si la doctrine soutenue avec beaucoup de talent par M. Boudin, a pour elle des probabilités imposantes, nous dirons cependant, encore, qu'elle n'est pas établie de manière à pouvoir être définitivement acceptée.

Le moyen de prévenir le développement, et par conséquent, l'influence pernicieuse des miasmes paludéens, est de faire disparaître les marais, et, pour atteindre ce résultat, deux méthodes générales se présentent.

1° Transformer les eaux stagnantes en eaux vives, au moyen d'une inondation permanente qui convertît les marais en étangs.

2° Dessécher les marais, au moyen de la concentration ; en empêchant l'introduction des eaux affluentes, à l'aide de fossés, de canaux, de digues, de la canalisation des rivières ; en provoquant l'écoulement des eaux par des canaux, des rigoles, des puisards ; en pratiquant des atterrissements, ou enfin en opérant l'épuisement des eaux.

Sur 400,000 hectares de marais qui existent en France, messieurs,

120,000 pourraient être desséchés, et l'on ne saurait assez déplorer l'abandon dans lequel cette importante question d'hygiène publique a langui jusqu'à présent. Le gouvernement actuel paraît décidé à tenter sérieusement l'assainissement de la Sologne ; puisse-t-il réussir dans cette difficile et utile entreprise !

Quant aux marais salins, vous savez que tout dépend de leur mode d'exploitation.

Lorsqu'on est contraint d'habiter des contrées marécageuses, il est certaines précautions qui ne doivent pas être négligées. On choisira, pour s'y fixer, les points les plus élevés de la localité, ou ceux qui sont protégés par des rideaux d'arbres, des collines, des accidents de terrain ; on ne se placera point sous l'influence des vents qui ont passé par-dessus les marais ; on habitera les étages supérieurs de la maison ; on y maintiendra une propreté, une sécheresse et une aération convenables ; on en fermera toutes les ouvertures pendant la nuit, et l'on ne se livrera jamais au sommeil en plein air.

Les travaux extérieurs ne doivent pas être commencés avant le lever du soleil, et doivent être abandonnés avant le coucher de cet astre. Les vêtements seront en laine, et l'on évitera soigneusement l'humidité et les refroidissements, les causes de débilitation, les excès de coït et de boissons alcooliques. L'alimentation sera saine, abondante et suffisamment animalisée. Les boissons chaudes et fermentées sont utiles, ainsi que les bains et les ablutions fréquentes.

### Des rizières, des roussoirs et des féculeries.

*Des rizières.* — La culture du riz nécessite l'inondation du terrain destiné à cet usage, et oblige les ouvriers à travailler, pendant une partie de l'année, les jambes dans l'eau stagnante ; elle donne lieu également à des émanations abondantes qui ont fourni à Moscati une substance muqueuse d'une odeur cadavérique.

Fodéré, Loiseleur Deslongchamps, ont attribué aux émanations des rizières, une influence très-pernicieuse, qui se traduit par des fièvres intermittentes et rémittentes, des hydropisies, le scorbut, la dyssenterie, etc., etc. ; leurs assertions ont été justifiées par les observations plus récentes des docteurs Bourely, Schilizzi, Alric, Martin.

Suivant M. Schilizzi, les maladies auxquelles les ouvriers des rizières sont le plus exposés sont : en été, les fièvres quotidiennes et tierces, intermittentes ou rémittentes; en automne, les fièvres quartes, les gastro-entérites, les fièvres pernicieuses dyssentériques, cholériques et larvées.

Dans le Piémont, le Milanais et la Caroline, les populations employées aux rizières sont, dit-on, décimées avant l'âge de quarante ans, et pendant le siècle dernier Charles-Emmanuel, roi de Sardaigne, avait résolu d'anéantir la culture du riz dans ses États.

*Des roussoirs.* — Le rouissage est une opération qui consiste à faire *rouir* le chanvre, c'est-à-dire, à le soumettre à l'action de l'eau pour le faire macérer et séparer ainsi le liber, ou la filasse, de la partie ligneuse. On donne le nom de *routoirs*, *roussoirs*, *rotours* ou *roussières* aux lieux destinés à l'opération du rouissage.

Parfois le chanvre est immergé dans une rivière, un étang, une mare, mais ordinairement on creuse des fosses de trois pieds de profondeur, on les remplit de chanvre qu'on charge de pierres, et l'on y fait arriver de l'eau fournie par une rivière, un étang, une fontaine, un puits, etc. L'eau ne doit être ni calcaire, ni ferrugineuse, et il est bon que sa température ne soit pas trop basse ; pour remplir cette dernière condition on préfère les étangs aux rivières, et celles-ci aux fontaines et aux puits.

La durée de la macération varie, mais il faut qu'elle soit assez longue pour produire la décomposition putride du chanvre, qu'accompagnent des émanations qui ont fourni à l'analyse de l'acide carbonique, de l'hydrogène carboné et de l'hydrogène sulfuré.

Le rouissage, est-il une opération dangereuse pour les ouvriers qui y sont employés, et les routoirs sont-ils une cause d'insalubrité pour les localités où ils existent ?

L'ancienne législation française apportait de grands obstacles à l'établissement des routoirs, mais il ne faut pas oublier qu'elle avait principalement en vue d'empêcher la corruption de l'eau des rivières et la mort des poissons et des bestiaux ; c'est donc à tort qu'on s'est appuyé sur ces dispositions de la loi comme sur un témoignage de la notoriété publique pour établir la nocuité des émanations chanvreuses.

Rozier, Bosc, Fodéré, Ramazzini, Fourcroy, Patissier, n'hésitent pas à considérer le rouissage comme une cause puissante de fièvres intermittentes pernicieuses, de dyssenterie, de scrofules, et ils assurent qu'il peut même donner lieu à des accidents instantanés caractérisés par des éblouissements, des maux de tête violents, la perte de la connaissance, etc.

Marc, Parent-Duchâtelet, M. Giraudet, soutiennent, au contraire, la parfaite innocuité des émanations chanvreuses.

Depuis la suppression des roussoirs dans certaines localités, dit Marc, la mortalité et les maladies ont augmenté, au lieu de diminuer ; nulle part la mortalité n'est en rapport avec le développement du rouissage.

Parent-Duchâtelet a exposé impunément des cochons d'Inde, des passereaux, des poulets à des émanations chanvreuses très-énergiques; après avoir fait macérer du chanvre dans une chambre close, après avoir versé le produit de la macération sur des briques chaudes, de manière à produire l'odeur la plus horrible et la plus pénétrante qu'il soit possible d'imaginer, il a enfermé, pendant plusieurs jours et plusieurs nuits, dans cette atmosphère infecte, lui, sa femme, sa domestique, une ouvrière, quatre enfants âgés de huit ans, de cinq ans, de trois ans et de quinze mois; et cette expérience n'a été suivie d'aucun accident.

A Cusset, dit M. Giraudet, une étendue d'eau de 5,065 mètres carrés, divisés en 90 routoirs, est employée, depuis le mois d'août jusqu'en décembre, à la macération de 2,445,000 kilogr. de chanvre brut. Or, en 1827 et 1828, la récolte fut à peu près nulle, et cependant, les maladies se montrèrent très-nombreuses; en 1830 et 1831, la récolte fut très-abondante, et l'état sanitaire resta excellent. Beaucoup de localités, remarquables par leur salubrité, contiennent une quantité considérable de routoirs. Dans les grandes crues du Jolan, les habitants de Cusset entassent, pendant douze à quinze jours, le chanvre en voie de macération dans leurs granges, dans leurs maisons et jusque dans leurs chambres à coucher, sans en éprouver la plus légère incommodité.

En présence de ces faits, dont la valeur ne saurait être contestée, ne faut-il pas conclure, avec Marc, que les maladies attribuées aux routoirs appartiennent aux marais qui, presque partout, accompagnent ceux-ci, et ne faut-il pas admettre que, si les routoirs exercent une influence nuisible, c'est non parce qu'ils donnent naissance à des émanations *chanvreuses*, mais bien parce qu'ils peuvent être considérés comme des marais artificiels, des mares d'eaux stagnantes et croupissantes.

Les *féculeries* ont été considérées, par quelques hygiénistes, comme des établissements fort insalubres, mais Parent-Duchâtelet a constaté que l'état sanitaire est fort bon à Lachapelle, à Pierrefitte, à Bondy, à Charonne, à Colombes, où existent un grand nombre de féculeries, et où l'atmosphère est infectée d'une odeur comparable à celle que répandait la voirie de Montfaucon. Les féculeries dégagent une quantité considérable d'hydrogène sulfuré, mais l'action délétère de ce gaz n'est rien moins que démontrée; elle n'apparaît ni à Baréges, ni à Bonnes, ni à Bagnères, ni dans le voisinage de l'hôpital Saint-Louis, ni à Clichy-la-Garenne, où une quantité considérable d'eau de savon est décomposée chaque jour; ni dans le voisinage de la rivière des Gobelins et des fabriques de poudrette.

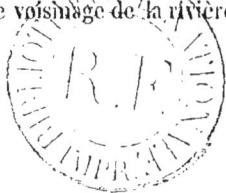

17

## Bibliographie.

DE PRONY. *Des marais Pontins*. Paris, 1818. — Extrait par Navier in *Ann. de Chimie et de Phys.*, 1819, t. XI, p. 126.

MONTFALCON. *Histoire des marais*. Paris, 1824.

GIORGINI. *Sur les causes de l'insalubrité de l'air dans le voisinage des marais en communication avec la mer*. In *Ann. de Chimie et de Phys.*, 1825, t. XXIX, p. 225.

VILLERMÉ. *De l'influence des marais sur la vie*. In *Ann. d'Hyg. publ.*, 1834, t. XI, p. 251. — *Influence des marais sur la vie des enfants*. Ibid., 1834, t. XII, p. 31.

BOUSSINGAULT. *Sur la possibilité de constater l'existence des miasmes*. In *Ann. de Chimie et de Phys.*, 1834, t. LVII, p. 148.

SAVY. *Considérations sur l'insalubrité de l'air dans les Maremmes*. In *Ann. de Chimie et de Phys.*, 1841, t. III, p. 344.

DANIELL. *Du dégagement spontané de l'hydrogène sulfuré dans les eaux de la côte occidentale d'Afrique*. In *Ann. de Chimie et de Phys.*, 1841, t. III, p. 331.

DUMAS. *Rapport sur un mémoire de M. Lévy relatif à la composition du gaz que l'eau de mer renferme*. In *Comptes rendus de l'Acad. des Sc.*, 1846, t. XXIII, p. 620.

MÉLIER. *Rapport sur les marais salants*. In *Ann. de Chimie et de Phys.*, 1848, t. XXXIX, p. 87.

MOTARD. *Des eaux stagnantes, et en particulier des marais et des desséchements*. Thèse pour le concours d'Hygiène de 1837. Paris, 1838.

BOUDIN. *Études de Géographie médicale*. Paris, 1846.

CARRIÈRE. *Le climat de l'Italie sous le rapport hygiénique et médical*. Paris, 1848.

NEPPLE. *Essai sur les fièvres rémittentes et intermittentes*. Paris, 1828.

CATTELOUP. *De la cachexie paludéenne en Algérie*. Paris, 1852.

BOUDIN. *Lettre sur la loi d'antagonisme*. In *Gaz. médicale de Paris*. 1843, p. 470. — *Nouveaux documents sur la rareté relative de la phthisie pulmonaire et de la fièvre typhoïde dans les localités marécageuses*. Ibid., p. 611.

GENEST. *Rech. sur la question de savoir s'il existe un antagonisme, etc.* In *Gaz. méd. de Paris*, 1843, p. 573.

FORGET. *Sur la fréquence de la phthisie pulmonaire relativement aux fièvres intermittentes*. In *Gaz. méd. de Paris*, 1843, p. 422.

GINTRAC. *Quelques faits relatifs à la coïncidence dans les mêmes lieux des fièvres intermittentes et de la phthisie pulmonaire*. In *Gaz. méd. de Paris*, 1843, p. 489.

HAHN. *De l'influence sur la production de la phthisie pulmonaire du séjour antérieur et actuel dans les localités marécageuses*. In *Journ. de Méd.*, 1843, t. I, p. 263.

TRIBE. *De l'heureuse influence de l'atmosphère des pays marécageux sur la tuberculisation pulmonaire*. Thèse de Montpellier, 1843, n° 98.

BRUNACHE. *Rech. sur la phthisie pulmonaire et la fièvre typhoïde, considérées dans leurs rapports avec les localités marécageuses*. Thèse de Paris, 1844.

CROZANT. *Mémoires sur quatre cas de guérisons de phthisie pulmonaire et sur l'antagonisme*. In *Journ. de Méd.*, 1844, t. II, p. 138.

BOILEAU-CASTELNAU. *De l'insalubrité des rizières*. In *Ann. d'Hyg. publique*, 1850, t. XLIII, p. 327.

MARC. *Consultations sur des questions de salubrité relatives au rouissage du chanvre*. In *Ann. d'Hyg. publ.*, 1829, t. I, p. 335.

PARENT-DUCHATELET. *Le rouissage du chanvre considéré sous le rapport de l'hygiène publique*. In *Ann. d'Hyg. publ.*, 1832, t. VII, p. 237.

GIRAUDET. *Recherches sur l'influence que peut avoir sur la santé publique l'opération du rouissage du chanvre.* In *Ann. d'Hyg. publ.*, 1832, t. VII, p. 337.

PARENT-DUCHATELET. *Influence des féculeries.* In *Ann. d'Hyg. publ.*, 1834, t. XII, p. 251.

———◦☉◦———

# Quinzième Leçon.

Des viciations de l'air par le plomb, le zinc, le cuivre, l'arsenic, le mercure, l'iode, le brôme, le soufre, le chlore.

## De diverses viciations de l'atmosphère.

En dehors des deux grandes sources naturelles de viciations atmosphériques que nous avons étudiées dans les leçons précédentes, l'air peut encore être contaminé par de nombreux agents journellement mis en œuvre par l'industrie, et l'étude de ces contaminations est une des plus importantes parties de l'hygiène publique et professionnelle, en raison des accidents plus ou moins graves qui peuvent se développer, et du grand nombre des ouvriers qui y sont exposés.

Nous vous parlerons successivement, dans cette leçon, du *plomb,* du *zinc,* du *cuivre,* de l'*arsenic,* du *mercure,* de l'*iode,* du *brôme,* du *soufre* et du *chlore.*

### Du plomb.

Nous avons accordé la première place au plomb, parce que c'est lui qui compromet le plus gravement la santé, et qui exerce son action sur le nombre le plus considérable d'ouvriers et de professions diverses.

Tous les composés plombiques sont-ils délétères?

On a professé pendant longtemps que le sulfure, le sulfate, l'oxalate, le phosphate, le borate et le tannate de plomb, c'est-à-dire, les composés insolubles dans l'eau, étaient inattaquables par les liquides de l'appareil digestif, et n'exerçaient, par conséquent, aucune influence nuisible sur l'organisme. L'acétate, le carbonate, le chromate, l'iodure, le protoxyde (litharge) et le deutoxyde de plomb (minium) étaient seuls considérés comme pouvant exercer une action toxique.

M. Mialhe s'est élevé contre cette doctrine. Suivant cet habile chimiste, toutes les préparations plombiques sont délétères, parce que toutes se transforment dans l'économie en chlorure de plomb, lequel

17.

se combine avec l'excès de chlorure basique, et forme ainsi un chlorure double. « L'action toxique, dit M. Mialhe, est en rapport avec la quantité et la solubilité du chlorure double formé. »

L'expérience a confirmé cette doctrine, car M. Melsens nous apprend qu'en Belgique, la substitution du sulfate de plomb au carbonate, pour le blanchiment des indiennes et des dentelles, n'a présenté aucun avantage pour la santé des ouvriers.

Tous les ouvriers qui sont exposés aux poussières et aux émanations plombiques sont donc sujets à contracter les maladies saturnines ; et, ici, viennent se placer les fabricants de céruse ou de minium, les plombiers, les potiers, les tisserands, les mineurs, les fondeurs en caractères d'imprimerie, les broyeurs de couleurs, les ouvriers en papiers peints, les polisseurs en caractères, les lapidaires, les bronziers, les émailleurs, les ouvriers en cristaux, les fabricants de cartes dites de porcelaine, les blanchisseurs de dentelles de Bruxelles et d'indienne, les peintres qui emploient des peintures plombiques, etc. ; mais à l'égard de ces derniers il ne faut pas, ainsi que le recommandent MM. Mialhe et Chevallier, attribuer au plomb des effets qui peuvent être produits par des huiles essentielles. Suivant M. Melsens, c'est principalement après les lavages par l'eau seconde et les eaux alcalines que la colique de plomb se montre chez les peintres.

Il ne faut pas croire, toutefois, que toutes ces professions soient également décimées par les maladies saturnines :

sur 1375 malades, on a compté :
682 cérusiers.
515 peintres en bâtiments.
178 fabricants de minium.

Sur 302 malades admis dans les hopitaux de Paris en 1841, on comptait 236 cérusiers et 66 individus exerçant diverses professions : peintres en bâtiments, broyeurs de couleurs, ouvriers en papiers peints, polisseurs en caractères d'imprimerie, imprimeurs, fabricants de cartes dites de porcelaine, potiers de terre, lapidaires, bronziers, peintres en stores, émailleurs, ouvriers en cristaux.

Les hôpitaux de Paris ont reçu de 1837 à 1848, c'est-à-dire en dix ans, 3142 malades atteints de coliques saturnines, sur lesquels on comptait 1398 ouvriers travaillant soit au blanc de plomb, soit au minium, 712 peintres, 63 broyeurs de couleurs, et 10 fabricants de cartes de porcelaine (*Chevallier*).

Les recherches de M. Chevallier démontrent que la colique de plomb est rare chez les imprimeurs ; qu'elle se montre parfois chez les ouvriers qui mettent des caractères dans leur bouche, et plus rarement chez ceux qui sont chargés d'épousseter les cassetins, le local où se trouvent les caractères, ou enfin de nettoyer ceux-ci avec une brosse, cas dans lequel de la poussière plombique se répand dans l'atmosphère.

Les mineurs de Poullaouen, qui travaillent le sulfure de plomb, le plomb métallique et ses oxydes, ne sont que rarement malades, et sur 85 ouvriers employés à la fonderie, on n'a observé que 10 coliques dans l'espace de deux ans.

M. Dalmenesche a établi que les tisserands à la Jacquard sont exposés à être atteints de la colique par suite des frottements des *plombs* les uns contre les autres, et qu'en moyenne il existe 1 malade sur 12 ouvriers travaillant quotidiennement dans de grands et nombreux ateliers.

Enfin MM. Chevallier et Leroy ont constaté que les ouvriers employés à blanchir les dentelles de Bruxelles au moyen du carbonate de plomb sont assez fréquemment atteints d'accidents saturnins, et en particulier de la colique et de la paralysie.

Les chiffres que nous avons produits ne prouvent rien d'ailleurs quant à la nocuité des diverses préparations plombiques, car il faudrait pouvoir les rapprocher des chiffres indiquant le nombre des ouvriers employés par chaque industrie, et nous ne possédons pas ces éléments indispensables à la solution rigoureuse de la question.

Les ouvriers appartenant à la même profession ne sont pas également exposés. Parmi les cérusiers, par exemple, les maladies saturnines atteignent de préférence les individus qui sont employés à certaines opérations spéciales, telles que l'*épluchage*, le *battage des écailles*, le *triage*, le *bluttage*, la *pulvérisation*, la *fonte*, l'*embarrillage*.

L'effet des préparations plombiques est d'ailleurs singulièrement favorisé par les excès de tous genres que commettent les ouvriers, et surtout par les excès alcooliques ainsi que par la malpropreté, la débilité de la constitution, le mauvais état antérieur de la santé, etc.

Si l'on recherche quel est le temps au bout duquel les accidents se manifestent, nous trouvons, quant à 96 malades appartenant, en grande partie, aux professions de cérusiers, de peintres et de fabricants de minium, que la durée du travail a été pour 96 cas de paralysie:

| | | | | |
|---|---|---|---|---|
| 9 fois de | 8 jours à 1 mois. | | 4 fois de | 7 ans. |
| 13 | 45 jours à 1 an. | | 10 | 10 ans. |
| 10 | 18 mois. | | 18 | 11 à 18 ans. |
| 4 | 2 ans. | | 6 | 20 ans. |
| 8 | 3 ans. | | 8 | 22 à 52 ans. |
| | 4 ans. | | | |

et pour 72 cas d'encéphalopathie :

| | | | |
|---|---|---|---|
| 10 fois de 8 à 30 jours. | | 15 fois de 1 à 6 ans. |
| 34 | 1 à 9 mois. | 13 | 8 à 52 ans. |

Nous n'avons pas l'intention, messieurs, de vous décrire les maladies saturnines, et d'empiéter ainsi sur le domaine de la pathologie, mais quelques détails seront néanmoins nécessaires pour exposer convenablement la partie qui, dans cette grande question de l'empoisonnement plombique, appartient à l'hygiène.

Le premier effet des préparations plombiques est un état morbide qui a été décrit par M. Tanquerel des Planches sous le nom d'*empoisonnement primitif,* et qui est caractérisé par une coloration violacée entourant d'un liséré le collet des dents, et spécialement des incisives et des canines inférieures ; cette coloration se retrouve parfois sur différents points de la muqueuse buccale, et M. Tanquerel l'a vue occuper la bouche et la langue dans toute leur étendue. La peau présente une teinte grisâtre, terne, *plombée,* qui a reçu, mal à propos, le nom d'*ictère saturnin,* car l'urine ne contient pas trace de la matière colorante de la bile ; les yeux sont caves et ternes.

Suivant M. Brechot, les ouvriers sont parfois brusquement frappés de folie ; d'autres tombent en syncope et ne tardent pas à succomber.

Les maladies saturnines qui peuvent succéder à cet empoisonnement primitif sont :

La colique.

L'encéphalopathie.

L'épilepsie.

La paralysie du mouvement.

L'anesthésie.

L'arthralgie.

La cachexie.

Si nous recherchons quelle est la fréquence de ces différentes formes, nous trouvons que l'empoisonnement primitif s'est montré 1185 fois sur 1217.

La colique existe 12 fois sur 14 malades, et elle s'est montrée seule 613 fois sur 1217.

L'arthralgie existe 8 fois sur 14 malades, et elle s'est montrée seule 201 fois sur 755. Elle a occupé :

485 fois les membres inférieurs.
108      les membres inférieurs et supérieurs.
88       les membres supérieurs.
35       les membres et le tronc.
18       les lombes.
9        les membres, le tronc et la tête.
5        les parois thoraciques.
4        le dos ou le cou.
3        la tête.

La paralysie existe 2 fois sur 14 malades, et elle s'est montrée seule 39 fois sur 102. Vous savez que son principal caractère est d'être partielle, et d'occuper les muscles extenseurs. Sur 118 cas de paralysie on a compté : 97 fois la paralysie des membres supérieurs, 15 fois celle des membres inférieurs, 3 fois celle du tronc, et 3 fois celle de l'appareil vocal.

L'encéphalopathie existe 1 fois sur 14 malades, et elle s'est montrée seule 6 fois sur 72.

En recherchant l'influence des professions sur chacune de ces formes de maladies saturnines, on trouve que :

Sur 774 malades atteints de coliques,

406 étaient cérusiers.
305 peintres.
63 fabricants de minium.

Sur 492 arthralgiques, on compte :

220 cérusiers.
168 peintres.
104 fabricants de minium.

Sur 59 paralytiques, on compte :

31 cérusiers.
22 peintres.
6 fabricants de minium.

Enfin, sur 50 encéphalopathiques :

25 cérusiers.
20 peintres.
5 fabricants de minium.

Sur 88 malades ayant été atteints de colique avant d'être affectés de paralysie, on compte :

| | | | |
|---|---|---|---|
| 25 malades ayant eu 1 colique. | | 3 malades ayant eu 9 coliques. | |
| 15 | 2 coliques. | 3 | 10 |
| 9 | 3 | 1 | 12 |
| 8 | 4 | 1 | 14 |
| 7 | 5 | 1 | 15 |
| 5 | 6 | 1 | 20 |
| 4 | 7 | 1 | 30 |
| 3 | 8 | | |

Les récidives sont fréquentes. Nous trouvons 63 ouvriers qui ont été atteints 2 fois, 14 qui l'ont été 3 fois, 1 qui l'a été 4 fois, et 1 5 fois.

Sur 2302 malades reçus dans les hôpitaux de Paris, dans l'espace de sept années, 72 ont succombé ; nous ne pouvons pas vous donner le chiffre de la mortalité appartenant à chacune des formes morbides, mais vous savez que l'encéphalopathie et l'épilepsie sont celles qui se terminent le plus fréquemment d'une manière funeste.

Sur les 3142 malades admis dans les hôpitaux de Paris, dont il a été question plus haut, 112 sont morts et fournissent : 86 fabricants de céruse ou de minium, 13 peintres, 1 broyeur de couleurs, 1 lamineur de plomb, 1 imprimeur, 1 ouvrier en papiers peints, 1 ouvrier en cartes de porcelaine, 1 potier de terre.

Les moyens à l'aide desquels on se propose, soit de prévenir la viciation de l'atmosphère, soit d'en atténuer les effets délétères, se rapportent au local industriel et à l'ouvrier lui-même.

Les établissements où l'on travaille le plomb, et ses composés, doivent être vastes, bien aérés et munis d'un appareil de ventilation convenable ; ces dispositions sont surtout indispensables pour les ateliers d'épluchage et de battage. Les bluttoirs doivent être isolés et recouverts d'un bâtis en planches hermétiquement clos ; dans les fonderies, les chaudières seront placées sous des cheminées ayant un tirage puissant ; pendant l'embarrillage il faut que la partie supérieure du tonneau soit couverte, au moment où l'on secoue celui-ci, afin de tasser la marchandise.

Les ouvriers doivent être soumis à une surveillance attentive et à des règles sévères. On recommande l'emploi de pantalons larges, serrés à la partie inférieure des jambes, de blouses serrées au cou et fixées par une ceinture, et celui de gants. Ces vêtements de travail doivent être déposés chaque fois que l'ouvrier quitte l'atelier, soit pour prendre ses repas, soit pour regagner son domicile ; on les époussetera avec soin chaque jour, et on les lavera souvent. Un moyen fort efficace consiste à placer une serviette mouillée au-devant de la bouche et du nez, ou même à couvrir le visage d'un masque fort ingénieusement construit par M. Paulin ; mais les ouvriers refusent, en général, de se soumettre à ces précautions ; il est déjà fort difficile d'obtenir d'eux les soins d'une exacte propreté, et, en particulier, de se laver les mains et le visage plusieurs fois par jour, et principalement à l'heure des repas. Les excès alcooliques et vénériens doivent être rigoureusement proscrits ; la nourriture sera suffisante et saine. La rigoureuse application de tous ces préceptes peut, sinon faire entièrement disparaître les accidents plombiques, du moins les rendre rares et peu graves, ainsi que le prouvent les résultats obtenus, à cet égard, par des fabricants de Moulins-Lille, M. Th. Lefebvre et M. Poëlman, et par M. Bezançon, à Ivry.

Suivant M. Demesmay, l'ingestion, plusieurs fois répétée chaque jour, d'un verre de lait, est un préservatif très-efficace. M. Gendrin a attribué la même puissance à la limonade sulfurique, mais l'expérience n'a point justifié ses assertions. M. Mialhe recommande les boissons hydrosulfureuses, les lotions et les bains sulfureux, l'abstention, aussi complète que possible, du sel de cuisine. Les laxatifs ont aussi été préconisés, mais leur action n'est pas toujours favorable.

### Du zinc.

En 1845, M. Blandet se proposa d'étudier les effets du zinc sur l'organisme, et il fut conduit à établir qu'aucun phénomène morbide ne se manifeste dans les fabriques de zinc pur, parce que la température y est inférieure au degré nécessaire à la volatilisation du métal, mais que des accidents plus ou moins graves, au contraire, se montrent dans les établissements où le zinc est allié au cuivre, parce que la température y est portée à 1200 ou 1500°.

Il résulterait, des recherches de M. Blandet, que quand l'atelier de fonderie est bien clos, et que le vent rabat la vapeur de la fonte, des accidents se produisent, et qu'ils sont d'autant plus fréquents et plus sérieux, que la proportion du zinc, entrant dans l'alliage, est plus considérable.

Les effets produits par le zinc seraient les suivants :

Anorexie, douleur à l'épigastre, nausées et parfois vomissements, courbature et faiblesse générales, douleurs contuses dans les membres; céphalalgie fixe entre les tempes, parfois des bourdonnements d'oreilles qui durent toute la nuit; accès fébrile caractérisé par un frisson de une à trois heures et plus, suivi d'une sueur froide; dyspnée, toux, délire, hallucinations de l'ouïe et du toucher.

La courbature métallique, selon M. Blandet, finit par laisser, à la longue, des traces profondes dans l'organisme; les fondeurs et les mouleurs deviennent généralement asthmatiques entre trente-cinq et quarante ans.

Ces accidents frappent les ouvriers de tous les âges, mais de préférence, cependant, les apprentis; leur durée est, en général, de vingt-quatre à quarante-huit heures.

M. Bouvier a observé, chez un ouvrier employé à l'embarrillage du

blanc de zinc, une affection apyrétique caractérisée par de l'inappé-
tence, des vomissements bilieux et de violentes coliques avec constipation. MM. Landouzy et Maumené assurent que la substitution du fil
de fer zincé au fil de fer ordinaire dans le ficelage des vins de Champagne, a produit, chez les ouvriers, un goût de poussière sucrée, de l'angine, de la stomatite, de la salivation, des frissons, du malaise général,
des coliques, de la diarrhée ou de la constipation. Ces accidents résul-
teraient de l'oxydation de la couche superficielle du zinc, de la séparation de cet oxyde, sous forme de poussière, pendant la manutention des
fils, et de l'absorption de cet oxyde.

La nocuité du zinc a été contestée par MM. Guérard, Flandin et
Chevallier.

M. Guérard pense que les accidents observés par M. Blandet doivent être rapportés à une congestion cérébrale, à un embarras gastrique, auxquels le zinc est resté étranger.

M. Flandin a pratiqué, pendant trente jours de suite, sur des chiens
dont la peau avait été dénudée de ses poils, des frictions avec une pommade faite à parties égales d'axonge et de zinc, et il n'a observé aucun
trouble dans la santé de ces animaux. Des frictions semblables avec
une pommade renfermant de la céruse amènent promptement, au contraire, le dépérissement et la mort.

M. Sorel, qui, depuis quinze, ans emploie un grand nombre d'ouvriers au broyage et au tamisage du zinc, n'a jamais eu l'occasion
d'observer, parmi eux, la moindre indisposition qui pût être attribuée
à leur travail.

Dès 1835, M. Leclaire, fabricant à Paris, revenant à une proposition faite, il y a quarante ans, par Guyton de Morveau et renouvelée
par MM. Mollerat et Lassaigne, a substitué le blanc de zinc au plomb
dans la préparation des couleurs, afin de soustraire les ouvriers aux
maladies saturnines, et il a montré depuis, en 1844 et 1849, que le
blanc de zinc peut être mis en usage, soit pour le bâtiment, soit pour
les tableaux, soit pour la peinture à l'huile, soit pour celle à la colle
ou au vernis, pour l'aquarelle, la gouache et le lavis ; on peut aussi
s'en servir dans la fabrication des papiers lissés, des cartes dites de
porcelaine ; pour remplacer le mastic au minium destiné à luter les
chaudières et les machines à vapeur: pour préparer un blanc de fard
coloré par le carmin ; enfin, il est probable qu'on pourra s'en servir
dans la fabrication des dentelles dites de Bruxelles.

Ces innovations industrielles soulevaient une importante question
d'hygiène publique, et elles ont été le point de départ de nombreuses
recherches.

M. Chevallier, après s'être livré à une enquête minutieuse, après avoir interrogé les ouvriers et recueilli le témoignage de M. le docteur Bossu, médecin de l'établissement de M. Leclaire, déclarait, en 1849, que les couleurs au blanc de zinc ne produisent aucun accident, ni sur les broyeurs, ni sur les peintres. Chez M. Simonet, qui fond principalement des objets d'ornementation en cuivre, dans lesquels le zinc entre dans la proportion de 20 à 25 0/0, jamais aucun accident n'a été observé depuis trente-six ans.

M. Gaultier de Claubry assure également avoir constaté l'innocuité des préparations de zinc, et M. Bouchut l'a confirmée, en partie, dans un mémoire récent et fort bien fait.

M. Bouchut établit, d'abord, que, si le blanc de zinc ne peut être employé, sans quelques inconvénients, dans la peinture historique, il n'en est pas de même, quant à la peinture en bâtiments, où il l'emporte, au contraire, à tous égards, sur le blanc de plomb. Il montre ensuite que sur 212 ouvriers, représentant 37,152 journées de travail, on n'a pas observé un seul cas de maladie grave.

Les phénomènes cadmiques, dit M. Bouchut, n'ont pas de gravité et n'empêchent pas les ouvriers de reprendre leur travail du lendemain. Ils se montrent presque exclusivement chez les ouvriers du four, et se développent moins par l'absorption de la poussière d'oxyde de zinc, que par celle des vapeurs invisibles du métal en complète fusion. Ils se produisent d'une manière intermittente, finissent même avec le temps par ne plus apparaître, et sont caractérisés par une courbature assez forte, surtout prononcée dans les cuisses, et accompagnée d'un peu de céphalalgie et de fièvre nocturne.

Quelques ouvriers, au moment où ils respirent la poussière, sont pris d'une toux de peu de durée, provoquée plutôt par la poussière, en sa qualité de corps étranger, que par l'oxyde de zinc en tant que corps métallique.

Plusieurs ouvriers ont présenté de l'agitation nerveuse nocturne, fébrile ou apyrétique, une sorte de gaieté ou d'ivresse passagère, un peu d'exaltation de l'intelligence, des bluettes; mais ces accidents sont de courte durée, n'ont rien de dangereux, n'obligent pas les ouvriers à suspendre leur travail, et cessent de se montrer quand le corps est habitué aux manipulations de l'usine.

Beaucoup d'ouvriers accusent des démangeaisons dans certaines parties du corps, sous les ongles et au bout des doigts, au scrotum; mais quelques soins de propreté suffisent pour les prévenir ou les faire disparaître.

Enfin, après avoir rappelé les expériences de M. Flandin, M. Bouchut combat encore l'intoxication cadmique en montrant qu'Alibert, MM. Rayer, Trousseau et lui-même ont prescrit l'oxyde de zinc à la dose de 1 à 6 gram. par jour, sans que jamais on ait observé le plus léger phénomène *d'intoxication cadmique.*

Mais si l'oxyde de zinc peut être considéré comme non délétère, en est-il de même de l'acétate, du sulfate, du chlorure et des autres préparations solubles de zinc? M. Bouchut n'hésite pas à répondre par la négative; pour lui, tous ces composés sont toxiques et peuvent donner lieu à une *intoxication zincale* plus ou moins grave; à faible dose, ils sont irritants, émétiques et purgatifs; à une dose un peu plus élevée, ils produisent des accidents mortels; c'est à l'absorption d'une poussière *d'acétate de zinc* qu'il faut rapporter les accidents observés et décrits par MM. Landouzy et Maumené. M. Orfila a démontré que la limaille de zinc, donnée aux chiens à forte dose, ne tarde pas à les faire périr, et la mort résulte sans nul doute de la transformation du métal, et de sa conversion en sel soluble par les acides de l'estomac. M. Mialhe proteste contre cette doctrine; pour lui, les composés solubles étant nuisibles, l'oxyde de zinc doit l'être au même degré, et à cet égard il n'existe aucune différence entre le zinc et le plomb.

M. Bouchut termine son mémoire par les conclusions suivantes :

L'oxyde blanc de zinc est une substance utile aux arts, qui forme la base d'une peinture murale, éclatante, solide et inaltérable, infiniment supérieure à la peinture au blanc de plomb.

La préparation est facile, rapide et d'un prix égal à celle de la céruse.

Son emploi est plus économique, car au même prix de vente, la même quantité, en poids, couvre un tiers de plus en surface.

La fabrication n'entraîne aucun de ces dangers qu'on observe dans les fabriques de céruse, et les phénomènes morbides qu'elle peut faire naître, sont éphémères, sans aucune gravité, et incapables de causer la mort.

Ces propositions ont été vérifiées et confirmées par une commission académique, dont M. Chevallier a été le rapporteur, et la question est sur le point de recevoir une solution officielle si, comme on l'assure, le gouvernement se dispose à interdire la fabrication du blanc de céruse au profit de celle du blanc de zinc.

Cette mesure, messieurs, serait une nouvelle preuve de l'heureuse action que les gouvernements sont appelés à exercer sur l'hygiène publique, la santé et le bien-être des classes pauvres et laborieuses. Si une expérience, pratiquée sur une large échelle, confirme les avantages industriels et sanitaires attribués au blanc de zinc, M. Leclaire aura des droits sérieux à la reconnaissance publique, pour les louables efforts auxquels il s'est livré pendant dix-sept ans dans le but de sauvegarder la santé des populations ouvrières qui, chaque année, payent un si large tribut aux influences délétères des émanations plombiques.

Nous dirons, quant à nous, que l'innocuité du blanc de zinc ne nous paraît être ni complète, ni suffisamment démontrée ; mais il est constant que l'intoxication cadmique ou zincale est infiniment moins grave que l'intoxication saturnine, et c'est là un motif suffisant pour substituer l'emploi industriel du blanc de zinc à celui du blanc de plomb.

## Du cuivre.

Des opinions contradictoires ont été professées, pendant longtemps, touchant l'action du cuivre sur l'organisme.

Tandis que Dubois et Combalusier attribuaient au cuivre des effets désastreux et une influence évidemment exagérée ; tandis que Ramazzini, Mérat, M. Patissier, traçaient une description moins sombre, mais encore fort triste des maladies cuivreuses, Bordeu, Christison, Guersant, MM. Chomel, endrin, Londe, etc., soutenaient, d'une manière à peu près absolue, l'innocuité des émanations cuivreuses, prétendaient que le cuivre pur ne donne jamais lieu à des accidents, et que ceux-ci ne se manifestent que lorsque le cuivre est allié à quelque autre métal, tel que plomb, mercure, arsenic, etc.

En 1839, M. Tanquerel des Planches, dans son Traité des maladies saturnines, admit formellement l'existence de la colique de cuivre, et lui assigna pour principaux caractères : une douleur comprenant tout l'abdomen et augmentée par la pression ; un dévoiement constitué par des selles abondantes, glaireuses, verdâtres, parfois accompagnées d'épreintes ; des nausées et des vomissements, ne se montrant, d'ailleurs, que rarement.

En 1843, M. Chevallier désirant fixer la science sur ce point important d'hygiène et de pathologie, interrogea MM. Piédoye et Baudry, médecins à Villedieu-les-Poëles, où l'on travaille le cuivre en grand ; mais les réponses qu'il obtint ne furent pas de nature à élucider la question.

En 1845, M. Blandet, après avoir constaté que le cuivre et la soudure des fabricants de bronze ne contiennent pas de plomb, que le bain de plomb qui, suivant M. Gendrin, est jeté sur le cuivre en fusion, n'est jamais mis en usage, et que c'est à tort, par conséquent, que l'on avait attribué au plomb les accidents observés chez certains ouvriers en cuivre, M. Blandet assura que la colique de cuivre est beaucoup plus fréquente que la colique de plomb, puisqu'on peut la considérer comme une maladie professionnelle, qui n'épargne aucun ouvrier ; moins grave que cette dernière, dit-il, elle ne conduit que rarement l'ouvrier à l'hôpital, mais elle ne lui occasionne pas moins des souffrances, et le force souvent à suspendre son travail pendant plusieurs jours.

Suivant M. Blandet, les tourneurs, monteurs, fondeurs, ciseleurs, limeurs, polisseurs, mouleurs, plaqueurs en cuivre ; les chaudronniers, les bronziers, sont fréquemment atteints de coliques qui ont une durée ordinaire de 24 à 48 heures, mais quelquefois de 3, 4, 7, 15 jours, et parfois davantage ; ils sont aussi sujets à un coryza particulier, dû aux poussières qu'ils inspirent, à la bronchite, aux tubercules et à l'asthme. Ces assertions furent acceptées et reproduites par M. Lévy, dans son *Traité d'hygiène*.

Les individus qui manient habituellement l'argent, les changeurs, les employés de la Banque, les payeurs, seraient également atteints de coliques cuivreuses.

En 1847, M. Chevallier recueillit des renseignements qui lui permirent d'affirmer que, non-seulement les ouvriers qui travaillent le cuivre ne sont exposés à aucune maladie professionnelle, mais encore que ceux qui préparent le vert-de-gris, soit à l'état humide, soit à l'état sec, n'éprouvent aucun accident, si ce n'est parfois un picotement désagréable aux yeux, dans les narines et dans le gosier. Les peintres ne paraissent pas être incommodés davantage, par l'emploi des couleurs au vert-de-gris.

En 1850, MM. Chevallier et Boys de Loury ont entrepris une enquête fort étendue, dont il me reste à vous faire connaître les résultats.

MM. Requin et Sandras, qui ont été pendant plusieurs années médecins de l'Hôtel-Dieu annexe, où l'on reçoit une grande quantité d'ouvriers en cuivre, n'ont jamais observé aucun accident ; M. Vasseur, qui a été pendant dix ans médecin de la société fondée par les ouvriers fondeurs et monteurs, M. Noiret, qui a été pendant 7 ans médecin de l'association des bronziers, sont également arrivés à des résultats négatifs ; les principaux fondeurs et fabricants de bronze de Paris, MM. Eck et Durand, Dénière, Journeux, Feuchère, Marcaille, Vittoz, n'ont jamais observé chez leurs ouvriers, depuis 40 ou 50 ans, des accidents qu'ils aient pu rattacher au cuivre ; les maladies cuivreuses ne se sont pas montrées depuis 20 ans parmi les ouvriers employés aux usines d'Imphy (Nièvre) où l'on fond le cuivre en grand ; depuis 28 ans, parmi ceux qui travaillent à la fonte des monnaies à

Lille et à Paris ; parmi ceux qui, à l'arsenal, fabriquent les capsules de guerre.

Les chaudronniers de Durfort aspirent par la bouche et par le nez une si grande quantité de découpure de cuivre, qu'ils sont obligés de cracher et de rejeter le vert-de-gris dont leur bouche et leur gosier sont souvent remplis ; ils absorbent tant de métal, que leurs os en deviennent verdâtres ou bleuâtres, les os du sternum étant visiblement plus colorés que ceux de tout le reste du corps ; les cheveux sont colorés en vert, l'urine contient du cuivre, en un mot, les ouvriers sont, pour ainsi dire, saturés de cuivre, et cependant, le docteur Millon a constaté qu'ils ne sont point sujets à des maladies particulières qu'on puisse rapporter à leur profession. Dans l'espace de six ans il n'a observé que deux cas de maladie, et encore les attribue-t-il à ce que les sujets avaient bu de l'eau de la mine, contenant un sel de cuivre en dissolution.

De tous ces faits, MM. Chevallier et Boys de Loury concluent, que l'inspiration de particules cuivreuses est parfaitement innocente, que les symptômes, très-divers d'ailleurs, qui ont été assignés à la colique cuivreuse, sont dus tantôt à la fatigue, à la chaleur, causes qui les font naître dans presque toutes les professions pénibles ; tantôt à des excès de tous genres et spécialement à l'ivrognerie ; tantôt à la présence de l'arsenic, qu'on trouve allié à la plupart des cuivres ; tantôt enfin, non pas au cuivre métallique, mais à ses oxydes ou à l'un des sels qui en proviennent.

Nous ajouterons que depuis plusieurs années le sulfate de cuivre est administré comme vomitif à doses assez élevées, et que jamais il n'a donné lieu à des accidents quelconques, et encore moins à la colique cuivreuse.

Tels sont, messieurs, les documents que possède la science, sur les effets produits par le cuivre sur l'organisme ; vous jugerez, comme moi, que les probabilités sont en faveur de l'innocuité ; mais la question n'est pas définitivement jugée, et aujourd'hui encore on peut répéter avec M. Blandet, si dans un cercle médical quelqu'un proposait cette question : Existe-t-il une colique de cuivre ou une maladie sévissant sur les ouvriers qui travaillent ce métal ? à coup sûr une moitié de l'assemblée se léverait pour, et l'autre contre l'existence d'une telle colique.

### De l'arsenic.

Les ouvriers qui sont exposés aux émanations arsenicales, sont ceux qui travaillent à la fabrication des couleurs pour lesquelles on emploie de l'arsenic, au grillage des minerais de cuivre et de cobalt, aux papiers peints, au chaulage des blés, etc. Les bougies dites stéariques contiennent 5 centigr. d'acide arsénieux par bougie.

Le vert de Schweinfurt, qui est un composé, à parties égales, d'acétate de cuivre et d'acide arsénieux, est souvent employé dans la fabrication des papiers peints. Suivant M. Blandet, les ouvriers qui sont occupés à tamiser le vert sec, à imprimer les fonds, à foncer, à satiner, à détacher avec la brosse la poussière d'acide arsénieux pour polir les imprimés, sont exposés à une intoxication arsenicale qui présente deux degrés.

Le degré le plus intense est caractérisé par du coryza, de la sputation, un gonflement des régions nasale, naso-labiale et orbitaire; ces parties sont empâtées, luisantes et se couvrent d'une éruption pustuleuse, papuleuse ou vésiculeuse, qui apparaît également sur le scrotum, la verge, le gland, les grandes lèvres; les papules arsenicales ont une teinte cuivreuse, et parfois il se forme des ulcérations et des croûtes qui ressemblent aux formes syphilitiques analogues. Les accidents qui se montrent vers les organes génitaux doivent être attribués au contact des mains; les paupières sont le siége d'un picotement très-incommode; il existe de la céphalalgie, de l'anorexie, de la faiblesse générale, des coliques violentes.

Dans le degré le plus léger, on n'observe que le coryza, la sputation, un léger œdème du pourtour des lèvres, et l'éruption.

Ces accidents ne sont jamais mortels, mais ils ont parfois une durée de quinze jours.

M. Chevallier, pour contrôler les assertions de M. Blandet, s'est mis en rapport avec un grand nombre de fabricants de vert arsenical et de papiers peints, et voici quels ont été les résultats de son enquête :

Les ouvriers qui préparent le vert arsenical, présentent parfois des accidents caractérisés par une éruption qui se montre sur divers points du corps, et notamment sur les parties génitales; par un gonflement de la tête, des mains, des cuisses; par des douleurs très-fortes, ressenties sous les ongles qui deviennent violacés. Ces accidents sont très-rares, car, dix des principaux fabricants de Paris ne les ont observés que deux fois, dans une période de dix à quinze ans.

Les ouvriers qui foncent et qui impriment le papier, présentent parfois des éruptions au visage, aux mains, aux narines; mais on doit dire, cependant, que les fabricants ne sont point unanimes sur ce point. Dans tous les cas, ces accidents sont rares et peu graves. On peut en dire autant des ouvriers satineurs.

Il résulte, en résumé, des recherches de M. Chevallier, que les ouvriers en papiers peints présentent, en effet, parfois, quelques-uns des accidents décrits par M. Blandet; mais que ce médecin en a beaucoup exagéré la fréquence et la gravité, ce qui s'expliquerait, si, comme l'assurent MM. Cazenave et Guérard, il a plusieurs fois rattaché à l'arsenic des syphilides, des acnés, des herpes labialis, etc.

Quoi qu'il en soit, il suffit que des accidents puissent se produire, pour qu'il soit prescrit de prendre toutes les mesures capables de mettre les ouvriers à l'abri des maladies arsenicales.

La fabrication du vert arsenical doit être exécutée dans des locaux vastes et aérés; au moment de la dissolution de l'acide arsénieux dans l'eau, l'ouvrier, qui agite le mélange, doit avoir les mains couvertes de gants épais; une propreté extrême est de rigueur; les mains et le visage doivent être soigneusement lavés après le travail; il faut avoir soin de faire dissoudre complétement l'acide arsénieux avant de le mêler au verdet, afin que le vert de Schweinfurt ne contienne pas d'acide arsénieux libre, pouvant être mêlé à l'air atmosphérique, par les opérations du brossage et du satinage; il serait bon que les satineurs eussent sur la figure une serviette mouillée ou un masque; une jarretière élastique, serrant le pantalon au-dessus des genoux, et ce qui vaut mieux encore, des pantalons à pieds; les ouvriers ne doivent pas être employés plus de trois ou quatre jours de suite à la même opération, ou même plus d'une journée lorsqu'il s'agit du satinage, et il est fort utile de leur faire prendre souvent des bains simples ou hydrosulfureux.

On donne le nom de *chaulage* à une opération chimique exécutée par les agriculteurs dans le but de détruire, dans la semence du blé, les germes d'une plante parasite appelée *uredo* par les botanistes.

On ne connaît pas précisément l'époque à laquelle le chaulage fut introduit dans la pratique de l'agriculture; vers le milieu du siècle dernier, Tillet, ayant été chargé par le gouvernement de rechercher les moyens les plus propres à prévenir et à combattre la maladie du blé, proposa de tremper le grain dans une lessive faite avec de la cendre et de la chaux vive, et ce procédé fut adopté par un grand nombre d'agriculteurs intelligents; mais bientôt d'autres moyens furent préconisés, et l'on substitua au chaulage à la chaux d'autres substances plus ou moins dangereuses, telles que : l'arsenic, le sublimé corrosif, le vert-de-gris, etc.

En 1791, l'abbé Texier fit connaître le résultat de recherches continuées pendant quatre années, et d'expériences faites avec un grand nombre d'agents différents, tels que : les acides sulfurique, nitrique et hydrochlorique étendus d'eau; les acides oxalique, citrique; l'ammo-

18

niaque, l'éther sulfurique, les sulfates de cuivre et de fer, le sulfate de soude, le carbonate, le sulfate et l'acétate de potasse. M. Texier ne mentionne point l'*arsenic* et se prononce, comme Tillet, en faveur du chaulage à la chaux; mais déjà en 1803, Dutour s'est élevé contre le chaulage à l'arsenic dont l'usage, depuis cette époque, s'est répandu de plus en plus dans les campagnes.

Cadet-Gassicourt signala de nouveau le danger du chaulage par l'arsenic, et bientôt on reconnut que la mise en pratique de ce procédé donne lieu, chez les semeurs, à des coliques et à divers accidents plus ou moins graves. De la semence chaulée à l'arsenic ayant été mélangée par mégarde à du blé porté au moulin, plusieurs personnes mangèrent du pain fait avec ce blé et furent gravement indisposées; il en fut de même, pour des personnes ayant mangé du pain fait avec du blé qui avait été renfermé dans un sac ayant contenu des semences chaulées à l'arsenic; des bestiaux, des volailles ont péri pour avoir mangé des semences de cette espèce; enfin, la présence dans les fermes d'arsenic destiné au chaulage est une occasion d'erreurs ou de tentatives criminelles, qui ont donné lieu à un assez grand nombre d'empoisonnements.

En 1844, M. Chevallier a soumis la question du chaulage à un examen approfondi, et il est résulté de ses recherches que si le chaulage est indispensable pour combattre la carie du blé, l'emploi de l'arsenic n'est nullement nécessaire, et qu'on peut substituer à cette substance dangereuse la chaux, mélangée de sel marin, le sulfate de soude, et d'autres substances tout aussi efficaces et non toxiques.

### Du mercure.

Faraday et Colson ont démontré que le mercure se volatilise à une basse température, car ayant plongé des lames d'or et de cuivre dans l'air d'un flacon qui contenait du mercure, ils constatèrent qu'il s'était formé un amalgame à leur surface. M. Duméril assure qu'on a recueilli du mercure métallique par le grattage des murs d'une salle de vénériens soumis au traitement mercuriel. Dans les hôpitaux de vénériens, les élèves en médecine, les infirmiers ressentent souvent les effets de la vaporisation du mercure.

Les professions qui exposent les ouvriers à la funeste influence du mercure, sont celles de mineurs, d'argenteurs, de doreurs, de miroitiers, d'étameurs de glaces, de constructeurs de baromètres, de préparateurs de pommade mercurielle, de chapeliers, de fabricants de capsules au fulminate de mercure, de metteurs en œuvre, d'ouvriers employés au sécrétage des poils, etc.

Les accidents produits par les émanations mercurielles sont nombreux et peuvent acquérir une très-grande gravité. Ceux qui se manifestent en premier lieu sont : la stomatite mercurielle, le ramollissement des gencives, la salivation, la chute des dents; des ulcérations d'apparence vénérienne se forment dans la gorge; il survient des gangrènes, des hémorrhagies.

Un des phénomènes les plus remarquables et les plus caractéristiques est un tremblement convulsif, chronique, d'apparence choréique connu sous le nom de *tremblement mercuriel* ou de *tremblement des doreurs*.

Le tremblement mercuriel se déclare quelquefois subitement, mais le plus ordinairement il est graduel. Les membres supérieurs deviennent moins sûrs, ils vacillent, puis ils frémissent, et enfin ils tremblent; le tremblement peut devenir général, convulsif et rendre impossible la locomotion, la mastication, le travail des mains, en un mot toute action musculaire. Plus tard peuvent apparaître la perte de connaissance momentanée, l'insomnie, le délire.

Les contractions musculaires spasmodiques qui constituent le tremblement mercuriel se font avec une grande promptitude, mais non en un seul temps. Ainsi le malade qui veut plier le bras ne peut y parvenir d'une seule fois; il y aura deux ou trois saccades rapides qui entraveront la flexion et donneront lieu au tremblement. Certains malades ne peuvent porter à la bouche ni liquide, ni aliments solides sans les renverser, sans se heurter et se meurtrir le visage; ils sont obligés de manger à la manière des quadrupèdes; ordinairement on les fait manger comme des enfants.

M. Burdin a connu un malade qui ne pouvait descendre un escalier qu'à reculons et sur les mains, tant ses jambes se contractaient d'une manière désordonnée.

Souvent la langue est aussi agitée par des mouvements convulsifs, qui rendent la parole très-difficile et très-inintelligible.

Ettmüller a vu le tremblement être remplacé, au bout d'un certain temps, par la paralysie. Parfois les sens s'émoussent et se perdent. Fernel a vu un malade devenir sourd et aveugle ; l'intelligence s'affaiblit, se perd, et les sujets tombent dans un état d'idiotisme, dont rien ne peut les tirer.

Tous les auteurs signalent les accès de dyspnée, de suffocation; beaucoup de malades deviennent asthmatiques.

Lorsque l'ouvrier n'est point soustrait à l'influence mercurielle, il tombe dans un état cachectique, chloro-anémique fort grave.

La question de savoir si les émanations mercurielles donnent naissance à des altérations du systèmes osseux, a été fort controversée ; Hunter, MM. Trousseau, Ricord, se prononcent pour la négative ; beaucoup d'observateurs signalent la nécrose des maxillaires.

Les professions mercurielles exercent sur la santé et sur la vie des ouvriers une influence extrêmement remarquable ; Fallope assure que les mineurs ne peuvent pas travailler plus de 3 ans ; Ettmüller a vu survenir des accidents graves après 4 mois de travail ; enfin, on assure que dans les mines de Fréjus ils se montrent après 6 heures.

En 1810, des vessies contenant du mercure ayant laissé échapper le métal à bord d'un vaisseau anglais, dans l'espace de trois semaines deux cents hommes furent affectés de salivation, d'ulcérations à la bouche et à la langue, de paralysies partielles, de diarrhées.

Pendant longtemps les étameurs de glaces ont été décimés par une mortalité effrayante ; à la manufacture de glaces de Paris, les ouvriers n'étament qu'une fois par semaine, et il n'y a pas d'exemple, selon M. Londe, qu'un miroitier ait exercé sa profession pendant plus de douze ans.

Les doreurs sont également sujets à des accidents fort graves, auxquels sont venus les soustraire les procédés de dorure et d'argenture galvaniques ; admirable conquête de la chimie moderne, non moins profitable à l'industrie qu'à la santé d'une nombreuse population ouvrière.

### De l'iode, du brôme, du chlore et du soufre.

Il résulte des recherches de M. Chevallier, que les ouvriers qui travaillent à l'extraction de l'iode et du brôme ne sont pas, comme quelques personnes l'avaient prétendu, exposés à des accidents graves et même à la perte de la vie. Les opérations se font dans des vases hermétiquement clos, et ce n'est que très-rarement que l'ouvrier est exposé aux vapeurs d'iode ; cependant, lorsqu'on retire l'iode sublimé du récipient, il arrive parfois que les ouvriers éprouvent un larmoiement très-intense, de la toux, un léger mal de tête et un commencement de coryza. Encore n'est-il pas sûr qu'il ne faille pas attribuer ces accidents, non à l'iode, mais au chlore.

Le brôme fait éprouver quelquefois un resserrement de poitrine très-marqué et un malaise général plus ou moins prononcé, mais aucun phénomène morbide grave n'a été indiqué par les auteurs.

Indépendamment des émanations dont nous vous avons parlé, l'air atmosphérique peut encore être vicié par des vapeurs de chlore, d'acide hydrochlorique et d'acide sulfureux. Les professions qui exposent les ouvriers à ces émanations sont, pour le chlore, celles de fabricants de produits chimiques, d'eau de javelle, et de blanchisseuse ; pour l'acide sulfureux, celles de fabricants d'allumettes sulfureuses, d'affineurs d'or et d'argent, de blanchisseuses des étoffes de soie et de laine.

L'action de toutes ces émanations se traduit principalement par du larmoiement et une irritation plus ou moins vive de la conjonctive ; par du coryza, de la toux, de la dyspnée, en un mot par les phénomènes qui accompagnent l'irritation de la muqueuse oculaire et pulmonaire ; mais lorsque le dégagement de ces vapeurs est très-considérable, une asphyxie complète, ou plutôt un empoisonnement mortel, peut en être la conséquence.

MM. Braconnot et Simonin, sans avoir pu arriver à une certitude complète, sont portés à croire que les fabricants de produits chimiques, exposés à une atmosphère chargée d'acides sulfurique et chlorhydrique, sont sujets à la perte des dents, à des ophthalmies purulentes et à des affections pulmonaires.

———

*Bibliographie.*

DUBOIS. *Non ergo colicis figulis venæ sectio.* Paris, 1751.

BORDEU. *Rech. sur la colique de Poitou.* In *OEuvres complètes.* Paris, édit. de 1818, t. II, p. 485.

COMBALUSIER. *Obs. et réflex. sur la colique de Poitou.* Paris, 1761.

MÉRAT. *Dissert. sur la colique métallique.* Paris, 1804.

BRÉCHOT. *Mém. sur les accidents résultant de la fabrication de la céruse.* In *Ann. d'Hyg.* 1834, t. XII, p. 72.

CHEVALLIER. *Obs. sur les maladies qui se font remarquer chez les imprimeurs.* In *Ann. d'Hyg.* 1835, t. XIII, p. 304. — *Rapport sur les maladies que contractent les ouvriers qui travaillent dans les fabriques de céruse.* In même recueil. 1838, t. XIX, p. 5. — *Sur l'emploi du carbonate de plomb, dans la préparation des dentelles dites de Bruxelles.* In même recueil. 1847, t. XXXVII, p. 5. — *De la fabrication du blanc de céruse.* Ibid. 1852, t. XLVII, p. 314.

DALMENESCHE. *Obs. sur les causes de la colique de plomb, chez les tisserands à la Jacquard.* In même recueil. 1842, t. XXVII, p. 205.

TANQUEREL DES PLANCHES. *Traité des maladies de plomb.* Paris, 1839.

MIALHE. *Mém. sur les émanations de plomb.* Paris, 1844.

MELSENS. *Mém. sur l'emploi de l'iodure de potassium, contre les affections saturnines et mercurielles.* In *Ann. de ch. et de phys.* 1849, t. XXVI, p. 215.

GUÉRARD. *Sur les effets des vapeurs de zinc.* In *Ann. d'Hyg.* 1845, t. XXXIV, p. 224.

GAULTIER DE CLAUBRY. *De la substitution des composés de zinc, aux composés de plomb dans la peinture.* In *Ann. d'Hyg.* 1848, t. XL, p. 121.

CHEVALLIER. *Applications diverses du zinc.* In même recueil. 1849, t. XLI, p. 464. 1850, t. XLIV, p. 232.

BOUCHUT. *Mém. sur l'industrie et l'hygiène de la peinture au blanc de zinc.* In *Ann. d'Hyg. publique.* 1852, t. XLVII, p. 5.

CHEVALLIER. *Rapport à l'Académie nationale de Médecine sur le Mém. de M. Bou-chut*. Ibid., p. 55.

RICHELOT. *De la substitution du blanc de zinc au blanc de plomb dans l'industrie et dans les arts*. In *l'Union médicale*. 1852, n°ˢ 68, 69, 71, 73 et 74.

COULIER. *Question de la céruse et du blanc de zinc envisagés sous les rapports de l'hygiène et des intérêts publics*. Paris, 1852.

BLANDET. *Rech. sur les maladies produites par le cuivre et par le zinc*. In *Journ. de Méd*. 1845, t. III, p. 68. — *Du délire produit par l'inspiration des vapeurs d'oxyde de zinc*. In *Ann. d'Hyg*. 1845, t. XLIV, p. 222.

CHEVALLIER. *Note sur la santé des ouvriers qui travaillent le cuivre*. In *Ann. d'Hyg*. 1843, t. XXX, p. 258. — Ibid. 1847, t. XXXVII, p. 395. — *Note sur les ouvriers qui prépa-rent le vert-de-gris*. Ibid. 1847, t. XXXVII, p. 392.

TANQUEREL DES PLANCHES. *De la colique de cuivre*. In *Journ. de Méd*. 1845, t. III, p. 146.

CHEVALLIER et BOYS DE LOURY. *Mém. sur les ouvriers qui travaillent le cuivre et ses alliages*. In *Ann. d'Hyg*. 1850, t. XLIII, p. 337. T. XLIV, p. 27.

CHEVALLIER. *Du chaulage des grains par des substances toxiques, de ses inconvé-nients et de ses dangers*. In *Ann. d'Hyg*. 1844, t. XXI, p. 364.

BLANDET. *Mém. sur l'empoisonnement externe produit par le vert de Schweinfurt*. In *Maladies des professions insalubres*. Paris, 1845.

CHEVALLIER. *Essai sur les maladies qui atteignent les ouvriers qui préparent le vert arsenical*, etc. In *Ann. d'Hyg*. 1847, t. XXXVIII, p. 56.

COLSON. *Rech. sur l'action du mercure*. In *Arch. génér. de méd*. 1826, t. XII, p. 68.

CHEVALLIER. *Sur la santé des ouvriers qui manipulent le fulminate de mercure*. In *Ann. d'Hyg. publ*. 1844, t. XXXII, p. 322.

SAUDERET. *La dorure au moyen de la pile est-elle plus salubre que la dorure au mercure?* In *Ann. d'Hyg. publ*. 1847, t. XXXVIII, p. 457.

CHEVALLIER. *Note sur les influences de l'iode et du brôme, sur les ouvriers qui pré-parent ces substances*. In *Ann. d'Hyg. publ*. 1842, t. XXVII, p. 313.

BRACONNOT et SIMONIN. *Note sur les émanations des fabriques de produits chimiques*. In *Ann. d'Hyg. publ*. 1848, t. XL, p. 128.

---◦◉◦---

# Seizième Leçon.

Des viciations de l'air par le phosphore, le gaz nitreux, le bitume asphaltique, le tabac et les poussières inertes : silex, houille, coton, soie, laine, crins.

*De diverses viciations de l'atmosphère* (suite).

Du phosphore.

Depuis quelques années, et grace surtout à l'invention des mastics chimiques ainsi que des machines ingénieuses qui permettent à un seul homme de préparer jusqu'à 1,200,000, et même 1,800,000 tiges d'allumettes par jour, la fabrication des allumettes a pris un dévelop-pement qui la place, aujourd'hui, au nombre des plus importantes in-dustries. Selon M. Th. Roussel on peut évaluer à 4,000 le nombre des ouvriers, presque tous femmes ou enfants, qui exercent cette profession à Paris seulement, et des fabriques considérables se sont élevées dans presque toutes les grandes villes de France. En Allemagne, cette industrie a atteint des proportions beaucoup plus vastes encore.

Les mastics chimiques contiennent du chlorate de potasse et du phosphore dans des proportions qui varient ; M. Payen a donné les formules suivantes pour les deux principales espèces de mastics :

| MASTIC A FROTTEMENT ORDINAIRE. | | Id. SANS BRUIT. |
| --- | --- | --- |
| Chlorate de potasse. . . | 3  kilogr. | 0,8 kilogr. |
| Gomme arabique. . . . | 2,5 | 2,0 |
| Gomme adragante. . . . | 0,1 | 0,1 |
| Phosphore. . . . . . . | 2,0 | 2,0 |
| Eau. . . . . . . . . . | 2,5 | 2,5 |
| Bleu de Prusse. . . . . | 0,5 | 0,04 |

Il est dans la fabrication des allumettes chimiques des opérations qui exposent nécessairement à des émanations phosphorées, et qu'il importe d'abord de connaître.

Le broyage des substances et la préparation du mastic se font ordinairement à l'air libre, et n'exercent aucune influence sur les ouvriers ; mais dans les ateliers où les bois sont trempés dans le mastic, dans ceux où l'on démonte les presses, et où l'on met les allumettes en paquets ou en boîtes, il se dégage des émanations qui y troublent souvent la transparence de l'air, provoquent de la toux, et de l'ardeur à la gorge.

Quelle est la nature de ces émanations ? Les chimistes admettent que les vapeurs sont formées par de l'acide phosphorique ou hypophosphorique, et peut-être par une petite quantité d'acide phosphoreux et d'hydrogène proto-phosphoré. Suivant M. Paul Thénard, du phosphore à l'état gazeux doit même exister dans l'atmosphère des fabriques d'allumettes.

Ces émanations phosphorées exercent-elles quelqu'influence sur la santé des ouvriers ?

M. Gendrin, l'un des premiers, prétendit que les ouvriers employés soit à la préparation du mastic, soit au trempage des bois, sont souvent atteints d'une bronchite aiguë intense, rebelle, accompagnée d'anorexie, de diarrhée, d'une fièvre qui n'est pas en rapport avec l'inflammation bronchique, et d'un état de faiblesse considérable. Les ouvriers qui ont eu plusieurs attaques de bronchite sont très-souvent maigres, et ont parfois des palpitations, sans aucune apparence de maladies du cœur ou des gros vaisseaux.

Lorsqu'on parvient à guérir la bronchite, la constitution du malade reste détériorée ; souvent il conserve de l'emphysème pulmonaire, et une prédisposition des plus prononcées à contracter de nouvelles bronchites.

M. Strohl, à Strasbourg, M. Ch. Lépine, à Châlons-sur-Saône, affirmèrent avoir constaté l'exactitude des observations faites par M. Gendrin. Cette irritation des voies respiratoires doit être rattachée à l'action des acides du phosphore, car des observations recueillies dans le laboratoire du Collège de France, établissent que le gaz hydrogène proto-phosphoré ne provoque jamais la toux.

Mais les émanations phosphorées auraient, suivant quelques auteurs, une action beaucoup plus importante et plus fâcheuse encore. En 1845, un médecin allemand, M. Lorinser, annonça que les ouvriers employés à la fabrication des allumettes chimiques sont souvent affectés d'une nécrose étendue, et parfois mortelle, des os maxillaires, précédée d'une douleur dentaire qui gagne promptement toute la mâchoire, et donne lieu à l'inflammation des gencives et à la dénudation des os. Quelquefois la maladie se propage au tissu cellulaire de la face ou du cou, suivant qu'elle occupe la mâchoire supérieure ou inférieure, et il se forme des abcès qui ont leur point de départ au périoste, et qui s'ouvrent soit le long de la branche horizontale du maxillaire inférieur, soit dans l'intérieur de la bouche, et quelquefois dans la région sous-orbitaire. D'autres fois, la maladie ne dépasse point la bouche ; plusieurs dents tombent, les gencives se ramollissent, suppurent, se détachent, et laissent à nu le bord alvéolaire nécrosé.

Bientôt après, MM. Diez, Sicherer, Blumhart, Heyfelder, Geist, Strohl et Sédillot, de Strasbourg, confirmèrent les assertions de Lorinser, et en 1846, deux cas de nécrose des maxillaires se sont présentés à la Pitié dans le service d'Auguste Bérard. M. Th. Roussel, ayant fait des recherches dans les principaux établissements de Paris, constata des altérations plus ou moins prononcées des maxillaires sur 10 femmes et 3 hommes employés à la fabrication des allumettes chimiques.

Toutes les observations de nécrose se rapportent à des femmes ou à des filles âgées de 18 à 40 ans, sauf trois cas recueillis par M. Roussel sur des hommes ; mais la prédominance du sexe féminin et de la jeunesse tient, d'après ce dernier, à ce que partout la fabrication des allumettes chimiques est entre les mains des femmes et d'individus d'un âge peu avancé.

Tous les sujets atteints de nécrose, observés par M. Roussel, affirmaient avoir eu des dents gâtées avant le début du mal, et même, dans plusieurs cas, avant leur entrée dans la fabrique. Tous les individus affectés soit en Allemagne, soit en France, exerçaient leur profession depuis 2 jusqu'à 9 ans. Quant aux influences des diverses opérations de fabrication, on a reconnu que le trempage et le démontage exposent particulièrement aux altérations des mâchoires.

La nécrose maxillaire est-elle produite par les acides phosphorique et hypo-phosphorique, par l'hydrogène phosphoré, ou par le phosphore en nature ? On ne le sait pas encore d'une manière positive.

La science en était là, et les assertions des observateurs que nous venons de nommer avaient été acceptées sans contestation, lorsque M. Dupasquier se livra à une enquête qui le conduisit à des résultats entièrement différents.

Il existe aux portes de Lyon une vaste fabrique de phosphore, la plus considérable et la plus importante, peut-être, de toutes celles qui sont établies en France ; là, se répandent nuit et jour des torrents de vapeurs phosphorées, et cependant, dans l'espace de 8 ans, on n'y a pas observé une seule maladie grave qui ait pu être attribuée à l'influence de ces émanations. Les ouvriers nouveaux éprouvent pendant quelque temps une légère irritation bronchique qui provoque de la toux, mais ils ne tardent pas à s'acclimater, et à vivre au milieu de ces vapeurs comme dans l'atmosphère la plus pure.

Les vapeurs qui se dégagent dans l'atelier destiné à la purification et au moulage du phosphore sont de même nature que celles qu'on respire dans les fabriques d'allumettes, mais elles sont bien plus abondantes : pourquoi donc ne produisent-elles aucun des accidents signalés ?

M. Dupasquier a visité ensuite les principales fabriques d'allumettes de Lyon et de ses environs, et partout il est arrivé à des résultats négatifs.

M. Dupasquier conclut : que les émanations phosphorées n'exercent point sur les ouvriers les influences funestes qu'on leur a attribuées, et qu'elles ne donnent lieu qu'à une irritation bronchique peu grave, qui disparaît bientôt par l'habitude. MM. Chevallier, Bricheteau et Boys de Loury se sont livrés à des recherches qui les ont conduits à des résultats semblables.

Est-il possible de concilier ces résultats négatifs avec les faits observés par les auteurs allemands, par M. Roussel, etc.? M. Dupasquier pense que les accidents signalés doivent être attribués à la présence de l'acide arsénieux dans la pâte phosphorique ; car il a appris de la manière la plus certaine que, malgré la défense faite par le conseil de salubrité de Paris, les fabricants de cette ville continuent à introduire dans la pâte des allumettes une quantité d'arsenic qui s'élève parfois jusqu'au quart du poids total des matières employées dans cette composition. A Lyon on employait, à une certaine époque, dans la fabrique de phosphore de la Guillottière, pour obtenir le phosphate acide de chaux, de l'acide sulfurique arsenifère, et il en résultait des émanations arséniquées, qui donnaient lieu à divers accidents ; depuis que l'on emploie de l'acide sulfurique purifié par le sulfure de baryum, les accidents ont disparu, et M. Dupasquier a acquis la certitude qu'aucun fabricant d'allumettes chimiques de Lyon ne fait usage d'acide arsénieux.

Cette explication, proposée par M. Dupasquier, a rencontré des partisans en Allemagne. On avait remarqué que les accidents ne se montraient pas également dans toutes les fabriques d'allumettes, et l'on en avait conclu qu'il fallait les attribuer à des circonstances exceptionnelles, se rattachant à des procédés particuliers de fabrication, et à l'emploi de substances spéciales. Le docteur Fuchs mit en cause l'arsenic, et le professeur Martius ayant analysé le phosphore employé dans la fabrique à laquelle appartenait l'une des malades observées par Heyfelder, constata qu'il était arsenical. Or, le fabricant ayant déclaré que ce phosphore venait d'Autriche, on en conclut que les accidents observés à Vienne étaient dus à la même cause.

M. Roussel s'élève contre cette explication en s'appuyant surtout sur cette considération, que les accidents qui se développent chez les ouvriers manifestement soumis à l'influence des vapeurs arsenicales, n'ont aucune ressemblance avec ceux qui ont été observés chez les fabricants d'allumettes chimiques.

De nouvelles recherches sont nécessaires pour élucider complétement cette question encore controversée.

### Du gaz nitreux.

MM. Chevallier et Boys de Loury ont rapporté deux faits d'asphyxie par le gaz nitreux, empruntés, l'un, aux Bulletins de la Société médicale d'émulation, l'autre, à l'ancien Dictionnaire des sciences médicales; mais ces accidents sont exceptionnels et ne se présentent pas parmi les ouvriers qui sont habituellement exposés à l'influence de cet agent; c'est-à-dire parmi les dérocheurs et les décapeurs.

Dans un mémoire sur les accidents auxquels sont exposés les ouvriers employés au dérochage, ces médecins ont montré que si, dans cette profession, les maladies ne sont pas aussi fréquentes et aussi graves que l'avaient assuré Mérat et d'Arcet, qui prétendaient que les gaz provenant du dérochage étaient la cause de maladies bien plus dangereuses que ne l'est le tremblement mercuriel, il survient néanmoins des accidents qui peuvent acquérir une certaine gravité, et qui sont caractérisés par une difficulté extrême de respirer, une violente constriction à la gorge, une dyspnée très-intense, de la céphalalgie, une ardeur brûlante à l'estomac, la prostration des forces, des coliques.

M. Gaultier de Claubry a constaté que la préparation des fulminates à vases ouverts donne lieu à un dégagement d'éther nitreux, d'acides cyanhydrique, formique et acétique, dont l'influence se traduit par une violente douleur, qui se fait sentir au niveau de l'occiput et des pariétaux, un tournoiement de tête, une sensation pénible de resserrement à la poitrine, de la dyspnée, un tremblement des membres, des palpitations violentes ; à un degré plus élevé, on observe des mouvements nerveux désordonnés, la perte de connaissance, une cyanose très-marquée de la face, et enfin des accidents qui peuvent se terminer par la mort.

### Du bitume asphaltique.

Parent-Duchatelet a étudié les effets des émanations de bitume asphaltique sur la santé des ouvriers, émanations qu'on avait accusées de produire des accidents graves, et même des maladies mortelles.

Les émanations asphaltiques contiennent deux huiles essentielles appelées *naphtaline* et *pyrélaine*, un principe particulier extrêmement odorant, et du charbon ; ces substances ont une odeur repoussante fort désagréable, mais une enquête minutieuse n'a pu faire découvrir aucun cas de maladie qu'il ait été possible de leur attribuer.

Les émanations asphaltiques, dit Parent-Duchatelet, sont désagréables, on pourrait même dire insupportables, pour quelques personnes ; mais elles ne sont pas délétères, elles ne contiennent pas de principes vénéneux, et les gens bien portants peuvent les respirer soit passagèrement, soit d'une manière permanente, sans que leur santé s'en trouve altérée. Quant aux malades et à ceux qui sont d'une constitution nerveuse et délicate, l'odeur du bitume peut certainement les incommoder, non par la nature du principe odorant, mais par sa force et son intensité.

### Du tabac.

Ramazzini attribue aux émanations du tabac une influence très-pernicieuse sur la santé des ouvriers employés dans les manufactures où l'on prépare cette substance : — grandes douleurs de tête, vertiges, sternutations continuelles, nausées incessantes, diarrhée, anorexie. Fourcroy, dans ses annotations, assure qu'une petite fille mourut dans des convulsions affreuses pour avoir couché dans un endroit où on avait râpé une grande quantité de tabac.

Cadet-Gassicourt prétend que les ouvriers sont sujets aux coliques, aux vomissements, aux affections aiguës et chroniques de la poitrine, aux vertiges, aux flux de sang.

Percy raconte que des soldats qui avaient du tabac à fumer dans leurs shakos, tombèrent en syncope pendant des manœuvres exécutées au Champ-de-Mars par un temps très-chaud.

Dans le grand dictionnaire des sciences médicales, Mérat disait, en parlant des ouvriers occupés à la préparation du tabac, qu'ils étaient maigres, décolorés, jaunes, asthmatiques, sujets aux coliques, au dévoiment, au vertige, à la céphalalgie, au tremblement musculaire, à des maladies de la poitrine. Beaucoup d'auteurs ont mentionné l'amaurose comme pouvant être produite par les émanations du tabac.

En 1829, Parent-Duchatelet et d'Arcet entreprirent de vérifier ces assertions, et à cet effet ils firent une enquête minutieuse comprenant les dix grandes manufactures de tabac de France, lesquelles occupent 4,518 ouvriers ; 2,426 hommes, 1,517 femmes, et 328 enfants.

De cette enquête, il apparut que les émanations de tabac n'exercent aucune influence fâcheuse sur l'économie, puisque, ni chez les ouvriers nouvellement admis dans les manufactures, ni chez ceux qui y travaillent depuis longues années, il n'a été possible de découvrir un seul accident manifestement produit par le tabac ; pas plus chez les enfants et les femmes que chez les hommes, pas plus du côté du système nerveux que des voies digestives. Un grand nombre d'ouvriers dorment soit pendant le jour, soit même la nuit durant, sur les masses de tabac en fermentation, dans des ateliers chargés d'émanations, et jamais ils n'en éprouvent la moindre incommodité.

Le tabac n'abrége évidemment pas la durée de la vie, car dans toutes les manufactures, et parmi les ouvriers qui y sont employés depuis leur enfance, on trouve un grand nombre de vieillards âgés depuis 60 jusqu'à 80 ans, ou davantage.

Non-seulement les émanations de tabac sont inoffensives, mais, selon une opinion assez répandue parmi les ouvriers, elles exerceraient une action bienfaisante quant aux maladies épidémiques et contagieuses, à l'abri desquelles elles mettraient les ouvriers, et à cet égard, on peut citer la suette, la dyssenterie, la fièvre typhoïde, la fièvre intermittente, le choléra.

La combustion du tabac produit-elle des émanations moins inoffensives ? On peut encore répondre par la négative à cette question, car aucun des ouvriers employés à l'incinération des côtes du tabac n'a accusé la moindre incommodité due à cette opération. Les côtes de la manufacture de Paris sont brûlées à Grenelle dans un four appartenant à M. Payen, et qui consume jusqu'à 240,000 kilogr. de côtes par mois ; beaucoup d'ouvriers ont leurs logements à 80 ou 100 mètres de ce four, et cependant jamais ils n'ont été incommodés.

En 1843, un rapport adressé au ministre du Commerce, par le Directeur général de l'administration des tabacs, a complétement confirmé le travail de Parent-Duchatelet et d'Arcet ; il montre qu'à l'exception de quelques bronchites et de quelques céphalalgies, qu'on a pu attribuer à l'influence du tabac, il ne s'est développé aucune maladie spéciale à la profession.

Enfin, en 1845, M. Mêlier a présenté à l'Académie de Médecine, un travail fort étendu qu'il me reste à vous faire connaître.

Frappé des assertions entièrement contradictoires, émises, d'une part, par Ramazzini, Fourcroy, M. Patissier, et d'autre part, par Parent-Duchatelet et d'Arcet, M. Mêlier a voulu rechercher de quel côté se trouve la vérité.

Il résulte de ses investigations que les ouvriers qui *débutent* dans la profession, éprouvent en général une céphalalgie plus ou moins intense, des nausées, de l'anorexie, de l'insomnie et souvent de la diarrhée ; ces accidents, plus fréquents chez les femmes que chez les hommes (56 contre 6, la proportion des ouvrières aux ouvriers étant :: 800 : 500) ont ordinairement une durée de 8 à 15 jours, au bout desquels ils disparaissent sous l'influence de l'habitude et de l'acclimatement ; quelquefois, cependant, ils sont assez pénibles pour obliger les ouvriers à quitter la manufacture.

L'acclimatement est plus difficile en été qu'en hiver ; il est d'autant plus long et plus pénible que la saison est plus chaude. Une fois les premières difficultés surmontées, les ouvriers s'habituent au travail et finissent même par ne plus s'apercevoir des émanations qui les entourent. Au lieu d'aller à l'air pendant les repas, ils restent, pour la plupart, dans les ateliers, et ils s'y couchent sur des tas de tabac haché, ou même en poudre.

Malgré cette innocuité apparente, M. Mêlier affirme, cependant, que le tabac finit par produire à la longue, mais jamais avant deux ans, sur un certain nombre d'ouvriers, une modification générale qu'il importe de connaître.

Le teint prend une couleur terne, grise, une nuance mixte qui tient de la chlorose et de certaines cachexies, et qui disparaît sous l'influence des ferrugineux. Cette coloration doit être attribuée à l'absorption du tabac, et à une modification du sang que M. Mêlier rattache à une diminution des globules et de la fibrine, sans pouvoir, toutefois, apporter aucune preuve directe à l'appui de cette opinion.

M. Mêlier n'a rencontré que peu de vieillards parmi les ouvriers en tabac; ceux qu'il a vus avaient l'haleine courte ou étaient même asthmatiques, mais n'en est-il pas ainsi chez beaucoup de vieillards, en dehors de toute influence délétère?

Le tabac peut-il exercer une influence prophylactique, salutaire?

M. Hurteaux, médecin de la manufacture de Paris, assure que fort souvent des rhumatismes, des névralgies sciatiques ont été améliorés, ou même guéris, sous l'influence des émanations de tabac, ou du contact de cette substance.

L'action prophylactique quant aux fièvres intermittentes est probable; cependant elle est contestée par M. Gaultier de Claubry.

Enfin, messieurs, il se présente encore une question importante qui mérite une attention toute particulière.

Plusieurs observateurs avaient assuré que les émanations de tabac préservent de la phthisie pulmonaire et exercent, sur cette maladie, une influence salutaire, de manière à en ralentir la marche; cette assertion a été reproduite et développée, en 1836, par M. Ruef, et M. Siméon dans son rapport de 1843 a établi qu'à Bordeaux, au Hâvre, à Lille, à Morlaix, à Strasbourg, la phthisie est, toutes choses égales d'ailleurs, beaucoup plus rare et moins grave chez les ouvriers des manufactures de tabac.

M. Mêlier s'est efforcé d'élucider cette question si intéressante, mais il n'a pu obtenir de documents suffisants, et il pense qu'il faut attendre de nouvelles observations pour émettre une opinion quelconque à cet égard.

A l'occasion du rapport de M. Mêlier, une discussion très-vive s'est engagée devant l'Académie de médecine.

M. Bricheteau a déclaré que depuis 15 ans, à l'hôpital Necker, où viennent presque exclusivement se faire soigner les ouvriers de la manufacture de tabac, il n'a jamais pu parvenir à découvrir chez eux une maladie résultant de leur séjour le plus prolongé dans l'établissement. La coloration de la peau est, comme l'a dit M. Chevallier, factice et disparaît au lavage, ce que conteste d'ailleurs M. Mêlier.

M. Fontan a établi que pendant la fermentation du tabac il se dégage une quantité considérable d'ammoniaque, que l'air contient plus d'azote et d'acide carbonique, et c'est à cette viciation qu'il attribue les influences qui ont été rapportées aux émanations de tabac.

Enfin, je dois vous dire que des recherches faites en Belgique et en Angleterre, viennent à l'appui de l'opinion qui proclame l'entière innocuité des émanations du tabac. Nous reviendrons d'ailleurs sur cette question, lorsque nous nous occuperons des fumeurs, des priseurs et des chiqueurs.

### Des poussières inertes.

Nous avons étudié toutes les viciations de l'air par des substances qui, étant absorbées, sont portées dans le torrent de la circulation, et exercent sur l'économie une *action chimique*.

Il nous reste à vous parler de certains corps plus ou moins divisés et *inertes*, qui, introduits dans les voies respiratoires sous forme de *poussières*, ne peuvent exercer sur l'économie qu'une *action mécanique*.

Nous étudierons d'abord les poussières inertes d'une manière générale, et nous vous indiquerons, ensuite, les recherches qui ont été faites sur quelques-unes d'entre elles en particulier.

Les poussières inertes ont été divisées, d'après leur nature, en minérales, en végétales, et en animales.

Les principales professions qui exposent les ouvriers à l'action de poussières minérales sont celles de fabricants d'aiguilles à coudre et d'aiguilles de montre, de polisseurs d'acier, d'aiguiseurs, de caillouteurs, de tailleurs de grès, de pierre, de pierres à fusil ; de plâtriers, de maçons, de fabricants de porcelaine, de charbonniers, de mineurs de houille.

Les principales professions qui exposent les ouvriers à l'action des poussières végétales sont celles d'amidonniers, de batteurs en grange, de meuniers, de vanneurs, de cotonniers.

Enfin, les principales professions qui exposent les ouvriers à l'action de poussières animales sont celles d'ouvriers en laines, en crins, en draps, de cardeurs de matelas, de plumassiers, de chapeliers, de brossiers, de coupeurs de poils de lapin, etc.

Un grand nombre d'auteurs ont prétendu que les poussières inertes, quelle que fût d'ailleurs leur nature, ont pour résultat de produire, soit la phthisie pulmonaire, soit l'asthme.

Ramazzini déclare que les ouvriers exposés à l'inspiration du plâtre, de la farine, de l'amidon, de la laine, du silex, sont sujets, non à la phthisie pulmonaire, mais à l'asthme. Portal, Maygrier, Baumes,

Mérat, Faye, Villermé, assurent que la phthisie pulmonaire est très-fréquente chez les perruquiers, les boulangers, les carriers, les tailleurs de pierre, les cardeurs de matelas, les coupeurs de poils de lapin. On a décrit une phthisie des charbonniers, une phthisie cotonneuse, etc.

Si l'on contrôle avec sévérité ces assertions, on ne tarde pas à s'apercevoir, 1° que dans la plupart des cas, rien n'établit d'une manière satisfaisante la relation de cause à effet entre la profession et la maladie de poitrine; 2° que fort souvent on a considéré comme une phthisie pulmonaire une altération qui n'était rien moins que tuberculeuse, et qui appartenait soit à une bronchite chronique, soit à des pneumonies circonscrites.

Il suffit de parcourir la description tracée par M. Genest, pour se convaincre que la phthisie des charbonniers n'est rien moins que la tuberculisation du poumon.

M. Patissier annonce que la phthisie est une maladie professionnelle chez les mineurs, les tailleurs de pierre, les plâtriers, les maçons, les cardeurs, les chanvriers, les pelletiers, les plumassiers, les couverturiers, les filateurs, les chapeliers, etc.; mais il est évident que M. Patissier donne le nom de phthisie à toutes les affections pulmonaires chroniques.

Chez un potier, on trouve le poumon *presque semblable* à celui d'un phthisique; chez un cardeur de matelas, le poumon est compacte et gorgé de sang; chez un plumassier, les bronches sont tapissées et comme obstruées par une espèce de duvet; un chapelier présente, à *trois reprises*, tous les symptômes de la phthisie qui reparaissent ou disparaissent suivant que l'ouvrier quitte ou reprend sa profession. — Voilà pour M. Patissier des exemples de phthisie pulmonaire professionnelle!

M. Villermé conteste l'existence de la phthisie cotonneuse, et suivant Hunter et Ure, la phthisie épargne les ouvriers employés dans les manufactures de coton et de laine.

Alison assure que les tailleurs de pierre d'Édimbourg n'arrivent guères jusqu'à l'âge de 50 ans sans avoir présenté *quelques symptômes* de phthisie pulmonaire; mais Clark montre que les détails anatomiques donnés par l'auteur ne se rapportent nullement à la tuberculisation des poumons.

Holland donne le nom de phthisie à une affection pulmonaire à laquelle succombent, suivant lui, les rémouleurs de Sheffield, mais sa description n'établit nullement l'existence des tubercules pulmonaires; Thackrah et Forbes considèrent la maladie comme une bronchite chronique, et d'autres en font un asthme.

Pour découvrir la vérité au milieu de ces assertions contradictoires,

Benoiston, de Châteauneuf, s'est livré à des recherches dont voici les principaux résultats.

Ayant compté tous les sujets de la même profession entrés pendant dix ans dans quatre hôpitaux de Paris, et le nombre des morts par la phthisie dans chacune de ces professions, Benoiston a constaté que la proportion était de :

2,07 sur 100 chez les hommes, et de 2,10 chez les femmes, pour les professions qui exposent les poumons aux poussières végétales; de 1,95 sur 100 pour celles qui les exposent aux particules minérales, de 4,46 sur 100 chez les hommes et de 3,39 chez les femmes, pour celles qui les exposent aux particules animales; de 2,29 sur 100 pour toutes les poussières en général.

Ces chiffres, messieurs, ont été bien souvent reproduits sans commentaires, et une grande valeur leur a été assignée. Cependant, si on les examine de près, on ne tarde pas à s'apercevoir qu'ils ne peuvent en aucune façon résoudre la question.

Comment expliquer les rapports si différents qui appartiennent à des professions presque identiques? — Ainsi ce rapport est de :

1,02 p. %, pour les amidonniers, et de 3,73 p. %, pour les charbonniers; de 3,10 pour les cardeurs et matelassiers, et de 7,69 pour les plumassiers.

Ces résultats ne peuvent se comprendre que par le nombre trop peu considérable des malades observés. En 10 ans, 39 plumassiers entrent dans les hôpitaux, 3 d'entre eux meurent phthisiques, et voilà la base sur laquelle repose le rapport établi par Benoiston !

Les malades ont été soumis à des modificateurs de plusieurs sortes; comment déterminer la part qui, dans le développement de la maladie, revient à l'introduction de la poussière dans les poumons? A-t-on tenu compte de l'hérédité, de la misère, des excès, etc., etc.? Il n'en est nullement question.

M. Lombard, de Genève, s'est efforcé de corriger le vice des statistiques de Benoiston.

Après avoir rangé, dans un premier tableau, les professions suivant le chiffre de *mortalité générale* fourni par chacune d'elles, il les a classées, dans un second tableau, suivant le chiffre de *mortalité par phthisie*, et dès lors, dit-il, la comparaison de ces deux listes peut servir à déterminer l'influence des professions sur la phthisie.

En procédant de cette manière, et en réunissant à la statistique de Benoiston, celle qui se trouve dans l'annuaire médical de Vienne pour 1803, celle de Julius, et les chiffres recueillis dans les hôpitaux de Paris et de Genève, M. Lombard a trouvé que la moyenne de mortalité générale étant de 114 sur 1,000, une moyenne supérieure est fournie par les chapeliers, brossiers, matelassiers et perruquiers, tandis qu'une moyenne inférieure est fournie par les carriers, cardeuses, matelassières, boulangers, maçons.

M. Lombard établit ensuite que l'air chargé de corps étrangers, de poussières, exerce en général une influence nuisible, mais que l'effet varie suivant la nature et l'état de division des corps étrangers. Ainsi la proportion est de :

177 sur 1,000 pour les molécules minérales.
144     —          les molécules animales.
105     —          les molécules végétales.
137     —          les molécules grossières.
152     —          les molécules très-divisées.

Il en résulterait que l'influence la plus fâcheuse est exercée par les poussières très-fines provenant de corps très-durs.

Voyons maintenant, messieurs, quelles sont les principales recherches qu'a fait naître l'étude des poussières envisagées en particulier.

Du silex.

En 1836, parmi les accidents auxquels sont exposés les ouvriers couteliers, mouleurs et aiguiseurs, par suite de la rupture fréquente des muscles, et de certaines positions qui peuvent donner lieu à des déformations plus ou moins considérables, M. Chevallier a indiqué, d'après M. Montécot, le catarrhe et la phthisie pulmonaire comme pouvant être produits par l'aspiration de la poussière très-fine, produite par la taille des meules. En 1847, M. Morin, dans une note lue à l'académie des Sciences, a établi que l'emploi des meules de grès, dans les manufactures d'armes, exerce une influence funeste sur les ouvriers, lesquels succombent presque tous avant l'âge de 40 ou 45 ans. Il en est de même dans l'industrie privée, et l'on peut regarder comme constant que presque tous ces malheureux sont atteints de laryngites, d'angines, de bronchites chroniques et principalement de phthisie pulmonaire, accidents qu'il faut attribuer, d'une part, à l'éclaboussage, pendant le travail, d'une pluie de boue mêlée de parcelles siliceuses et métalliques, et, d'autre part, à l'aspiration de la poussière siliceuse sèche que produisent les meules, lorsqu'on les aiguise à froid ou qu'on les tourne pour polir leur surface usée.

Pour prévenir ces accidents, M. Morin propose de mettre les ouvriers à l'abri de l'éclaboussage, et d'enlever, au moyen d'un ventilateur, la poussière de grès à mesure qu'elle se produit. On peut opposer aux assertions de M. Morin les recherches de M. Andral, qui montrent que les tailleurs de cailloux de Meusnes ne sont point atteints de phthisie pulmonaire ni d'aucune autre affection spéciale, et celles de Parent-Duchatelet qui établissent que les balayeurs, les cochers, les postillons, les voyageurs, les meuniers, les plâtriers, les charbonniers, les boulangers, les blutteurs de noir animal, ne sont affectés d'aucune maladie qu'on puisse considérer comme professionnelle.

### De la houille.

En 1843, M. Ducpétiaux a publié un travail important sur la santé des jeunes ouvriers employés dans les houillères de l'Angleterre et de la Belgique, et il a montré qu'ils sont sujets à l'anorexie, à des douleurs, au rhumatisme, à des maladies articulaires, gastriques ; à des nausées, des vomissements, des maladies du cœur, et enfin à l'asthme, qui se montre chez un grand nombre d'entre eux avant l'âge de trente ans. « Il y en a peu, dit-il, qui atteignent cet âge sans avoir éprouvé quelque désordre de l'appareil respiratoire. »

Entre 20 et 30 ans, dit Alison, beaucoup d'ouvriers houilleurs s'affaiblissent, maigrissent et éprouvent de la difficulté à respirer ; pendant les premières années, la maladie n'est autre chose qu'une bronchite chronique, mais le mal s'aggrave de plus en plus, la respiration est de plus en plus gênée, l'expectoration augmente, un épanchement se forme dans la poitrine, les pieds s'œdématient, la sécrétion urinaire est presque nulle, et l'ouvrier, dans un état de vieillesse précoce, succombe à la fleur de l'âge.

Si l'on recherche les causes de cet état morbide, on constate qu'elles sont fort complexes : qu'elles résident dans l'excès du travail, l'action du froid et de l'humidité, l'air confiné et vicié, l'insuffisance des vêtements, l'intempérance, les excès de tous genres, etc.

La poussière déliée de la houille est-elle pour quelque chose dans le développement des accidents ? On ne saurait le dire.

Mais il est un autre phénomène morbide très-fréquent et fort grave qu'il importe de vous signaler. Il est désigné par les auteurs anglais par le nom de *Black Spittle*, c'est-à-dire de *crachement noir*.

Le crachement noir, suivant Alison, est fréquent chez les vieux ouvriers employés aux travaux de la taille du charbon. Il se manifeste par les symptômes suivants :

Amaigrissement, haleine courte, douleurs fréquentes dans les côtés, pouls accéléré (plus de 100 pulsations par minute), toux intermittente, accompagnée de l'expectoration abondante d'une matière le plus souvent

19.

noire, semblable par la couleur et la consistance à du cirage épais, mais parfois muqueuse, jaunâtre et semblable à de l'écume. La respiration est gênée, accompagnée de râles muqueux : les narines sont dilatées, la face exprime l'anxiété ; les forces diminuent graduellement, et bientôt l'ouvrier est obligé de renoncer à son travail ; mais déjà la mort est imminente, et elle ne tarde pas à survenir lorsque le malade n'est pas emporté par quelque maladie plus aiguë.

A l'autopsie, Thomson a trouvé les poumons profondément imprégnés d'une matière noire semblable à celle des crachats, et il ajoute que cette altération peut exister sans donner lieu ni à l'expectoration, ni à aucun autre signe visible de maladie ; de telle sorte qu'elle n'est révélée, alors, que par l'examen cadavérique.

| Ici, il est impossible de ne pas attribuer les accidents à l'aspiration de la poussière charbonneuse ; mais n'avions-nous pas raison, messieurs, de vous dire qu'il s'agissait de tout autre chose que de la phthisie pulmonaire ?

Sous l'influence des causes multiples que nous vous avons indiquées, la population houillère est littéralement décimée ; la vieillesse est tellement précoce, que des hommes âgés de 35 à 40 ans ont l'air d'avoir dix années de plus (Elliot). La limite extrême de la vie est entre 55 et 60 ans (Rayner) ; et sur 1,000 mineurs Buekby avoue qu'il n'existe pas 6 sexagénaires.

### Du coton.

Le coton est ouvert à la main, épluché, battu avec des baguettes sur des claies, présenté à des machines qui le battent encore, le nettoient, en font un duvet léger et floconneux.

Dans ces différentes opérations et dans plusieurs autres, mais surtout pendant le battage du coton brut, il se dégage une poussière, un duvet dont M. Villermé a étudié les effets sur l'organisme.

La poussière cotonneuse forme un nuage épais, un duvet qui se dépose sur les ouvriers, sur leurs vêtements, leurs cheveux, leurs sourcils, leurs paupières, à l'entrée du conduit auditif et des narines, sur la barbe ; il s'en introduit en outre dans le nez, la bouche, le gosier, et, à ce qu'il paraît, jusque dans les parties profondes des organes respiratoires.

Sous l'influence de cette poussière les ouvriers se plaignent de sécheresse dans la bouche et dans le gosier, et au bout de peu de temps, quelquefois de peu de jours, ils sont pris d'une toux qui devient de plus en plus fréquente ; les accidents se calment et disparaissent lorsque le travail est interrompu ; dans le cas contraire, ils vont sans cesse en augmentant et finissent par faire périr les malades.

### De la soie.

Le dévidage, le tirage, le filage des cocons, le cardage de la bourre, de la filoselle, des débris de cocons, sont les opérations industrielles pendant lesquelles les ouvriers sont plus ou moins exposés à une poussière soyeuse.

Baumes énumère les fièvres putrides, les catarrhes, les congestions humorales dans les organes de la respiration, une espèce de bouffissure du visage, les clous, le panaris, le vomissement, le crachement de sang, les douleurs articulaires, l'œdème des membres inférieurs, l'ophthalmie purulente, les toux longues et fatigantes, l'asthme, la phthisie pulmonaire, comme étant souvent le résultat de l'introduction de la poussière soyeuse dans l'économie.

M. Villermé n'a pas trouvé dans les établissements consacrés au travail de la soie de poussières très-abondantes, et il n'a pas rencontré de maladies spéciales chez les ouvriers ; les opérations ne durent d'ailleurs que trois mois.

M. Boileau de Castelnau a étudié l'influence du cardage des frisons de soie sur les détenus de la prison centrale de Nîmes, et il est arrivé aux conclusions suivantes :

Une profession est insalubre lorsque son influence produit relativement plus de maladies que la moyenne de toutes les professions auxquelles les hommes se livrent.

Or, les cardeurs ont fourni plus d'entrées à l'infirmerie que toutes les professions réunies, puisque la moitié des malades avait passé par le cardage.

Cette profession donne moins de morts, mais ce résultat tient à ce que le cardeur change de profession avant de mourir, parce que les forces lui manquent,

Dans les autopsies on a rencontré des altérations des bronches, des poumons et de la plèvre.

### De la laine.

Les ouvriers chargés de trier et de déchirer les toisons, de séparer les diverses qualités de laine, du battage et du cardage, du lainage et du tondage des draps, sont exposés à une poussière laineuse qui est souvent fort épaisse, et à laquelle Ramazzini attribue le développement fréquent de la toux, de l'asthme, de la phthisie pulmonaire, du charbon, de la pustule maligne. Faye et M. Villermé assurent que les cardeurs et les coupeuses de poils de lapins meurent presque tous phthisiques à 18 ou 20 ans, et sur le chiffre de mortalité de 4,46 pour 100 attribué par Benoiston, de Châteauneuf, à l'action des poussières animales, celui de 3,10 pour 100 appartient aux cardeurs de laine.

Depuis l'introduction des machines et des appareils de ventilation dans les établissements consacrés au travail de la laine, les maladies professionnelles y sont devenues très-rares, et en 1848 M. Toulmouche a présenté à l'Académie de médecine un travail important, dans lequel il a prouvé que c'est surtout à la débauche et à l'intempérance qu'il faut attribuer les maladies qui sévissent sur les ouvriers employés dans les manufactures de draps.

Le *battage des tapis* avait été considéré comme une cause puissante d'ophthalmie, de toux, de crachement de sang. Les ouvriers employés à ce travail, disait-on, sont pâles, maigres, asthmatiques, phthisiques.

Parent-Duchâtelet a soumis ces assertions à une enquête fort étendue, qui a porté sur les ouvriers employés au battage des tapis, à celui des matelas dans les hôpitaux et dans les casernes, à celui des poils de cachemire et de chameau dans les ateliers de M. Ternaux, sur les coupeuses de poils de lapins et de lièvres, sur les chapeliers, et ses recherches l'ont conduit aux conclusions suivantes :

Tout individu bien portant peut vivre impunément dans une atmosphère tellement chargée de poussière, qu'on peut à peine y distinguer les objets les plus rapprochés.

Tout individu phthisique, ou prédisposé à la phthisie, subira une influence fâcheuse qui précipitera le développement ou la marche de la tuberculisation.

Le battage, l'épluchage et le triage des *crins* donnent souvent lieu à de la toux, à une irritation des bronches, à des angines, à des ophthalmies ; mais ces accidents sont, en général, peu graves et de courte durée. Il ne faut pas oublier, toutefois, que les crins peuvent provenir d'animaux malades et donner naissance, dans ce cas, à des furoncles, à des anthrax et au charbon.

---

*Bibliographie.*

HEYFELDER. *De la nécrose des os maxill. causée par des vapeurs phosphoriques.* In *Arch. gén. de méd.*, 1845, t. IX, p. 204.

TH. ROUSSEL. *Rech. sur les maladies des ouvriers employés à la fabrication des allumettes chimiques.* In *Revue médicale*, mars 1846.

DUPASQUIER. *Mém. relatif aux effets des émanations phosphorées*, etc. In *Ann. d'Hyg.*, 1846, t. XXXVI, p. 342.

LORINSER, GEIST, NEUMAN. *De la nécrose des os maxill. par suite de l'action des vapeurs de phosph.* In *Rev. médico-chirurg.*, 1847, t. II, p. 37.

HERVIEUX. *De la nécrose des mach. produite sous l'influence des vapeurs de phosphore.* In *Union médicale*, 1849.

CHEVALLIER, BOYS-DE-LOURY. *Essai sur les accidents qui peuvent survenir aux ouvriers qui passent le cuivre à l'acide nitrique, ou dérochage.* In *Ann. d'Hyg.*, 1847, t. XXXVIII, p. 323.

GAULTIER DE CLAUBRY. *De l'emploi de l'alcool et de l'action sur l'économie animale des liquides éthérés.* In *Ann. d'Hyg.*, 1839, t. XXII, p. 305.

PARENT-DUCHATELET. *De l'influence que peuvent avoir sur la santé les émanations provenant de la fonte et des préparations diverses que l'on fait subir au bitume asphaltique.* In *Ann. d'hyg.*, 1835, t. XIV, p. 65.

POINTE. *Obs. sur les maladies des ouvriers employés dans la manufacture royale de tabac.* Lyon, 1828.

PARENT-DUCHATELET et D'ARCET. *Mém. sur les véritables influences que le tabac peut avoir sur la santé des ouvriers qui le préparent.* In *Ann. d'Hyg.* 1829, t. I, p. 169.

SIMÉON. *De la santé des ouvriers employés dans les manufactures de tabac.* In *Ann. d'Hyg.* 1843, t. XXX, p. 343.

MÉLIER. *De la santé des ouvriers employés dans les manufactures de tabac.* In *Ann. d'Hyg.* 1845, t. XXXIV, p. 241.

RUEF. *De l'influence de la fabrication du tabac sur la santé des ouvriers.* In *Gazette médicale de Strasbourg*, 1836, t. II, p. 349. — Ibid. Nº de mars 1845.

CHEVALLIER. *Note sur les ouvriers qui travaillent le tabac.* In *Ann. d'Hyg. publ.*, 1845, t. XXXIV, p. 300.

BENOISTON [DE CHATEAUNÉUF. *De l'influence de certaines professions sur le développement de la phthisie pulmonaire.* In *Ann. d'Hyg.*, 1831, t. VI, p. 5.

LOMBARD. *De l'influence des professions sur la phthisie pulmonaire.* In *Ann. d'Hyg.*, 1835, t. XIV, p. 5.

GENEST. *Rech. sur un état pathologique particulier aux charbonniers.* In *Gazette médicale.*, Paris, 1835, p. 337.

HOLLAND. *De la phthisie causée chez les rémouleurs par l'inspiration de particules métalliques et pierreuses.* In *Gazette médicale*, 1844, p. 401.

CHEVALLIER. *Des accidents auxquels sont exposés les couteliers, les rémouleurs et aiguiseurs.* In *Ann. d'Hyg.*, 1836, t. XV, p. 243.

MORIN. *Des dangers auxquels sont exposés les ouvriers dans les fabriques d'armes.* In *Compte-rendu de l'Académie des sciences*, 5 juillet 1847.

DUCPÉTIAUX. *Du travail des enfants dans les mines et houillères de la Grande Bretagne et de la Belgique.* In *Ann. d'Hyg.*, 1843, t. XXIX, p. 241.

VILLERMÉ. *Quelques considérations sur la stature, la conformation et la santé des enfants et des adolescents employés dans les mines de houille de la Grande-Bretagne.* In *Ann. d'Hyg.*, 1843, t. XXX, p. 28.

VILLERMÉ. *De la santé des ouvriers employés dans les fabriques de soie, de coton et de laine.* In *Ann. d'Hyg.*, 1839, t. XXI, p. 338.

VINCENT et BAUMES. *Topographie de la ville de Nîmes et de ses environs.* Nîmes 1802.

BOILEAU DE CASTELNAU. *De l'influence du cardage des filons de soie.* In *Ann. d'Hyg.*, 1840, t. XXIII, p. 241.

TOULMONDE. *Réflex. sur les ouvriers employés dans les manufactures de draps.* In *Ann. d'Hyg.*, 1848, t. XXXIX, p. 454.

PARENT-DUCHATELET. *Rapport fait au Conseil de salubrité sur les inconvénients que présente le battage des tapis.* In *Ann. d'Hyg.*, 1833, t. X, p. 265.

IBRELISLE. *Sur les accidents qui peuvent résulter de la manipulation des crins.* In *Ann. d'Hyg.*, 1845. t. [XXXIII, p. 339.

---◦◉◦---

# Dix-septième Leçon.

De la terre, du sol, des terrains, des eaux. — Des influences géologiques.

*De la terre et des influences géologiques.*

Vous avez tous lu, messieurs, l'admirable discours dans lequel l'illustre Cuvier a exposé les révolutions qu'a dû subir le globe terrestre avant d'arriver à la constitution qu'il présente aujourd'hui ; vous savez comment les diverses catastrophes qui en ont remué les couches n'ont pas seulement fait sortir, par degrés, du sein de l'onde les diverses parties de nos continents et diminué le bassin des mers, mais encore comment ce bassin lui-même s'est déplacé en plusieurs sens.

« Ce qu'il est aussi bien important de remarquer, dit Cuvier, c'est que la plupart de ces catastrophes ont été subites, et cela est surtout facile à prouver pour celle qui, par un double mouvement, a inondé et ensuite remis à sec nos continents actuels, ou du moins une grande partie du sol qui les forme aujourd'hui.

« Ainsi, dans les pays du Nord, on trouve des cadavres de grands quadrupèdes que la glace a saisis, et qui se sont conservés jusqu'à nos jours avec leur peau, leur poil et leur chair. S'ils n'eussent été gelés aussitôt que tués, la putréfaction les aurait décomposés ; et, d'un autre côté, cette gelée éternelle n'occupait pas auparavant les lieux où ils ont été saisis, car ils n'auraient pas pu vivre sous une pareille température. »

Des preuves d'un autre genre, nombreuses, irréfragables, démontrent encore que la vie a souvent été troublée sur notre globe par des événements effroyables. — « Des êtres vivants sans nombre, dit encore Cuvier, ont été victimes de ces catastrophes : les uns, habitants de la terre sèche, se sont vus engloutis par des déluges ; les autres, qui peuplaient le sein des eaux, ont été mis à sec avec le fond des mers, subitement relevé ; leurs races mêmes ont fini pour jamais, et ne laissent dans le monde que quelques débris à peine reconnaissables pour le naturaliste. »

Ce n'est pas tout encore ; il est facile également de démontrer que la vie n'a pas toujours existé sur le globe ; de reconnaître le point où elle a commencé à déposer ses produits ; de constater que la marche de la nature est changée, et qu'aucun des agents qu'elle emploie aujourd'hui ne lui aurait suffi pour produire ses anciens ouvrages.

« C'est en vain, dit toujours Cuvier, que l'on cherche dans les forces qui agissent maintenant à la surface de la terre, des causes suffisantes pour produire les révolutions et les catastrophes dont son enveloppe nous montre les traces ; et si l'on veut recourir aux forces extérieures, constantes, connues jusqu'à présent, l'on n'y trouve pas plus de ressources. »

L'intérêt qui se rattache à l'étude des révolutions qu'a subies la terre, a dû, comme vous le pensez bien, être compris de bonne heure par les naturalistes, et les esprits les plus éminents s'y sont adonnés ; mais en se restreignant, pendant longtemps, dans les limites tracées par la Genèse ; en n'admettant, *a priori*, que deux époques de mutation sur le globe, la création et le déluge, ils se sont perdus dans des hypothèses dont la science moderne a fait justice.

« Selon Burnet, la terre avait reçu, d'abord, une croûte égale et légère, qui recouvrait l'abîme des mers et qui se creva pour produire le déluge ; ses débris formèrent les montagnes. Selon Woodward, le déluge fut occasionné par une suspension momentanée de la cohésion dans les minéraux ; toute la masse du globe fut dissoute, et la pâte en fut pénétrée par les coquilles. Selon Scheuchzer, Dieu souleva les montagnes pour faire écouler les eaux qui avaient produit le déluge. Whiston créa la terre avec l'atmosphère d'une comète, et la fit inonder par la queue d'une autre ; la chaleur qui lui restait de sa première origine fut ce qui excita tous les êtres vivants au péché ; aussi furent-ils tous noyés, excepté les poissons, qui avaient apparemment les passions moins vives. »

« Le grand Leibnitz lui-même s'amusa à faire, comme Descartes, de la terre un soleil éteint, un globe vitrifié, sur lequel les vapeurs, étant retombées lors de son refroidissement, formèrent des mers qui déposèrent ensuite les terrains calcaires. »

« Demaillet couvrit le globe entier d'eau pendant des milliers d'années ; il fit retirer les eaux graduellement ; tous les animaux terrestres avaient d'abord été marins ; l'homme lui-même avait commencé par être poisson, et l'auteur assure qu'il n'est pas rare de rencontrer, dans l'Océan, des poissons qui ne sont encore devenus hommes qu'à moitié, mais dont la race le deviendra tout à fait quelque jour. »

« Buffon, lui-même, ne fit guère que développer le système de Leibnitz en y ajoutant une comète qui aurait fait sortir du soleil, par un choc violent, la masse liquéfiée de la terre, en même temps que celle de toutes les planètes. »

La science moderne, messieurs, a substitué à ces hypothèses ridicules des théories plus sérieuses ; les recherches de de Saussure et de Werner sur la partie purement minérale du grand problème de la théorie de la terre ; les travaux immortels de Cuvier sur les animaux fossiles ; les belles recherches de M. Adolphe Brongniart sur les végétaux fossiles, ont ouvert une voie féconde qui a été parcourue par des intelligences d'élite.

Sans doute, nous sommes encore dans l'ignorance la plus absolue sur les causes qui ont pu faire varier les substances dont les couches terrestres se composent ; nous ne connaissons pas même les agents qui ont pu tenir certaines d'entre elles en dissolution ; on ignore si plusieurs d'entre elles doivent leur origine à l'eau ou au feu, et à cet égard la minéralogie ne nous a point apporté de vives lumières ; mais l'étude des fossiles nous a montré, de la façon la plus positive, que la mer a changé plusieurs fois de place ; qu'il y a eu dans la formation du globe des époques successives ; que la terre n'a pas toujours eu la même enveloppe ; que ses couches ont été déposées paisiblement dans un liquide ; que leurs variations ont correspondu à celles du liquide, et que leur mise à nu a été occasionnée par le transport de ce liquide.

Ainsi, messieurs, dans ce vaste et magnifique problème des relations qui existent entre la matière organisée et le milieu au sein duquel elle naît, se développe et meurt, c'est l'étude des débris de l'organisation qui a fourni les données les plus importantes et les plus positives, et certes ce n'est pas une des parties les moins intéressantes de la biologie, que celle qui s'occupe de déterminer comment la vie s'est transformée à la surface de la terre, suivant les diverses modifications qu'a subies notre globe. N'est-il point curieux de constater que les quadrupèdes ovipares apparaissent beaucoup plus tôt que les vivipares ; qu'ils sont plus abondants, plus variés, plus forts, dans les anciennes couches qu'à la surface actuelle de la terre ; mais qu'ils n'existaient pas, non plus que les coquilles et les poissons, à l'époque de la formation des terrains primordiaux ; qu'ils se sont produits avec les terrains secondaires, tandis que les quadrupèdes terrestres ne sont venus que longtemps après les coquilles ? Que les plus célèbres des espèces disparues n'existent que dans les terrains de transport? Que les os des espèces qui paraissent les mêmes que les nôtres, ne se montrent que dans les derniers dépôts d'alluvions, de telle sorte qu'il y a eu au moins une, et très-probablement deux successions dans la classe des quadrupèdes, avant celle qui peuple aujourd'hui la surface de nos contrées. « En résumé, disent MM. Becquerel, la matière organisée s'est montrée dans les premiers temps de la formation de la terre sous des formes d'abord peu variées, mais déjà composées. A l'époque des houilles, la famille des fougères formait plus de la moitié de la flore. Lors de la formation jurassique, les cycadées et les conifères se rencontrèrent en très-grande proportion ; les espèces, les genres, les familles devinrent ensuite plus nombreux jusqu'à l'époque actuelle. Le règne animal a suivi la même marche : d'abord des zoophytes, des mollusques, des crustacés et des poissons qui s'associent aux insectes, aux reptiles, aux cétacés, aux mammifères et aux oiseaux. L'homme parut en dernier lieu, mais il est impossible de déterminer d'une manière rigoureuse l'époque de son apparition, et de la dernière révolution qu'a subie notre globe. »

Arrêtons-nous, messieurs ; il ne nous est pas permis de nous engager plus avant dans ces questions d'un ordre si élevé, et je dois me borner à vous rappeler les notions que nous possédons sur la constitution actuelle de notre planète, et qui se rattachent directement à l'hygiène.

La *géologie*, qui fait partie de la *cosmogonie* ou science du monde, est, dans l'acception la plus large du mot, la science qui s'occupe de tracer l'histoire du globe terrestre depuis son origine jusqu'à l'époque actuelle, et même de prévoir ce qu'il pourra devenir. Elle emprunte le secours de la mathématique, de l'astronomie, de la physique, de la chimie, de la minéralogie, de la phytologie, de la zoologie ; elle fournit de vives lumières à l'histoire, à l'agriculture, à la médecine. Mais si vous considérez que cette science est toute récente, qu'elle est hérissée de difficultés nombreuses, qu'elle exige des connaissances presque universelles ; si vous considérez, en outre, que l'épaisseur de la partie du globe directement étudiée par les géologues n'est pas la millième partie du rayon terrestre ; que les régions qui ont été explorées géologiquement ne dépassent pas le huitième de la surface des continents, et que celles sur lesquelles on possède des documents satisfaisants équivalent au vingt-cinquième, vous comprendrez que les résultats obtenus, jusqu'à présent, ne sont encore que des jalons jetés sur une route à peine frayée.

L'ensemble de notre planète offre à l'observateur un noyau solide sur lequel s'étend plus ou moins une couche liquide, et qu'enveloppe de toutes parts une couche gazeuse. La première de ces parties est désignée par le nom de *terres*, la seconde par celui d'*eaux*, la troisième par celui d'*atmosphère*.

Nous avons étudié l'atmosphère, nous allons aborder, ici, l'histoire des *terres* et des *eaux*.

Les observations astronomiques et géodésiques démontrent que la terre est un sphéroïde de révolution semblable à celui que produirait une masse fluide si elle était douée d'un mouvement de rotation dans l'espace, et l'on admet généralement que le rapport de l'axe polaire au diamètre équatorial est de $\frac{304}{305}$, de telle sorte que :

| | |
|---|---|
| Le rayon à l'équateur. . . . | = 6,376,851 mètres. |
| Le rayon aux pôles. . . . . | = 6,355,943   » |
| La surface de la terre. . . . | = 5,098,857 myriam. carrés. |
| Le volume de la terre. . . . | = 1,082,634,000 myriam. cubes. |

On admet encore, que la densité moyenne du sphéroïde est environ 5 fois plus grande que celle de l'eau distillée, et que la densité de l'intérieur de la terre dépasse celle de la surface.

Pour fixer avec précision la position d'un lieu sur la terre, on détermine, au moyen d'un méridien, sa *latitude*, c'est-à-dire sa distance de l'équateur ; sa *longitude*, c'est-à-dire la distance qui sépare le méridien du lieu du méridien fixe, distance comptée en degrés sur l'équateur ; et enfin sa *hauteur* au-dessus du niveau moyen des mers, hauteur que l'on mesure soit au moyen du nivellement, soit par le baromètre.

Les tropiques et les cercles polaires divisent la sphère terrestre en cinq *zones* parallèles :

La première, comprise entre le pôle boréal et le cercle polaire, est appelée *zone glaciale boréale*.

La seconde, comprise entre le cercle polaire boréal et le tropique du Cancer, est la *zone tempérée boréale*.

La troisième, comprise entre les deux tropiques, est la *zone torride*.

La quatrième, comprise entre le tropique du Capricorne et le cercle polaire austral, est la *zone tempérée australe*.

La cinquième, enfin, comprise entre le cercle polaire austral et le pôle du même nom, est la *zone glaciale australe*.

Ces généralités étant établies, il nous reste à vous décrire sommairement la *surface de la terre*, ce qui forme l'objet de l'*orographie ;* les couches qui en constituent l'*épaisseur*, ce qui est le sujet de la *géognosie;* et enfin la façon dont se distribuent les eaux, ce qui constitue le domaine de l'*hydrographie*.

### Orographie.

La superficie de notre globe se présente sous des aspects très-divers; ici, c'est de la terre végétale offrant de grandes variétés dans sa composition et dans son épaisseur; là, des sables arides, des déserts; ici, des savanes couvertes de gazons; là, d'immenses surfaces formées par des roches, des steppes aux grandes herbes légumineuses, des forêts, des marécages, des pays cultivés, etc. La composition du sol, sa couleur, sa densité, la nature des objets qui le recouvrent, modifient notablement les conditions de température et d'humidité atmosphériques, et doivent, par conséquent, être prises en grande considération dans l'étude et la détermination du climat. Il faut tenir compte des pouvoirs absorbants, émissifs et rayonnants qui appartiennent aux différents corps, et qui ont été l'objet des recherches de M. Melloni; il faut établir le rapport qui existe entre les surfaces boisées et les surfaces dénudées, couvertes d'herbes, de graminées ou de différentes espèces de culture. Les forêts abritent le sol contre l'irradiation solaire, produisent par la transpiration cutanée des feuilles une forte évaporation, et présentent au refroidissement nocturne de grandes surfaces; elles abaissent la température des couches d'air qui enveloppent leurs cimes, et ces couches descendent vers le sol qui ne participe point au rayonnement, en raison de l'abri que lui forment les branches et les feuilles; elles exercent sur la distribution des eaux une influence que nous vous indiquerons plus loin. Les graminées restent constamment plongées dans l'atmosphère refroidie, se couvrent de rosée, et Daniell a constaté que sous la zone tempérée le rayonnement nocturne, dans les prairies et les bruyères, peut abaisser la température pendant six mois jusqu'à 0.

Les recherches de MM. Boussingault et de Gasparin vous montreront toute l'importance, au point de vue de l'agriculture, de l'étude des différents sols.

Mais la terre ne présente point une surface unie, elle est, au contraire, garnie d'aspérités, creusée de dépressions diversement configurées, et la disposition des montagnes et des vallées fournit des éléments non moins importants à la climatologie.

La plus haute montagne est, dit-on, le Tavahir, qui s'élève à 7,824 mètres au-dessus du niveau moyen de l'océan, et d'un autre côté on évalue à 4,000 mètres la profondeur extrême des mers; de telle sorte que 11,821 mètres représentent la distance qui sépare le point le plus élevé, du point le plus bas de la surface solide du globe. Or, le rayon moyen du sphéroïde étant de 6,366,397 mètres, il en résulte que le rapport entre l'épaisseur de la plus grande aspérité et le rayon moyen est de $\frac{11821}{6366397}$, c'est-à-dire de 0,001 de mètre environ.

Ce rapport vous permet de comprendre ce que sont, par rapport à la masse totale de la terre, ces hautes montagnes qui vous paraissent si élevées, et devant lesquelles nous nous trouvons si petits.

« On a comparé, dit M. Rivière, les aspérités qui couvrent la surface du globe aux rugosités que présente une orange; mais le calcul démontre que cette comparaison est réellement exagérée, et que c'est en jetant les yeux sur une coquille d'œuf qu'on peut se faire une idée, à peu près exacte, des aspérités de la surface de la terre. » Cependant, si ces aspérités s'effacent pour ainsi dire alors qu'on considère, d'une manière générale, les conditions d'existence du globe terrestre tout entier, il n'en est plus de même lorsque l'on aborde l'étude des différentes parties de la terre. Les inégalités du sol ont sur la température, l'humidité, les vents, les pluies, les orages, une influence que nous vous avons déjà fait entrevoir, et sur laquelle nous reviendrons à propos des climats et des localités.

On donne le nom de *montagnes* aux aspérités les plus considérables de la surface du globe, et l'on réserve ceux de *collines*, de *monticules*, d'*éminences*, de *outtes*, aux aspéritées moins élevées.

L'espace sur lequel repose une montagne en est la *base;* la partie la plus inférieure en est le *pied;* les côtés sont appelés *flancs* lorsqu'ils sont plus ou moins inclinés, *escarpements* lorsqu'ils sont presque verticaux, *croupes* lorsqu'ils sont arrondis. Les points où les pentes cessent sont les *extrémités;* le point le plus élevé est appelé *sommet, crête, cime* ou *faîte*, et il se termine par une surface plane appelée *plateau*, ou par une pointe aiguë appelée *aiguille.*

Suivant la forme que présente la montagne envisagée dans son ensemble, on l'appelle *ballon, dôme, tour, corne, dent, pic* ou *puy.*

Les montagnes sont isolées ou forment une réunion qui porte le nom de *chaîne;* celle-ci, à son tour, est isolée ou fait partie d'un *groupe*, qui lui-même peut faire partie d'un *système.*

On distingue dans la chaîne le *pied*, les *flancs* ou *versants*, et la *crête*, celle-ci se composant de l'ensemble des sommets de toute la chaîne, et déterminant la ligne de partage des eaux qui descendent des deux côtés de la chaîne. L'on réserve le nom de *cimes* ou de *faîtes* pour les protubérances qui s'élèvent sur les diverses parties d'une chaîne.

On nomme *axe* la ligne imaginaire qui traverse une chaîne dans toute sa longueur, la direction de celle-ci étant parfois constante dans toute l'étendue, et parfois brusquement interrompue; il en est de même pour la largeur et la hauteur des chaînes.

Les systèmes et les chaînes de montagnes traversent les continents, les péninsules et les îles dans leur plus grande longueur.

Les montagnes tendent sans cesse, par l'action des agents atmosphériques, à accroître leur base aux dépens de leur sommet.

D'après M. de Humboldt, les montagnes n'occupent guères que 1/100 de la superficie des terres. L'élévation moyenne de toutes les montagnes est d'environ 30 mètres au-dessus de l'océan, de telle sorte que si l'on démolissait toutes les montagnes pour combler les vallées, les mers, et pour niveler la surface du globe, celle-ci ne s'élèverait que de 30 ou même 20 mètres au-dessus du niveau actuel de l'océan.

En considérant le versant d'une montagne comme une surface descendant uniformément du faîte au pied, on constate que, dans la plupart des montagnes, l'inclinaison varie depuis 2° jusqu'à 6°; la pente est forte lorsqu'elle est de 7° à 8°; très-rapide lorsqu'elle atteint 15° ou 16°. A 35° il faut, pour pouvoir la gravir, qu'elle soit entaillée de gradins; au delà de 45° elle devient impraticable.

Les dépressions que présente la surface de la terre sont ordinairement longues, étroites, et se nomment *vallées* ou *vallons*, suivant qu'elles sont plus ou moins profondes; lorsqu'elles sont très-étroites elles prennent le nom de *gorges* ou de *défilés*.

Comparées à l'axe des montagnes, les vallées sont *longitudinales* ou *transversales*.

Le fond des vallées présente ordinairement un plan continuellement descendant.

La ligne qui suit le fond des vallées dans toute leur longueur a reçu le nom de *thalweg*.

Les dépressions peu considérables portent le nom de *bassins*, de *cirques*, de *trous*, *cassures*, *fissures*, *fentes*, *crevasses*, *puits*, *entonnoirs*. Les dépressions volcaniques s'appellent *cratères* ou *nids*.

Enfin, indépendamment des cavités à ciel ouvert dont nous venons de parler, l'écorce du globe présente encore des *cavités souterraines* qu'on appelle *cavernes*, *grottes*, *ponts*, etc.

On nomme *plaines* les parties de terre dont la surface est basse, horizontale, unie ou sillonnée d'ondulations peu profondes.

D'après la configuration du sol, sa surface, la nature de végétation, on distingue des *bocages*, des *pampas*, des *déserts*, des *steppes*, des *landes*, des *bruyères*, des *forêts*, etc.

On donne le nom de *dunes* à des monticules de sable qui se trouvent au bord de la mer.

Le fond des mers doit, comme la surface des continents, avoir ses montagnes, ses vallées et ses plaines, mais nous ne possédons encore que très-peu de données sur l'orographie maritime.

### Géognosie.

La partie solide de notre planète n'est point formée d'une seule pièce ; elle résulte de formations successives, d'une série de compartiments qu'on nomme *superpositions*.

Les parties qui reposent sur d'autres sont plus modernes que celles-ci, mais, dans certains cas le contraire a lieu, des substances minérales ayant pu surgir de bas en haut, et s'être intercalées au milieu de roches préexistantes.

Les corps qui dominent dans l'enveloppe terrestre sont l'oxygène et le silicium, et le premier y est tellement abondant, qu'on a pu dire que la surface du globe est une *croûte oxydée*.

Cent autres corps environ entrent encore dans la composition de l'écorce terrestre ; mais les principaux sont le quartz qui en constitue les 35/100, le calcaire qui en forme les 5/100, et le feldspath les 45/100.

Parmi ces corps il faut remarquer principalement l'aluminium, le le potassium, le sodium, le magnésium, le calcaire, le soufre, le phosphore, le fer, le manganèse, le silex, le sel gemme, l'asphalte, la houille et l'anthracite, l'aimant, le cinabre, etc.

Les minéraux, seuls ou associés entre eux, forment des *roches*, dans lesquelles sont enchâssés des minéraux accidentels sous forme d'*amas*, de *nids,* de *rognons,* de *noyaux*, de *filons*, de *veines*, de *particules*, de *graines*, de *paillettes,* de *cristaux*, de *boudins*, de *lentilles,* de *cristaux*, etc.

Les roches, d'après leur texture, sont *cristallines, feuilletées, lamellaires, radiées,* etc., etc.

Les roches forment des *couches* ou des *strates*, qui offrent de nombreuses variétés dans leur position.

Outre les substances minérales, on rencontre dans l'écorce du globe des matières qui proviennent de corps organisés, d'animaux qui, pour la plupart, n'existent plus ; elles portent le nom de *fossiles*, ou de *pétrifications*, lorsque la matière organique a été remplacée par une substance inorganique, telle que la silice ou le calcaire.

On nomme *empreintes* les traces laissées sur une roche par la sur-

face extérieure d'un corps organisé; *moules*, les empreintes intérieures.

La disposition des fossiles présente des circonstances fort importantes
à connaître.

Plus on s'enfonce dans l'écorce du globe, plus les espèces qu'on y
rencontre diffèrent de celles qui existent maintenant, et chaque système de couches est pour ainsi dire caractérisé par des fossiles particuliers. Dans les couches les plus anciennes, les fossiles disparaissent totalement, et ce n'est que dans les couches les plus superficielles, les
plus récentes, que l'on a trouvé des débris humains.

Les diverses masses minérales qui constituent l'écorce de notre planète ne se sont point fortuitement mêlées ensemble ; leur arrangement
dépend, au contraire, de règles telles, que si l'on voit une roche, on
peut présumer qu'elle est accompagnée, suivie ou précédée d'autres
roches offrant des caractères particuliers. Ces associations donnent
naissance à des *terrains*.

Les terrains se sont formés de différentes manières : par voie ignée,
aqueuse, électro-chimique, marine, fluviatile ; par sédiment, etc.

Depuis les laves jusqu'aux granits, il existe un grand nombre de
roches qui sont évidemment de formation ignée ; et, d'autre part, les
couches calcaires, argileuses, sablonneuses, sont manifestement de formation aqueuse.

Il me reste à vous indiquer d'une manière très-sommaire, l'ordre de
superposition des différentes couches qui forment l'écorce terrestre ;
mais je dois vous prévenir que cet ordre n'est point constant, et qu'il
est souvent profondément interverti, en raison des accidents partiels,
des glissements, des plissements, des crevasses, des soulèvements qui
se sont produits, en différents points et à différentes époques, pendant
la formation de l'écorce terrestre. Souvent, dans la même localité, on
trouve des différences très-considérables dans la composition géologique de deux points qu'une distance de quelques mètres, à peine,
sépare l'un de l'autre.

En procédant de la surface à l'intérieur, on admet, en général, l'existence de dix *couches* ou *groupes*, se succédant dans l'ordre suivant :

1° *Groupe historique, moderne ; terrain moderne, tertiaire ; formation alluviale moderne.* Composé de détritus de différentes sortes,
produits par les causes qui agissent encore aujourd'hui à la surface du
globe. On y rencontre des terres végétales, des éboulis, des morai-
nes, des dépôts de sources, des produits salins, des tourbes, des alluvions de formations successives, et des fossiles appartenant aux espèces
animales actuellement existantes.

20

2° *Groupe erratique, terrain diluvien, formation alluviale an-cienne, terrain tertiaire. Dépôt diluviique*, composé de sable, de cail-loux, de substances ferrugineuses, d'ossements, renfermant des miné-raux précieux : or, platine, diamant, étain oxydé, fer titané; des dé-pôts quartzeux, micacés; des *fossiles* d'animaux qui n'existent plus, appartenant aux coquilles et aux mammifères.

3° *Groupe palæothériique; terrain tritonien, tertiaire*. On y trouve des calcaires, grossiers ou siliceux, des argiles, des marnes, des sables, des grès, des meulières, des lignites, des gypses; une accumu-lation immense de débris organiques appartenant aux coquilles, aux polypiers et aux radiaires.

4° *Groupe crétacique, terrain crayeux, bélemnitifère*. Craie, sable, marne, argile ; fossiles spéciaux ; coquilles, lignites, grès vert, porphyres.

5° *Groupe oolitique, terrain jurassique salino-magnésien, bélemni-tifère*. Calcaire, marnes argileuses, marbre, grès, sable, quartz, *sour-ces*, cours d'eau souterrains ; fossiles ; formes gigantesques de reptiles et de mollusques ; plus d'animaux à sang chaud ; végétaux fort rares.

6° *Groupe triasique, de grès rouge, terrain muriatifère*. Grès, marnes, calcaires, roches schisteuses, quartz; fossiles spéciaux; plantes.

Grès bigarré, muschelkalk, combinaison de chaux et de magnésie; marnes muriatifères ; calcaires, roches ignées, granites.

7° *Groupe carbonique, carbonifère, terrain houiller*. Houille, vé-gétaux fossiles ; peu de poissons et de mollusques.

Calcaire carbonifère, grès rouge ou pourpre.

8° *Groupe grauwacique, terrain anthraxifère, schisteux, trilobi-tien*. Roches schisteuses, grès, calcaires; fossiles de végétaux et d'ani-maux.

9° *Groupe phylladique, fossilifère inférieur ; terrain ardoisier, tal-queux; formation primaire*, Fer, plomb, argent, cuivre, antimoine, manganèse, grenats, topazes; débris organiques très-rares; quelques végétaux et polypiers.

10° *Groupe gneissique, non fossilifère, terrain talqueux ; couche primitive ; terrain micacé*, Gneiss, roches talciques, micaciques; tex-ture cristalline, fusion apparente; *plus de fossiles*.

Vous connaissez, messieurs, toute l'importance qu'offrent les études géognosiques au point de vue de l'exploitation des mines de houille, de métaux précieux, de pierres fines, du forage des puits, des salines, des eaux minérales, etc., et vous apprendrez bientôt qu'elles se ratta-chent également à l'hygiène, à la pathogénie, et spécialement à l'his-toire des maladies endémiques et épidémiques.

La surface terrestre exerce, comme nous l'avons dit, une influence considérable sur la température atmosphérique ; mais il se passe aussi, dans l'épaisseur du globe, des phénomènes de caloricité que vous ne devez pas ignorer, et qui sont connus sous le nom de *phénomènes plutoniens.*

La terre a une température qui doit être étudiée à sa surface et dans ses profondeurs.

*La température de la surface terrestre* est due à la radiation solaire ; elle varie par conséquent suivant la latitude, la saison, l'heure de la journée, le pouvoir absorbant, émissif et rayonnant du sol, et elle est, au maximum, de 33° à Paris, tandis que sous les tropiques, elle s'élève à 52° 5, et qu'elle atteint 67° 5, sur les sables de l'Égypte.

*La température propre de la terre* varie suivant les vicissitudes de la température atmosphérique, jusqu'à une certaine profondeur ; les variations diurnes disparaissent à 1 mètre ; les variations annuelles à 20 ou 30 mètres ; dans ce point, la chaleur terrestre est invariable et sensiblement égale à la température moyenne du lieu. Au-dessous de 30 mètres, elle éprouve une élévation régulière et continue de 1° par 30 mètres, de telle sorte qu'elle est de 100° à 3,000 mètres de profondeur, qu'à 30 myriamètres elle doit être suffisante pour fondre toutes les substances minérales connues, et qu'au centre de la terre elle doit dépasser tout ce que l'esprit peut concevoir.

Pour expliquer la chaleur propre de la terre, la température centrale, l'état de fluidité incandescente, diverses théories ont été proposées. Les uns ont prétendu que la terre, en passant dans des régions célestes très-chaudes, s'était échauffée jusqu'à une certaine profondeur ; les autres ont considéré le globe comme une vaste pile, et ont attribué la chaleur propre à des réactions chimiques. Quoi qu'il en soit, l'augmentation progressive de la température au delà du point où se fait sentir la chaleur solaire, les eaux thermales, les observations recueillies pendant le forage des puits artésiens, les matières rejetées par les volcans, les différences en plus ou en moins qui existent entre la température des couches terrestres peu profondes et la température atmosphérique du lieu, établissent péremptoirement l'existence de la chaleur propre à la terre, et sans entrer dans des détails qui nous entraîneraient trop loin, je vous dirai que la *théorie de la fluidité primitive*, en faveur de laquelle témoigne l'aplatissement des pôles, est celle qui s'adapte le mieux aux phénomènes géognosiques et plutoniens qui nous ont été révélés par la science et l'observation.

*Les éruptions volcaniques* appartiennent aux phénomènes plutoniens et en sont les plus remarquables.

Une éruption volcanique est principalement caractérisée par la pro-

20.

jection, en dehors de la croûte terrestre, soit dans l'air, soit dans l'eau, de différentes matières qui sont solides, liquides ou gazeuses.

Les corps solides peuvent être pulvérulents et représentés par des sables volcaniques, des cendres qui souvent obscurcissent complète-ment la lumière du jour et sont transportées à des distances considé-rables, à plus de 50 myriamètres, dit-on ; une seule éruption peut en vomir une quantité suffisante pour ensevelir une ville tout entière, ainsi que vous en trouvez à Pompeïa une preuve éclatante. Des sco-ries, des graviers, des blocs plus ou moins considérables de matières liquides solidifiées, des roches détachées des parois, sont parfois proje-tés à une hauteur plus ou moins considérable.

Les corps liquides, connus sous le nom de *laves*, sont formés par des corps solides à l'état de fluidité ignée qui donnent naisssance, par re-froidissement, à des roches. La lave s'échappe ordinairement, non par le cratère, mais par un déchirement des flancs de la montagne ; elle coule très-lentement à une température suffisante pour fondre le silex. Elle met un temps considérable à se refroidir ; on l'a vue couler en-core dix ans après l'éruption et fumer après vingt-six ans.

Les corps gazeux, souvent appelés du nom impropre de *fumée,* sont formés par de la vapeur d'eau et quelquefois par des acides sulfureux, sulfhydrique, chlorhydrique, carbonique ; par de l'azote ou des sub-stances sublimées, tel que le soufre, le sel marin, etc.

La flamme qui accompagne les éruptions est parfois formée par de l'hydrogène, mais ordinairement elle est due à des matières pierreuses ou minérales incandescentes, et par conséquent lumineuses.

Les éruptions volcaniques sont souvent accompagnées de mouve-ments du sol : tremblements, soulèvements, affaissements ; de dégage-ment de chaleur, d'électricité, de lumière, de bruits souterrains, d'é-clairs, de tonnerre, etc.

Les éruptions sont séparées les unes des autres par des intervalles plus ou moins considérables, et elles sont, en général, d'autant plus violentes qu'elles sont plus éloignées.

Il existe sans aucun doute des volcans sous-marins, mais leur his-toire est encore fort incomplète.

Les *tremblements de terre*, fréquents au voisinage des volcans, dans les pays chauds, ont été rapportés soit à des tassements qui s'opèrent dans les montagnes (Boussingault), soit à la solidification de matières liquides centrales, cette solidification donnant lieu à la formation de gaz qui tendent à se dilater (Cordier). Vous savez par des exemples anciens et fort récents, quelle est l'étendue de désastres que peut ame-ner un tremblement de terre.

Des observations authentiques démontrent qu'une contrée tout entière peut se soulever et acquérir ainsi un niveau plus élevé. Ce phénomène n'est point dû à l'abaissement du niveau général des mers, car celui-ci n'a point changé depuis 2,000 ans ; on l'attribue soit au refroidissement des parties centrales, soit à des affaissements partiels de l'écorce terrestre, dans lesquels certains points s'élèvent, tandis que d'autres s'abaissent. M. Élie de Beaumont pense que l'écorce se plisse et se ride parce que le volume du noyau intérieur diminue.

Mentionnons enfin parmi les phénomènes plutoniens :

Les *salses*, ou volcans projetant un mélange de boue, d'eau et de gaz.

Les *fontaines ardentes*, qui ne sont autre chose que des fissures donnant issue à du grisou.

Les *solfatares*, ou émanations gazeuses déposant du soufre.

Les *mofettes*, ou sources d'acide carbonique.

### Hydrographie.

L'eau, dont nous étudierons les propriétés physiques et chimiques, lorsque nous nous occuperons des bains et des boissons, est répandue avec une grande abondance à la surface et dans les entrailles de la terre ; elle s'y montre sous quatre états différents :

A l'état liquide ;

A l'état solide ou de glace ;

A l'état de vapeur ;

A l'état de mélange ou de combinaison.

*L'eau à l'état liquide* est *douce, salée* ou *minérale ; courante* ou *stagnante*.

Les *eaux douces* sont divisées en eaux de *pluie*, de *neige*, de *fontaine*, de *puits*, de *source*, de *rivière*, de *ruisseau*, de *torrent* et de *marais*.

L'étude de l'hyétographie et des marais vous a été présentée d'une manière complète, et nous n'avons plus à y revenir ; mais il nous reste à rechercher ce que devient l'eau pluviale arrivée à la surface de la terre.

Lorsque la pluie est peu abondante elle humecte lentement le sol, et l'évaporation reporte dans l'atmosphère la plus grande partie de l'eau qui en est tombée.

Quand la pluie est très abondante ou qu'elle tombe sur un terrain imperméable, elle s'écoule avec d'autant plus de rapidité que l'inclinaison du sol est plus considérable, et produit parfois une ou plusieurs cascades. C'est ainsi que se forment les ruisseaux et les torrents, ceux-ci entraînant de la matière végétale et du limon qui se déposent sur la terre, et deviennent souvent des foyers d'infection. Les torrents se déversent parfois dans les fleuves ou les rivières, et donnent naissance, à leur embouchure, à des îlots, des barrages, des terrains d'alluvion et des marais.

Enfin, la pluie peut s'infiltrer dans le sol, et elle y pénètre jusqu'à ce qu'elle rencontre un lit formé de roches, de marne, de glaise ou de toute autre couche imperméable; alors plusieurs circonstances peuvent se présenter.

Après avoir glissé, dans une étendue plus ou moins considérable, sur la couche imperméable, l'eau est ramenée par des espèces de gouttières vers la surface de la terre, où elle s'ouvre souvent une issue, en donnant naissance à des sources ou à des fontaines.

Dans d'autres cas les eaux pénètrent de plus en plus dans les entrailles de la terre et y forment, à des profondeurs diverses, au milieu des couches imperméables, des réservoirs, des lacs, des torrents souterrains plus ou moins considérables. Parfois la réplétion d'un réservoir souterrain, par suite d'additions successives d'eau, ramène celle-ci à la surface, et lorsque le canal qui lui livre passage est courbé en forme de siphon, il se produit une *fontaine intermittente*.

Dans les roches peu fendillées et à fissures peu profondes, les sources sont nombreuses mais peu abondantes. Dans les circonstances opposées, dans les terrains crétaciques et oolitiques, au contraire, les sources sont rares mais très-abondantes.

Quatre causes rendent les sources très-abondantes dans les montagnes. Les pluies y sont plus fréquentes et plus copieuses; les précipitations invisibles de vapeurs y sont plus considérables; des eaux sont fournies par la fonte des glaces et des neiges; enfin, c'est là qu'on rencontre surtout les couches de roches et les pentes rapides.

Les cours d'eau souterrains s'ouvrent une voie dans les fleuves ou les rivières; ils fournissent les eaux aux puits simples ou artésiens que creuse la main des hommes pour les besoins de la vie ou de l'industrie, et vous savez que le forage produit souvent des sources jaillissantes qu'expliquent les différences de niveau qui existent entre les couches parcourues par les eaux.

Les fleuves et les rivières offrent à considérer le *lit*, partie la plus basse des fentes dues aux révolutions qui ont produit les montagnes; les *rives* qui sont plus ou moins resserrées et escarpées; les *terres d'alluvion et d'atterrissement;* les *deltas* ou terres basses d'atterrissement qui se trouvent à l'embouchure de presque tous les grands fleuves, et qui forment les sources les plus vastes et les plus puissantes du méphitisme végétal. Il faut encore tenir compte de la *nature des eaux* et de leur *profondeur*, de la *rapidité du courant*, des *crues accidentelles* ou *périodiques* suivies de *baisses* plus ou moins considérables et plus ou moins prolongées.

Les *mers* sont soumises à des mouvements qui portent le nom de *marées*, et qui sont dus à l'attraction exercée par la lune sur les eaux. La marée est plus forte lorsque la lune est à son périgée, moins forte lorsque l'astre est à son apogée. La mer pleine correspond au passage de l'astre au méridien du lieu et au méridien opposé; deux marées complètes embrassent un intervalle de 24 h. 50′ 28″, c'est-à-dire le temps qui s'écoule entre le passage de la lune au même méridien.

Le soleil a également quelque influence sur les marées, car celles-ci augmentent aux équinoxes, ainsi qu'à l'époque des nouvelles et des pleines lunes.

Les mers présentent des *courants* fort importants à connaître. Il existe un courant équatorial dirigé de l'est à l'ouest, des courants polaires dirigés des pôles vers l'équateur, et des courants partiels affectant des directions variées. On appelle *remous* le mouvement imprimé à l'eau par un courant qui rencontre un *contre-courant* marchant dans le sens opposé, et *tournants d'eau* certains mouvements dont les causes sont variables, souvent inconnues, qui se montrent dans les fleuves aussi bien que dans les mers, et qui présentent de grands dangers pour les baigneurs et même pour les embarcations.

Les *ondes*, les *vagues*, les *lames* sont des ondulations produites par le vent.

Les bords de la mer, ou *côtes*, sont formés par des *falaises* de roches plus ou moins élevées et escarpées, ou par des *plages*, lesquelles sont couvertes de rochers, de galets, de sable ou de vase.

*L'eau à l'état solide* se présente dans la nature sous forme de neiges et de glaces temporaires ou permanentes. Nous vous avons indiqué les conditions de latitude et d'altitude qui règlent la présence des neiges perpétuelles, il nous reste à vous dire quelques mots des *glaces* et des *glaciers*.

Les *glaciers* sont des accumulations de neiges et de glaces qui se forment sur les hautes montagnes; pendant l'été ils se fondent par la partie inférieure et se renouvellent par la supérieure. Sous l'influence du soleil et du vent on voit naître des *avalanches* dont vous connaissez les désastreux effets, et souvent il se manifeste des fendillements qu'accompagne un bruit semblable à celui du canon ou du tonnerre.

Les fleuves, les rivières, les lacs, les mers elles-mêmes gèlent pendant l'hiver dans certaines contrées, et la glace varie quant à son épaisseur et à sa persistance suivant les latitudes. Sans sortir de l'Europe, vous trouvez à cet égard des différences considérables : la Méditerranée ne gèle jamais; la Seine ne présente pas tous les ans des glaces très-minces et d'une existence fort éphémère; tous les ans, pendant plusieurs mois, les glaces ferment la Baltique à la navigation, et la Néva fournit des blocs d'eau solidifiée qui ont de 5 à 6 pieds d'épaisseur.

Les glaces polaires, qui sont douces ou salées, constituent deux vastes coupoles couronnant les deux extrémités de l'axe terrestre ; elles forment des champs, des bancs, des protubérances et des montagnes.

Il existe des champs de glace ayant 50 lieues de long sur 25 de large, s'élevant de 1 à 2 mètres au-dessus de la surface de l'eau et s'enfonçant à 7 mètres au-dessous.

Des monceaux de glace plus ou moins considérables tournent parfois sur eux-mêmes de manière à parcourir plusieurs lieues par heure; ils s'entrechoquent, se superposent les uns sur les autres, et donnent ainsi naissance à des montagnes de formes bizarres, ayant parfois de 50 à 200 mètres d'élévation. Souvent des morceaux de glace ainsi détachés parviennent jusqu'au 50° ou au 40° de latitude.

L'exploration des pôles est d'ailleurs encore incomplète; le 82e degré de latitude est le point extrême auquel on soit parvenu ; et la perte du capitaine Franklin a pu vous donner une idée des dangers qui environnent les hardis navigateurs qui s'aventurent dans ces parages glacés.

Et maintenant que nous vous avons rappelé ces notions élémentaires de géologie, qui nous seront fort utiles pour l'étude des *climats*, nous pouvons aborder avec connaissance de cause l'étude des influences exercées sur l'organisme par les modificateurs géologiques.

### Des influences exercées sur l'organisme par les modificateurs géologiques.

Le globe terrestre, messieurs, est un aimant, car l'aiguille aimantée horizontale s'oriente, c'est-à-dire qu'elle se dirige toujours vers un point déterminé de l'horizon, et ce phénomène se produit constamment dans tous les temps, dans tous les lieux, sur les plus hautes montagnes comme dans les mines les plus profondes, sur les surfaces de toutes les mers comme sur celle de tous les continents. La terre est donc un aimant permanent et énergique ; il en résulte qu'elle est partagée en deux hémisphères magnétiques : l'un boréal, l'autre austral, la ligne neutre étant d'ailleurs sinueuse, irrégulière, et ne suivant pas exactement la ligne équatoriale ou équinoxiale.

La terre exerce une action magnétique sur tous les aimants dont le pôle austral se tourne vers le nord, tandis que le pôle boréal se tourne vers le sud, les deux méridiens magnétiques et astronomiques n'étant point, d'ailleurs, parfaitement parallèles dans tous les lieux. C'est en se fondant sur ce phénomène, et avec le concours de calculs ou d'instruments destinés à corriger les déclinaisons de l'aiguille aimantée, que l'on est arrivé à construire la boussole, cette brillante et utile conquête des sciences physiques.

Si l'on considère, dit M de Humboldt, la perpétuelle mobilité des phénomènes du magnétisme terrestre, les anomalies qu'offrent son intensité, la déclinaison, l'inclinaison suivant les heures du jour et de la nuit, suivant les saisons, et même eu égard aux années écoulées, on ne peut se refuser à croire que les courants électriques dont ces phénomènes dépendent, forment des systèmes partiels, très-complexes dans l'intérieur de l'écorce du globe.

Ces variations incessantes du magnétisme terrestre, ces courants exercent-ils une influence appréciable sur l'organisme? Aucun fait ne le prouve positivement; pendant la dernière épidémie de Cayenne, la boussole a éprouvé, dit-on, des perturbations entièrement inusitées, augmentant ou diminuant avec les recrudescences ou les rémissions du fléau, mais ce sont là des assertions dont il n'est pas encore permis de tirer des conclusions.

Webster s'est efforcé de prouver que les tremblements de terre, les éruptions volcaniques ont une influence très-marquée sur le développement et la marche des grandes épidémies, mais aucun fait probant ne vient à l'appui de cette doctrine.

« Après l'élévation partielle du sol au-dessus du niveau des mers, dit M. de Humbold, la cause la plus puissante qui fait varier la température des lieux placés sous une même latitude, est la position relative des masses continentales et des mers, c'est-à-dire des parties de la surface du globe, qui, fluides et diaphanes, ou solides et opaques, diffèrent également par leurs pouvoirs absorbants et émissifs, par la quantité de lumière qu'elles absorbent, par la quantité de chaleur qui résulte de cette absorption, comme par les pertes sensibles que le rayonnement leur fait éprouver. Les rapports d'étendue entre les masses opaques continentales et les masses fluides océaniques, déterminent de plus les inflexions des lignes isothermes non-seulement en modifiant la température là où elle se développe localement, mais aussi en influant sur les courants atmosphériques. »

Dans l'hémisphère boréal, la mer est à la terre : : 1000 : 419; dans l'hémisphère austral : : 1000 : 129. Nous avons vu qu'à latitude égale, la température de l'air océanique est d'environ 2° moins élevée que celle de l'air continental, parce que le pouvoir rayonnant est moins considérable sur les mers qui absorbent les rayons solaires et s'échauffent jusqu'à la profondeur de 50 pieds, tandis que la terre n'est plus échauffée par le soleil au-dessous de 20 pieds.

La mer s'échauffe moins que la terre pendant le jour, se refroidit moins qu'elle pendant la nuit; il en résulte que les variations de température sont moins considérables; les extrêmes ne sont guère séparés par plus de 30°.

Les qualités hygrométriques des vents qui soufflent de la mer, indiquent que l'air maritime est humide, ont dit quelques hygiénistes.

Cette proportion n'est vraie que si l'on suppose une même température à l'air continental et à l'air maritime, car celui-ci contient alors plus de vapeur d'eau que celui-là ; mais elle est complétement fausse prise dans le sens général qui lui a été attribué. Pour apprécier l'humidité, il faut tenir compte de la température, et l'air maritime sous les tropiques peut être plus sec que l'air continental de la zone tempérée, quoique contenant une quantité plus considérable de vapeur d'eau.

Nous reviendrons sur ce sujet lorsque nous nous occuperons des *climats*.

Les mers occupant les parties les plus basses du globe terrestre, la pression atmosphérique qui s'exerce à leur surface est plus considérable, et c'est à elle, probablement, qu'il faut attribuer les effets toniques que l'on rattache généralement à la composition chimique de l'air maritime, et en particulier à une quantité plus considérable d'oxygène et à la présence de vapeurs salées, composition que l'analyse n'a point justifié, l'air maritime n'étant remarquable que par sa pureté et par l'absence de toutes émanations végétales et animales.

L'orographie et l'hydrographie ont pour l'hygiéniste une importance facile à comprendre, et déjà vous avez pu apprécier l'influence qu'exercent sur le degré de pression atmosphérique, sur la température, sur l'électricité, sur l'humidité, les pluies et les orages, sur la composition chimique de l'atmosphère, sur le développement des miasmes paludéens, sur la plupart des modificateurs cosmiques en un mot, les inégalités du sol, son état de sécheresse ou d'humidité, de nudité ou de culture, les forêts, la distribution des eaux stagnantes, la présence des neiges perpétuelles, des glaciers, des glaces polaires, et nous reviendrons encore sur ces considérations à propos des climats, des localités, de l'endémie et de l'épidémie.

Mais la constitution géologique doit également être prise en sérieuse considération, et les recherches contemporaines tendent de plus en plus à lui faire jouer un rôle considérable dans le développement des maladies endémiques et épidémiques.

Les couches superficielles exercent sur la température une influence que nous avons fait connaître, et vous savez aussi quels sont les rapports qui existent entre la perméabilité du sol, l'hyétographie et l'hygrométrie.

Les terrains d'alluvion et argileux sont favorables au développement des fièvres intermittentes ; dans la Charente-Inférieure elles n'existent point dans les parties à terrain calcaire, tandis qu'elles sévissent là où se trouvent des terrains argileux ; il en a été de même en Hollande pendant l'épidémie de 1826. Brocchi assure que dans le territoire romain, les fièvres ne se montrent que là où de l'argile est superposée à un terrain volcanique.

Suivant Pugnet, Gaetani-Bey, Clot-Bey, la peste ne sévit point dans les lieux où il existe sur le sol une couche épaisse de sable.

Le choléra a pour berceau les deltas du Gange, la peste ceux du Nil, la fièvre jaune ceux du Mississipi, les fièvres pernicieuses ceux de plusieurs autres fleuves, et l'intensité de ces fléaux diminue en raison directe de l'élévation du sol, de la sécheresse de la surface et des couches profondes.

Les épidémies s'arrêtent, en général, au pied des montagnes, et le choléra n'a point franchi celui des Vosges, des montagnes de l'Auvergne et du Cantal. Parfois on a constaté trois zones très-distinctes ; très-meurtrière à la base, la maladie devenait plus rare et plus bénigne sur le flanc, et disparaissait entièrement au sommet.

Des recherches d'un grand intérêt semblent prouver que le choléra sévit surtout là où se trouvent des terrains d'alluvion, des marnes, des argiles, des formations carbonifères non encaissées, du calcaire grossier, tandis qu'il respecte les lieux où se montrent les sables, le silex, la craie, les roches primitives.

Le fléau a décimé Moscou, Paris, Londres, qui reposent sur des argiles, des terrains d'alluvion, des débris immenses de végétaux et d'animaux ; il a respecté le plateau central de la France qui repose sur un terrain primitif ; Lyon qui a pour base une roche cristalloïde, le trapèze granitique formé par les montagnes de l'Auvergne, du Cantal, du Limousin, des Cévennes, de l'Aveyron, du Poitou, du Morvan et de la Bourgogne. Il a parcouru les formations carbonifères non encaissées du nord de la France, de la Belgique et de l'Angleterre, il s'est arrêté devant les formations carbonifères encaissées par des roches primitives.

La mortalité sur 1,000 habitants a été de 7,65, dans le bassin de Paris, de 6,44 dans le bassin du Rhône, et seulement de 1,45 en Bretagne. Rennes n'a compté que 130 décès sur 30,000 habitants.

Certes, il n'est pas encore possible de formuler des conclusions définitives, d'établir des lois pathologiques en se fondant sur les données que nous venons de mettre sous vos yeux; mais les études géologiques sont encore dans l'enfance, surtout au point de vue de leurs applications à la médecine, et c'est moins quant aux résultats acquis que quant aux conquêtes de l'avenir que nous avons voulu accorder quelques développements aux notions qui ont fait le sujet de cette leçon.

---

### Bibliographie.

CUVIER. *Discours sur les révolutions de la surface du globe*. Paris, 1840.

RIVIÈRE. *Eléments de géologie pure et appliquée*. Paris, 1839.

BECQUEREL et EDM. BECQUEREL. *Eléments de physique terrestre et de météorologie*. Paris, 1847.

BEUDANT. *Cours élémentaire d'histoire naturelle, minéralogie et géologie*. Paris, 1851.

POISSON. *Mémoire sur les températures de la partie solide du globe, etc*. In *Ann. de ch. et de phys*. 1837, t. LXIV, p. 337.

BOUDIN. *Carte physique et météorologique du globe terrestre*. Paris, 1851.

BOUSSINGAULT. *Economie rurale*. Paris, 1851.

DE GASPARIN. *Cours d'Agriculture*. Paris, 1848.

FOURCAULT. *Conditions géologiques et hydrographiques, qui favorisent le développement et la marche du choléra*. In *Gazette médicale de Paris*, 1849.

---

# Dix-huitième Leçon.

Des climats; des climats astronomiques, physiques, constants, variables, extrêmes, maritimes, continentaux, généraux, partiels ou restreints; des climats chauds, froids et tempérés. — De l'acclimatement.

### Des climats et de l'acclimatement.

Nous avons terminé, messieurs, l'étude de l'air atmosphérique, du sol et des eaux; nous vous avons fait connaître toutes les considérations qui se rattachent à la température, à l'humidité, aux vents, aux marais, etc.; nous sommes en mesure, par conséquent, d'aborder l'histoire générale des influences complexes qui font l'objet de la *climatologie*.

Que faut-il entendre par *climat*?

Les anciens géographes désignaient, par ce nom, une bande de terre renfermée entre deux cercles parallèles à l'équateur, et ils avaient divisé l'espace compris entre celui-ci et le pôle, en trente climats, appelés *astronomiques* ou *mathématiques*, vingt-quatre étant compris entre l'équateur et le cercle polaire, et les six autres entre ce cercle et le pôle.

Les premiers portaient le nom de *climats de demi-heure*, parce que pour chacun d'eux la durée du jour était plus longue d'une demi-heure que celle du climat précédent ; les seconds étaient nommés *climats de mois*, parce que pour chacun d'eux la durée du jour était d'un mois plus longue que celle du climat précédent, et allait ainsi en augmentant graduellement jusqu'au pôle, où le jour et la nuit ont une durée égale de six mois.

La division des climats astronomiques reposait donc, comme vous le voyez, sur la longueur des jours comparée à celle des nuits, au solstice d'été.

Les géographes modernes ont abandonné cette division ; ils partagent l'espace compris entre le pôle et l'équateur en quatre-vingt-dix degrés et déterminent par l'altitude, la latitude et la longitude, la position géographique de chacun des points du globe.

Cependant le nom de *climat* est encore employé par la météorologie, l'histoire naturelle, l'hygiène, la médecine, et il est nécessaire que nous déterminions avec précision le sens qui lui est attribué dans ces différentes sciences.

Les *météorologistes* donnent pour base à la climatologie la température atmosphérique, et ils tiennent compte à cet effet : 1° de la température annuelle moyenne du lieu ; 2° des variations de température quotidiennes, mensuelles et saisonnières ; 3° des extrêmes et des moyennes de la température estivale et hibernale. C'est-à-dire qu'ils tiennent principalement compte des lignes que nous vous avons fait connaître sous le nom de *lignes isothermes, isothères* et *isochimènes*, et dont vous trouverez un tracé fidèle sur la belle carte météorologique publiée par M. Boudin.

La considération des lignes isothermes a fourni les sept climats suivants :

|  | TEMPÉRATURE annuelle moyenne, |
|---|---|
| Climat brûlant. . . . . . | + 27°,5 à 25° |
| — chaud. . . . . . . . | 25 à 20 |
| — doux. . . . . . . | 20 à 15 |
| — tempéré. . . . . | 15 à 10 |
| — froid. . . . . . . | 10 à 5 |
| — très-froid. . . . | 5 à 0 |
| — Glacé. . . . . . | au-dessous de 0. |

Les lignes isothermes montrent, au point de vue le plus général, que la température de l'ancien continent est plus élevée que celle du nouveau, celle des continents moins à l'intérieur que sur les bords de la mer, et beaucoup plus sur le rivage occidental que sur l'oriental. Les différences, à latitude égale, sont d'autant plus considérables qu'on s'éloigne de l'équateur, et vers le nord elles atteignent 20 degrés. Ainsi, la partie septentrionale des États-Unis, vers le 44e degré de latitude boréale, et Drontheim, sur la côte occidentale de la Norwége, vers le 63e degré, se trouvent sur la même isotherme de 5°.

La considération des variations et des extrêmes de la température a fait admettre, dans chaque zone isotherme, des *climats constants*, *variables* et *excessifs*, dont les chiffres suivants vous feront comprendre les caractères.

|  |  | MOYENNE ANNUELLE. | MOY. DU MOIS le plus chaud. | MOY. DU MOIS le plus froid. |
|---|---|---|---|---|
| Climats constants. | Funchal. | + 20°,3 | + 24°,2 | + 17°2 |

|  |  | *Température moyenne.* | | | | |
|---|---|---|---|---|---|---|
|  |  | HIVER. | PRINTEMPS. | ÉTÉ. | AUTOMNE. | ANNÉE. |
|  | Guinée. | 28°,1 | 28°,3 | 26°,4 | 27° | 27°,4 |

|  |  | MOY. ANN. | MOY. DU MOIS le plus chaud. | MOY. DU MOIS le plus froid. | DIFFÉRENCE. |
|---|---|---|---|---|---|
| Climats variables. | Saint-Malo. . . | + 12°,3 | + 19°,4 | + 5°,4 | 14° |
|  | Paris. . . . . | 10 ,8 | 18 ,5 | 2 ,3 | 16 ,2 |
|  | Londres. . . | 10 ,2 | 18 ,0 | 3 ,2 | 15 ,8 |

|  |  | MOY. ANN. | MOY. DU MOIS le plus chaud. | MOY. DU MOIS le plus froid. | DIFFÉRENCE. |
|---|---|---|---|---|---|
| Climats extrêmes. | New-York. . | + 12°,1 | + 27°,1 | — 3°,7 | 30°,8 |
|  | Pékin. . . . | 12 ,7 | 29 ,1 | 4 ,1 | 33 ,2 |
|  | Yakoutz. . . | Une différence de 56°,10 sépare souvent la température de l'été (+ 17°,20) de celle de l'hiver (— 38°,90). | | | |

Mais la présence des mers, le rapport entre les terres et les eaux, la configuration des côtes, l'état de la surface du sol, exercent une influence considérable, non-seulement sur les moyennes annuelles, mais encore sur les moyennes saisonnières. A latitude égale on constate une différence de température de 8 à 10 degrés entre deux montagnes, dont l'une est boisée et l'autre non.

Le voisinage de la mer rend les étés moins chauds et les hivers moins froids, et cette circonstance a fait admettre des *climats maritimes* et des *climats continentaux*, les premiers se rapprochant des climats constants, les seconds des climats variables ou excessifs. Vous comprendrez

# DES CLIMATS ET DE L'ACCLIMATEMENT. 349

bientôt toute l'importance que cette division présente en hygiène, et voici quelques chiffres qui en établiront les caractères.

|  |  | MOYENNE hibernale. | MOYENNE estivale. | DIFFÉRENCE. |
|---|---|---|---|---|
| Climats maritimes. | Ile Feroë. . | + 3°,90 | +11°,60 | 7°,70 |
| | Ile Unst. . . | 4 ,05 | 11 ,92 | 7 ,87 |
| | Ile de Man. . | 5 ,59 | 15 ,08 | 9 ,49 |
| Climats continentaux. | Londres. . . | 3 ,22 | 16 ,75 | 13 ,53 |
| | Kendal. . . | 2 ,03 | 14 ,32 | 12 ,29 |
| | Paris. . . . | 3 ,59 | 18 ,01 | 14 ,42 |
| | Bruxelles. . | 2 ,56 | 19 ,01 | 16 ,45 |
| | Berlin. . . . | — 1 ,01 | 17 ,18 | 18 ,19 |
| | Sagan. . . . | — 2 ,65 | 18 ,20 | 20 ,85 |
| | Pétersbourg. | — 8 ,70 | 15 ,96 | 22 ,66 |
| | Moscou. . . | — 10 ,22 | 17 ,55 | 27 ,77 |
| | Irkoutz. . . | — 17 ,88 | 16 ,00 | 33 ,88 |

Dans les îles, le climat est d'autant plus tempéré et constant que les îles sont plus petites et plus écartées au sein de la mer. Dans les climats continentaux, les différences saisonnières sont d'autant plus grandes qu'on se rapproche davantage de la ligne médiane du continent.

Mais ce n'est pas tout encore, et si vous vous souvenez de ce que nous vous avons dit, quant aux influences exercées sur la température atmosphérique par l'altitude, par la fréquence et la direction des vents, par une foule de circonstances locales, vous devez comprendre que les lignes isothermes, isothères et isochimènes présentent des inflexions très-nombreuses, et passent par des lieux dont les positions géographiques sont très-différentes.

Ainsi, Paris et Édimbourg, séparés par 7° 7', quant à la latitude, ne présentent qu'une différence de 2°,2 dans leur température annuelle moyenne. Sur les côtes de Glenarm, dans le N.-E. de l'Irlande, le myrte végète avec la même force qu'en Portugal. La Hongrie et Dublin sont placés sur une même ligne isotherme de 9 1/2 à 10 degrés, mais la température moyenne du mois d'août est de 21 degrés en Hongrie et de 16 degrés seulement à Dublin ; la moyenne hibernale est de — 2° en Hongrie et de + 4°,3 à Dublin.

Les *botanistes* établissent la distinction des climats d'après la *flore*, c'est-à-dire d'après la présence de certains végétaux, appartenant exclusivement ou plus particulièrement à chacune des différentes zones terrestres, et ils ont adopté la division suivante :

1° *Zone équatoriale*, s'étendant de 15 degrés à droite et à gauche de l'équateur ; caractérisée par la présence des palmiers et des scitaminées. Au-dessus de 600 mètres et jusqu'à 1,200, on trouve la flore caractéristique de la deuxième zone.

2° *Zone tropicale*, s'étendant du 15ᵉ au 24ᵉ degré de latitude ; caractérisée par la présence des fougères arborescentes, des mélastomacées, des pipéracées, etc.

3° *Zone juxta-tropicale*, s'étendant du 24ᵉ au 36ᵉ degré, et caractérisée par une flore intermédiaire, établissant le passage de la flore tropicale à la flore tempérée : palmiers, fougères en arbre, mélas macées, laurinées, magnoliacées, etc.

4° *Zone tempérée chaude*, suivant les lignes isothermes de 15 à 10 degrés, comprenant, en France, la Provence et le Roussillon, caractérisée par la présence des palmiers, des dattiers, des myrtes, etc., des grenadiers, appartenant à la zone tropicale, et par celle des crucifères, des conifères, des chênes verts, des chênes liéges, des platanes, etc.

5° *Zone tempérée froide*, suivant les lignes isothermes de 10 à 5 degrés, représentée par la flore et le climat de Paris, et caractérisée par la présence des pins communs, des sapins, des mélèzes, des hêtres, des bouleaux, des saules, des aulnes, etc.

6° *Zone tempérée sous-arctique*, suivant les lignes isothermes de 5 degrés à 0, et caractérisée par la disparition des malvacées, des cistinées, des euphorbiacées. Les sapins ne dépassent point le 68ᵉ degré de latitude, et les pins le 70ᵉ.

7° *Zone arctique*, caractérisée par une flore réduite, pour ainsi dire, à quelques arbrisseaux peu élevés, et à des bouleaux nains qui ne dépassent point le 71ᵉ degré.

8° *Zone polaire*, dont le climat du Spitzberg vous offre un exemple ; caractérisée par la présence des plantes alpines et des lichens.

Les *agriculteurs*, prenant surtout en considération les *végétaux cultivés*, ont établi les cinq *régions agricoles* suivantes :

1° *Région des oliviers*, caractérisée par un minimum de température de — 7 à — 8 degrés;

2° *Région des vignes*, caractérisée par une température annuelle moyenne de + 17 à + 18 degrés ;

3° *Région des céréales ;*

4° *Région des herbages ;*

5° *Région des forêts.*

Mais dans toutes ces divisions, la latitude, envisagée même dans les moyennes et les extrêmes de température annuelle et saisonnière, n'est point le seul élément, dont il faille tenir compte ; l'altitude, l'humidité, la disposition des montagnes et des forêts, des mers, des cours d'eau ; la direction des vents, la constitution du sol, etc., exercent une influence considérable, et créent dans des zones différentes des *localités* identiques, ou bien des localités différentes dans la même zone, de telle sorte que les *climats restreints* ne concordent point avec les *climats généraux*.

A la base du Chimborazo vous trouverez le climat de la zone torride; à sa partie moyenne, celui des régions tempérées, et à son sommet, les neiges perpétuelles et les glaces de la zone polaire.

Dans certaines localités pyrénéennes, on retrouve la flore des tropiques, et les sapins disparaissent à 2,570 mètres d'élévation; sur l'Ararat, les bouleaux ne se montrent plus au delà de 2,530 mètres; dans le nord de la Suisse, les hêtres n'existent que jusqu'à 1,300 mètres, les ipéca à 1,800, et les arbres verts à 2,000. En tenant compte de la latitude, on trouve pour limites :

| | |
|---|---|
| Des hêtres. . . . . . . | 59° |
| Des chênes. . . . . . . | 61 |
| Des sapins. . . . . . . | 68 |
| Des pins. . . . . . . . | 70 |
| Des bouleaux nains. . | 71 |

Les *zoologistes* ont essayé de diviser le globe terrestre en régions zoologiques, en prenant pour base la *faune,* c'est-à-dire la distribution géographique des animaux ; mais ceux-ci ne sont point fixés au sol, ils se transportent d'un lieu dans un autre, s'accommodent plus facilement que les végétaux aux changements survenus dans les conditions météorologiques, et ne fournissent, par conséquent, à la climatologie que des données de peu de valeur.

Voyons maintenant quel doit être le sens du mot *climat* pour les médecins et les hygiénistes.

Hippocrate déclare que le climat est *l'ensemble des circonstances physiques attachées à chaque localité, envisagé dans son rapport avec les êtres organisés,* et cette belle définition est encore aujourd'hui celle qu'adoptent la plupart des hygiénistes. « Observer, dit M. Rostan, les effets simultanés de la lumière, de la chaleur, de l'électricité, des vents et des autres météores sur les productions organiques des différentes zones de la terre; explorer la nature de cette terre; déduire de ces connaissances l'influence qu'elles exercent sur l'homme physique et moral : telle est la vaste matière que les climats offrent à notre investigation. »

Virey, Malte-Brun, MM. Foissac, Lévy, etc., se rangent à cette manière de voir, que nous n'hésitons pas à embrasser également.

M. Guérard appelle climat « toute région comprise entre deux cercles parallèles à l'équateur, offrant un ensemble de phénomènes météorologiques, dont la réunion exerce une influence plus ou moins grande sur les êtres organisés, soumis à leur action » (*Diction. de médecine,* 1834, t. VIII, p. 117).

Mais, messieurs, le point le plus circonscrit du globe terrestre présente un ensemble quelconque de phénomènes météorologiques ; tout ensemble de phénomènes météorologiques exerce sur les êtres organisés, soumis à son action, une influence quelconque qui est représentée par le rapport existant entre l'organisme et le milieu au sein duquel il est plongé, et si cette influence peut varier, quant à sa *qualité,* à ses manifestations secondaires, elle est à peu près toujours la même, quant à sa *quantité,* c'est-à-dire, quant à ses effets fondamentaux.

La question des climats consiste évidemment à rechercher, quels sont les points du globe offrant un ensemble de phénomènes météorologiques exerçant une influence *identique, ou à peu près la même,* sur les êtres organisés soumis à son action ; et nous prétendons que cette *identité* n'existe pas, non-seulement si l'on considère des régions comprises entre deux cercles parallèles à l'équateur, mais même si on la cherche dans des points quelconques du globe terrestre ; l'ensemble des conditions météorologiques ne restant le même que dans des localités circonscrites par des limites très-resserrées.

Il résulte logiquement de ces considérations que la *climatologie générale* n'existe pas, et qu'elle se résout dans la *climatologie restreinte,* dans l'étude des *localités.*

Cette opinion est, en effet, celle d'un grand nombre d'hommes éminents, et si l'on veut envisager les choses de la manière la plus rigoureuse, on est forcément conduit à l'admettre.

Mais ici encore, comme dans toutes les circonstances de la vie, gardons-nous, messieurs, des extrêmes et rappelons-nous cet adage de jurisprudence : *Summum jus, summa injuria.*

Les dissemblances qui, en histoire naturelle, se montrent entre les espèces, les variétés, les individus, doivent-elles faire abandonner l'étude des genres ? De ce qu'il n'existe, dans aucune race, deux hommes complétement semblables l'un à l'autre, faut-il en conclure que les races humaines ne sont qu'un jeu de l'esprit ?

Parmi les agents, dont l'ensemble constitue le milieu ambiant, n'en est-il pas *un,* qui exerce une influence prépondérante, non-seulement sur l'organisme, mais encore sur les modificateurs atmosphériques eux-mêmes ? Cet agent prépondérant ne se présente-t-il pas, dans la nature, avec des caractères soumis à une loi assez rigoureuse pour qu'il soit permis d'établir sur elle une *climatologie générale,* qui serait à la *climatologie locale* ce que le genre est à l'espèce ?

Les conditions thermologiques du milieu ambiant représentent, messieurs, cet agent prépondérant ; cela résulte déjà des rapports que nous avons établis, d'une part, entre la température atmosphérique et les principaux phénomènes statiques et dynamiques de l'organisme humain ; d'autre part, entre cette même température et la lumière, l'électricité, l'humidité, la composition chimique de l'atmosphère ; cela vous sera prouvé encore par l'étude que nous ferons de l'une des plus graves questions de l'hygiène publique et privée : celle de l'*acclimatement.*

« Un fait général, dit encore M. Lévy, justifie le partage de chaque hémisphère en de larges zones, qui résultent de l'agrégation des localités : c'est que les circonstances qui modifient les effets de l'irradiation solaire, si nombreuses qu'elles soient, n'agissent en définitive que dans une mesure restreinte ; elles engendrent les dissemblances locales ; elles individualisent le sol dans de médiocres étendues ; elles altèrent l'égalité de la progression décroissante de l'influence solaire de l'équateur au pôle ; mais, de 10 en 10 degrés de latitude, l'on observe que les températures annuelles, hibernales et estivales, s'élèvent en allant vers la ligne, et s'abaissent en rétrogradant vers les pôles. Il résulte de cette loi qu'en se plaçant au centre de vastes zones, et en négligeant les divergences qui naissent des localités, on voit les influences cosmiques et atmosphériques réaliser, sur de grandes échelles, un *même type* de végétation et d'animalité, les mêmes conditions de santé et de maladie pour l'homme. Sous la ligne, près du pôle, elles atteignent leur maximum d'opposition ; à distance égale du pôle et de la ligne, elles se balancent, elles se neutralisent ; dans les intervalles qui séparent ces points culminants de l'action climatérique, mélange, croisement, lutte, progression ou décroissance de causes et d'effets. La distinction de climats chauds, froids et tempérés est donc un fait d'observation, mais soumis à la double restriction des nuances intermédiaires de climat et des singularités topographiques. »

Telle est, en effet, messieurs, la seule manière rationnelle d'envisager les climats ; la seule qui soit en rapport avec l'état actuel des sciences physiques et biologiques, et c'est en nous appuyant sur elle que nous établirons et que nous étudierons trois climats généraux : les *climats chauds,* les *climats froids,* et les *climats tempérés.*

Toutefois, avant d'aborder cette étude, il nous faut répondre à une question préalable qui a été diversement résolue.

Les climats généraux ont-ils subi des modifications sous l'influence du temps, et des changements survenus dans les conditions cosmiques, ou bien, sont-ils aujourd'hui ce qu'ils étaient autrefois ?

21.

M. Arago a traité cette question avec la lucidité et la hauteur de vues que vous lui connaissez, et nous emprunterons à son travail les éléments de notre réponse.

Il est constant que du temps de Moïse les dattes et les raisins arrivaient à maturité dans les environs de Jéricho.

Or, de nos jours, la température moyenne est de + 17° à Palerme, et les dattes n'y mûrissent pas, tandis qu'elles parviennent à maturité à Alger, où la température moyenne est de + 21°.

Le raisin mûrit à l'île de Fer, dont la température moyenne est de + 21°, tandis qu'il ne mûrit pas au Caire, dont la température moyenne est de + 22°.

Il faut en conclure, que du temps de Moïse la température moyenne de la Palestine ne devait pas dépasser 21°, 5. Or, elle est aujourd'hui de 21°; elle n'a donc pas sensiblement changé depuis 3000 ans.

M. Arago, prenant en considération le mouvement de translation de la lune, a montré que la température moyenne de la terre considérée dans la masse tout entière du globe, n'a pas varié de 1/10 de degré depuis 2000 ans, et il a prouvé, également, que le climat de l'Europe est encore aujourd'hui ce qu'il était dans les temps historiques.

Ajoutons, cependant, que la fixité des climats n'est pas absolue en ce sens, qu'elle ne s'applique qu'aux climats généraux : les conditions climatologiques des localités ont éprouvé et éprouveront chaque jour des modifications plus ou ou moins profondes, sous l'influence de la culture, du déboisement, de la distribution des eaux, et d'une foule de circonstances se rattachant à l'agriculture et à l'industrie.

Au milieu du XVIe siècle, le raisin mûrissait dans le Vivarais à 600 mètres d'élévation, ce qui n'a plus lieu aujourd'hui.

Sous l'empereur Julien, le vin de Suresnes était, à ce qu'il paraît, d'une qualité supérieure.

La vigne mûrissait jadis en Angleterre.

Enfin, le déboisement a notablement modifié le climat des États-Unis.

Nous reviendrons sur ces considérations lorsque nous nous occuperons des *localités*, et par conséquent des *climats partiels ou restreints;* abordons maintenant l'étude des trois *climats généraux* que nous avons admis.

### Des climats chauds.

On range parmi les climats chauds tous les points du globe compris, d'une part, entre les tropiques, et d'autre part, entre ceux-ci et le 30e ou 35e degré de latitude australe et boréale.

Cette partie de la terre embrasse presque toute l'Afrique et les îles de l'océan Indien : Madagascar, Bourbon, Maurice ; le sud de l'Asie, la Syrie, l'Arabie, la Perse, l'Inde en de çà et au delà du Gange : la Cochinchine, le sud de la Chine, Ceylan, les Laquedives et les Maldives. La plus grande partie de la Nouvelle-Hollande et de l'Océanie. Une partie de l'Amérique méridionale : la Colombie, la Guyane, le Paraguay, le nord de la Plata, les Antilles. Dans l'Amérique septentrionale, l'espace qui s'étend du Golfe de Californie à l'Isthme de Panama.

Les moyennes de la température annuelle varient entre 20 et 30° ; le maximum s'élève de 40 à 46° ; les moyennes saisonnières sont en général de + 27°, 6 pour l'hiver, + 28°, 7 pour le printemps, + 28°, pour l'été et + 26°, 8, pour l'automne ; les variations quotidiennes de la température sont considérables, et oscillent entre 20 et 26°.

Ces chiffres sont loin, toutefois, d'être constants. A la Havane, le minimum de la température à l'intérieur de l'île étant représenté par 12°, on voit le thermomètre descendre à 8° sur les côtés, et à 3° à Cumana. Dans ce dernier point le degré extrême est de + 33° tandis qu'il est de + 38°, 4, à Paris.

En comparant la Havane, Macao et Rio-Janeiro, M. de Humboldt a trouvé les chiffres suivants pour les moyennes annuelles et saisonnières :

|  | LA HAVANE. | MACAO. | RIO-JANEIRO. |
|---|---|---|---|
| Moyenne annuelle. . . . . . . | 25°,7 | 23°,3 | 23°,5 |
| Moy. du mois le plus chaud. . | 28 ,8 | 28 ,4 | 27 ,2 |
| Moy. du mois le plus froid. . | 21 ,1 | 16 ,6 | 20 ,0 |

Aux îles Canaries les moyennes mensuelles sont les suivantes d'après M. de Buch :

| | | | |
|---|---|---|---|
| Janvier. . . . | 17°,69 | Juillet. . . . . | 25°,15 |
| Février. . . . | 17 ,94 | Août. . . . . . | 26 ,05 |
| Mars. . . . . . | 19 ,54 | Septembre. . . | 25 ,24 |
| Avril. . . . . . | 19 ,62 | Octobre. . . . | 23 ,70 |
| Mai. . . . . . | 22 ,29 | Novembre. . . | 21 ,35 |
| Juin. . . . . . | 23 ,27 | Décembre. . . | 19 ,06 |

Au Sénégal le thermomètre qui ne marque que 11 ou 13° R. le matin et le soir, monte à 24 ou même 35° à midi. A Tépic, il s'élève à 18 ou 20° à midi, et descend au-dessous de 0 pendant la nuit.

Le tableau suivant vous fournira des indications utiles :

TEMPÉRATURE MOYENNE.

| | LATITUDE. | ANNÉE. | HIVER. | PRINTEMPS. | ÉTÉ. | AUTOMNE. | Mois le plus froid. | Mois le pl. chaud. |
|---|---|---|---|---|---|---|---|---|
| Cap-de-B.-Esp. | 33°,5' l. n. | +19°,1 | +14°,8 | +18°,6 | +23°,4 | +19°,4 | +14°,3 | +24°,1 |
| Funchal. . . . | 32 ,38 | 18 ,7 | 16 ,3 | 17 ,5 | 21 ,1 | 19 ,8 | 15 ,7 | 22 ,3 |
| Monte-Video. . | 34 ,54' l. s. | 19 ,3 | 14 ,1 | 18 ,1 | 25 ,2 | 20 ,0 | 13 ,3 | 26 ,7 |
| Nouv. Orléans. | 29 ,58' l. n. | 19 ,4 | 11 ,8 | 18 ,9 | 26 ,5 | 20 ,4 | 11 ,4 | 26 ,7 |
| Le Caire. . . . | 30 , 2 | 22 ,4 | 14 ,7 | 22 ,0 | 29 ,2 | 23 ,5 | 13 ,6 | 29 ,6 |
| Rio-Janeiro. . | 22 ,55' l. s. | 23 ,1 | 20 ,3 | 22 ,5 | 26 ,1 | 23 ,6 | 19 ,6 | 26 ,7 |
| La Havane. . . | 23 , 9' l. n. | 25 ,0 | 22 ,6 | 24 ,6 | 27 ,4 | 25 ,6 | 21 ,9 | 27 ,5 |
| Calcutta.. . . . | 22 ,35 | 28 ,5 | 19 ,9 | 28 ,1 | 28 ,5 | 26 ,1 | 18 ,4 | 29 ,9 |
| Jamaïque.. . . | 17 ,50 | 26 ,1 | 24 ,6 | 25 ,7 | 27 ,4 | 26 ,6 | 24 ,4 | 27 ,6 |
| Batavia.. . . . | 6 , 9' l. s. | 26 ,8 | 26 ,2 | 26 ,8 | 27 ,2 | 27 ,1 | 25 ,9 | 27 ,8 |
| Madras.. . . . | 13 , 5' l. n. | 27 ,8 | 24 ,8 | 28 ,6 | 30 ,2 | 27 ,5 | 24 ,1 | 31 ,3 |
| Maracaybo.. . | 11 ,19 | 29 ,0 | 27 ,8 | 29 ,5 | 30 ,4 | 29 ,5 | 27 ,3 | 30 ,5 |
| Masfaoua.. . . | 15 ,36 | 31 ,0 | 26 ,7 | 29 ,5 | » | 32 ,0 | 25 ,5 | 33 ,8 |

Au point de vue hygrométrique, l'année est partagée en deux parties à peu près égales dans les climats chauds. A six mois d'une sécheresse complète succèdent six mois de pluies à peu près continues. Les orages sont violents et fréquents. La lumière est vive, intense. Les vents sont secs, brûlants, ou bien froids et humides, et vous savez que les premiers portent, dans certaines contrées, les noms de Samoun, de Chamsin, d'Harmattan. Le sol est tantôt aride, sablonneux, brûlant, ainsi que cela se présente dans les déserts, tantôt couvert d'une végétation luxuriante. Les eaux sont très-inégalement distribuées à la surface du sol et forment des marais, des Deltas considérables, dont les émanations, favorisées par la chaleur, acquièrent des propriétés extrêmement délétères.

Voyons maintenant, sans revenir sur les détails dans lesquels nous sommes entrés en étudiant les divers modificateurs atmosphériques, quelles sont les influences exercées sur l'organisme par les climats chauds, et quelles sont les règles hygiéniques qui en découlent.

*Chaleur sèche.* — Les deux ou trois mois qui précèdent la saison des pluies, constituent, dans les pays chauds, l'époque la plus salubre de l'année, parce que les chaleurs antécédentes ont tari les vases et les marais. La température est alors excessivement élevée, mais les variations quotidiennes sont réduites à leur minimum, et le thermomètre reste à peu près au même point aux différentes heures du jour et de la nuit. Les mois, où l'on observe le moins de maladies, sont, d'après M. Eug. Celle, ceux d'avril, mai et juin au Sénégal ; avril et mai au Bengale ; avril à Bombay ; juin, juillet, août et septembre à Madras ; avril à Vera-Cruz, Tampico, Matamoras ; avril et mai à Mexico ; mai et juin à Mazatlan, San-Blas et Tépic. Dans le port de

Guaymas, au fond du Golfe de Californie, le thermomètre marque de 36 à 40 degrés R. à l'ombre, depuis avril jusqu'en septembre, il n'y pleut qu'une ou deux fois pendant la saison de l'hibernage, et cependant il n'y a pas sur la terre de lieu plus sain, et l'on n'y observe jamais de maladies épidémiques. M. Celle en conclut qu'on est en droit de considérer la *chaleur sèche*, sinon comme favorable à la santé, au moins comme impuissante à produire des dérangements importants dans l'organisme.

Les effets de la chaleur sèche sous les tropiques ne sont point les mêmes dans les lieux élevés et dans les lieux bas.

Dans les lieux élevés, la peau est toujours sèche, parce que la transpiration insensible extrêmement abondante dont elle est le siége, est volatilisée aussitôt que produite; l'exhalation pulmonaire est très-abondante; le sang incessamment dépouillé de son sérum; la respiration accélérée, le pouls fréquent; il existe une tendance manifeste aux phlegmasies; les boissons aqueuses sont très-utiles, tandis que le vin et les toniques produisent de fâcheux effets.

Dans les lieux bas, situés au niveau ou au bord de la mer, la peau est toujours humide, baignée de sueur, parce que l'air n'est plus assez sec pour produire la vaporisation immédiate de celle-ci, et la transpiration, quoique beaucoup plus apparente que dans les lieux élevés, est, en réalité, beaucoup moins abondante. Souvent le pli des articulations, le dos, le visage, toutes les parties du corps sont couvertes d'une éruption vésiculeuse très-douloureuse; l'exhalation pulmonaire est moins abondante; le sang ne subit point une perte aussi considérable dans ses parties aqueuses; la respiration et la circulation ne sont pas accélérées; il se produit une atonie générale et une paresse des organes digestifs qu'il faut combattre par les boissons vineuses et les stimulants.

Les grandes variations quotidiennes de température exercent sur l'économie une influence très-marquée et dominent, pour ainsi dire, la pathogénie des pays chauds. C'est à elles qu'on attribue le développement si fréquent, et souvent épidémique, de l'hépatite, de la diarrhée, de la dysenterie, de la pneumonie, de la pleurésie, du rhumatisme. Dans les pays tempérés, dit M. Celle, le refroidissement est presque toujours le résultat d'un manque de précaution individuel, et les affections qu'il produit ne sévissent que sur les individus qui ont négligé de se garantir; dans les pays chauds, au contraire, les populations, à moins de se séquestrer complétement, ne peuvent s'y soustraire, et les affections par répercussion de transpiration s'y montrent sous forme épidémique. En Algérie, la dysenterie attaque les trois quarts des soldats d'un régiment qui a passé la nuit en plein air; que ce régiment revienne en France et bivouaque pendant une nuit d'hiver, il n'en résultera que quelques indispositions individuelles.

*Chaleur humide.* — L'humidité a des effets qui varient également suivant les circonstances que nous venons d'indiquer. Sur les lieux élevés, elle exerce une action bienfaisante, et s'il n'y a pas dans le sol, les eaux ou les vents des causes de maladies, elle ne devient jamais nuisible, car l'air n'est jamais saturé et ne présente qu'un degré d'humidité très-favorable à l'entretien de la santé. Dans les lieux bas, au contraire, l'air, promptement saturé de vapeur d'eau, augmente l'atonie des organes digestifs et la faiblesse générale ; les marais, les eaux stagnantes ne tardent pas à exhaler leurs émanations délétères, et l'on voit alors apparaître les maladies paludéennes qui, dans les pays chauds, élèvent la mortalité aux chiffres énormes que vous connaissez déjà. Nos équipages qui, à la mer, perdent 1 homme sur 31, en perdent 1 sur 2 dans les Deltas du Sénégal. On peut établir en loi, que dans tous les pays chauds les maladies et la mortalité suivent la marche croissante ou décroissante de la chaleur humide, et M. Celle montre qu'il existe une liaison plus immédiate entre l'humidité extrême et les maladies qu'entre celles-ci et la chaleur.

Je ne veux pas terminer ce que j'ai à vous dire des effets de la chaleur dans les régions tropicales, sans vous faire connaître les assertions émises par M. Eug. Celle, touchant l'action directe de la radiation solaire calorifique.

Suivant cet auteur, le soleil ne produit point aussi souvent l'érysipèle dans les climats chauds que dans les climats tempérés, et il attribue cette différence d'action à l'activité de l'exhalation cutanée. Les congestions cérébrales graves ou mêmes mortelles sont, au contraire, fréquentes, même chez les animaux ; cependant elles sont peut-être favorisées par la forme de la coiffure, car elles sont très-rares au Mexique, où l'on porte des chapeaux à très-larges bords.

Il est difficile d'établir quelque chose de général, touchant l'influence des vents, envisagés dans leur direction, car ils sont alternativement nuisibles ou favorables selon les lieux qu'ils parcourent. Au Sénégal, les vents d'ouest et de nord-ouest sont le signal de la mauvaise saison, tandis qu'ils annoncent la bonne saison au Mexique et dans le Golfe de Californie ; il faut tenir compte de leur température, de leur degré d'humidité ; des émanations, des corps étrangers, auxquels ils servent de véhicule, et l'on comprend que ces conditions se modifient suivant la localité, la saison et beaucoup de circonstances accidentelles.

Sur toute la côte du Mexique, les vents d'ouest et de sud-ouest sont le sign    es maladies les plus graves, tandis que le vent du nord annonce leur disparition ; le contraire a précisément lieu pour la petite ville de Tépic, en raison d'une disposition du sol que nous allons vous faire connaître, parce qu'elle indique parfaitement à quel point de vue il faut se placer pour étudier l'influence des vents.

La ville de Tépic est placée à la partie occidentale d'une vallée qui est entourée à l'est, au sud et au sud-est de montagnes assez hautes pour s'opposer au libre passage des vents ; tandis qu'à l'ouest il y a une vaste échancrure, par laquelle les vents de sud-ouest et d'ouest viennent s'engouffrer pendant la saison des pluies ; au nord de la ville se trouve une immense lagune qui est une source féconde d'émanations délétères. Voici ce qui résulte de cette disposition des lieux. Le vent d'ouest et de sud-ouest débouche par l'ouverture située à l'ouest du bassin, passe sur la ville, et vient se heurter contre les montagnes du côté de l'est ; là, il se divise en deux colonnes dont l'une se dirige vers le nord, passe sur la lagune et en transporte les miasmes loin de la ville. Au contraire, le vent du nord passe d'abord sur la lagune et transporte sur la ville les miasmes, dont il se charge dans son passage, et c'est ainsi, dit M. Eug. Celle, que des vents qui, sur la côte, ont l'un une action délétère, l'autre une action bienfaisante, possèdent, 10 lieues plus loin, des qualités précisément inverses.

Le vent brûlant du désert produit parfois une suffocation considérable ou même une véritable asphyxie, par l'élévation de sa température et par la poussière qu'il transporte ; les vents chauds et humides du Sénégal donnent naissance à l'atonie, aux fièvres, aux dysenteries, aux hépatites ; les vents froids et secs du Mexique provoquent des diarrhées, des pneumonies et des pleurésies.

L'hydrographie acquiert ici une importance toute particulière, puisque c'est aux émanations qui s'élèvent des eaux stagnantes qu'il faut attribuer le developpement de la plupart des maladies qui sévissent dans les climats chauds. L'abondance de la flore paludéenne, l'élévation de la température, l'humidité que fait naître la saison des pluies, donnent aux miasmes marécageux des tropiques une intensité que nous vous avons déjà fait connaître, et qu'augmente encore l'immense quantité d'insectes qui naissent dans les eaux. « Dans certaines contrées marécageuses du Mexique, dit Eug. Celle, la quantité de ces insectes est telle, lorsque l'air est calme, qu'on est obligé de hâter le pas de sa monture pour s'en débarrasser au plus vite ; et, dans les lieux, où le refroidissement du matin est assez considérable pour les tuer, on pourrait en remplir des tombereaux en une heure. »

Mais les eaux qui stagnent à la surface du sol, ne sont pas les seules qui donnent naissance à des maladies paludéennes ; les nappes souterraines, qui reposent sur des terrains argileux ou marneux imperméables, et qui n'ont pas d'autre voie de déperdition que l'action prolongée du soleil sur la superficie, les produisent également dans certaines circonstances. « L'observateur est surpris de rencontrer des fièvres intermittentes là, où n'existe en apparence aucune des causes qui ordinairement les produisent, et ce n'est qu'en fouillant la terre qu'il parvient à s'en rendre raison. »

Les terres couvertes de bois, très-riches en humus, marécageuses, abaissées au-dessous du niveau de la mer, sont, toutes choses égales d'ailleurs, les plus malsaines ; mais il ne faut pas en conclure qu'un terrain élevé, sec, battu par les vents est nécessairement salubre.

Près de Tépic, se trouve, à 300 mètres au-dessus du niveau de la mer, une grande propriété dont le sol se compose de mamelons rapprochés, au sommet de chacun desquels jaillit une source d'eau vive ; la chaleur est modérée, les vents y sont vifs, et cependant cette localité est très-malsaine en raison des irrigations artificielles qui y ont été pratiquées pour la culture de la canne à sucre. Il existe, en outre, entre le haut et la base des mamelons, une très-grande différence de température qui rend les suppressions de transpiration très-fréquentes ; or, dit Eug. Celle, dans les pays chauds un refroidissement amène plutôt une fièvre rémittente ou intermittente, ou une dysenterie, qu'une pneumonie ou une pleurésie.

La ville de Mexico, placée au centre d'une vallée marécageuse, est souvent décimée par les maladies, bien qu'elle soit située à 2,277 mètres au-dessus du niveau de la mer.

D'un autre côté on trouve à Mazatlan, à San-Blas, à Tépic, villes très-insalubres, des quartiers qui jouissent d'une immunité qu'aucune circonstance appréciable ne vient expliquer.

« Que deviennent devant ces faits, dit Eug. Celle, les considérations générales, relatives à la salubrité ou à l'insalubrité d'un lieu sous les tropiques, tirées de l'élévation du sol, de sa position au niveau ou au-dessous de la mer, de son état de sécheresse ou d'humidité, et des vents qui y règnent? »

Ces faits prouvent, une fois de plus, conformément à ce que nous avons établi, que l'étude des climats généraux ne dispense nullement le médecin et l'hygiéniste de celle des climats restreints et des localités.

Les détails dans lesquels nous venons d'entrer, complètent suffisamment, quant aux climats chauds, ceux que nous vous avons donnés en nous occupant des divers agents atmosphériques et géologiques; en traitant des habitations, des vêtements, des aliments, des boissons, etc., nous vous indiquerons les considérations qui s'appliquent plus particulièrement à la climatologie ; ici, nous ne voulons plus que vous tracer le tableau de la pathologie tropicale, en vous signalant les influences pathogéniques et prophylactiques qui se rattachent aux modificateurs atmosphériques.

*Pathologie des climats chauds.* — Nous ne ferons, messieurs, que vous indiquer certaines maladies endémiques, spéciales aux pays chauds, dont les causes sont à peu près inconnues, et dont vous connaissez déjà l'histoire ; le béribéri, le pian, la lèpre tuberculeuse, l'éléphantiasis du scrotum, l'hématurie de l'Ile-de-France, etc.

La pathologie tropicale se présente sous deux aspects essentiellement différents, suivant qu'on l'envisage pendant la *saison sèche,* ou pendant la *saison humide.*

Les phlegmasies franches prédominent pendant la saison sèche, et se montrent avec des caractères peu différents de ceux qu'elles présentent parmi nous. La pleurésie, la pneumonie, la méningite, l'entérite, sont très-fréquentes et souvent fort graves. Les ophthalmies sont extrêmement communes en Arménie, en Syrie, à Siam, au Japon, en Guinée, en Abyssinie, à Malabar, en Égypte. Au Caire, on compte, dit-on, sur 100 individus 20 aveugles, 10 borgnes et 20 personnes affectées d'ophthalmie plus ou moins grave. L'intensité de la lumière, la surface du sol, la couleur des maisons, la fréquence et la direction des vents exercent une influence considérable sur le développement des maladies oculaires.

Le tétanos, les convulsions, la catalepsie, l'épilepsie, l'hystérie, l'hypochondrie, l'aliénation mentale, les névroses signalent également la durée de la saison sèche.

C'est la saison humide, qui donne à la pathologie tropicale les caractères spéciaux qui la distinguent, et c'est, d'une part, à l'étendue des variations diurnes de la température et, d'autre part, à l'influence des miasmes paludéens qu'il faut rattacher le développement des graves maladies qui portent à des chiffres si énormes la mortalité des pays chauds.

La dysenterie se montre principalement en Asie Mineure, à Malabar, à Siam, à Java, en Égypte, en Mauritanie, aux Antilles, au Brésil, à Cayenne, à Surinam, en Algérie. L'hépatite et les abcès du foie lui succèdent souvent, et prédominent aux Antilles, à Loango, sur la côte d'Angola, dans les provinces orientales de l'Asie, en Afrique.

C'est en Afrique, et surtout au Sénégal, que l'on rencontre les fièvres intermittentes les plus fréquentes et les plus graves.

Les États-Unis, les Antilles, la Havane, la Nouvelle-Espagne, la Vera-

Cruz, New-York, Saint-Domingue, Carthagène, le Mexique, le Brésil, sont décimés par la fièvre jaune.

La peste exerce ses ravages dans l'Asie Mineure, en Syrie, en Barbarie, en Égypte, à Constantinople.

Le scorbut prédomine aux Antilles et en Afrique.

Le choléra a son berceau dans le Delta du Gange, et vous savez qu'après avoir, de 1819 à 1821, envahi l'Océanie, les Moluques, Ceylan, Maurice, Bourbon, la Chine, l'Arabie, la Perse, la Syrie, l'Égypte, il a traversé le Caucase, comme il avait franchi l'Himalaya et l'Altaï, et s'est répandu à Moscou, à Saint-Pétersbourg, à Archangel, en Pologne, en Autriche; et gagnant enfin la France et l'Angleterre, il a traversé l'Atlantique pour aller ravager les États-Unis, semant sur son passage une mortalité qui s'est élevée à 1/6 dans l'Inde et la Perse, à 1/3 en Arménie, en Arabie, et à 1,12 de la population du globe, ce qui porte à 80,000,000 le nombre total de ses victimes.

Nous venons d'indiquer la distribution géographique générale des principales maladies qui constituent la pathologie des pays chauds; quelques circonstances étiologiques doivent vous être signalées. Les affections de l'estomac et l'hépatite paraissent être plus particulièrement placées sous la dépendance du climat, et se développent souvent en l'absence de toute autre cause appréciable; il n'en est pas entièrement de même pour la diarrhée et la dysenterie; ici, le climat n'agit plus seul; les localités, les grandes variations diurnes de la température, les rosées abondantes, le froid humide des nuits, les écarts de régime jouent fréquemment le rôle de causes déterminantes. Pour les fièvres intermittentes, rémittentes, pseudo-continues, simples ou pernicieuses, pour toutes les maladies d'origine miasmatique, les localités se placent en première ligne, puisque la présence des eaux stagnantes, des marais, des terres en voie de défrichement, etc., est la condition pathogénique essentielle. Enfin, c'est principalement à des imprudences, à des causes accidentelles que sont dues les phlegmasies : la méningite, le rhumatisme, la bronchite, l'érysipèle.

Les maladies des pays chauds ont une grande tendance à revêtir la forme épidémique, et dans ce cas elles ne frappent pas également les différentes races dont se compose la population. En général, les Européens sont beaucoup plus décimés que les indigènes, et parmi eux les hommes du Nord, Allemands, Anglais, beaucoup plus que les hommes du Midi, Italiens, Portugais, Espagnols. Cette règle comporte, toutefois, de nombreuses exceptions; à Grenade et à Dominique, en 1793-1794, la fièvre jaune a frappé également les Européens, les créoles et les hommes de couleur; au Sénégal, dit Thévenot, les fièvres ne ménagent

pas les noirs plus que les blancs. En 1801, en Égypte, la peste a tué
150,000 indigènes ; en 1830, au Sénégal, la fièvre jaune a fait périr,
proportion gardée, plus de nègres que de blancs. Aux Indes, sur les
bords du Gange, le choléra décime les indigènes ; à Mazatlan, selon
M. Celle, on compte 19 indigènes sur 20 malades atteints de fièvre
intermittente.

Après les détails dans lesquels nous venons d'entrer, il est aisé de
formuler les *règles hygiéniques* qui, au point de vue de la *climatologie
générale* et des *influences atmosphériques*, doivent guider les habitants des pays chauds, indigènes ou importés.

On recommande avec raison aux étrangers de ne jamais prendre
terre pendant l'hibernage, pendant la saison humide et chaude, pendant le règne d'une épidémie.

Le froid humide, les brusques transitions de température doivent
être évités avec un soin tout particulier ; la fraîcheur des soirées et des
nuits est d'autant plus dangereuse qu'elle est fort agréable, et qu'on s'y
abandonne avec délices et sans méfiance. Lorsque nous nous occuperons des *vêtements*, nous indiquerons les précautions commandées par
chaque climat.

L'habitude de laisser ouvertes pendant la nuit les fenêtres des chambres à coucher, est très-répandue dans les pays chauds ; il serait difficile, cependant, d'en signaler une plus pernicieuse.

Nous avons déjà exposé les moyens les plus propres à prévenir et à
combattre l'influence des effluves marécageux (*Voyez* page 254) ; on
comprend combien il importe de les mettre en pratique dans les contrées où ces effluves sont la principale cause de la mortalité !

Vous savez, messieurs, combien l'action de la chaleur diffère suivant que celle-ci est humide ou sèche. Eh bien ! l'hygiène des pays
chauds repose, en grande partie, sur cette distinction. Pendant la
saison humide et chaude, il faut combattre l'action débilitante des
modificateurs atmosphériques par les toniques ou même les excitants ;
pendant la saison sèche et chaude, il faut opposer à l'action excitante
de l'atmosphère, les émollients et les relâchants. L'étude des *aliments*
et des *boissons* nous fournira l'occasion de vous montrer le rôle important que joue le *régime* dans l'hygiène climatologique.

Pour éviter les dangers de l'action directe des rayons solaires la
coiffure n'est pas toujours suffisante ; les Européens qui habitent les
pays chauds sont obligés de se défendre contre le soleil avec un vaste
parapluie, qu'ils maintiennent ouvert même lorsqu'ils vont à cheval ou
à dos de mulet, de chameau, d'éléphant ou de tout autre animal de
transport.

Vous savez qu'il est impossible d'établir aucune règle générale quant aux vents; les auteurs conseillent d'exposer les habitations aux vents soufflant de l'Orient, mais tout dépend ici des circonstances locales.

### Des climats froids.

Les climats froids comprennent l'espace qui s'étend du 60° degré de latitude australe et boréale jusqu'aux pôles.

On y trouve, en Europe, la plus grande partie de la Suède, la Norwége, la Laponie, la partie de la Russie qui avoisine la mer Blanche, la Nouvelle-Zemble, le Spitzberg, les îles Shetland et l'Islande.

En Asie, la Sibérie et le Kamtchatka.

En Amérique, les possessions Russes, le Groënland, toutes les terres qui s'étendent jusqu'au Labrador et à la partie septentrionale du Canada.

Le pays habité le plus voisin du pôle antarctique est l'Archipel de Magellan; au delà du 50° parallèle, on ne trouve plus que des îles désertes et couvertes de neiges éternelles. Les voyages du capitaine Ross, les relations adressées au gouvernement Anglais par les hardis navigateurs qui se sont aventurés à la recherche de sir John Franklin, vous ont démontré que l'organisation ne peut ni se développer ni se maintenir sous ces latitudes, où l'on ne rencontre que des plaines de neige, des montagnes de glace et où le mercure reste congelé pendant des mois entiers. Le Spitzberg n'est point habité, et c'est tout au plus si un poste de chasseurs peut s'y maintenir pendant quelques mois de l'année.

Vous savez d'ailleurs, que les régions qui s'étendent de l'équateur au pôle austral sont sensiblement plus froides que celles qui regardent le pôle boréal.

La température des climats froids varie beaucoup suivant la latitude des contrées où on l'envisage, et suivant les circonstances locales; les chiffres ci-dessous en font foi.

Francklin, Parry, Ross, Back, ont éprouvé un froid de :

— 38°,6 par 66°,11' de latitude nord.
49 ,7        64 ,30
50 ,8        69 ,59
56 ,7        62 ,46

Gmelin a vu le thermomètre tomber en Sibérie à — 70°.

Mahlmann a publié une table très-étendue dont j'extrais quelques chiffres d'un grand intérêt :

TEMPÉRATURE MOYENNE.

| LATITUDE N. | ANNÉE. | HIVER. | PRINTEMPS. | ÉTÉ. | AUTOMNE. | Mois le plus chaud. | Mois le plus froid. |
|---|---|---|---|---|---|---|---|
| Ile Melville. . . 74°,47' | —18°,7 | —35°,5 | —19°,5 | + 2°,8 | —18°,0 | + 5°,8 | —35°,8 |
| Ustjansk . . . 70 ,55 | 16 ,6 | 38 ,4 | 14 ,7 | 9 ,2 | 23 ,9 | 13 ,7 | 40 ,3 |
| Winter Island. 66 ,11 | 14 ,0 | 29 ,1 | 14 ,2 | 1 ,7 | 8 ,0 | 2 ,0 | 31 ,1 |
| Jakouztk. . . 62 , 1 | 9 ,7 | 38 ,9 | 8 ,3 | 17 ,2 | 6 ,6 | 20 ,0 | 40 ,5 |
| Fort Simpson. 62 ,11 | 3 ,5 | 23 ,5 | 2 ,8 | 15 ,1 | 2 ,8 | 17 ,5 | 24 ,8 |
| Haapakyla. . . 66 ,27 | 0 ,5 | 14 ,2 | 2 ,3 | 14 ,4 | 0 ,1 | 16 ,4 | 15 ,9 |
| Cap Nord. . . . 71 ,10 | +0 ,1 | 4 ,6 | 1 ,3 | 6 ,4 | 0 ,1 | 8 ,1 | 5 ,5 |
| Umeo. . . . . 63 ,50 | 2 ,1 | 10 ,2 | + 0 ,6 | 14 ,1 | + 3 ,1 | 16 ,2 | 11 ,3 |
| Reikiavig. . . 64 , 8 | 4 ,0 | 1 ,6 | 2 ,4 | 12 ,0 | 3 ,3 | 13 ,5 | 2 ,1 |
| Abo. . . . . . 60 ,27 | 4 ,6 | 5 ,4 | 2 ,6 | 15 ,7 | 5 ,4 | 17 ,6 | 6 ,1 |

Les variations de la température diurne sont peu étendues; les différences saisonnières sont, au contraire, très-considérables, puisqu'elles sont à Jakouztk, par exemple, de 57 degrés et qu'elles ont atteint le chiffre de 81 degrés.

« La rigueur du climat dans les pays froids du nord, dit avec raison M. Foissac, est compensée, jusqu'à un certain point, par un calme atmosphérique inconnu dans les autres contrées, par des jours de plusieurs mois, et par le magnifique spectacle des aurores boréales, dont l'éclat, réfléchi par les neiges et les glaces, dissipe les ténèbres des longues nuits polaires. »

Nous vous avons fait connaître, messieurs, les effets du froid extrême (Voy. page 68), et nous n'avons pas à y revenir ici ; vous savez déjà que la congélation peut être générale, et amener la mort ; ou partielle, et produire des gangrènes qui séparent du corps un ou plusieurs membres : le nez, les lèvres, les joues, le pénis, etc.

Les engelures, les gerçures de la peau et des muqueuses sont très-fréquentes dans les climats froids, et y deviennent la cause de douleurs très-vives, d'hémorrhagies plus ou moins graves.

En Suède, le quart des décès est produit par les phlegmasies et principalement par la pneumonie et la pleurésie ; la bronchite, le rhumatisme, l'angine, se montrent très-fréquemment ; les phlegmasies gastro-intestinales sont, au contraire, très-rares, mais la constipation est, dit-on, plus opiniâtre dans le nord que partout ailleurs , ce qui s'explique d'ailleurs par cet aphorisme d'Hippocrate : *Cutis rara alvus densa.*

L'éclat de la lumière réfléchie par la neige, l'impétuosité des vents de la mer Glaciale, la fumée épaisse qui remplit les misérables huttes des peuples du Nord, le sablon des steppes de la Sibérie qui pendant l'été voltige dans l'air, rendent les ophthalmies graves et fréquentes. « Tous les Lapons ont les paupières rouges, tuméfiées et ulcérées; ils peuvent à peine soutenir l'éclat du jour, et marchent en plaçant la main au bas du front, pour éviter l'impression des rayons solaires. » La cataracte et l'amaurose sont également très-communes.

La fréquence de l'hypertrophie du cœur et de l'hémoptysie est indiquée par la plupart des auteurs, mais le doute est encore permis à cet égard.

Le froid augmente singulièrement la gravité de la syphilis et rend la guérison beaucoup plus difficile; c'est à cette circonstance qu'on attribue l'existence de la radésigue en Suède, et le développement de la scrofule dans le nord de l'Asie.

L'épilepsie, l'hystérie, l'hypochondrie, l'aliénation mentale, passent pour être très-fréquentes parmi les peuples polaires, mais nous ne saurions l'affirmer, la pathologie des climats froids étant encore peu connue et les statistiques nous faisant défaut.

Les règles hygiéniques que nous aurions à vous tracer ici se rapportent toutes au *régime*, aux *vêtements*, aux *habitations,* à l'*exercice musculaire,* aux *bains;* et nous ne vous les indiquerons, par conséquent, que lorsque nous nous occuperons de ces différents modificateurs.

### Des climats tempérés.

Les climats tempérés sont représentés par l'espace compris, de chaque côté de l'équateur, entre le 30 ou 35e degré de latitude et le 60°. Ils embrassent :

La presque totalité de l'Europe et ses îles.

En Asie, les contrées qui s'étendent depuis la Méditerranée et la mer Noire jusqu'à l'Empire du Japon, et le grand océan du Sud.

En Amérique, la Californie, une partie du Mexique et du Canada, les États-Unis, le Chili, la Patagonie.

Enfin, quelques îles de l'Océanie et quelques points du nord de l'Afrique.

Le tableau suivant vous indiquera les limites entre lesquelles oscille la température atmosphérique dans les différents lieux que réunit cette délimitation fort arbitraire :

TEMPÉRATURE MOYENNE.

| | LATITUDE N. | ANNÉE. | HIVER. | PRINTEMPS. | ÉTÉ. | AUTOMNE. | Mois le plus froid. | Mois le plus chaud. |
|---|---|---|---|---|---|---|---|---|
| St.-Pétersbrg. | 59°56' | + 3°,5 | — 8°,4 | + 1°,7 | +15°,7 | + 4°,7 | —10°,3 | +17°,6 |
| Christiania. . | 59 ,54 | 5 ,4 | 3 ,8 | 4 ,0 | 15 ,3 | 5 ,8 | 4 ,8 | 16 ,5 |
| Stockolm. . . | 59 ,21 | 5 ,6 | 3 ,6 | 3 ,5 | 16 ,1 | 6 ,5 | 4 ,5 | 17 ,6 |
| Moscou. . . . | 55 ,45 | 3 ,6 | 10 ,3 | 6 ,3 | 16 ,8 | 1 ,6 | 10 ,6 | 17 ,6 |
| Kœnigsberg. . | 54 ,43 | 6 ,2 | 3 ,3 | 5 ,3 | 15 ,9 | 6 ,7 | 4 ,2 | 17 ,0 |
| Varsovie. . . | 52 ,13 | 7 ,5 | 2 ,5 | 7 ,0 | 17 ,5 | 8 ,0 | 4 ,0 | 18 ,2 |
| Cracovie. . . | 50 , 4 | 8 ,0 | 3 ,3 | 6 ,9 | 19 ,1 | 8 ,0 | 5 , | 19 ,6 |
| Hambourg. . | 53 ,33 | 8 ,6 | + 0 ,3 | 8 ,0 | 17 ,0 | 8 ,8 | , | 17 ,5 |
| Strasbourg. . | 48 ,35 | 9 ,8 | 1 ,1 | 10 ,0 | 18 , | 10 ,0 | ,4 | 18 ,8 |
| Vienne. . . . | 48 ,13 | 10 ,1 | 0 ,2 | 10 ,5 | 20 ,3 | 10 ,5 | 1 ,6 | 20 ,7 |
| Bruxelles. . . | 50 ,51 | 10 ,2 | 2 ,5 | 10 ,1 | 18 ,2 | 10 ,2 | + 1 ,2 | 18 ,8 |
| Londres. . . . | 51 ,51 | 10 ,4 | 4 ,2 | 9 ,5 | 17 ,1 | 10 ,7 | 3 ,0 | 17 ,8 |
| Paris. . . . . | 48 ,50 | 10 ,8 | 3 ,8 | 10 ,3 | 18 ,1 | 11 ,2 | 1 ,8 | 18 ,9 |
| La Rochelle. . | 46 , 9 | 11 ,6 | 4 ,2 | 10 ,6 | 19 ,4 | 11 ,5 | 2 ,9 | 20 ,2 |
| Padoue. . . . | 45 ,24 | 12 ,5 | 2 ,8 | 12 ,1 | 21 ,9 | 13 ,0 | 1 ,8 | 22 ,9 |
| Toulouse. . . | 43 ,36 | 12 ,9 | 5 ,2 | 11 ,8 | 19 ,9 | 13 ,9 | 4 ,1 | 21 ,5 |
| Venise. . . . | 45 ,33 | 13 ,5 | 3 ,7 | 13 ,9 | 22 ,4 | 14 ,0 | 2 ,4 | 23 ,6 |
| Bordeaux. . . | 44 ,50 | 13 ,9 | 6 ,1 | 13 ,4 | 21 ,7 | 14 ,4 | 5 ,0 | 22 ,9 |
| Marseille. . . | 43 ,18 | 14 ,1 | 6 ,9 | 12 ,9 | 21 ,4 | 14 ,7 | 5 ,2 | 22 ,8 |
| Lucques. . . | 43 ,51 | 14 ,9 | 4 ,6 | 16 ,1 | 23 ,6 | 15 ,3 | 4 ,0 | 24 ,6 |
| Florence. . . | 43 ,47 | 15 ,3 | 6 ,8 | 14 ,7 | 24 ,0 | 15 ,7 | 5 ,3 | 25 ,2 |
| Nice. . . . . . | 43 ,42 | 15 ,6 | 9 ,3 | 13 ,3 | 22 ,5 | 17 ,2 | 8 ,3 | 23 ,6 |
| Naples. . . . | 40 ,51 | 16 ,4 | 9 ,8 | 15 ,2 | 23 ,8 | 16 ,2 | 9 ,2 | 24 ,5 |
| Barcelone. . . | 41 ,22 | 17 ,0 | 10 ,0 | 15 ,5 | 24 ,5 | 17 ,8 | 9 ,2 | 25 ,5 |
| Messine. . . . | 38 ,11 | 18 ,8 | 12 ,8 | 16 ,4 | 25 ,1 | 20 ,7 | 12 ,3 | 26 ,2 |
| Catane. . . . | 37 ,30 | 19 ,6 | 12 ,6 | 17 ,5 | 26 ,9 | 21 ,4 | 11 ,3 | 28 ,4 |

Il suffit, messieurs, de jeter les yeux sur ces chiffres pour comprendre qu'on ne saurait rattacher à un même climat des lieux dont la température annuelle moyenne varie entre + 3°,5 et + 19°,6.

Les températures moyennes annuelle ( + 3°,5) et hibernale (—8°,4) de Saint-Pétersbourg, situé par 59°,56 de latitude N. et appartenant au climat tempéré, sont moins élevées que celles de Reikiavig, ( + 4°,0 et — 1°,6) situé par 64°,8' de latitude N., et appartenant au climat froid.

Les températures moyennes annuelle (+ 19°,6) et estivale (+ 26°,9) de Catane, située par 37°,30 de latitude N. et appartenant au climat tempéré, sont plus élevées que celles du cap de Bonne-Espérance (+ 19°,1 et + 23°,4) situé par 33°,55 de latitude N., et appartenant au climat chaud.

Les régions dites tempérées doivent évidemm nt être partagées en trois zônes.

22

L'une, s'étendant du 60° au 50° degré de latitude australe et boréale, et présentant une température annuelle moyenne de + 3 à + 7 degrés.

L'autre, située entre le 50° et le 45° degré, et présentant une température annuelle moyenne de + 7 à + 12 degrés.

La dernière enfin, comprise entre le 45° et le 35° degré, et présentant une température annuelle moyenne de + 12 à + 19 degrés.

La deuxième zône représente seule le climat tempéré proprement dit ; la première établit le passage entre ce climat et le climat froid ; la troisième établit le passage entre le climat tempéré et le climat chaud.

Dans la zône tempérée elle-même, les saisons jouent, jusqu'à un certain point, le rôle de climats ; l'hiver représentant le climat froid, l'été représentant le climat chaud. Ainsi, la moyenne hibernale de Cracovie, placée par 50°,4 de latitude et ayant une moyenne annuelle de + 8°,0, est de — 5°,3; tandis que la moyenne hibernale de Christiania, située par 59°,54 de latitude et n'ayant qu'une température annuelle moyenne de + 5°,4, ne descend qu'à — 4°,8.

La moyenne estivale de Bordeaux, placé par 44°,50 de latitude N. et ayant une température annuelle moyenne de + 13°,9, est de 21°,7; celle de Naples, placé par 40°,51 de latitude et ayant une température annuelle moyenne de + 16°,4, n'est que de + 23°,8.

Vous pouvez déjà conclure de ces chiffres que les climats tempérés n'ont point de pathologie spéciale, et que les maladies qui s'y développent représentent à un moindre degré, suivant la zône et la saison, tantôt la pathologie des climats froids, tantôt celle des pays chauds. Il en est ainsi en effet, et, dans la leçon suivante, nous retrouverons, pendant l'hiver et le printemps de nos contrées, les affections phlegmasiques de la Suède; pendant l'été et l'automne, la fièvre typhoïde, les fièvres intermittentes, et même quelques cas de fièvre jaune et de choléra, représentant les graves pyrexies des climats chauds.

La goutte, les scrofules, la gravelle et les calculs urinaires sont néanmoins indiqués, par les auteurs, comme appartenant plus spécialement au régions tempérées.

Messieurs, je n'ai point voulu vous répéter les banalités qui se débitent traditionnellement sur la *climatologie générale*. Vous compléterez facilement les données que je viens de mettre sous vos yeux par celles que nous a fournies, dans les leçons précédentes, l'étude des modificateurs atmosphériques et géologiques. La leçon prochaine, qui comprendra l'étude des *saisons* et des *localités,* vous montrera que la *climatologie restreinte* est en réalité la seule qui puisse fournir à l'hygiéniste et au médecin des enseignements utiles, et j'espère que c'est avec plaisir que vous retrouverez, ici encore, le caractère que je me suis efforcé de donner à mon enseignement : celui d'un *positivisme* qui, jusqu'à présent, a toujours fait à l'hygiène un défaut auquel on doit attribuer la déplorable stérilité dans laquelle a langui cette branche des sciences biologiques.

Il nous faut maintenant aborder une question qui, rattachée à la *climatologie générale*, est encore l'objet de vives controverses : la question de l'*acclimatement*.

### De l'acclimatement.

Par un privilége qui n'est dévolu qu'à lui, l'homme est répandu sur presque tous les points du globe terrestre, mais il ne se présente pas partout avec les mêmes caractères ; l'espèce humaine est divisée en plusieurs variétés, dont chacune appartient exclusivement à une portion plus ou moins étendue et exactement limitée du globe, dont elle forme la *population indigène,* et lorsque nous nous occuperons des *races humaines,* nous vous ferons connaître la distribution géographique de ces diverses variétés.

La question de l'*acclimatement* consiste à rechercher si les hommes appartenant aux différentes zônes, sont si étroitement coordonnés au milieu au sein duquel ils sont nés, qu'ils ne peuvent en être éloignés sans danger pour leur santé ou pour leur vie ; ou si, au contraire, ils peuvent être transportés d'une zône dans une autre, sans inconvénients graves, un conflit plus ou moins long entre les modificateurs extérieurs et l'organisme ayant pour résultat d'assimiler le *transplanté* à l'*indigène*, et de lui permettre de vivre, de se bien porter, de jouir de l'exercice complet et régulier de toutes ses fonctions, au sein du milieu nouveau.

Cette question, l'une des plus graves de l'hygiène publique, de l'économie politique et sociale, a soulevé de vives discussions, et divise encore les hommes les plus aptes à la résoudre.

Nous allons rechercher si la science ne possède point les éléments nécessaires à la solution de cet important problème.

Deux doctrines sont en présence :

L'une, déclare que l'acclimatement n'existe pas, et que les effets funestes de la transplantation s'accroissent en raison directe de la durée du séjour dans le milieu nouveau.

L'autre, affirme que l'acclimatement est possible, et que les effets funestes de la transplantation diminuent en raison directe de la durée du séjour dans le milieu nouveau.

22.

Il est bien entendu, d'ailleurs, qu'il s'agit ici de l'acclimatement de race, et non de l'acclimatement individuel.

Voyons quels sont les arguments produits de part et d'autre.

M. Boudin peut être considéré comme le principal représentant de la doctrine du *non-acclimatement*, et c'est au zèle infatigable avec lequel il a réuni tous les documents propres à élucider la question, que nous devons la plupart des chiffres qui vont passer sous vos yeux.

En laissant de côté, ici, les arguments tirés de la multiplicité primitive des races humaines, multiplicité qui n'est point généralement admise et sur laquelle nous aurons à nous expliquer plus tard, nous invoquerons d'abord les enseignements de l'histoire qui prouvent, que les colonisations tentées dans les climats chauds par des races appartenant aux climats froids ou tempérés, ont toujours eu pour résultat la disparition de la race exotique, dès que celle-ci a cessé d'être alimentée par l'immigration.

Les Grecs et les Romains, puis les Turcs, les Vénitiens, les Hollandais, les Français et les Anglais ont tenté de s'implanter sur les côtes de la mer Rouge et d'y fonder, soit des établissements indépendants, soit des factoreries, mais constamment les indigènes ont fini par rester maîtres du terrain. « Au commencement de ce siècle, dit M. Aubert-Roche, les Anglais ont voulu s'emparer de l'île de Socotora ; la mortalité les en a bien vite délogés. Demandez ce que déjà leur coûte la possession d'Aden depuis cinq ans ; encore n'est-ce qu'à l'embouchure de la mer Rouge, car ils n'oseraient pénétrer plus avant. Méhémet-Ali connaît tellement l'influence de ce climat sur la race blanche, qu'il a envoyé périr sur le littoral de l'Arabie toute la soldatesque indomptable des Arnaautes, dont il voulait se débarrasser ; en dix ans, de 18,000 il en restait 400. »

Pendant plusieurs siècles, les Mamelouks n'ont pu se perpétuer par eux-mêmes en Égypte ; leurs enfants périssaient, et ils étaient obligés de se recruter par des achats de femmes et d'esclaves circassiens.

En résumé, une expérience séculaire démontre que la race caucasienne blanche n'a jamais pu s'acclimater en Égypte, sur les côtes de la mer Rouge, et qu'elle a toujours fini par disparaître quand elle est parvenue à y séjourner pendant un certain temps.

« De tout temps, dit M. Boudin, les armées européennes ont éprouvé dans le nord de l'Afrique des pertes très-considérables, auxquelles les Romains eux-mêmes étaient loin d'échapper. Orose raconte, qu'une armée romaine de 30,000 hommes fut détruite près d'Utique, par la seule action des maladies. Charles-Quint, sur une armée de 26,000 hommes, en perdit 8,000 en quelques jours. »

Les premiers établissements français du Canada remontent à 1523 ; or, en 1717, la population européenne du Canada ne s'élevait pas au delà de 27,000 individus, et elle ne dépasse guère aujourd'hui 500,000 habitants. Les Hollandais ont commencé à peupler le cap de Bonne-Espérance en 1652, et en 1830 on n'y comptait pas 100,000 habitants libres.

L'Angleterre a dépensé plus d'un demi-milliard pour fonder un établissement européen à Sierra-Leone, et cette colonie compte aujourd'hui un peu moins de 100 habitants blancs, dont probablement 1/20 à peine est né sur le sol africain. Les établissements européens des Indes occidentales remontent à la découverte même de l'Amérique, et après trois siècles la population blanche des Antilles ne compte pas même 300,000 individus, et parmi eux peut-être moins de 100 cultivateurs.

L'Algérie nous offre des exemples analogues. Les Carthaginois, premiers dominateurs, n'ont jamais songé à coloniser ; les Vandales ont à peine duré un demi-siècle et n'ont jamais cultivé, non plus que les Turcs et les Espagnols. La race romaine ne se retrouve nulle part en Algérie, malgré sept siècles d'occupation !

Ce n'est qu'en abandonnant la culture du sol aux indigènes ou à des hommes de même race, en restreignant l'occupation à quelques points élevés, en combinant l'altitude avec la latitude que les colonisations sont possibles. C'est le nègre qui cultive le sol aux Antilles, à la Guyanne, au Brésil, dans le sud des États-Unis, à Bourbon, à Maurice ; c'est l'indigène à Java, aux Philippines, dans l'Inde. En 1830, l'Inde anglaise comptait 100 millions d'habitants, parmi lesquels les Européens figuraient pour le chiffre de 2016 ! Au Sénégal, le Gouvernement français a été obligé de remplacer l'équipage des navires de l'État par des nègres.

« Dans tous les pays compris entre les deux lignes isothermes de 18°, dit M. Boudin, la culture du sol ne devient possible à l'Européen que sur les points dont l'altitude annihile, en quelque sorte, la latitude géographique. » Les Espagnols décimés sur le littoral du Mexique, à la Véra-Cruz, à Acapulco, à Panama, ont été obligés de se réfugier à Mexico, à Potosi, à Santa-fé di-Bogota, à Quito, c'est-à-dire sur des points élevés de 2,300, 2,700, 3,000 et 4,000 mètres.

L'étude de la *mortalité* qui décime les populations transplantées va vous montrer, messieurs, que les résultats que nous venons de vous faire connaître sont inévitables.

En 1765, Cayenne reçoit 300 émigrants allemands dont 297 meurent dans l'espace de deux mois.

De 1730 à 1752, en vingt-deux ans, on compte à Batavia un million de morts.

Sept cents Français s'établissent au Mexique ; cinq cent trente meurent en deux ans.

« Quelques années passées dans l'Indoustan, dit M. Périer, abrégent la vie de moitié ; les hommes qui ont vécu cinq ou six ans à Mozambique, y sont cités comme des exemples de longévité. »

Twining assure que dans la presqu'île du Gange, on ne rencontre jamais un Européen de la troisième génération.

La mortalité est aux Antilles, de 20 % par an suivant Lind ; aux Antilles anglaises, de 1 sur 24 suivant Tullock ; au Sénégal, de 1 sur 7 suivant Thévenot ; à Batavia, de plus de 50 % suivant Périer. « Aux Indes, dit Edmondre, la mortalité des troupes anglaises est trois fois plus considérable qu'en Angleterre. »

Voulez-vous, messieurs, des chiffres plus précis et plus significatifs encore ? M. Boudin va nous les fournir.

En France et en Angleterre, la mortalité annuelle est représentée par les chiffres suivants :

23/1000 pour la population générale.
8/1000 pour la population de 20 à 27 ans.
12/1000 pour la population de 20 à 50 ans.
64/1000 pour la population de 67 à 75 ans.
151/1000 pour la population de 75 à 85 ans.

Vingt-neuf années d'observations dans les cinq colonies françaises de la Martinique, de la Guadeloupe, de la Guyanne, du Sénégal et de la Réunion, donnent une moyenne de mortalité générale représentée par 85,3/1,000.

En 1844, en Algérie, la mortalité générale de la population civile a été de 42,9/1,000, et de 45,5/1,000 en 1845. En France, celle des *bagnes* est de 44/1,000 ! et le choléra en 1832 n'a tué, à Paris, que 21,8 individus sur 1,000.

La mortalité de la population civile de 20 à 50 ans, a été à Bouffarik, de 45/1,000 en 1843, de 90/1,000 en 1844 ; à Blidah, en 1844, de 42,5/1,000. De 1831 à 1846, la mortalité des enfants âgés de 0 à 15 ans, a été à Alger, non compris les mort-nés, de 121/1,000 (Foley et Martin).

En 1843, on donne 1,020 hectares de terre, des troupeaux, et 62,000 francs à une petite colonie composée de 38 trapistes et de 150 militaires ; en 1848, huit trapistes et quarante-sept militaires étaient morts ; les autres étaient gravement malades.

Tels sont les chiffres fournis par la population civile : quels sont ceux que présente la population militaire, c'est-à-dire des hommes choisis, âgés de 20 à 27 ans, bien nourris, bien vêtus ?

En 1837, le 3e régiment de chasseurs d'Afrique perd 418 hommes sur 1,200 : le 11e de ligne, 600 hommes sur 2,400 en huit mois ; les tirailleurs d'Afrique, 531 hommes sur 781 !

La mortalité de l'armée a été de 49/1,000 en 1838, de 60,69/1,000 en 1842, de 64/1,000 en 1846, de 80,84/1,000 en 1839 (la mortalité de l'hôtel des Invalides, à Paris, est de 68/1,000 !) de 101/1000 en 1841, enfin de 151/1,000 en 1840, c'est-à-dire qu'elle a été égale à la mortalité de la population civile comprise, en France et en Angleterre, entre 75 et 85 ans ! La moyenne de dix années, de 1836 à 1847, a été de 77,8 pour 1,000.

Et ces chiffres monstrueux seraient encore plus élevés, si un grand nombre de malades n'étaient pas évacués sur la France, où beaucoup d'entre eux viennent mourir dans les hôpitaux. En 1846, le nombre des soldats ainsi distraits de la statistique algérienne a été de 6,266.

Sur 9,567 morts, dit M. Boudin, 227 hommes ont péri par faits de guerre ; le reste représente le tribut payé au climat et à la doctrine de l'acclimatement !

Cette mortalité diminue-t-elle en raison directe de la durée du séjour ? Les chiffres suivants vont nous édifier à cet égard.

Dans l'île de Ceylan, la mortalité de l'armée anglaise a été de 44/1,000 pour les troupes ayant séjourné moins d'un an ; de 48,7/1,000 pour celles ayant séjourné de 1 à 2 ans ; de 49,2/1,000 pour celles ayant séjourné plus de deux ans.

A la Jamaïque, la statistique fournit les résultats suivants :

| DURÉE DU SÉJOUR. | MORTALITÉ SUR 1000. |
|---|---|
| Moins d'un an. . . . . . . . . | 77 |
| Moins de deux ans. . . . . . | 81 |
| De un à deux ans. . . . . . | 87 |
| Plus de deux ans. . . . . . | 93 |

A la Guyanne et aux Antilles anglaises onze années d'observation donnent les chiffres suivants :

| Durée du séjour. | 1re année, | 2me, | 3me, | 4me, | 5me, | 6me, | 7me, | 8me, | 9me, | 10me, | 11me. |
|---|---|---|---|---|---|---|---|---|---|---|---|
| Mortalité sur 1000. | 77 | 87 | 89 | 63 | 61 | 79 | 83 | 73 | 120 | 109 | 140 |

Malgré quelques irrégularités, la loi de la progression croissante n'en ressort pas moins évidemment de ces chiffres ; elle a été, d'ailleurs, proclamée par a plupart de nos généraux d'Afrique; MM. Cavaignac, Cubières, Duvivier, et le gouvernement anglais l'a si bien reconnue, qu'il a fixé à *trois ans* la durée du séjour des troupes anglaises dans les colonies.

M. Boudin invoque encore un argument basé sur l'analogie, et auquel il accorde, avec raison, un grande valeur. « La mortalité de l'Algérie, dit-il, est due, en grande partie, à des maladies d'origine paludéenne, or il est facile de démontrer que l'on ne s'acclimate pas aux miasmes. »

L'établissement du chemin de fer de Strasbourg à Bâle, en raison des terrassements, des remblais qu'il a rendus nécessaires, a créé dans plusieurs communes des marais qui y ont fait naître des fièvres, et voici quelle a été la progression de celles-ci :

| | ANNÉES 1843, | 1844, | 1845, | 1846. |
|---|---|---|---|---|
| Bollwiller. . . . | 36 | 166 | 743 | 1666 |
| Feldkirch. . . . | 2 | 20 | 135 | 376 |

M. Catteloup, M. Celle, et avec eux un grand nombre d'observaeurs, ont démontré que l'on ne s'acclimate pas aux influences paludéennes. « L'immunité n'existe pas pour les miasmes, dit M. Celle; on dit, à la Nouvelle-Orléans, qu'il faut neuf ans pour être entièrement habitué à l'influence des marécages qui entourent la ville; j'ai vu à Véra-Cruz et à Mazatlan des Européens attaqués de fièvre pour la première fois après 10, 12, 14 ans de séjour. On résiste aux miasmes, on ne s'y habitue pas. Les personnes qui vivent dans les meilleures conditions sont celles qui conservent le plus longtemps la santé, *mais tôt ou tard elles sont toujours atteintes.* »

L'étude comparative des différentes races fournit également des arguments à la doctrine du non-acclimatement, en montrant que la mortalité est beaucoup moins considérable parmi les *indigènes* que parmi les *importés.*

Aux Antilles anglaises, de 1817 à 1836, la mortalité des soldats nègres a été à celle des soldats blancs : : 40 : 78; à Sierra-Leone, la mortalité des troupes blanches est représentée par 483/1,000, celle des troupes nègres par 30,1/1,000; à Madras, la mortalité des Anglais est de 37,76, celle des Cipayes de 14,23; à la Guadeloupe et à la Martinique, la mortalité des troupes françaises est de 101,5, celle des populations esclaves de *tout âge* de 27,5. En Algérie la mortalité générale, en 1844, a été de 42,9/1,000 pour les Européens, de 32,4/1,000 pour les musulmans, et de 21,6/1,000 pour les juifs.

Enfin, le dernier coup sera porté à la doctrine de l'acclimatement s'il est prouvé que, parmi les importés, le chiffre des décès l'emporte sur celui des naissances, de telle sorte que toute colonie livrée à elle-même doit nécessairement s'éteindre au bout d'un temps plus ou moins long, et ne peut se perpétuer qu'au moyen d'incessantes immigrations.

Or, M. Boudin a montré qu'en 1845, la population européenne de l'Algérie a fourni 4,262 décès contre 3,038 naissances, nombres dans lesquels la population française figure pour 2,546 décès contre 1,538 naissances. En réunissant plusieurs autres statistiques, nous trouvons 5,268 décès contre 4,182 naissances. En étudiant la question relativement aux enfants des Européens, M. Boudin a trouvé 3,666 décès contre 1,871 naissances.

M. Boudin conclut, en établissant que l'occupation restreinte aux lieux élevés est le seul moyen à l'aide duquel les Européens peuvent coloniser dans les climats chauds.

Tout ce qui précède s'applique, messieurs, à la transplantation d'un climat froid ou tempéré dans un climat chaud; quant à l'acclimatement s'opérant dans les conditions inverses, les données nous manquent. M. Boudin a montré, cependant, qu'à Gibraltar la mortalité est trois fois plus considérable parmi les nègres que parmi les blancs, les uns et les autres étant étrangers au sol.

Nous venons de résumer aussi fidèlement et aussi complétement que possible les arguments sur lesquels s'appuie la doctrine du non-acclimatement; quels sont ceux qui leur ont été opposés par les adversaires de M. Boudin, et notamment par MM. de Humbold, Jacquot, Foley et Martin?

« Si l'on promène les yeux sur la carte du monde, dit à son tour M. Jacquot, on trouve bien peu de pays qui soient encore peuplés par les purs descendants des autochthones; partout, au contraire, on voit les races émigrer du nord au sud et s'y implanter. La Grèce couvre de colonies florissantes l'Italie et l'Asie mineure; les peuples de l'Asie septentrionale s'établissent dans tous les pays méridionaux de l'Europe, et même en Afrique; les Visigoths et les Vandales occupent la Bétique (Andalousie) et de là passent en Afrique. Les philologues et les anthropologistes sont d'accord pour attribuer le peuplement primitif des deux Amériques au mouvement des peuples de l'Asie septentrionale, ayant passé le détroit de Beering. »

Les Espagnols et les Portugais se sont parfaitement acclimatés dans l'Amérique méridionale, et l'on a exagéré l'influence de l'altitude, car les savanes, les campos, les ilanos, les pampas, ne s'élèvent guère au delà de 40 ou 60 toises au-dessus du niveau de la mer; les Européens jouissent d'une bonne santé et d'une longévité remarquable dans les parties *chaudes* et *sèches* de la nouvelle Espagne.

Les enseignements de l'histoire sont donc en faveur de l'acclimatement et justifient les paroles de M. de Humboldt : « L'homme a une merveilleuse flexibilité d'organisation qui se plie à tous les climats. »

« Pour juger sainement la question de l'acclimatement, disent MM. Jacquot, Foley et Martin, il faut distinger des *conditions essentielles* du pays, les *conditions accidentelles* que l'on *sépare très-bien* PAR LA PENSÉE, et qu'il est possible d'annihiler, ou au moins de mitiger, par des sacrifices de temps, d'hommes et d'argent. Or, les arguments invoqués par M. Boudin se rattachent tous aux conditions accidentelles, c'est-à-dire aux influences paludiques, aux défrichements, à la misère, aux fatigues, à l'alimentation insuffisante, à l'oubli de toutes les règles de l'hygiène. L'îlot volcanique de Gorée est beaucoup plus salubre que St-Louis, situé à peu de distance sous le même parallèle ; Oran est plus sain que Bouffarick ; si la mortalité est de 483/1,000 à Sierra-Leone, elle n'est que de 14,1/1,000 au cap de Bonne-Espérance. Enlevez à une région les influences accidentelles, elle rentrera dans la catégorie des pays qui ne sont soumis qu'aux conditions climatologiques essentielles, et la mortalité diminuera de 1/3, de 1/2 et même des 2/3. »

On n'acquiert pas une immunité complète contre les influences accidentelles toxiques, mais on acquiert une immunité, qui devient de plus en plus complète, contre les conditions essentielles du climat.

Les statistiques produites par M. Boudin, n'ont pas la valeur qu'il leur attribue. Les évolutions que doit parcourir une race qui s'implante sur un nouveau sol pour arriver au complet acclimatement, se déroulent dans un espace de temps très-prolongé ; les statistiques de quelques années sont des matériaux impuissants, et cette considération annule tous les chiffres réunis par M. Boudin pour établir la mortalité parmi la population civile de l'Algérie.

Les statistiques militaires ont encore moins de valeur. Que prouve contre l'acclimatement la mortalité d'une armée en campagne, c'est-à-dire soumise à des fatigues excessives, à des privations de tout genre, aux influences *accidentelles* les plus funestes ? Les chiffres fournis par une armée *en campagne* dans le centre de l'Europe, quels seraient-ils ? La retraite de Russie n'a-t-elle pas tué, en quelques semaines, plus d'hommes que notre guerre d'Afrique depuis dix-huit ans ? En 1824, la mortalité ne s'est-elle pas élevée à 53/1,000 dans un corps d'armée occupant l'Espagne ?

Le rapport établi par M. Boudin entre les décès et les naissances s'explique également par des *circonstances accidentelles*. La population civile de l'Algérie comprend un grand nombre de célibataires, d'unions illégitimes et improductives; les avortements provoqués y sont extrêmement fréquents; un nombre considérable d'enfants périt par défaut de soins.

Il est positif que les régiments nouvellement arrivés en Afrique fournissent plus de malades et de morts qu'ils n'en offriront après quelques années; les troupes permanentes, les zouaves, les spahis, les légions étrangères ont une mortalité peu élevée.

Enfin MM. Foley et Martin ont voulu opposer statistiques à statistiques, et voici les chiffres qu'ils ont produits :

De 1831 à 1846, la mortalité civile moyenne, à Alger, a été de 37,0/1,000 pour les hommes, de 26,2/1,000 pour les femmes, et de 31,6/1,000 pour la population adulte générale, chiffre bien différent de ceux de 42,9/1,000 et 45,5/1,000 cités par M. Boudin.

La mortalité militaire fournit également des chiffres qui s'éloignent beaucoup de ceux de M. Boudin; voici ceux que donne la division d'Alger.

| ANNÉES | 1840, | 1841, | 1842, | 1843, | 1844, | 1845, | 1846, | 1847. |
|---|---|---|---|---|---|---|---|---|
| Mortalité sur 1000. | 170 | 102 | 68 | 44 | 31 | 32 | 41 | 21 |

Or, ces chiffres sont en rapport avec les conditions accidentelles auxquelles l'armée a été soumise. En 1840 et 1841, guerre active, marches forcées, privations, fatigues, influences paludiques : mortalité énorme. De 1841 à 1846, la mortalité va en diminuant; elle augmente en 1846 parce que l'armée est occupée au défrichement. Enfin, en 1847, plus de défrichements, très-peu d'expéditions, repos dans les garnisons, casernements bien organisés, et la mortalité descend à 21/1,000: c'est-à-dire qu'elle ne diffère plus que très-peu de la mortalité des troupes en Europe.

La mortalité des enfants nés vivants à Alger, de 1831 à 1847, a été de 3,507 sur 10,173, c'est-à-dire du tiers environ; à Paris, elle est du quart.

Le travail de MM. Foley et Martin a été, de la part de M. Boudin (*Ann. d'hyg. publ.,* 1849, *t.* XLI, *p.* 114), l'objet d'une réfutation très-détaillée.

« L'Européen, et particulièrement le Français, peut-il se naturaliser *comme agriculteur* en Algérie ? » Telle est, dit M. Boudin, la question que les auteurs se sont posée ; et cependant les documents produits par eux ne se rapportent qu'à la population citadine d'Alger ; nous pourrions donc nous dispenser de réfuter des arguments qui n'ont aucun rapport avec la thèse en litige.

Abordant, cependant, la discussion des chiffres, M. Boudin reproche à ses contradicteurs d'avoir négligé, dans leurs statistiques, des éléments importants ; d'avoir comparé des moyennes à des maxima ; d'avoir produit des chiffres qui ne s'accordent point avec les documents officiels.

Malgré le grand nombre de célibataires que comprend la population civile de l'Algérie, dit M. Boudin, la proportion des naissances y est plus considérable qu'en France, et, d'ailleurs, en 1845, la proportion des mariages en Algérie a été deux fois plus forte que dans aucune partie de l'Europe.

Nous venons, messieurs, de mettre sous vos yeux les principales pièces du grave procès qui est encore pendant au tribunal de la science, de l'opinion publique et du Gouvernement. Sans vouloir devancer un jugement que n'osent encore formuler les hommes les plus compétents, en laissant de côté les *enseignements de l'histoire* et les *relevés statistiques* auxquels chacun fait tenir le langage qu'il croit le plus favorable à ses opinions ; je veux vous faire envisager la question d'un point de vue qui me paraît avoir été laissé dans l'ombre, et qui, cependant, est, à mon sens, celui qui mérite le plus de fixer votre attention.

Les partisans de l'acclimatement ont substitué la théorie et l'utopie à la pratique et à la réalité des choses ; ils ont restreint la question aux proportions de l'hygiène privée, oubliant ou méconnaissant qu'il s'agit d'hygiène publique et générale, de colonisation ; en un mot d'une grave question d'économie politique et sociale.

Personne ne songe à contester la possibilité de l'acclimatement individuel ; ce qui est en cause, c'est l'acclimatement de race.

Tout le monde sait et proclame que la mortalité est beaucoup moins considérable dans les localités saines ou assainies que dans les localités malsaines, marécageuses.

Mais ce qui importe, c'est : 1° de savoir s'il est facile ou possible de séparer, EN RÉALITÉ, des conditions *essentielles* du climat ces conditions *accidentelles,* que M. Jacquot en sépare si aisément, PAR LA PENSÉE ; 2° de constater si, dans les localités saines ou assainies, et au milieu de conditions hygiéniques aussi favorables *que possible*, la mortalité n'atteint pas encore des chiffres qui ne permettent pas à la population importée de se perpétuer.

Eh quoi donc ! les marais, les eaux stagnantes, les effluves paludiques ne font-ils point, pour ainsi dire, partie intégrante, inévitable des pays chauds ?

Lorsque l'Europe est encore parsemée de marais, lorsque la France en présente encore 450,000 hectares, lorsque l'assainissement de la Sologne n'est encore qu'un projet dont on ose à peine espérer la réalisation, vous considérez comme facile, comme possible, l'assainissement des pays chauds, de l'Afrique, du Sénégal! Vous voulez en dessécher tous les marais, en canaliser tous les fleuves, en défricher toutes les terres!

Lorsque parmi nous, dans toutes nos grandes villes, dans la plupart de nos campagnes, les classes laborieuses sont encore placées dans des conditions hygiéniques déplorables, vous croyez pouvoir soustraire une population de colonisation aux fatigues, aux privations, à la misère!

Vous parlez de croisement, d'assimilation de races, comme si déraciner les mœurs, les coutumes, la religion avec ses préjugés et son fanatisme; comme si anéantir ou absorber une nationalité était la chose la plus facile du monde!

« Qu'on nous prouve, s'écrient MM. Foley et Martin, que l'assainissement de l'Algérie est impossible, qu'incessamment il faudra recommencer l'œuvre du défrichement, et que toujours une armée de cent mille hommes devra, pour maintenir les Arabes, circuler de la mer au Sahara et d'Oran à Constantine, et alors nous désespérerons de l'acclimatement ainsi que de la colonisation, et nous·mêmes nous consentirons à inscrire aux portes de l'Algérie la lugubre sentence du Dante. »

Eh bien! après vingt ans d'efforts incessants, de sacrifices énormes d'hommes et d'argent, l'œuvre de notre colonisation est encore à créer, et notre armée de cent mille hommes se trouve en présence d'une insurrection aussi générale qu'imprévue!

Qu'attendez-vous donc, vous, qui avez été forcés de reconnaître qu'à Ouled-Fayet et Saint-Ferdinand, *villages placés en dehors de l'influence marécageuse et à l'abri des vents de la Mitidja,* la mortalité est de 59/1,000, et que celle des enfants de la population civile d'Alger, *les mort-nés non-compris* et malgré une statistique défectueuse, s'élève à 121/1000 ?

En présence de toutes ces considérations et de ces faits; en présence de l'exemple de l'Angleterre, toujours si intelligente lorsqu'il s'agit de ses intérêts, nous pensons, avec M. Boudin, que la colonisation des pays chauds, par les Européens, n'est profitable qu'aux trois conditions suivantes : occupation restreinte aux lieux élevés et sains; troupes auxiliaires nombreuses, recrutées parmi des populations appartenant aux mêmes latitudes ; culture du sol livrée aux indigènes.

## Bibliographie.

KAEMTZ. *Cours complet de météorologie*, trad. de Ch. Martins. Paris, 1843.

BECQUEREL et ED. BECQUEREL. *Eléments de physique terrestre et de météorologie.* Paris, 1847.

AD. DE JUSSIEU. *Cours élémentaire d'histoire naturelle.* Paris.

MILNE EDWARDS. *Cours élémentaire d'histoire naturelle.* Paris, 1847.

BOUSSINGAULT. *Economie rurale.* Paris, 1851.

DE GASPARIN. *Cours d'Agriculture.* Paris, 1848.

BOUDIN. *Carte physique et météorologique du globe terrestre.* Paris, 1851.

ARAGO. *Sur l'état thermométrique du globe terrestre.* In *Ann. du bureau des longitudes.* 1834, p. 171.

DE HUMBOLDT. *Des lignes isothermes et de la distribution de la chaleur sur le globe.* Paris, 1817. — *De la température des différentes parties de la zone torride, au niveau de la mer.* In *Ann. de chim. et de phys.* 1826, t. XXXIII, p. 29. — *Recherches sur les chaînes de montagnes et la climatologie comparée.* Paris, 1831.

DE BUCH. *Remarques sur le climat des îles Canaries.* In *Ann. de chim. et de phys.*, 1823, t. XXII, p. 281.

FOISSAC. *De l'influence des climats sur l'homme.* Paris, 1837.

THÉVENOT. *Traité des maladies des Européens dans les pays chauds.* Paris, 1840.

LEVACHER. *Guide médical des Antilles.* Paris, 1840.

FUSTER. *Des maladies de la France.* Paris, 1840. — *Des changements dans le climat de la France.* Paris, 1845.

PÉRIER. *De l'hygiène en Algérie.* Paris, 1847.

EUG. CELLE. *Hygiène pratique des pays chauds.* Paris, 1848.

CARRIÈRE. *Le climat de l'Italie sous le rapport hygiénique et médical.* Paris, 1849.

SIGAUD. *Du climat et des maladies du Brésil.* Paris, 1845.

AUBERT ROCHE. *Essai sur l'acclimatement des Européens dans les pays chauds.* In *Ann. d'hyg. publ.* 1844, t. XXXI, p. 5, 317. — T. XXXII, p. 86. — 1845, t. XXXIII, p. 21. — T. XXXIV, p. 304. — 1846, t. XXXV, p. 5.

PÉRIER. *De l'Acclimatement en Algérie.* In *Ann. d'hyg. publ.* 1845, t. XXXIII, p. 301.

BOUDIN. *Etudes sur la mortalité et sur l'acclimatement de la population française en Algérie.* In *Ann. d'hyg. publ.* 1847, t. XXXVII, p. 358. — *De la colonisation en Algérie.* Ibid. 1846, t. XXXIX, p. 321. — *Etudes de physiologie et de pathologie comparées des races humaines.* In *Gaz. méd. de Paris.* 1848, p. 543. — *Hygiène militaire comparée et statistique médicale.* Ibid. 1848, p. 303, 312. — *Lettres sur l'Algérie.* Ibid. 1848, p. 330, 623, 643, 947, 983. — *De l'occupation des lieux élevés, considérée comme moyen de diminuer la mortalité en Algérie.* In *Ann. d'hyg. publ.* 1849, t. XLI, p. 93. — *Etudes de pathologie comparée.* Ibid. 1849, t. XLII, p. 38.

JACQUOT. *De l'acclimatement en Algérie.* In *Gaz. méd. de Paris.* 1848, p. 311, 323, 683, 703.

GOEDORP. *Lettre sur l'acclimatement des Européens en Algérie.* In *Gaz. méd. de Paris.* 1848, p. 518.

FOLEY et MARTIN. *De l'acclimatement et de la colonisation en Algérie, au point de vue statistique.* In *Gaz. méd. de Paris.* 1848, p. 505.

DESJOBERT. *Mesures à prendre pour l'amélioration de l'état sanitaire de l'armée.* In *Ann. d'hyg. publ.* 1848, t. XXXIX, p. 305.

# Dix-neuvième Leçon.

Des saisons astronomiques et météorologiques; des influences saisonnières. — Des localités. — Des influences locales. — Des villes et de l'hygiène municipale : rues, égouts, voiries, vidange, équarrissage, cimetières, distribution des eaux, éclairage, etc.

*Des saisons, des localités, des villes.*

## DES SAISONS.

Vous savez, messieurs, que l'axe de la terre est incliné sur le plan de l'écliptique de 66°32' 27'', ou, si vous l'aimez mieux, que le plan de l'écliptique est incliné sur l'équateur de 23°27' 33''. Il en résulte que les deux hémisphères terrestres sont tour à tour dirigés vers le soleil, et que des différences considérables se manifestent, à certaines époques, dans la durée des jours et dans la température atmosphérique; ce sont ces différences qui ont fait diviser l'année en quatre *saisons*.

Les astronomes ont pris pour base de leur division saisonnière le cours du soleil; or, le 20 ou le 21 mars et le 22 ou le 23 septembre, les jours et les nuits sont égaux par toute la terre, et ce phénomène constitue deux époques *équinoxiales*. Le 21 juin et le 22 décembre le soleil semble s'arrêter pour revenir vers l'équateur, et il en résulte deux époques de *solstice*. Ces quatre époques servent de limites aux saisons *astronomiques*.

On appelle *printemps*, la partie de l'année comprise entre l'équinoxe de mars et le solstice de juin; *été*, celle qui s'étend du solstice de juin à l'équinoxe de septembre; *automne*, celle qui va de l'équinoxe de septembre au solstice de décembre, et enfin *hiver*, celle qui, commençant au solstice de décembre, se termine à l'équinoxe de mars.

Mais la terre est plus éloignée du soleil pendant notre printemps et notre été, que pendant l'automne et l'hiver; elle emploie, par conséquent, pendant les deux premières saisons, pour décrire la partie correspondante de son orbite, plus de temps qu'elle n'en met pour décrire celle qui correspond aux deux dernières. Il en résulte que la durée des saisons n'est point parfaitement égale, et cette inégalité se traduit, dans l'hémisphère nord, par les chiffres suivants :

Printemps. .   = 92 jours 21 heures.
Été. . . . .      93       14
Automne. . .     89       17
Hiver. . . . .    89        1

Les météorologistes, ayant principalement en vue la marche de la température, ont adopté une division qui diffère un peu de celle que je viens de vous faire connaître, et qui a été généralement acceptée par les hygiénistes et par les médecins. « L'hiver, dit Kaemtz, étant la saison la plus rigoureuse, nous devons nous arranger de façon que le jour le plus froid de l'année tombe à peu près au milieu de cette saison. » Or, ce jour se trouve être aux environs du 15 janvier, et dès lors les *saisons météorologiques ou atmosphériques* ont été divisées de la manière suivante :

Hiver. . . . = Décembre, janvier, février. . . = 90 jours.
Printemps. .     Mars, avril, mai. . . . . . . .   92
Été. . . . .     Juin, juillet, août. . . . . . .   92
Automne. . .     Septembre, octobre, novembre.     91

Ajoutons que le jour le plus chaud de l'année est aux environs du 26 juillet, et que les températures moyennes se présentent vers le 24 avril et le 21 octobre.

Les détails que nous avons placés sous vos yeux, les nombreuses moyennes saisonnières et mensuelles que nous vous avons fait connaître, en étudiant la température atmosphérique et les climats, nous dispensent, messieurs, d'entrer ici dans de longs développements. Rappelez-vous seulement que les différences saisonnières dépendent de la longueur du temps pendant lequel le soleil reste au-dessus de l'horizon, de sa distance au zénith de l'observateur, de l'absorption des rayons solaires calorifiques par l'atmosphère, et du rayonnement terrestre. (*Voyez* page 42 et suivantes.)

En été, quand le matin le temps est calme et le ciel serein, la température s'élève notablement en quelques heures. Mais si des nuages couvrent le ciel et interceptent les rayons lumineux, le thermomètre monte peu, ou même baisse, bien avant le moment du maximum de chaleur. L'inverse a lieu quand le ciel est couvert le matin et serein dans l'après-midi.

En hiver, le thermomètre monte, au contraire, quand le ciel se couvre, parce que les nuages s'opposent au rayonnement terrestre, et il baisse dès que ceux-ci se dissipent.

La pluie produit, suivant les saisons, des différences analogues dans la température atmosphérique. Les hivers pluvieux sont doux, les étés pluvieux sont froids ; le refroidissement estival est surtout marqué après les pluies d'orage, parce que l'eau qui vient des régions très-élevées et très-froides abaisse la température de l'atmosphère, en raison de sa capacité pour la chaleur et de son évaporation consécutive.

Dans les régions tropicales, il se présente, à cet égard, des phénomènes particuliers qu'il importe de connaître. « La hauteur méridienne du soleil variant peu dans ces climats, dit Kaemtz, ce sont surtout les pluies qui règlent la marche de la température, marche totalement différente de ce qu'elle est dans nos climats. Quand le soleil est très-éloigné du zénith, c'est-à-dire, quand il se trouve dans l'hémisphère boréal, pendant les mois de décembre et de janvier, la température est relativement très-basse. A mesure que la hauteur méridienne du soleil augmente, la chaleur augmente aussi, et irait sans cesse en s'accroissant, jusqu'à ce que le soleil fût au zénith ; mais alors la pluie commence, la chaleur diminue, et c'est seulement plus tard, lorsque le soleil, s'éloignant du zénith, se trouve dans l'autre hémisphère, qu'il y a un accroissement dans la température, qui atteint son *maximum* lorsque la pluie vient à cesser, et diminue ensuite pour atteindre le *minimum* dont nous avons parlé. Ainsi, tandis que dans nos climats la température a un *maximum* et un *minimum*, elle offre deux *maxima* et deux *minima* dans les pays chauds. Les deux derniers sont, l'un au milieu de la saison sèche, et l'autre au milieu de la saison humide, lorsque la distance zénithale du soleil de midi est aussi grande que possible. Les deux *maxima* surviennent au commencement et à la fin de la saison humide. »

Les chiffres suivants mettront en évidence ce rapport complexe entre la température, les pluies et l'influence solaire :

LOCALITÉS.

| MOIS. | AUJARAKANDY. | | MADRAS. | | CALCUTTA. | |
|---|---|---|---|---|---|---|
| | Pluie. | Température. | Pluie. | Température. | Pluie. | Température. |
| | mm. | | mm. | | mm. | |
| Janvier | 2,26 | 26°,5 | 18,05 | 24°,0 | 0, 0 | 18°,4 |
| Février | 2,26 | 27 ,7 | 2,26 | 25 ,1 | 67,68 | 21 ,5 |
| Mars | 6,77 | 28 ,4 | 11,28 | 26 ,5 | 24,82 | 25 ,6 |
| Avril | 29,33 | 29 ,8 | 9,02 | 28 ,0 | 130,84 | 28 ,5 |
| Mai | 175,96 | 28 ,6 | 33,84 | 30 ,5 | 16,24 | 29 ,7 |
| Juin | 794,05 | 26 ,6 | 22,56 | 31 ,2 | 575,24 | 29 ,3 |
| Juillet | 807,59 | 25 ,8 | 74,44 | 29 ,8 | 338,38 | 28 ,1 |
| Août | 572,98 | 26 ,0 | 99,26 | 29 ,3 | 311,31 | 28 ,3 |
| Septembre | 311,31 | 26 ,4 | 110,54 | 28 ,8 | 254,91 | 28 ,0 |
| Octobre | 157,91 | 26 ,8 | 311,31 | 27 ,7 | 42,86 | 27 ,2 |
| Novembre | 65,42 | 26 ,9 | 354,17 | 25 ,9 | 20,30 | 23 ,0 |
| Décembre | 29,33 | 26 ,5 | 191,75 | 26 ,6 | 0, 0 | 19 ,2 |

23

Nous vous avons indiqué (*Voyez* p. 31) l'influence que les saisons exercent sur la colonne barométrique ; quelques mots suffiront pour compléter les notions que vous possédez déjà.

Les saisons ont une influence très-marquée sur les heures tropiques de la variation barométrique diurne ; en hiver le baromètre atteint vers 3 heures son point le plus bas, tandis qu'en été il baisse jusqu'à 5 heures au moins ; en hiver les heures tropiques sont plus rapprochées de midi de 2 heures environ ; elles arrivent donc plus tard le matin et plus tôt le soir.

L'oscillation diurne arrive à son minimum en hiver, à son maximum en été.

Entre les tropiques le minimum correspond à la saison des pluies.

La pression atmosphérique est moindre en été qu'en hiver, et à Calcutta cette différence s'élève à plus de 16 millim. Dans nos climats, on remarque une double période. A partir de l'hiver la pression diminue jusqu'à l'équinoxe, puis elle augmente en été sans atteindre néanmoins la moyenne hibernale ; on retrouve ensuite en automne des traces d'un second minimum, puis la courbe remonte jusqu'en hiver.

Nous vous avons dit que l'électricité atmosphérique est notablement plus forte en hiver qu'en été (*Voyez* p. 78) ; nous vous avons fait connaître les modifications saisonnières que présentent les vents (*Voyez* p. 138 et suiv.), l'humidité atmosphérique (*Voyez* p. 158 et suiv.), les pluies (*Voyez* p. 170 et suiv.), les orages (*Voyez* p. 87 et suiv.); nous sommes donc en mesure d'aborder, ici, l'étude des influences exercées par les saisons sur l'organisme.

Des influences saisonnières.

*Génération et naissances.* — Le printemps est la saison la plus favorable au développement de la matière organisée dans les deux règnes. La grande majorité des plantes fleurit pendant cette saison ; c'est au printemps que la génération spontanée produit le plus grand nombre d'infusoires. Le printemps est la saison du rut pour la plupart des mammifères, celle de l'accouplement pour les oiseaux, les reptiles, les poissons, les mollusques.

Cependant, des exceptions assez nombreuses ont été signalées. Les annélides s'accouplent en été, les bêtes à cornes procréent en juin, les phoques en juillet, les ours en août, les insectes pendant l'automne, les chèvres et les cerfs en septembre, les éléphants de mer en octobre, quelques poissons en novembre, les araignées en décembre et en janvier, les sangliers en décembre, les chiens et les chats en janvier et en juin, les putois en février, etc.

Des recherches statistiques nombreuses ont été faites pour déterminer l'influence des saisons sur le chiffre des naissances dans l'espèce humaine.

M. Villermé a établi en 1831, que le maximum des conceptions a lieu au printemps, et le minimum en automne, d'où il résulte que le maximum des naissances a lieu en hiver et le minimum en été. Ainsi, sur 7,651,437 naissances opérées dans toute la France, pendant huit années, on en compte :

> 2,020,627 en hiver.
> 2,017,161 au printemps.
> 1,740,823 en été.
> 1,872,826 en automne.

En remontant aux conceptions, les mois se placent dans l'ordre suivant :

| | |
|---|---|
| Mai. | Janvier. |
| Juin. | Août. |
| Avril. | Novembre. |
| Juillet. | Septembre. |
| Février. | Octobre. |
| Mars et Décembre | |

Ainsi, les conceptions les plus nombreuses s'effectuent de février à juillet, les moins nombreuses, au contraire, d'août à janvier.

Sur 2,508,112 naissances, ayant eu lieu dans l'ancien royaume des Pays-Bas, de 1815 à 1826, M. Quetelet en a compté :

> 683,867 en hiver.
> 644,009 au printemps.
> 626,540 en automne.
> 553,696 en été.

Le maximum des naissances tombe au mois de février et suppose, par conséquent, le maximum des conceptions au mois de mai.

D'après les recherches de M. Quetelet, l'influence saisonnière est beaucoup plus prononcée dans les campagnes que dans les villes.

En faisant intervenir la latitude, on constate que l'époque de l'année où l'on compte le plus de naissances, et celle où l'on en compte le moins, retardent vers le nord et avancent vers le midi.

Dans l'hémisphère austral, à Buénos-Ayres, le plus grand nombre de naissances a lieu en juillet, août et septembre, c'est-à-dire en hiver; le moins considérable en janvier, février et mars, c'est-à-dire en été,

23.

d'où l'on peut conclure que le renversement du maximum et du minimum suit exactement celui des saisons.

M. Boudin a montré qu'à Florence, pendant une période de quatre siècles, les mois de juin, avril et mai ont été les plus féconds en conceptions, tandis que le mois de septembre a été le plus mal partagé. A Milan, Turin, Gènes, dans le Piémont, le maximum des conceptions oscille entre les mois de février et de juin.

Mais la répartition des conceptions n'est-elle pas influencée par celle des mariages? M. Boudin a été conduit, par des calculs approximatifs assez compliqués, à répondre à cette question par la négative. En France, en tenant compte de la répartition mensuelle des mariages récents, les mois d'avril, mai et juin continuent de présenter les maxima de fécondité; septembre, octobre et novembre, les minima.

Il résulterait de quelques chiffres réunis par M. Boudin, que les mois d'octobre et de novembre sont les mois de conceptions les plus favorables au *sexe masculin;* mais cette question appelle de plus amples recherches.

*Mortalité.* — Les saisons exercent sur la *mortalité* une influence très-marquée, qui a été mise en lumière par MM. Lombard, Benoiston de Chateauneuf, Morozzo, Quetelet, Villermé, Boudin, etc.; mais les résultats obtenus sont variables, et démontrent que la mortalité est l'effet d'une cause très-complexe.

En France, de 1831 à 1840, sur 837,083 décès, année moyenne, on en compte par ordre de fréquence :

> 236,190 au printemps.
> 222,823 en hiver.
> 194,180 en automne.
> 183,790 en été.

Le maximum mensuel appartient au mois de mars (87,315), le minimum au mois de novembre (57,326).

A Genève, 17,623 décès se répartissent de la manière suivante :

> 4,974 en hiver.
> 4,651 au printemps.
> 4,229 en automne.
> 3,769 en été.

Le maximum mensuel appartient au mois de mars (1,750), le minimum au mois de juillet (1,152).

Sur 1,770,259 décès ayant eu lieu en Belgique, de 1815 à 1826, M. Quetelet en a compté :

501,382 en hiver.
470,227 au printemps.
418,978 en automne.
379,672 en été.

Le maximum mensuel appartient au mois de janvier (176,021), le minimum au mois de juillet (122,767), et l'influence saisonnière a été plus marquée dans les campagnes que dans les villes.

Dans le Danemark, sur 10,000 décès on en compte :

3,095 au printemps.
2,756 en hiver.
2,166 en été.
1,983 en automne.

Le maximum mensuel tombe au mois d'avril (1,074), le minimum au mois de septembre (596).

En Islande, on trouve pour 10,000 décès :

3,476 en été.
2,312 en automne.
2,117 en hiver.
2,095 au printemps.

Le maximum mensuel appartient au mois de juillet (1,447), le minimum au mois de février (587).

Dans le Piémont, sur 1,147,486 décès, nous trouvons :

314,191 en hiver.
284,099 au printemps.
278,739 en automne.
270,457 en été.

Le maximum mensuel appartient au mois de février (111,089), le minimum au mois de juin (79,744), mais un second maximum se montre au mois d'août (103,651).

Milan, Turin et Gênes nous fournissent les chiffres suivants : 97,200 décès :

25,803 en été.
25,119 en hiver.
24,491 au printemps.
21,787 en automne.

Le maximum mensuel appartient au mois d'août (9,788), le minimum au mois d'octobre (6,010).

Vous voyez, messieurs, qu'en France, en Belgique, à Genève, en Danemark, dans le Piémont, le maximum de mortalité oscille entre le printemps et l'hiver, le minimum entre l'été et l'automne, mais que les deux premières saisons sont constamment plus meurtrières que les deux secondes.

En Islande, à Milan, à Turin, à Gènes, le maximum de mortalité appartient, au contraire, à l'été, et si l'on recherche la cause de cette différence, on est conduit à l'attribuer à la *malaria*, aux effluves marécageux, qui se développent surtout pendant cette époque de l'année.

A Naples, où la *malaria* est à peu près nulle, la distribution des décès n'est plus celle de Milan, Gènes et Turin, et elle s'opère de manière à restituer au froid l'influence qu'il possède dans le nord de l'Europe. Ainsi, sur 10,011 décès on en compte :

> 2,737 en hiver.
> 2,726 au printemps.
> 2,445 en été.
> 2,103 en automne.

Le maximum mensuel appartient au mois de mars (1,022), le minimum au mois de novembre (705).

« L'observation démontre, dit M. Boudin, que dans les pays situés au delà de la ligne isotherme de + 17° c., c'est sous l'influence des chaleurs que se manifeste le maximum de la mortalité pour les Européens. Cette loi se prononce avec d'autant plus d'intensité, que le pays est plus chaud et plus exposé à l'influence de la *malaria*. » Mais cette loi, vraie pour les Européens, ne l'est plus pour les indigènes, car la ville de Calcutta, placée par 32°,35′ au nord de l'équateur, à l'embouchure du Gange, comptant une température annuelle de plus de 28°, et réunissant les deux conditions précitées, nous présente la distribution suivante, sur 121,833 décès ayant eu lieu de 1831 à 1842 parmi la population *indigène :*

> 35,596 au printemps.
> 33,360 en hiver.
> 31,222 en automne.
> 22,692 en été.

Le maximum mensuel appartient au mois d'avril (14,399), le minimum au mois de juin (6,536).

MM. Benoiston de Chateauneuf et Morozzo, ayant étudié la mortalité de l'armée, en France et dans le Piémont, ont montré que sur 27,757 décès :

7,473 appartiennent à l'automne.
7,077        à l'été.
6,969        à l'hiver.
6,238        au printemps.

et ils ont attribué cette distribution aux fatigues, aux revues, aux manœuvres qui pèsent sur les militaires pendant les deux premières saisons, et qui remplacent, à leur égard, la *malaria* des pays chauds et marécageux.

L'influence des saisons sur la mortalité varie-t-elle suivant les âges? MM. Villermé et Milne-Edwards, Lombard, Quetelet, se sont occupés de cette question.

MM. Villermé et Milne-Edwards ont trouvé, pour les enfants âgés de 0 à 3 mois, une mortalité de :

1 sur 7,80 en hiver.
» » 8,48 en automne.
» » 9,14 au printemps et en été.

Le maximum mensuel appartient au mois de janvier (7,66), le minimum au mois de mai (2,88) ; mais un second maximum s'est montré en août et septembre, et les auteurs en ont conclu :

1° Que le froid tend à accroître de beaucoup les chances de mort pendant le premier âge de la vie ; 2° que la continuité d'une température très-élevée exerce une influence analogue, quoique moins marquée ; 3° que c'est une chaleur douce, mais non excessive, qui est l'état thermométrique le plus favorable à l'entretien de la vie des nouveau-nés.

Il résulte des recherches fort étendues de M. Quetelet, que, dans la première année qui suit la naissance, la plus grande mortalité s'observe pendant l'hiver, qu'elle diminue au printemps, augmente un peu pendant les chaleurs de l'été, et subit ensuite une nouvelle diminution jusqu'aux approches de l'hiver.

Après la première année, la mortalité des enfants change complétement ; il n'existe plus qu'un seul maximum qui se présente après l'hiver, et un seul minimum en été. Vers l'âge de 8 à 12 ans, ces termes se déplacent un peu et avancent dans l'ordre des mois, jusqu'après l'époque de la puberté, de manière que le maximum des décès s'observe en mai et le minimum en octobre. Après la puberté, le maximum rétrograde jusqu'à l'âge de 25 ans, et vient se placer invariablement au mois de février jusqu'aux âges les plus reculés. Quant au minimum, il ne quitte plus le mois d'octobre ; mais il s'en établit un second au mois de juillet, qui y persiste aussi jusqu'à la fin de la carrière de l'homme, de manière qu'entre ces deux minima, placés à trois mois de distance, on remarque un maximum secondaire, peu prononcé à la vérité, pendant le mois de septembre.

En résumé, dit M. Quetelet, après l'âge de 25 ans l'homme, comme les enfants pendant leur première année, est surtout exposé à mourir après les chaleurs de l'été et surtout après les rigueurs de l'hiver ; à aucun âge, l'influence des saisons, sur la mortalité, n'est plus sensible que dans la vieillesse ; à aucun âge elle ne l'est moins qu'entre 20 et 25 ans.

Ces résultats ont été confirmés, en partie, par les statistiques de M. Lombard. Suivant cet observateur, l'influence des saisons sur la mortalité est à son minimum depuis 2 jusqu'à 60 ans. Au-dessus et au-dessous de cet âge, l'étendue des variations augmente progressivement ; la force de résistance à l'influence délétère des saisons, est moins intense entre 1 mois et 2 ans et de 60 à 70 ans ; très-faible dans le premier mois de la vie, et à son minimum après la 70e année.

Quant à la mortalité estivale qui frappe les nouveau-nés, M. Lombard pense qu'il faut l'attribuer moins à l'élévation de la température, qu'aux variations diurnes considérables qui séparent souvent la chaleur du jour de celle de la nuit.

Les détails dans lesquels nous venons d'entrer complètent, messieurs, ceux que nous vous avons donnés en étudiant la température atmosphérique (*Voyez* p. 56 et suiv.).

L'influence que les saisons exercent sur la mortalité varie-t-elle suivant la nature des maladies, sans parler toutefois des perturbations produites par les *épidémies*, et que nous étudierons plus loin.

Nous ne possédons point, messieurs, de données suffisantes pour élucider cette intéressante question ; il résulterait des recherches de M. Benoiston de Chateauneuf, que la *chute des feuilles* n'est pas aussi fatale aux phthisiques qu'on le croit communément, car sur 1,261 décès par tubercules pulmonaires,

          367 ont eu lieu au printemps.
          357         en été.
          302         en hiver.
          235 seulement en automne.

Nous vous avons déjà indiqué les effets pathogéniques de la chaleur et du froid, lorsque nous avons étudié la température atmosphérique (*Voy.* p. 63, 65, 69 et suiv.), et les climats (*Voy.* p. 330, 335, 338);

il ne nous reste plus qu'à vous faire connaître les détails qui se rattachent spécialement aux saisons.

Un tableau dressé par M. Benoiston de Chateauneuf nous fournit les chiffres suivants :

| MALADIES. | HIVER. | PRINTEMPS. | ÉTÉ. | AUTOMNE. |
|---|---|---|---|---|
| Fièvre typhoïde. . . | 178 | 159 | 211 | 230 |
| Variole. . . . . . . | 50 | 35 | 19 | 35 |
| Encéphalite. . . . . | 19 | 14 | 22 | 22 |
| Fièvre cérébrale (?). . | 9 | 19 | 15 | 20 |
| Apoplexie. . . . . . | 23 | 26 | 28 | 30 |
| Pleurés. pneumonie. | 96 | 131 | 79 | 45 |
| Dyssenterie. . . . . | 34 | 19 | 48 | 118 |
| Syphilis. . . . . . . | 32 | 28 | 32 | 18 |
| Suicides. . . . . . . | 6 | 5 | 14 | 8 |

M. Quetelet, en réunissant plusieurs statistiques, est arrivé au chiffre de 1,151 suicides, ainsi distribués :

Janvier, février, mars. . . . . 257
Avril, mai, juin. . . . . . . . 299
Juillet, août, septembre. . . . 335
Octobre, novembre, décembre. 260

On voit dans la thèse de M. Petit, que 33,032 suicides sont distribués de la manière suivante :

6,415 en hiver.
9,418 au printemps.
10,156 en été.
7,036 en automne.]

L'influence des saisons sur le développement de la folie est très-manifeste.

Sur 1,557 malades des deux sexes admis à Charenton :

341 l'ont été en hiver.
406 au printemps.
445 en été.
365 en automne.

Le maximum mensuel appartient au mois de juin (159), le minimum au mois de janvier (99).

Sur 832 duels relevés par M. Benoiston de Chateauneuf :

200 ont eu lieu en hiver.
231        au printemps.
216        en été.
185        en automne.

Sur 22,728 individus ivres, ramassés dans les rues de Londres, en 1849 :

4,997 l'ont été en hiver.
4,483        au printemps.
5,746        en été.
5,762        en automne.

Enfin, l'on a recherché quelle pouvait être l'influence des saisons sur la perpétration des crimes commis, soit contre les propriétés, soit contre les personnes, et l'on a constaté que le maximum des crimes contre la propriété correspond à l'hiver, celui des crimes contre les personnes à l'été, et *vice versa,* ainsi que le démontrent les chiffres suivants :

| SAISONS. | CRIMES contre les personnes. | CRIMES contre les propriétés. |
|---|---|---|
| Hiver. . . . . | 1,465 | 5,077 |
| Printemps. . . | 1,645 | 4,372 |
| Eté. . . . . . | 1,818 | 4,311 |
| Automne. . . | 1,547 | 4,604 |

« Ces différences, dit avec raison M. Quetelet, s'expliquent assez bien en considérant que c'est pendant l'hiver que la misère et le besoin se font surtout sentir, tandis que pendant l'été prédomine la violence des passions. »

### Des localités.

L'étude des *localités,* messieurs, n'est autre chose que l'application à un point restreint du globe des données fournies par l'appréciation de tous les modificateurs atmosphériques et géologiques que nous vous avons fait connaître; et si vous vous souvenez qu'en toute occasion nous avons dû faire des réserves en faveur des influences exercées sur ces modificateurs, par les *circonstances locales,* par les *conditions topographiques* du lieu; si vous vous rappelez les considérations que nous vous avons présentées à propos de la *climatologie,* vous devez déjà entrevoir toute l'importance de cette étude.

La *climatologie générale* vous appprend que les *localités* exercent :
Sur la température une influence qui se traduit par les chiffres suivants :

TEMPÉRATURE MOYENNE.

|  | HIVER. | PRINTEMPS. | ÉTÉ. | AUTOMNE. |
|---|---|---|---|---|
| Alger. . . . | + 17°,67 | + 19°,28 | + 26°,07 | + 25°,44 |
| Oran. . . . . | 11 ,33 | 15 ,83 | 22 ,18 | 17 ,43 |
| Bone. . . . . | 14 ,33 | 19 ,73 | 29 ,53 | 23 ,44 |
| Constantine. | 10 ,20 | 12 ,26 | 26 ,56 | 19 ,73 |

Sur l'hyétographie, une influence qui atteint des proportions aussi considérables que celles-ci :

QUANTITÉS ANN. MOYENNES DE PLUIE.

| Naples. . . . . . | 95 centim. cub. d'eau. |
|---|---|
| Pise. . . . . . . | 124 — |
| Gènes. . . . . . | 140 — |

Sur la mortalité, une influence qui, à quelques lieues de distance, fait varier le chiffre des décès de 1 à 4 :

| Alger. . . . . . | 36,4 pour 1,000. | El-Arouch. . . | 141,0 pour 1,000. |
|---|---|---|---|
| Mostaganem. . | 37,0 | Guadeloupe. . . | 96,0 |
| Oran. . . . . . | 41,5 | Martinique. . . | 100,0 |
| Philippeville. . | 55,3 | Sénégal. . . . . | 121,0 |
| Blidah. . . . . | 66,2 | | |

N'est-ce point l'étude des localités, la climatologie restreinte, qui nous a conduits à constater les lois suivant lesquelles se distribue la température atmosphérique, dans les *climats maritimes* et *continentaux;* les influences différentes exercées par les mêmes vents; la distribution géographique et saisonnière des maladies, etc. ?

Vous comprenez bien, messieurs, qu'il ne nous est pas possible de parcourir avec vous les principales localités du globe, et de vous présenter une monographie sur le climat de chacune d'elles; ce voyage météorologique, géologique et hygiologique serait toutefois de courte durée, car ce n'est que depuis quelques années seulement que des recherches exactes et convenablement comprises ont été faites dans cette direction, et le nombre des localités sur lesquelles nous possédons des documents satisfaisants est très-restreint, quoique trop considérable encore pour que ceux-ci puissent être reproduits dans ce cours.

Un seul exemple suffira, d'ailleurs, pour vous prouver l'importance des études faites au point de vue des localités et de la climatologie restreinte. Rome, Naples, Nice, Hyères, ont eu pendant de longues années le privilège de réunir les phthisiques de l'Europe entière ; aujourd'hui ils sont dépossédés au profit de Pau, de Pise, de Madère, de localités maritimes où la température est plus douce, où les vicissitudes sont moins brusques, les différences diurnes et saisonnières moins considérables, où les vents chauds ou froids exercent une influence moins fâcheuse.

L'étude hygiotechnique de chaque localité comprend la détermination de la latitude, de la longitude, de l'altitude, de la position continentale ou maritime ; de la température envisagée dans ses variations diurnes, ses moyennes et ses degrés extrêmes quant aux jours, aux mois, aux saisons et aux années ; de l'humidité atmosphérique et de ses rapports avec les brouillards, les pluies, les orages; des vents envisagés quant à leur fréquence, à leur direction, à leur forme, à leurs qualités de température, d'humidité, etc.; des conditions du sol examiné à sa surface (culture, forêts, montagnes, cours d'eau, marais, etc.); et dans sa constitution géologique ; des diverses circonstances naturelles, accidentelles, industrielles, capables de modifier la composition de l'air; enfin, messieurs, il faut étudier avec un soin tout particulier la *pathologie locale* dans ses manifestations accidentelles, endémiques, épidémiques, saisonnières, etc.

Je n'ai pas besoin de vous dire que les *conditions locales* ne restent pas toujours les mêmes, et qu'elles peuvent subir de notables modifications sous l'influence des changements opérés dans la culture du sol, des déboisements, des desséchements des marais, des exploitations industrielles, etc.

M. Boussingault a montré qu'un défrichement très-étendu diminue la quantité des eaux vives qui coulent à la surface du pays, soit en diminuant la quantité annuelle de pluie qui tombe sur la contrée, soit en rendant plus considérable l'évaporation des eaux pluviales. Nous vous avons indiqué l'influence exercée par les déboisements sur la température atmosphérique.

C'est depuis que les marais qui environnaient Hyères ont été desséchés, que cette localité a perdu les conditions locales qui en rendaient le séjour favorable aux phthisiques (Barth) ; ainsi, un assainissement, très-désirable dans toute autre circonstance, est devenu ici un inconvénient, en raison de la destination spéciale affectée à la localité.

Vous avez vu que les salines bien exploitées sont une cause d'assainissement pour les lieux où elles sont établies, et je n'insiste pas davantage sur les considérations de ce genre ; elles se présenteront naturellement à votre esprit.

## Des villes et de l'hygiène municipale.

L'homme n'est point organisé de manière à pouvoir résister, par lui-même, aux influences délétères des milieux au sein desquels il se développe, s'agite et meurt. L'état de ses fonctions de calorification, la surface, à peu près glabre, de son enveloppe cutanée, l'obligent à se défendre contre les vicissitudes de l'atmosphère ; de là la nécessité des vêtements et des *abris,* qui portent le nom *d'habitations.*

La peau velue d'un animal, une misérable hutte en terre, furent les premiers moyens de résistance opposés par l'homme ; mais bientôt il constata leur insuffisance, voulut en trouver de plus efficaces, et reconnut que l'*association* pouvait seule les lui fournir, en substituant la *force collective à l'impuissance individuelle.*

Ainsi, messieurs, par une admirable combinaison de la nature, c'est dans le sentiment de sa faiblesse personnelle, que *l'homme* a puisé les éléments d'état social, de civilisation, de progrès qui ont permis à *l'humanité* d'accomplir les hautes destinées intellectuelles et morales qui la séparent de *l'animalité,* et qui laissent un si large intervalle entre l'homme civilisé et l'animal le plus haut placé sur l'échelle zoologique.

Mais si *l'agglomération, l'état de société,* semblent être la loi de l'humanité, si, seuls, ils ont pu créer dans les arts, les sciences, l'industrie, les prodiges qui témoignent le plus en faveur de la puissance de l'homme, ils ont également leurs inconvénients et leurs dangers, qui ne se révèlent nulle part avec plus d'évidence que dans les *grandes villes.*

Il résulte des recherches de M. Quetelet, que le séjour dans les villes tend à augmenter l'activité de la fécondité et à diminuer le nombre proportionnel des naissances masculines.

Le rapport des mort-nés aux naissances est, à peu près, deux fois plus considérable dans les villes que dans les campagnes ( 38,2 au lieu de 20,4 ) et la mortalité s'attache aux garçons de préférence aux filles dans la proportion de 14 à 10. A Paris, on compte 1 mort-né sur 17,7 naissances, et le rapport des garçons aux filles est comme 12,2 est à 10.

Il résulte de statistiques fort nombreuses que la mortalité des villes est beaucoup plus forte que celle des pays auxquels ces villes appartiennent; cependant, la mortalité des femmes pendant le temps de la fécondité, est plus considérable dans les campagnes, ce qu'on peut attribuer aux travaux pénibles que n'interrompt point la gestation. L'influence exercée sur la mortalité par les saisons, est beaucoup plus prononcée dans les campagnes que dans les villes, où l'on réunit plus de moyens de se préserver contre les vicissitudes de l'atmosphère.

Eu égard à la durée moyenne de la vie en Belgique, M. Quetelet a trouvé :

| | |
|---|---|
| Pour les hommes. | 29,24 ans dans les villes. |
| | 31,97 ans dans les campagnes. |
| Pour les femmes. | 33,28 ans dans les villes. |
| | 32,95 ans dans les campagnes. |

Les recherches de MM. Villermé et Quetelet, tendent à établir que la stature de l'habitant des villes est plus haute que celle de l'habitant des campagnes.

L'aliénation mentale, le suicide, les duels, l'ivrognerie, les crimes contre les propriétés et contre les personnes se rencontrent beaucoup plus fréquemment dans les villes, et principalement dans les grandes capitales.

L'Angleterre a produit sur l'hygiène des grandes villes et des agglomérations considérables, un document important, qui a été analysé avec soin par MM. Boudin, Guérard et Ostrowsky. Les conclusions principales fournies par cet immense travail peuvent être formulées ainsi :

Les villes sont plus malsaines que les campagnes.

L'insalubrité des villes croît en proportion de l'accumulation de la population sur des points limités.

Cette insalubrité résulte principalement du défaut de circulation de l'air pur, du mauvais état des rues, du manque absolu ou de la mauvaise distribution et du curage imparfait des égouts, enfin, de l'insuffisance de l'eau pure.

L'âge moyen des décès est de :

34 ans dans les campagnes salubres du comté de Surrey.
29 ans pour toute l'Angleterre.
20 ans à Manchester.
17 ans à Liverpool.

La vie probable, au moment de la naissance, est de 40,2 ans pour l'Angleterre, de 24,2 ans pour Manchester.

Voici des chiffres que vous pouvez rapprocher de ceux que nous avons mis sous vos yeux en étudiant l'air confiné (*V.* page 200 et suiv.).

La proportion de la mortalité est de :

1 sur 62 dans l'île d'Anglesey.
1        58 dans l'île de Wight.
1        45 pour toute l'Angleterre.
1        39 à Londres.
1        37 à Birmingham et à Leeds.
1        33 à Sheffield.
1        32 à Bristol.
1        30 à Manchester.
1        29 à Liverpool.

Que si maintenant, messieurs, nous voulions traiter *in extenso* tous les points qui se rattachent à la *salubrité des villes,* nous serions entraîné dans des détails qui nous conduiraient beaucoup au delà des limties qui nous sont imposées dans ce Cours ; mais comme, d'un autre côté, vous ne devez point rester complétement étrangers à ces importantes questions d'hygiène publique, nous allons essayer de trouver un moyen terme, qui satisfasse, dans une juste mesure, aux exigences de mon enseignement et à celles de votre instruction.

J'ai à peine besoin de vous dire qu'une ville sera d'autant plus salubre, que ses rues seront plus larges et mieux alignées ; qu'elle contiendra un plus grand nombre de places, de promenades, de boulevards plantés d'arbres ; qu'elle renfermera moins d'impasses, de ruelles étroites, tortueuses, encaissées par de hautes maisons qui interceptent la lumière et entravent la circulation de l'air.

*Des rues.* — Le développement des rues est de 425,000 m. à Paris, et de 1,126,000 m. à Londres.

Le *sol des rues* mérite une attention toute particulière. Il doit ne pas être perméable aux eaux et donner à celles-ci un écoulement rapide et facile.

Pour obvier à la perméabilité du sol, on a recours à divers procédés qu'on peut ramener à deux méthodes générales : le *pavage* et le *macadamisage.*

Le pavage de Paris ne remonte pas au delà de Philippe-Auguste, sous le règne duquel on pava deux rues principales, dirigées l'une de l'est à l'ouest, l'autre du nord au sud, et se croisant au centre de la ville. Aujourd'hui, le pavé de Paris occupe une surface de 3,600,000 mètres carrés, et coûte annuellement, pour son entretien, 1,900,000 francs. Le nombre des pavés y est évalué à 60,000,000, et l'on en emploie chaque année 1,800,000. Les rues à grande circulation sont *relevées à bout* tous les 6 ou 8 ans, les rues à circulation moyenne tous les 15 à 20 ans, et les rues à petite circulation tous les 20 à 35 ans. Dans les quartiers les plus fréquentés, les pavés sont mis au rebut après 2 ou 3 relevés à bout, c'est-à-dire après 20 ans; dans les quartiers excentriques ils durent jusqu'à 60 ans. Le prix du pavage neuf varie pour le mètre carré de 10 à 17 francs.

Les pavés employés à Paris sont formés de grès, presque exclusivement composé de silice. Avant 1835 on employait des pavés cubiques de 0 m. 24 cent. de côté; depuis, on a fait usage, dans les beaux quartiers, de pavés en parallélipipèdes de 0 m. 16 cent. de largeur, sur 0 m. 23 cent. de longueur; les joints sont de 2 à 3 cent. d'épaisseur; mais on les réduit à 1 cent., au moyen de *l'ébossage* et du *smillage*.

De nombreux essais ont été faits pour perfectionner le pavage; on a employé des pavés en porphyre belge, en bois, en caoutchouc, en granit, en fer, etc.; on leur a donné pour *fondation* des lits de sable avec ou sans addition de chaux, de pavés de rebut, de béton, de treillis de bois, etc. Le système des *trams* a été mis en usage à Londres et à Pétersbourg; il consiste à faire porter les roues des voitures sur des surfaces en pierre ou en bois, séparées par du pavé sur lequel marchent les chevaux. Je ne fais, messieurs, que vous indiquer ces détails, car ils ne sont d'aucun intérêt pour l'hygiène; ils se rattachent à des questions de commodité, d'agrément, d'économie et incombent à l'administration municipale. L'*hygiène des pieds* est intéressée, toutefois, à voir disparaître les horribles petits pavés pointus que l'on rencontre dans la plupart des villes de la province et de l'étranger.

Le *macadamisage*, fort usité pour les grandes routes, a été depuis longtemps appliqué à un grand nombre de rues à Londres, et introduit récemment à Paris. Il présente des avantages réels quant au bruit, à l'usure des voitures, à la conservation des chevaux; il peut en offrir au point de vue politique et stratégique, par les temps d'émeute et de révolutions dans lesquels nous vivons, mais je doute qu'il obtienne les préférences des hygiénistes, en raison de la boue épaisse et semi-fluide dont il inonde les rues en hiver, et de la poussière dont il sature l'atmosphère en été, malgré un arrosement fréquent.

Sous le rapport du *tirage*, le macadam est de beaucoup inférieur au pavé; les chiffres suivants indiquent la mesure de la force à développer selon l'état de la chaussée :

| | |
|---|---|
| Pavé. . . . . . . . . . . . . . . | 2 |
| Macadam en bon état. . . . . . | 5 |
| —    chargé de poussière. . . | 8 |
| —    chargé de boue. . . . . | 10 |
| Cailloutis. . . . . . . . . . . . | 13 |
| —    couvert de boue. . . . . | 32 |

On a essayé d'appliquer aux rues un revêtement de bitume, mais cette tentative n'a pas eu de succès.

Les *trottoirs* sont indispensables à la sécurité des piétons qu'ils sont chargés, en outre, de soustraire à la boue et à l'humidité des pieds. On les construit en granit ou en bitume. Les premiers coûtent 22 francs le mètre carré, les frais d'entretien étant à peu près nuls; les seconds ne coûtent que 7 francs, mais entraînent un entretien annuel de 70 centimes. Les trottoirs en bitume ont de nombreux inconvénients; les réparations incessantes dont ils sont l'objet, interceptent à chaque instant la circulation; ils éprouvent des dépressions partielles, transformées pendant les jours de pluie en petits lacs d'eau stagnante; pendant les fortes chaleurs ils se ramollissent parfois au point qu'on a de la peine à en détacher les chaussures. On emploie pour le revêtement des trottoirs, un mastic composé de 92 parties de roche asphaltique broyée et bien tamisée, de 6 ou 8 parties de bon bitume, d'une partie de goudron minéral et d'une demi-partie de sable siliceux.

L'écoulement des eaux pluviales s'opère, dans les rues, au moyen de *ruisseaux*. Jusqu'à ces dernières années on avait adopté le système des *chaussées fendues* ou à thalweg central, c'est-à-dire celui de deux plans inclinés, dont la réunion formait le ruisseau au milieu de la rue; on lui a substitué, aujourd'hui, le système des *chaussées bombées;* ici le faîte de la rue est au milieu et remplace l'ancien ruisseau, remplacé lui-même par deux ruisseaux latéraux; un dernier perfectionnement a consisté à placer ceux-ci sous les rebords des trottoirs. Cette nouvelle disposition présente de précieux avantages pour la propreté et la sécheresse des rues, la sécurité des piétons qu'elle met à l'abri des éclaboussures, et enfin pour la sûreté des voitures, qui auparavant se heurtaient et s'accrochaient fréquemment dans le thalweg central.

Mais cela n'est pas tout, messieurs. Il faut, pendant l'été, arroser les rues, afin d'éviter la poussière et de diminuer la chaleur et la sécheresse de l'atmosphère; il faut, pendant l'hiver, enlever les boues, les neiges, les glaces; il faut, en toute saison, débarrasser les rues des immondices de toute nature qui y sont déposées par les habitants, et transporter celles-ci loin de la ville. Vous trouverez, dans un excellent

24

mémoire de M. Chevallier, tous les détails qui se rattachent à ces importantes questions d'hygiène et d'administration municipales, et vous y verrez que ce n'est que récemment, et après de longs efforts, que l'on est arrivé à donner au système d'*arrosement,* de *balayage,* d'*enlèvement* et de *transport des immondices,* d'*ébouage,* le degré de perfection qu'il présente aujourd'hui à Paris et à Londres.

L'établissement *d'urinoirs publics* est une mesure également favorable à l'hygiène et à la décence ; il serait important de la compléter par la création de *latrines gratuites.*

Mais il ne suffit pas que les eaux pluviales et ménagères aient un écoulement facile ; il leur faut un déversoir, et ceci nous conduit à l'une des plus importantes questions de l'hygiène municipale : celle des *égouts.*

*Des égouts.* — On appelle *égouts,* des constructions destinées à recevoir, et à faire écouler, les *eaux pluviales* et les eaux sales qui entraînent avec elles des immondices, c'est-à-dire les *eaux ménagères.* A Londres, dans quelques autres localités, et même dans certains établissements publics de Paris (Invalides, la Salpétrière, Bicêtre, la Monnaie, etc.), on y déverse des *matières fécales,* les fosses d'aisances des maisons bâties à une distance déterminée d'un égout étant mises en communication avec celui-ci. Les égouts reçoivent également l'urine provenant des urinoirs publics, et les eaux fournies par les fontaines, fabriques, usines, établissements industriels, etc.

Les égouts sont *couverts* ou *découverts.* Les premiers peuvent être considérés comme des galeries souterraines ; les seconds comme des ruisseaux dont le fond est pavé , et qui coulent entre deux murailles.

La partie la plus basse de l'égout est appelée *radier.*

Un système d'égouts se compose de galeries principales, dans lesquelles viennent aboutir des embranchements plus ou moins nombreux.

Les égouts reçoivent les matières qu'ils sont chargés de faire écouler par des ouvertures grillées ou non, disposées de distance en distance, dans le thalweg central des chaussées fendues ou sur les côtés des chaussées bombées.

Les égouts se déversent dans les fleuves, rivières et canaux qui traversent ou avoisinent la ville ; nous reviendrons, plus loin, sur cette disposition importante.

Sans entrer dans des détails historiques, qui nous entraîneraient trop loin et que vous trouverez dans un excellent mémoire de Parent-Duchatelet, nous vous dirons seulement que le développement des égouts, servant à l'assainissement de Paris, est aujourd'hui d'environ

135,900 m.; il faut ajouter 4,500 m. d'égouts particuliers, entretenus par les ouvriers de l'administration, et 3 grands puisards situés sur le quai Valmy. Le curage, qui s'opère par lavage et par extraction, a ordinairement lieu deux fois par semaine; on cure chaque jour 44,500 m. d'égouts par lavage, et 500 m. par extraction. Ce travail occupe 90 ouvriers et 4 voitures attelées de 2 chevaux; il a coûté en 1849 : 122,511 francs.

A Londres, le développement des égouts est de 639,000 m.

Il m'est impossible d'entrer ici dans tous les détails relatifs à la construction des égouts; il me suffira de vous dire : que les égouts doivent être assez vastes pour recevoir non-seulement les eaux journalières, mais encore celles qui sont fournies par les orages; que leur pente doit être aussi considérable que le permet le niveau du bassin qu'ils sont destinés à desservir; que leur élévation doit être considérable, dans le double but de permettre aux égoutiers de s'y tenir debout et d'éviter les accumulations, les barrages, les obstructions, dont vous connaissez les inconvénients et les dangers (V. page 215 et suiv.); que le plancher supérieur doit être voûté; que les angles, saillies, éminences qui se trouvent dans le parcours de l'égout, doivent être soigneusement arrondis; que les ouvertures, communiquant avec l'extérieur, doivent être nombreuses; que le radier doit présenter une surface unie, formée de mortier hydraulique, et avoir une très-forte pente, afin que les eaux puissent entraîner facilement les immondices qu'elles charrient.

Nous vous avons déjà indiqué les moyens que l'on emploie pour assainir et pour curer les égouts.

Il est facile de comprendre, messieurs, combien les égouts sont nécessaires à la salubrité des villes. « Si l'on indique sur le plan d'une ville, dit le docteur Southwood Smith, les quartiers les plus particulièrement ravagés par les fièvres, et si l'on compare ce plan avec celui des égouts, on trouvera que partout où des travaux n'ont pas été exécutés, pour le compte de l'administration des égouts, la fièvre domine, et qu'au contraire, elle diminue à mesure que des améliorations s'accomplissent dans ce service. »

Beecles et Bungay sont deux villes placées dans des conditions hygiéniques à peu près identiques, mais la première a été pourvue d'un système régulier d'égouts, tandis que la seconde en est restée privée. Or, voici les chiffres de mortalité constatés par le docteur Crawfort :

24.

| | BEECLES. | BUNGAY. |
|---|---|---|
| De 1811 à 1821, avant l'établiss. de l'égout de Beecles. | 1 sur 67 | 1 sur 69 |
| De 1821 à 1831, après l'établiss. de l'égout. . . . | 1      72 | 1      67 |
| De 1831 à 1841. . . . . . . . | 1      71 | 1      59 |

Les égouts répondent à l'un des premiers besoins de l'hygiène municipale, mais leur utilité serait beaucoup plus grande encore s'ils ne se déversaient point, comme nous l'avons dit, dans les cours d'eau. « C'est un trait distinctif des nations à demi barbares, de convertir leurs rivières en égouts, » s'écrie le docteur Guy. « Il est aujourd'hui reconnu, dit M. Ostrowsky, qu'une rivière qui traverse une ville, peut et doit être un moyen d'assainissement et même de ventilation, à cause du mouvement qu'elle détermine dans l'air ; il importe donc de laisser aux rivières ce caractère, et de conserver à leurs eaux la faculté de servir sans préparation aux besoins de la vie. Or, les matières corrompues que l'on déverse dans les rivières rendent l'eau impropre aux besoins de la vie et nécessitent une double manœuvre, dont il est presque plaisant que l'on n'ait pas reconnu plus tôt les inconvénients. On commence, à Paris, par exemple, par verser dans la rivière, en amont, toutes les eaux vannes, provenant de la voirie de Bondy, et puis, à quelques kilomètres plus bas, on entretient de grands établissements de filtrage et de clarification pour cette même Seine que l'on vient de polluer. »

On a prétendu qu'en raison du courant et de la masse de l'eau, les immondices versées dans les rivières ne représentent qu'une quantité infiniment petite, complétement incapable d'altérer la pureté de l'eau; messieurs, malgré l'autorité de Hallé et de Fourcroy, nous pensons qu'il faut se défier, dans cette circonstance, des données fournies par le calcul et par l'analyse chimique ; le goût et l'odorat sont ici des moyens d'appréciation beaucoup plus sûrs ; or, qui de vous n'a point constaté le mauvais goût et la mauvaise odeur de l'eau de la Seine, pendant les fortes chaleurs de l'été et lorsque la rivière est très-basse ? On objecte, d'ailleurs, avec raison, que les matières ne sont pas jetées dans le courant d'eau du fleuve, mais qu'elles coulent lentement sur les bords, de façon que l'eau chargée des immondices ne se mêle que successivement et lentement à l'eau pure. « Pour établir d'une manière exacte, dit M. Chevallier, si l'eau de la Seine, à son passage dans la ville, diffère ou non, par sa pureté, de celle qui coule hors de la ville, il faudrait prendre l'eau à examiner, non point dans le courant, mais sur les bords, ou tout au moins sur les points où toutes les eaux auraient été mêlées de manière à donner un liquide homogène. »

Quoi qu'il en soit, il est évident que l'hygiène publique ne pourrait que gagner à ce que les rivières ne fussent plus souillées par les égouts, et que tous les efforts de l'administration doivent tendre vers ce but. M. Chevallier propose, à cet effet, de construire des deux côtés de la Seine, à partir de la barrière de la Gare et de Bercy, deux grands égouts qui recevraient les eaux de tous les autres égouts, et iraient les porter hors de la ville, au-dessous de la barrière de Passy, d'un côté, et de celle de la Cunette, de l'autre. Il serait plus avantageux encore de pouvoir réaliser les projets d'une société anglaise (*Société des engrais liquides*), qui propose de recueillir dans un établissement spécial, les eaux des égouts de Londres, de les élever à une certaine hauteur et de les diriger, à titre d'engrais liquides, au moyen de pompes mues par la vapeur et de tuyaux de conduite, dans les campagnes environnantes, dans un rayon de 32 kilomètres. Le volume des eaux versées par les égouts dans la Tamise, est à Londres de 325,753 mètres cubes par jour; en admettant que chaque gallon (4,5 litres) de ces eaux impures ne contiennent que 3,25 grammes de substances salines, on trouve que le produit annuel de ces égouts suffirait pour fertiliser 851,547 hectares de terre cultivée, ce qui revient à dire, qu'en moyenne une ville peut fournir un engrais suffisant, pour autant d'acres de terre qu'elle contient d'habitants ( Ostrowsky ).

La conversion des eaux des égouts en engrais liquides serait, non-seulement un immense progrès accompli en hygiène publique, au point de vue de la pureté des rivières et de l'atmosphère, mais encore un immense bienfait rendu à l'agriculture, à la propriété foncière, à l'économie politique et sociale. « Certaines terres, aux environs d'Édimbourg, dit M. Ostrowsky, sont depuis longtemps arrosées par les eaux vannes provenant des égouts de la ville ; leur valeur originaire variait entre 40, 50 et 150 fr. l'acre; cette irrigation a fait monter leur valeur jusqu'à 750 et 1,000 fr. Une dune sablonneuse aboutissant à la mer, dont le fermage était de 3 fr. par acre, est affermée, maintenant qu'elle est fertilisée par l'eau des égouts, pour 375 et 500 fr. »

Mais les égouts ne débarrassent point les villes des immondices solides, des matières versées dans les fosses d'aisances, des animaux morts, des cadavres humains, et nous voici amenés, messieurs, à l'étude de la *vidange,* des *voiries* et des *cimetières.*

*De la vidange.* — La vidange des fosses d'aisances était encore il y a vingt-cinq ans, une opération très-pénible, très-dangereuse pour les ouvriers qui en étaient chargés ( *V.* p. 219 et suiv.); pleine de désagréments et d'inconvénients pour les habitants des maisons où elle était opérée, non-seulement en raison de l'odeur horrible qu'elle répandait, mais encore de la détérioration qu'elle faisait subir aux mobiliers, aux ornements, aux dorures, etc. En 1830, une commission spéciale, nommée par le conseil de salubrité, croyait atteindre le plus haut degré de perfectionnement, en proposant l'adoption des mesures suivantes : Augmenter la ventilation de la fosse quelques heures avant de l'ouvrir ; fermer le bas de l'escalier et toutes les issues communiquant avec les appartements, *en tendant, au-devant de ces ouvertures, des toiles bien imbibées de dissolution de chlorure de chaux* (!) ; fermer toutes les croisées de la maison et placer au-dehors, ou mieux encore en dedans des fenêtres, des assiettes remplies de dissolution de chlorure ; éteindre le feu dans toutes les cheminées et fermer leur ouverture antérieure soit avec un devant de cheminée, soit au moyen d'une toile (*Ann. d'hyg. publique,* 1830, t. III, p. 362 ).

Depuis cette époque, messieurs, nous avons fait de grands progrès, et nous n'en sommes plus réduits aux moyens proposés par MM. Girard, Pelletier et d'Arcet.

Une première et importante amélioration à l'ancien système de vidange, fut la substitution d'une pompe aspirante et foulante versant les matières dans des tonneaux de 3 mètres de capacité , aux seaux d'épuisement et aux tinettes. Bientôt après on reconnut la nécessité de séparer les matières liquides d'avec les matières solides. Déjà, en 1788, M. Gourlier proposa d'opérer cette séparation, en établissant une cloison dans l'intérieur des fosses, mais l'indication fut beaucoup mieux remplie par le système dit des *fosses mobiles,* dont l'idée appartient à M. Cazeneuve ou plutôt à Giraud. Parent-Duchatelet en a résumé, de la manière suivante, les avantages : « Il n'est pas nécessaire d'une construction particulière pour placer les appareils; on les met partout, dans les écuries, les remises, les caves, mais le plus ordinairement dans les fosses elles-mêmes ; ils n'exigent pas que ces fosses soient réparées et rendues étanches, si ce n'est, par prudence, à leur partie inférieure, ce qui économise au propriétaire une dépense considérable. Les appareils se déplacent et s'enlèvent sans répandre d'odeur, sans la moindre malpropreté et sans qu'on s'en aperçoive; cette opération se fait en plein jour et par des ouvriers dont l'approche n'offre rien de repoussant; elle se renouvelle dans les maisons ordinaires tous les deux ou trois mois, et demande à peine une demi-heure de temps. Enfin, au moyen de ces appareils, les asphyxies et les autres maladies déterminées par ce qu'on appelle le plomb, ne sont plus à redouter. »

Parent-Duchatelet proposait ensuite de verser toutes les matières liquides dans la Seine, au moyen des égouts ou même des ruisseaux, et de *désinfecter* les matières solides au moyen de la cendre de tourbe, la sciure de bois, le tan ou toute autre des nombreuses substances désinfectantes révélées par l'expérience, de manière à faire disparaître les voiries, et à rayer les fabriques de poudrette du nombre des établissements insalubres, pour les faire rentrer dans le domaine de l'industrie publique.

Depuis le remarquable travail de Parent-Duchatelet, on a proposé de nombreux moyens de désinfection ; nous vous avons fait connaître les principaux (*V.* p. 232 et suiv.), et il nous suffira de vous dire, ici, que celui qui paraît mériter la préférence est le *protoxyde de fer hydraté*, employé par MM. Kraff et Compᵉ. (*V. Ann. d'hyg.*, 1844, t. XXXII, p, 332).

En 1843, des améliorations importantes furent introduites dans le système des fosses mobiles, par le sieur Huguin, qu'une ordonnance de police autorisa à exploiter sa méthode à Paris, et M. Guérard n'hésita pas à déclarer que la question des vidanges serait définitivement résolue, au double point de vue de l'agriculture et de l'hygiène publique, si l'on ajoutait aux fosses mobiles Huguin, la désinfection des matières sur place, opérée à l'aide des procédés mis en usage par MM. Kraff.

« Par cette combinaison, dit M. Guérard, on effectuerait la vidange des fosses, sans porter atteinte à la salubrité publique, et l'on conserverait à la masse énorme d'engrais, qui en provient, toutes leurs propriétés fertilisantes. La ville de Paris, au lieu de se trouver dans la nécessité d'éloigner, à grands frais, ses voiries et de les reporter à Bondy, s'en verrait définitivement débarrassée : à leur place s'élèveraient des usines, sans inconvénients pour le voisinage et dont les produits, transportés au loin, iraient suppléer à l'insuffisance du bétail, et décupler la richesse du sol. »

L'année 1850 a fait subir à la vidange de Paris, une révolution complète, en rendant *obligatoire* la désinfection des matières contenues dans les fosses d'aisances, et en *autorisant* l'écoulement des matières liquides sur la voie publique, et le dépôt des matières solides dans des locaux privés. Enfin, le 8 novembre 1851, l'administration a complété ces mesures, par une ordonnance de police, dont voici les principales dispositions :

Il est expressément défendu de procéder à l'extraction et au transport des matières contenues dans les fosses d'aisances, fixes ou mobiles, avant d'en avoir opéré complétement la désinfection.

Les matières liquides désinfectées pourront être écoulées sur la voie publique.

Les entrepreneurs pourront transporter les matières solides dans des locaux autorisés, où elles seront de nouveau désinfectées, s'il est nécessaire, de manière que la désinfection soit permanente, à défaut de quoi, les matières seront enlevées et portées à Bondy, à la diligence de l'autorité et aux frais du contrevenant.

Les liquides qui ne seront point écoulés sur la voie publique, et les matières solides dont les entrepreneurs de vidanges ne voudront pas disposer, seront transportées au dépotoir ou au port d'embarquement de la Villette.

A l'avenir, les appareils des fosses mobiles devront être disposés de telle sorte, que la séparation des matières solides et liquides s'opère dans les fosses.

Il est expressément interdit d'attendre que la fosse soit pleine pour en opérer la vidange ; on devra toujours laisser au moins le vide nécessaire pour l'introduction et le brassage des matières désinfectantes.

*Des voiries.* — Nous vous avons dit (*V.* p. 223) que les voiries sont des dépôts publics ou particuliers d'*immondices*, de *matières fécales* et d'*animaux morts*, et le besoin de ces dépôts a dû se faire sentir, aussitôt que les hommes se sont réunis en nombre considérable dans un espace limité, aussitôt que la première ville a été fondée. Tite-Live parle d'un *grand cloaque* construit par l'un des Tarquins ; l'édilité romaine avait des *curatores cloacarum ;* cependant il y a lieu de croire que la plupart des immondices étaient versées directement dans le Tibre. De nos jours encore les ports de mer, les cités voisines de la mer ou traversées par de grands fleuves, sont dépourvus de voiries ; Nantes, Avignon, Marseille, Londres, Bruxelles, déversent leurs immondices et leurs matières fécales dans les eaux ; dans beaucoup de localités, les fosses d'aisances sont en communication avec des puits absorbants ; dans le faubourg Saint-Jacques, les conduits de certaines maisons se rendent à d'anciennes carrières, où l'on ne pénètre pas et dont on ne connaît même pas la position.

La suppression des voiries serait certainement un immense progrès, u point de vue de l'hygiène publique et de l'administration municipale, mais à la condition qu'elle n'aurait point pour résultat la souillure des cours d'eau et la perte, sans profit aucun, d'une quantité énorme de matières précieuses pour l'agriculture et représentant un capital considérable pour l'industrie. « Si l'on considère, dit M. Tardieu, que ces débris recèlent en eux une foule de principes que l'agriculture et les arts peuvent utiliser, soit directement, soit indirectement, et savent rendre éminemment féconds, on comprendra qu'un intérêt nouveau s'attache à ces matières, confondues sous le nom d'immondices, et que leur conservation et leur emploi présentent une haute importance. Les voiries n'ont donc pas seulement pour but d'en débarrasser la voie publique ou les habitations; elles forment de véritables entrepôts, où l'industrie va puiser les matériaux qu'elle saura appliquer de mille façons utiles. Mais ce n'est pas là encore le dernier progrès à accomplir. S'il était possible de donner à ces matières immondes un emploi immédiat, et de ne plus les laisser attendre dans des dépôts la destination qu'elles doivent recevoir, on aurait certainement réalisé, avec la suppression des voiries, une des améliorations les plus incontestables dans les conditions de la salubrité. Nous pouvons donc, dès à présent, faire pressentir quelles seront les phases que doit traverser l'histoire des voiries. Ou les matières immondes disparaîtront plus ou moins complétement, ou elles seront conservées tantôt sans précautions et sans triage préalable, tantôt dans des dépôts séparés et disposés avec plus ou moins d'art, ou enfin, elles subiront certaines métamorphoses artificielles qui les mettront en état d'être employées au moment même où elles seront enlevées. »

En attendant que cette dernière supposition soit réalisée, si toutefois elle doit l'être jamais, le problème des voiries consiste à rendre le *transport* des matières rapide, facile, peu onéreux et à mettre, autant que possible, les conditions de leur *dépôt* en rapport avec les exigences de la salubrité publique, de l'industrie et de l'agriculture.

Quelques détails historiques, que je puise dans la thèse de M. Tardieu, vous donneront une idée des modifications successives qu'à subies l'organisation des voiries :

Si la fétidité des boues qui couvraient le sol a fait naître le pavage en 1184, elle ne créa point les voiries; les habitants de chaque rue, obligés au balayage du devant de leurs maisons, louaient en commun un tombereau, qui conduisait les immondices hors la ville ; mais malgré plusieurs ordonnances rendues de 1348 à 1350, les voituriers, au lieu de conduire les ordures aux champs, prirent l'habitude de vider leurs tombereaux dans l'intérieur de la ville, au milieu des places un peu vastes. A la fin du xive siècle, la place Maubert était tellement encombrée et infectée, que les marchands de la Halle cessèrent d'y venir, chassés par la puanteur. Plusieurs maisons étaient inhabitées;

dans d'autres régnaient des maladies pestilentielles. En 1389, la place fut déblayée, et en 1392, une ordonnance défendit, sous peine d'une amende de 40 sous, de porter sur la place de Grève, pendant la nuit, et d'y amasser *les fientes des latrines et les boues des égouts.*

En 1396, il fut institué un corps de voituriers, chargés d'enlever dans des tombereaux les immondices de Paris, et de les conduire aux différentes voiries placées hors des portes de la ville. En 1639, Paris possédait, indépendamment de Montfaucon, sept voiries, situées aux portes Saint-Antoine, du Temple, Saint-Lazare, Montmartre, Saint-Victor et dans le Pré-aux-Clercs.

En 1674, les voiries furent mises à la charge du roi, et l'on sépara les boues des matières fécales et des charognes.

Depuis cette époque, les voiries d'immondices subirent de nombreuses vicissitudes; il y a vingt ans on en comptait encore sept à Paris; elles étaient situées à la barrière de Montreuil, rue Ménilmontant, rue Château-Landon, rue de la Voirie, barrière des Fourneaux, barrière d'Enfer et barrière des Deux-Moulins. En 1825, l'administration fut, pour ainsi dire, forcée de supprimer celle de la rue Ménilmontant. Les habitants du quartier, qui en demandaient depuis longtemps la translation, prirent le parti de se faire justice eux-mêmes; ils fermèrent la voirie et en expulsèrent violemment les tombereaux. Plus tard, les voiries furent réduites à trois grands dépôts placés à l'entrée de Vincennes, à Montrouge et à Clichy. En 1831, elles furent supprimées et les immondices livrées directement à l'industrie. « Les produits du nettoiement, disait l'ordonnance, doivent être transportés à 2,000 m. des barrières, sur des terrains dont l'entrepreneur doit se pourvoir à ses frais, risques et périls, en se conformant aux lois et règlements relatifs aux établissements insalubres. »

Les anciennes voiries urbaines et publiques sont donc transformées maintenant en dépôts privés, disséminés dans les communes rurales; les immondices y sont transportées par bateaux ou par tombereaux, et livrées à l'agriculture sous le nom de *gadoues.*

Ce n'est, comme nous l'avons dit, que vers la fin du XVIIe siècle que les matières fécales ont été séparées des immondices, et en 1726, on comptait à Paris trois voiries recevant les déjections solides et liquides de ses habitants : les voiries de Montfaucon, du faubourg Saint-Germain et du faubourg Saint-Marceau; les deux dernières furent supprimées en 1781, et Montfaucon lui-même a enfin disparu à son tour en 1849, pour être remplacé par la voirie de la forêt de Bondy.

En vous parlant du *méphitisme,* je vous ai donné, messieurs, un aperçu de ce qu'était la voirie de Montfaucon (*V.* p. 223 et suiv.), et il serait sans intérêt d'entrer ici dans de plus longs détails rétrospectifs; je préfère vous indiquer les principales dispositions qui font, aujourd'hui, de la voirie de Bondy un établissement modèle.

La voirie de Bondy comprend : 1° Un dépotoir, situé au port d'embarquement de la Villette, et servant au déversement et au départ des matières extraites par la vidange des fosses d'aisances de Paris; 2° un dépôt, situé dans la forêt de Bondy, et auquel sont amenées les matières liquides, par un tuyau souterrain, les matières solides, par des bateaux naviguant sur le canal.

Le dépotoir se compose d'un bâtiment central et de deux pavillons.

Le bâtiment central est occupé par un système de galeries parallèles correspondant avec des citernes placées au-dessous et aboutissant à un radier général; l'un des pavillons renferme deux machines à vapeur de 10 à 12 chevaux, servant à faire mouvoir trois pompes aspirantes et foulantes, pouvant aspirer à volonté soit les liquides contenus dans les citernes, soit de l'eau de l'Ourcq, prise dans le port. Les machines mettent aussi en mouvement un ventilateur qui aspire l'air des galeries, et l'envoie dans les foyers des machines où il entretient la combustion.

Lorsqu'une voiture chargée de matières liquides arrive au dépotoir, elle s'engage dans l'une des galeries, et, au moyen d'un tuyau de cuir, on verse son contenu dans un égout qui règne au-dessus des reins de la voûte en arc de cloître de la citerne médiane, et fait arriver les matières dans celle des citernes qui a été vidée la nuit précédente.

La machine à vapeur qui marche pendant toute la durée du versement des matières, met en mouvement les pompes, et celles-ci refoulent les liquides jusqu'à Bondy, par une conduite établie sur le revers de la digue du canal de l'Ourcq. En même temps le ventilateur force l'air extérieur à pénétrer dans l'établissement, tandis que l'air vicié va se brûler dans les foyers des chaudières.

Après chaque opération, on nettoie les citernes, on les lave, on les désinfecte et on pousse les dépôts qui ont pu s'y former dans des tonnes placées dans une cave, que renferme le second pavillon. Ces tonnes sont transportées par un petit chemin de fer, jusqu'au port où elles sont embarquées avec les matières solides.

La voirie, qui a un kilomètre de longueur environ, est située un peu au-dessus du village de Bondy, sur les bords du canal et dans la forêt; au milieu s'élève une chaussée en débarcadère sur le canal et munie de grues et de treuils; de chaque côté de cette chaussée se trouve une série de bassins de 1 1/2 à 2 mètres de profondeur. Les uns reçoivent les liquides versés par le dépotoir; ceux-ci sont conduits, par un canal à ciel ouvert, dans une fabrique de sels ammonia-caux, établie au nord de la voirie, et après avoir été *usés*, ils sont rejetés dans la Seine, près de Saint-Denis. Les autres reçoivent les matières solides amenées par les bateaux, et celles-ci y sont converties en *poudrette*.

En 1850, la voirie de Bondy a reçu 230,869 mètres cubes de ma-tières liquides, et 26,123 mètres cubes de matières solides ; en 1851, malgré l'établissement de plusieurs voiries particulières, ces chiffres se sont élevés à 218,351 mètres cubes pour les premières, et 28,028 mètres cubes pour les secondes. Enfin, on voit dans ce moment sur les bords des bassins, des amas de poudrette, dont la valeur s'élève à près de 4 millions.

Telle est, dans son ensemble, la voirie de Bondy qui, avec le sys-tème de désinfection préalable, a réalisé un immense progrès dans la vidange, et singulièrement amélioré les conditions d'hygiène publique et de salubrité. Vous verrez, messieurs, dans la thèse de M. Tardieu, combien il a fallu de temps et d'efforts, combien il a fallu vaincre de difficultés, de préjugés, d'oppositions pour arriver à ce résultat, au-quel ont coopéré M. Mary, ingénieur de la ville de Paris, le conseil municipal, le conseil de salubrité, le comité consultatif des arts et manufactures, le conseil de préfecture, le conseil d'État et enfin les conseils municipaux des communes intéressées.

Les voiries d'animaux morts sont destinées à recevoir les cadavres des animaux domestiques non comestibles, et spécialement des che-vaux, des ânes, des chiens et des chats ; il convient d'y ajouter, ce-pendant, ceux des animaux comestibles qui, par une cause quelconque, sont exclus du commerce de la boucherie.

Parent-Duchatelet, dans un travail très-remarquable sur les *chantiers d'équarrissage de la ville de Paris*, nous apprend qu'au commen-cement du xv⁰ siècle, il existait déjà plusieurs *écorcheries*, et il rap-porte une curieuse ordonnance de police, en date du 28 juin 1404, laquelle prescrit aux chirurgiens *de porter le sang des personnes qu'ils auraient saignées, dans la rivière, hors de la ville et au-dessous de l'écorcherie aux chevaux, qui est au-dessous du castel du Louvre,* mais, « soit que les ordonnances n'aient pas été exécutées, soit que l'autorité ait ralenti sa surveillance, il est certain que l'établissement assigné aux écorcheurs n'existait plus cent cinquante ans après, et qu'ils exerçaient leur métier dans leurs propres demeures, situées dans les faubourgs de la ville et dans son enceinte même. »

Un arrêt du Parlement, en date du 20 octobre 1563, ordonna aux bouchers, aux tueurs et écorcheurs de bêtes, de sortir de la ville et des faubourgs de Paris et d'aller s'établir près de l'eau, en aval de la rivière, dans des lieux qui leur seraient assignés.

Vers le milieu du XVIIᵉ siècle, la profession d'équarrisseur était redevenue libre et chacun l'exerçait dans l'endroit le plus à sa convenance ; quelques équarrisseurs allèrent alors s'établir à Montfaucon, mais presque tous restèrent dans Paris, particulièrement dans la rue du Pont-aux-Biches, « qui fut pendant plusieurs siècles, ainsi que tous les terrains voisins, le lieu où se réunissaient toutes les professions sales et dégoûtantes. » Cet état de choses subsistait encore en 1701, car une ordonnance, en date du 10 juin, parle de plus de deux cents chiens nourris par les chiffonniers et les équarrisseurs de cet endroit.

Une ordonnance du 31 mars 1780, accorda le monopole de l'équarrissage à un nommé Cholet, qui plaça son établissement à Javelle ; mais comme les propriétaires de chevaux morts ne pouvaient en tirer aucun profit, ils s'entendirent avec les équarrisseurs, et ceux-ci, trompant les efforts de la police, continuèrent à équarrir furtivement en plusieurs endroits.

Vers 1786, il existait quatre établissements principaux d'équarrissage : à la barrière des Fourneaux, à Montfaucon, à Javelle et à Charenton.

« Il y a lieu de croire, dit Parent-Duchatelet, que l'équarrissage fut abandonné à lui-même pendant nos troubles politiques, car nous n'avons trouvé aucune pièce de cette époque qui y fût relative : tout semble prouver que c'est à la faveur du désordre que deux équarrisseurs quittèrent Montfaucon, pour venir s'établir sur le terrain abandonné de l'ancienne Gare, derrière les murs d'enceinte de l'hospice de la Salpêtrière. »

De 1803 à 1825, de nombreuses demandes furent adressées à l'administration, pour obtenir le monopole de l'équarrissage, mais elles furent toutes repoussées, et c'est à l'une d'elles que nous sommes redevables du beau travail de Parent-Duchatelet, nommé rapporteur d'une commission, instituée par le préfet de police, pour examiner la demande des sieurs Robinet et Dufort.

Pendant les années suivantes, l'équarrissage a encore subi plusieurs vicissitudes, avant d'arriver à son organisation actuelle, que va nous faire connaître M. Tardieu :

Les chevaux morts ou destinés à être abattus, sont divisés en deux classes ; les plus gras sont dirigés vers un grand établissement, fondé par la ville de Paris, dans la plaine des Vertus ; les plus maigres sont expédiés à des abattoirs particuliers, établis à Saint-Denis et à Argenteuil.

L'établissement de la plaine des Vertus est situé près d'Aubervilliers, à égale distance de Paris à Saint-Denis, et à environ une lieue et demie du centre de la capitale.

Les animaux amenés vivants sont abattus ordinairement le soir pour être dépecés le lendemain matin. On les tue en enfonçant dans la poitrine un couteau, qui va diviser l'aorte. Le sang coule sur des dalles inclinées ; on le recueille dans de petites auges en pierre, on le dessèche dans des chaudières en fonte et l'on obtient ainsi une matière inodore, qui est vendue aux fabricants de produits chimiques.

Les animaux morts, préalablement dépouillés des crins de la queue et de la crinière, sont dépecés dans des stalles construites *ad hoc*. La peau est d'abord enlevée et mise de côté, pour être expédiée aux tanneries, aussitôt qu'on en a accumulé un chargement de charrettes, ce qui n'est jamais fort long, car l'établissement reçoit, en moyenne, 500 à 600 chevaux par mois. Les meilleurs morceaux de viande sont réservés pour les ménageries et souvent les intestins sont crevés pour en extraire le crottin, qui est mélangé ultérieurement avec les engrais fabriqués.

Tout le corps de l'animal, chair, os, viscères, est alors coupé en quartiers que l'on transporte sur des brouettes aux chaudières de cuisson ; là, toutes ces parties sont cuites à la vapeur, et au bout de 8 à 9 heures, le bouillon résultant de la condensation de cette vapeur, descend, avec la graisse liquéfiée, dans une rigole à la surface de laquelle on recueille la graisse refroidie, pour l'expédier aux usines spéciales où l'on élabore les matières grasses.

Les résidus se composent de la viande cuite et des os. Ceux-ci sont triés à la main et livrés aux fabriques de noir animal ou de produits ammoniacaux. La viande est soumise à une presse puissante, hachée, mélangée au crottin extrait des intestins, séchée sur des claies, et elle constitue alors un engrais puissant et inodore.

Les pieds des chevaux sont l'objet d'une opération spéciale ; on les échaude avec du bouillon pour en détacher la corne, qu'on livre aux tabletiers, et les tendons recherchés par les fabricants de matières gélatineuses. Les os sont soumis à une faible cuisson pour en extraire une huile fort appréciée par les mécaniciens.

Les animaux de boucherie sont traités avec les chevaux ; les chats et les chiens sont traités séparément.

Dans les établissements de Saint-Denis et d'Argenteuil, les animaux dépecés sont enfouis dans le sol après que leur sang a été recueilli. Quand la putréfaction est terminée dans les fosses, on retire le terreau produit, pour le livrer à l'agriculture.

Telles sont, messieurs, les opérations dont se compose aujourd'hui l'équarrissage, et si, comme moi, vous aviez visité l'ancien charnier de Montfaucon, vous apprécieriez l'immense progrès qu'elles réalisent. La cuisson en vases clos, l'écoulement du bouillon, se pratiquent sans aucun inconvénient ; le dépècement, l'extraction et l'ouverture des intestins, la manipulation des résidus charnus venus de la presse, la dessiccation des peaux et des tendons dégagent bien quelques émanations putrides et ammoniacales, mais on ne saurait leur attribuer aucun danger, et elles ne sont même pas assez intenses pour incommoder les voisins ou les ouvriers.

Les rats qui pullulent dans les voiries d'animaux morts, et qui à Montfaucon se comptaient par centaines de mille, rachètent, en partie, les inconvénients de leur présence, en dévorant les débris restés sur le sol, et on peut en dire autant des *asticots,* qui sont, en outre, l'objet d'un commerce assez important.

Les équarrisseurs jouissent, en général, d'une très-bonne santé, et atteignent, le plus souvent, une vieillesse avancée, ainsi que l'ont constaté Deyeux, Parmentier, Pariset, Parent-Duchatelet, etc. Cependant ils sont exposés à contracter certaines maladies contagieuses ; la pustule maligne, le charbon, la morve, le farcin, qui ont la propriété de pouvoir se transmettre des animaux vivants ou morts à l'homme, et à cet égard on ne saurait assez recommander la prudence aux équarrisseurs.

*Des cimetières.* — Dès l'antiquité la plus reculée, les législateurs ont compris combien il était urgent d'éloigner les cadavres humains de l'intérieur des habitations et même de celui des villes. Les Égyptiens, les Hébreux, les Grecs enterraient leurs morts en dehors des cités. A Rome, la loi des XII tables défendait expressément d'inhumer ou de brûler un mort dans l'intérieur de la ville, et cette défense fut renouvelée l'an 490 de Rome, par Duillius, et à plusieurs reprises ensuite par les empereurs.

Mais si la salubrité publique a toujours été sauvegardée sur ce point par les lois civiles et religieuses, les citoyens ont été presque constamment portés à enfreindre les prescriptions sanitaires, pour obéir à des superstitions ou a des motifs de diverse nature.

Le culte privé des *dieux lares* ou *pénates*, né de la coutume primitive d'enterrer les morts dans ses propres foyers, fut pour les Romains un premier motif de désobéissance à la loi ; les chrétiens, pendant les deux premiers siècles de leur ère, conservèrent dans leurs maisons les corps de leurs parents, afin de ne point les confondre avec ceux des infidèles, ou de ne pas les exposer à des profanations.

« Avec les progrès du christianisme et la tolérance de quelques empereurs chrétiens, dit M. Tardieu, la croyance superstitieuse, qu'après la mort on repose plus paisiblement auprès des reliques des martyrs, sous les autels et dans les églises, s'était répandue partout, et tout fidèle, en état d'acheter des prêtres cette bienheureuse concession, s'était empressé de le faire. De là, invasion, et bientôt encombrement des basiliques et des églises hors des villes et dans les villes mêmes, par les corps des fidèles. »

Les canons des Conciles ne furent pas plus efficaces que les lois civiles, pour réprimer ces abus, et vers la fin du VIIIe siècle, Théodulphe, évêque d'Orléans, appela l'attention de Charlemagne, sur les sépultures, qui « *avaient fait des églises autant de cimetières.* »

D'autres causes intervinrent. « Les cimetières, une fois formés, dit encore M. Tardieu, qui a étudié cette question avec un grand soin, on éleva dans leur enceinte des autels, des chapelles, destinées à servir de retraite pendant les cérémonies funèbres ; on les orna avec un soin tout particulier, et ces autels ou chapelles des cimetières devinrent, pour la plupart, bien probablement, autant d'églises paroissiales. Ces petits édifices, d'abord séparés de l'église, y furent réunis par le moyen de portiques et d'arcades, et en formèrent les bas-côtés ; on les ferma de toutes parts, et ils firent corps avec le reste de l'édifice. Les tombeaux et les cercueils ou bières qu'ils contenaient et recouvraient, devinrent les fondements mêmes des autels des chapelles latérales. D'autre part, beaucoup de cimetières des paroisses situées dans la campagne, finirent par être compris dans l'enceinte des villes, par suite de l'agrandissement de celles-ci.... Constantin fut le premier qui fit placer son tombeau dans le portique du temple des Apôtres, à Constantinople ; Honorius, à son exemple, fut enterré dans le porche de l'église de Saint-Pierre à Rome. Cette distinction s'étendit bientôt naturellement aux fidèles remarquables par la sainteté de leur vie, aux hauts personnages, aux fondateurs, aux bienfaiteurs et aux patrons des églises ; et du portique et des chapelles latérales, les tombes eurent bientôt gagné la nef, et même le sanctuaire et le chœur ; malgré toutes prescriptions contraires, à partir du Xe siècle, être enterré dans la place la plus honorable de l'église, dans le chœur, près de l'autel et des reliques, était l'ambition des plus grands personnages. Ces distinctions devinrent de véritables droits transmissibles par l'hérédité, et les privilèges s'étant multipliés sans bornes, les refus devinrent des exceptions si odieuses, qu'il fallut ne plus refuser personne. C'est ainsi qu'une condescendance funeste, accrue par degrés, avait fini par les autoriser presque toutes ; c'est ainsi que les églises étaient devenues autant de cimetières, par l'abandon des cimetières consacrés, et cela malgré

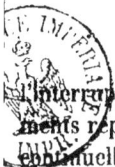

l'interruption gênante des saints mystères, produite par des enterre-
ments répétés; malgré la putridité que répandait une terre infecte et
continuellement remuée; malgré l'état horrible du pavé des églises,
qui ne présentait plus la consistance ordinaire des chemins publics.
Et il n'est pas indifférent de faire ressortir ce qu'a pu ajouter à l'infection des corps, la masse de substances étrangères, insignes, croix,
chapelets, médailles, livres, etc., habituellement ensevelie avec le
corps, voire même la substitution des bières ou cercueils de bois aux
anciens cercueils de pierre.

En 1780, Paris, sans parler des caveaux des églises, comptait au
moins vingt cimetières intérieurs, dont celui des Innocents était le
plus central et le plus vaste de tous; aussi son histoire est-elle à celle
des cimetières ce que l'histoire de Montfaucon est à celle des voiries.

Dès 1554, Fernel et Houllier furent chargés de constater la sincérité
des doléances adressées à l'autorité par les habitants du quartier des
Innocents, et en 1737, Lémery, Geoffroy et Hunauld eurent une mission semblable à remplir. « Le cimetière exhalait une odeur infecte qui
se répandait au loin; pendant les chaleurs de l'été, les aliments de
première nécessité se corrompaient au bout de quelques heures de
séjour dans les maisons voisines; enfin, des marchands, en ouvrant
leurs caves « avaient vu des cadavres ébouler sur leurs tonneaux. »

En 1724, 1737, 1746, 1755, de nouvelles suppliques furent adressées au gouvernement, mais ce ne fut que le 25 mai 1765, qu'un
arrêt de la cour du Parlement ordonna et régla, enfin, les sépultures
hors Paris.

« Aucunes inhumations, disait la Cour, ne seront plus faites à l'avenir dans les cimetières actuellement existants dans la ville, sous aucun
prétexte que ce puisse être. Les cimetières actuellement existants de-
meureront dans l'état où ils sont, sans que l'on puisse en faire aucun
usage avant le temps et espace de cinq années. » Enfin, huit nouveaux
cimetières étaient établis en dehors de la ville et des faubourgs.

En 1785, un arrêt du conseil d'État prescrivit de transformer le
charnier des Innocents en un marché public; trois années furent employées à transporter les ossements de 1,200,000 cadavres dans les
catacombes. En 1808, 1809 et 1811 des constructions firent découvrir de nouveaux débris tumulaires.

Aujourd'hui on ne possède plus que quatre cimetières : celui de
Vaugirard, celui du Mont-Parnasse, celui de Montmartre et celui du
Père-Lachaise, et voici les principales dispositions qui règlent les sé-
pultures :

Toute inhumation est défendue dans les églises, temples, synagogues et autres lieux consacrés au culte, ainsi que dans l'enceinte des villes, bourgs et villages.

Des terrains, élevés, exposés au nord, clos de murs de 2 mètres d'élévation, plantés d'arbres, éloignés de 35 à 40 mètres de l'enceinte des centres d'habitations, sont réservés pour l'inhumation des morts.

Chaque inhumation doit avoir lieu dans une fosse séparée, de 1$^m$,5 à 2$^m$ de profondeur, sur 0$^m$,8 de largeur, laquelle sera ensuite remplie de terre bien foulée. Les fosses doivent être distantes l'une de l'autre de 0$^m$,3 à 0$^m$,4 sur les côtés, et de 0$^m$,3 à 0$^m$,5 à la tête et aux pieds.

L'ouverture des fosses, pour de nouvelles sépultures, ne peut avoir lieu qu'au bout de cinq années.

Les fosses communes et les concessions à perpétuité sont seules soustraites aux deux dernières de ces règles.

Mais, si l'état des cimetières peut être aujourd'hui considéré comme satisfaisant en France, il n'en est pas de même dans beaucoup d'autres contrées. A Londres on trouve deux sortes de cimetières : les premiers à ciel ouvert, situés dans l'intérieur de la ville ; les seconds sont représentés par les caveaux des églises. « Les uns et les autres, dit M. Tardieu, présentent les conditions les plus fâcheuses pour la salubrité. Dans la plupart l'encombrement est extrême ; les cercueils sont quelquefois à peine recouverts de quelques pouces de terre ; dans quelques-uns les os des morts sont épars à la surface du sol, avec des dépouilles d'animaux et des ordures de toutes sortes..... Dans les caveaux de Sanct-Margat-Hill on voit 150 cercueils, dans toutes les positions possibles, empilés les uns au-dessus des autres, les plus inférieurs écrasés par ceux qui sont au-dessus. La plupart sont usés ou brisés et les restes humains tombent épars entre les rangées de cercueils. »

A Naples, depuis la suppression des inhumations dans les églises, on a ouvert un *campo-santo* dans lequel sont pratiquées 366 fosses, recouvertes d'une pierre qu'on lève et qu'on scelle, après avoir entassé les cadavres de la journée et les avoir recouverts de chaux vive. Au bout d'un an on lève de nouveau la pierre, tout vestige humain ayant disparu.

Vous trouverez, Messieurs, dans la thèse de M. Tardieu, qui nous a épargné de longues recherches, des détails intéressants sur le *campo-santo* de Pise, sur les cimetières de la Russie, les champs de morts de l'Orient et de l'Inde, détails qu'il me serait impossible de reproduire sans dépasser de beaucoup les limites de ce Cours.

Quelques mots, pour terminer, sur la topographie des cimetières.

Les émanations putrides, les gaz produits par la décomposition des cadavres, et principalement l'hydrogène carboné et l'acide carbonique, après avoir pénétré le sol environnant, s'échappent dans l'air qui est au-dessus et s'infiltrent dans l'eau qui est au-dessous. « Si l'on enterrait les corps, dit M. Leigh, à une profondeur de 8 à 10 pieds, dans un sol sablonneux, je suis convaincu que l'on n'y gagnerait pas grand chose ; les gaz trouveraient une issue facile de presque toutes les profondeurs praticables. » Pour empêcher que ces émanations ne soient portées vers les centres d'habitations, on conseille de placer les cimetières au nord ou à l'est, à l'abri de montagnes ou de forêts ; mais il est évident que cette orientation est subordonnée aux conditions locales résultant de la direction habituelle des vents et courants d'air, produits par les gorges des montagnes, les vallées, les cours d'eau, etc.

Si le cimetière est forcément situé dans la plaine, on l'éloignera davantage des habitations et l'on placera entre lui et celles-ci un rideau d'arbres élevés.

La nature du sol doit être prise en grande considération ; plus le terrain est humide, plus la décomposition est prompte ; plus le terrain est sec, plus elle est lente. Il en résulte, qu'un cimetière sec doit être beaucoup plus étendu qu'un cimetière humide, afin que la décomposition soit accomplie au moment de la réouverture des fosses, pour de nouvelles inhumations.

M. Vingtrinier recommande de ne jamais placer un cimetière sur un terrain disposé de manière à recevoir les eaux des plans supérieurs, pour les transmettre aux inférieurs.

M. Orfila a montré que la composition chimique du sol exerce une grande influence sur la destruction des cadavres ; celle-ci est plus lente dans le sable, et plus prompte dans le terreau que partout ailleurs ; plus rapide dans les terrains calcaires que dans les terrains argileux. Tous les terrains ne sont pas propres à opérer la saponification des cadavres, et c'est, en général, dans le terreau et les terres végétales, que celle-ci se produit le mieux et le plus promptement.

La nature du sous-sol doit être étudiée avec soin ; il faut que l'on puisse donner aux fosses la profondeur exigée par les règlements, sans rencontrer une couche rocheuse et sans voir paraître l'eau.

Plusieurs cimetières, récemment construits en Angleterre, sont submergés tous les hivers ; je n'ai pas besoin de vous dire qu'il faut se mettre à l'abri d'un pareil accident.

Il faut éviter de placer les cimetières dans le voisinage des rivières, des cours d'eau ; on a vu, à Londres, des infiltrations de matières orga-

25.

niques, provenant des cimetières, pénétrer dans des puits, à travers la brique et le ciment, à 30 pieds de distance.

Les *plantations* des cimetières doivent être aménagées suivant des règles rigoureuses. Des arbres trop nombreux, trop serrés, irrégulièrement disposés, recouvrant le sol d'un épais feuillage, sont nuisibles, ainsi que l'ont établi Maret et Navier, en interceptant la libre circulation de l'air, en entretenant l'humidité du sol, en faisant obstacle à l'évaporation et à la dispersion des miasmes ; mais des arbres bien alignés, plantés dans la direction des vents habituels, suffisamment espacés, droits et élancés, sont, au contraire, un excellent moyen d'assainissement, car, ainsi que le font remarquer MM. Priestley, Pellieux et Sutherland, ils absorbent les produits de la décomposition et le gaz acide carbonique par leurs racines et par leurs feuilles ; ils favorisent l'action des vents et dessèchent le sol. Les peupliers, les bouleaux, les trembles, les ifs doivent être préférés aux cèdres, aux pins, aux saules pleureurs.

Il résulte des recherches de M. Orfila, que les corps se décomposent d'autant plus vite qu'ils sont plus en contact avec la terre ; les linceuls, les vêtements dont on couvre les cadavres retardent la putréfaction ; celle-ci est plus rapide dans un cercueil de sapin que dans un cercueil de chêne, et plus rapide dans ce dernier que dans un cercueil de plomb.

L'*étendue* des cimetières est une des conditions les plus importantes qui se présentent. Afin d'éviter l'encombrement et les réouvertures prématurées des fosses, on évalue que pour desservir une localité de 100,000 âmes, il faut un cimetière de 30,000 mètres carrés ; cette évaluation est fondée sur le temps réglementaire de 5 années qui doit s'écouler entre une première et une seconde inhumation dans la même fosse, et il est évident qu'elle doit être en rapport avec le nombre présumé ou effectif des concessions perpétuelles ou à terme. On varie d'ailleurs singulièrement sur la durée du temps nécessaire à la complète décomposition d'un cadavre, ainsi que vous le prouvera le tableau suivant :

| | |
|---|---|
| France. . . . . : . . . . | 5 ans. |
| Munich. . . . . . . . . | 9 |
| Milan et Stuttgard. . . . | 10 |
| Leipzig. . . . . . . . . | 15 |
| Würtemberg. . . . . . | 18 |
| Francfort-sur-le-Mein. . | 20 |
| Prusse. . . . . . . . . | 30 |

M. Orfila a constaté, dans la plupart de ses expériences, que les cadavres, même enterrés dans des bières, sont réduits à l'état de squelette au bout de 14 à 18 mois.

Lorsqu'un nombre trop considérable de cadavres a été accumulé dans un espace donné, lorsque l'on a pratiqué des inhumations secondaires trop hâtives, le sol passe à l'état de *saturation*, c'est-à-dire qu'il devient impropre à opérer la putréfaction, et c'est à cette saturation que l'on doit attribuer la *saponification* des cadavres dans les fosses communes ; c'est alors qu'on rencontre des parties molles encore reconnaissables au bout de plusieurs années, et des os frais encore au bout de vingt ans.

Vous connaissez, Messieurs, l'incertitude qui règne encore dans la science touchant les effets délétères produits par les émanations putrides, et nous n'avons pas à revenir sur ce point ( *V.* page 225), mais de ce que Hufeland assure que le pays le plus sain de la terre est celui où on laisse les morts se putréfier à l'air libre (Otahiti), il ne faut pas conclure que les cimetières sont sans objet, les inhumations inutiles et les exhumations dépourvues de tout inconvénient.

La dignité humaine et les convenances sociales ; le respect et l'affection qui s'attachent aux restes de ceux qui nous ont été chers ; la pudeur publique, l'horreur que nous fait éprouver la vue d'un cadavre en putréfaction, rendent les inhumations obligatoires pour toute nation civilisée, et vous ne vous accoutumeriez pas facilement au spectacle que présentent les bords du Gange, près de Calcutta, et que le capitaine Dugald Carmichael décrit dans les termes suivants : « Lorsqu'un Hindou est sur le point de mourir, ses parents le portent au bord du fleuve, où ils l'étendent tout de son long, et, sans doute pour accélérer sa fin, remplissent de limon sa bouche et ses narines. Aussitôt qu'il a expiré, son corps est jeté dans le fleuve, où il descend et remonte avec la marée, jusqu'à ce qu'il ait été avalé par un aligator, ou que, jeté à terre, il devienne la proie des chacals et des vautours. On ne peut jeter un coup d'œil sur la rivière, sans être repoussé par l'aspect de nombreux cadavres humains blanchis par le soleil, flottant par l'effet de la corruption et dévorés par des oiseaux de proie, qui se posent sur eux et flottent avec eux. Si l'on dirige ses regards vers les bords du fleuve, on les voit couverts de milans, de vautours, de hérons, de chiens, occupés du même travail, et que remplacent, pendant la nuit, les loups et les chacals. »

En maintenant les inhumations il serait peut-être convenable, néanmoins, de les soumettre toutes à un cérémonial uniforme, et de faire disparaître un luxe choquant par les contrastes et les réflexions qu'il fait naître. Si l'égalité peut ou doit exister parmi les hommes, c'est assurément après la mort, alors que la nature fait disparaître toutes les dissemblances individuelles, pour nous ramener tous à un type commun : le cadavre. Les manifestations de la douleur publique et le jugement de la postérité honorent mieux la mémoire d'un grand citoyen, que le vain étalage de quelques oripeaux dorés.

D'un autre côté, si la mauvaise disposition des cimetières n'est point accompagnée de dangers suffisants pour compromettre gravement la santé publique, elle offre du moins des inconvénients assez sérieux pour justifier l'intervention et la sévérité des gouvernements. Qui de vous voudrait habiter un appartement, un quartier, une ville, une localité constamment infectés par l'horrible odeur que répand la putréfaction ?

Ce n'est pas ici le lieu de vous parler de l'*embaumement* et des divers procédés à l'aide desquels on s'est efforcé de s'opposer à la décomposition des substances organiques, et je vous ai déjà indiqué les moyens de *désinfection* que l'on peut mettre en usage pour neutraliser ou pour détruire les émanations putrides (*V.* page 230). Je vous rappellerai seulement que les plus efficaces sont la ventilation, la créosote, le chlore et les hypochlorites alcalins.

On a prétendu que les cadavres enfermés dans des cercueils de plomb donnaient lieu à des émanations très-dangereuses, dues à la présence de sulfures, de carbures, et de phosphures hydrogénés et cyanogénés; mais M. Waller Lewis a infirmé cette assertion. Dans plus de soixante cercueils de plomb, contenant des enfants, des adultes ou des vieillards, inhumés depuis une semaine jusqu'à 90 ans, cet habile observateur n'a jamais pu constater l'existence de ces gaz; l'azote, l'acide carbonique et l'ammoniaque se sont, au contraire, constamment présentés dans des proportions variables.

Lorsque, par une cause quelconque, un cimetière est abandonné, la loi veut qu'il ne serve à aucun usage pendant au moins dix ans; au bout de ce temps il peut être ensemencé et planté, mais aucune fouille ne peut encore y être pratiquée. On conçoit que l'époque à laquelle le sol peut être creusé, sans inconvénient, dépend entièrement de l'état d'encombrement, de saturation du cimetière abandonné. « Pour les cimetières actuels de Londres, qui ne tarderont sans doute pas à être tous fermés, dit M. Tardieu, que je veux encore citer en terminant, il est difficile de préciser à quelle époque il sera possible de les utiliser sans danger. Nous n'hésiterons pas même à renvoyer à un temps très-reculé la possibilité d'y établir des habitations. »

*De la distribution des eaux.* — L'eau constitue, Messieurs, l'une des principales conditions de la salubrité des villes : indépendamment de son usage comme *aliment* et comme *boisson*, usage dont il sera question plus tard, elle sert aux bains, aux besoins de la propreté domestique, à l'arrosage et au nettoyage des rues, à l'entretien et au curage des égouts, au service des incendies, aux exigences d'un grand nombre d'industries, etc., etc.

Les anciens avaient parfaitement compris l'importance, au point de vue de l'hygiène publique, d'une abondante distribution d'eau. La Perse possède, dans la plus grande partie de son territoire, des canaux fort soignés, dont l'origine se perd dans la nuit des temps ; les ruines de Persépolis présentent de larges conduites d'eau en pierre ou en poterie (Guérard). La fertilité de l'ancienne Égypte était due à la manière dont les eaux du Nil étaient aménagées. Chaque ville de la Grèce avait une ou plusieurs fontaines consacrées à quelque divinité. A Athènes, les fontaines publiques étaient placées au rang des temples, et le soin en était confié à quatre employés spéciaux, qui pouvaient prétendre aux plus hautes dignités. Les Romains ont couvert le monde entier d'aqueducs et de monuments hydrauliques, dont nous admirons encore aujourd'hui la hardiesse et la magnificence. Rome recevait par jour 7,850,000 hectolitres d'eau, versés par une vingtaine d'aqueducs qui, après avoir été plusieurs fois renversés et rebâtis, sont aujourd'hui réduits à trois, lesquels fournissent encore 1,500,000 hectolitres dans les vingt-quatre heures. L'Espagne est couverte d'aqueducs, œuvres des Romains, et le pont du Gard est un chef-d'œuvre qui n'a pas été dépassé ; mais sous le règne de Louis XIV, dit avec raison M. Guérard, les recherches entreprises dans le but de réaliser les vœux de ce prince, relativement à Versailles, placèrent la France au premier rang, non-seulement pour les grands travaux hydrauliques, mais encore pour la science de l'équilibre et du mouvement des liquides créée par Mariotte et Bernouilli.

C'est sous le règne de Philippe-Auguste que Paris reçut, pour la première fois, une autre eau que celle que l'on puisait dans la Seine ; les sources de Belleville, fournissant 160,000 litres d'eau par jour, y furent amenées et distribuées par trois fontaines. En 1612, on recueillit les sources des Prés Saint-Gervais, de Rungis, de Cachan, etc., qui furent réunies dans l'aqueduc d'Arcueil et distribuées par des fontaines, dont le nombre s'élevait, en 1670, à vingt-six. Dans cette même année on construisit sur la Seine deux pompes élevant l'eau de la rivière de 60 pieds et fournissant 1,600,000 litres. En 1777, une ordonnance du roi autorisa les frères Perrier à construire la pompe à feu qui fonctionne encore à Chaillot, et qui fait monter chaque jour 400,000 pieds cubes d'eau dans des réservoirs élevés de 110 pieds au-dessus des basses eaux de la Seine. Sous l'Empire, la construction du canal de l'Ourcq permit d'établir 25 nouvelles fontaines dans les quartiers de Paris éloignés de la Seine. En 1807, fut créé un établissement destiné à distribuer chaque jour 12,000 voies d'eau clarifiée. Depuis cette époque, d'incessants progrès se sont accomplis dans la distribution des eaux de la ville de Paris. Les fontaines se sont multipliées, des bornes-fontaines ont été construites pour l'arrosement, la propreté des rues et des égouts; l'eau a été portée jusque dans l'intérieur d'un grand nombre de maisons, et le puits de Grenelle est venu fournir un contingent considérable, de telle sorte que Paris reçoit aujourd'hui, par vingt-quatre heures, 113,740,000 litres d'eau ainsi répartis :

| | |
|---|---|
| Eaux des sources du nord. . . . . | 220,000 litres. |
| Eaux d'Arcueil. . . . . . . . . . | 920,000 |
| Eaux du puits de Grenelle. . . . . | 600,000 |
| Eaux de Seine. . . . . . . . . . | 12,000,000 |
| Eaux de l'Ourcq. . . . . . . . . | 100,000,000 |

La distribution de cette masse d'eau a été, après bien des vicissitudes dont M. Chevallier nous a retracé l'histoire, définitivement réglée par une ordonnance de police du 15 mai 1849.

Londres n'est guère plus abondamment pourvu que Paris, mais l'eau, qui est fournie par la Tamise et par les rivières de New-River et de Lee, est élevée, au moyen de machines à vapeur de la force de 100 chevaux, dans des réservoirs qui la distribuent dans toutes les maisons. Néanmoins, le prix de l'abonnement étant assez élevé, les classes pauvres en sont réduites aux fontaines publiques, lesquelles sont complétement insuffisantes, et ce manque d'eau, dit M. Ostrowsky, est une cause continuelle de malpropreté et de misère.

Quelle est la quantité d'eau nécessaire pour suffire amplement aux destinations diverses que ce liquide reçoit dans une ville : économie domestique, bains, lavoirs, arrosement public, industrie, etc.? M. Darcy la porte à 100 ou 130 litres par jour et par individu, mais il est peu de villes qui soient aussi abondamment pourvues, ainsi que vous le prouvera le tableau suivant, extrait de la thèse de M. Guérard :

| VILLES. | QUANTITÉS DE LITRES par jour et par habitant. | VILLES. | QUANTITÉS DE LITRES par jour et par habitant. |
|---|---|---|---|
| Béziers. . . . . | 12 à 14 | Philadelphie. . . | 60 à 70 |
| Dôle. . . . . . | 15 à 20 | Genève. . . . . | 74 |
| Metz. . . . . . | 20 à 25 | Narbonne. . . . | 80 à 85 |
| Liverpool. . . . | 28 | Londres. . . . | 95 |
| Edimbourg. . . . | 40 à 45 | Glasgow. . . . | 100 |
| Manchester. . . | 44 | Gênes. . . . . . | 100 à 120 |
| Edimbourg. . . | 50 | Dijon. . . . . | 198 à 618 |
| Montpellier. . . | 50 à 60 | Carcassonne. . . | 300 à 400 |
| Paris. . . . . . | 67 | Rome. . . . . . | 944 |

Les eaux distribuées à une ville doivent servir à l'*ornementation* de la cité, à son *assainissement* et aux *besoins domestiques* des habitants.

Les *fontaines monumentales*, ou d'ornementation, n'intéressent que fort peu l'hygiène ; elles ajoutent singulièrement à la beauté d'une ville ; mais il ne faut point que l'utile et le nécessaire soient sacrifiés à l'agréable et à un luxe que ne peuvent se permettre que les villes très-richement pourvues d'eau, car la dépense de ces fontaines est toujours très-considérable. La gerbe du Palais-Royal rejette 6 à 800 mètres cubes en douze heures; la dépense journalière des fontaines de la Concorde est de 5 à 6,000 mètres cubes.

*L'assainissement* est opéré au moyen des *bornes-fontaines* qui, d'ailleurs, servent aussi au puisage particulier. Elles sont ouvertes trois fois par jour, donnent environ 105 litres par minute, et chacune d'elles lave 300 mètres de ruisseau à Paris, 100 mètres seulement à Dijon.

Indépendamment des *puits* et des *citernes* qui se trouvent dans les cours des habitations et des établissements industriels, l'eau devant servir aux besoins domestiques est fournie aux habitants par les *fontaines marchandes*, les *puits artésiens*, les réservoirs et les appareils construits par des compagnies industrielles pour élever l'eau des rivières, par des fontaines auxquelles l'eau est puisée gratuitement, etc.

En Angleterre et en Écosse l'eau est amenée, par des conduits de distribution, à domicile et à tous les étages des maisons ; en France la grande élévation des habitations, le nombre considérable de locataires qu'elles renferment rendent cette disposition fort difficile, sinon impossible, et l'eau est distribuée par des *porteurs d'eau*, à *tonneau* ou à *bretelles*.

Vous trouverez dans le mémoire de M. Chevallier les principales ordonnances de police qui réglementent cette profession dans l'intérêt des fontaines publiques, de la salubrité et de la sécurité.

*De l'éclairage.* — Paris n'était point éclairé il y a deux cents ans, Messieurs ; on sonnait le couvre-feu à sept heures, et dès lors on ne trouvait plus que quelques chandelles placées dans de mauvaises lanternes, donnant, çà et là par exception, dans certaines rues, une lumière fort douteuse. « On se figure sans peine, dit M. Trébuchet, quel était le soir l'aspect des rues de la ville dont la population était déjà considérable, et quelles devaient être les craintes du bourgeois attardé, obligé de parcourir des rues désertes, étroites, mal pavées et sillonnées de profondes ornières. Au temps dont nous parlons, la ville, dès l'entrée de la nuit, était livrée aux vagabonds, aux voleurs ; il s'y commettait des crimes de toute sorte. Aussi, les gens riches qui voulaient sortir se faisaient accompagner par des valets munis de torches, ce qui n'empêchait pas toujours qu'ils ne fussent attaqués. »

En 1524 des incendiaires ayant jeté l'effroi dans Paris et dans plusieurs ville de France, un arrêt du parlement, en date du 7 juin, enjoignit « *à tous les manans et habitants de Paris, privilégiés et non privilégiés, de mettre à 9 heures du soir aux fenêtres respondantes sur la rue une lanterne garnie d'une chandelle allumée en la manière accoutumée.* »

En 1558 la chambre du conseil prescrivit de placer au coin et dans le parcours des rues, depuis 10 heures du soir jusqu'à 4 heures du matin, des *falots ardents*, mais ce n'est qu'en 1594 que l'on voit apparaître des lanternes suspendues à des poteaux au moyen de poulies. Cet éclairage était néanmoins tellement insuffisant qu'il se forma, avec privilége du roi, une entreprise qui se chargea de faire éclairer, par des porte-flambeaux et des porte-lanternes, ceux qui voulaient parcourir la ville pendant la nuit.

En 1667, de la Reynie ordonna que toutes les rues, places et autres endroits de la ville seraient éclairés au moyen de lanternes dans lesquelles les propriétaires des maisons seraient tenus de placer des chandelles de quatre à la livre, même pendant le clair de la lune, et d'entretenir lesdites de telle sorte qu'elles ne soient ni éteintes ni consommées. En 1697, les bienfaits de l'éclairage public furent étendus « *aux principales villes du royaume, pays, terres et seigneuries dont le choix serait fait par le roi.* »

En 1758, l'éclairage de la ville fut mis à la charge de l'État, et un arrêté du 9 juillet décida que toutes les rues seraient éclairées d'une manière uniforme.

En 1769, par les soins de M. de Sartines, les *réverbères* furent substitués aux *lanternes*, et les *chandelles* furent remplacées par l'*huile* ; en 1790, Paris fut éclairé jusqu'à trois heures du matin pendant toute l'année, en été comme en hiver, et qu'il y eût ou non clair de lune, au prix de 41 livres par an pour chaque bec de lampe. En 1811, le prix fut fixé a 1,75 cent. par bec et par heure.

Le nombre des réverbères était de 4,200 en 1802, de 4,649 en 1818, de 5,527 en 1829.

Ici, Messieurs, s'opère une révolution considérable dans l'éclairage public.

Dans le courant du XVIII° siècle des expériences nombreuses furent faites en France et en Angleterre dans le but d'employer, pour l'éclairage, le gaz hydrogène ; mais la première application de ce système appartient à Philippe Lebon qui, en 1802, éclaira sa maison, située rue Saint-Dominique, avec du gaz obtenu par la distillation du bois ; à peu près à la même époque M. Mardoch, en Angleterre, éclairait ses manufactures de Soho et de Birmingham avec du gaz hydrogène carboné extrait de la houille.

En 1810, le parlement anglais concéda à une compagnie le privilége d'éclairer la ville de Londres par le gaz.

Paris ne suivit point l'exemple que lui donnait sa rivale. En 1816 seulement eut lieu la première tentative d'éclairage par le gaz ; elle ne réussit pas, et pendant treize années encore le gaz ne franchit point les limites de quelques établissements privés et publics. Il éclaira successivement l'hôpital Saint-Louis, le théâtre de l'Odéon, l'Opéra, les Variétés, un grand nombre de magasins ; mais ce ne fut qu'en 1829 qu'il fut appliqué à l'éclairage public dans la rue de la Paix et la place Vendôme. Depuis cette époque les progrès furent incessants ; en 1842, on comptait à Paris 5,974 becs de gaz et ce nombre est plus que doublé aujourd'hui (13,733).

Pendant les mois d'octobre, novembre, décembre, janvier, février et mars l'éclairage de Paris est général, et tous les becs sont allumés depuis la chute jusqu'au retour du jour ; le temps le plus long pendant lequel ils brûlent étant de quatorze heures 5 minutes (du 1er au 15 décembre ils sont allumés depuis 4 heures 40 minutes du soir jusqu'à 6 heures 45 minutes du matin) ; pendant les six autres mois de l'année les becs sont divisés en *permanents* et en *variables ;* les premiers sont allumés depuis la chute jusqu'au retour du jour, le temps le plus court pendant lequel ils brûlent étant de 5 heures 25 minutes (du 15 au 30 juin ils sont allumés depuis 9 heures 5 minutes du soir jusqu'à 2 heures 30 minutes du matin) ; les seconds ne sont allumés que quand la lumière lunaire fait défaut ou est insuffisante.

Je laisse de côté, Messieurs, le gaz portatif comprimé ou non comprimé qui sert à l'éclairage de quelques établissements privés et publics, et je n'entrerai point dans tous les détails relatifs à la construction des usines à gaz, à la disposition des conduits, à la distribution du corps éclairant, etc. ; vous trouverez dans les mémoires de MM. Trébuchet et Boudin tous ces renseignements qui incombent plutôt à l'administration municipale qu'à l'hygiène.

Mais le gaz n'a point accompli, Messieurs, le plus haut degré de perfectionnement que doit atteindre l'éclairage public ; déjà des essais nombreux ont été faits dans le but de lui substituer la lumière électrique, et, s'ils n'ont pas été complétement satisfaisants , il y a lieu d'espérer que cet important problème ne tardera pas à recevoir une solution qui modifiera profondément les conditions actuelles de l'éclairage des villes.

Nous vous avons indiqué les dangers que présente le gaz d'éclairage au point de vue de l'air confiné et de l'explosion (*Voy.* page 195); nous n'avons pas à revenir sur ce sujet.

---

## *Bibliographie.*

KAEMTZ. *Cours complet de météorologie.* Traduct. de Ch. Martins. Paris, 1843.

BOUDIN. *Tableau de la distribution de la température moyenne de l'année, des saisons, des mois et des heures sur divers points du globe.* In *Ann. d'Hyg.*, 1849, t. XLI, p. 124.

VILLERMÉ. *De la distribution par mois des conceptions et des naissances de l'homme.* In *Ann. d'Hyg.*, 1831, t. V, p. 55.

QUÉTELET. *Sur l'homme et le développement de ses facultés* ou *Essai de physique sociale.* Paris, 1835.

BOUDIN. *Études sur l'homme physique et moral dans ses rapports avec le double mouvement de la terre.* In *Ann. d'Hyg.*, 1851, t. XLVI, p. 268.

LOMBARD. *De l'influence des saisons sur la mortalité à différents âges.* In *Ann. d'Hyg.*, 1833, t. X, p. 93.

BENOISTON DE CHATEAUNEUF. *Essai sur la mortalité dans l'infanterie française.* Ibid. 1833, t. X, p. 239-272.

VILLERMÉ et MILNE-EDWARDS. *De l'influence de la température sur la mortalité des enfants nouveau-nés.* In *Ann. d'Hyg.*, 1829, t. II, p. 291.

FUSTER. *Des maladies de la France dans leurs rapports avec les saisons, etc.* Paris, 1840.

CLARCK. *De l'influence des climats, etc.* In *Ann. d'Hyg. publique*, 1830, t. III, p. 53.

*Report of the commissioners for inquiring into the state of large towns and populous districts.* London. 1844.

OSTROWSKY. *Études d'hygiène publique sur l'Angleterre.* In *Ann. d'Hyg.*, 1847, t. XXXVII, p. 5.

BOUDIN. *Études sur le pavage, le macadamisage et le drainage.* In *Ann. d'Hyg.*, 1851, t. XLV, p. 263.

CHEVALLIER. *Notice historique sur le nettoiement de la ville de Paris, etc.* In *Ann. d'Hyg.*, 1849, t. XLII, p. 262.

PARENT-DUCHATELET. *Rapport sur le curage des égouts Amelot, de la Roquette, etc.* In *Ann. d'Hyg.*, 1829, t. II, p. 5. — *Essai sur les cloaques ou égouts de la ville de Paris.* In *Hygiène publique* ou *Mémoire sur les questions les plus importantes de l'hygiène.* Paris, 1836, t. I, p. 156.

CHEVALLIER. *Mémoire sur les égouts de Paris, de Londres et de Montpellier.* In *Ann. d'Hyg.*, 1838, t. XIX, p. 366.

PARENT-DUCHATELET, LABARRAQUE et CHEVALLIER. *Rapport sur les améliorations à introduire dans les fosses d'aisances, leur mode de vidange et les voiries de la ville de Paris.* In *Ann. d'Hyg.*, 1835, t. XIV, p. 258.

GUÉRARD. *Observations sur le méphitisme et la désinfection des fosses d'aisance.* In *Ann. d'Hyg.*, 1844, t. XXXII, p. 258.

PARENT-DUCHATELET. *Des chantiers d'équarrissage de la ville de Paris*. In *Ann. d'Hyg.*, 1832, t. VIII, p. 5.

TARDIEU. *Voiries et cimetières, Thèse de concours pour la chaire d'hyg*. Paris, 1852.

GUÉRARD. *Des inhumations et des exhumations sous le rapport de l'hygiène, Thèse de concours pour la chaire d'hygiène*. Paris, 1837.

CHEVALLIER. *Notice historique sur la police et la distribution des eaux dans Paris*. In *Ann. d'Hyg.*, 1851, t. XLV, p. 5.

GUÉRARD. *Du choix et de la distribution des eaux dans une ville. Thèse de concours pour la chaire d'hygiène*. Paris 1852.

BRIQUET. *De l'éclairage artificiel. Thèse de concours pour la chaire d'hygiène de la Faculté de Paris*. Paris, 1837.

TRÉBUCHET. *Recherches sur l'éclairage public de Paris*. In *Ann. d'Hyg.*, 1843, t. XXX, p. 5, 241. 1844, t. XXXI, p. 103.

BOUDIN. *Recherches sur l'éclairage*. In *Ann. d'Hyg.*, 1851, t. XLVI, p. 87.

———❧❀❧———

# Vingtième Leçon.

Des habitations privées et publiques. — Églises, hôpitaux, théâtres, casernes, prisons, etc. — Des établissements industriels. — Des établissements insalubres.

*Des habitations privées et publiques. Des établissements industriels.*

Nous n'entendons point, Messieurs, vous présenter ici l'histoire complète des *abris* qui servent à protéger l'homme contre les agents extérieurs, car, ainsi que le dit avec raison M. Piorry, la hutte du sauvage et le palais du riche civilisé, le chariot du Scythe nomade et la ferme du laboureur sédentaire, le navire du marin et la tente du soldat sont également des *habitations,* et vous comprenez qu'il nous serait impossible d'entrer dans tous les détails qui se rattachent aux mille espèces d'abris qu'ont inventés la nécessité, la misère, les habitudes, le luxe, la vanité, les exigences de l'industrie, etc., etc.

Des généralités, des détails relatifs aux habitations privées des nations civilisées, une étude sommaire, faite au point de vue de l'hygiène, des habitations publiques et des établissements industriels, telle sera cette leçon.

## Des habitations privées.

L'habitation offre à considérer : 1° son *emplacement*, 2° son *mode de construction*, 3° *sa dimension et sa distribution intérieure*, 4° *les*

*objets qu'elle renferme,* 5° *son mode de ventilation, de chauffage et
d'éclairage.*

*Emplacement de l'habitation.* — Les habitations sont placées au-
dessous ou au-dessus du sol. Les mines, les carrières, dans lesquelles
une population ouvrière considérable passe la plus grande partie de
son existence, peuvent être considérées comme des habitations souterraines. Les marchands de vin, les cuisiniers, sont souvent retenus,
pendant la plus grande partie de la journée, dans des caves, dans des
cuisines placées au-dessous du sol. Dans plusieurs cités industrielles,
et notamment à Lille, des familles nombreuses ont pour demeure des
caves dont M. Joire nous a tracé la description suivante : « Leur entrée à fleur du sol est disposée de manière à recevoir de grandes
quantités d'eau, soit par la pluie directement, soit par la réplétion
des ruisseaux qui coulent contre ces ouvertures. Ces eaux descendent
sur les marches et jusqu'au sol de la demeure, où l'humidité est en-
tretenue pendant toute l'année. En hiver, en automne et pendant une
bonne partie du printemps, un froid humide et funeste y règne, et les
habitants, pour s'y soustraire, allument de petits foyers alimentés soit
par de la braise, soit par du coke, et comme bon nombre de caves
n'ont pas de cheminée, il s'y dégage des gaz délétères qui accroissent
encore l'impureté de l'air atmosphérique qu'on y respire. En été,
l'humidité incessante des lieux, jointe à la concentration de l'air dont
le renouvellement est impossible, les rend tout aussi funestes pour les
habitants. Les fenêtres de ces sortes de caves, quand il en existe, sont
des lucarnes très-étroites, placées souvent près de l'ouverture d'entrée ; elles sont insuffisantes pour le renouvellement de l'air et ne
laissent accès qu'à une très-faible quantité de lumière ; quant au soleil, il y a bon nombre de caves dans lesquelles il ne se hasarde jamais.
Les murailles et les voûtes, par suite de vétusté, sont souvent dété-
riorées, en ruines, et fournissent aussi leur contingent d'humidité. «

Toutes les habitations souterraines ont pour caractères communs,
quoique à divers degrés, d'être très-humides, privées de lumière et
d'une aération suffisante ; or vous savez déjà quelles sont les conséquences de conditions hygiéniques semblables, et nous n'avons pas à
revenir sur ce sujet. ( *Voy.* pages 130, 175, 197.)

Les habitations sont plus ou moins élevées au-dessus du niveau de
la mer, et l'on a accordé une grande importance aux différences corrélatives de la pression atmosphérique, mais nous avons déjà dit qu'il
s'agit ici d'un modificateur complexe. (*Voy.* page 37 et suiv.) Si l'habitant des montagnes est, en général, plus robuste, plus vif, plus agile
que l'habitant des plaines ; si son système musculaire est plus déve-

loppé, sa poitrine plus large, sa circulation plus active, on doit l'attribuer à l'exercice auquel il se livre, à l'action de la température, des vents; à l'alimentation, etc. Cet effet salutaire de l'altitude ne se fait d'ailleurs sentir que jusqu'à une certaine limite ; les religieux qui habitent les sommets du Simplon et du Saint-Bernard ne peuvent y rester plus de trois ans sans compromettre leur santé ; les scrofules, le goître, le crétinisme, se montrent sur le plateau de Bogota à 1,800 pieds d'élévation, sur celui de Quito à 1,500 toises, etc.

La salubrité des habitations placées dans les vallées varie suivant les conditions que présentent ces dernières. Les vallées très-étroites, encaissées par de hautes montagnes, sont en général malsaines, parce que l'air ne s'y renouvelle que par les couches les plus supérieures, les inférieures restant chaudes et humides. Certaines autres vallées sont, au contraire, très-salubres, parce qu'elles ont une température douce, plus constante, et qu'elles sont préservées des vents du nord.

On a beaucoup discuté pour établir si le voisinage des forêts, des arbres de grande dimension est, oui ou non, une condition de salubrité pour les habitations. Nous n'hésitons pas à répondre par l'affirmative, sous la réserve que l'habitation sera placée sur un plateau élevé et que les arbres en seront suffisamment éloignés pour ne pas intercepter la lumière, mettre obstacle au renouvellement de l'air, entretenir une humidité fâcheuse, et couvrir le sol de débris destinés à subir la décomposition putride. Parfois les grands rideaux de verdure exercent une influence très-heureuse, en abritant les habitations contre les vents froids et humides, les émanations marécageuses, etc.

Il va de soi que les habitations doivent être placées aussi loin que possible des marais, des eaux stagnantes, des foyers de putréfaction ; la proximité des eaux courantes, des rivières est fort recherchée, et elle est exempte d'inconvénients lorsque les eaux sont encaissées et assez abondantes pour que jamais le lit ne soit mis à sec, et que jamais les rives ne soient transformées en marais. Il faut aussi que les habitations soient assez éloignées et élevées pour être à l'abri des brouillards qui, pendant l'automne et l'hiver, se forment souvent au-dessus des cours d'eau.

Le voisinage de la mer est considéré comme favorable, mais il faut tenir compte ici des saisons, du climat, des conditions locales, etc. « C'est l'ensemble des circonstances hygiéniques qu'il faut consulter, dit avec raison M. Piorry, pour savoir à quoi s'en tenir sur le choix d'une habitation au bord de la mer. »

Le sol doit être pris en sérieuse considération, tant au point de vue de son humidité, de sa composition, que des débris qu'il peut renfermer.

L'exposition qu'il est préférable de donner à l'habitation a été le sujet de longues discussions. On conseille d'éviter l'ouest, d'où soufflent les vents humides ; de diriger les fenêtres et les portes vers l'orient ; mais il est évident qu'il faut encore ici tenir compte de la saison, du climat, des conditions locales. (*Voy.* vents, marais, pluies, localités, etc.) En général, cependant, la meilleure exposition est le midi pendant l'hiver, le nord-est pendant l'été. En 1832, Dupuytren et Rochoux avaient remarqué que, dans les hôpitaux, les salles exposées au nord et au midi comptaient plus de cholériques que celles qui regardaient l'est et l'ouest ; mais, malgré de nombreuses recherches, la Commission du Choléra ne put parvenir à déterminer d'une manière rigoureuse l'influence de l'exposition, et M. Villermé n'a pas été plus heureux dans ses efforts pour constater celle de l'exposition des divers quartiers sur la mortalité de Paris.

L'isolement, toutes choses égales d'ailleurs, n'est point une condition de salubrité, mais on comprend sans peine que, dans certaines circonstances, une grande ville peut être plus salubre qu'un hameau, et celui-ci plus salubre qu'une habitation isolée, ou *vice versa.* Nous vous avons parlé des grandes agglomérations (*Voy.* Villes), et nous ajouterons seulement, ici, que celui qui est obligé d'habiter une ville doit, lorsqu'il le peut, choisir le quartier le plus sain, la rue la plus aérée, la maison la mieux située, environnée d'arbres, recevant une quantité suffisante d'air et de lumière, éloignée de tout foyer d'infection (égout, voirie, etc.), non surplombée par une maison plus élevée, par un mur ; mise à l'abri de l'humidité, etc.

*Construction de l'habitation.* — Il est des maisons qu'on est obligé d'élever sur pilotis ; dans ce cas, pour diminuer une humidité inévitable, on conseille de laisser entre la surface de l'eau et les planchers un espace assez considérable pour livrer passage à un courant d'air énergique. Lorsqu'une habitation doit reposer sur le sol, il est nécessaire de creuser celui-ci jusqu'à ce qu'on soit arrivé à une couche solide, au *bon sol,* suivant les expressions des ouvriers, afin d'asseoir sur elle les fondations. Celles-ci doivent être construites avec des pierres ou des moellons bien secs, unis par du mortier à la chaux, le plâtre absorbant l'humidité et ne présentant pas une solidité suffisante. Les caves sont une grande condition de salubrité, mais il faut qu'elles soient largement ventilées au moyen de vastes et nombreux soupiraux, et que leurs parois soient construites avec des matériaux aussi hydrofuges que possible.

La construction des habitations varie considérablement suivant le climat, les habitudes, les provenances locales, l'industrie, etc. En Suisse, en Italie, en Russie, beaucoup de maisons sont construites en bois ; en Angleterre, en Belgique, en Russie, la brique prédomine ; en France, la pierre de taille, le moellon, le caillou, la brique, sont employés dans des proportions variables. Au point de vue de l'hygiène la meilleure construction sera celle qui préservera le mieux du froid et de l'humidité, et à cet égard le bois se place certainement en première ligne ; malheureusement il présente trop de dangers en cas d'incendie, et il subit des détériorations qui rendent son emploi très-dispendieux et nuisent à la solidité. Peut-être les procédés d'imbibition imaginés par M. Bouchery pourront-ils un jour faire disparaître une partie de ces inconvénients.

Après le bois viennent la brique et la pierre de taille, auxquelles on ne peut reprocher que l'élévation de leur prix. Les constructions en moellons et en cailloux sont les moins saines, en raison de la quantité de plâtre qu'elles renferment ; le sulfate de chaux absorbe l'eau très-facilement, se transforme en nitrate de chaux et augmente ainsi l'humidité primitive en produisant le *salpêtrage des murs*. C'est à l'égard de ces dernières constructions qu'une question diversement appréciée a été soulevée : *Est-il dangereux d'habiter une maison récemment bâtie?* L'opinion publique n'hésite pas à répondre par l'affirmative, et elle exagère à ce point les dangers des habitations neuves, qu'elle leur attribue volontiers toutes les maladies qui se développent chez leurs habitants soit pendant les premiers mois de leur séjour, soit même au bout de plusieurs années. Sans tomber dans cet excès il faut reconnaître, cependant, que les murs très-épais, qui contiennent une quantité considérable de plâtre, conservent pendant longtemps une humidité qui n'est point exempte d'inconvénients et, peut-être, devient la cause déterminante d'affections rhumatismales et névralgiques aiguës ou chroniques. « On ne peut fixer d'une manière générale, dit avec raison M. Piorry, l'époque où les inconvénients qui peuvent tenir à l'habitation dans les constructions nouvelles cessent d'avoir lieu, car tout dépend du mode de construction, de la nature des matériaux employés, du climat, des saisons, de la disposition des lieux, de l'épaisseur des murs, etc. » Les constructeurs ont souvent recours, aujourd'hui, à des procédés de dessiccation très-énergiques et très-efficaces ; mais si l'on voulait néanmoins apprécier d'une manière aussi exacte que possible la salubrité d'une construction récente, il faudrait, comme le propose M. Piorry, avoir recours à l'hygromètre ou à du chlorure de chaux pesé avant et après l'expérience.

26

Des accidents plus certains et plus immédiats sont parfois produits, dans les habitations neuves ou restaurées, par les émanations que répandent les peintures à l'huile ; mais quelques jours de chauffage et de ventilation suffisent pour les prévenir. Un moyen très-efficace également consiste à placer sur le sol de l'eau chlorurée répandue sur du foin ou contenue dans des assiettes.

Les *fenêtres* doivent être assez élevées et assez nombreuses pour que toutes les pièces de l'habitation soient suffisamment aérées et éclairées ; dans les climats froids leur nombre est moins considérable, et l'on est obligé, pendant l'hiver, d'avoir recours à un double châssis fait d'une seule pièce et ajusté de manière à interdire tout accès à l'air extérieur ; l'aération est opérée, dans ce cas, au moyen d'un vasistas ou d'un ventilateur. Il est bon que l'habitation soit percée de fenêtres sur plusieurs de ses faces, et principalement dans les directions du nord-est et du midi.

La *hauteur* des habitations doit être envisagée d'une manière absolue et relativement au nombre des étages superposés les uns au-dessus des autres. A Florence, les maisons sont fort élevées et ne contiennent cependant, en général, que deux étages ; à Rome, à Gênes, à Naples, à Londres, à Saint-Pétersbourg, la même élévation est ordinairement divisée en trois étages. A Paris les maisons de cinq et six étages sont nombreuses ; à Lyon on en rencontre de sept ou huit, et l'on cite une maison de la Croix-Rousse qui en renferme dix. Les maisons très-élevées bordant des rues étroites rendent celles-ci obscures, humides, mal aérées, et c'est en général dans les quartiers présentant cette disposition que les maladies épidémiques sévissent avec le plus de violence, et qu'on rencontre les affections chroniques les plus nombreuses. Il est juste d'ajouter que ces quartiers sont habités par les classes les plus pauvres de la société, et par celles que la misère, l'entassement et l'intempérance prédisposent à ressentir l'action des agents morbifiques.

La salubrité des divers *étages* d'une habitation n'est point la même. Les étages inférieurs, les entre-sols et les rez-de-chaussée surtout présentent de graves inconvénients ; ils sont humides, obscurs, mal aérés, souvent trop bas de plafond, car un homme d'une taille élevée a presque toujours de la peine à s'y tenir debout ; parfois aussi ces étages prennent jour sur des cours étroites, véritables foyers d'infection où croupissent des eaux ménagères, des débris organiques, etc. M. Becquerel a constaté, par des relevés faits à l'hôpital des enfants, que la classe des portiers est celle qui fournit le plus d'enfants scrofuleux, rachitiques et tuberculeux.

Pour se préserver de l'humidité des étages inférieurs l'on a conseillé de revêtir les murs de planches, de feuilles de plomb ou de zinc, d'un enduit de bitume ou d'une huile siccative, mais ces divers moyens sont toujours très-insuffisants.

Les étages supérieurs, depuis le premier jusqu'aux combles, présentent des conditions entièrement opposées à celles qui appartiennent aux étages inférieurs, et sont par conséquent les plus sains; cependant les étages les plus élevés sont souvent aussi très-bas de plafond, et dans ce cas ils offrent l'un des inconvénients du rez-de-chaussée et des entre-sols. On peut établir, à cet égard, que tout appartement qui ne présente pas au moins huit pieds d'élévation n'est pas dans de bonnes conditions hygiéniques.

Les combles, trop froids en hiver, trop chauds en été, bas de plafond, lambrissés, mal éclairés par des fenêtres dites en tabatière, souvent humides, présentent de nombreux inconvénients; ils sont néanmoins préférables aux rez-de-chaussée, arrière-boutiques, loges de portiers, etc.

L'influence exercée par l'ascension d'un long escalier sur le système musculaire, sur la respiration et la circulation doit faire interdire l'habitation des étages élevés aux personnes menacées ou affectées d'une maladie de cœur ou des poumons, d'un déplacement utérin; aux personnes faibles, cacochymes, anémiques, chlorotiques, etc.

Nous avons vu qu'il suffit, parfois, de s'élever d'un étage pour se soustraire à l'influence des miasmes paludéens.

*La toiture* varie, avec les localités, dans sa forme et dans sa nature. Les couvertures en planches, très-communes en Russie, le chaume, très-répandu en France, conservent l'humidité et présentent de graves inconvénients quant aux incendies; l'ardoise et la tuile forment d'excellentes toitures. L'usage du zinc tend de plus en plus à se généraliser et il présente de nombreux avantages quant à la solidité et au prix, mais non quant aux exigences de l'hygiène; les feuilles métalliques s'échauffent considérablement sous l'influence des rayons solaires, deviennent très-froides pendant l'hiver, et il a été démontré, ce qui est beaucoup plus grave, que les eaux pluviales dissolvent une certaine quantité d'oxyde de zinc formé à la surface du métal et l'entraînent avec elles; or, l'on sait que ces eaux sont en général recueillies dans des citernes pour servir aux usages domestiques.

En Italie on rencontre fréquemment des toitures plates, en terrasses, et M. Piorry leur accorde l'avantage de former des emplacements où l'on peut prendre un exercice salutaire, respirer un air pur et jouir d'une vue agréable; mais cet avantage est plus que compensé par l'hu-

26.

midité que ces terrasses entretiennent dans les chambres placées au-dessous. Quelque soin que l'on apporte dans la réunion des pierres, quel que soit l'enduit dont on les recouvre, malgré l'emploi de feuilles de plomb ou de bitume asphaltique, il est impossible de se mettre à l'abri des fissures, et par conséquent des infiltrations d'eau.

Dans les pays chauds, on donne parfois aux toitures une forme bombée qui a l'avantage de réfléchir les rayons du soleil quelle que soit leur direction.

Ce qu'il importe, dans tous les cas, c'est de donner aux toits une inclinaison qui permette aux eaux pluviales de s'écouler facilement et rapidement.

La toiture doit toujours être doublée d'un plafond.

Les *planchers* sont une partie importante de l'habitation. Les parquets en bois méritent à tous égards la préférence ; ils reposent sur des traverses qui les séparent du sol ou des voûtes de caves, et cet espace vide permet d'établir des courants d'air fort utiles pour enlever l'humidité. Lorsque celle-ci est considérable, on peut en diminuer les effets au moyen d'une couche de sable, de machefer, de charbon, de feuilles de plomb ou de zinc, d'un revêtement d'asphalte, etc.

Les planchers en pierre, en marbre, en carreaux, en briques, ont l'inconvénient d'être très-froids. Quant aux habitations dont le plancher est formé par le sol lui-même, nous n'avons pas besoin d'en faire ressortir l'insalubrité.

*Dimension et distribution de l'habitation.* — La dimension générale de l'habitation doit être en rapport avec le nombre des individus qu'elle est destinée à contenir, et il en est de même de la dimension des différentes pièces d'un appartement ; les règles relatives à ce sujet se déduisent facilement des données que nous avons produites en étudiant l'air confiné, l'entassement, la ventilation (*Voy.* pages 186-213), et nous n'avons pas à y revenir ici. On indique comme dimension à donner à une chambre d'habitation, $3^m,50$ d'élévation et $4^m$ de longueur et de largeur, mais on comprend fort bien que ces chiffres ne sauraient être absolus ; ils représentent toutefois assez bien le minimum de la capacité que doit avoir une chambre dans laquelle une personne couche ou se tient habituellement, et nous rappellerons que dans une habitation privée, destinée à renfermer des individus *sains*, dix mètres cubes d'air pur doivent, au minimum, être fournis par heure à chacun des habitants.

La dimension des habitations, rapprochée des conditions d'éclairement, de ventilation, de sécheresse, de salubrité en un mot, constitue l'une des plus importantes questions de l'hygiène publique, et il faut espérer que le Gouvernement lui accordera enfin toute l'attention qu'elle mérite. Dans la plupart des campagnes, des villages, les habitations sont représentées par de misérables chaumières obscures, humides, ayant le sol pour plancher, dans lesquelles un étroit espace abrite toute une famille : femmes, enfants, vieillards, et souvent plusieurs animaux. Dans les villes, et surtout dans les cités industrielles, de nombreux ouvriers couchent par *chambrées*, c'est-à-dire qu'ils sont entassés au nombre de dix ou quinze dans une chambre à peine suffisante pour deux. « Dix ouvriers robustes, dit M. Piorry, couchent à deux ou trois dans trois lits placés les uns auprès des autres et touchant à des murs humides. On voit même des couchettes placées les unes au-dessus des autres pour économiser l'espace, et la chambre être non-seulement encombrée suivant sa largeur, mais encore suivant sa hauteur. » Les loges de portier, les arrière-boutiques présentent constamment des dimensions d'une exiguïté extrême, et il en est souvent de même pour des appartements dont le loyer est comparativement assez élevé.

Nous avons déjà dit que la scrofule, la phthisie pulmonaire, le scorbut, la fièvre typhoïde, ne reconnaissaient souvent pas d'autre cause que l'air confiné et l'encombrement.

La distribution des habitations mérite une attention d'autant plus scrupuleuse, que trop souvent on sacrifie la salubrité à la commodité, au luxe, à la vanité. Les chambres les moins vastes, les moins aérées, les moins éclairées, les plus mal exposées, les plus humides sont trop souvent celles où l'on se tient habituellement, où s'écoule la plus grande partie de l'existence : les chambres à coucher, les cabinets de travail, etc.; tandis que l'on réserve l'air, la lumière, le soleil pour les pièces d'apparat, les salons de réception, etc. Il est évident que s'est le contraire qui doit avoir lieu.

Les *cuisines* sont souvent très-insalubres, surtout lorsqu'elles sont placées au-dessous du sol, en raison de leur humidité, de l'insuffisance de la lumière et de la ventilation, des produits de la combustion du charbon et de la braise, des émanations qui s'élèvent des pierres d'éviers, des eaux ménagères, etc. Il est facile, cependant, de les mettre à l'abri de tous ces inconvénients et d'Arcet a tracé les règles que l'on doit suivre pour atteindre ce but. Les cuisines doivent être spacieuses, dallées, peintes à l'huile ou à la chaux, bien éclairées, ventilées près du plafond et près du plancher; une propreté minutieuse doit y être observée; les pierres d'éviers doivent fournir aux eaux ménagères un écoulement facile; il est utile de placer au-dessus de l'orifice une cloche à bords découpés et plongeant dans une petite rainure remplie d'eau; les fourneaux doivent être placés près d'une fenêtre et surmontés d'une hotte établissant une voie d'appel énergique.

Les *latrines* méritent une attention toute particulière. On fait, depuis quelques années, un assez fréquent usage de chaises percées, de siéges mobiles et portatifs placés dans des cabinets voisins des chambres à coucher; mais ces meubles ont de nombreux inconvénients, malgré l'usage des poudres dites désinfectantes (*Voy.* page 232 et suiv.) et certaines dispositions qui permettent de séparer les matières solides des liquides. Les *fosses mobiles* (*Voy.* page 374) ont l'avantage de pouvoir être placées partout sans exiger de construction particulière, mais il est nécessaire de les remplacer très-fréquemment et c'est là un désagrément grave. Les *cabinets d'aisance,* communiquant directement avec une *fosse,* représentent le système le plus généralement employé.

Les cabinets d'aisance doivent être, autant que possible, isolés et éloignés de l'appartement, des chambres à coucher, des pièces dans lesquelles on se tient habituellement; il est bon qu'ils soient largement éclairés par une ou deux fenêtres, afin qu'on puisse les ventiler aisément. Trop souvent encore les siéges ne présentent qu'une large ouverture mal bouchée par un couvercle en bois, et il est fort à désirer que l'usage des cuvettes en faïence, dites *cuvettes à l'anglaise,* devienne général. Ces cuvettes doivent livrer un écoulement facile aux matières et être fermées soit par un tampon, soit, ce qui est bien préférable, par une soupape métallique à bascule; un important perfectionnement consiste à mettre la cuvette en communication avec un réservoir rempli d'eau. Nous devons ajouter, à notre honte, que la France est peut-être de toutes les contrées de l'Europe, celle où l'on accorde le moins de soins à la disposition et à la propreté des cabinets d'aisance. Les étrangers expriment, avec raison, leur étonnement et leur dégoût à la vue des ignobles latrines que l'on trouve, même à Paris, dans la plupart des hôtels garnis, dans les théâtres et même dans beaucoup de maisons particulières.

Les cuvettes communiquent avec la fosse par un *tuyau de chute* qui doit être en fonte ou en tôle bitumée, et non en poterie, afin d'éviter les émanations ou même les infiltrations qui s'opèrent par les joints et par les fissures. Lorsque les tuyaux de chute parcourent un trajet considérable, il est utile de les isoler dans un coffre en plâtre, ouvert d'une part dans la fosse et, d'autre part, au-dessus du toit.

La construction des fosses est fort importante et elle a été l'objet d'un règlement administratif. Les murs doivent être en pierres meulières, revêtues d'un enduit bien lissé de chaux hydraulique et de sable de rivière ou de ciment romain, afin d'éviter les infiltrations dans le sol ou dans les murs voisins. Les angles doivent être arrondis. Les fosses, qu'il faut toujours maintenir dans un parfait état d'entretien, ne doivent recevoir aucun tuyau destiné à écouler des eaux ménagères ou de savon, de lessive, de vaisselle, etc. (*Voy.* page 221). L'ouverture de la fosse doit, autant que possible, être placée dans une cour, à l'air libre, et être recouverte par un tampon en pierre. Il est fort utile d'établir dans les fosses *un tuyau d'évent* s'ouvrant d'une part sur la voûte de la fosse, de l'autre au-dessus du toit, et destiné à transporter au dehors les émanations fétides. On conseille de placer les tuyaux d'évent à l'abri des vents du nord et autant que possible à l'exposition du midi.

*Objets renfermés dans l'habitation.* — Le *mobilier,* comprenant les meubles, les tapis, les rideaux, les portières, etc., peut avoir des inconvénients lorsqu'il n'est pas en rapport avec la dimension de l'habitation, qu'il la rétrécit outre mesure, qu'il entretient une température trop élevée, qu'il s'oppose à la ventilation et au renouvellement de l'air (*Voy.* pages 63, 198). Les rideaux de lit, les alcôves, créent des atmosphères closes remplies d'air confiné, qui sont fort nuisibles principalement aux enfants, aux malades, aux sujets atteints d'une affection chronique des poumons ou du cœur. Nous avons fait connaître les dangers qui se rattachent à la présence de *fleurs* placées dans les appartements, et surtout dans les chambres à coucher, soit en raison de l'acide carbonique qu'elles répandent dans l'atmosphère (*Voy.* page 193 et suiv.), soit en raison des odeurs qu'elles exhalent (*Voy.* page 202 et suiv.). Il faut éviter, autant que possible, qu'un même espace renferme des hommes et des animaux, surtout pendant la nuit ; ceux-ci altèrent, en effet, la composition de l'air (*Voy.* page 193) et peuvent avoir d'autres inconvénients encore. On sait que la morve se montre fréquemment chez les palefreniers, cochers, gens de service, etc., qui couchent dans les écuries; un chien peut être pris de la rage pendant la nuit, se jeter sur son maître et le mordre. On a cité plusieurs exemples de jeunes enfants qui ont été étouffés dans leur berceau par un chat.

Est-il nécessaire d'ajouter qu'une propreté sévère doit régner dans l'habitation et qu'il faut en écarter toutes substances animales ou végétales en voie de putréfaction, les immondices, les eaux croupies et ménagères, les débris alimentaires, etc., etc.

Certains meubles ne sont pas indignes de l'attention de l'hygiéniste, et en première ligne se place le *lit,* qui peut être en bois ou en fer, cette dernière substance ayant de grands avantages au point de vue de la propreté, de l'absence de punaises, etc. Un sommier élastique, recouvert de un ou deux matelas en laine, en crin ou contenant un mélange de laine et de crin, forme le meilleur de tous les couchers ; les paillasses, les lits de plumes ont l'inconvénient de rendre le lit trop facilement dépressible, inégal et trop chaud. Dans certaines contrées du nord, et en Russie spécialement, le peuple n'a pas d'autre lits que l'âtre du foyer sur lequel il s'étend enveloppé dans des peaux de mouton ; nous n'avons pas besoin d'insister sur les dangers d'une pareille habitude, qui devient souvent la cause d'une asphyxie mortelle ou plutôt d'un empoisonnement, produit par un dégagement d'acide carbonique et d'oxyde de carbone.

Les siéges dont on se sert habituellement ne doivent pas être trop mous et trop chauds sous peine de provoquer des accidents hémorrhoïdaux. Les gens de lettres, les hommes adonnés au travail de cabinet doivent préférer les siéges en crin recouverts de maroquin ; souvent il est utile de faire usage d'un coussin de même nature, percé d'une ouverture centrale, ou d'un coussin en tissu de caoutchouc et gonflé d'air.

*Ventilation et chauffage.* Nous avons indiqué déjà (*Voy.* page 207) les moyens très-simples à l'aide desquels on opère la ventilation des habitations privées ; occupons-nous du chauffage.

Le chauffage des habitations privées peut être opéré au moyen de quatre systèmes différents, représentés par le *fourneau,* la *cheminée,* le *poêle* et le *calorifère.*

Le *fourneau,* dont le *brasero* espagnol est le type, ne mérite pas, à proprement parler, le nom de système, et l'on comprend aisément tous les dangers qu'il présente, puisque l'air ne s'échauffe qu'en se mélangeant avec les produits de la combustion et en se chargeant, par conséquent, plus ou moins d'acide carbonique et d'oxyde de carbone. De là, les accidents qui se produisent dans les cuisines mal établies, et dans certains ateliers où les ouvriers font usage de fourneaux, soit pour fondre certaines substances, telles que la cire (*fabricants de cierges et de bougies*) ou le suif, soit même pour échauffer l'atmosphère (*hongreurs, étireurs de laine,* etc.).

Les *chaufferettes* alimentées avec de la poussière de charbon, de braise, de mottes, etc., appartiennent au même système et présentent les mêmes inconvénients à un moindre degré ; elles sont, en outre, une cause fréquente de brûlures, d'incendie, et tous les ans les journaux nous apprennent que plusieurs vieilles femmes ont péri, parce que s'étant endormies ayant une chaufferette sous les pieds, le feu a pris à leurs vêtements. Les appareils de cette nature doivent donc être

sévèrement proscrits. Les chaufferettes à alcool sont également dangereuses ; celles à briques ou à eau bouillante sont les seules dont
l'usage ne présente aucun danger.

Une bonne et grande *cheminée*, qui tire bien, qui ne fume jamais,
est certainement, pour ceux qui n'ont pas à tenir compte de la dépense
du combustible, le plus sain et le plus agréable de tous les appareils
de chauffage ; malheureusement ces trois conditions sont fort difficiles
à réunir. L'exiguïté des appartements modernes ne permet pas de
donner aux cheminées des dimensions suffisantes ; les conditions atmosphériques exercent une grande influence sur le tirage, et l'on est
souvent exposé à l'action désagréable et malfaisante de la fumée ; enfin,
les 9/10 environ de la chaleur produite ne sont pas utilisés et se perdent avec le courant d'air ascendant qui s'établit dans le tuyau de la
cheminée. De nombreuses tentatives ont été faites pour augmenter la
puissance de ce chauffage : on a substitué le coke ou la houille au
bois ; on a placé dans le fond des cheminées une plaque métallique
destinée à renvoyer une partie des rayons calorifiques ; on a établi des
bouches de chaleur, des ventouses, des foyers mobiles, des tuyaux calorifiques ; mais si tous ces perfectionnements ont pu rendre les cheminées suffisantes pour les contrées méridionales, l'Italie, l'Espagne,
une partie de la France, il n'en est pas de même dans les pays du
nord, et spécialement en Russie, où les cheminées ne sont considérées
que comme des meubles de luxe.

Les *poëles* sont *mobiles* ou *fixes*.

Les *poëles mobiles* sont des appareils en faïence, en tôle ou en
fonte (ces derniers ayant souvent la forme d'une cheminée, chemi-
nées-poëles), que l'on place soit au centre, soit dans tout autre point
de la chambre, et dont le tirage s'opère au moyen d'un tuyau plus
ou moins étendu, qui se rend directement à l'extérieur, ou bien dans
le tuyau d'une cheminée. Ces appareils, lorsque leur dimension est en
rapport avec celle du local, ont l'avantage de chauffer très-rapidement
et utilisent 35 pour 100 du calorique produit, mais ils présentent de
nombreux inconvénients. La chaleur due au rayonnement ne peut
être convenablement modérée, graduée ; elle se dissipe aussi vite
qu'elle se produit ; l'air ne conserve pas un degré suffisant d'humidité ;
les poëles en fonte et en tôle répandent une odeur de brûlé très-
désagréable, laquelle, conjointement avec l'élévation trop considérable
de la température, cause souvent de la céphalalgie, du malaise, de la
congestion cérébrale, et même la syncope. Les poëles mobiles, qui
malheureusement constituent le mode de chauffage le plus répandu
parmi les classes pauvres et les ouvriers, doivent être rejetés par

tous ceux auxquels la fortune permet de se conformer aux règles d'une bonne hygiène ; car, il n'est pas aussi facile que l'ont dit quelques personnes, d'éviter les inconvénients que nous venons de signaler, en modérant la combustion et en plaçant sur le poële un vase plein d'eau et largement ouvert.

Les *poëles fixes* sont construits en terre cuite (biscuit) ou en faïence ; ils varient dans leur dimension suivant le local et le climat ; en Russie, ils ont la même hauteur que l'appartement et s'étendent du plancher au plafond ; on y allume le matin une grande quantité de bois de bouleau, disposé en forme de bûcher, on ferme la cheminée aussitôt que le bois est complétement consumé, et ordinairement on trouve encore au bout de vingt-quatre heures de la braise qui permet de rallumer le feu. L'atmosphère est échauffée au moyen de bouches de chaleur et par le rayonnement de la faïence ou de la terre cuite. Ce mode de chauffage, exempt de tout inconvénient, est très-puissant et suffit aux exigences des climats les plus froids où on lui vient en aide, à la vérité, en maintenant les appartements parfaitement clos, en faisant usage de doubles portes et fenêtres, en chauffant également, non-seulement toutes les pièces dont se compose l'appartement, mais encore les antichambres, les péristyles, les vestibules, les escaliers, etc.

Les *calorifères* étant surtout employés au chauffage des habitations et édifices publics, nous nous en occuperons plus loin, et nous traiterons en même temps la question des combustibles.

*Éclairage.* — Nous avons déjà indiqué les sources de la lumière artificielle et l'influence exercée par celle-ci sur l'organisme (*Voyez* page 132 et suiv.) ; nous ne nous occuperons par conséquent ici que de l'éclairage considéré au point de vue de la combustion (*Voyez,* pour l'éclairage public, page 393 et suiv.).

« Il est probable, dit M. Briquet, que dans les premiers temps on s'éclairait à la flamme du foyer domestique. » Les Grecs et les Romains faisaient usage de vases remplis d'huile, dans laquelle plongeait une mèche pleine, et ce n'est qu'à une époque beaucoup plus rapprochée de nous que furent inventées les chandelles et les bougies. Vers la fin du siècle dernier, Argand imagina, en Angleterre, le système des lampes à double courant d'air, sur lequel reposent encore aujourd'hui nos meilleures lampes, et vers la même époque Lebon découvrit l'éclairage par le gaz, dont nous avons tracé ailleurs l'intéressante histoire (*Voyez* page 394 et suiv.).

Les substances qui, de nos jours, servent à l'éclairage sont solides (*suif, cire*), liquides (*huiles, gaz liquide,* etc.) ou gazeuses (*gaz light, oxygène,* etc.). Pour exposer d'une manière complète toutes les considérations hygiéniques qui se rattachent à l'éclairage, il faudrait étudier, à propos de chacune de ces substances, 1° la forme et les dimensions de la flamme ; 2° son intensité ; 3° sa fixité ou sa variation ; 4° sa nuance ; 5° sa température ; 6° la température des couches d'air ambiantes ; 7° la quantité de chaleur dégagée pendant la combustion ; 8° la composition chimique de la substance ; 9° les circonstances particulières à sa préparation et à sa conservation ; 10° les produits de la combustion ; 11° les substances qui échappent à la combustion ; 12° les divers appareils à l'aide desquels la combustion s'opère.

Il nous sera évidemment impossible d'entrer dans tous les détails relatifs à ces différents points, mais nous nous efforcerons, Messieurs, de vous initier à tous ceux qui présentent une importance réelle.

*Suif-chandelles.* — La combustion de 1 gramme de suif élève 83 grammes d'eau de 0° à 100° ; celle d'une chandelle de 6 à la livre 705,50 grammes (Lavoisier et Laplace). La combustion de 1 kilogramme de suif exige 10,352 litres d'air. Une chandelle de 6 à la livre, en brûlant pendant une heure, élève de 0° à 100° 2,643 grammes d'air, ou 27,29 mètres cubes (Péclet). Dans une atmosphère à + 14°,5 un thermomètre placé à 6 pouces d'une chandelle de 6, s'élève à 15°,5 ; placé à un pied il marque 14°,9.

La flamme de la chandelle de 6 a la forme d'un cône allongé, ayant 4 à 6 centimètres de hauteur et 10 à 12 millimètres dans sa plus grande largeur. La hauteur varie d'ailleurs incessamment. L'intensité de la lumière d'une lampe Carcel étant 100, celle de la lumière de la chandelle est 10,66. Cette intensité diminue à mesure que la mèche s'allonge et que, par conséquent, la combustion se ralentit. D'après Péclet, cette intensité tombe de 100 à 20 au bout de 30 minutes, et de 100 à 14 au bout de 39 minutes. De là la nécessité de moucher fréquemment les chandelles ; les variations sont d'autant plus prononcées que la mèche est plus grosse relativement au diamètre de la chandelle.

La flamme de la chandelle offre des oscillations continuelles, soit dans le sens vertical, soit dans le sens transversal. Ces oscillations sont produites, les premières, par des variations dans le courant des matières volatilisées ; les secondes, par les agitations de l'air ambiant, lesquelles sont dues à l'échauffement et à la dilatation des couches immédiatement en rapport avec la mèche enflammée, et à leur remplacement par des couches d'air plus froid.

Le suif, dans la combustion de la chandelle, ne brûlant qu'incomplétement et se volatilisant en partie, répand une odeur très-désagréable et des vapeurs irritantes. Arrivés à la partie enflammée de la mèche, les produits de la décomposition du suif sont brûlés en partie et s'échappent en fumée. Ces produits sont : de l'hydrogène carboné, de l'oxyde de carbone, de l'acide carbonique, des acides stéarique, acétique, margarique, oléique et sébacique ; de l'oléone, de la stéarone, de la margarone, de l'eau, une huile volatile odorante, une huile empyreumatique et du charbon. Je n'ai pas besoin de vous indiquer l'action que ces substances délétères et irritantes peuvent exercer sur l'organisme, soit en étant absorbées, soit en agissant, par contact, sur les membranes muqueuses des voies aériennes, des yeux, etc. ; vous l'avez tous plus ou moins ressentie, surtout pendant les illuminations publiques, les lampions et les torches répandant une odeur infecte et une épaisse fumée qui provoque du larmoiement, de la toux, de la dyspnée, de la céphalalgie, etc.

*Bougies.* — On fabrique plusieurs espèces de bougies avec : 1° la cire d'abeilles ; 2° la cire du myrica cerifera ; 3° l'acide stéarique ; 4° la cétine.

Un gramme de cire blanche élève de 0 à 100°, d'après Lavoisier et Laplace, 105 grammes d'eau ; une bougie, après une heure de combustion, peut porter 32,83 mètres cubes d'air de 0 à 100°. Dans une atmosphère à 13°,9, le thermomètre placé à six pouces d'une bougie stéarique s'est élevé à 15°,5 ; à un pied, il a marqué 14°,3.

La flamme de la bougie est conique ; elle a 8 à 10 millimètres dans sa plus grande largeur et 4 à 5 centimètres de hauteur ; elle est moins volumineuse et plus blanche que celle de la chandelle. L'intensité de la lumière, celle de la lampe Carcel étant 100, est de 13,61 pour une bougie de cire de 5 à la livre ; de 14,30 pour une bougie d'acide stéarique ; de 14,40 pour une bougie de blanc de baleine. La lumière s'affaiblit à mesure que la mèche s'allonge, mais comme celle-ci se détruit facilement et spontanément, il en résulte que la lumière d'une bougie varie beaucoup moins que celle d'une chandelle. Ses oscillations dans le sens vertical sont moins fréquentes et ont moins d'amplitude.

La cire ne fondant qu'à 68°, il en résulte qu'elle ne se décompose, en montant dans la mèche, que vers le point où s'opère la combustion, et qu'il n'existe point, comme pour le suif, de volatilisation avant la combustion.

Les bougies donnent fort peu de fumée ; celle-ci se compose :

| | |
|---|---|
| Pour la bougie de cire, | d'acides margarique et oléique ; de myricine et de cérine indécomposées, et d'huile empyreumatique. |
| Pour la bougie d'acide stéarique, | d'hydrogène carboné, d'acide carbonique, d'une huile épaisse, d'une matière odorante et de charbon. |

Pour la bougie de    } d'acides oléique, margarique et acétique ; d'huile empyreu-
blanc de baleine,    {    matique et d'un peu de cétine.

Ces fumées sont beaucoup moins irritantes et moins fétides que la fumée du suif.

Dans les premiers temps de la fabrication des bougies d'acide stéarique et de cétine, on mélangeait au corps gras une petite quantité d'acide arsénieux (5 centigrammes par bougie), destinée à faciliter le moulage, mais l'administration a depuis longtemps interdit ce procédé, afin d'éviter les accidents que pourrait produire le dégagement des vapeurs arsénicales pendant la combustion, et les crimes que pourrait faire naître la facilité de se procurer de l'acide arsénieux en le séparant des bougies par volatilisation.

Les corps liquides employés pour l'éclairage sont les *huiles, grasses* ou *essentielles,* l'*alcool.*

Les *huiles grasses* généralement employées sont celles de *colza,* d'*œillette,* de *chénevis* et de *noix,* et on appelle *lampes* les divers appareils au moyen desquels s'opère la combustion.

Les lampes les plus simples, celles dont on faisait usage avant la découverte d'Argand, consistent en un vase d'une forme quelconque, contenant de l'huile dans laquelle plonge plus ou moins une mèche de coton, pleine, plate ou cylindrique, parfois enduite de cire (*veilleuses*) et soutenue en partie au-dessus de la surface du liquide par un flotteur. Dans ces lampes que l'on rencontre encore dans les campagnes, la combustion est lente, incomplète, irrégulière ; la flamme, peu intense, rougeâtre, soumise à de grandes et fréquentes oscillations, diminue d'intensité à mesure que la carbonisation de la mèche devient plus complète, et s'éteint lorsque celle-ci est arrivée à son terme le plus avancé.

Les lampes dont nous venons de parler, surtout lorsqu'elles *filent,* dégagent une fumée épaisse, fétide, qui provoque de la céphalalgie, des vertiges, des nausées, de la suffocation, de la toux, de l'âcreté à la gorge. Cette fumée contient du charbon, de l'hydrogène proto et bicarboné, des carbures hydriques, de l'oxyde de carbone et de l'azote.

Dans le système imaginé par Argand, et sur lequel reposent toutes les lampes dont on fait usage aujourd'hui, la mèche est une lame mince formant un cercle complet, et revêtant un cylindre métallique creux sur lequel on peut l'élever ou l'abaisser à volonté ; un double courant d'air dirigé de bas en haut, parallèlement à chacune de ses faces, vient activer et régulariser la combustion, que règle encore un tube en verre formant cheminée. L'huile arrive constamment à quelques lignes du bord de la mèche, soit qu'elle y parvienne par le moyen d'un réservoir supérieur (*quinquets*, etc.), soit qu'elle y remonte de bas en haut à l'aide d'un mécanisme spécial.

Les avantages de ce système sont faciles à saisir. La combustion est active, régulière, et ne donne lieu qu'à une très-petite quantité de fumée; la flamme est blanche, intense, invariable, sans oscillations; son intensité peut, jusqu'à certaines limites, être augmentée ou diminuée à volonté, suivant qu'on abaisse ou qu'on élève la mèche et le verre.

Nous ne vous décrirons point, Messieurs, toutes les espèces de lampes imaginées par l'industrie, mais nous vous dirons cependant que les *lampes solaires* et les *lampes à niveau supérieur* sont les moins parfaites de toutes. Les *lampes Silvant* et surtout les *lampes à modérateur* sont très-bonnes; la *lampe Carcel* est la meilleure de toutes; malheureusement, elle coûte fort cher, elle consomme beaucoup d'huile (60 grammes par heure pour un bec de 15 lignes de diamètre), elle s'encrasse facilement, malgré l'usage d'une huile épurée, et elle a besoin d'être fréquemment réparée. C'est elle qui donne la flamme la plus blanche et la plus intense, la fumée la moins abondante, la combustion la plus complète. Une bonne lampe Carcel peut, dans l'espace d'une heure, élever 45,48 mètres cubes d'air de 0 à 100°. L'atmosphère étant à 13°,9, le thermomètre, placé à un pied, s'est élevé à 15°; à 6 pouces, il est monté à 17°,7.

*Gaz liquide; hydrogène liquide.* — L'industrie désigne sous ce nom un mélange d'alcool et d'huile essentielle de térébenthine dans lequel plonge une mèche de coton renfermée dans un tube métallique; la flamme s'échappe par 2, 3, 5 ou 7 petites ouvertures, et simule autant de petits becs de gaz. La flamme de cette lampe est très-blanche, très-pure, et ne présente que de très-légères oscillations. Je ne sache point que les produits de la combustion aient été analysés. Lorsque la mèche n'a pas été changée en temps opportun (une fois par mois), lorsque le liquide a séjourné trop longtemps dans la lampe, la combustion est accompagnée d'une odeur de térébenthine assez désagréable. Mais il est plus facile d'éviter ce léger inconvénient que d'empêcher une lampe à huile de filer.

La *lampe à huile essentielle de schiste* ne diffère point sensiblement de la précédente, mais la combustion est presque toujours accompagnée d'une odeur empyreumatique fort désagréable.

Je ne vous parlerai point de la *lampe électrique*, imaginée par M. Soleil, car elle n'est guère qu'un objet de curiosité propre à figurer dans un cabinet de physique.

*Éclairage par le gaz.* — L'on obtient le gaz d'éclairage par la distillation de la houille ou de l'huile de houille, des huiles grasses, des résines ou des huiles de résine, des eaux de savon ayant servi au dégraissage. Quelle que soit son origine, le gaz est toujours débarrassé, autant que possible, des matières qui ne servent pas à la combustion, avant d'être introduit dans le *gazomètre*, qui doit le verser dans les *tuyaux de distribution* sous l'influence d'une pression de 18 lignes d'eau.

Les tuyaux de distribution qui pénètrent dans l'intérieur des habitations se terminent par des becs de forme variable, percés soit d'une fente, soit d'un ou de plusieurs trous.

La flamme est blanche et d'un éclat très-vif, puisque son intensité est représentée par 127 ; elle est agitée par de continuelles oscillations verticales. Un bec de gaz de houille peut élever, dans une heure, 154 mètres cubes d'air de 0 à 100°. A un pied de distance d'une flamme de 13 lignes de diamètre, le thermomètre s'est élevé de 2 degrés ; à 6 pouces il a monté de 6 degrés.

La combustion du gaz dégage du gaz sulfureux, du sulfide de carbone, de l'acide hydrosulfurique, et une quantité considérable de charbon.

Tels sont, Messieurs, les divers modes d'éclairage mis en usage par les nations civilisées ; quel est celui qui mérite la préférence au point de vue de l'hygiène, et en mettant de côté toutes les questions qui se rattachent à l'économie domestique ?

En procédant par voie d'exclusion, il est évident que le gaz light doit d'abord être éliminé ; abstraction faite des dangers qui résultent des *fuites* et qui se traduisent soit par une explosion, soit par une viciation de l'atmosphère (*Voyez* pages 195-196), dont les effets varient depuis la simple irritation bronchique jusqu'à la mort. (*Voyez Annales d'hygiène*, 1830, t. III, pages 457), on doit le proscrire des habitations, en raison des produits délétères dont sa combustion charge les atmosphères closes. Les personnes qui restent enfermées dans un espace étroit et mal ventilé, éclairé par le gaz, éprouvent des picotements aux yeux et du larmoiement, de l'ardeur à la gorge et dans la poitrine, une toux sèche, fréquente, fatigante, de la gêne dans la respiration, de la dyspnée, de la suffocation, des vertiges, de la céphalalgie, des étourdissements. Les sujets atteints de phthisie pulmonaire ou d'une affection du cœur, ceux qui ne sont encore que prédisposés à ces maladies, sont obligés de se soustraire à ces effets, qui, pour eux, deviennent très-pénibles et fort dangereux. Les individus qui sont habituellement exposés à l'action de la combustion du gaz d'éclairage, deviennent souvent pâles, anémiques, gastralgiques, et finissent par tomber dans l'étiolement et par subir toutes les conséquences fâcheuses de l'appauvrissement du sang.

Ces divers phénomènes se produisent fréquemment, avec leur summum d'intensité, chez les ouvriers qui sont chargés de la purification du gaz. « Ces ouvriers, dit M. Briquet, sont pâles ; plusieurs d'entre eux éprouvent des douleurs dans la poitrine, quelquefois des crachements de sang, et très-souvent une toux fort vive. Il en est un certain nombre qui ne peuvent résister aux gaz qui se dégagent quand on enlève le lit de chaux contenu dans les réservoirs. L'ammoniaque paraît être pour beaucoup dans ces derniers effets. »

En résumé, le gaz est une précieuse conquête de la science pour l'éclairage municipal, où il est dépourvu de tout inconvénient, mais appliqué à l'éclairage privé, il n'est plus que l'une de ces acquisitions industrielles faites, aux dépens de l'hygiène, au profit du luxe ou de l'économie domestique.

Les chandelles, les lampes à mèche plate et à niveau supérieur constituent également un mauvais mode d'éclairage, en raison des qualités de la flamme qu'elles donnent et des émanations irritantes, nuisibles qu'elles dégagent.

Les bougies de cire et de blanc de baleine, les bonnes lampes à double courant *(lampes Carcel et à modérateur)*, méritent à tous égards la préférence ; cependant, nous accorderions la première place aux *lampes à hydrogène liquide,* si elles ne présentaient point quelques dangers d'incendie et d'explosion. En effet, si la lampe est brisée ou renversée, le liquide répandu peut s'enflammer : « Il y a plusieurs exemples, dit M. Becquerel, dans lesquels la flamme s'est communiquée de la mèche au liquide du réservoir, et a ainsi déterminé de violentes détonations et de graves accidents. » Nous ajouterons cependant qu'il est facile, avec des soins et de la prudence, de se mettre à l'abri de ces dangers ; depuis plusieurs années nous faisons usage de lampes à hydrogène liquide, et nous n'avons eu qu'à nous en louer.

Quel que soit le mode d'éclairage auquel on ait recours, deux inconvénients peuvent se présenter : 1° l'élévation de température produite par la combustion ; 2° la viciation de l'atmosphère, qui est dépouillée de son oxygène et chargée d'acide carbonique. Ces inconvénients deviennent de véritables dangers lorsque le nombre des corps en ignition est trop considérable par rapport à l'étendue de l'espace éclairé, et que celui-ci est clos de manière à ce que l'air ne s'y renouvelle pas *suffisamment,* et que l'atmosphère close est encore viciée par la respiration et les émanations d'une grande réunion d'hommes et de plantes. Ces circonstances ne sont que trop souvent réunies dans les bals ; les fêtes, les spectacles, les assemblées, etc., et elles donnent naissance à tous les phénomènes que nous avons indiqués en nous occupant de *l'air confiné*.

C'est ici le lieu de vous parler des *lampes à gaz oxygène*, qui ont été imaginées par M. Rousseau. Un gazomètre en toile imperméable, mettant complétement à l'abri des explosions et des émanations nuisibles, et rempli de gaz, fournit à la combustion l'oxygène dont elle a besoin. La flamme est très-blanche et d'une intensité extrême, représentée par 800. M. Becquerel accorde à cette lampe « le *grand avantage* de ne pas brûler aux dépens de l'oxygène contenu dans la pièce dans laquelle elle est placée; » mais il est évident que cet avantage n'est qu'apparent, car la lampe n'en verse pas moins dans l'atmosphère une très-grande quantité d'acide carbonique, qui rend la ventilation non moins nécessaire que dans tout autre mode d'éclairage.

Comme appendice à la question de l'éclairage, nous devons vous dire quelques mots des *briquets* et des *allumettes*.

En laissant de côté les deux morceaux de bois que frotte, dit-on, l'un contre l'autre le sauvage, on peut considérer la percussion du silex avec une pièce d'acier comme le moyen le plus anciennement mis en usage pour se procurer du feu. Ce briquet a plusieurs inconvénients : les doigts sont souvent frappés, meurtris ; des particules solides et chaudes sont parfois lancées vers le visage ; enfin, il provoque des mouvements assez violents qui peuvent être nuisibles aux phthisiques, aux anévrysmatiques, etc. Les *allumettes soufrées* dégagent du gaz sulfureux qui produit du larmoiement, du picotement à la gorge, de la toux, de la dyspnée ; j'ai vu plusieurs asthmatiques chez lesquels la conflagration d'une allumette soufrée ou phosphorée suffisait pour provoquer un accès.

Le *briquet à percussion* fut remplacé par le *briquet phosphorique*, qui fit la fortune de son inventeur et devint, en peu de temps, d'un usage général. Vous savez que le feu était obtenu en plongeant une allumette dans un petit flacon contenant de l'acide sulfurique. Ce briquet est infidèle ; il s'épuise sans qu'on ait pu le constater *à priori*, et sous son règne plus d'un consommateur a dû se coucher sans voir clair. Du phosphore est souvent projeté sur les doigts, sur les vêtements, sur les objets environnants ; enfin, il se dégage des vapeurs nuisibles et très-désagréables.

Les *allumettes chimiques à frottement* sont à peu près exclusivement employées aujourd'hui ; nous vous avons fait connaître la composition des mastics qui servent à leur fabrication et les considérations hygiéniques qui se rattachent à celle-ci. (*Voy. page* 278 *et suiv.*) Les

27

allumettes chimiques, dont on ne saurait nier la commodité, présentent des inconvénients nombreux et sérieux. On est parvenu à faire disparaître l'explosion qui accompagnait la conflagration et qui, ordinairement, donnait lieu à une projection de particules phosphorées sur les mains, le visage, les vêtements, etc. ; on est arrivé non-seulement à faire disparaître l'odeur désagréable, irritante qui se dégageait, mais encore à lui substituer une odeur agréable ; cependant, malgré ces améliorations, les allumettes chimiques laissent encore beaucoup à désirer. Placées à l'air libre, dans une chambre, elles donnent naissance à des vapeurs phosphorées qui ne peuvent exercer qu'une fâcheuse influence sur la santé ; le frottement détache parfois une portion ou la totalité de la petite quantité de mastic placée à l'une des extrémités de l'allumette, et il peut en résulter des brûlures ; enfin, les journaux ne vous ont transmis que trop souvent la relation des accidents plus ou moins graves et parfois mortels, des incendies plus ou moins considérables provoqués par la conflagration d'allumettes chimiques entre les mains d'enfants ou de personnes imprudentes.

Le *briquet à air* exige l'emploi d'allumettes, et il est d'ailleurs peu commode. Le *briquet à gaz hydrogène* est certainement l'instrument le plus parfait au point de vue de l'hygiène, mais il est très-cher, peu portatif, infidèle ; il exige de grands soins, etc.

En résumé, les divers procédés à l'aide desquels il nous est possible de nous procurer de la lumière et du feu, sont encore très-défectueux, et il faut espérer que la science et l'industrie n'ont pas dit leur dernier mot sur ce point.

### Des habitations et édifices publics.

Sous le nom d'habitations et d'édifices publics, nous comprenons les *lycées* et *pensions*, les *casernes*, les *couvents*, les *prisons*, les *hôpitaux* et *hospices*, les *églises*, les *théâtres*, les *salles d'assemblée*, les *amphithéâtres*, etc.

Tout ce que nous avons dit à propos des habitations privées s'applique aux habitations et édifices publics, mais il est nécessaire, toutefois, d'insister sur quelques points.

C'est ici qu'il importe surtout de choisir *l'emplacement* avec soin. Autant que faire se pourra, on donnera la préférence au quartier le plus sain, au lieu le plus élevé, le plus sec. Il est utile, nous dirions volontiers indispensable, que le monument occupe le centre d'une place, de façon à être isolé et suffisamment éloigné des maisons qui, en l'étreignant et en le surplombant, mettraient obstacle à la libre et vaste entrée de l'air et de la lumière. Vous savez combien est pénible et dangereux le séjour prolongé dans certaines églises sombres, froides et humides ; vous savez avec quelle fréquence se montrent dans les hôpitaux de Paris les épidémies d'érysipèle, de pourriture d'hôpital ; vous connaissez les chiffres effrayants qu'y atteint la mortalité des sujets ayant subi une opération chirurgicale (Malgaigne) ; vous savez que l'opération césarienne, qui réussit si fréquemment en province et à l'étranger, n'y compte pas un seul succès ; et vous comprendrez qu'il en soit ainsi en étudiant l'emplacement qu'occupent l'église Saint-Germain-l'Auxerrois, l'Hôtel-Dieu, la Charité, l'hôpital des Cliniques, etc.

La *capacité* du monument doit être rigoureusement appropriée au nombre des individus que celui-ci est destiné à contenir, et jamais la proportion ne doit être rompue. Je n'ai pas besoin de vous rappeler les accidents qui se produisent dans les églises, les amphithéâtres, les salles d'assemblée, où s'entasse une population relativement trop considérable ; dans les casernes, les salles d'hôpitaux encombrées, et je vous renvoie à cet égard à l'étude, que nous avons faite ensemble, de l'air confiné et de l'entassement. (*Voy. pages* 197 *et suiv.*)

La *distribution* des habitations publiques mérite une sérieuse attention et a soulevé des discussions très-vives. Deux systèmes sont en présence : en France, on a adopté celui des *dortoirs,* longues et larges pièces qui contiennent vingt, trente ou quarante lits chacune ; en Angleterre, on préfère les pièces de petite dimension, ne renfermant que trois, quatre ou six lits au plus, et on leur a accordé de précieux avantages que l'observation attentive et impartiale ne paraît pas justifier. La mortalité des opérés, la fréquence et la gravité des épidémies de fièvre puerpérale ne placent point les hôpitaux de Londres au-dessus des hôpitaux de Paris.

Ramenée à ses véritables termes, la question se présente ainsi : si le nombre des lits placés dans la petite pièce est *proportionnellement* moins considérable que celui des lits contenus dans le dortoir, celle-là sera préférable à celui-ci. Le dortoir l'emportera, au contraire, si *proportionnellement* il renferme moins de lits que la petite pièce. A nombre *proportionnel* égal, nous croyons que le dortoir est préférable, parce qu'il est plus facile d'y entretenir une ventilation régulière, une température convenable, une propreté sévère, etc., etc.

La condition fondamentale est que chaque individu ait la quantité d'air qui lui est nécessaire, et que la ventilation soit suffisante et régulière. Nous avons déjà traité ce point avec détail (*Voyez* pages 189-243), et nous y reviendrons encore tout à l'heure, à propos du chauffage des habitations et édifices publics.

27.

Nous n'avons pas besoin de vous dire, que c'est surtout dans les habitations destinées à contenir un grand nombre d'hommes, qu'il importe de maintenir une exacte propreté ; de donner une bonne disposition aux cuisines, aux latrines ; d'éloigner les amas d'immondices, les eaux croupies, les foyers d'infection de quelque nature qu'ils soient.

Les habitations publiques doivent contenir des promenoirs, des cours, des préaux, d'une étendue suffisante, bien aérés et plantés d'arbres : cela est surtout indispensable dans les lycées et pensions, les prisons, les hôpitaux et les couvents.

Il n'est point nécessaire d'être hygiéniste, Messieurs, il suffit d'être homme, pour proscrire avec indignation les cachots souterrains, humides, privés d'air et de lumière, encore en usage dans beaucoup de prisons, maisons de détention, etc. En admettant, ce dont nous doutons, que la loi et la vindicte publique aient le droit de donner la mort, la discipline n'a certainement point celui de compromettre, d'altérer à jamais la santé de malheureux prisonniers.

*Chauffage.* — Les divers appareils que nous vous avons décrits en vous entretenant des habitations privées, deviennent insuffisants pour le chauffage des habitations et édifices publics, lequel est généralement opéré au moyen de *calorifères,* dont il nous reste à vous indiquer le mécanisme, et qui ont l'énorme avantage de chauffer également, non-seulement toutes les parties d'une même pièce, mais encore toutes les pièces de l'habitation.

On distingue trois espèces de calorifères : 1° *Le calorifère à air chaud ;* 2° *le calorifère à vapeur ;* 3° *le calorifère à eau chaude.*

Le *calorifère à air chaud* est un poêle de grande dimension, construit en briques, et placé ordinairement dans la cave. Des tuyaux de distribution terminés par des *bouches de chaleur* que l'on peut ouvrir et fermer à volonté, portent dans chaque pièce de l'habitation de l'air qui, ayant été puisé à l'extérieur, s'est échauffé en circulant dans des conduits métalliques disposés à cet effet. Ce calorifère très-simple, très-commode, peu dispendieux, est généralement employé pour les habitations privées et pour les édifices publics de petite dimension, où il ne se fait point une grande consommation d'eau chaude, et où l'appareil de chauffage ne doit pas opérer, en même temps, la ventilation. Ce mode de chauffage, dans les conditions que nous venons d'indiquer, n'a qu'un seul inconvénient : celui de distribuer un air trop sec, mais il est facile d'y remédier, en ne poussant pas la chaleur trop loin.

Les *calorifères à vapeur* se composent essentiellement d'un générateur de vapeur avec tous ses accessoires ; de tuyaux qui, après avoir fait circuler la vapeur, la conduisent dans des condensateurs ; de tuyaux qui ramènent dans la chaudière , ou rejettent au dehors , l'eau provenant de la condensation de la vapeur ; il faut encore des compensateurs en vue des changements de dimension que les variations alternatives de température amènent dans les tuyaux, et des souffleurs pour expulser l'air qui remplit les tuyaux, au moment de l'arrivée de la vapeur.

Les calorifères à vapeur sont généralement abandonnés; ils sont très-dispendieux , très-compliqués , et M. Robinet leur reproche, avec raison, d'avoir des inconvénients graves : des fuites continuelles, quelques dangers d'explosion , un refroidissement immédiat dès que la vapeur cesse d'arriver.

Les *calorifères à eau chaude*, dans lesquels de l'eau circule dans des tuyaux de distribution , se dépouille de sa chaleur au profit des pièces parcourues, et revient ensuite, au moyen d'un tube commun , dans un appareil qui la réchauffe et la fait circuler de nouveau , sont à l'abri de tout reproche et présentent deux grands avantages : la chaleur est régulière et se maintient longtemps , en raison de la lenteur avec laquelle l'eau se refroidit ; la chaleur peut être très-facilement modérée, graduée, supprimée, en élevant plus ou moins la température de l'eau, et en diminuant ou en arrêtant son afflux dans telle ou telle partie du bâtiment.

Enfin , il est un système mixte de *calorifères à vapeur et à eau* qui paraît devoir l'emporter sur tous les autres. Il consiste à placer dans toutes les localités à chauffer , des réservoirs en forme de poêles , pleins d'eau dont la température est élevée au degré convenable par de la vapeur fournie par l'une des chaudières d'une machine servant en même temps au chauffage, à la distribution de l'eau froide, aux bains et à la buanderie , et enfin à la ventilation.

M. Léon Duvoir, qui a introduit de nombreux et remarquables perfectionnements dans le système des calorifères à eau chaude, perfectionnements qui ont été parfaitement exposés et appréciés par M. Boudin, opère, au moyen de ses appareils de chauffage , une puissante ventilation , mais cette ventilation a lieu par *aspiration* , et nous avons montré que l'on doit accorder la préférence à la ventilation par *refoulement* ou *insufflation* , imaginée par MM. Thomas et Laurent. (*Voyez* pages 211 et suiv.) Cette question vient d'être l'objet de longues discussions à propos de la construction de l'hôpital Lariboissière, et a été résolue dans le sens que nous indiquons par les hommes les plus compétents : MM. Dumas, Regnault, Robinet, etc. Dans le projet adopté par une commission instituée *ad hoc*, l'hôpital serait ventilé à l'aide d'appareils soufflants, de tarares, mus par une machine à vapeur, et ce système réaliserait une économie considérable. « En hiver, dit M. Robinet, la ventilation de l'hôpital tout entier ne coûtera rien, par la raison qu'on utilisera pour le chauffage (*calorifères à vapeur et à eau*) toute la chaleur de la vapeur qui aura fait marcher les machines ventilantes. Il en sera de même en été, parce que la vapeur sera utilisée pour les bains, la buanderie, l'élévation de l'eau destinée au service de l'hôpital, etc. »

*Combustibles.* — On donne le nom de *combustible* aux diverses substances employées pour alimenter les foyers qui servent, soit au chauffage, soit aux usages domestiques et industriels.

Les principaux combustibles sont : 1° Le *bois;* 2° le *charbon de bois et la braise;* 3° la *houille;* 4° le *coke;* 5° la *tourbe;* 6° la *tannée;* 7° les *gaz inflammables*, et spécialement l'*hydrogène* et l'*oxyde de carbone.*

*Bois.* — Les bois de chauffage se divisent en deux classes, suivant qu'ils sont durs, denses et compactes, comme le chêne, le charme, le hêtre, l'orme, le frêne, etc., ou bien légers, mous, poreux, comme le bouleau, le pin, le sapin, le peuplier, etc. Les premiers brûlent lentement et produisent un charbon volumineux ; les seconds brûlent beaucoup plus rapidement et plus complétement, donnent une flamme beaucoup plus active, plus vive, plus intense et chauffent, par conséquent, davantage et plus vite. Le bouleau, à peu près exclusivement employé dans le Nord, pour le chauffage, réunit au plus haut degré ces qualités, et donne un charbon qui conserve sa chaleur pendant très-longtemps. Le volume du bois influe d'ailleurs beaucoup sur ces diverses circonstances ; tous les bois brûlent à peu près de la même manière lorsqu'ils sont divisés en fragments très-ténus.

L'état de dessiccation plus ou moins complète du bois doit être pris en grande considération. Le bois sec a une puissance calorifique de 3,600, et un pouvoir rayonnant de 0,28 ; le bois humide a une puissance calorifique de 2,800 et un pouvoir rayonnant de 0,25.

Le bois, avec un appareil qui *tire bien*, est le plus sain des combustibles ; lorsque la combustion est complète, rapide, il ne se produit que de la vapeur d'eau et de l'acide carbonique ; lorsque, au contraire, la combustion est lente, il se dégage plus ou moins de fumée, laquelle est composée d'eau, d'acide acétique, d'une huile essentielle empyreumatique et d'une matière analogue au goudron. La fumée exerce une action très-irritante sur la muqueuse des yeux et des bronches.

*Charbon de bois et braise.* — Les qualités du charbon varient beaucoup suivant l'espèce du bois qui a été carbonisé; le charbon fait avec un bois dur pèse dix ou douze fois plus que le charbon fait avec un bois léger, et possède un pouvoir rayonnant beaucoup plus considérable (*puissance calorique* 7,000 ; *pouvoir rayonnant* 0,50). La braise est un charbon calciné d'une combustibilité excessive.

Le charbon et la braise, en morceaux ou en poussier, ne servent guère au chauffage, si ce n'est dans les braseros, réchauds, chaufferettes, etc. (*Voyez* pages 408-409) ; mais ils alimentent la plupart de nos fourneaux de cuisine, et sont fréquemment employés par les plombiers, les doreurs, etc.

Au point de vue de l'hygiène, le charbon et la braise sont les plus mauvais de tous les combustibles, en raison des gaz délétères que produit leur combustion. La vapeur du charbon de bois brûlant à l'air libre est composée, en effet, de :

| | |
|---|---:|
| Oxygène. . . . . . . . | 19,19 |
| Azote. . . . . . . . . | 75,62 |
| Acide carbonique. . . . | 4,61 |
| Oxyde de carbone. . . . | 0,54 |
| Hydrogène carboné . . . . | 0,04 |
| Vapeurs hydrocarbonées. . . | 0,00 |
| | 100,00 |

et vous savez déjà quels sont les effets asphyxiants et toxiques d'un pareil mélange. (*Voyez* pages 193 et suiv.) M. Leblanc a montré qu'un kilogramme de charbon ou de braise en combustion libre suffit pour rendre mortelle une atmosphère close de 25 mètres cubes, et les exemples de suicide par la combustion du charbon ne sont que trop fréquents.

Pour éviter la céphalalgie, les accidents cérébraux, les vomissements, la syncope, et enfin la mort, qui peuvent être produits par la combustion du charbon, et surtout par celle de la braise, il faut que cette combustion ne soit opérée que dans des espaces suffisamment ventilés et dans des appareils munis d'un bon *tirage*, d'une cheminée d'appel puissante. C'est surtout dans nos cuisines (*Voyez* page 405) et dans les ateliers où l'on fait usage de réchauds, de fourneaux, etc., que ces conditions deviennent indispensables.

*Houille.* — Les houilles, charbon de terre, anthracites, lignites, sont constitués, comme vous le savez, par des végétaux fossiles carbonisés, lesquels forment dans la profondeur de la terre des gisements plus ou moins considérables. (*Voyez* page 306.)

C'est en Belgique, en Angleterre, en France et en Amérique que sont exploitées les principales mines de charbon de terre ; ce sont elles qui fournissent la presque totalité du charbon consommé par les besoins croissants et immenses du chauffage, de l'éclairage public et de l'industrie (*chemins de fer, bateaux à vapeur, usines*, etc.).

Les houilles sont *grasses* ou *sèches ;* les premières brûlent facilement en fondant et en s'agglutinant ; elles donnent une flamme très-vive et une chaleur très-intense, leur pouvoir rayonnant étant plus considérable que celui du charbon de bois, et leur puissance calorifique étant représentée par 7,500. D'après d'Arcet, un kilogramme de houille équivaut à deux kilogrammes de bon bois, et peut échauffer de vingt degrés 1,085 mètres cubes d'air.

Les houilles sèches brûlent difficilement, sans adhérer entre elles, laissent un résidu pulvérulent, et donnent beaucoup moins de flamme et de chaleur.

La combustion de la houille produit de l'acide carbonique, de l'oxyde de carbone, de l'hydrogène carboné, et une fumée épaisse et charbonneuse qui contient de l'hydrogène sulfuré, de l'acide sulfureux et une huile empyreumatique fétide ; il est donc très-dangereux de brûler, ainsi qu'on ne le fait que trop souvent en France, de brûler de la houille dans des cheminées, dans des appareils de chauffage qui tirent mal ; l'usage qu'on en fait dans les poêles, les calorifères et un grand nombre d'appareils divers et bien appropriés qu'on trouve en Belgique, en Allemagne, en Angleterre et en Amérique, est au contraire très-avantageux, et dans ces conditions la houille est certainement le meilleur des combustibles.

*Coke.* — Le coke est de la houille incomplétement calcinée et privée, par conséquent, de ses principes volatils. Le coke brûle presque sans flamme et sans fumée dans des appareils fermés et munis d'un bon tirage, mais il s'éteint à l'air libre, et dans les cheminées ordinaires il ne peut servir au chauffage qu'autant qu'on emploie simultanément du bois. Il a beaucoup moins de puissance calorifique et de pouvoir rayonnant que la houille. La combustion du coke produit de l'acide carbonique, de l'oxyde de carbone et une poussière épaisse, formée de particules charbonneuses très-ténues et très-dures. L'usage de ce combustible doit être soumis aux conditions que nous avons indiquées à propos de la houille.

*Tourbe.* — La tourbe est formée de matières végétales marécageuses, putréfiées et mélangées de limon ; elle brûle lentement et possède le même pouvoir rayonnant que le bois humide (0,25). La combustion dégage une fumée épaisse, fétide, piquante, et produit de l'acide carbonique, de l'acide acétique, de l'ammoniaque, de l'acide sulfureux et une huile empyreumatique. En résumé, la tourbe est un mauvais combustible, surtout lorsque, comme cela a lieu dans les chaumières de certaines parties de la France, on le fait brûler à l'air libre ou dans des appareils n'ayant que peu ou point de tirage.

*Tannée.* — Ce que nous venons de dire de la tourbe s'applique rigoureusement à la partie ligneuse du tan, laquelle, humectée, foulée dans des moules et séchée ensuite à l'air libre, se vend sous le nom de *mottes.*

*Gaz inflammables.* — Nous avons dit (*Voy. page* 195) qu'Ebelmen, dont la science déplore la perte prématurée, avait substitué l'oxyde de carbone et l'hydrogène à la houille, pour certaines opérations métallurgiques. Il était parvenu, en effet, à porter au blanc un four à réverbère destiné à fondre et à puddler de la fonte. Les avantages de ce procédé sont considérables au point de vue de l'industrie et de l'économie. « Par l'emploi du gaz, dit M. Guérard, on développe plus de chaleur pour un poids donné de combustible, à raison de la facilité avec laquelle on règle l'admission de l'air pour opérer une combustion complète ; au contraire, une proportion plus ou moins grande d'un combustible en nature est toujours distillée, ou même brûlée, en pure perte. Ajoutez à cela la suppression du tirage des cheminées et l'économie de la chaleur nécessaire pour le produire, la plus grande régularité dans l'intensité de la chaleur, la possibilité d'utiliser, à l'aide d'appareils convenables, la totalité du combustible, et enfin l'avantage de pouvoir diriger à volonté, dans le même foyer, des flammes oxydantes ou réductives, ce qui permet de transformer les travaux métallurgiques en de véritables opérations chimiques. »

Il faut ajouter à tous ces avantages « la possibilité de tirer parti, en les transformant en gaz inflammables, de tous les combustibles, même les plus désavantageux, là où, aujourd'hui, on ne peut employer que des combustibles de choix. Les houilles maigres, terreuses ou sulfureuses, les anthracites, les menus charbons, les fraisils, les tourbes, les mauvais bois pourront toujours fournir avec l'eau un mélange d'oxyde de carbone et d'hydrogène, dût-on purifier ces gaz comme celui de l'éclairage, pour en séparer les gaz sulfureux et sulfhydrique. »

Au point de vue de l'hygiène, l'emploi des gaz inflammables mérite moins d'éloges. Dans une note adressée à l'Académie des sciences, au mois d'avril 1843, MM. Laurent et Thomas ont annoncé qu'ils avaient été témoins d'une *trentaine de cas* d'asphyxie résultant de l'aspiration des gaz inflammables. Un léger mal de tête se fait sentir, bientôt surviennent des vertiges, et l'ouvrier perd connaissance avant d'avoir pu proférer une seule parole. Pour produire ces effets, il suffit que le gaz respiré contienne de 15 à 20 pour 100 d'oxyde de carbone. L'exposition à l'air libre et des moyens très-simples ont suffi pour rendre aux

malades l'usage de leurs sens, et même pour leur permettre de reprendre leur travail après quelques heures de repos ; mais les accidents
ne peuvent-ils point se présenter sous une forme plus grave ?

L'emploi des gaz inflammables exige de nombreuses et sévères précautions, si l'on veut mettre les ouvriers à l'abri non-seulement des
dangers de l'asphyxie, ou plutôt de l'empoisonnement, mais encore de
ceux des explosions.

### Des établissements industriels.

Les établissements industriels soulèvent une double question d'hygiène publique dont le médecin et le gouvernement doivent également
tenir compte. Il s'agit en effet : 1° de défendre la santé des ouvriers
contre les influences fâcheuses auxquelles les expose l'industrie qu'ils
ont embrassée ; 2° de sauvegarder la santé, le bien-être, le repos, la
fortune des citoyens qui habitent la rue, le quartier, la localité où l'é-
tablissement doit être fondé.

Les droits de la liberté individuelle, ceux de la liberté du commerce
et de l'industrie, les besoins sociaux, les exigences de l'économie politique, les rapports internationaux, etc., viennent singulièrement
compliquer les données du premier de ces deux problèmes, et imposent d'assez étroites limites à l'action administrative. Un rapport récent,
fait au nom d'une commission chargée d'examiner s'il y avait lieu d'interdire la fabrication du blanc de céruse, vous a indiqué les nombreux
points litigieux que soulèvent les questions de ce genre, et il vous a
prouvé combien il est difficile de ne point sacrifier, quelquefois, les
intérêts de la santé publique à des considérations d'un ordre exclusivement industriel et financier.

Sans doute, le gouvernement a le devoir et le droit de protéger les
ouvriers contre l'incurie ou la cupidité des maîtres ; il peut et il doit
rendre obligatoires les procédés de fabrication qui sauvegardent le
mieux la santé des ouvriers, les précautions indiquées par l'expérience, mais son action ne va guère au delà, et on lui concéderait
difficilement la puissance d'interdire, de supprimer des branches d'industrie funestes à la santé des ouvriers ; nous vous avons déjà fait connaître les principales d'entre elles, et nous vous avons dit de quelle
manière doit s'exercer, ici, l'intervention officieuse des médecins, des
conseils d'hygiène et de l'autorité. Malheureusement, rien de plus difficile que d'obtenir des ouvriers, eux-mêmes, l'observance des règles
auxquelles il est de leur plus pressant intérêt de se soumettre avec
docilité et rigueur.

Le second problème est beaucoup plus facile à résoudre, la liberté de chacun ayant pour limites nécessaires le respect de la liberté d'autrui.

Ce ne fut guère que vers le XIIIᵉ siècle, dit M. Trébuchet, que l'administration reçut une organisation sérieuse, et que l'on s'occupa réellement de la salubrité ; mais ce qui concernait les établissements insalubres fut confondu dans les mesures générales de salubrité prescrites par le prévôt de Paris et le prévôt des marchands, et il faut arriver au XVᵉ siècle, et même vers la fin du XVIᵉ, pour trouver des dispositions spéciales. Le 4 novembre 1486, une sentence du Châtelet ordonna la suppression d'une fabrique de poterie, et le 21 novembre 1577, une ordonnance éloigna de la ville les tueries et écorcheries, tanneries, mégisseries, teintureries et corroieries. Des ordonnances analogues furent rendues le 14 février 1673 et le 10 juin 1701, mais en résumé les établissements insalubres n'étaient l'objet d'aucuns règlements généraux, et l'on statuait isolément et pour chaque industrie, suivant la nature des inconvénients attachés à son exploitation et les contestations qui s'élevaient entre les manufacturiers et leurs voisins.

Une loi du 13 novembre 1791 maintint les règlements relatifs aux établissements insalubres, et un arrêté du 12 messidor an VIII conféra au préfet de police le droit d'empêcher d'établir, dans l'intérieur de Paris, des ateliers, manufactures ou laboratoires, qui devaient être hors de l'enceinte des villes suivant les lois et règlements.

Le 12 février 1806, une ordonnance défendit de former dans Paris aucun établissement pouvant compromettre la salubrité ou *occasionner un incendie*, sans avoir préalablement fait à la préfecture de police la déclaration des matières employées et des travaux exécutés. L'autorisation était refusée ou accordée après visite et enquête *de commodo et incommodo*.

Le 26 frimaire an XIII, l'Institut, consulté par le ministre de l'intérieur *sur les mesures générales dont l'industrie manufacturière pouvait être l'objet dans l'intérêt de la salubrité*, proposa, par l'organe de Guyton de Morveau, Chaptal et G. Cuvier, de diviser les établissements insalubres en deux classes, la première renfermant tous ceux dont les opérations laissent échapper dans l'atmosphère, par suite de la putréfaction ou de la fermentation, quelques émanations gazeuses qu'on peut regarder comme incommodes par leur odeur ou dangereuses par leurs effets (*roussoirs, boyauderies, boucheries, amidonneries, tanneries, brasseries*, etc.) ; la seconde renfermant ceux où, par le moyen du feu, il se dégage, en vapeur ou en gaz, divers principes plus ou moins désagréables à respirer et nuisibles à la santé (*distille-*

*ries des acides, des vins, des matières animales; emploi du plomb, du mercure, du cuivre,* etc.)

Enfin, le 15 octobre 1810 et le 14 janvier 1815, l'administration rendit des ordonnances qui seules règlent aujourd'hui la matière, et qu'il importe, par conséquent, de vous faire connaître avec quelques détails. Nous empruntons ceux-ci à un article publié par M. Trébuchet dans les Annales d'hygiène (*Voy. la Bibliographie*).

Les établissements dangereux, insalubres ou incommodes ont été divisés en trois classes, et l'on exige pour leur exploitation des autorisations et des formalités indispensables. Les conseils de salubrité sont appelés aujourd'hui à donner leur avis sur la formation des établissements classés.

Les établissements de *première classe* sont ceux qui doivent être éloignés des habitations particulières; mais il n'est pas nécessaire qu'ils soient éloignés de l'enceinte des villes. C'est à l'autorité qu'il appartient d'examiner si l'isolement est suffisant, eu égard à l'importance de l'établissement, à la nature et à la configuration du sol, à l'importance des habitations environnantes. La demande en autorisation est adressée au préfet du département, et au préfet de police pour le ressort de la préfecture de la Seine. Elle doit être accompagnée de deux plans : l'un indiquant les rapports de l'établissement avec les terrains ou habitations avoisinant; l'autre, ses dispositions intérieures. La demande en autorisation est affichée dans toutes les communes, à 5 kilomètres de rayon, et doit rester apposée pendant un mois. Il est en outre procédé, par le maire de la commune où doit être formé l'établissement, à une enquête *de commodo et incommodo* auprès des plus proches voisins. Cette enquête, rédigée par les maires, se compose des renseignements recueillis personnellement par eux-mêmes, ou communiqués par tous les intéressés; elle constitue une des formalités les plus importantes de celles qui doivent précéder l'*autorisation.*

Toutes les pièces sont transmises au préfet, qui les soumet au conseil de salubrité, et enfin au conseil de préfecture, s'il y a des oppositions. Quand ces diverses formalités sont accomplies, le préfet adresse toutes les pièces de l'instruction au ministre du commerce, avec sa proposition; puis, après l'avoir soumise aux avis du conseil d'État, le ministre propose au chef du gouvernement un arrêté de refus ou d'autorisation, que le préfet est chargé de faire exécuter.

Les établissements de *seconde classe* sont ceux dont l'éloignement des habitations n'est pas rigoureusement nécessaire, mais dont il importe néanmoins de ne permettre la formation qu'après avoir acquis la certitude que les opérations qu'on y pratique sont exécutées de manière à ne pas incommoder le voisinage, et à ne leur causer aucun dommage. Ce sont les préfets qui, après avoir consulté le conseil de salubrité, autorisent les établissements de seconde classe.

Les établissements de *troisième classe* sont ceux qui peuvent rester sans inconvénient auprès des habitations, mais qui doivent rester soumis à la surveillance de la police. Ces établissements sont autorisés par les sous-préfets dans les arrondissements de la sous-préfecture, par les préfets dans l'arrondissement du chef-lieu du département, et par le préfet de police dans le ressort de sa préfecture.

Les dispositions que nous venons de retracer n'ont pas d'effets rétroactifs. Tous les établissements existant au moment de la promulgation de ces règlements ont continué à être exploités librement, et peuvent être vendus sans que l'acheteur ait besoin d'une autorisation nouvelle, à moins toutefois qu'ils ne viennent à se déplacer ou à changer quelque chose aux conditions dans lesquelles ils s'étaient formés.

Les préfets sont autorisés à suspendre la formation des *établissements nouveaux*, c'est-à-dire ceux qui, portant sur des industries inconnues encore, n'ont pu être compris dans la nomenclature.

Une ordonnance réglementaire du 22 mai 1843, sur les machines à vapeur, classe indistinctement tous les appareils à vapeur, quelle que soit leur pression, dans la deuxième classe des établissements classés. Les demandes en autorisation doivent faire connaître la pression maximum de la vapeur, exprimée en atmosphères et en fractions décimales d'atmosphère, sous laquelle les machines ou les chaudières doivent fonctionner ; la force des machines exprimée en chevaux ; la forme des chaudières, leur capacité et celle de leurs tubes bouilleurs, exprimées en mètres cubes ; le lieu et l'emplacement où elles doivent être établies, et la distance où elles se trouvent des bâtiments appartenant à des tiers et de la voie publique ; enfin, le genre d'industrie auquel les machines ou les chaudières doivent servir. Un plan des localités et le dessin géométrique de la chaudière, doivent être joints à la demande.

Un établissement étant reconnu insalubre, incommode ou dangereux, jusqu'à quel point doit-il être isolé ? A quelle distance doit-il être placé de toute habitation ? Il est impossible, Messieurs, de répondre à ces questions d'une manière absolue. « Si tous les vents, dit d'Arcet, soufflaient pendant des temps égaux et toujours avec la même intensité, il est évident qu'il faudrait placer chaque fabrique à émanations insalubres ou désagréables au centre d'un cercle à elle consacré, dont la circonférence servirait de limite aux habitations du voisinage, et auquel il faudrait donner un rayon d'autant plus grand que les émanations de la fabrique seraient plus intenses, plus fréquentes, plus nuisibles ou plus désagréables : c'est d'après ce principe qu'à l'origine du développement de notre industrie manufacturière, l'administration voulut déterminer l'emplacement que devait occuper chaque fabrique insalubre ou incommode, pour laquelle une autorisation lui était demandée ; mais on s'aperçut promptement qu'agir ainsi était une erreur, et on laissa depuis, comme cela est actuellement, au libre arbitre des conseils de salubrité le soin de fixer, pour chaque manufacture, la distance des habitations environnantes à laquelle la fabrique peut être légalement établie. »

Il est évident, en effet, que l'emplacement assigné à chaque fabrique doit être en rapport, d'une part, avec les circonstances locales se rattachant à la configuration du sol, à l'état de sa surface, à la direction des vents, etc., et, d'autre part, avec les circonstances industrielles desquelles résultent l'insalubrité, l'incommodité ou le danger.

Nous pourrions, à la rigueur, Messieurs, considérer notre tâche comme terminée ici ; mais des dispositions administratives récentes peuvent introduire chacun de vous dans des conseils d'hygiène et le mettre en demeure de se prononcer sur une demande d'autorisation ; il devient indispensable, dès lors, de vous édifier complétement en mettant sous vos yeux le tableau des établissements classés :

## PREMIÈRE CLASSE.

| DÉSIGNATION des ateliers et établissements insalubres, incommodes ou dangereux. | INDICATION SOMMAIRE de leurs inconvénients. | DATES des décret et ordonnances de classement. |
|---|---|---|
| ABATTOIRS PUBLICS et communs à ériger dans toute la commune, quelle que soit sa population. Voy. *Tueries.* | Mauvaise odeur. | 15 avril 1838. |
| ACIDE NITRIQUE. Eau-forte (Fabrication de l'). | Ne se fabrique plus d'après l'ancien procédé. Voyez l'article ci-après. | 15 oct. 1810. 14 janv. 1815. |
| ACIDE PYROLIGNEUX (Fabriques d'), lorsque les gaz se répandent dans l'air sans être brûlés. | Beaucoup de fumée et odeur empyreumatique. | 14 janv. 1815. |
| ACIDE SULFURIQUE (Fabrication de l'). | Odeur désagréable, insalubre et nuisible à la végétation. | 15 oct. 1810. 14 janv. 1815. |
| AFFINAGE DE L'OR ou de l'argent par l'acide sulfurique, quand les gaz dégagés pendant cette opération sont versés dans l'atmosphère. | Dégagement de gaz nuisibles. | 9 fév. 1825. |
| AFFINAGE DE MÉTAUX au fourneau à coupelle ou au four à réverbère. | Fumées et vapeurs insalubres et nuisibles à la végétation. | 14 janv. 1815. |
| ALLUMETTES (Fabrication d') préparées avec des poudres ou matières détonantes et fulminantes. Voy. *Poudres fulminantes.* (Cette classification comprend les allumettes chimiques.) | Tous les dangers de la fabrication des poudres fulminantes. | 25 juin 1823. |

| DÉSIGNATION des ateliers et établissements insalubres, incommodes ou dangereux. | INDICATION SOMMAIRE de leurs inconvénients. | DATES des décret et ordonnances de classement. |
|---|---|---|
| AMIDONNIERS. Les amidonneries où le travail s'opère sans fermentation putride, par lavages successifs, et quand elles ont un écoulement constant de leurs eaux, sont provisoirement rangées dans la 2e classe. (Décision ministérielle du 22 mars.) | Odeur fort désagréable. | 14 janv. 1815. |
| AMORCES fulminantes. Voy. *Fulminate de mercure.* | | 25 juin 1825. 30 oct. 1836. |
| ARCANSONS ou résines de pin (Travail en grand des), soit pour la fonte et l'épuration de ces matières, soit pour en extraire la térébenthine. | Danger du feu et odeur très-désagréable. | 9 fév. 1825. |
| ARTIFICIERS. | Danger d'incendie et d'explosion. | 15 oct. 1810. 14 janv. 1815. |
| BLEU DE PRUSSE (Fabriques de), lorsqu'on n'y brûle pas la fumée et le gaz hydrogène sulfuré. | Odeur désagréable, insalubre. | 15 oct. 1810. 14 janv. 1815. |
| BLEU DE PRUSSE (Dépôt de sang des animaux destiné à la fabrication du). Voy. *Sang des animaux.* | Odeur très-désagréable, surtout si le sang conservé n'est pas à l'état sec. | 9 fév. 1825. |
| BOUES et immondices (Dépôt de). Voy. *Voiries.* | Odeur très-désagréable et insalubre. | 9 fév. 1825. |
| BOYAUDIERS. | *Idem.* | 15 oct. 1810. 14 janv. 1815. |
| CALCINATION D'OS d'animaux lorsqu'on n'y brûle pas la fumée. | Odeur très-désagréable de matières animales brûlées portées à une grande distance. | 9 fév. 1825. |
| CENDRES D'ORFÉVRE (Traitement des) par le plomb. | Fumée et vapeurs insalubres. | 14 janv. 1815. |
| CENDRES GRAVELÉES (Fabrication des), lorsqu'on laisse répandre la fumée au dehors. | Fumée très-épaisse et très-désagréable par sa puanteur. | 14 janv. 1815. |
| CHAIRS OU DÉBRIS D'ANIMAUX ; les dépôts, les ateliers ou les fabriques où ces matières sont préparées par la macération ou desséchées pour être employées à quelque autre fabrication. | Odeur très-désagréable. | 9 fév. 1825. |
| CHANVRE (Rouissage du) en grand par son séjour dans l'eau. | Exhalaisons très-insalubres. | 15 oct. 1810. 14 janv. 1815. |
| CHANVRE (Rouissage du lin et du). Voy. *Routoirs.* | Emanations insalubres, infection des eaux (fièvres). | 14 janv. 1815. 5 nov. 1826. |
| CHARBON ANIMAL (La fabrication ou la révivification du), lorsqu'on n'y brûle pas la fumée. | Odeur très-désagréable de matières animales brûlées portées à une grande distance. | 15 oct. 1810. 14 janv. 1815. |
| CHARBON DE TERRE (Épurage du) à vases couverts). Cette classification comprend les fours à coke. | Fumée et odeur très-désagréables. | 9 fév. 1825. |
| CHLORURE DE CHAUX (Fabrication en grand du). | Odeur désagréable et incommode quand les appareils perdent, ce qui a lieu de temps à autre. | 31 mai 1833. |
| CHLORURES ALCALINS, eau de javelle (Fabrication en grand des), destinés au commerce, aux fabriques. | *Idem.* | 9 fév. 1825. |
| COLLE FORTE (Fabrique de). | Mauvaise odeur. | 14 janv. 1815. 27 mai 1838. |
| COMBUSTION des plantes marines, lorsqu'elle se pratique dans les établissements permanents. | Exhalaisons désagréables nuisibles à la végétation et portées à de grandes distances. | |
| CORDES à instruments (Fabriques de). | Sans odeur si les eaux du lavage ont un écoulement convenable, ce qui n'a pas lieu ordinairement. | 15 oct. 1810. 14 janv. 1815. |
| CRETONNIERS. | Mauvaise odeur et danger du feu. | 14 janv. 1815. |
| CRISTAUX (Fabriques de). Voy. *Verre.* | Fumée et danger du feu. | 14 janv. 1815. |

| DÉSIGNATION des ateliers et établissements insalubres, incommodes ou dangereux. | INDICATION SOMMAIRE de leurs inconvénients. | DATES des décret et ordonnances de classement. |
|---|---|---|
| CUIRS VERNIS (Fabrique de), même quand on ne fait qu'appliquer le vernis. Voy. *Outres de peau de bouc.* | Mauvaise odeur et danger du feu. | 15 oct. 1810. 14 janv. 1315. |
| DÉBRIS D'ANIMAUX (Dépôts, etc., de). Voy. *Chairs* et *Échaudoirs.* | Odeur très-désagréable. | 9 fév. 1825. |
| DÉGRAS ou huile épaisse à l'usage des tanneurs (Fabrique de). | Odeur très-désagréable et danger d'incendie. | 9 fév. 1825. |
| DÉSARGENTAGE du cuivre par le mélange de l'acide sulfurique et de l'acide nitrique (Les ateliers de) | Dégagement de gaz nuisible. | 27 mai 1838. |
| EAU DE JAVELLE (Fabrication de l'). Voy. *Chlorures alcalins.* | Odeur désagréable et incommode quand les appareils perdent, ce qui a lieu de temps à autre. | 9 fév. 1825. |
| EAU-FORTE (Fabrication d'). Voy. *Acide nitrique.* | Odeur désagréable et incommode quand les appareils perdent, ce qui a lieu de temps à autre. | 14 janv. 1815. |
| ÉCHAUDOIRS ou cuisson des abatis des animaux tués pour la boucherie. | Mauvaise odeur. | 14 janv. 1815. 31 mai 1833. |
| ÉCHAUDOIRS dans lesquels on prépare et l'on cuit les intestins et autres débris des animaux. (Cette classification ne comprend pas les ateliers destinés à la cuisson des *issues* et du *gras-double,* dont le nettoyage et l'échaudage ont eu lieu préalablement dans l'intérieur des abattoirs. — Décision ministérielle du 11 août 1837.) | Très-mauvaise odeur. | 14 janv. 1815. |
| ÉMAUX (Fabrique d'). Voy. *Verre.* | Fumée. | 14 janv. 1815. |
| ENCRE D'IMPRIMERIE (Fabriques d'). | Odeur très-désagréable et danger du feu. | 14 janv. 1815. |
| ENGRAIS (Les dépôts de matières provenant de la vidange des latrines ou des animaux destinés à servir d'). Voy. *Poudrette, Urate.* | Odeur très-désagréable et insalubre. | 9 fév. 1825. |
| ÉQUARRISSAGE. | Odeur très-désagréable. | 15 oct. 1810. 14 janv. 1815. 27 janv. 1837. |
| ETHER (Fabrique d') et les dépôts d'éther, lorsque ces dépôts en contiennent plus de quarante litres à la fois. | Explosion et danger d'incendie. | |
| ETOUPILLES (Fabriques d') préparées avec des poudres ou des matières détonantes et fulminantes. Voy. *Poudres fulminantes.* | Tous les dangers de la fabrication des poudres fulminantes. | 25 juin 1823. |
| FEUTRES VERNIS (Fabriques de). Voy. *Visières.* | Crainte d'incendie, odeur désagréable. | 5 nov. 1826. |
| FOURNEAUX (Hauts). La formation de ces établissements est en outre régie par la loi du 21 avril 1810 sur les mines. | Fumée épaisse et danger du feu. | 14 janv. 1815. |
| FULMINATE de mercure, amorces fulminantes et autres matières dans la préparation desquelles entre le fulminate de mercure (Fabrique de). | Explosion et danger d'incendie. | 25 juin 1823. 30 oct. 1836. |
| GAZ HYDROGÈNE. Extrait des eaux de condensation du gaz hydrogène. Voy. *Sel ammoniac.* | | 20 sept. 1828. |
| GOUDRON (Fabrication du). | Très-mauvaise odeur et danger du feu. | 14 janv. 1815. |
| GOUDRON (Fabriques de) à vases clos. Étaient primitivement rangées dans la 2e classe. | Danger du feu, fumée et un peu d'odeur. | 14 janv. 1815. 9 fév. 1825. |
| GOUDRONS (Travail en grand des), soit pour la fonte et l'épuration de ces matières, soit pour en extraire la térébenthine. | Odeur insalubre et danger du feu. | 9 fév. 1825. |

| DÉSIGNATION des ateliers et établissements insalubres, incommodes ou dangereux. | INDICATION SOMMAIRE de leurs inconvénients. | DATES des décrets et ordonnances de classement. |
|---|---|---|
| GRAISSES à feu nu (Fonte des). La fonte des graisses *au bain-marie* n'est pas classée. | Très-mauvaise odeur et danger du feu. | 31 mai 1833. |
| GRAS-DOUBLE (Cuisson du). Voy. *Echaudoirs*. | | |
| HUILES DE LIN (Cuisson des). | Odeur très-désagréable et danger du feu. | 31 mai 1833. |
| HUILE DE PIED DE BŒUF (Fabriques d'). | Mauvaise odeur causée par les résidus. | 15 oct. 1810. 14 janv. 1815. |
| HUILE DE POISSON (Fabriques d'). | Odeur désagréable et danger du feu. | 14 janv. 1815. |
| HUILE DE RÉSINE (Distillation de l'), Voy. *Résine*. | | |
| HUILE DE TÉRÉBENTHINE et huile d'aspic (Distillation en grand de l'). | *Idem.* | 14 janv. 1815. |
| HUILE ÉPAISSE à l'usage des tanneurs (Fabriques d'). Voy. *Dégras*. | Odeur très-désagréable et danger d'incendie. | 9 fév. 1825. |
| HUILE ROUSSE (Fabriques d') extraite des cretons et débris de graisse à une haute température. | Odeur très-désagréable, danger d'incendie. | 14 janv. 1815. |
| LIN (Rouissage du). Voy. *Routoirs*. | | 5 nov. 1826. |
| LITHARGE (Fabrication de la). | Exhalaisons dangereuses. | 14 janv. 1815. |
| MASSICOT (Fabrication du), première préparation du plomb pour le convertir en minium. | Exhalaisons dangereuses. | 14 janv. 1815. |
| MÉNAGERIES. | Danger de voir des animaux s'échapper des cages. | 14 janv. 1815. |
| MINIUM (Fabrication du), préparation du plomb pour les potiers, faïenciers, fabriques de cristaux, etc. | Exhalaisons moins dangereuses que celles du massicot. | *Idem.* |
| NOIR ANIMALISÉ (Fabriques et dépôts de). | Odeur très-désagréable et insalubre. | 12 janv. 1837. |
| NOIR D'IVOIRE et noir d'os (Fabrication du); lorsqu'on n'y brûle pas la fumée. | Odeur très-désagréable de matières animales brûlées portée à une grande distance. | 14 janv. 1815. |
| ORSEILLE (Fabrication de l'). Voy. 2e classe. | Odeur désagréable. | *Idem.* |
| OS D'ANIMAUX (Calcination d'). Voy. *Calcination d'os*. | Odeur très-désagréable de matières animales brûlées portée à une grande distance. | 9 fév. 1825. |
| PORCHERIES. | Très-mauvaise odeur et cris désagréables. | 15 oct. 1810. 14 janv. 1815. |
| POUDRES ou matières détonantes et fulminantes (Fabriques de), la fabrication d'allumettes, d'étoupilles ou autres objets du même genre préparés avec ces sortes de poudres ou matières. | Explosion et danger d'incendie. | 25 janv. 1823. |
| POUDRES ou matières fulminantes. Voy. *Fulminate de mercure*. | | 25 juin 1823. 30 oct. 1836. |
| POUDRETTE. | Très-mauvaise odeur. | 15 oct. 1810. 14 janv. 1815. |
| RÉSINES (Le travail en grand des), soit pour la fonte et l'épuration de ces matières, soit pour en extraire la térébenthine. Cette classification comprend les usines qui distillent les résines pour les convertir en huiles. | Mauvaise odeur et danger du feu. | 9 fév. 1825. |
| RÉSINEUSES (Le travail en grand de toutes les matières), soit pour la fonte et l'épuration de ces matières, soit pour en extraire la térébenthine. | *Idem.* | *Idem.* |
| ROUGE DE PRUSSE (Fabrique de) à vases ouverts. | Exhalaisons désagréab. et nuisibles à la végétation, quand il est fabriqué avec le sulfate de fer (couperose verte). | 14 janv. 1813. |

28

| DÉSIGNATION des ateliers et établissements insalubres, incommodes ou dangereux. | INDICATION SOMMAIRE de leurs inconvénients. | DATES des décret et ordonnances de classement. |
|---|---|---|
| ROUTOIRS servant au rouissage en grand du chanvre et du lin par leur séjour dans l'eau. | Emanations insalubres, infection des eaux. | *Idem.* 5 nov. 1826. |
| SABOTS (Ateliers à enfumer les), dans lesquels il est brûlé de la corne ou d'autres matières animales dans les villes. | Mauvaise odeur et fumée. | 9 fév. 1825. |
| SANG DES ANIMAUX, destiné à la fabrication du bleu de Prusse (Dépôts et ateliers pour la cuisson ou la dessiccation du). | Odeur très-désagréable, surtout si le sang conservé n'est pas à l'état sec. | *Idem.* |
| SEL AMMONIAC ou muriate d'ammoniaque (Fabricat. du) par le moyen de la distillation des matières animales. | Odeur très-désagréable et portée au loin. | 15 oct. 1810. 14 janv. 1815. |
| SEL AMMONIAC extrait des eaux de condensation du gaz hydrogène (Fabriques de). | Odeur extrêmement désagréable et nuisible, quand les appareils ne sont pas parfaits. | 20 sept. 1828. |
| SOIES DE COCHON (Les ateliers pour la préparation des) par tout procédé de fermentation. | Odeurs infectes et insalubres. | 27 mai 1838. |
| SOUDES DE VARECH (La fabrication en grand des), lorsqu'elle s'opère dans des établissements permanents. | Exhalaisons désagréables, nuisibles à la végétation et portées à de grandes distances. | 27 mai 1838. |
| SOUFRE (Fabrication des fleurs de). | Grand danger du feu et odeur désagréable. | 9 fév. 1825. |
| SOUFRE (Distillation du). | *Idem.* | 14 janv. 1815. |
| SUIF BRUN (Fabrication du). | Odeur très-désagréable et danger du feu. | 15 oct. 1810. 14 janv. 1815. |
| SUIF EN BRANCHES (Fonderies de) à feu nu (1). | | |
| SUIF D'OS (Fabrication du). | Mauvaise odeur, nécessité d'écouler les eaux. | 14 janv. 1815. |
| SULFATE D'AMMONIAQUE (Fabrication du) par le moyen de la distillation des matières animales. | Odeur très-désagréable et portée au loin. | *Idem.* |
| SULFATE DE CUIVRE (Fabrication du) au moyen du soufre et du grillage. | Exhalaisons désagréables et nuisibles à la végétation. | *Idem.* |
| SULFATE DE SOUDE (Fabrication du) à vases ouverts. | Exhalaisons désagréables nuisibles à la végétation, et portées à de grandes distances. | *Idem.* |
| SULFATES MÉTALLIQUES (Grillage des) en plein air. | Exhalaisons désagréables et nuisibles à la végétation. | *Idem.* |
| TABAC (Combustion des côtes du) en plein air. | Odeur très-désagréable. | 14 janv. 1815. |
| TAFFETAS CIRÉS (Fabriques de). | Danger du feu et mauvaise odeur. | 15 oct. 1810. 14 janv. 1815. |
| TAFFETAS ET TOILES VERNIS (Fabriques de). Voy. *Outres de peau de bouc.* | *Idem.* | *Idem.* |
| TÉRÉBENTHINE (Travail en grand pour l'extraction de la). | Odeur insalubre et danger du feu. | 9 fév. 1825. |
| TOILES CIRÉES (Fabrique de). Comprend les toiles grasses d'emballage et toiles goudronnées pour bâches. (Décis. du ministre du comm. du 8 janv. 1844.) | Danger du feu, mauvaise odeur. | *Idem.* |
| TOILES VERNIES (Fabrication des). Voy. *Taffetas vernis.* | Mauvaise odeur, et danger du feu. | 15 oct. 1810. 14 janv. 1815. |
| TOURBE (Carbonisation de la) à vases ouverts. | Très-mauvaise odeur et fumée. | 15 oct. 1810. 14 janv. 1815. |
| TRIPIERS. | Mauvaise odeur, et nécessité d'écoulement des eaux. | *Idem.* *Idem.* |
| TUERIES dans les villes dont la population excède 10,000 âmes. | Danger de voir des animaux s'échapper ; mauvaise odeur. | *Idem.* |

(1) Les fonderies qui emploient l'acide sulfurique, le bain-marie ou la vapeur, doivent rester néanmoins dans la première classe, quand les appareils sont mal construits. Dans le cas contraire, elles sont de deuxième classe. (Ordonnance du 25 avril 1840; décision du ministre du commerce du 18 août 1840.)

| DÉSIGNATION des ateliers et établissements insalubres, incommodes ou dangereux. | INDICATION SOMMAIRE de leurs inconvénients. | DATES des décret et ordonnances de classement. |
|---|---|---|
| URATE (Fabrication d'), mélange d'urine avec la chaux, le plâtre et les terres. | Odeur désagréable. | 9 fév. 1825. |
| VERNIS (Fabriques de). | Très-grand danger du feu, et odeur désagréable. | 15 oct. 1810. 14 janv. 1815. |
| VERRE, cristaux et émaux (Fabriques de), ainsi que l'établissement des verreries proprement dites, usines destinées à la fabrication du verre en grand. | Grande fumée et danger du feu. | 14 janv. 1815. 20 sept. 1828. |
| VISIÈRES et feutres vernis (Fabriques de). | Odeurs désagréables, crainte d'incendie. | 5 nov. 1826. |
| VOIRIES et dépôts de boue ou de toute autre sorte d'immondices. | Odeur très-désagréable et insalubre. | 9 fév. 1825. |

## DEUXIÈME CLASSE.

| | | |
|---|---|---|
| ABSINTHE (Distillerie d'extrait ou esprit d'). | Danger d'incendie. | 9 fév. 1825. |
| ACIDE MURIATIQUE (Fabrication de l') à vases clos. | Odeur désagréable et incommode quand les appareils perdent, ce qui a lieu de temps à autre. | 14 janv. 1815. |
| ACIDE MURIATIQUE OXYGÉNÉ (Fabrication de l'). Voy. Chlore. | Idem. | 11 janv. 1815. |
| ACIDE MURIATIQUE OXYGÉNÉ (Fabrication de l'), quand il est employé dans les établissements mêmes où on le prépare. Voy. Chlore. | Idem. | 9 fév. 1825. |
| ACIDE NITRIQUE, eau-forte (Fabrication de l'), par la décomposition du salpêtre au moyen de l'acide sulfurique dans l'appareil de Wolf. | Odeur désagréable et incommode quand les appareils perdent, ce qui a lieu de temps à autre. | 9 fév. 1825. |
| ACIDE PYROLIGNEUX (Fabrique d'), lorsque les gaz sont brûlés. | Un peu de fumée et d'odeur empyreumatique. | 14 janv. 1815. |
| ACIDE PYROLIGNEUX (Toutes les combinaisons de l') avec le fer, le plomb ou la soude. | Emanations désagréables qui ont constamment lieu pendant la concentration de ces produits. | 31 mai 1833. |
| ACIERS (Fabriques d'). | Fumée et danger du feu. | 14 janv. 1815. |
| AFFINAGE DE L'OR ou de l'argent par l'acide sulfurique, quand les gaz dégagés pendant cette opération sont condensés. | Très-peu d'inconvénients quand les appareils sont bien montés et fonctionnent bien. | 9 fév. 1825. |
| AFFINAGE DE L'OR ou de l'argent au moyen du départ et du fourneau à vent. Voy. Or. | Cet art n'existe plus. | 14 janv. 1815. |
| AMIDONNERIES avec séparation du gluten, quand le travail s'opère sans fermentation putride par lavages successifs, et quand elles ont un écoulement constant de leurs eaux. | | 22 mars 1845. 6 mai 1849. |
| BATTOIRS à écorce, dans les villes. | Bruit, poussière, et quelque danger du feu. | 20 sept. 1828. |
| BITUME EN PLANCHE (Fabriques de). | Danger d'incendie. | 9 fév. 1825. |
| BITUMES pissasphaltes (Atelier pour la fonte et la préparation des). | Danger d'incendie. | 31 mai 1833. |
| BLANC DE BALEINE (Raffineries de). | Peu d'inconvénient. | 5 nov. 1826. |
| BLANCHIMENT DES TISSUS et des fils de laine ou de soie par le gaz ou l'acide sulfureux. | Emanations insalubres. | 3 nov. 1826. |
| BLANCHIMENT DES TOILES et fils de chanvre, de lin et de coton par le chlore. | Emanations désagréables. | 14 janv. 1815. 5 nov. 1826. |

28.

| DÉSIGNATION des ateliers et établissements insalubres, incommodes ou dangereux. | INDICATION SOMMAIRE de leurs inconvénients. | DATES des décret et ordonnances de classement. |
|---|---|---|
| BLANCHIMENT DES TOILES par l'acide muriatique oxygéné. Voy. *Toiles.* | | 15 oct. 1810. 14 janv. 1815. |
| BLANC DE PLOMB ou de céruse (Fabriques de). | Inconvénients seulement pour la santé des ouvriers. | 15 oct. 1810. 14 janv. 1815. |
| BLEU DE PRUSSE (Fabriques de), lorsqu'elles brûlent leur fumée et le gaz hydrogène sulfuré. | Très-peu d'inconvénients si les appareils sont parfaits, ce qui n'a pas lieu constamment. | 14 janv. 1815. |
| BRIQUETERIES. Voy. *Tuileries.* | Fumée abondante au commencement de la fournée. | 14 janv. 1815. |
| BUANDERIES des blanchisseurs de profession et les lavoirs qui en dépendent, quand ils n'ont pas un écoulement constant de leurs eaux. | Odeur désagréable et insalubre. | 5 nov. 1826. |
| CALCINATION D'OS d'animaux lorsque la fumée est brûlée. | Odeur toujours sensible, même avec des appareils bien construits. | 20 sept. 1828. |
| CAOUTCHOUC. Fabriques où l'on prépare les tissus imperméables au moyen du caoutchouc dissous dans la térébenthine (provisoirement). | | 9 août 1844. |
| CARBONISATION DU BOIS à air libre, lorsqu'elle se pratique dans des établissements permanents, et ailleurs que dans les bois et forêts, ou en rase campagne. | Odeur et fumée très-désagréables s'étendant au loin. | 20 sept. 1828. |
| CARTONNIERS. | Un peu d'odeur désagréable. | 15 oct. 1810. 14 janv. 1815. |
| CENDRES D'ORFÉVRES (Traitement des) par le mercure et la distillation des amalgames. | Danger à cause du mercure en vapeur dans l'atelier. | 15 oct. 1810. 14 janv. 1815. |
| CENDRES GRAVELÉES (Fabrication des), lorsqu'on brûle la fumée, etc. | Un peu d'odeur. | 15 oct. 1810. 14 janv. 1815. |
| CÉRUSE (Fabrique de). Voy. *Blanc de plomb.* | Inconvénients seulement pour la santé des ouvriers. | 14 janv. 1815. |
| CHAMOISEURS. | Un peu d'odeur. | 15 oct. 1810. |
| CHANDELIERS. (Cette industrie comprend la fabrication des bougies stéariques). | Quelque danger du feu, un peu d'odeur. | 14 janv. 1815. |
| CHANVRE. Voy. *Peignage.* | | 27 janv. 1837. |
| CHANVRE imperméable ( Fabrication du). Voy. *Feutres goudronnés.* | | |
| CHAPEAUX (Fabriques de). | Buée et odeur assez désagréable; poussière noire occasionnée par le battage après la teinture, et portée au loin. | 14 janv. 1815. |
| CHAPEAUX DE SOIE ou autres préparés au moyen d'un vernis (Fabric. des). | Danger du feu et mauvaise odeur. | 27 janv. 1837. |
| CHARBON ANIMAL (La fabrication ou la révivification du), lorsque la fumée est brûlée. | Odeur toujours sensible, même avec des appareils bien construits. | 9 fév. 1825. 20 sept. 1828. |
| CHARBON DE BOIS. (Magasins de Paris.) | Danger d'incendie. | 5 juill. 1834. |
| CHARBON DE BOIS fait à vases clos. | Fumée et danger du feu. | 14 janv. 1815. |
| CHARBON DE TERRE épuré, lorsqu'on travaille à vases clos. | Un peu d'odeur et de fumée. | 14 janv. 1815. |
| CHATAIGNES (Dessiccation et conservation des). | Très-peu d'inconvénients, attendu que c'est une opération de ménage. | 14 janv. 1815. |
| CHAUX (Fours à) permanents. (Étaient primitivement rangés dans la 1re classe.) | Grande fumée. | 15 oct. 1810. 14 janv. 1815. 29 juill. 1818. |
| CHIFFONNIERS. | Odeur très-désagréable et insalubre. | 15 oct. 1810. 14 janv. 1815. |
| CHLORE, acide muriatique oxygéné (Fabrication du), quand ce produit est employé dans les établissements mêmes où on le prépare. | Odeur désagréable et incommode quand les appareils perdent, ce qui a lieu de temps à autre. | 9 fév. 1825. |

| DÉSIGNATION des ateliers et établissements insalubres, incommodes ou dangereux. | INDICATION SOMMAIRE de leurs inconvénients. | DATES des décret et ordonnances de classement. |
|---|---|---|
| CHLORURE DE CHAUX (Ateliers où l'on fabrique en petite quantité, c'est-à-dire dans une proportion de 300 kilogrammes au plus par jour, du). | Idem. | 31 mai 1833. |
| CHLORURES ALCALINS, eau de javelle (Fabrication des), quand ces produits sont employés dans les établissements mêmes où ils sont préparés. | Inconvénients moindres que ci-dessus, les produits étant moins abondants. | 9 fév. 1825. |
| CHLORURES ALCALINS, eau de javelle (Ateliers où l'on fabrique en petite quantité, c'est-à-dire dans une proportion de 300 kilogrammes au plus par jour, des). | Odeur désagréable et incommode quand les appareils perdent, ce qui a lieu de temps à autre. | 9 fév. 1825. 31 mai 1833. |
| CHROMATE DE POTASSE (Fabriques de). | Dégagement de gaz nitreux. | 31 mai 1833. |
| CHRYSALIDES (Dépôts de). | Odeur très-désagréable. | 20 sept. 1828. |
| CIRE A CACHETER (Fabriques de). | Quelque danger du feu. | 14 janv. 1815. |
| COLLE DE PEAU DE LAPIN (Fabriques de). | Un peu de mauvaise odeur. | 9 fév. 1825. |
| CORROYEURS. | Mauvaise odeur. | 14 janv. 1815. |
| COUVERTURIERS. | Danger causé par le duvet de laine en suspension dans l'air, odeur d'huile rance et de vapeurs sulfureuses, quand les soufroirs sont mal construits. | 14 janv. 1815. |
| CUIRS VERTS (Dépôts de). | Odeur désagréable et insalubre. | 14 janv. 1815. |
| CUIRS VERTS et peaux fraîches (Dépôts de). | Idem. | 14 janv. 1815. 27 janv. 1837. |
| CUIVRE (Fonte et laminage du). | Fumée, exhalaisons insalubres et danger du feu. | 14 janv. 1815. |
| CUIVRE (Dérochage du) par l'acide nitrique. | Odeur nuisible et désagréable. | 20 sept. 1828. |
| DÉROCHAGE. Voy. Cuivre. (Dérochage du). | | 20 sept. 1828. |
| EAU DE JAVELLE (Fabrique de l'), chlorures alcalins. | Odeur désagréable et incommode quand les appareils perdent, ce qui a lieu de temps à autre. | 31 mai 1833. |
| EAU-DE-VIE (Distilleries d'). | Danger du feu. | 13 oct. 1810. 14 janv. 1815. |
| EAU-FORTE (Fabrication de l'). Voy. Acide nitrique. | Odeur désagréable et incommode quand les appareils perdent, ce qui a lieu de temps à autre. | 14 janv. 1815. 9 fév. 1825. |
| EAUX SAVONNEUSES des fabriques (Extraction de-) et des autres corps gras contenus dans les eaux savonneuses et des fabriques. Voy. Huile. | | 20 sept. 1828. |
| EPONGES. Voy. Lavage. | | 27 janv. 1837. |
| FAÏENCE (Fabriques de). | Fumée au commencement des fournées. | 14 janv. 1815. |
| FEUTRE GOUDRONNÉ propre au doublage des navires (Fabrication de). Cette classification comprend la fabrication des chanvres imperméables. | Mauvaise odeur et danger d'incendie. | 31 mai 1833. |
| FILATURE DE COCONS. Les ateliers dans lesquels elle s'opère en grand, c'est-à-dire qui contiennent au moins six tours, sont, comme par le passé, soumis à la seule surveillance de l'autorité municipale. | Odeur fétide produite par la décomposition des matières animales. | 27 mai 1838. |
| FONDERIES DE FER. Voy. Hauts fourneaux. | | |
| FONDERIES AU FOURNEAU à la Wilkinson. | Fumée et vapeur nuisibles. | 9 fév. 1825. |

| DÉSIGNATION des ateliers et établissements insalubres, incommodes ou dangereux. | INDICATION SOMMAIRE de leurs inconvénients. | DATES des décret et ordonnances de classement. |
|---|---|---|
| FONDEURS EN GRAND au fourneau à réverbère. | Fumée dangereuse, surtout dans les fourneaux où l'on traite le plomb, le zinc, le cuivre, etc. | 14 janv. 1815. |
| FORGES DE GROSSES OEUVRES, c'est-à-dire celles où l'on fait usage de moyens mécaniques pour mouvoir, soit les marteaux, soit les masses soumises au travail. | Beaucoup de fumée, crainte d'incendie. | 5 nov. 1826. |
| FOURS A CUIRE les cailloux destinés à la fabrication des émaux. | Beaucoup de fumée. | 5 nov. 1826. |
| GALONS et tissus d'or et d'argent (Brûleries en grand des). | Mauvaise odeur. | 14 janv. 1815. |
| GAZ HYDROGÈNE. Les usines et ateliers où le gaz est fabriqué, et les gazomètres qui en dépendent. | Odeur désagréable, fumée, et danger d'incendie et d'explosion. | 20 août 1824. 27 janv. 1846. |
| GAZ (Ateliers où l'on prépare les matières grasses propres à la production du). | Danger du feu. | 31 mai 1833. |
| GENIÈVRE (Distilleries de). | Danger du feu. | 14 janv. 1815. |
| HARENG (Saurage du). | Mauvaise odeur. | 14 janv. 1815. |
| HONGROYEURS. | Mauvaise odeur. | 15 oct. 1810. 14 janv. 1815. |
| HUILE (Extraction de l') et des autres corps gras contenus dans les eaux savonneuses des fabriques. | Mauvaise odeur et quelque danger du feu. | 20 sept. 1828. |
| HUILE de térébenthine et autres huiles essentielles (Dépôts d'). Doivent être isolés de toute habitation. | Danger du feu d'autant plus grand que l'huile peut se volatiliser dans les magasins, et que l'approche d'une lumière détermine l'inflammation. | 9 fév. 1825. |
| HUILES (Epuration des) au moyen de l'acide sulfurique. | Danger du feu et mauvaise odeur produite par les eaux d'épuration. | 14 janv. 1815. |
| INDIGOTERIES. | Cet art, qu'on avait essayé en France, n'y existe plus. | 14 janv. 1815. |
| LARD (Ateliers à enfumer le). | Odeur et fumée. | 14 janv. 1815. |
| LAVAGE ET SÉCHAGE D'ÉPONGES (Etablissements de). | Mauvaise odeur produite par les eaux qui s'en écoulent. | 27 janv. 1837. |
| LAVOIR des blanchisseurs de profession. Voy. Buanderies. | | 5 nov. 1826. |
| LIN. Voy. Peignage. | | 27 janv. 1837. |
| LIQUEURS (Fabrication des). | Danger du feu. | 14 janv. 1815. |
| MAROQUINIERS. | Mauvaise odeur. | 14 janv. 1815. |
| MACHINES et CHAUDIÈRES A HAUTE PRESSION, c'est-à-dire celles dans lesquelles la force élastique de la vapeur fait équilibre à plus de deux atmosphères, lors même qu'elles brûleraient complétement leur fumée. | Fumée, attendu qu'il n'y en a jusqu'à présent aucune qui la brûle complétement; danger d'explosion des chaudières. | 15 oct. 1810. 14 janv. 1815. 29 oct. 1823. 25 mars 1830. 22 mai 1843. |
| MACHINES et CHAUDIÈRES A BASSE PRESSION, c'est-à-dire fonctionnant à moins de deux atmosphères, brûlant ou non la fumée. | *Idem.* | |
| MÉGISSIERS. | Mauvaise odeur. | 15 oct. 1810. 14 janv. 1815. |
| MOULINS A BROYER LE PLATRE, la chaux et les cailloux. | Bruit. Ce travail, étant fait par la voie sèche, a des inconvénients graves pour la santé des ouvriers, et même un peu pour le voisinage. | 9 fév. 1825. |
| MOULINS A FARINE dans les villes. | Bruit et poussière. | 9 fév. 1825. |
| NOIR DE FUMÉE (Fabrication du). | Danger du feu. | 15 oct. 1810. 14 janv. 1815. |
| NOIR D'IVOIRE et d'os (Fabrication du), lorsqu'on brûle la fumée. | Odeur toujours sensible, même avec des appareils bien construits. | 14 janv. 1815. |

| DÉSIGNATION des ateliers et établissements insalubres, incommodes ou dangereux. | INDICATION SOMMAIRE de leurs inconvénients. | DATES des décret et ordonnances de classement. |
|---|---|---|
| NOIR MINÉRAL (Carbonisation et préparation de schistes bitumineux pour fabriquer le). | Mauvaise odeur. | 31 mai 1833. |
| OR ET ARGENT (Affinage de l') au moyen du départ et du fourneau à vent. | Cet art n'existe plus. | 14 janv. 1815. |
| ORSEILLE (Fabrique d') à vases clos, en n'employant que de l'ammoniaque ou des sels alcalins à l'exclusion formelle de l'urine. | Mauvaise odeur. | 6 mai 1849. |
| OS (Blanchiment des) pour les éventaillistes et les boutonniers. | Très-peu d'inconvénients, le blanchiment se faisant par la vapeur et la rosée. | 6 mai 1849. |
| OS D'ANIMAUX (Calcination d'). Voy. Calcination d'os. | Odeur très-désagréable de matières animales brûlées portée à une grande distance. | 9 fév. 1825. |
| OXYDE DE ZINC. | Grande fumée, poussière. | 21 fév. 1848. |
| PAPIERS (Fabriques de). | Danger du feu. | 14 janv. 1815. |
| PARCHEMINIERS. | Un peu d'odeur désagréable. | 14 janv. 1815. |
| PEAUX DE LIÈVRE ET DE LAPIN. Voy. Sécrétage. | | 20 sept. 1828. |
| PEAUX FRAICHES. Voy. Cuirs verts. | | 14 janv. 1815. 27 janv. 1837. |
| PEIGNAGE en grand des chanvres et lins dans les villes (Ateliers pour le). | Incommodité produite par la poussière et danger du feu. | 27 janv. 1837. |
| PHOSPHORE (Fabriques de). | Danger d'incendie. | 5 nov. 1826. |
| PIPES A FUMER (Fabrication des). | Fumée comme dans les petites fabriques de faïence. | 14 janv. 1815. |
| PLATRE (Fours à) permanents, étaient primitivement rangés, dans la 1re classe. | Fumée considérable, bruit et poussière. | 15 oct. 1810. 29 juill. 1819 |
| PLOMB (Fonte du), et laminage de ce métal. | Très-peu d'inconvénients. | 15 oct. 1810. 14 janv. 1815. |
| POELIERS FOURNALISTES. Poêles et fourneaux de faïence et terre cuite. | Fumée dans le commencement de la fournée. | 15 oct. 1810. 14 janv. 1815. |
| POILS DE LIÈVRE et de lapin. Voy. Sécrétage. | | 20 sept. 1828. |
| PORCELAINE (Fabrication de la). | Fumée dans le commencement du petit feu, et danger d'incendie. | 14 janv. 1815. |
| POTASSE. Voy. Chromate de potasse. | | 31 mai 1833. |
| POTIERS D'ÉTAIN. | Très-peu d'inconvénient. | 14 janv. 1815. |
| POTIERS DE TERRE. | Fumée au petit feu. | 14 janv. 1815. |
| ROGUES (Dépôts de salaisons liquides, connues sous le nom de). | Odeur désagréable. | 5 nov. 1826. |
| ROUGE DE PRUSSE (Fabriques de) à vases clos. | Un peu d'odeur nuisible et un peu de fumée. | 14 janv. 1815. |
| SALAISON (Ateliers pour la) et le saurage des poissons. | Odeur très-désagréable. | 9 fév. 1825. |
| SALAISONS (Dépôts de). | Odeur désagréable. | 9 fév. 1825. |
| SCHISTES bitumineux. Voy. Noir minéral. | | 31 mai 1833. |
| SÉCHAGE D'ÉPONGES. Voy. Lavage. | | 27 janv. 1837. |
| SÈCHERIES DE MORUES. | Odeur très-désagréable. | 31 mai 1833. |
| SÉCRÉTAGE DES PEAUX ou poils de lièvre et de lapin. | Émanations fort désagréables. | 20 sept. 1828. |
| SEL ou muriate d'étain (Fabrication du). | Odeur très-désagréable. | 14 janv. 1815. |
| SOUFRE (Fusion du) pour le couler en canon, et épuration de cette même matière par fusion ou décantation. | Grand danger du feu et odeur désagréable. | 9 fév. 1825. |
| SUCRE (Raffineurs de). | Fumée, buée, et mauvaise odeur. | 14 janv. 1815. |
| SUCRE (Fabriques de). | Idem. | 27 janv. 1815. |
| SUIF (Fonderies de) au bain-marie ou à la vapeur. | Quelque danger du feu. | 14 janv. 1815. |
| SULFATE DE SOUDE (Fabrication du) à vases clos. | Un peu d'odeur et de fumée. | 14 janv. 1815. |

| DÉSIGNATION des ateliers et établissements insalubres, incommodes ou dangereux. | INDICATION SOMMAIRE de leurs inconvénients. | DATES des décret et ordonnances de classement. |
|---|---|---|
| SULFATES DE FER ET DE ZINC (Fabrication des), lorsqu'on forme ces sels de toutes pièces avec l'acide sulfurique et les substances métalliques. | Un peu d'odeur désagréable. | 14 janv. 1815. |
| SULFURES MÉTALLIQUES (Grillage des) dans les appareils propres à tirer le soufre et à utiliser l'acide sulfureux qui se dégage. | Un peu d'odeur désagréable. | 14 janv. 1815. |
| TABAC (Fabriques de). | Odeur très-désagréable. | 15 oct. 1810. 14 janv. 1815. |
| TABATIÈRES DE CARTON (Fabrication des). | Un peu d'odeur désagréable et danger du feu. | 14 janv. 1815. |
| TANNERIES. | Mauvaise odeur. | 14 janv. 1815. |
| TISSUS D'OR et d'argent (Brûleries en grand des). Voy. *Galons.* | Mauvaise odeur. | 14 janv. 1815. |
| TOILES (Blanchiment des) par l'acide muriatique oxygéné. | Odeur désagréable. | 15 oct. 1810. 14 janv. 1815. |
| TÔLE VERNIE. | Mauvaise odeur et danger du feu. | 9 fév. 1825. |
| TOURBE (Carbonisation de la) à vases clos. | Odeur désagréable. | 14 janv. 1815. |
| TUILERIES et briqueteries. | Fumée épaisse pendant le petit feu. | 14 janv. 1815. |
| VERNIS. Voy. *Chapeaux.* | Danger d'incendie. | 31 mai 1833. |
| VERNIS A L'ESPRIT-DE-VIN (Fabriq. de). | *Idem.* | 31 mai 1833. |
| VERNISSEURS. Voy. *Tôle vernie.* | *Idem.* | 31 mai 1833. |
| ZINC (Usine à laminer le). — L'instruction des demandes en établissement d'usines à fondre le zinc et le minerai de zinc est régie par la loi du 21 avril 1810 sur les mines. | Danger du feu et vapeurs nuisibles. | 20 sept. 1828. |

## TROISIÈME CLASSE.

| | | |
|---|---|---|
| ACÉTATE DE PLOMB, sel de Saturne (Fabrication de l'). | Quelques inconvénients, mais seulement pour la santé des ouvriers. | 14 janv. 1815. |
| ACIDE ACÉTIQUE (Fabrication de l'). | Peu d'inconvénients. | 5 nov. 1826. |
| ACIDE TARTRIQUE (Fabrique de l'). | Un peu de mauvaise odeur. | *Idem.* |
| ALCALI CAUSTIQUE en dissolution (Fabrication de l'). Voy. *Eau seconde.* | Très-peu d'inconvénients. | 14 janv. 1815. |
| ALCALI VOLATIL. Voy. *Ammoniaque.* | | 31 mai 1833. |
| ALUN. Voy. *Sulfate de fer et d'alumine.* | | 5 oct. 1810. 14 janv. 1815 |
| AMMONIAQUE ou alcali volatil (Fabrication en grand avec les sels ammoniacaux de l') | Odeur désagréable. | 31 mai 1833. |
| ARDOISES artificielles et mastics de différents genres (Fabriques d'). | Odeur désagréable, danger du feu. | 20 sept. 1828. |
| BALEINE (Travail de fanons de). | Abondantes vapeurs d'une odeur fade et tenace ; putréfaction des eaux quand on n'a pas le soin de les jeter immédiatement. | |
| BATTAGE en grand et journalier de la laine et de la bourre. | Bruit et poussière fétide, ou insalubre et incommode. | 31 mai 1833. |
| BATTEURS D'OR et d'argent. | Bruit. | 14 janv. 1815. |
| BLANCHIMENT DES TOILES et fils de chanvre, de lin ou de coton par les chlorures alcalins. | Peu d'inconvénient. | 5 nov. 1826. |
| BLANC D'ESPAGNE (Fabriques de). | Très-peu d'inconvénient. | 14 janv. 1815. |
| BOIS DORÉS (Brûleries de). | Très-peu d'inconvénient, l'opération se faisant très en petit. | *Idem.* |
| BORAX ARTIFICIEL (Fabriques de). | Très-peu d'inconvénient. | 9 fév. 1825. |

| DÉSIGNATION des ateliers et établissements insalubres, incommodes ou dangereux. | INDICATION SOMMAIRE de leurs inconvénients. | DATES des décret et ordonnances de classement. |
|---|---|---|
| BORAX (Raffinage du). | *Idem.* | 14 janv. 1815. |
| BOUGIE de blanc de baleine (Fabr. de). | Quelque danger d'incendie. | 9 fév. 1825. |
| BOURRE. Voy. *Battage*. | | 31 mai 1833. |
| BOUTONS MÉTALLIQUES (Fabrication de). | Bruit. | 15 oct. 1810. 14 janv. 1815. |
| BRASSERIES. | Fumée épaisse quand les fourneaux sont mal construits, et un peu d'odeur. | *Idem.* |
| BRIQUETERIES ne faisant qu'une seule fournée en plein air, comme on le fait en Flandre. | Fumée abondante au commencement de la fournée. | *Idem.* |
| BRIQUETS PHOSPHORIQUES et briquets oxygénés (Fabriques de). | Danger d'incendie. | 5 nov. 1826. |
| BUANDERIES. | Inconvénients graves par la décomposition des eaux de savon, quand elles n'ont pas d'écoulement. | 14 janv. 1815. |
| BUANDERIES DES BLANCHISSEURS de profession et les lavoirs qui en dépendent, quand ils ont un écoulement constant de leurs eaux. | Peu d'inconvénient. | 14 janv. 1815. 5 nov. 1826. |
| CAMPHRE (Préparation et raffinage du). | Odeur forte et quelque danger d'incendie. | 14 janv. 1815. |
| CARACTÈRES D'IMPRIMERIE (Fonderies de). | Très-peu d'inconvénient. | 15 oct. 1810. 14 janv. 1815. |
| CARAMEL en grand (Fabriques de). | Danger du feu, odeur désagréable | 5 nov. 1826. |
| CENDRES (Laveurs de). | Très-peu d'inconvénient. | 14 janv. 1815. |
| CENDRES BLEUES et autres précipités du cuivre (Fabrication des). | Aucun inconvénient, si ce n'est celui de l'écoulement au dehors des eaux de lavage. | *Idem.* |
| CHANTIERS DE BOIS à brûler, dans les villes. | Danger du feu exigeant la surveillance de la police. | 9 fév. 1825. |
| CHARBON DE BOIS dans les villes (Les dépôts de). | Danger d'incendie, surtout quand les charbons ont été préparés à vases clos, attendu qu'ils peuvent prendre feu spontanément. | 9 fév. 1825. |
| CHARBON DE BOIS DE PARIS. Lieux destinés à leur vente à la petite mesure. (Dépôts de 100 hectolitres.) | Danger d'incendie. | 5 juill. 1834. |
| CHAUX (Fours à) ne travaillant pas plus d'un mois par année. | Grande fumée. | 14 janv. 1815. |
| CHICORÉE, café (Fabriques de). | Très-peu d'inconvénient. | 9 fév. 1825. |
| CHROMATE DE PLOMB (Fabriques de). | *Idem.* | *Idem.* |
| CIRIERS. | Danger du feu. | 15 oct. 1810. 14 janv. 1815. |
| COLLE DE PARCHEMIN et d'amidon (Fabrique de). Voy. *Gélatine.* | Très-peu d'inconvénient. | *Idem.* |
| CORNE (Travail de la) pour la réduire en feuilles. | Un peu de mauvaise odeur. | 15 oct. 1810. 14 janv. 1815. |
| CRISTAUX DE SOUDE, sous carbonate de soude cristalisé (Fabrication de). | Très-peu d'inconvénient. | *Idem.* |
| CUISSON DE TÊTES D'ANIMAUX dans les chaudières établies sur un fourneau de construction, quand elle n'est pas accompagnée de fonderie de suif. Voy. *Échaudoirs.* | Fumée, légère odeur. | 31 mai 1833. |
| DÉGRAISSEURS. Voy. *Teinturiers-dégraisseurs.* | Très-peu d'inconvénient. | 14 janv. 1815 |
| DOREURS SUR MÉTAUX. | On a à craindre les maladies des doreurs, le tremblement, etc, mais ce n'est que pour les ouvriers. | 15 oct. 1810. 14 janv. 1815. |
| EAU SECONDE (Fabrication de l') des peintres en bâtiments, alcali caustique en dissolution. | Très-peu d'inconvénient. | *Idem.* |

| DÉSIGNATION des ateliers et établissements insalubres, incommodes ou dangereux. | INDICATION SOMMAIRE de leurs inconvénients. | DATES des décret et ordonnances de classement. |
|---|---|---|
| ÉCHAUDOIRS dans lesquels on traite les têtes et les pieds d'animaux, afin d'en séparer le poil. | Fumée et légère odeur. | 31 mai 1833. |
| ENCRE A ÉCRIRE (Fabriques d'). | Très-peu d'inconvénient. | 14 janv. 1815. |
| ENGRAISSAGE (Établissement en grand pour l'). | Mauvaise odeur et incommodité. | 31 mai 1833. |
| ESSAYEURS. | Très-peu d'inconvénient. | 14 janv. 1815. |
| ÉTAIN (Fabrication de feuilles d'). | Peu d'inconvénient, l'opération se faisant au laminoir. | Idem. |
| FÉCULES DE POMMES DE TERRE (Fabriques de). | Mauvaise odeur provenant des eaux de lavage quand elles sont gardées. | 9 fév. 1825. |
| FER-BLANC (Fabriques de). | Très-peu d'inconvénient | 14 janv. 1815. |
| FONDEURS AU CREUSET. | Un peu de fumée. | Idem. |
| FROMAGES (Dépôts de). | Odeur très-désagréable. | Idem. |
| GAZ HYDROGÈNE (les petits appareils pour fabriquer le gaz), pouvant fournir au plus, en douze heures, 10 mètres cubes, et les gazomètres qui en dépendent. | Odeur, dangers d'explosion et d'incendie. | 25 mars 1838. 27 janv. 1846. |
| GAZOMÈTRES (non attenant à des appareils producteurs, et dont la capacité excède 10 mètres cubes); ceux d'une capacité moindre peuvent être établis après déclaration à l'autorité municipale. | Odeur, dangers d'explosion et d'incendie. | 27 janv. 1846. |
| GAZ (Ateliers pour le grillage des tissus de coton par le). La surveillance de la police locale établie pour les ateliers d'éclairage par le gaz est applicable aux ateliers pour le grillage. | Peu d'inconvénient, l'opération se faisant en petit. | 9 fév. 1825. |
| GÉLATINE EXTRAITE DES OS (Fabrication de la, par le moyen des acides et de l'ébullition. | Odeur assez désagréable quand les matières ne sont pas fraîches. | 9 fév. 1825. |
| GLACES (Battage des). | Inconvénient pour les ouvriers seulement, qui sont sujets au tremblement des doreurs. | 14 janv. 1815. |
| GRILLAGE DES TISSUS de coton par le gaz (Ateliers de). Voy. *Gaz hydrogène*. | Peu d'inconvénient, l'opération se faisant en petit. | 9 fév. 1825. |
| LAINE. Voy. *Battage*. | | 31 mai 1833. |
| LAQUES (Fabrication des). | Très-peu d'inconvénient. | 14 janv. 1815. |
| LAVOIRS A LAINE (Établissements des). | Doivent être placés sur les rivières et ruisseaux, au-dessous des villes et villages. | 9 fév. 1825. |
| LAVOIR des blanchisseurs de profession. Voy. *Buanderies* (voy. 2e classe). | | |
| LUSTRAGE DES PEAUX. | Très-peu d'inconvénient. | 5 nov. 1826. |
| MASTICS. Voy. *Ardoises artificielles et mastics de différents genres*. | | 20 sept. 1828. |
| MOULINS A HUILE. | Un peu d'odeur et quelque danger du feu. | 14 janv. 1815. |
| OCRE JAUNE (Calcination de l') pour le convertir en ocre rouge. | Un peu de fumée. | Idem. |
| PAPIERS PEINTS et papiers marbrés (Fabriques de). | Danger du feu. | 15 oct. 1810. 14 janv. 1815. |
| PLATRE (Fours à) ne travaillant pas plus d'un mois par année. | Fumée dans la proportion du travail. | 14 janv. 1815. |
| PLOMB DE CHASSE (Fabrication du). | Très-peu d'inconvénient. | 15 oct. 1810. 14 janv. 1815. |
| PLOMBIERS et fontainiers. | *Idem.* | *Idem.* |
| POTASSE (Fabriques de). | *Idem.* | *Idem.* |
| PRÉCIPITÉ DU CUIVRE (Fabrication de). Voy. *Cendres bleues*. | Très-peu d'inconvénient. | *Idem.* |
| SABOTS (Ateliers à enfumer les). | Fumée. | *Idem.* |
| SALPÊTRE (Fabrication et raffinage du). | Fumée et danger du feu. | *Idem.* |
| SAVONNERIES. | Buée, fumée et odeur désagréables. | 14 oct. 1810. 14 janv. 1815. |

| DÉSIGNATION des ateliers et établissements insalubres, incommodes ou dangereux. | INDICATION SOMMAIRE de leurs inconvénients. | DATES des décret et ordonnances de classement. |
|---|---|---|
| SEL (Raffineries de) (1). | Très-peu d'inconvénient. | *Idem.* |
| SEL DE SATURNE (Fabrication du). Voy. *Acétate de plomb.* | Quelques inconvénients, mais seulement pour la santé des ouvriers. | 14 janv. 1815. |
| SEL DE SOUDE SEC (Fabrication du) sous-carbonate de soude sec. | Très-peu de fumée. | *Idem.* |
| SIROPS DE FÉCULE de pommes de terre (Exhalation du). | Nécessité d'écouler les eaux. | 9 fév. 1825. |
| SOUDE (Fabrication de la), ou décomposition du sulfate de soude | Fumée. | 15 oct. 1810. 14 janv. 1815. |
| SULFATE DE CUIVRE (Fabrication du) au moyen de l'acide sulfurique et de l'oxyde de cuivre, ou du carbonate de cuivre. | Très-peu d'inconvénient. | *Idem.* |
| SULFATE DE POTASSE (Raffinage du). | *Idem.* | *Idem.* |
| SULFATE DE FER et d'alumine ; exhalation de ces sels des matériaux qui les contiennent tout formés, et transformation du sulfate d'alumine en alun. | Fumée et buée. | 15 oct. 1810. 14 janv. 1815. |
| TARTRE (Raffinage du). | Très-peu d'inconvénient. | *Idem.* |
| TEINTURIERS. | *Idem.* | *Idem.* |
| TEINTURIERS-DÉGRAISSEURS. | Buée et odeur désagréable quand les soufroirs sont mal construits. | 15 oct. 1810. 14 janv. 1815. |
| TOILES PEINTES (Ateliers de) (2). | Mauvaise odeur et danger du feu. | 9 fév. 1825. |
| TRÉFILERIES. | Bruit, danger du feu. | 20 sept. 1828. |
| TUERIES dans les communes dont la population est au-dessous de 10,000 habitants. Voy. *Abattoirs.* | Danger de voir les animaux s'échapper; mauvaise odeur. | 14 janv. 1815. |
| VACHERIES dans les villes dont la population excède 5,000 habitants. | Mauvaise odeur. | 15 oct. 1810. 14 janv. 1815. |
| VERDET (Fabrication du). Voy. *Vert-de-gris.* | Très-peu d'inconvénient. | *Idem.* |
| VERT-DE-GRIS et verdet (Fabricat. du). | *Idem.* | *Idem.* |
| VIANDE (Salaison et préparation des). | Légère odeur. | *Idem.* |
| VINAIGRE (Fabrication du). | Très-peu d'inconvénient. | *Idem.* |

(1) On doit assimiler aux raffineries de sel les usines destinées à l'élaboration du sel gemme et au traitement des eaux salées. Ces usines sont en outre régies par la loi du 12 avril 1810, sur les usines, par celle du 17 juin 1840, et enfin par l'ordonnance du 7 mars 1841. (Instruction du ministre des travaux publics.)

(2) Cette classification comprend les ateliers d'impressions sur étoffes, avec cette différence qu'il peut y avoir lieu à une tolérance pour les ouvriers imprimeurs travaillant en chambre, et n'ayant pas plus de deux ou trois tables d'impressions, alors qu'il est démontré que leur travail ne peut donner lieu à aucune espèce d'inconvénient. (Décision du ministre du commerce, du 16 novembre 1836.)

## Bibliographie.

PIORRY. *Dissertation sur les habitations privées.* Thèse de concours pour la chaire d'hygiène de la Faculté de Paris, 1837.

JOIRE. *Des logements du pauvre et de l'ouvrier, considérés sous le rapport de l'hygiène publique et privée, dans les villes industrielles.* In *Ann. d'Hyg. publ.*, t. XLV, p. 290. 1851.

BRIQUET. *De l'éclairage artificiel, considéré sous le point de vue de l'hygiène publique et de l'hygiène privée.* Thèse de concours pour la chaire d'hygiène. Paris, 1837.

PÉCLET. *Traité de la chaleur, considérée dans ses applications.* Paris, 1843.

D'Arcet. *Note sur la nécessité d'augmenter le diamètre des prises d'air et des bouches de chaleur, des poêles et des calorifères.* In *Ann. d'Hyg.*, t. XXIX, p. 332. 1843.

Grouvelle. *Essai sur l'art de chauffer et de ventiler les édifices publics.* Paris, 1844.

Guérard. *Observations sur la ventilation et le chauffage des édifices publics.* In *Ann. d'Hyg.*, 1844, t. XXXII, p. 52.

Boudin. *Études sur le chauffage, la réfrigération et la ventilation des édifices publics.* Paris, 1850. — *De la circulation de l'eau, considérée comme moyen de chauffage.* In *Ann. d'Hyg. publ.*, 1852, t. XLVII, p. 241.

Robinet. *De la ventilation dans les hôpitaux.* In *Moniteur des Hôpitaux*, 1853, nᵒˢ 28 et 31.

Ebelmen. *Dictionnaire des arts et manufactures.* Art. Combustibles. Paris, 1847.

Guérard. *De l'emploi industriel de l'oxyde de carbone, etc.* In *Ann. d'Hyg.*, 1843, t. XXX, p. 48.

D'Arcet. *Des rapports de distances qu'il est utile de maintenir entre les fabriques insalubres et les habitations qui les entourent.* In *Ann. d'Hyg.*, 1843, t. XXX, p. 321.

Trébuchet. *Note sur les établissements insalubres.* In *Ann. d'Hyg.*, 1848, t. XL, p. 341.

---◦◉◦---

# Vingt-et-unième Leçon.

De l'endémie, des constitutions médicales, de l'épidémie, de l'infection, de la contagion. — Des quarantaines. — Géographie médicale.

Nous voici, Messieurs, en présence des questions les plus vastes, les plus importantes, les plus difficiles, les plus obscures, les plus controversées de la médecine, et nous avons un double écueil à craindre. Ces questions appartiennent, en effet, autant à la pathologie qu'à l'hygiène, et nous courrons le risque, soit de rester insuffisant et incomplet, soit de franchir les limites de notre cadre et de faire irruption dans le domaine des professeurs chargés de vous enseigner la pathologie générale, la pathologie interne et externe. Nous ferons tous nos efforts pour éviter également Charybde et Scylla.

### De l'endémie.

Dans le langage de l'école, on appelle *endémie* une *cause morbifique propre à un pays, à une localité déterminée ; cause permanente, souvent plus active à certaines époques qu'à d'autres et se rattachant à des modificateurs hygiéniques plus ou moins appréciables* (influences exercées par l'atmosphère, le sol, les eaux, les aliments, les mœurs, coutumes, usages, etc.).

Depuis Hippocrate jusqu'à nos jours, on a fait de nombreux efforts pour séparer nettement l'endémie de l'épidémie, mais ils ont été peu heureux, par des raisons que nous vous indiquerons tout à l'heure.

« L'endémie, dit Van-Swieten, *peut exister en dehors de toute influence nuisible de l'atmosphère ; l'épidémie ne le peut point.* » Dans l'état actuel des choses, cette assertion est vraie ; mais elle n'a aucune valeur, puisque l'endémie *peut aussi* se rattacher à une influence nuisible de l'atmosphère, et que, souvent, l'endémie se transforme en épidémie. Certes, tant qu'il ne s'agit que de la scrofule ou du goître, on ne confondra pas l'un avec l'autre, mais la distinction devient moins facile lorsqu'il s'agit du choléra !

Désespérant d'arriver à une séparation précise et rigoureuse, beaucoup d'auteurs rejettent toute espèce de distinction et affirment, au contraire, que « *l'endémie n'est autre chose qu'une épidémie locale et permanente ;* » mais je n'ai pas besoin d'insister pour vous faire comprendre combien, *dans l'état actuel des choses,* une semblable proposition est erronée, et combien elle enlève toute espèce de sens pathologique et pathogénique aux mots endémie et épidémie. La plique et le ténia seraient donc des ÉPIDÉMIES locales et permanentes ?

Il est facile de se rendre compte de la déplorable confusion qui règne dans la science, quant à la question qui nous occupe. Sous le nom de *maladies endémiques,* on réunit, ainsi que vous pouvez vous en convaincre en lisant la longue et fastidieuse énumération donnée par les auteurs, les affections les plus différentes, n'ayant entre elles, soit au point de vue des symptômes, soit à celui des causes, aucune espèce d'analogie : les fièvres intermittentes et les accidents produits par l'ingestion du seigle ergoté ou du maïs ; la fièvre jaune et les déformations crâniennes dues à une manœuvre de sage-femme ou à l'usage d'une certaine coiffure ; le scorbut et la plique ; le choléra et le ténia ou les calculs vésicaux ; la dyssenterie et la gale, sans parler du *nôme,* du *ginklose* et du *labri-sulcium !*

De deux choses l'une : ou le mot *endémie* doit rester étranger à toute considération de causalité, et alors il est évident qu'il n'y a plus aucune espèce de rapprochement possible entre lui et le mot *épidémie ;* et alors les *maladies endémiques* ne sont plus que des affections quelconques envisagées sous le rapport de leur distribution topographique ; et alors *endémie* veut dire : *géographie médicale ;*

Ou bien le mot *endémie* fait intervenir la considération de la cause et doit être rapproché du mot *épidémie ;* mais alors il est évident qu'il doit être appliqué *exclusivement* à un modificateur *cosmique*, sous peine de perdre toute signification précise ; et c'est en nous plaçant à ce point de vue que nous définissons l'endémie : *une cause morbifique propre à une localité plus ou moins étendue, cause* PERMANENTE *quoique plus active à certaines époques, atmosphérique ou géologique, et pouvant, sous certaines conditions, se transformer en épidémie.*

Cette manière d'envisager les choses diffère essentiellement de celle qui vous est enseignée ; mais je crois, Messieurs, que si vous voulez y réfléchir sérieusement, vous reconnaîtrez qu'elle est conforme aux véritables principes ; qu'elle ramène la question à des termes nets et précis ayant une valeur pathologique, pathogénique et hygiénique bien déterminée, et enfin, qu'elle a l'avantage de couper court à des définitions, à des distinctions, à des discussions qui, jusqu'à présent, n'ont eu d'autre résultat que de rendre l'obscurité plus complète. (*Voy.* le *Compendium de Médecine pratique,* art. *Endémie,* t. III, p. 311.)

« Avant d'aborder ce sujet, disait Motard, nous préférerions de « beaucoup n'avoir jamais rien vu, ni lu, ni entendu de ces matières, « et en commencer l'étude pour la première fois. » Messieurs, après avoir tout lu et tout entendu, nous nous sommes efforcé de tout oublier, pour ne nous en rapporter qu'aux inspirations de notre observation personnelle et de notre bon sens. A vous de décider si nous avons été plus heureux que nos devanciers ; à vous de décider si nous avons bien fait d'abandonner au professeur de pathologie interne le soin de vous apprendre quelles sont les causes de la plique, que les uns attribuent au froid humide, les autres à l'habitude de se raser la tête ; ceux-ci à l'usage de la chair de porc et de la viande salée, ceux-là à des effluves marécageux ; ceux-ci à des molécules argileuses répandues dans l'atmosphère, ceux-là à l'usage des bonnets de fourrure ; les uns à la constitution géologique, les autres à la malpropreté.

L'endémie, telle que nous l'avons définie, se rattache tantôt à des modifications survenues dans les conditions habituelles, normales de l'air atmosphérique, tantôt à une *viciation* de l'atmosphère produite par l'introduction d'un principe hétérogène. Cette distinction n'est point sans importance, ainsi que vous le verrez tout à l'heure.

Les conditions de *température* donnent naissance à des maladies endémiques que nous vous avons déjà fait connaître. Vous savez, en effet, que dans les *pays froids,* en Russie, en Norwége, en Suède, en Sibérie, etc., on observe très-fréquemment le rhumatisme, la pneumonie, les engelures, les affections phlegmasiques ; mais ces maladies sont tellement communes sur tous les points du globe, qu'en vérité nous ne savons guère s'il en est un où elles puissent être considérées comme *endémiques*. Leur développement peut-il d'ailleurs être attribué exclusivement au froid ? (*Voy.* p. 69-72, 334-336.) Tous les doutes disparaissent lorsqu'il s'agit de la congélation. Les ophthalmies sont endémiques en Laponie, en Sibérie, dans les pays que recouvrent des neiges presque perpétuelles : la cataracte et l'amaurose y sont très-fréquentes.

Dans les *pays chauds* se présentent, à titre d'affections endémiques: l'érythème solaire, les congestions cérébrales, l'encéphalite, la méningite ; les affections nerveuses, telles que le tétanos, l'hystérie, l'épilepsie, la folie, la calenture. Les ophthalmies y sont très-communes ; l'hépatite, les abcès du foie s'y montrent à peu près exclusivement. Enfin, les auteurs mentionnent encore le béribéri, le pian, la lèpre tuberculeuse, l'éléphantiasis du scrotum, l'hématurie. Mais quelles sont les véritables causes de ces maladies ? quel est le rôle pathogénique joué par la chaleur ? (*Voy.* p. 63, 331-334.)

Les grandes *variations de température*, la succession de nuits froides à des jours brûlants, sont considérées comme la cause des diarrhées, des coliques, de la dyssenterie, qui règnent d'une manière endémique à Ceylan, Batavia, Java ; en Bohême, en Gallicie, aux Antilles, etc. (*Voy.* p. 73.)

L'endémicité du scorbut, sur les côtes de la Baltique, en Suède, au Groënland ; celle de la scrofule, en Hollande, en Angleterre, dans le Valais, etc.; celle du goître et du crétinisme, dans le Valais, la haute et basse Maurienne, etc.; la goutte, la gravelle, le diabète, ont été rapportés à *l'humidité*, et nous nous sommes longuement expliqué à cet égard. (*Voy.* p. 178 et suiv.)

Les belles et récentes recherches de M. Chatin tendent à prouver que la diminution de l'iode normalement contenu dans l'air atmosphérique est une des principales causes du goître et du crétinisme, dont l'endémicité a donné lieu à tant d'hypothèses, à tant d'opinions contradictoires, à de si vives et si longues discussions.

L'éclat d'une *lumière solaire* intense réfléchie par de la neige, du sable, des surfaces blanches quelconques, est considéré comme la cause des ophthalmies, de l'amaurose, de la cataracte, qui se montrent endémiquement aux pôles et sous l'équateur, en Laponie et en Égypte. (*Voy.* p. 131.)

Les *vents* sont également des causes d'endémicité, et nous vous avons dit quels sont les effets du siroco en Italie et en Provence, du samoun dans les déserts de l'Afrique. (*Voy.* page 143.)

Vous vous dites, sans doute, Messieurs, que les maladies que nous venons d'énumérer ne méritent guère le titre d'*endémiques*, puisqu'on les rencontre sur des points du globe aussi multipliés et aussi différents ; vous avez raison. Les influences météorologiques locales, quoique variables suivant les climats et les localités, se reproduisent souvent presque exactement les mêmes dans des contrées fort éloignées les unes des autres, et il en résulte que l'on observe sous des latitudes très-différentes des maladies semblables.

L'endémie apparaît d'une manière plus nette lorsqu'on étudie les maladies produites par une viciation de l'atmosphère, et celles-ci présentent encore ce caractère particulier et très-important, que c'est exclusivement parmi elles que l'on voit parfois l'endémie se transformer en épidémie. C'est principalement en raison de cette circonstance remarquable, que nous avons cru devoir en former un groupe à part, et établir une distinction dont personne n'a tenu compte jusqu'ici.

La fièvre typhoïde, le typhus, la dyssenterie, sont endémiques dans les grands centres de population, dans les lieux où se font sentir d'une manière permanente ou accidentelle les effets de l'encombrement, de l'entassement. La fièvre typhoïde règne constamment à Paris, à Londres, à Birmingham, etc. ; le typhus et la dyssenterie déciment les camps encombrés, les hôpitaux militaires surchargés de malades. Le croup, le muguet, l'ophthalmie des nouveau-nés, la pourriture, se montrent de préférence dans les salles d'hôpital surchargées. (*Voy.* pages 198-201 ; 365-367.)

Les fièvres intermittentes et rémittentes, simples ou pernicieuses sont endémiques dans les pays chauds et marécageux, et nous vous avons fait connaître avec assez de soin la distribution géographique des marais, pour n'avoir pas à revenir ici sur ce point. (*Voy.* pages 238-250.)

La fièvre jaune, l'une des maladies les plus certainement et les plus remarquablement endémiques, a pour berceau le Mexique et les Antilles, et nous vous indiquerons bientôt les limites qu'il est permis de lui assigner.

Enfin, la peste est endémique en Turquie et en Egypte ; le choléra, dans l'Inde, sur les bords du Gange.

Vous avez dû vous apercevoir, Messieurs, que l'étude de l'endémie et des maladies endémiques se confond complétement avec celle des modificateurs météorologiques et géologiques, des climats, des localités, et c'est pour vous épargner de fastidieuses répétitions que nous nous en tenons ici à une indication sommaire. Que si vous voulez des détails surabondants ou insignifiants ; des assertions vagues ou dénuées de preuves ; une énumération aussi peu raisonnée que méthodique ; une accumulation de noms hétérogènes, non définis, inconnus ; un assemblage incohérent de mots et d'idées, vous trouverez tout cela dans les auteurs classiques qui se copient successivement depuis des siècles, sans jamais avoir cherché à porter, dans cette obscure question, la lumière du raisonnement et des saines doctrines médicales.

La prophylaxie de l'endémie est tout entière dans les règles que nous vous avons tracées à propos des modificateurs météorologiques et géologiques, des climats et des localités.

### De l'épidémie et des constitutions médicales ou épidémiques.

Nous n'essayerons point, Messieurs, de vous présenter des considérations générales sur le sujet dont nous avons à vous entretenir, car ici encore nous nous trouvons en présence d'une déplorable confusion, qui rend toute synthèse impossible.

On appelle *constitution médicale ou épidémique, saisonnière ou temporaire, régulière ou légitime*, l'ensemble des agents atmosphériques sous l'empire desquels certaines maladies prédominent dans chacune des saisons de l'année. En étudiant l'influence de la chaleur, du froid, de l'humidité, des climats, des saisons, nous vous avons fait connaître les éléments dont se compose l'étude des constitutions médicales saisonnières (*Voy.* pages 63, 65, 69 et suiv.; 330, 335, 338, 360, 362), et vous savez déjà que les *maladies printannières* sont les fièvres éruptives et les fièvres d'accès; les *maladies estivales* les maladies bilieuses et inflammatoires : embarras gastrique, diarrhée, dyssenterie, hépatite, encéphalite; l'aliénation mentale, le suicide, etc.; les *maladies automnales* les affections catarrhales : bronchite, grippe, coryza, diarrhée; les fièvres d'accès; les *maladies hivernales* les phlegmasies : pneumonie, pleurésie, rhumatisme.

Mais les saisons, surtout dans les climats tempérés, ne se présentent point avec des caractères invariables, constants; elles éprouvent souvent de grandes perturbations; l'hiver peut être doux et humide; le printemps sec et froid; l'été très-variable; l'automne chaud et sec. Il en résulte des *constitutions médicales irrégulières, illégitimes, déplacées*, dans lesquelles l'ordre pathologique est renversé, les maladies automnales se montrant en hiver, les maladies hivernales au printemps, etc. Huxham et Lepecq de la Clôture ont rapporté de nombreux exemples de semblables irrégularités.

Mais les saisons médicales ou météorologiques ne sont pas exactement limitées comme les saisons astronomiques (*Voy.* page 351 et suiv.); elles ne finissent point à jours et heures fixes; les conditions atmosphériques de l'une empiètent souvent sur celles de l'autre; il en résulte des *constitutions médicales mixtes, combinées*, sous l'influence desquelles on voit, par exemple, les maladies hivernales régner pendant une partie du printemps et se combiner avec les maladies printannières. Les constitutions mixtes se montrent souvent au commencement et à la fin de chaque saison.

La constitution saisonnière se déduit des constitutions de chacun des jours appartenant à la saison ; la *constitution annuelle* se déduit des conditions saisonnières, mais ici deux cas peuvent se présenter. Lorsque toutes les saisons sont régulières, l'année est dite *légitime*, et il n'existe point de constitution annuelle ; lorsque les saisons sont irrégulières, il existe, au contraire, une constitution annuelle qui emprunte son caractère à la maladie qui a prédominé, et qui prend le nom de *maladie régnante;* ce qui veut dire qu'elle a été la plus fréquente, qu'elle a régné le plus longtemps, ou qu'elle a été comparativement la plus grave.

Et maintenant, Messieurs, allons-nous suivre les auteurs dans les interminables discussions auxquelles ils se sont livrés, pour établir les conditions météorologiques que doivent présenter les saisons envisagées, soit isolément, soit dans leurs rapports les unes avec les autres ? Pour énumérer les caractères qui appartiennent aux constitutions régulière, chaude et sèche, chaude et humide, froide et sèche, froide et humide ? Pour indiquer les perturbations saisonnières qui peuvent survenir et donner naissance aux constitutions déplacées ou mixtes ? Pour décrire les maladies correspondant à chacune des constitutions régulières ou irrégulières ? Pour nous apprendre comment se combinent entre eux les éléments phlogistique, muqueux, bilieux, catarrhal ? Non, certes ! et nous préférons vous renvoyer au *Compendium de Médecine pratique (article Épidémie)*, en vous priant, à l'avance, de pardonner à ses auteurs les pages qu'ils ont dû consacrer à l'exposé de ces questions.

En dehors de ce que nous avons dit à propos des modificateurs atmosphériques et géologiques, des saisons, des climats et des localités, la science ne possède aucunes données positives, satisfaisantes. Le travail comparatif destiné à établir le rapport qui existe entre les constitutions médicales et les manifestations morbides nous fait entièrement défaut, et pour être accompli, il exigerait de longues années et de nombreux efforts. Sans pousser la témérité jusqu'à préjuger le résultat qui serait obtenu, on peut se demander néanmoins s'il aurait une grande valeur générale, surtout si l'on considère avec Ozanam « que les constitutions médicales se modifient selon la diversité des climats, des températures, de la météorologie de chaque pays, de l'exposition des lieux, et de tant d'autres circonstances physiques qui changent absolument l'état constitutionnel d'une province, d'un canton, d'une ville, relativement à d'autres localités voisines. »

De deux choses l'une, d'ailleurs : ou bien les *maladies régnantes* se développent exclusivement sous l'influence du froid, du chaud, du sec, de l'humide, des vents, et alors il suffit de rapprocher les *tables météorologiques*, si bien faites, de l'Observatoire de Paris des recueils d'observations médicales, des *tables pathologiques*, pour se convaincre que nous n'arriverons probablement jamais à des données plus précises que celles que nous possédons, et que nous vous avons fait connaître.

Ou bien les *maladies régnantes* se développent sous l'influence d'un agent atmosphérique spécial, particulier, inconnu, d'un *génie épidémique*, en un mot, et alors l'histoire des constitutions médicales saisonnières et des maladies régnantes se confond avec celle des *maladies épidémiques proprement dites.*

Que si vous nous demandiez laquelle de ces deux hypothèses vous devez adopter, nous vous répondrions très-franchement que nous ne sommes nullement en mesure de vous le dire.

On appelle *constitution médicale ou épidémique fixe, stationnaire,* une influence sous l'empire de laquelle *toutes les maladies* qui sévissent sur les habitants d'une ville, d'une contrée, revêtent, pendant un temps plus ou moins long, une forme à peu près identique, et l'on a admis des constitutions inflammatoire, bilieuse, catarrhale, rheumatique, putride, nerveuse, etc. Ici, ce n'est plus *une maladie* qui devient plus fréquente, prédominante, en se substituant, pour ainsi dire, à toutes les autres; c'est seulement un élément morbide qui s'associe aux affections les plus diverses par leur siége et par leurs symptômes, et leur imprime un caractère commun.

Quelles sont les causes de la constitution stationnaire ? Les uns les placent dans les habitudes, les mœurs, les aliments; les autres, dans les agents atmosphériques; Sydenham, au contraire, assure qu'elles ne viennent ni du chaud, ni du froid, ni du sec, ni de l'humide, mais plutôt « d'une altération secrète et inexplicable qui s'est faite dans les entrailles de la terre. »

### Des grandes épidémies ou épidémies accidentelles, éventuelles, passagères.

Nous appelons *épidémie* une *cause morbifique* ACCIDENTELLE, *sous l'empire de laquelle une maladie frappe, tout à coup et sans cause appréciable, un grand nombre d'individus à la fois. L'épi-*

29.

*démie affecte habituellement une marche régulière, caractérisée par trois périodes : début, état, déclin, et il est rare qu'elle s'éteigne dans le lieu où elle est née, sans avoir envahi successivement des contrées plus ou moins étendues et plus ou moins éloignées. Tantôt, c'est une maladie sporadique ou endémique, qui revêt le caractère épidémique ; tantôt, c'est une maladie connue, mais n'ayant pas encore paru dans le pays ; tantôt, enfin, c'est une maladie nouvelle, sans analogue dans la contrée où elle se manifeste, ni dans aucune autre.*

Cette définition, Messieurs, n'a point le mérite de la brièveté, mais elle a celui de la justesse. M. Marchal (de Calvi), après avoir soumis à une critique très-vive les différentes définitions proposées par les auteurs, termine ainsi : « Je définis donc l'épidémie : une maladie *insolite* qui attaque, en même temps et dans le même lieu, un grand nombre de personnes à la fois, » et M. Marchal ajoute : « Une maladie est *insolite* de deux manières : par sa nature, par le nombre d'individus qu'elle atteint. » On pourrait objecter à M. Marchal, 1° qu'une maladie n'est insolite que d'une seule manière : en se montrant dans une contrée où elle ne sévit pas habituellement ; 2° qu'une maladie, par cela seul qu'elle frappe un plus grand nombre d'individus que de coutume, ne présente d'*insolite* que sa fréquence.

Il est bon, sans doute, de s'efforcer « d'être utile aux élèves par des définitions précises, par des distinctions tranchées destinées à leur rendre facile l'intelligence des textes et de la parole des maîtres, » mais il ne faut point se laisser entraîner par une généreuse ardeur jusqu'à confondre la *précision* avec la *concision*. Il nous a paru impossible de vous donner une notion exacte de l'épidémie et de la maladie épidémique, sans mentionner les circonstances dont l'énumération a rendu notre définition si longue.

Quelles sont les causes spécifiques des épidémies ? On les a cherchées dans les éruptions volcaniques, les tremblements de terre ; la surabondance, dans l'atmosphère, de l'oxygène, de l'acide carbonique, de l'azote ou de l'hydrogène ; les vents, les rosées, les brouillards, les vastes incendies ; la présence de chenilles, de sauterelles, d'animalcules microscopiques répandus dans l'air, etc., etc. Rien ne justifie de semblables hypothèses.

*La cause spécifique de l'épidémie réside-t-elle dans le miasme paludéen ?* C'est là une question qui mérite un sérieux examen.

La peste était très-fréquente à Rome, à une époque où cette ville n'avait aucune communication avec l'Orient, mais où elle était environnée de marais. La peste ne s'est montrée qu'une seule fois en

France, depuis 1664, c'est-à-dire depuis que le sol a été assaini. La plupart des loïmographes déclarent qu'en Égypte il existe un rapport constant entre la peste et l'état des eaux stagnantes. « Ordinairement, dit M. Lassis, l'inondation du Nil commence dans le mois de juin et finit en septembre. On ouvre les digues qui ferment l'entrée des canaux, quand le fleuve est assez gonflé pour y pénétrer, de sorte que l'eau de ces canaux, qui pendant les neuf autres mois avait été croupissante, se trouve renouvelée ; alors la peste cesse. Le mois de septembre venu, le Nil rentre dans son lit, l'eau des canaux redevient stagnante, la peste reparaît et fait d'autant plus de ravages que la corruption des eaux est plus considérable. Les époques d'apparition et de disparition du fléau sont en rapport avec celles des inondations. Certaines parties de l'Égypte sont moins souvent inondées ; elles sont aussi moins décimées par la peste. C'est dans la partie argileuse de l'Égypte que la peste se montre surtout (Boudin) ; elle s'est développée une fois dans la partie calcaire, sablonneuse, mais ce fut immédiatement après la rupture d'une digue (Pugnet). La salubrité de la Haute-Égypte est certainement due à l'encaissement du Nil. La peste vient du Delta, jamais de la Libye. Les localités où de nos jours la peste s'est développée spontanément sont toutes soumises aux affections paludéennes (Prus). Enfin, M. Aubert Roche s'est livré à de laborieuses recherches pour démontrer que, partout et toujours, la peste a suivi la marche rétrograde ou progressive de la civilisation.

Pour Gilbert, la fièvre jaune n'est autre chose que le maximum de la fièvre rémittente bilieuse. Chisholm, Savaresi, Chervin, MM. Lefort, Mouraille, Blanc, Boudin, Lévy, ont montré que partout où elle se développe, on trouve des foyers infectieux. Le Sénégal est un vaste marais ; à Saint-Pierre, le mouillage est une véritable voirie d'immondices ; à bord des vaisseaux, la fièvre jaune éclate surtout pendant le désarrimage, le nettoiement des cales « qui réunissent toutes les conditions des foyers paludéens, à savoir : une matière végétale, une température élevée, une humidité considérable, et qui convertissent les navires en véritables marais flottants (Lévy). » « Une des sources les plus abondantes d'air corrompu à bord des bâtiments, dit M. Blanc, réside dans les matières putréfiables absorbées et retenues par le gravier, le sable et les autres substances terreuses employées pour lest jusqu'à ce jour. »

« En résumé, dit M. Marchal, dans la thèse duquel ces questions sont traitées avec beaucoup de soins, je vois dans les mêmes pays, tour à tour, des fièvres intermittentes et la fièvre jaune ; dans les épidémies de fièvre jaune, des fièvres intermittentes au début, des fièvres intermittentes à la fin, et encore des fièvres intermittentes à toutes les époques chez quelques individus ; je vois la fièvre jaune elle-même passer de la rémittence à la continuité, et réciproquement de la continuité à la rémittence ; puis, partout où elle sévit, des immondices, des eaux putrides, des vases ; enfin, le quinquina, empiriquement ou rationnellement employé, procurer des guérisons : je vois cela, et je vois aussi, par cela seul, l'étroit rapport qui confond dans la même origine les fièvres intermittentes et la grande manifestation épidémique du nouveau monde. »

Le choléra a son foyer primitif sur les bords limoneux, marécageux du Gange. Un vaisseau ne compte aucun cholérique tant qu'il reste à l'ancre dans le Gange ; on le conduit dans un des bassins du fleuve, et on vide ce bassin pour mettre la quille du bâtiment à découvert ; le soleil échauffe le fond vaseux du bassin, et dix-huit heures après le choléra éclate parmi l'équipage (Levincent). Un détachement de cinquante hommes, aux Indes occidentales, fait halte sur le bord d'un lac entouré de collines boisées : dans la nuit le choléra éclate parmi ces hommes.

Nous ne pouvons, Messieurs, pousser plus loin la discussion sur l'identité d'origine de la peste, de la fièvre jaune, du choléra et des fièvres intermittentes. Il nous suffira de vous dire, pour le moment, que nous sommes très-porté à admettre la doctrine soutenue avec tant de talent par M. Boudin ; nous verrons tout à l'heure quelles sont les conclusions que l'on peut en tirer, quant à l'épidémie considérée en général.

*La cause spécifique de l'épidémie réside-t-elle dans le miasme de la putréfaction cadavérique ?*

Pariset s'était constitué le défenseur obstiné et malheureux de cette doctrine, du moins quant à la peste. « La peste, disait-il, est endémique en Egypte ; elle y est spontanée, et elle s'y développerait par ses causes propres, quand même le reste de la terre n'existerait pas ; toutes les fois qu'elle s'est montrée au delà de son domaine endémique, c'est au moyen de la contagion qu'elle s'est propagée. »

Pariset attribuait la peste d'Egypte à l'absence d'inhumations régulières et au grand nombre de cadavres d'hommes et d'animaux que l'on abandonne à la putréfaction, dans les rues, sur les bords du fleuve, etc. A l'appui de cette opinion, Pariset établissait que la peste était restée inconnue dans l'ancienne Egypte, dans l'Egypte des embaumements, des momies et des nécropoles ; qu'elle ne remonte pas au delà de l'année 542 de notre ère, et qu'elle ne s'est montrée qu'après l'abandon complet des anciennes coutumes.

Or, il est généralement admis aujourd'hui que la peste n'est point contagieuse ; M. Littré a prouvé que la peste a régné en Egypte dès avant le premier siècle de l'ère chrétienne , et que dès lors, « il n'est plus possible d'assigner une date à la première apparition de ce fléau ; » enfin, nous avons vu, en étudiant les miasmes de la putréfaction cadavérique, qu'il est impossible de leur attribuer une influence pestilentielle. (*Voy.* pages 225-230.)

*La cause spécifique de l'épidémie réside-t-elle dans les miasmes animaux que dégage l'organisation vivante ?*

Nous avons déjà examiné jusqu'à quel point on peut attribuer à l'entassement, c'est-à-dire aux miasmes animaux dégagés par l'homme sain , le développement épidémique de la fièvre typhoïde , du typhus , de la dyssenterie, du croup, de la pourriture d'hôpital, de l'ophthalmie , etc., et nous n'avons pas à revenir sur ce point. (*Voy.* pages 198-200.) On admet, de la même manière, que les miasmes dégagés par des hommes malades sont une cause de maladies épidémiques ; mais ici intervient la question de *contagion*, et c'est plus loin que nous aborderons ce point, avec les développements qu'il comporte.

Avons-nous réussi, Messieurs, à trouver la cause spécifique de l'épidémie ? A porter la lumière dans cette question si obscure, si controversée ? Hélas non ! Si le miasme paludéen peut être considéré comme la cause spécifique des fièvres intermittentes, de la fièvre jaune, de la peste, du choléra, il est un grand nombre de maladies épidémiques qui se développent en dehors de son influence, aussi bien qu'en dehors de celle des miasmes animaux ; de maladies qui naissent en vertu de conditions atmosphériques qui échappent complétement à notre appréciation , et qui constituent cet *aliquid divinum*, ce *génie épidémique*, dont la nature s'est dérobée jusqu'à présent à tous nos procédés d'analyse, à tous nos moyens d'investigation. Il est juste de dire, néanmoins, que si la doctrine des miasmes paludéens est exacte, elle élucide la moitié la plus importante de la question , car la fièvre jaune, la peste et le choléra représentent à eux trois les *grandes épidémies*, les affections qui offrent au plus haut degré le caractère principal de la maladie épidémique, celui qui consiste : *à s'étendre au loin, et à envahir successivement des contrées plus ou moins étendues, plus ou moins éloignées.*

En dehors de la fièvre jaune, de la peste et du choléra , on ne rencontre plus guère, en fait de maladies épidémiques, que des affections qui ne diffèrent des maladies dites endémiques que par leur développement accidentel ou par le nombre des individus frappés, et vous comprenez combien la distinction devient difficile lorsqu'elle ne repose que sur une différence en plus ou en moins. Où finit l'endémie ? Où commence l'épidémie ?

La démarcation est évidemment arbitraire , *et si vous ne tenez compte que des maladies endémiques produites par une viciation de l'atmosphère* , il devient alors souvent permis de dire que l'endémie n'est autre chose qu'une épidémie locale et permanente.

Les difficultés de la question ont encore été augmentées par les auteurs qui , en l'absence de définitions rigoureuses, d'idées bien arrêtées, ont suivi , à l'égard des maladies épidémiques , les errements que nous leur avons reprochés à propos des maladies endémiques , et ont placé les unes à côté des autres les affections les plus dissemblables. Ozanam ne range-t-il point parmi les maladies épidémiques la coqueluche et l'apoplexie , le choléra-morbus et la glossite , la fièvre jaune et la gale, la peste et la syphilis , la mentagre, le hoquet, l'anasarque, la plique (l'inévitable plique !), la goutte, etc. , etc. , transcrivant ainsi le cadre nosologique presque tout entier ! !

M. Marchal (de Calvi) , qui a fait de louables efforts pour atteindre la précision , n'a-t-il point considéré comme des maladies épidémiques : un œdème survenu parmi les soldats d'une colonne expéditionnaire d'Afrique , sous l'influence *d'un cortége de circonstances débilitantes et de brusques variations de température;* le scorbut produit par l'*humidité;* la pellagre et les accidents divers produits par l'*injection des grains ergotés et du maïs ;* l'héméralopie des soldats attribuée *aux longues factions de nuit par les temps froids et humides,* etc. , etc.

Mais à ce compte-là , Messieurs, toutes les maladies professionnelles sont des maladies épidémiques ! toutes les maladies saisonnières sont des maladies épidémiques ! toutes les maladies qui, sous une influence quelconque, frappent plus d'un individu à la fois, sont des maladies épidémiques !

Une pareille classification n'est plus en rapport avec l'état actuel de la science , avec les progrès de l'étiologie et de la nosologie, avec les principes de la saine philosophie médicale; repoussez-la donc, et en dehors des grandes épidémies paludiques ne considérez comme épidémiques que les maladies qui, frappant tout à coup un grand nombre d'individus et ayant de la tendance à se propager au loin, ne peuvent être attribuées qu'*à une viciation inconnue de l'atmosphère* et non à l'influence déterminée et appréciable d'un agent atmosphérique naturel, tel que le froid , la chaleur , l'humidité, la lumière , etc.

Examinons maintenant quel rôle jouent les modificateurs hygié-

niques, en tant que causes occasionnelles, prédisposantes ou pertur-
batrices, dans le développement et la marche des épidémies.

*Influences sidérales.* — Beaucoup de loïmographes attribuent une
action très-marquée aux phases lunaires sur la marche de la peste ;
mais tandis que Gemma, Orraus, Lidell, affirment que la maladie
augmente pendant le dernier quart, Chenot et Quercenatus prétendent
que c'est depuis la nouvelle jusqu'à la pleine lune. D'autres disent avoir
vu la maladie redoubler de violence au renouvellement de l'astre. Suivant Diemerbroeck, la peste de Nimègue, de 1636, redoublait deux
ou trois jours avant la nouvelle *ou* la pleine lune. Aucune conclusion
ne peut être légitimement tirée de ces assertions. M. Marchal (de Calvi)
se demande « si la lune, par son influence sur les marées, ne pour-
« rait pas, en découvrant tantôt plus, tantôt moins de vases marines
« à l'embouchure des fleuves, influer ainsi corrélativement sur la
« production des effluves, et partant sur les grandes manifestations
« qui s'y rattachent. » C'est là une hypothèse à laquelle il ne manque
que l'appui de faits authentiques, bien observés et assez nombreux
pour être probants.

Nous vous avons déjà parlé de l'influence attribuée aux éclipses lunaires ; nous n'y reviendrons pas. (*Voy.* pages 18-21.)

*Température.* — Sydenham, Ramazzini, Van Swieten, n'ont trouvé
aucun rapport entre les indications du thermomètre et le développement
ou la marche des épidémies, malgré une observation rigoureuse continuée pendant dix ans. Double, Prus et plusieurs autres auteurs
contemporains affirment que dans les épidémies de peste, de choléra,
de fièvre puerpérale, de dyssenterie, de suette, une influence fâcheuse
très-manifeste est exercée par la chaleur, par l'humidité, par les
brusques et considérables variations de la température ; mais les observations les plus contradictoires ont été faites à cet égard.

Il est impossible, néanmoins, de ne pas accorder à la température
une action puissante sur le développement des épidémies (*Voy.* page
243 et suiv.), et nous reviendrons bientôt sur ce point en parlant des
saisons et des climats.

*Électricité.* — A Manille, le choléra se montre trois jours après un
grand ouragan ; à Kulladzy, il cesse à la suite de violents orages, accompagnés de tonnerre. « A Java, dit Double, la maladie se montra
évidemment en rapport avec des éruptions volcaniques, mais, par
contre, il est arrivé plusieurs fois que la maladie s'est arrêtée subitement dans sa marche à la suite d'explosion de même nature. » —
« Le 10 mai 1841, dit M. Parrot, il éclate à Condrieux un orage
des plus violents et des plus désastreux ; et à la suite, au même mo-

ment, on pourrait dire à la même seconde, il se produit une épidémie de suette miliaire. »

*Vents.* — Le vent nord-est est considéré comme celui qui favorise le plus la propagation des épidémies, et il a soufflé, à Paris, pendant la plus grande partie de l'épidémie cholérique de 1832 ; mais celui de nord-ouest a soufflé plusieurs fois impétueusement à Toulon, sans que la maladie perdît de son intensité, et Double n'accorde aux vents aucune espèce d'influence. En 1841, la suette miliaire a disparu plusieurs fois à Condrieux par le vent nord-est, et reparu par le vent sud-ouest. En Égypte, le Kamsin arrête, dit-on, la peste. Des épidémies de variole se sont propagées successivement à tous les lieux situés sous le vent de celui où elles avaient pris naissance. Nous avons étudié l'influence que les vents exercent sur la propagation des miasmes paludéens. (*Voy.* pages 243 et suiv.)

« La question de l'influence des courants atmosphériques sur les épidémies, dit M. Marchal (de Calvi), est on ne peut plus difficile à traiter, et elle est capitale dans le sujet. Si les maladies épidémiques peuvent apparaître et se propager indépendamment des courants atmosphériques, évidemment elles se produisent sur place, et tout ce qu'on dit de leur parcours, de leurs migrations, n'est qu'une vaine supposition. Mais qui peut savoir si les miasmes producteurs du fléau n'ont pas été semés par un autre vent, qui aurait soufflé avant le vent contraire actuellement régnant ?

« D'un autre côté, il est difficile de concilier ces lointaines migrations des effluves avec la complète immunité de certaines localités très-voisines de lieux infectés où le dégagement miasmatique est abondant. »

Ces réflexions sont parfaitement justes, Messieurs, et les considérations que nous vous avons présentées (*Voy.* p. 244-245) ne répondent pas à toutes les objections. Il ne nous est malheureusement pas possible de vous donner une solution complète et satisfaisante du problème.

*De la terre et des eaux.* — À l'exception des circonstances que nous vous avons fait connaître, et qui se rattachent au dégagement du miasme paludéen (*Voy.* p. 236-243), les eaux n'exercent aucune influence appréciable sur les épidémies. On a voulu prétendre que le choléra, la fièvre jaune, se propageaient en suivant le cours des fleuves et des rivières. D'autres ont assuré que les épidémies s'arrêtent devant les cours d'eaux, les lacs, les bras de mer ; mais ces assertions ont été mille fois renversées par l'observation.

Nous vous avons déjà entretenus de l'influence remarquable que la constitution géologique du sol paraît exercer sur le développement et la marche des épidémies (*voy.* p. 315 et suiv.), et nous n'avons plus que quelques mots à vous dire. Les terrains d'alluvion et argileux favorisent le développement des épidémies paludiques ; la Brenne, la Bresse, la Sologne, ont un sol argileux ; les fièvres intermittentes s'arrêtent, dans la Charente-Inférieure, devant les terrains calcaires ; en Hollande, devant les terrains sablonneux.

L'épidémie de suette de la Dordogne (1841) n'a sévi que dans les contrées à terrain calcaire, s'arrêtant tout juste à l'endroit qui cessait d'être calcaire pour devenir granitique ; dans une étendue de 28 kilomètres, elle a côtoyé le groupe oolitique sans jamais y pénétrer (Parrot). Dans la Vienne, elle a décimé Poitiers, Saint-Georges, Jaulnay, assises sur un sol calcaire ; elle a respecté les communes limitrophes de Saint-Léger, Vendeuvre, Chéneché, couvertes par les grands marais de la Pallu (Gaillard).

M. René Boubée établit que le choléra se développe dans les points occupés, soit par des terrains tertiaires ou d'alluvion, soit par des roches ou des terrains meubles, friables, absorbants, susceptibles de s'imbiber pendant les pluies et de fournir, sous l'influence de la chaleur, une évaporation abondante et soutenue ; qu'il s'éloigne rapidement des lieux occupés soit par des roches dures, imperméables, soit par des terrains meubles, mais incapables de donner naissance à d'abondantes exhalaisons.

Il est à désirer que des recherches nombreuses et précises viennent éclairer ces intéressantes questions de pathogénie.

*Climats.* — Les climats exercent sur les maladies épidémiques une remarqable influence que nous vous avons déjà fait connaître en partie. (*Voy.* p. 326-334, 335-336.)

La fièvre jaune s'étend : 1° depuis Fernambouc (8 deg. lat. austr.) jusqu'à Québec (46 deg. lat. bor.), occupant ainsi 1500 lieues du sud au nord, et 54 degrés de latitude dont 31 appartiennent à la zone torride et 23 à la zone tempérée boréale ; 2° depuis la Nouvelle-Orléans (92 deg. longit. occid.) jusqu'à Livourne (8 deg. longit. orient.), occupant ainsi 1600 lieues de l'ouest à l'est et 100 degrés longitudinaux. Sur 196 épidémies de fièvre jaune, on en compte :

106 de l'équateur à 30 degrés de latitude nord.
 76 de     30     à 40     »          »
 13 de     40     à 50     »          »
  1 de     50     à 60     »          »
  0 de     60     à 90     »          »

Les conditions de latitude et de longitude modifient non-seulement la fréquence de la maladie, mais encore sa gravité. Aux Antilles, la fièvre jaune attaque la moitié ou les deux tiers de la population européenne ; en Espagne, les sept huitièmes des habitants. Aux Antilles, la mortalité est au minimum de 3 ou 2 sur 5 ; en Espagne, elle a été du tiers ou du quart des individus atteints.

La peste est inconnue à l'hémisphère austral et dans l'Amérique ; elle s'étend depuis le 29e degré de latitude boréale jusqu'au 42e, et de l'ouest à l'est du 35e au 21e degré de longitude ; elle dépasse rarement, en Égypte, Siout, dans la vallée du Nil ; Gedda, sur la mer Rouge ; en Asie, elle sévit particulièrement sur la côte de Syrie et sur une partie de celle de l'Asie-Mineure (Marchal).

Le typhus n'appartient guère qu'à l'hémisphère boréal dont il fuit les latitudes extrêmes. Nous vous avons dit que les fièvres paludiques diminuent de fréquence et d'intensité du sud au nord, en suivant plutôt les isothermes que les parallèles. Les épidémies de suette miliaire sont renfermées entre le 43e et le 59e degré de latitude boréale.

Le choléra, Messieurs, a décimé presque tous les points du globe et paraît être soustrait aux influences climatologiques ; il s'est étendu du 21e degré de latitude australe jusqu'au 65e degré de latitude boréale, et n'a épargné aucun degré de longitude.

*Saisons.* — M. Marchal (de Calvi) a relevé 179 épidémies diverses ayant régné en France, et il a trouvé, quant aux saisons, la répartition suivante :

Hiver. . . . . . . . . 55
Printemps . . . . . . . 30
Eté. . . . . . . . . . 38
Automne. . . . . . . 56

Sur 241 épidémies observées dans diverses parties du monde, la répartition a été :

Hiver. . . . . . . . . 46
Printemps . . . . . . 59
Eté. . . . . . . . . . 77
Automne. . . . . . . 51

On comprend que ces chiffres sont trop peu considérables pour qu'on puisse en tirer des conclusions de quelque valeur. Les résultats généraux n'ont d'ailleurs qu'une minime importance. Il faudrait des statistiques sur chacune des maladies épidémiques considérée en particulier, mais à cet égard nous ne possédons que des documents complétement insuffisants, et nous ne pouvons que vous renvoyer à ce que nous avons dit à propos des constitutions saisonnières.

*Localités.* — Il est des localités funestes et des localités privilégiées ;

les premières, étant toujours cruellement décimées par les épidémies, les secondes, jouissant d'une immunité extraordinaire. Le choléra a fourni de nombreux exemples de ce genre, et je n'en connais pas de plus frappant que celui qui, en 1832 et 1849, a été observé dans le département de Seine-et-Oise : aucun cas de choléra ne s'étant développé dans le hameau de Bellevue, tandis que toutes les localités environnantes, contiguës, étaient cruellement frappées : Meudon, le Bas-Meudon, Sèvres, Chaville, Viroflay, Clamart, etc.

L'oubli de toutes les règles de l'hygiène publique, la présence de foyers infectieux, la misère, l'insalubrité des habitations, l'insuffisance ou la mauvaise qualité de l'alimentation, l'ensemble de tous les agents délétères qui pèsent sur les classes les plus infimes de la société, rendent compte ordinairement de la fureur avec laquelle les épidémies dévastent certaines contrées, certaines villes, certains quartiers; mais parfois, néanmoins, aucune explication satisfaisante n'est fournie à l'observateur, qui en est réduit à accuser les *caprices du génie épidémique*, caprices souvent bien extraordinaires, ainsi que nous le verrons tout à l'heure.

Les causes de l'immunité, abstraction faite de l'antagonisme médical, sur lequel nous n'avons plus à revenir (*Voy.* page 250 et suiv.), tiennent à des circonstances encore fort peu connues. On a fait intervenir, ainsi que vous le savez, la constitution géologique du sol (*Voy.* page 315 et suiv. ; 458-459), mais en présence d'exceptions nombreuses et de recherches encore insuffisantes, il est impossible de formuler des règles générales ayant une valeur sérieuse.

L'altitude paraît exercer une influence remarquable sur les fièvres intermittentes (*Voy.* page 244), la fièvre jaune, la peste, à moins qu'il n'existe un foyer infectieux sur le point culminant lui-même. La fréquence et la gravité de la fièvre jaune vont en décroissant, jusqu'à une certaine hauteur où la maladie ne se montre plus. Cette limite n'a d'ailleurs rien de fixe et varie avec les conditions thermologiques ; sur les côtes de la Vera-Cruz, elle se trouve à 928 mètres au-dessus du niveau de la mer (Marchal). Un village voisin de Constantinople, et élevé d'environ 500 mètres, n'est jamais visité par la peste ; on cite encore l'immunité de la citadelle du Caire et d'un point culminant de l'île de Malte.

L'immunité altitudinale ne paraît pas exister pour le choléra et le typhus, qui ont été observés sur des points très-élevés du globe.

L'étude de l'immunité est certainement l'un des points les plus intéressants et les plus importants de l'histoire des épidémies, mais nous en possédons à peine les premiers éléments. Il faudrait, en premier lieu, tracer la carte exacte et complète de toutes les localités du globe jouissant d'une immunité absolue ou relative, et il faudrait ensuite déterminer avec précision les conditions topographiques, météorologiques, géologiques, hygiéniques dans lesquelles chacune de ces localités est placée. On comprend sans peine ce qu'un pareil travail exigerait de temps et d'efforts.

*Age.* — Aucune règle générale ne peut être établie quant à l'âge ; la même maladie frappe, dans ses diverses manifestations épidémiques, tantôt les enfants, tantôt les vieillards, tantôt les adultes. En 1832 et 1849, à Paris, le choléra paraît avoir sévi plus particulièrement sur les sujets âgés de 16 à 50 ans, et surtout de 16 à 35 ans, mais on ne saurait accepter les chiffres produits comme définitifs, lorsque l'on voit que, sur les enfants âgés de 5 ans et au-dessous, la proportion a été de 8 pour 100 en 1832 et de 28 pour 100 en 1849 ; sur les vieillards âgés de 71 à 75 ans, de 14 pour 100 en 1849 et de 35 pour 100 en 1832.

*Sexe.* — Nous en dirons autant du sexe ; on a voulu établir que la suette, l'acrodynie, sévissent plus particulièrement sur les femmes; le croup, le choléra plus particulièrement sur les hommes, mais les statistiques sur lesquelles on s'appuie sont loin d'être concluantes. La peste de 542, la grippe de 1675, la suette de 1841 ont frappé de préférence les femmes enceintes, mais dans d'autres épidémies la grossesse a été une cause d'immunité.

*État civil.* — Certaines épidémies ont fort maltraité les nouveau-mariés (peste de Moscou, choléra de Toulon, en 1835), certaines autres n'ont sévi que sur les célibataires (Littré).

*Constitution, tempérament, état de santé.* — On a répété bien souvent que les individus faibles, cacochymes, lymphatiques, atteints d'affections chroniques anciennes, sont particulièrement exposés à ressentir l'influence épidémique, et *à priori* il semble qu'il doit en être ainsi, mais en allant au fond des choses on se retrouve encore une fois en présence de ce génie épidémique capricieux, dont les allures ne permettent d'établir aucune règle. Clot-Bey assure que la peste frappe surtout les sujets d'une constitution délicate et d'un tempérament nerveux, mais M. Rostan proclame avec raison que le choléra ne respecte aucune constitution, et la méningite cérébro-spinale épidémique frappe surtout les hommes jeunes, robustes, vigoureux, sanguins ; le rapport entre la cause prédisposante et chacune des maladies épidémiques n'est d'ailleurs même pas constant, et l'on observe les faits les plus contradictoires d'épidémie à épidémie.

*Profession.* — Vous savez, Messieurs, que nous n'admettons point d'*épidémies professionnelles ;* nous ne vous parlerons point, en conséquence, ici, du scorbut des marins, de l'héméralopie des soldats, de l'anémie des mineurs, de la colique de plomb des cérusiers, etc. (Marchal) ; or, en ne tenant compte que des maladies épidémiques proprement dites, l'étude des professions ne conduit à aucun résultat concluant. Au Caire, les porteurs d'eau ne sont pas, dit-on, sujets à la peste, et cette immunité est attribuée à ce qu'ils sont toujours mouillés ; mais à Toulon, les premiers atteints furent les ouvriers du port, les forçats, les matelots. Dans la peste de Marseille, tous les boulangers furent atteints ; Anhoon a vu la variole frapper surtout les enfants des bouchers.

Les professions ont été relevées avec soin dans le beau rapport de M. Blondel, sur le choléra ; mais, ainsi que nous avons déjà eu l'occasion de vous le dire bien des fois, de semblables statistiques n'auront une valeur sérieuse que quand les chiffres pourront être comparés à l'effectif numérique de chacune des professions ayant fourni des malades.

*Ingesta.* — Nous vous rappelons encore une fois ici que nous ne rangeons point parmi les maladies épidémiques les accidents produits par l'ingestion du seigle ergoté, de grains altérés, du maïs, de champignons ; de vin, de cidre, de bière de mauvaise qualité ou sophistiqués, etc., quelque considérable que puisse être le nombre des individus atteints.

L'intempérance, les excès alcooliques paraissent avoir été, dans certaines épidémies de peste, de fièvre jaune, de dyssenterie, de choléra, des causes prédisposantes réelles. Il résulte d'un rapport de la Société de tempérance de New-York que, sur 336 individus morts du choléra, 326 étaient des buveurs, dont 195 ivrognes consommés (Marchal). Pendant les épidémies cholériques de Paris, c'est le lundi qui a fourni aux hôpitaux les admissions les plus nombreuses.

L'abus des glaces, des boissons froides, a été signalé comme favorisant le développement du choléra.

L'alimentation insuffisante ou de mauvaise qualité, en tant que l'un des nombreux éléments dont se compose la *misère,* exerce une influence qui ne saurait être contestée.

Le douzième arrondissement de Paris ayant une population de 85,640 individus et 12,350 indigents, a fourni 1,753 décès cholériques, ou 1 sur 48 habitants.

Le deuxième arrondissement ayant une population de 115,852 individus et 2,446 indigents, a fourni 911 décès cholériques, ou 1 sur 127 habitants.

Voici d'ailleurs un tableau fort important que nous avons emprunté à M. Marchal, mais auquel nous avons ajouté le rapport des indigents à la population générale ; malgré plusieurs irrégularités inévitables en présence d'un modificateur aussi complexe que la *misère*, il conserve une haute signification :

| ARRONDISSEMENTS de Paris. | POPULATION générale. | NOMBRE des indigents. | NOMBRE des décès cholériques. | RAPPORT des indigents au nombre des habit. | RAPPORT des décès cholériques à la popul. générale. |
|---|---|---|---|---|---|
| Douzième. . . . . | 85,640 | 12,350 | 1,753 | 1 sur 7 | 1 décès sur 48 hab. |
| Neuvième. . . . . | 49,882 | 9,938 | 717 | 1     5 | 1     69 |
| Dixième. . . . . . | 89,797 | 6,940 | 1,134 | 1    13 | 1     79 |
| Septième . . . . . | 72,454 | 5,084 | 837 | 1    14 | 1     86 |
| Huitième. . . . . | 105,252 | 4,931 | 1,143 | 1    21 | 1     92 |
| Sixième. . . . . . | 103,249 | 4,706 | 1,120 | 1    21 | 1     92 |
| Cinquième . . . . | 94,921 | 3,911 | 1,020 | 1    24 | 1     93 |
| Quatrième. . . . . | 48,198 | 3,900 | 445 | 1    12 | 1    108 |
| Onzième. . . . . . | 63,125 | 3,607 | 510 | 1    17 | 1    123 |
| Troisième. . . . . | 62,690 | 3,601 | 495 | 1    17 | 1    126 |
| Premier. . . . . . | 104,480 | 2,650 | 833 | 1    39 | 1    126 |
| Deuxième. . . . . | 115,852 | 2,446 | 911 | 1    47 | 1    127 |

*Excreta, gesta.* — Les flux très-abondants, de quelque nature qu'ils soient, toutes les pertes capables de porter atteinte aux forces, les sueurs trop copieuses, les excès de coït ou de masturbation, etc., sont considérés comme prédisposant l'économie à subir l'influence de l'agent épidémique. Il en est de même des fatigues excessives, des marches forcées, des veilles prolongées, etc.

*Percepta.* — C'est encore, Messieurs, par un étrange abus de mots, par une déplorable confusion d'idées que les auteurs ont admis des *épidémies morales et instinctives* ; qu'ils ont rangé parmi les maladies épidémiques les fureurs des flagellants, les excentricités des possédées de Loudun, des convulsionnaires de Saint-Médard ; les exaltations religieuses du comté de Cornouaille, en 1814 ; qu'on a appelé une *épidémie* le christianisme, « qui des hauteurs de Golgotha s'est propagé sur le monde pour renouveler le fond et la face de la vieille société païenne. » Tout ceci se prête sans doute merveilleusement aux périodes éloquentes et aux grands mouvements oratoires, mais cela est fort peu médical et ne se rattache tout au plus, d'ailleurs, qu'à une espèce particulière de contagion. Nous ne considérerons donc point, avec M. Sandras, comme des *épidémies nerveuses, « les idées nouvelles qui se propagent et se répandent en religion, en politique, en industrie, »* et nous nous contenterons de vous dire qu'en temps d'épidémie, il faut éviter les émotions morales vives, les orages des passions, la colère, la peur surtout. On a parlé de femmes tombées sans vie au bruit de la sonnette des morts avertissant les passants de s'éloigner; d'individus frappés à l'audition des cloches invitant les fidèles à venir prier pour la cessation du fléau ; mais que de fois n'avons-nous pas vu le choléra respecter des hommes en proie aux appréhensions les plus vives, les plus exagérées, les plus continues, et en frapper qui étaient pleins d'insouciance, de gaieté, de sécurité !

Il a été constaté que pendant les événements des 5 et 6 juin 1832, aucun accroissement de la maladie ni des décès ne s'est manifesté dans les maisons de la rue du Cloître-Saint-Merry.

*Races humaines.* — Les Juifs ont joui d'une immunité remarquable dans plusieurs épidémies de typhus, de peste, de dyssenterie, de méningite cérébro-spinale (Frascator, Degner, Boudin), mais Valli a vu la peste les frapper de préférence, et le choléra les a cruellement décimés.

Les nègres ont une prédisposition spéciale à contracter la peste.

La peste d'Alexandrie de 1835 a fourni à M. Aubert Roche le tableau suivant :

|  | MORTALITÉ. |
| --- | --- |
| Nègres et Nubiens. | 84 pour 100 |
| Maltais. | 61 |
| Arabes non soldats. | 55 |
| Grecs. | 14 |
| Juifs, Arméniens et Cophtes. | 12 |
| Turcs. | 11 |
| Italiens et autres méridionaux européens. | 7 |
| Français, Anglais, Russes, Allemands. | 5 |

Ces chiffres sont certainement fort remarquables, Messieurs, mais faut-il les rapporter exclusivement à la race, à la nationalité? Nous ne le pensons pas; ils sont le résultat de modificateurs nombreux, complexes, dont il est impossible de tenir un compte exact. Sont-ils d'ailleurs assez constants pour qu'on puisse en tirer une conclusion légitime ? Nullement. Tantôt l'épidémie frappe les indigènes et respecte les étrangers, tantôt c'est le contraire qui a lieu.

*Du mode de propagation de l'agent épidémique.* — Une distinction importante doit être établie ici. Certaines épidémies nées sur place envahissent, d'emblée le plus ordinairement, successivement quelquefois, un territoire plus ou moins étendu, qu'elles ne dépassent point et sur lequel elles s'éteignent après avoir parcouru leurs diverses phases. Ce sont là les *petites épidémies,* au nombre desquelles se placent la coqueluche, le croup, la variole, la rougeole, la scarlatine, etc., et la plupart des maladies endémo-épidémiques : la dyssen-

30

terie, les fièvres intermittentes, la fièvre jaune et la peste elle-même, du moins à notre époque. Certaines autres épidémies, au contraire, franchissent bientôt les limites de la localité où elles sont nées, et envahissent, successivement le plus souvent, d'emblée parfois, un grand nombre de contrées ou même la plus grande partie du globe. En 1729 et 1730, la grippe parcourut tour à tour la Russie, la Pologne, la Hongrie, l'Allemagne, la Suède, le Danemark, la France, l'Italie et l'Espagne. En 1732, elle se montra en Pologne, en Allemagne, en Suisse, en Hollande, en Angleterre, en Écosse, en Flandre, à Paris, en Italie, en Espagne, et enfin en Amérique. En 1775, toute l'Europe fut simultanément affectée par une épidémie catarrhale. Vous connaissez l'itinéraire suivi par le choléra. Ce sont là les *grandes épidémies*.

L'étiologie peut-elle nous rendre compte des différences capitales qui séparent ces deux espèces d'épidémie? Nullement. La cause spécifique des grandes épidémies n'est-elle point la même que celle des petites épidémies? Mais la même maladie se montre tantôt sous forme de petite épidémie, tantôt sous celle de grande épidémie; il n'existe aucune analogie étiologique entre la grippe et le choléra, et on attribue, au contraire, une même cause spécifique, le miasme paludéen, à celui-ci et à la fièvre intermittente. Si la peste ne ravage plus l'Europe tout entière en se propageant de l'orient à l'occident, on peut l'attribuer aux progrès de la civilisation et de l'hygiène publique; mais les mêmes causes auront-elles les mêmes effets, quant à la grippe? Certes, il est bien permis d'en douter.

La marche des grandes épidémies est très-irrégulière. « Souvent elle est très-rapide, parfois elle s'effectue si lentement, qu'on finit par en perdre la trace, et qu'on est fort surpris de voir la maladie se manifester dans une contrée voisine de celle où on l'avait observée. Tantôt le fléau suit une marche régulière, dans un sens déterminé, de l'est à l'ouest, par exemple; tantôt il se dévie souvent de sa route, fait quelques détours avant d'arriver aux lieux qu'il aurait dû frapper d'abord, respecte les endroits intermédiaires qu'il aurait dû envahir, et revient brusquement sévir sur des populations qui se croyaient à l'abri de toute atteinte. » (*Compendium de méd. prat.*)

Ainsi que nous vous l'avons dit, on a cherché à expliquer la marche des épidémies par la direction des vents, des cours d'eau, par la configuration du sol, l'état de sa surface, sa constitution géologique, etc., mais tous les efforts qui ont été tentés dans cette voie n'ont abouti qu'à des résultats sans valeur.

Nous voici arrivé, Messieurs, aux limites de notre domaine; un pas de plus et nous ferions irruption sur celui de vos professeurs de pathologie. Ajoutons cependant : que l'épidémie diminue, ordinairement, le nombre des maladies sporadiques ; qu'elle imprime souvent des caractères particuliers spéciaux aux maladies intercurrentes ; que parfois elle étouffe une épidémie antérieure, celle-ci pouvant reparaître lorsque la dernière venue a cessé ; que deux épidémies peuvent régner simultanément ; que, ordinairement, l'épidémie a trois périodes distinctes et successives : une période d'augment, une période d'état, une période de déclin, mais qu'à cet égard on observe néanmoins de nombreuses irrégularités. Parfois, l'épidémie débute avec une gravité extrême (laquelle se traduit par le grand nombre des individus atteints et par le chiffre élevé de la mortalité) et va ensuite en diminuant graduellement ou s'arrête brusquement ; d'autres fois, des recrudescences violentes, inexplicables, surviennent au milieu de la période de déclin, recrudescences qui portent, tantôt sur le chiffre des malades, la mortalité n'augmentant pas ; tantôt sur celle-ci, le chiffre des sujets atteints restant le même ou s'abaissant.

Les épidémies peuvent-elles être prévues ? Sont-elles annoncées par quelques signes ? On a prétendu que certaines épidémies se montrent à des époques fixes et régulières : la fièvre jaune tous les quatorze ans, à Saint-Domingue ; la variole tous les dix-sept ans, dans quelques localités.

Les épidémies sont souvent précédées, accompagnées ou suivies d'épiphities ou d'épizooties ; aux époques de peste et de choléra, on a souvent observé une mortalité considérable sur les chiens, les poules, les chevaux, les moutons, les vaches ou les bœufs ; beaucoup d'oiseaux périrent, dit-on, pendant la grande épidémie de suette anglaise.

La cholérine a précédé le choléra, et Prus parle de douleurs ressenties dans les anciennes cicatrices de bubons pestilentiels, quelque temps avant l'apparition d'une épidémie, par les individus ayant été atteints par la peste dans une épidémie antérieure.

*Prophylaxie.* — L'imminence et le développement d'une épidémie imposent de graves devoirs à l'autorité, surtout dans les grands centres de population, dans les capitales, dans les cités industrielles où se presse une population ouvrière agglomérée, et nous voulons vous entretenir, en premier lieu, des mesures qui se rattachent à l'hygiène générale et publique.

Tenir sévèrement la main à la stricte exécution des règlements de petite et de grande voirie est le premier devoir des agents du Gouvernement. C'est en présence d'une épidémie qu'il importe surtout de veiller à l'exacte propreté de la voie publique, des rues, des cours des

30.

maisons ; de faire disparaître les amas d'immondices, les eaux croupies, les foyers de putréfaction, de quelque nature qu'ils soient ; de distribuer une abondante quantité d'eau pour le lavage des ruisseaux, les besoins domestiques des habitants, l'arrosement public, etc. Les marchés doivent être l'objet d'une surveillance toute particulière, tant sous le rapport de la propreté que sous celui de la qualité des substances alimentaires livrées aux consommateurs.

Prévenir ou faire cesser l'entassement partout où il peut se produire (hôpitaux, casernes, manufactures, prisons, colléges, etc.), est une indication non moins importante. Lorsque la population d'une ville a été accidentellement augmentée par une affluence d'ouvriers, d'étrangers, il faut s'efforcer de la ramener à un chiffre moins élevé ; les garnis doivent être journellement visités, afin que les ouvriers ne s'entassent point par chambrées dans des espaces trop étroits et privés de ventilation. « Dans un service de l'hôpital de la Charité, dit M. Blondel, tous les malades furent pris, un jour, d'accidents cholériques ; on diminua de moitié la population du service, et tous les accidents cessèrent bientôt. » Lassis raconte qu'à la fin de l'été de 1807, un chirurgien militaire fut forcé d'établir une ambulance entre plusieurs moulins à vent, rapprochés les uns des autres, non loin de Gnesen, en Pologne, pour y recevoir des malades atteints de typhus ; plus des quatre cinquièmes guérirent, grâce à la ventilation active exercée par les moulins, tandis que les malades réunis dans une maison de l'intérieur de la ville succombèrent dans la proportion de 2 sur 5 (Marchal).

A défaut de la charité, l'intérêt personnel prescrit à chacun de venir en aide aux classes pauvres, et de diminuer les causes de misère et d'insalubrité qui pèsent sur elles. MM. Gaimard et Gérardin racontent que les progrès du choléra furent arrêtés à Breslau par un acte de bienfaisance des habitants riches, qui non-seulement donnèrent aux malheureux des vêtements, du bois de chauffage, des aliments de bonne qualité, mais eurent soin, en outre, d'assainir les habitations, de fermer celles qui étaient malsaines, et de diviser les familles nombreuses entassées dans des chambres étroites (Marchal).

Les populations que la peur et les préjugés entraînent si facilement, auxquelles le soupçon de l'empoisonnement des fontaines publiques a fait commettre de si déplorables excès, doivent être rassurées, raffermies, encouragées ; des avis publics leur feront connaître les dangers des excès alcooliques, les préceptes hygiéniques auxquels elles doivent se soumettre, mais on évitera de décrire les premiers symptômes de la maladie et d'indiquer les remèdes qu'ils réclament, car, ainsi que le disent avec raison MM. Gaimard et Gérardin, « le bien qu'on espérait de pareilles mesures n'a jamais compensé le mal physique et moral qu'elles ont causé. »

Assurer le service des inhumations et celui du transport des malades ; pourvoir, par des hôpitaux supplémentaires, des ambulances, des postes médicaux, aux besoins des individus atteints par l'épidémie, de manière à leur donner des soins immédiats et éclairés, à leur fournir un asile suffisant et salubre, est, parmi tous les devoirs qui incombent à l'administration, l'un des plus importants, et à cet égard on ne saurait pousser trop loin les prévisions et les précautions ; l'épidémie cholérique de 1832 ne l'a que trop prouvé. « Dans les villes où le calcul a été le plus favorable au nombre des guérisons de cholériques, on doit attribuer cet heureux résultat à la bonne organisation des hôpitaux temporaires établis avant l'apparition de l'épidémie, à leur situation dans le centre des populations les plus exposées, et par conséquent à la promptitude des secours apportés dès le début de la maladie. » (Gaimard et Gérardin).

C'est surtout en temps d'épidémie que des établissements spécialement consacrés aux convalescents seraient appelés à rendre de grands services. Nous en dirons autant des salles mortuaires, qui auraient le double avantage de rendre impossibles les inhumations anticipées et l'accumulation des cadavres dans les maisons.

Nous n'avons pas besoin de vous dire qu'une revaccination générale et obligatoire serait le meilleur moyen de prévenir ou d'arrêter une épidémie variolique ; que ne possédons-nous contre chacune des maladies épidémiques des préservatifs aussi héroïques et aussi sûrs !

La prophylaxie privée se réduit à quelques préceptes bien simples :

Alimentation saine et suffisante ; que chacun mange à son appétit les substances qu'il digère le mieux ; que le régime soit mixte et non, suivant les préjugés et les opinions préconçues des uns et des autres, ici trop substantiel, trop excitant ; là trop débilitant et non suffisamment réparateur. L'usage modéré des fruits bien mûrs est sans aucun danger, contrairement à l'opinion générale qui, pendant les épidémies cholériques, a frappé d'une si injuste proscription tous les fruits, et spécialement le melon et les fraises. Il est bon de ne pas sortir le matin, à jeun, surtout si l'on se rend dans les hôpitaux, dans les quartiers insalubres, etc.

Les boissons légèrement excitantes sont utiles, mais il ne faut point abuser du punch, du vin chaud, des liqueurs, et éviter tout excès alcoolique ; les personnes qui ont l'habitude du vin, du café, du thé ne doivent pas y renoncer. En général, d'ailleurs, toutes les habitudes anciennes doivent être respectées ; il est parfois utile de les modérer, mais il est toujours dangereux de les interrompre brusquement.

Les vêtements doivent être en rapport avec les conditions météorologiques ; il faut éviter avec soin les brusques alternatives de température, l'humidité, le refroidissement ; il est prudent de ne sortir ni le matin de très-bonne heure ni le soir.

Les appartements doivent être maintenus dans de bonnes conditions de température, de ventilation ; souvent on a vu des individus être frappés en sortant du théâtre, d'une grande réunion, etc., c'est-à-dire après avoir été exposés à l'influence délétère d'un air vicié, confiné. Je n'ai pas besoin de vous rappeler le ridicule abus qui, sous prétexte de désinfection, de purification, a été fait des chlorures, du camphre, du vinaigre, des fumigations de toutes sortes ; il faut repousser ces pratiques, dont les vertus préservatrices ne sont rien moins que démontrées, mais qui presque toujours exercent une action fâcheuse sur la muqueuse des voies respiratoires et sur l'économie tout entière.

L'hygiène intellectuelle et morale acquiert ici une importance prépondérante ; il faut que l'esprit se partage entre des occupations sérieuses et de douces et agréables distractions ; il faut éviter les travaux excessifs, les veilles, les fatigues, les excès de coït, les émotions morales vives, la colère, la frayeur ; il faut pratiquer et propager autour de soi le calme, la résignation, le sang-froid, la fermeté d'âme. Les réunions de famille ou d'amis, la musique, les lectures attachantes, le jeu, dépouillé des émotions de la cupidité, viendront en aide à ceux qui ne trouveraient pas en eux-mêmes la réunion de ces qualités.

*Est-il possible de se soustraire à l'épidémie par le déplacement ?*

Les épidémies, nous l'avons dit, n'ont point une marche tracée à l'avance et rigoureusement suivie ; elles peuvent, lorsque vous fuyez devant elles, vous poursuivre, vous rattraper, vous devancer même, mais comme on peut aussi modifier son itinéraire d'après le leur, il en résulte qu'il est toujours possible de leur échapper, ou du moins de se soustraire à leur influence aussitôt que celle-ci se fait sentir. Le déplacement est donc, quoi qu'on en ait dit, le moyen prophylactique le plus certain qui existe.

Les personnes qui ont fui l'épidémie ne doivent pas revenir dans le foyer que celle-ci paraît abandonner avant son extinction complète ; elles pourraient lui fournir de nouveaux éléments et devenir les premières victimes d'une recrudescence meurtrière.

De l'infection.

Les *maladies infectieuses* sont celles qui reconnaissent pour cause une viciation de l'atmosphère. L'*infection* est le mode de propagation suivant lequel ces maladies se développent chez les individus prédisposés à ressentir l'influence morbifique de l'air contaminé. L'*infectieux* est le principe morbifique lui-même, l'agent qui, par sa présence, produit la viciation atmosphérique et l'état morbide.

Toutes les viciations atmosphériques n'appartiennent pas à l'infection ; on réserve le nom d'*infectieux* aux agents morbifiques qui tirent leur source du règne organique : des végétaux ou des animaux.

Le miasme paludéen, sous ses différentes formes, dans ses différentes conditions de développement, représente l'infectieux de nature végétale.

L'infectieux de nature animale peut être produit par des émanations provenant d'animaux sains (air confiné), ou d'animaux malades ; par les miasmes de la putréfaction animale, sur le compte desquels nous nous sommes suffisamment expliqué (*Voy.* pages 215-230), en vous disant dans quelles limites ils exercent une action morbifique.

Nous ne mentionnerions même pas l'infection attribuée à la présence, dans l'air, d'animalcules microscopiques, si la crédulité publique et la singulière aberration mentale d'un homme sur lequel la science avait fondé de légitimes espérances, ne s'efforçaient point encore, à l'heure qu'il est, d'établir une médecine universelle sur cette hypothèse déjà émise par Linnée et que rien ne justifie.

On appelle *foyer d'infection* le lieu où se produit l'infectieux, où il exerce son action avec la plus grande intensité, pour l'étendre ensuite plus ou moins loin, sans qu'il soit possible de tracer des limites exactes et de déterminer la loi de décroissement que, par une assertion non suffisamment justifiée, quelques auteurs mettent en rapport direct avec le cube des distances.

Et maintenant, que pourrions-nous vous dire que vous ne sachiez pas déjà et que nous n'ayons appris ensemble à propos de l'air confiné, du méphitisme végétal et animal, de l'endémie et de l'épidémie, ou que nous ne dussions répéter à propos de la contagion, dont nous allons, sans plus tarder, aborder la difficile étude ?

De la contagion.

Il semble, Messieurs, que la plus étrange et la plus déplorable confusion ait été la compagne obligée de toutes les questions dont nous avons à vous entretenir dans cette leçon, et vous comprendrez jusqu'à quel point elle s'est élevée ici, vous apprécierez la valeur que peuvent avoir les définitions générales qui ont été données de la *contagion*, si vous voulez bien vous souvenir que parmi les *maladies contagieuses* se placent la coqueluche et la syphilis, la rougeole et la gale, la rage et la teigne, la variole et l'épilepsie !

N'est-il point ridicule d'appliquer le même nom à des modes de propagation aussi différents les uns des autres que ceux suivant lesquels se transmettent les maladies que nous venons de nommer : le miasme et l'acarus, le virus et l'imitation ! Si, pour ne pas être accusé de néologisme, on accepte un pareil état de choses, la contagion n'est plus que la *transmission*, PAR UNE VOIE QUELCONQUE, *d'une maladie déterminée se communiquant, avec tous ses caractères, d'un homme malade à un homme sain prédisposé,* et il faut distinguer quatre espèces principales de contagion :

La contagion miasmatique (rougeole, coqueluche, etc.).

La contagion virulente ou par inoculation (syphilis, rage, etc.).

La contagion parasitaire (gale, favus, etc.).

La contagion imitative (épilepsie, hystérie, etc.).

Pour rester fidèle à l'ordre d'idées que nous avons adopté, au plan méthodique que nous avons suivi jusqu'à présent, nous ne vous parlerons ici que de la *contagion miasmatique*, nous réservant de vous entretenir des autres espèces de contagion à propos des différents modificateurs auxquels chacune d'elles se rattache.

### De la contagion miasmatique.

Le *contagium*, au moyen duquel s'opère la propagation, *est un principe miasmatique élaboré, dans des circonstances diverses,* PAR L'ORGANISME MALADE, *pouvant communiquer à un ou plusieurs individus prédisposés,* ET EN DEHORS DE TOUT FOYER D'INFECTION, *une maladie* IDENTIQUE A CELLE DONT IL EST LE PRODUIT.

Retenez bien, Messieurs, tous les mots de cette définition ; ils ont une grande importance, et c'est en nous appuyant sur eux que nous allons pouvoir ramener du moins à ses véritables termes, sinon élucider complétement, une question qui a soulevé les plus vives et les plus obscures controverses, et qui, pendant de longues années, a divisé les hommes les plus distingués et les Académies, pesé sur les décisions du Gouvernement, et maintenu un système quarantenaire aussi absurde que mortel aux intérêts commerciaux, maritimes et politiques de notre pays.

Comment distinguer la contagion de l'infection?

Comment séparer la contagion de l'épidémie?

Telles sont les difficultés qui ont tenu en échec la science et l'administration. Or :

L'infectieux est un principe miasmatique qui peut avoir des origines très-différentes.

Le contagium est un principe miasmatique qui n'a qu'une seule origine : *l'organisme malade.*

L'infectieux, produit par l'organisme malade, ne se développe qu'à la condition de l'entassement, de la confination, de la réunion d'un grand nombre d'hommes affectés de la même maladie, *ou de maladies diverses.*

La contagion se développe et se propage par le fait d'un seul malade ou d'une réunion d'hommes affectés *de la même maladie.*

L'infectieux donne naissance à des maladies diverses *n'ayant pas de rapport nécessaire avec la source et la nature du miasme.* Des soldats passent la nuit près d'un marais et contractent : les uns, la fièvre intermittente ; les autres, le typhus ; ceux-ci, la fièvre jaune ; ceux-là, le choléra. Dans une salle d'hôpital encombrée, on voit naître, sous l'influence de l'infection, des érysipèles, des fièvres typhoïdes, la pourriture, etc.

Le contagium ne donne naissance qu'à une seule maladie *identique à celle du ou des sujets dont il émane.*

L'infection exerce son action au lieu qu'occupe le foyer infectieux et dans une circonscription déterminée, au delà de laquelle elle ne s'étend que dans le cas d'épidémie.

La contagion, qui peut se produire en l'absence de tout foyer infectieux, n'a pas de limites ni de direction déterminées; elle accompagne le sujet dont elle émane et se déplace avec lui.

Il est impossible d'arrêter l'infection, à moins de faire disparaître le foyer infectieux, et aucun obstacle ne peut être opposé à l'épidémie.

Rien de plus facile que d'arrêter la contagion : il suffit de l'isolement, de la séquestration.

Certes, voici, Messieurs, des caractères différentiels bien tranchés; en résulte-t-il que les distinctions dont nous avons parlé soient toujours faciles? Il s'en faut de beaucoup qu'il en soit ainsi, et il n'est guère de maladies dont la propagation par *contagion miasmatique* soit parfaitement établie et généralement admise.

S'agit-il de la coqueluche? Rosen, Hufeland, Frank, Guersent, MM. Blache et Rostan et beaucoup d'autres disent: Oui. Stoll, Lænnec et beaucoup d'autres disent: Non. S'agit-il du croup? Vous trouvez dans le camp des contagionistes Rosen, Weichmann, Goëlis, Gregory, etc.; dans le camp opposé Home, Jurine, Albers, Royer-Collard, etc.

Si l'on est à peu près d'accord quant à la rougeole, à la scarlatine, à la variole, à la morve, que de dissentiments violents quant à la fièvre puerpérale, au typhus, au choléra, à la fièvre jaune, à la peste!

Il est facile de s'expliquer ces incertitudes et ces contradictions. On n'a guère fait intervenir la contagion miasmatique qu'en temps d'épidémie, et vous comprenez combien il devient difficile, dès lors, de séparer ce qui appartient à la contagion de ce qui est le fait du génie épidémique. Il en est de même toutes les fois qu'il existe un foyer d'infection quelconque. Allons plus loin encore : un enfant est pris de coqueluche et la maladie frappe successivement plusieurs personnes de la famille; comment reconnaître si celles-ci ont contracté la maladie par contagion, ou sous l'influence de la cause qui a provoqué la première explosion sur l'enfant lui-même?

Pour déterminer si une maladie est contagieuse, il faudrait s'emparer d'un individu atteint de cette maladie, et le transporter bien loin du lieu où il l'a contractée, bien loin de tout foyer infectieux, bien loin de toute influence endémique ou épidémique; mais il n'est pas facile d'instituer des expériences de ce genre, et je n'ai pas besoin de vous dire que la science les attend encore. Il y a plus : ces expériences ne nous donneraient pas une solution complète et définitive, car si les résultats positifs établissaient péremptoirement la contagion, les résultats négatifs n'auraient qu'une valeur contestée. Il paraît, en effet, que certaines maladies, non contagieuses ici, le deviennent là, sous des conditions de température, de localité; il en serait ainsi pour la fièvre typhoïde (Gendron, Bretonneau, Leuret, Letanelet, Louis, Gaultier de Claubry, etc.), et même pour la phthisie pulmonaire (Morgagni, Van Swieten, Morton, P. Frank, Hufeland, Andral, etc.). Quant aux maladies qui ne deviendraient contagieuses que lorsqu'elles règnent épidémiquement et dans le foyer même de l'épidémie, il est évident que pour celles-là la solution est à jamais impossible.

« La contagion, dit M. Caizergues, et après lui M. Jacquot, est un caractère éventuel qui peut se joindre à beaucoup de maladies, peut manquer dans les cas où elle s'observe le plus communément et peut advenir dans des affections qui en paraissent peu susceptibles. »

Mais par quoi est constitué ce *caractère éventuel?* Quelles sont les circonstances dans lesquelles il apparaît? M. Jacquot, qui a fort bien montré les contradictions, les incertitudes, les obscures divagations dans lesquelles sont tombés les auteurs, va-t-il être plus heureux et nous tirer enfin d'embarras?

« Le travail de la vie, dit avec Fodéré M. Jacquot, produit chez tous les animaux, particulièrement chez ceux à sang chaud, une continuelle exhalaison d'effluves particuliers, lesquels, dans l'état de santé, loin d'être nuisibles à d'autres êtres sur lesquels *ils s'attachent*, leur donnent souvent, au contraire, une nouvelle vigueur. L'on connaît depuis longtemps l'avantage que retirent les vieillards de coucher avec des jeunes filles, et l'on peut dire que la santé est contagieuse comme la maladie. Ce même travail, dans l'état de maladie, donne lieu à des émanations de nature différente, et, par conséquent, nuisibles à ceux qui les reçoivent. Cela étant accepté, toutes les maladies auront *donc la communicabilité en puissance*, et les plus communicables seront celles dont le caractère est de donner naissance à la *corruption putride de nos humeurs*, ou si l'on aime mieux, *à un changement de crase spécial*, à des modifications profondes de nos liquides. »

Vous avez déjà compris, Messieurs, que la doctrine de M. Jacquot ne l'emporte ni en précision ni en clarté sur celles de ses devanciers. En effet, en admettant que les émanations qui s'exhalent de l'homme malade exercent une *action nuisible* sur ceux qui les reçoivent, il ne s'ensuit pas qu'elles aient la puissance de faire naître une *maladie identique* à celle qui les a produites, et c'est là précisément ce qui sépare la *contagion* de l'*infection*. D'un autre côté, ne suffit-il pas pour mettre à néant les assertions de M. Jacquot, de rappeler que les maladies dont la propriété contagieuse est la moins évidente, la moins établie sont précisément celles qu'accompagnent les modifications les plus profondes de nos liquides : la fièvre jaune, la peste, le choléra?

Nous admettons volontiers avec M. Requin que « si l'on ne veut se figurer la contagion que comme quelque chose d'infaillible, d'absolu, d'inévitable, on ne la verra nulle part dans la nature ; » mais nous ajouterons que, si l'on en fait quelque chose d'aussi vague, d'aussi indéterminé, d'aussi incertain, d'aussi capricieux, on risque fort de la méconnaître là où elle est, et de la trouver là où elle n'est pas. L'état de prédisposition ou de non-prédisposition du sujet, soumis à l'action du contage, ouvre déjà une porte assez large aux interprétations, aux incertitudes, ne la rendons point plus béante encore.

De deux choses l'une : ou il faut, avec bon nombre d'auteurs, ne point séparer la contagion miasmatique de l'infection, et alors toute discussion devient inutile ; ou bien, il faut, et c'est notre avis, établir une distinction très-nette entre ces deux influences morbifiques. En théorie cette distinction est facile, ainsi que nous l'avons montré; en pratique, elle présente de sérieuses difficultés, et nous avons indiqué les *expériences* qu'il serait nécessaire d'accomplir pour vider la question, mais nous pensons que les difficultés ont été singulièrement exagérées par l'esprit de système, par l'amour-propre froissé, par l'intérêt personnel, par beaucoup de passions fort peu respectables. Que d'efforts n'a-t-il point fallu, d'une part, pour faire accepter la contagion si évidente de la morve; d'autre part, pour renverser la contagion si obscure de la peste!

Tout le monde à peu près est d'accord, aujourd'hui, sur la contagion *miasmatique* de la variole, de la scarlatine, de la rougeole, de la morve, et nous en concluons volontiers que par cela seul que les discussions se prolongent, quant à plusieurs autres maladies, c'est qu'il est infiniment probable que ces maladies ne sont pas contagieuses. Les opinions préconçues, ne résistent-elles pas à l'évidence elle-même?

On établit:

Que sur 2,035 personnes, ayant été préposées au service des cholériques, 138 seulement, c'est-à-dire 22,44 sur 1,000, ont été atteintes, tandis que la population générale de Paris a fourni une moyenne de 23,42 sur 1,000.

Que pendant les trois siècles qui ont précédé l'établissement des lazarets, la peste a sévi 105 fois, tandis qu'elle s'est montrée 143 fois pendant les trois siècles écoulés depuis la fondation des quarantaines.

Croyez-vous que ces faits si significatifs ébranlent les convictions des *contagionistes* à l'endroit du choléra et de la peste? Pas le moins du monde.

Laissons à chacun ses opinions, Messieurs; je n'ai nullement la prétention de ramener tout le monde à ma manière de voir; mais j'ai voulu vous exposer la doctrine que j'ai adoptée après de longues hésitations et une mûre réflexion, parce que je la crois la plus conforme à la saine interprétation des faits. Vous en jugerez avec le temps et l'étude.

*Quelle est la nature, l'essence du contage? Quelles sont les lois qui président à son développement?* — En vous disant, avec certains auteurs, que le contage est un *germe*, un *ferment*, un *pollen*, une *vapeur invisible*, nous ne vous apprendrions rien de fort satisfaisant; en vous disant avec quelques autres que le contage est formé par du *gaz hydrogène sulfuré* ou du *gaz oxyde d'azote*, nous émettrions une hypothèse que rien ne justifie.

Le contage est un *miasme spécifique*, élaboré par l'organisme malade. Voilà tout ce que nous en savons, ce qui revient à dire que nous n'en savons rien.

Ce miasme spécifique paraît ne point se développer chez les sujets atteints d'une affection d'origine paludique (fièvres intermittentes, fièvre jaune, choléra, peste), et s'il est vrai, comme l'assurent quelques expérimentateurs, que la rougeole et la scarlatine peuvent être inoculées, les maladies dont la propagation par *contagion miasmatique* est la mieux établie seraient toutes des maladies *virulentes*. C'est là un point de vue que nous signalons à votre attention.

Le contage se développe-t-il constamment, nécessairement, et la propagation ou la non-propagation de la maladie contagieuse tient-elle uniquement à l'état de prédisposition ou de non-prédisposition du ou des sujets soumis à l'action du miasme? Une maladie contagieuse étant donnée, le contage reste-t-il latent, pour ainsi dire, dans certaines circonstances? Si le contage ne se développe que sous certaines conditions accidentelles, spéciales, quelles sont ces conditions? Le contage est-il produit à tous les moments de la maladie, ou seulement à certaines périodes, et dans ce cas à quelle période?

Pour toutes ces questions nous n'avons pas de réponse satisfaisante, et ce n'est que sous bénéfice d'inventaire que nous reproduisons ici les assertions émises par les auteurs.

L'élévation de la température atmosphérique paraît favoriser la propagation contagieuse. « La chaleur du corps humain, dit M. Chomel, paraît la plus favorable à la contagion, et plus la température atmosphérique s'en rapproche, plus les maladies contagieuses se propagent avec facilité. » On a attribué la même influence à l'humidité, à l'absence de lumière, à l'entassement, à des modifications atmosphériques inconnues, à des influences de localité. « Une foule d'affections règnent à l'état sporadique et ne sont nullement regardées comme contagieuses; une modification portant sur les conditions de salubrité du pays survient tout à coup, et l'approche des malades atteints suffit à la propagation du mal. » (*Compendium de méd. prat.*) La transmission s'opère principalement, dit-on, pendant la période de desquamation des fièvres éruptives, pendant la période spasmodique de la coqueluche.

Manget prétend que le contagium de la peste perd de sa violence à mesure que la maladie approche de sa terminaison; mais Savaresi prétend, au contraire, que c'est pendant l'agonie qu'il est le plus actif. Diemerbrœck assure qu'un individu ne présentant encore aucun symptôme de peste, mais soumis à l'incubation, peut déjà communiquer la maladie, et que celle-ci, en raison de prédispositions individuelles, peut se montrer chez le contaminé avant de s'être manifestée chez le contagifère. D'autres pensent, au contraire, que le contagium ne se développe que lorsque déjà la maladie a acquis une certaine intensité.

Desgenettes prétend que le contagium se dissipe après la cessation de la fièvre et après la mort, mais ces assertions sont combattues par d'autres loïmographes. Toutes les contradictions, toutes les incertitudes qui se présentent sans cesse dans l'histoire de la peste, se retrouvent dans celle de chacune des maladies contagieuses.

Il est impossible de déterminer les conditions individuelles desquelles résulte la *prédisposition*. On admet toutefois que les sujets faibles, cacochymes, convalescents, atteints de maladies chroniques, débilités par une alimentation insuffisante, par des pertes considérables, de quelque nature qu'elles soient, sont particulièrement exposés à subir l'action du contage. On considère encore comme des causes prédisposantes les excès vénériens et alcooliques, les émotions morales vives : la peur, le découragement, etc.

L'âge exerce une influence manifeste relativement à certaines maladies ; la rougeole, la scarlatine se transmettent surtout aux enfants ; la fièvre typhoïde, en admettant qu'elle soit parfois contagieuse, frappe de préférence les jeunes gens et les adultes.

*Modes de propagation de la contagion miasmatique.* — C'est par l'intermédiaire de l'air atmosphérique que s'opère le plus ordinairement la contagion miasmatique, et c'est en se fondant sur ce fait qu'on a voulu confondre la contagion avec l'infection. Nous vous avons déjà dit, et nous voulons vous répéter encore, les différences capitales qui, suivant nous, séparent l'une de l'autre ces deux influences morbifiques.

Dans un hôpital *encombré* de malades ayant tous la même maladie ou des affections diverses, éclatent tout à coup des érysipèles, la pourriture, des hémorrhagies, des phénomènes ataxiques, adynamiques, typhoïdes. — INFECTION ; viciation *non spécifique* de l'atmosphère, produite par des émanations animales morbides, par un foyer infectieux connu, donnant lieu à des manifestations pathologiques *diverses* n'ayant aucun rapport *nécessaire* avec les maladies que portent les sujets desquels émanent les miasmes morbifiques, et disparaissant avec le *foyer infectieux*.

Dans un hôpital *non encombré*, dans un village, dans une ville, dans une localité quelconque, *un grand nombre de personnes* disséminées, séparées les unes des autres, *n'ayant entre elles aucune communication*, sont frappées *tout à coup, simultanément*, de la *même maladie* : choléra, peste, etc. — ÉPIDÉMIE ; viciation *spécifique* de l'atmosphère, produite par des agents cosmiques, en dehors de toutes émanations animales, de toute influence connue, appréciable, donnant lieu à des manifestations pathologiques *déterminées*, et ayant une marche et une durée fatales qu'il n'est pas au pouvoir de l'homme de modifier.

Dans une salle d'hôpital *non encombrée* est introduit un enfant atteint de rougeole; bientôt plusieurs enfants, *dans cette même salle,* sont successivement frappés par *la même maladie,* laquelle ne se montre point dans les autres salles de l'hôpital, et disparaît si l'on transporte ailleurs les rubéolés. — CONTAGION MIASMATIQUE; viciation *spécifique* de l'atmosphère produite par des émanations animales morbides déterminées, donnant lieu *nécessairement* à des manifestations pathologiques *identiques* à celles que portent les sujets desquels émanent les miasmes morbifiques, pouvant être arrêtée dans sa propagation par l'isolement, la séquestration des malades et pouvant, au contraire, être développée à volonté dans tout lieu où l'on introduit des sujets atteints de la maladie contagieuse.

Nous savons bien, Messieurs, que les choses ne se passent point constamment d'une façon aussi nette, aussi simple; mais tel est le criterium auquel on doit toujours s'efforcer de les ramener, et vous suppléerez facilement aux considérations, aux développements que nous aimerions à vous présenter s'ils ne devaient point nous entraîner trop loin, et nous faire abandonner le domaine de l'hygiène pour celui de la pathologie. En tenant compte des principes et des faits que nous avons établis, vous éviterez la confusion, l'obscure logomachie dans lesquelles sont tombés la plupart des auteurs, et vous n'imiterez point M. Marchal (de Calvi), qui reproche à M. Bouillaud de considérer *la contagion comme un mode particulier d'infection,* pour se donner le plaisir de déclarer que c'est *l'infection qui est un mode particulier de contagion,* et pour nous apprendre, quelques lignes plus loin, qu'il existe deux espèces d'infections : une infection *extra-individuelle,* celle des marais, par exemple, et une infection *individuelle,* celle qui s'exerce, par exemple, d'un varioleux à un individu sain, et *qui est un des grands moyens de la contagion.*

Nous ne saurions comprendre, Messieurs, les étranges préoccupations qui ont pu faire tomber M. Marchal dans de pareilles subtilités, et lui faire croire qu'en substituant une dispute de mots à une dispute de mots, il avait porté la lumière là où régnait l'obscurité, et élucidé une question de principes et de faits. Nous appelons *infection* ce que M. Marchal appelle *infection extra-individuelle,* et *contagion* ce qu'il appelle *infection individuelle,* mais quel nom donne M. Marchal à la viciation atmosphérique dont nous avons établi l'existence dans notre seconde hypothèse ?

*Jusqu'à quelle distance le principe contagieux peut-il agir par l'intermédiaire du fluide aérien?* — Malgré tous les efforts qui ont été faits pour résoudre ce problème aucun résultat satisfaisant n'a été obtenu ; l'évaluation de Giovanelli (5 pieds géométriques) n'est nullement acceptable.

Comment d'ailleurs assigner des limites fixes, précises à une influence qui doit évidemment se modifier suivant la densité de l'air, son état de stagnation ou de mouvement, sa température, son degré d'humidité, etc.? Fodéré ne veut pas qu'on se prononce à cet égard, car, dit-il, la distance assignée pourrait être trop grande dans certains cas, trop petite dans d'autres, et c'est aux circonstances à la régler.

*L'air atmosphérique est-il la seule voie, est-il le seul mode de propagation ouverte au miasme contagieux, ou bien, celui-ci peut-il aussi se propager par voie de contact médiat ou immédiat?* — C'est là, Messieurs, le point le plus obscur de l'histoire de la contagion ; celui qui a donné naissance aux assertions les plus contradictoires, les plus extraordinaires, les plus ridicules; aux débats les plus passionnés. Avant de l'aborder, nous devons vous rappeler que nous n'entendons parler ici que de la contagion *miasmatique*, et que nous nous garderons bien de suivre l'exemple des auteurs qui confondent dans une même étude le *miasme* du typhus et le *virus* inoculable de la variole et de la syphilis.

Les contagionistes ont rapporté une foule d'exemples de maladies transportées et transmises par les vêtements ; un médecin donne des soins à des enfants affectés de la rougeole, de scarlatine, de variole, de coqueluche ; son habit ou sa redingote emporte la maladie dans sa famille et la communique à ses propres enfants. Des ouvriers sont employés à réparer des tentes ayant servi de couvertures à des malades atteints de typhus : ils sont tous frappés par la maladie, quoiqu'ils n'eussent communiqué d'aucune manière avec les individus première-ment atteints, et il en meurt 17 sur 20 (Pringle). On tenait *depuis quelques années*, enfermés dans une malle, les effets d'un pestiféré mort : un moine ouvre la caisse, s'empare des effets qu'elle contient, et quelques jours après il est attaqué de la peste (Hamont). Une fleur, dont le parfum avait été respiré impunément par deux personnes, communique la peste à un troisième individu (Howard). Un cas de peste se manifeste dans une maison soumise à un rigoureux isolement ; par quelle voie le contagium a-t-il pu s'introduire ? Voici l'ingénieuse explication que donne très-sérieusement un contagioniste : « La victime a lancé quelques jours auparavant de la terrasse un cerf-volant dont la queue aura touché la maison voisine où est mort un pestiféré ! » (Clot-Bey). Quelques contagionistes poussent si loin la doctrine du contact médiat ou immédiat, qu'ils affirment que l'air atmosphérique ne sert jamais de véhicule au contagium, et que le contact est la seule voie de propagation possible. Grassi, M. Estienne, affirment qu'on peut se placer à quelques lignes d'un pestiféré sans avoir rien à redouter tant qu'aucun contact n'a lieu, mais qu'il suffit de toucher du bout du doigt son corps ou sa couverture pour être frappé.

*Tous les corps sont-ils également aptes à transmettre le contage?* — Impossible encore de répondre avec certitude à cette question. Des distinctions ont été établies quant à la peste, — la laine, le coton, le crin, les étoupes, le chanvre, les plumes, les poils, les cheveux, le papier, les vêtements, les fruits frais ou secs, les grains étant considérés comme très-contaminables, tandis que les corps gras, le pain, la viande, le tabac, les liquides, le bois, les métaux seraient réfractaires ; — mais sur quelles données a-t-on établi cette classification, que repoussent d'ailleurs beaucoup de loïmographes, pour lesquels tous les corps sont également contaminables ? « Si l'on ouvre les lois et les règlements sanitaires, dit M. Aubert-Roche, on y apprend qu'il y a une différence de capacité pestifère entre le cuivre vieux ouvré, le cuivre neuf ouvré et le cuivre en pain ou en masse ; les monnaies et les médailles sont douteuses, mais les vieux métaux sont très-susceptibles ! » Nous avons cherché les faits, les observations, les expériences qui avaient pu conduire à ces étranges distinctions, et nous n'avons trouvé que des assertions dénuées de preuves et des hypothèses que rien ne justifie.

*Pendant combien de temps les corps contumaces conservent-ils la propriété de transmettre le contage ?* — Nous vous répéterons, Messieurs, ce que nous disions dans notre article *Peste* du Compendium, article que nous citons avec quelque orgueil, car il a fourni de nombreux éléments au beau rapport de M. Prus, et il n'a pas été sans influence sur la réforme quarantenaire que la sagesse des Gouvernements vient enfin d'accorder aux justes réclamations de la science et du commerce. « On voit, disions-nous, se reproduire ici des absurdités au moins égales à celles que nous avons déjà signalées. Le principe contagieux demeure intact dans un bout de corde, dans une toile d'araignée pendant dix ans, vingt ans, trente ans ! Diemerbrœck raconte que la peste fut communiquée par le contact du pied avec de la paille qui, après avoir servi à un pestiféré, était restée exposée pendant un automne et un hiver au vent, à la pluie, au froid et à la neige. M. Estienne rapporte un fait qui tendrait à prouver que le contagium peut se conserver pendant plusieurs siècles : « A Livourne, dit-il, on débarrassa une momie de toutes ses enveloppes, et la peste atteignit celui qui fut chargé de cette opération ! »

31

Notre esprit, notre raison, se refusent, Messieurs, à accepter de pareils faits, et si nous n'avons pas le droit de les repousser au nom de notre expérience personnelle, nous vous montrerons tout à l'heure qu'ils n'ont point résisté à une enquête sérieuse et véritablement scientifique.

*Prophylaxie.* — L'aération, la ventilation est le meilleur moyen de se préserver de la contagion *miasmatique,* et elle doit être rigoureusement employée partout où se trouvent des hommes ou des animaux atteints de maladies contagieuses. La plupart des gens du monde redoutent excessivement l'ouverture d'une fenêtre, d'une porte, l'introduction de la plus petite quantité d'air frais et pur, et trop souvent, dans l'intérieur des familles, on transforme la chambre où est couché un malade atteint de rougeole, de scarlatine, de variole, en un véritable foyer de contagion, dont l'influence est rendue plus intense encore par l'élévation artificielle de la température ambiante. Le médecin doit réagir avec énergie et autorité contre d'aussi funestes préjugés. Je n'ai pas besoin de vous dire combien la ventilation est indispensable dans les hôpitaux, dans les écuries renfermant des chevaux morveux ou farcineux, etc.

M. Requin conseille aux personnes qui approchent le sujet contaminé d'éviter de respirer son haleine ; de s'abstenir de tout contact inutile et prolongé ; de se laver fréquemment la bouche, le visage, les mains et l'intérieur des narines ; de changer souvent de vêtements. Il est bon également de ne point s'en approcher étant à jeun ou ayant faim. Les ablutions avec de l'eau vinaigrée sont considérées comme utiles. Enfin, l'isolement, le *spolio,* la séquestration des malades est le moyen le plus sûr que l'on puisse opposer à la propagation de la maladie contagieuse, et ceci nous conduit à vous parler de la prophylaxie publique et internationale, c'est-à-dire des cordons sanitaires, des quarantaines et des lazarets.

### Des lois sanitaires et du système quarantenaire.

Personne ne peut nier, Messieurs, qu'il ne soit du devoir et du droit des Gouvernements de sauvegarder les populations des maladies qui pourraient être *importées* parmi elles par voie de contagion, et étendre ensuite leurs ravages soit par le même mode de propagation, soit en devenant en même temps épidémiques ; il est incontestable, également, que si la santé publique ne peut être efficacement protégée qu'au prix de quelques atteintes portées à la liberté individuelle, à la liberté des transactions, aux intérêts commerciaux, il faut sans hésiter sacrifier l'intérêt particulier à l'intérêt général. En principe, donc, rien de plus nécessaire, de plus légitime, de plus bienfaisant que les lois sanitaires, et cependant, en pratique, rien n'a été plus inutile, plus injuste, plus vexatoire, plus malfaisant que les lois sanitaires qui ont pesé sur nous pendant plusieurs siècles. Tant il est vrai que sous l'empire de ses préjugés, de ses passions, de ses intérêts, l'homme fait subir aux meilleures choses les plus déplorables transformations !

Ne tenir compte que des maladies réellement contagieuses ; ne point dépasser, dans les mesures réglementaires, les limites du nécessaire, de l'utile ; telles sont les deux conditions fondamentales que doivent remplir les lois sanitaires, telles sont les deux conditions qui ont été le plus outrageusement foulées aux pieds.

Et d'abord, c'est principalement contre la peste, la fièvre jaune et le choléra, — c'est-à-dire contre les maladies dont la propriété contagieuse est la moins établie, la plus problématique, — que les lois sanitaires ont été dirigées. Il devait en être ainsi toutefois ; par leur marche fatalement envahissante, par leur cortége symptomatique, par le nombre de leurs victimes, ce sont ces grandes maladies épidémiques qui répandent surtout l'effroi sur leur passage, et que la terreur, les préjugés, l'ignorance des populations, rattachent le plus volontiers à la contagion ; d'un autre côté, comme la non-contagion est encore aujourd'hui même un sujet de doute, de controverse pour les hommes les plus éclairés et les plus compétents, on ne saurait blâmer les Gouvernements d'avoir dirigé contre ces maladies toute la rigueur des mesures préventives, mais ce qu'on ne saurait trop déplorer, c'est que le fantôme de la contagion se soit substitué à ce point à la réalité de l'épidémie, que les mesures hygiéniques les plus impérieusement indiquées aient été négligées au profit de précautions illusoires ou sans objet.

D'un autre côté, la durée des quarantaines fut exagérée au delà de toute mesure ; la crainte du *contact médiat* fit peser sur tout bâtiment *venant des Échelles du Levant* les obligations les plus dures, les plus dispendieuses ; les marchandises furent soumises à de ruineuses opérations de lavage, de purification, de *spurgo* (nettoiement), de *sciorino* (purification par l'air), et à des classifications aussi arbitraires que ridicules.

Enfin, et ceci est bien plus grave, Messieurs, la crainte du *contact immédiat* ne tarda pas à franchir la distance qui sépare l'absurde de l'odieux, et ce n'est point sans frémir d'indignation que vous entendrez le tableau que trace du Lazaret de Marseille un témoin oculaire : « Ce Lazaret était une prison entourée de grillages de bois et de fer, conte-

31.

nant dans son enceinte générale un enclos particulier où le malheureux attaint, ou soupçonné, d'une maladie contagieuse n'avait pour le
soigner qu'un garde, qui n'approchait de lui qu'après avoir chaussé
des sabots, s'être revêtu d'une camisole, d'un pantalon et d'un gilet de
toile cirée, et ne lui apportait les remèdes qu'au bout d'une planche.
Le médecin du Lazaret n'entrait point dans la chambre ; le malade
était tenu de se présenter à la porte de sa prison. S'il s'agissait d'ouvrir un bubon, on l'engageait à se faire lui-même l'opération. Le médecin, affublé d'un vêtement de toile cirée, tenant en main une casso-
lette à parfums ou précédé d'un vase rempli de chlorure, ne se
décidait à ouvrir lui-même l'abcès que dans le cas d'absolue nécessité
et avec un instrument à long manche ! »

Je n'essaierai point, Messieurs, de vous tracer l'histoire complète
de la législation sanitaire ; la tâche n'est point facile, et M. Marchal
(de Calvi), qui a tenté de la remplir, n'a pu remonter au delà d'un règlement de 1683, qui ordonne que tous bâtiments entrant à Marseille
ou à Toulon seront visités pour savoir « le lieu d'où ils viennent, s'ils
ont eu quelques pratiques en des pays infectés d'un mal contagieux,
s'il n'y a personne qui en soit attaqué, et s'ils ont embarqué quelques
marchandises, moutons, volailles *et autres rafraîchissements ou pas-*
*sagers*, et le temps qu'il y a qu'ils en sont partis. « Ce travail serait
d'ailleurs sans intérêt, car, jusqu'à une époque très-rapprochée de
nous, la législation sanitaire n'a été qu'un chaos de règlements et d'ordonnances contradictoires, abandonnés à l'interprétation et à l'omnipotence des autorités locales et des intendances. Il faut, pour trouver
des dispositions précises, arriver jusqu'à la loi du 9 mars 1822, dont
voici les principaux articles :

Les provenances, par mer, de pays habituellement *sains*, continueront d'être
admises à la libre pratique, immédiatement après les visites et les interrogatoires
d'usage, à moins d'accidents ou de communications de nature suspecte survenus
depuis leur départ.

Les provenances, par la même voie, de pays qui ne sont pas habituellement
*sains*, ou qui se trouvent accidentellement infectés, sont, relativement à leur état
sanitaire, rangées sous l'un des trois régimes ci-après déterminés :

Sous le régime de la *patente brute*, si elles sont ou ont été, depuis leur départ,
infectées d'une maladie réputée pestilentielle, si elles viennent de pays qui en
soient infectés, ou si elles ont communiqué avec des lieux, des personnes ou des
choses qui auraient pu leur transmettre la contagion ;

Sous le régime de la *patente suspecte*, si elles viennent de pays où règne une
maladie soupçonnée d'être pestilentielle, ou de pays qui, quoique exempts de
soupçon, sont ou viennent d'être en libre relation avec des pays qui s'en trouvent

entachés, ou enfin si des communications avec des provenances de ces derniers pays, ou des circonstances quelconques, font suspecter leur état sanitaire ;

Sous le régime de la *patente nette*, si aucun soupçon de maladie pestilentielle n'existait dans le pays d'où elles viennent, si ce pays n'était point ou ne venait point d'être en libre relation avec des lieux entachés de ce soupçon, et enfin si aucune communication, aucune circonstance quelconque, ne fait suspecter leur état sanitaire.

Les provenances spécifiées en l'art. ci-dessus pourront être soumises à des quarantaines plus ou moins longues, selon chaque régime, la durée du voyage et la gravité du péril. Elles pourront même être repoussées du territoire, si la quarantaine ne peut avoir lieu sans exposer la santé publique.

Ces dispositions s'appliqueront aux communications par terre, toutes les fois qu'il aura été jugé nécessaire de les y soumettre.

En cas d'impossibilité de purifier, de conserver ou de transporter sans danger des animaux ou des objets matériels susceptibles de transmettre la contagion, ils pourront être, sans obligation d'en rembourser la valeur, les animaux tués et enfouis, les objets matériels détruits et brûlés.

La nécessité de ces mesures sera constatée par des procès-verbaux, lesquels feront foi jusqu'à inscription de faux.

Tout navire, tout individu, qui tenterait, en infraction aux règlements, de pénétrer en libre pratique, de franchir un cordon sanitaire, ou de passer d'un lieu *infecté* ou *interdit*, dans un lieu qui ne le serait point, sera, après due sommation de se retirer, repoussé de vive force, et ce, sans préjudice des peines encourues.

Toute violation des lois et règlements sanitaires sera punie :

De la peine de mort, si elle a opéré communication avec des pays dont les provenances sont soumises au régime de la *patente brute*, avec ces provenances, ou avec des lieux, des personnes ou des choses placés sous ce régime ;

De la peine de réclusion et d'une amende de deux cents francs à vingt mille francs, si elle a opéré communication avec des pays dont les provenances sont soumises au régime de la *patente suspecte*, avec ces provenances, ou avec des lieux, des personnes ou des choses placés sous ce régime ;

De la peine d'un an à dix ans d'emprisonnement et d'une amende de cent francs à dix mille francs, si elle a opéré communication prohibée avec des lieux, des personnes ou des choses qui, sans être dans l'un des cas ci-dessus spécifiés, ne seraient point en libre pratique.

Seront punis de la même peine ceux qui se rendraient coupables de communications interdites entre des personnes ou des choses soumises à des quarantaines de différents termes.

Tout individu qui recevra sciemment des matières ou des personnes en contravention aux règlements sanitaires sera puni des mêmes peines que celles encourues par le porteur ou le délinquant pris en flagrant délit.

Dans le cas où la violation du régime de la *patente brute*, mentionnée à l'article précédent, n'aurait point occasionné d'invasion pestilentielle, les tribunaux pourront ne prononcer que la réclusion et l'amende portées au second paragraphe dudit article.

Vingt-cinq ans d'efforts persévérants et courageux furent nécessaires pour obtenir, dans notre législation sanitaire, une modification réclamée par la science et impérieusement exigée par les intérêts commerciaux et maritimes du pays.

Chervin usa sa vie à combattre la contagion de la fièvre jaune ; MM. Clot-Bey, Rossi, Cholet, Émangard, mais surtout M. Aubert-Roche, s'efforcèrent de démontrer la non-contagion de la peste et l'inutilité des quarantaines, et, en 1844, l'Académie de médecine nomma une commission chargée d'examiner cette importante question. Les documents affluèrent de toutes parts, et plus de deux années furent consacrées à leur étude.

M. Laidlaw rappelle qu'en Orient, parmi les indigènes, les vêtements des personnes mortes de la peste ne sont jamais détruits par les parents, qui les conservent pour leur usage ou les vendent au bazar ; il montre qu'en 1835, pendant la peste d'Alexandrie, 98,502 balles de coton extraites des magasins du Gouvernement, où la peste faisait le plus de ravages, sont embarquées sur des vaisseaux anglais et transportées en Europe sans communiquer la peste. Aucune précaution quarantenaire ne fut prise par les capitaines anglais, les ouvriers furent soumis à un contact complet et continuel, et cependant aucun cas de peste ne se manifesta parmi eux.

M. Rossi déclare que plus de cent soldats, sans compter un grand nombre de convalescents, restent dans un camp, préposés à la garde des effets abandonnés par les *spurgo*, sans qu'aucun d'eux ne soit atteint par la peste. « A mon insu, dit-il, beaucoup d'effets furent transportés dans le nouveau camp, tels que valises, gibernes, livres, etc., et cependant la peste n'y parut presque pas, le changement de camp ayant donné un résultat merveilleux. »

M. de Nion, contagioniste exagéré, est obligé d'avouer que la quarantaine de Marseille est presque constamment éludée en relâchant à Gibraltar, d'où les bateaux à vapeur ramènent ensuite les passagers à Marseille en quatre jours, et sa loyauté le conduit à faire connaître le fait suivant : « Un bâtiment chargé de pèlerins et qui avait eu des morts à bord pendant la traversée, ne fut admis à Tanger qu'à la condition que tous ses passagers feraient quarantaine dans un fort désigné *ad hoc*. Ils s'y rendirent en effet, mais pendant la nuit et grâce à la connivence des autorités locales, ils sortirent du fort et se répandirent dans le pays, qui cependant n'eut pas la peste. »

Enfin, M. Rossi établit par des chiffres authentiques ce fait inattendu et remarquable, que, dans tous les pays où des lazarets ont été institués, la peste s'y est montrée plus fréquemment après qu'avant leur fondation. Ce tableau doit être placé sous vos yeux.

| | AVANT l'institution des lazarets. | NOMBRE des pestes. | MOYENNE. | APRÈS l'institution des lazarets. | NOMBRE des pestes. | MOYENNE. |
|---|---|---|---|---|---|---|
| France. . . | 1526 ans. | 29 | 1 peste par 52 2/3 ans. | 313 ans. | 36 | 1 peste par 8 2/3 ans. |
| Dalmatie. . | 966 | 17 | 1        56 4/5 | 349 | 24 | 1        14 1/2 |
| Espagne. . | 1094 | 11 | 1        100 | 310 | 12 | 1        25 5/6 |
| Italie. . . . | 2153 | 79 | 1        27 1/2 | 410 | 43 | 1        9 1/2 |
| Russie . . . | 500 | 2 | 1        250 | 250 | 10 | 1        25 |
| Turquie . . | 2585 | 57 | 1        69 7/8 | 10 | 2 | 1        5 |
| Egypte. . . | 2875 | 33 | 1        87 1/8 | 18 | 4 | 1        4 1/2 |
| Syrie. . . . | 2690 | 14 | 1        192 1/2 | 5 | 2 | 1        2 1/2 |

De pareils documents ne tendaient à rien moins, Messieurs, qu'à la suppression complète des lazarets et des quarantaines. M. Aubert-Roche comprit qu'un pareil résultat était impossible, et en invoquant ce fait incontestable que les lois sanitaires françaises étaient journellement éludées au grand détriment de notre commerce et de notre marine, à la faveur des réformes profondes introduites dans le système quarantenaire de l'Angleterre et de l'Autriche, M. Aubert-Roche demanda seulement que la durée des quarantaines fût notablement abrégée, en raison de cette circonstance parfaitement établie, que « *depuis 124 ans la peste s'est toujours déclarée en mer huit jours* AU PLUS *après le départ.* »

La tactique de M. Aubert-Roche était fort habile : elle laissait de côté la question de contagion ou de non-contagion, elle ménageait les convictions, les amours-propres, les intérêts, en se plaçant à un point de vue exclusivement pratique et positif.

Le 3 mars 1846, Prus, nommé rapporteur de la commission académique, commença la lecture de son remarquable travail, et le 18 avril 1847, une ordonnance royale fit enfin entrer la France dans la voie de la réforme quarantenaire où l'avaient précédée l'Angleterre et l'Autriche. Des médecins sanitaires français chargés d'étudier la peste, furent établis à Alexandrie, au Caire, à Beyrouth, à Damas, à Smyrne et à Constantinople.

En 1849, une *imprudence* commise par l'intendance sanitaire de Marseille vint de nouveau attirer l'attention du Gouvernement sur le système quarantenaire. Un navire anglais est déclaré suspect et mis en quarantaine ; l'Angleterre en réclame l'élargissement sous peine de dommages-intérêts ; le ministre en donne l'ordre, mais l'intendance résiste et les choses en viennent à ce point que le Gouvernement prononce la dissolution de l'intendance sanitaire, et ordonne bientôt après la translation, dans l'île de Ratonneau, du séculaire lazaret de Marseille.

En 1851, le gouvernement français entreprit de réunir un grand congrès sanitaire ; des propositions furent faites dans ce but aux Gouvernements étrangers, qui les accueillirent favorablement, et la conférence fut officiellement réunie à Paris. Douze puissances y étaient représentées : la France, l'Angleterre, l'Autriche, la Russie, l'Espagne, le Portugal, la Sardaigne, la Toscane, les États-Romains, les Deux-Siciles, la Grèce et la Turquie.

Dans un programme habilement tracé par le Gouvernement français, on avait eu le soin d'écarter la question de la contagion et tous les points scientifiques et politiques capables de provoquer des dissentiments, des controverses, des discussions sans utilité pratique ; mais la force des choses devait inévitablement y ramener plus ou moins les membres de la conférence, et l'on put alors constater un immense progrès accompli par le temps et les efforts persévérants de quelques hommes dévoués et convaincus, au premier rang desquels se place M. Mêlier, le représentant de la France médicale dans la conférence sanitaire. Il fut unanimement reconnu en effet : 1° Que pas une seule fois les maladies pestilentielles, à l'origine desquelles on a pu remonter avec certitude, n'ont été importées par des marchandises. 2° Que le contact des cotons n'a jamais donné lieu au développement d'une maladie contagieuse parmi les nombreux portefaix employés à décharger et à ouvrir les balles. 3° Que la distinction des marchandises en susceptibles et en non-susceptibles est une tradition surannée que rien ne justifie.

Les travaux de la conférence ont eu pour résultat, Messieurs, une convention internationale adoptée par les parties contractantes pour tous les ports de la Méditérannée et de la mer Noire, et devant servir de base aux règlements particuliers de chaque pays. Je dois vous la faire connaître, puisqu'elle représente aujourd'hui la législation sanitaire européenne.

### TITRE Ier. — DISPOSITIONS GÉNÉRALES.

Art. 1er. Conformément à l'article 1er de la convention, les mesures de précaution qui pourront être prises sur les frontières de terre seront :

L'isolement ; — la formation de cordons sanitaires ; — l'établissement de lazarets permanents ou temporaires pour l'accomplissement des quarantaines.

Art. 2. Le droit accordé à tout port sain de se prémunir contre un bâtiment suspect ou malade pourra aller jusqu'à l'isolement du navire et l'adoption des mesures hygiéniques que les circonstances rendraient nécessaires.

Art. 3. Quels que soient le nombre des malades qui se trouveront à bord et la nature de la maladie, un navire ne pourra jamais être repoussé, mais il sera assujetti aux précautions que commande la prudence, tout en conciliant les droits de l'humanité avec les intérêts de la santé publique.

Dans les ports qui n'ont pas de lazarets, l'administration sanitaire locale déterminera si le bâtiment suspect ou malade doit être dirigé sur un lazaret voisin, ou peut rester au mouillage dans un lieu réservé et isolé, sous la garde de l'autorité sanitaire.

Il ne pourra être dirigé sur un autre lazaret qu'après avoir reçu les secours et soins que réclamerait son état ou celui de ses malades, et avoir obtenu les moyens de continuer sa route.

Art. 4. La peste, la fièvre jaune et le choléra étant, d'après la convention, les seules maladies qui entraînent des mesures générales et la mise en quarantaine des lieux de provenance, les précautions prises contre les autres maladies, quelles qu'elles soient, ne s'appliqueront jamais qu'aux seuls bâtiments suspects ou malades.

## TITRE II. — MESURES RELATIVES AU DÉPART.

Art. 5. Les mesures relatives au départ comprendront l'observation, la surveillance et la constatation de l'état sanitaire du pays; la vérification et la constatation de l'état hygiénique des bâtiments qui en partent; de leurs cargaison et vivres, de la santé des équipages; des renseignements, quand il y a lieu, sur la santé des passagers, et enfin les patentes de santé et tout ce qui s'y rapporte.

Art. 6. Ces observation, surveillance, constatation et vérification seront confiées aux autorités ci-après désignées (titre VIII).

Art. 7. Tout bâtiment doit être, avant le chargement, visité par un délégué de l'autorité sanitaire et soumis, s'il y a lieu, aux mesures hygiéniques jugées nécessaires.

Art. 8. Le bâtiment sera visité dans toutes ses parties, et son état hygiénique constaté.

Art. 9. Le chargement ne pourra avoir lieu qu'après cette visite et l'accomplissement des mesures préalables de propreté et de salubrité que l'autorité sanitaire jugera indispensables.

Art. 10. L'autorité s'enquerra de l'état des vivres et boissons, et en particulier de l'eau potable et des moyens de la conserver. Elle pourra s'enquérir aussi des vêtements de l'équipage, et en général de toutes les mesures relatives au maintien de la santé à bord.

Art. 11. Les capitaines et patrons seront tenus de fournir à cet égard à l'autorité sanitaire tous les renseignements et toutes les justifications qui leur seront demandés.

Art. 12. Si l'autorité sanitaire le juge nécessaire et ne se croit pas suffisamment éclairée par le capitaine, il pourra être procédé à une nouvelle visite après le chargement du navire, afin de s'assurer si toutes les précautions sanitaires et hygiéniques prescrites ont été observées.

Art. 13. Les hommes de l'équipage seront visités par un médecin. L'embarquement de ceux qui seraient atteints d'une affection transmissible pourra être refusé par l'autorité sanitaire.

Art. 14. Ces diverses visites devront être faites sans délai et de manière à éviter tout retard aux bâtiments.

Art. 15. A l'égard des navires portant un pavillon autre que celui des pays dan lesquels ils sont mouillés, la visite et les constatations prescrites par les art. 9 à 14 inclusivement seront faites par l'autorité sanitaire de concert avec le consul ou l'agent consulaire de la nation à laquelle appartient le navire.

Art. 16. Le nombre des passagers à embarquer sur les navires à voiles ou à vapeur, l'étendue de leurs logements et la quantité des approvisionnements de bord, suivant la durée probable du voyage, seront déterminés par des règlements particuliers dans les divers pays signataires de la convention du 19 décembre.

Art. 17. Les bâtiments de la marine militaire ne seront pas assujettis aux dispositions des articles précédents.

Art. 18. Les bâtiments affectés au transport des personnes, quel que soit leur tonnage, et tous les bâtiments d'une certaine capacité ou dont l'équipage se compose d'un certain nombre d'hommes seront tenus de se munir d'un coffre avec les médicaments les plus indispensables et les appareils les plus ordinaires pour le traitement des maladies et pour les accidents qui arrivent le plus fréquemment à bord des navires.

L'administration sanitaire supérieure de chaque pays fera rédiger le catalogue de ces médicaments et appareils, ainsi qu'une instruction détaillée sur la manière de les employer.

Art. 19. Les patentes de santé ne seront délivrées à l'avenir qu'après l'accomplissement des formalités spécifiées dans le présent règlement.

Art. 20. Seront, en temps ordinaire, dispensés de se munir d'une patente de santé : 1° les bateaux pêcheurs ; 2° les bateaux pilote ; 3° les chaloupes du service des douanes et les bâtiments garde – côtes ; 4° les navires faisant le cabotage entre différents ports du même pays et qui seront déterminés par les règlements locaux.

Art. 21. Chaque bâtiment ne pourra avoir qu'une seule patente.

Art. 22. Les patentes de santé seront délivrées au nom du gouvernement territorial par l'autorité sanitaire, pourront être visées par les consuls et feront foi dans tous les ports des hautes parties contractantes.

Art. 23. Outre le nom du navire et celui du capitaine ou patron, et les renseignements relatifs au tonnage, aux marchandises, aux hommes d'équipage, aux passagers, etc., la patente mentionnera exactement l'état sanitaire du lieu, tel qu'il résulte des renseignements recueillis par l'autorité sanitaire et l'état hygiénique du bâtiment.

S'il y a des malades à bord, il en sera fait mention.

La patente devra contenir enfin tous les renseignements qui peuvent éclairer l'autorité sanitaire du port de destination, et la mettre à même de se faire une idée aussi exacte que possible de la santé publique au point de départ et environs, de l'état du navire et de sa cargaison, de la santé des équipages et de celle des passagers.

Sont considérés comme *environs* les lieux en rapport habituel avec le port de départ et faisant partie de la même circonscription sanitaire.

Art. 24. La patente sera pour toutes les nations contractantes conforme au modèle annexé au présent règlement.

Art. 25. Lorsqu'il régnera au point de départ ou aux environs une des trois maladies réputées importables et transmissibles, et que l'autorité sanitaire en aura déclaré l'existence, la patente donnera la date de cette déclaration.

Elle donnera de même la date de la cessation quand cette cessation aura été constatée.

Art. 26. Conformément aux dispositions de l'art. 3 de la convention, la patente ne pouvant être que nette ou brute, l'autorité sanitaire devra toujours se prononcer sur l'existence ou la non-existence de la maladie au point de départ. Le doute sera interprété dans le sens de la plus grande prudence, et la patente sera brute.

Art. 27. Sous le système des Teskérés, tant qu'il sera jugé nécessaire dans l'Empire Ottoman, il ne sera pas exigé de bulletins de santé individuels pour les passagers et les hommes d'équipage.

Toutefois, l'autorité sanitaire pourra exiger, pour ceux des passagers dont la santé serait suspecte et pourrait devenir compromettante, le certificat d'un médecin connu, à ce autorisé, et il en sera fait mention sur la patente.

L'autorité sanitaire pourra même s'opposer à l'embarquement d'un passager dont la santé serait compromettante pour les autres.

Art. 28. La patente de santé ne sera considérée comme valable que si elle a été délivrée dans les quarante-huit heures qui ont précédé le départ.

Si le départ est retardé, la patente devra être visée par l'autorité qui l'a délivrée, laquelle mentionnera si l'état sanitaire est resté le même ou s'il a éprouvé quelque changement.

Art. 29. Elle ne cesserait pas d'être considérée comme nette lors même que, dans le lazaret du pays, existeraient un ou plusieurs cas d'une maladie réputée transmissible et importable.

TITRE III. — Mesures sanitaires pendant la traversée.

Art. 30. Tout bâtiment en mer devra être entretenu en bon état d'aération et de propreté.

A cet effet, chacune des nations contractantes fera rédiger, dans le plus bref délai, une instruction pratique et suffisamment détaillée, prescrivant les mesures de propreté et d'aération à observer en mer.

Art. 31. Les capitaines et patrons seront tous munis de cette instruction, et devront s'y conformer ; autrement ils pourraient être considérés, à l'arrivée, comme étant en patente brute, et traités en conséquence.

Art. 32. Les bâtiments à vapeur assujettis à la patente, qui se livrent au transport des voyageurs, seront tenus d'avoir un médecin sanitaire à bord. Ce médecin aura pour mission spéciale de veiller à la santé des équipages et voyageurs, de faire prévaloir les règles de l'hygiène, et de rendre compte à l'arrivée des circonstances du voyage.

Il sera tenu, en outre, de consigner avec exactitude, et, autant que possible, jour par jour, sur un registre *ad hoc*, toutes les circonstances qui peuvent être de nature à intéresser la santé publique, en notant avec un soin tout particulier les maladies observées, les simples accidents même, ainsi que le traitement appliqué et ses suites.

Le mode de nomination des médecins de bord sera déterminé par les gouvernements respectifs.

Art. 33. A défaut de médecins, les renseignements relatifs à la santé seront recueillis par le capitaine ou patron et inscrits par lui sur son livre de bord.

Il sera tenu note exacte de toutes les communications arrivées en mer, pour en être rendu compte à l'arrivée.

Art. 34. Tout capitaine ou patron qui relâchera dans un port et y entrera en communication sera tenu de faire viser sa patente par l'autorité sanitaire, et, à défaut de celle-ci, par l'administration chargée de la police locale.

Art. 35. Il est interdit aux autorités sanitaires de retenir dans les ports de relâche la patente délivrée au point de départ.

Art. 36. En cas de décès arrivé en mer après une maladie de caractère suspect, les effets d'habillements et de literie qui auraient servi au malade dans le cours de cette malade seront brûlés si le navire est au mouillage, et, s'il est en route, jetés à la mer, avec les précautions nécessaires pour qu'ils ne puissent surnager.

Les autres effets du même genre dont l'individu décédé n'aurait point fait usage, mais qui se seraient trouvés à sa disposition, seront immédiatement soumis à l'évent ou à toute autre purification.

### TITRE IV. — Mesures sanitaires a l'arrivée.

Art. 37. Tout bâtiment sera, à l'arrivée, soumis aux formalités de la reconnaissance et de l'arraisonnement.

Art. 38. Toutefois, lorsque l'état sanitaire sera positivement sain, les navires venant d'un port à un autre port du même pays pourront, en vertu des règlements sanitaires particuliers à chaque pays, être affranchis de l'arraisonnement sanitaire.

Art. 39. Pourront également, en temps ordinaire, être affranchies de l'arraisonnement par voie de déclaration échangée entre les nations contractantes, toutes les provenances ou des provenances déterminées allant de l'un des deux pays dans les ports de l'autre.

Art. 40. La reconnaissance et l'arraisonnement seront faits par l'agent que l'autorité sanitaire déléguera à cet effet.

Les résultats en seront consignés sur un registre spécial.

Art. 41. Ainsi qu'au départ, les cas douteux, les renseignements contradictoires seront toujours interprétés dans le sens de la plus grande prudence. Le bâtiment devra être provisoirement tenu en réserve.

Art. 42. L'admission à la libre pratique sera précédée de la visite du bâtiment toutes les fois que l'autorité sanitaire le jugera nécessaire.

Art. 43. Lorsqu'il existera des malades à bord, ils seront, à leur demande, débarqués le plus promptement possible et recevront les soins qu'exigera leur état.

Art. 44. Si le navire, quoique muni d'une patente nette et n'ayant eu pendant la traversée aucun cas de maladie, se trouvait, par la nature de sa cargaison, par son état d'encombrement ou d'infection, dans des conditions que l'agent de la santé jugerait susceptibles de compromettre la santé publique, le navire pourra être tenu en réserve jusqu'à ce qu'il ait été statué par l'autorité sanitaire.

La décision devra être rendue dans les vingt-quatre heures.

Art. 45. Selon les conditions de salubrité du navire, l'autorité sanitaire pourra, si elle le juge convenable, ordonner comme mesure d'hygiène :

Le bain et autres soins corporels pour les hommes de l'équipage ;

Le déplacement des marchandises à bord ;

L'incinération ou la submersion à distance dans la mer des substances alimentaires et des boissons gâtées ou avariées, ainsi que des marchandises de nature organique fermentées ou corrompues ;

Le lavage du linge et des vêtements de l'équipage ;

Le nettoyage de la cale, l'évacuation complète des eaux et la désinfection de la sentine ;

L'aération de tout le bâtiment et la ventilation de ses parties profondes au moyen de la pompe à air ou de tout autre moyen ;

Les fumigations chloriques, le grattage, le frottage et le lavage des bâtiments ;

Le renvoi au lazaret.

Quand ces diverses opérations seront jugées nécessaires, elles seront exécutées dans l'isolement plus ou moins complet du navire, selon la disposition des plages et des localités, mais toujours avant l'admission à la libre pratique.

A part les formalités de reconnaissance et d'arraisonnement, les bâtiments en transit appartenant aux hautes parties contractantes seront dispensés, dans les ports intermédiaires, des formalités prescrites pour le départ et l'arrivée.

Art. 46. Sauf les dispositions transitoires énoncées aux paragraphes 4 et 5 de l'article 4 de la convention concernant la Turquie d'Europe et d'Asie, ainsi que l'Égypte, tout bâtiment muni d'une patente nette, qui n'aura eu en mer ni accidents, ni communication de nature suspecte, et qui se présentera dans des conditions hygiéniques satisfaisantes, sera immédiatement admis en libre pratique.

TITRE V. — DES QUARANTAINES.

Art. 47. Tout bâtiment arrivant en patente brute sera déclaré en quarantaine.

Pourra être mis en quarantaine tout bâtiment arrivant dans les conditions prévues par l'article 3 de la convention, qui l'assimilent à la patente brute.

Art. 48. Nulle provenance ne pourra être mise en quarantaine sans une décision motivée. Cette décision sera notifiée immédiatement au capitaine ou patron du bâtiment.

Art. 49. Sauf la présence à bord de la peste, de la fièvre jaune ou du choléra, un bâtiment aura toujours le droit de reprendre la mer, soit avant d'être mis en quarantaine, soit en cours de quarantaine.

La patente de santé lui sera rendue s'il n'est pas arrivé au port de destination, et l'autorité sanitaire mentionnera sur cette patente la durée et les circonstances de son séjour, ainsi que les conditions dans lesquelles il repart.

Un bâtiment pourra reprendre la mer nonobstant la présence à bord de maladies ordinaires. Toutefois, l'autorité sanitaire devra s'assurer préalablement si les malades pourront être convenablement soignés pendant le reste de la navigation; ceux qui voudraient rester au lazaret en auront toujours le droit.

Art. 50. La durée de la quarantaine sera la même pour le bâtiment, les personnes et les marchandises qui y sont assujettis.

Elle se distingue en quarantaine d'observation, en quarantaine de rigueur.

Art. 51. La quarantaine d'observation datera, pour les navires et tout ce qui se trouve à bord, de l'instant où un garde de santé aura été mis à bord et où les mesures d'aération et de purification auront commencé.

La quarantaine de rigueur datera, pour le bâtiment, les personnes et les choses à bord, du moment où les marchandises assujetties au débarquement auront été enlevées; pour les marchandises débarquées au lazaret ou dans un lieu réservé, du commencement des purifications; pour les personnes débarquées, du moment de leur entrée au lazaret.

Une quarantaine commencée à bord pourra toujours être continuée au lazaret.

Art. 52. La quarantaine d'observation se bornera à tenir en observation, pendant un temps déterminé, le bâtiment, l'équipage et les passagers, et elle n'entraînera pas le déchargement des marchandises au lazaret.

Elle aura lieu, pour les hommes, à bord du navire ou au lazaret, à la volonté des quarantainaires.

Pendant sa durée, le bâtiment, tenu à l'écart et surveillé par des gardes de santé en nombre suffisant, sera simplement soumis, par mesure d'hygiène, à une aération convenable, aux lavages et aux soins de propreté générale.

Art. 53. La quarantaine de rigueur ajoutera à la quarantaine d'observation les mesures de purification et de désinfection spéciales qui seront jugées nécessaires par l'autorité sanitaire.

Elle entraînera, en outre, dans les cas spécifiés par le présent règlement, le débarquement au lazaret des marchandises de la première classe, et, selon les circonstances et les règlements locaux, celui des marchandises de la deuxième classe. (Articles 63 et 4.)

Art. 54. La quarantaine de rigueur ne pourra être purgée, pour la peste, que dans un port à lazaret. Celle qui est imposée à un navire pour cause de malpropreté, en vertu de l'article 3 de la convention sanitaire, pourra être purgée dans une partie isolée d'un port quelconque.

Art. 55. La quarantaine pourra être purgée dans un port intermédiaire entre le point de départ et le port de destination, et, en apportant la preuve de cette quarantaine, le bâtiment sera admis à libre pratique.

Art. 56. Le temps de la traversée se comptera, pour tous les bâtiments, du moment du départ, constaté par le livre de bord, et attesté par la déclaration du capitaine ou patron du navire.

Art. 57. Tout bâtiment à bord duquel il y aura eu, pendant la traversée, un cas de l'une des trois maladies réputées importables et transmissibles, sera de droit, et quelle que soit sa patente, considéré comme ayant patente brute.

Art. 58. S'il y a eu un ou plusieurs cas de choléra pendant la traversée ou pendant la quarantaine, cette quarantaine comptera du moment de l'arrivée et de l'exécution des mesures sanitaires : il ne sera pas tenu compte de la traversée.

Art. 59. Sauf les exceptions temporaires rappelées ci-dessus (art. 46), les marchandises et objets matériels de toute sorte, arrivant en patente nette par un bâtiment en bon état et bien tenu, qui n'a eu ni morts ni malades suspects, seront dispensés de tout traitement sanitaire et admis immédiatement à la libre pratique, comme le bâtiment lui-même, les équipages et les passagers.

Art. 60. Sont exceptés les cuirs, les crins, les chiffons et les drilles. Ces marchandises pourront, même en patente nette, devenir l'objet de mesures sanitaires. L'autorité sera juge de ces mesures et en déterminera la nature et la durée.

Art. 61. Sont également exceptés les marchandises et objets altérés ou décomposés.

Conformément au paragraphe 4 de l'article 45, l'autorité aura le droit de les faire jeter à la mer ou d'en ordonner la destruction par le feu.

Les formalités à remplir dans ce cas seront déterminées par les règlements locaux.

Art. 62. Conformément à l'article 5 de la convention, et pour l'application des mesures sanitaires, les marchandises seront rangées, à l'avenir, en trois classes :

Composeront la première et seront soumis, à ce titre, à une quarantaine obligatoire et aux purifications, savoir : les hardes et effets à usage, les drilles et chiffons, les cuirs et peaux, les plumes, crins et débris d'animaux en général, enfin la laine et les matières de soie.

Seront compris dans la deuxième et assujettis à une quarantaine facultative, savoir : le coton, le lin et le chanvre.

Composeront la troisième et seront, à ce titre, exempts des mesures quarantainaires, savoir : toutes les marchandises et objets quelconques qui ne rentrent pas dans les deux premières classes.

Art. 63. En patente brute de peste, les marchandises de la première classe seront toujours débarquées au lazaret et soumises aux purifications.

Les marchandises de la deuxième classe pourront être livrées immédiatement à la libre pratique, ou débarquées au lazaret pour être purifiées, suivant les circonstances et les règlements sanitaires particuliers de chacun des pays contractants.

Les marchandises de la troisième classe étant déclarées libres pourront toujours être livrées immédiatement au commerce, sous la surveillance de l'autorité sanitaire.

Art. 64. En patente brute de fièvre jaune, sans accident pendant la traversée, si cette traversée a été de plus de dix jours, les marchandises seront soumises, par mesure d'hygiène, à une simple aération sans déchargement.

S'il y a eu des accidents, ou si la traversée a été de moins de dix jours, les marchandises pourront être l'objet des mêmes mesures qu'en patente brute de peste, c'est-à-dire débarquées au lazaret et purifiées; mais cette mesure sera facultative et laissée à l'appréciation de l'autorité sanitaire.

Art. 65. En patente brute de choléra, les marchandises ne seront assujetties à aucune mesure sanitaire particulière; le bâtiment sera seulement aéré et les mesures d'hygiène, toujours obligatoires, seront observées.

Art. 66. Dans tous les cas de patente brute, les lettres et papiers seront soumis aux purifications d'usage.

Art. 67. Toute marchandise ou objet quelconque provenant d'un lieu sain, qui sera contenu dans une enveloppe scellée officiellement et d'une matière non assujettie aux mesures de purification, sera immédiatement admis en libre pratique, quelle que soit la patente du bâtiment.

Si l'enveloppe est d'une substance à l'égard de laquelle les mesures sanitaires soient facultatives, l'admission sera également facultative.

Art. 68. Les animaux vivants resteront soumis aux quarantaines et aux purifications en usage dans les différents pays.

Art. 69. Tout bâtiment qui n'aura pas de patente, lorsque, à raison du lieu de provenance, il devrait en être muni, pourra, selon les circonstances, être soumis à une quarantaine d'observation ou de rigueur.

La durée de cette quarantaine sera fixée par l'autorité sanitaire.

Elle ne pourra excéder trois jours, si le bâtiment vient d'un lieu notoirement sain et s'il est dans de bonnes conditions hygièniques.

Les cas de force majeure, ainsi que la perte fortuite de la patente seront appréciés par l'autorité sanitaire.

Art. 70. Toute patente raturée ou surchargée sera considérée comme nulle, et placera le navire dans les conditions prévues par l'article précédent, sans préjudice des poursuites qui pourraient être exercées contre les auteurs des altérations.

Art. 71. Si, pendant la durée d'une quarantaine, et quel que soit le point auquel elle soit parvenue, il se manifeste un cas de peste, de fièvre jaune ou de choléra, la quarantaine recommencera.

Art. 72. Outre les quarantaines prévues et les mesures spécifiées, tant par la convention du 19 décembre que par le présent règlement, les autorités sanitaires de chaque pays auront le droit, en présence d'un danger imminent et en dehors de toute prévision, de prescrire, sous leur responsabilité devant qui de droit, telles mesures qu'elles jugeront indispensables pour le maintien de la santé publique.

A défaut de bâtiments spéciaux à terre, elles pourront disposer en lazarets des navires isolés et gardés de manière à empêcher toute communication avec l'extérieur.

## TITRE VI. — DES LAZARETS.

### 1re Section. — *De l'institution et de la disposition des lazarets.*

Art 73. La distribution intérieure des lazarets sera telle, que les personnes et les choses appartenant à des quarantaines de dates différentes puissent être facilement séparées.

Art. 74. Des parloirs vastes et commodes permettront d'y recevoir les personnes du dehors qui voudront visiter les quarantainaires, sans préjudice des précautions nécessaires pour sauvegarder la santé publique.

Les grillages seront supprimés, ainsi que tout ce qui pourrait influer d'une manière fâcheuse sur le moral des quarantainaires.

Art. 75. Des bâtiments ou corps de bâtiments seront affectés dans les lazarets au service des malades. Ils seront disposés de manière à permettre la séparation des malades et à assurer en même temps les meilleures conditions d'hygiène, notamment l'aération.

Art. 76. Il est interdit de se mettre en communication directe et immédiate avec les personnes et les choses suspectes ou réputées telles qui sont en quarantaine.

Outre les peines portées par les lois et règlements, quiconque aura été en contact avec ces personnes ou ces choses sera déclaré en quarantaine et considéré comme faisant partie de la même provenance, sauf les exceptions que l'autorité sanitaire croirait pouvoir admettre, et dont elle sera juge. .

Art 77. Tout lazaret doit être pourvu d'eau saine en quantité suffisante pour les besoins du service.

Art. 78. Il y aura dans chaque lazaret ou dans ses dépendances un endroit convenable destiné aux inhumations.

2e Section. — *Du personnel, de la surveillance et du service intérieur des lazarets.*

Art. 79. Les ports et les endroits réservés affectés à la quarantaine des navires, les lazarets destinés à celle des passagers et des marchandises, et les établissements quarantenaires en général, seront placés sous l'autorité immédiate des administrations sanitaires.

Art. 80. Il y aura dans chaque lazaret un directeur ou agent responsable, des employés en nombre suffisant pour assurer la discipline sanitaire, et des gardes de santé chargés d'exécuter ou faire exécuter les mesures prescrites.

Art. 81. Un médecin sera attaché au lazaret pour visiter et soigner les quarantenaires, et pour concourir par ses conseils à l'exacte exécution des mesures sanitaires.

Art. 82. Les malades recevront dans les lazarets, sous le rapport religieux et médical, tous les secours et tous les soins que l'on donnerait à des malades ordinaires dans les établissements hospitaliers les mieux organisés, sauf à constituer en quarantaine les médecins et les personnes compromises.

Art. 83. La faculté est laissée à chaque malade de se faire traiter par un médecin de son choix, autre que celui du lazaret; mais, dans ce cas, la visite du médecin étranger aura lieu en présence et sous la surveillance du directeur du lazaret.

Ce médecin devra faire chaque fois, par écrit, à l'office de santé, son rapport sur l'état de la maladie. L'administration enverra néanmoins, de temps en temps, son propre médecin pour visiter le malade, afin de connaître la nature de la maladie.

Art. 84. Les personnes dont l'état de pauvreté sera constaté par l'autorité sanitaire seront non-seulement admises, mais encore nourries et traitées gratuitement dans les lazarets.

Art. 85. Chaqne lazaret aura un tarif établi par l'autorité et revisé trimestriellement, dans lequel le prix des vivres sera réglé au taux le plus modéré.

Art. 86. Les meubles et effets de première nécessité à l'usage des quarantenaires leur seront fournis gratis par l'administration, immédiatement après leur entrée au lazaret.

Art. 87. Les visites sanitaires du médecin seront gratuites. Les quarantenaires ne payeront que les soins étrangers au service sanitaire.

Art. 88. Outre ces règles générales, l'autorité sanitaire, tout en veillant à la préservation de la santé publique, sera tenue de prendre par des règlements spéciaux et selon les différentes localités toutes les mesures convenables pour assurer autant que possible le bien-être des quarantenaires.

3ᵉ Section. — *Du traitement des marchandises, effets à usage et des dépêches dans les lazarets.*

Art. 89. Les marchandises seront déposées dans des magasins spacieux et parfaitement secs; elles y seront soumises à la libre circulation de l'air et remuées de temps en temps.

Les balles et les colis seront ouverts, afin que l'air y puisse pénétrer.

Cette aération sera continuée pendant toute la quarantaine.

Art. 90. Les marchandises appartenant à des quarantaines différentes seront séparées les unes des autres et placées, autant que possible, dans des magasins différents.

Art. 91. Les peaux, les cuirs, les crins, les drilles et chiffons, les débris d'animaux, les laines et matières de soie seront placés dans des endroits éloignés des chambres occupées par les quarantenaires, ainsi que des logements des employés.

En cas d'infection notoire, de malpropreté ou d'altération, ces matières, et les marchandises en général, pourront être soumises à tel moyen de purification que l'autorité sanitaire jugera nécessaire.

Art. 92. Les substances animales et végétales en putréfaction ne pourront jamais être reçues dans les lazarets; elles seront brûlées ou jetées à la mer conformément aux dispositions de l'article 61 du présent règlement.

Art. 93. Il y aura dans chaque lazaret des magasins destinés au dépôt des marchandises purifiées.

Art. 94. Les effets des passagers devront être pendant la durée de la quarantaine exposés à la ventilation dans des pièces séparées et appropriées à cet effet sous la surveillance des gardiens.

L'autorité sanitaire veillera à ce que cette opération ne soit négligée dans aucune circonstance.

Art. 95. Les effets à usage, le linge et tout ce qui aurait servi aux personnes mortes ou atteintes de peste devront être soumis à des purifications plus sévères : aux fumigations de chlore, à l'immersion dans l'eau de mer, à l'action de la chaleur, selon les circonstances et la nature des objets. Il en serait de même dans le cas de toute autre maladie contagieuse.

Art. 96. Les lettres et les dépêches seront purifiées de manière à ce que l'écriture ne soit pas altérée.

Art. 97. Cette opération aura lieu en présence du directeur du lazaret.

Art. 98. Le droit est réservé aux consuls ou représentants des puissances étrangères d'assister à l'ouverture et à la purification des lettres et dépêches qui leur seront adressées, ou qui seront destinées à leurs nationaux.

Le même droit est réservé à l'administration des postes.

## TITRE VII. — DES DROITS SANITAIRES.

Art. 99. Seront exemptés du payement des droits sanitaires déterminés par l'article 7 de la convention : 1° les bâtiments de guerre ; 2° les navires en relâche forcée, même lorsqu'ils sont admis à pratique, pourvu qu'ils ne se livrent à aucune opération de commerce dans le port où ils abordent ; 3° les bateaux pêcheurs ; 4° les navires dispensés de l'obligation de se munir d'une patente ; 5° les enfants au-dessous de sept ans et les indigents embarqués aux frais du gouvernement de leur pays ou d'office par les consuls.

Art. 100. Tout droit sanitaire quelconque non mentionné dans la convention est formellement aboli.

## TITRE VIII. — DES AUTORITÉS SANITAIRES.

Art. 101. Sauf les dispositions particulières relatives à l'organisation sanitaire de l'Orient (tit. IX), et conformément à l'art. 8 de la convention, qui place les autorités sanitaires sous la direction immédiate du gouvernement, ces autorités seront établies partout sur des bases uniformes, et se composeront : 1° d'un agent responsable du gouvernement ; 2° d'un conseil local.

Art. 102. L'agent représentera essentiellement le pouvoir central. Il sera pris, autant que possible, dans le corps médical, et il aura le titre de *directeur de la santé.*

Art. 103. Le directeur ou agent sera le chef du service actif ; il en aura la responsabilité. Tous les employés seront sous ses ordres. Il veillera à l'exécution des lois et règlements sanitaires ; il reconnaîtra ou fera reconnaître l'état sanitaire des bâtiments qui arriveront ; il délivrera les patentes de santé à ceux qui partiront ; il aura la direction et la surveillance des lazarets et ports de quarantaine.

Art. 104. Le conseil représentera plus particulièrement les intérêts locaux, et se composera des divers éléments administratifs et scientifiques qui peuvent, dans chaque pays, veiller le plus efficacement au maintien de la santé publique.

Art. 105. Le directeur ou agent fera de droit partie du conseil.

Art. 106. Le conseil exercera une surveillance générale sur le service sanitaire. Il aura spécialement pour mission d'éclairer le directeur ou agent, et de lui donner des avis sur les mesures à prendre en cas d'invasion ou de menace d'invasion d'une maladie réputée importable ou transmissible ; de veiller à l'exécution des règlements généraux ou particuliers relatifs à la police sanitaire, et, au besoin, de dénoncer au Gouvernement les infractions ou omissions.

Il sera consulté sur toutes les questions administratives et médicales, et il

32.

concourra, avec le directeur ou agent, à la préparation des règlements locaux ou intérieurs.

Art. 107. Le conseil se réunira périodiquement aux époques que déterminera l'autorité supérieure, et il sera convoqué extraordinairement toutes les fois qu'une circonstance relative à la santé publique paraîtra l'exiger.

Art. 108. Le directeur ou agent et le conseil auront pour devoir de se tenir constamment informés de l'état de la santé publique. Ils entretiendront à cet effet, soit directement, soit par des délégués, de fréquents rapports avec l'administration communale, et en recevront toutes les communications nécessaires à l'accomplissement de leur mandat.

Art. 109. En cas de dissidence entre le directeur ou agent et le conseil, il en sera immédiatement référé au gouvernement central ; toutefois, s'il y a urgence, le directeur ou agent, sous sa responsabilité, pourvoira aux dispositions provisoires qu'exigera la santé publique ou le service.

Art. 110. Il y aura dans chaque pays signataire de la convention, un service d'inspection sanitaire. Ce service, réglé par les gouvernements respectifs, consistera à visiter les ports du pays, à y prendre connaissance de la marche du service sanitaire, à tenir note des imperfections qui pourraient s'y rencontrer, et à les signaler au Gouvernement.

Art. 111. Dans l'intérêt de la santé publique et pour le bien du service, les autorités sanitaires des pays respectifs, signataires de la convention du 19 décembre, sont autorisées à communiquer directement entre elles, afin de se tenir réciproquement informées de tous les faits importants parvenus à leur connaissance, sans préjudice, toutefois, des renseignements qu'il est de leur devoir de fournir en même temps aux autorités compétentes et aux consuls.

### TITRE IX. — DISPOSITIONS PARTICULIÈRES À L'ORIENT.

Art. 112. Outre les dispositions sanitaires communes et applicables à tous les pays signataires de la conférence, la Turquie d'Europe et la Turquie d'Asie, ainsi que l'Égypte, seront l'objet de dispositions particulières, destinées à prévenir le développement de la peste, à arrêter cette maladie quand elle existe, à la signaler et à s'opposer à son introduction dans les autres pays.

Art. 113. Ces dispositions, prises dans le double intérêt de l'Orient et des nations en rapport avec lui, consisteront dans le développement des institutions sanitaires établies par le gouvernement de Sa Hautesse le sultan et dans la présence des médecins qu'entretiendront en Orient les nations contractantes.

### 1re Section. — *Dispositions relatives à la Turquie.*

Art. 114. S. H. le sultan promulguera une loi spéciale pour assurer l'existence et régler les attributions des autorités sanitaires de son empire, et en particulier du conseil supérieur de santé de Constantinople, qui sera maintenu dans son organisation actuelle.

Art. 115. Placé à la tête du service sanitaire, le conseil supérieur de Constantinople en surveillera les différentes parties et indiquera pour tout l'empire les mesures d'hygiène publique et de salubrité qui seront jugées nécessaires. Il rédigera les instructions qui s'y rapportent, et veillera à la bonne exécution des dispositions prescrites, conformément aux indications de la conférence sanitaire internationale (procès-verbal 29 et annexes), et fixera les lieux où seront établis les divers agents du service sanitaire.

Art. 116. Les puissances intéressées seront représentées dans ce conseil par des délégués en nombre égal à celui des fonctionnaires ottomans, et ces délégués y auront voix délibérative.

Art. 117. Le conseil restera en possession de la prérogative de nommer lui-même et de révoquer les employés sanitaires de tout rang.

Art. 118. Les délégués étrangers accrédités auprès du conseil, pris autant que possible parmi les hommes spéciaux, seront nommés par leurs gouvernements respectifs.

Art. 119. L'institution des médecins inspecteurs chargés de surveiller la marche du service sanitaire sera maintenue. Outre ceux qui existent en Syrie et dans les pachaliks d'Erzeroum et de Bagdad, il en sera établi deux de plus : l'un pour la Turquie d'Europe, l'autre pour l'Asie Mineure. Ils auront leur résidence habituelle à Constantinople.

Art. 120. Les offices sanitaires et les postes de préposés seront maintenus dans leur organisation actuelle. Le nombre des uns et des autres, les lieux où ils seront établis, leur circonscription et leur hiérarchie seront réglés par le conseil supérieur de santé de Constantinople.

Art. 121. Le droit de recevoir les provenances en patente brute de peste est restreint aux seuls offices centraux munis de lazaret.

Art. 122. La faculté d'admettre en libre pratique les provenances en patente nette sera maintenue aux postes des préposés tant que la peste n'existera pas. Cette faculté cessera en temps de peste. Toutefois, ces postes conserveront en tout temps la faculté d'admettre les bâtiments de cabotage.

Art. 123. Dans le plus bref délai possible, un code des délits et des peines en matière sanitaire sera promulgué en Turquie par les soins du gouvernement ottoman.

Un tribunal spécial, dont l'institution sera concertée entre les hautes parties contractantes, connaîtra, à l'avenir, de toutes les infractions aux lois et règlements sanitaires, et sera chargé de les juger, le tout sous la réserve expresse des dispositions consignées dans les capitulations, et sans qu'il puisse y être porté atteinte.

2ᶜ Section. — *Dispositions relatives à l'Égypte.*

Art. 124. L'intendance sanitaire d'Alexandrie, composée des mêmes éléments et établie sur les mêmes bases que le conseil supérieur de Constantinople, aura des droits et des prérogatives semblables. Comme lui, elle veillera à la santé publique du pays et à l'exécution des mesures qui s'y rapportent, tant à l'intérieur que sur le littoral.

Art. 125. Des inspecteurs sanitaires et des médecins de bureaux seront établis et entretenus, aux frais du gouvernement égyptien, partout où ils seront jugés nécessaires. Les uns et les autres devront être munis de diplômes délivrés par les universités d'Europe.

### 3ᵉ Section. — *Dispositions relatives à l'Orient en général.*

Art. 126. Les patentes seront délivrées par l'office de santé et visées par les consuls compétents.

Art. 127. Conformément à l'art. 21 du présent règlement, il sera formellement interdit à tout bâtiment quelconque d'avoir plus d'une patente.

Art. 128. Le nombre des médecins sanitaires européens actuellement établis en Orient sera augmenté jusqu'à concurrence de vingt-six, répartis en quatre arrondissements. Les puissances signataires de la convention se concerteront ultérieurement avec le gouvernement de la Sublime-Porte pour l'exécution en commun de cette mesure.

Art. 129. Les médecins sanitaires se divisent en médecins centraux et en médecins ordinaires. Les médecins ordinaires seront répartis suivant le tableau annexé au présent règlement.

Art. 130. Il y aura un médecin central dans chacune des villes de Constantinople, Smyrne, Beyrouth et Alexandrie.

Art. 131. Sans avoir aucune suprématie sur ses collègues, le médecin central sera obligé, outre son service comme médecin sanitaire, de réunir et de coordonner en un rapport général les rapports partiels de son arrondissement. Ce rapport général sera adressé, une fois par mois en Turquie, deux fois par mois en Égypte, au corps consulaire local et au conseil de santé.

Art. 132. En cas de vacances, les médecins centraux seront de préférence pris, à l'ancienneté, parmi les médecins ordinaires du même arrondissement.

Art. 133. Les médecins sanitaires européens établis en Orient conserveront toute leur indépendance vis-à-vis des autorités locales, et ils ne relèveront, quant à leur responsabilité, que des gouvernements qui les auront institués.

Art. 134. Les fonctions des médecins sanitaires consisteront : 1º à étudier, sous le rapport de la santé publique, le pays où ils se trouvent, son climat, ses maladies et toutes les conditions qui s'y rattachent, ainsi que les mesures prises pour combattre ces maladies ;

2º A parcourir, à cet effet, leurs circonscriptions respectives toutes les fois qu'ils le croiront utile ; en Égypte, aussi souvent que possible ;

3º A informer de tout ce qui a trait à la santé publique le médecin central de l'arrondissement, le corps consulaire, et, si besoin est, les autorités locales du pays, deux fois par mois en Turquie, toutes les semaines en Égypte.

Dans les cas d'épidémie ou de maladie suspecte quelconque, ainsi que dans les cas extraordinaires en général, le médecin sanitaire expédiera sans délai un rapport spécial à toutes les autorités précitées et à tous les médecins sanitaires et consuls des circonscriptions voisines, et, au besoin, à quelques médecins et consuls plus éloignés, auxquels ces informations pourraient être utiles.

Au surplus, ils seront tenus de se conformer, pour les détails, aux instructions annexées au présent règlement.

Art. 135. En cas de soupçon de maladie contagieuse, les médecins sanitaires en informeront de suite l'office de santé, et *vice versâ ;* et, dès ce moment, on établira une consultation médicale dont le résultat sera immédiatement communiqué à toutes les autorités précitées.

Art. 136. De leur côté, les offices de santé, postes, députations, bureaux, etc., auront l'obligation de fournir aux médecins sanitaires, sur tout ce qui a trait à la santé publique, des renseignements réguliers écrits, et ils devront recevoir ces médecins dans les locaux de l'administration sanitaire toutes les fois que ceux-ci jugeront à propos de s'y rendre pour obtenir des renseignements ou des éclaircissements verbaux.

### TITRE X. — Disposition relative a l'Amérique.

Art. 137. Dans les pays sujets à la fièvre jaune qui appartiennent aux puissances signataires de la convention, et où ne serait pas établi déjà un service médical régulier, il sera institué, par les soins des gouvernements respectifs, des médecins sanitaires pour y étudier cette maladie, son mode de production et de propagation ; rechercher les moyens de la prévenir et de la combattre ; en signaler l'apparition aux autorités, et constater sa cessation ; pour y remplir enfin, officiellement, à l'égard de la fièvre jaune, la mission qu'accomplissent, à l'égard de la peste, les médecins sanitaires de l'Orient.

Cette législation nouvelle consacre d'importantes améliorations qu'il serait injuste de méconnaître ; sans doute elle ne répond point à toutes les espérances, elle ne réalise point tous les vœux de la science, elle ne satisfait point à tous les besoins du commerce, mais le premier pas est fait et le dernier mot n'est pas dit. L'arche sainte de la contagion est entamée, la tradition est soumise aux lumières de l'observation et du libre examen, l'omnipotence des intendances sanitaires est brisée, et les Gouvernements sont entrés dans une voie où ils ne s'arrêteront pas.

### Géographie médicale.

Nous venons, Messieurs, de terminer l'étude des influences exercées par les astres, la terre, l'air atmosphérique, les conditions météorologiques, les eaux, et nous avons ainsi fait passer sous vos yeux les principaux éléments d'un travail, d'ensemble et de détails tout à la fois, qui n'existe pas dans la science, que nous n'avons pas la prétention d'accomplir, que nous n'aurions pas le loisir de vous dérouler, mais sur lequel nous voulons, néanmoins, appeler votre attention.

La *géographie médicale* du globe n'est point encore tracée, malgré un grand nombre d'excellentes monographies, malgré les efforts d'un homme dont vous avez pu souvent apprécier les remarquables travaux, les courageux efforts, les ardentes convictions, et auquel je suis heureux de rendre publiquement ici la justice qui lui est due ; vous avez nommé M. Boudin.

Vous comprenez d'ailleurs les difficultés et l'immensité d'un pareil travail. Il ne s'agit de rien moins, en effet, que d'étudier d'une manière complète et rigoureuse les conditions hygiéniques et pathologiques de chaque pays, de chaque localité, et de rapprocher ensuite ces descriptions partielles les unes des autres, pour en déduire des règles générales, des *lois* établissant enfin définitivement les influences exercées par les *modificateurs cosmiques* sur le développement de l'organisme humain, sur la nature, les caractères, la marche, les terminaisons, le traitement des maladies dont l'homme est en tous lieux le tributaire prédestiné.

M. Marchant proclame que l'homme est d'autant plus petit, moins fort et plus irrégulièrement conformé qu'il habite une vallée plus inférieure et plus profonde, et que, dans cette vallée, il se rapproche davantage du centre ou bas-fond.

Qu'à hauteur égale l'homme est plus grand et plus fort lorsqu'il vit sur des coteaux ou des pentes que lorsqu'il habite des vallées, et que sa taille est beaucoup plus petite et sa conformation plus irrégulière si dans cette vallée il occupe l'angle rentrant formé par la saillie d'une montagne.

Que les facultés morales et intellectuelles des populations pyrénéennes sont dans un rapport direct avec la conformation physique.

M. Boudin proclame l'antagonisme pathologique.

Voilà, Messieurs, des *lois* auxquelles la géographie médicale peut seule conduire, que la géographie médicale peut seule confirmer ou renverser, et qui vous montrent toute l'importance des questions qui se présentent ici en foule, et qui se rattachent surtout à la climatologie, à l'endémie, à l'épidémie, à l'histoire médicale des races humaines, etc., etc.

Un médecin dont tous vous connaissez les travaux empreints de cet esprit de *positivisme* que les Andral, les Bouillaud, les Piorry propagent avec tant d'éclat dans cette école, et que nous-même, dans notre sphère moins brillante, mais non moins laborieuse, nous nous sommes efforcé de faire prévaloir soit dans le *Compendium*, soit dans tous nos autres écrits, soit, et principalement, dans cet enseignement de l'hygiène, dont votre empressement et vos bienveillantes sympathies nous rendent les labeurs plus faciles et plus doux, M. Louis avait proposé d'instituer des *médecins-voyageurs*, chargés d'explorer les divers points du globe et d'y recueillir les documents nécessaires à l'érection d'un grand monument, sur le fronton duquel on pourrait graver ces mots : *Biologie universelle.* Il faut espérer que cette pensée féconde sera réalisée un jour par un Gouvernement ami des hommes et de la science.

---

*Bibliographie.*

HUXHAM. *Observationes de aere et morbis epidemicis.* Londres, 1752.

LEPECQ DE LA CLOTURE. *Collection d'observations sur les maladies et constitutions épidémiques.* Rouen, 1778.

SCHNURRER. *Matériaux pour servir à une doctrine générale sur les épidémies et les contagions.* Trad. de Gasc. Paris, 1815.

FODÉRÉ. *Leçons sur les épidémies et l'hygiène publique.*

OZANAM. *Histoire médicale, générale et particulière, des maladies épidémiques, contagieuses et épizootiques.* Paris, 1835.

FUSTER. *Des maladies de la France.* Paris, 1840.

MARCHAL (de Calvi). *Des épidémies.* Thèse pour le Concours d'hygiène. Paris, 1852.

FRASCATOR. *De contagione Lugd.* 1591.

QUESNAY. *Mémoires de l'Académie de chirurgie.*

JACQUOT. *Sur la contagion.* Paris, 1844.

AUBERT-ROCHE. *De la réforme des quarantaines et des lois sanitaires de la peste.* Paris, 1844.

PRUS. *Rapport à l'Académie royale de Médecine, sur la peste et les quarantaines.* Paris, 1846.

---

# Vingt-deuxième Leçon.

Des vêtements. — Des cosmétiques physiques.

## Des vêtements.

On donne le nom de *vêtements* à tous les objets dont l'homme recouvre les différentes parties de son corps dans le but de modifier l'influence qu'exercent sur lui les modificateurs physiques.

« Les habillements, dit M. Bricheteau, semblent encore avoir une autre destination, celle de voiler certaines parties dont l'aspect alarme la pudeur, même parmi des peuplades sauvages. »

Messieurs, il est permis au philosophe de se demander si la pudeur, ainsi entendue, a donné naissance aux vêtements ou si, au contraire, celle-ci n'est point fille de nos habillements, de notre civilisation et de nos sentiments de convention.

Les *parties honteuses* ont aussi été appelées les *parties nobles*, et j'ai peine à croire que l'homme soit impudique en se montrant tel qu'il est sorti des mains de la nature. La pudeur est moins dans le vêtement que dans celui qui le porte, et la statuaire grecque l'avait bien compris. Chloé, Psyché, ne vous semblent-elles pas plus pudiques, malgré leur nudité, que nos danseuses d'opéra malgré leur maillot et leurs jupes plus ou moins longues? Pensez-vous que la pudeur soit bien efficacement protégée par les pantalons collants et les robes décolletées?

Mais laissons ce sujet qui appartient au moraliste plutôt qu'à nous, et revenons à l'hygiène.

Nous étudierons les vêtements dans l'ordre des parties qu'ils sont appelés à protéger (*tête, cou, tronc, membres*), et nous indiquerons dans chaque paragraphe les modifications relatives à l'âge, au sexe, à la profession, à la saison, au climat, à la nature des substances employées, à leur texture, à leur couleur, etc. Cette marche nous permettra d'être à la fois plus complet et plus concis que les auteurs qui se livrent à des considérations générales dont le moindre défaut est d'être très-peu générales.

*Tête.* — La tête des enfants nouveau-nés a besoin d'être protégée contre les agents extérieurs; mais il ne faut point, comme on le fait trop communément, la couvrir de trois ou quatre *béguins*, ouatés, piqués, en flanelle, en molleton, etc., qui ont le grave inconvénient d'élever outre mesure la température des organes, de les congestionner et de prédisposer les enfants aux convulsions.

Le béguin doit s'étendre jusqu'au front et couvrir la fontanelle antérieure; c'est un moyen d'éviter les ophthalmies et le coryza toujours si grave chez les nouveau-nés. Aucune compression ne doit être exercée sur la tête, car en raison des dispositions anatomiques que présente celle-ci et que vous connaissez, elle pourrait produire soit des déformations disgracieuses que recherchent les Caraïbes et les Polynésiens, soit des accidents plus ou moins graves, des lésions des facultés intellectuelles et sensoriales.

M. Foville a montré que l'usage répandu dans le département de la Seine-Inférieure de serrer la tête des enfants avec un bandeau, produit des déformations considérables du crâne et de l'oreille qu'il décrit de la manière suivante.

« Aplatissement, rétrécissement, prolongement en arrière de la boîte crânienne ; dépression périphérique dirigée de manière à former une sorte d'ellipse en travers du crâne, dont elle dessine obliquement le contour ; largeur plus grande de cette dépression au haut du front, largeur moindre à l'occiput, tels sont les caractères généraux de la déformation crânienne considérée dans son ensemble, tandis que la brisure plus brusque de la courbure du frontal, la brisure correspondante de l'occipital, et dans bien des cas aussi, celle des pariétaux, constituent la déformation particulière de chacun des os principaux de la voûte. »

Quant à l'oreille, la conque est portée plus en arrière dans son extrémité supérieure qui semble avoir décrit, dans cette direction, un arc de cercle dont le trou auditif serait le centre ; l'extrémité supérieure de la conque est pâle, amincie, atrophiée, collée contre la paroi correspondante du crâne. Le repli, l'ourlet est déformé et pressé contre les surfaces correspondantes, aplaties elles-mêmes.

Dans un grand nombre de cas le cuir chevelu, dans le voisinage de la suture fronto-pariétale, offre des surfaces blanches, de véritables cicatrices sur lesquelles percent quelques cheveux rares et crépus.

M. Foville n'hésite pas à considérer les déformations crâniennes produites par l'usage du bandeau comme une cause fréquente d'aliénation mentale, de suppuration du cuir chevelu, d'engorgement des ganglions cervicaux, de développement variqueux des veines superficielles de la tête, de méningite, d'épilepsie, d'imbécillité.

Lorsque les enfants commencent à marcher, il devient nécessaire de protéger la tête contre les violences extérieures, les chutes, les contusions, les chocs et l'on remplit parfaitement cette indication à l'aide de *bourrelets* légers, élastiques, livrant un libre passage à l'air.

L'industrie fabrique pour la jeunesse une foule de coiffures de différentes formes et de divers tissus (chapeaux, casquettes, etc., en drap, en tissus de laine, de soie, de paille, etc.) dont la mode a plus à s'occuper que l'hygiène. Ne point exercer une compression trop énergique sur la tête, préserver suffisamment du froid et de l'humidité pendant l'hiver, de l'action solaire pendant l'été, telles sont les conditions générales que doivent remplir toutes les coiffures, et auxquelles obéissent assez bien celles qui sont destinées aux jeunes gens des deux sexes.

Les anciens avaient habituellement la tête nue et ne se la couvraient guère qu'en voyage, à la guerre ou pendant l'état de maladie. « Les voyageurs par état, les étrangers et les infirmes pouvaient seuls paraître en public avec le *causia* ou avec tout autre **couvre-chef. Les** médecins en particulier avaient ce privilége dont ils étaient très-jaloux. Jules César trouva la plupart de nos ancêtres n'ayant sur la tête qu'une touffe de cheveux liés, qui la défendaient contre le froid et contre les blessures. »

« La coutume d'aller tête nue avait de grands inconvénients; elle ridait de bonne heure le front et le tour des yeux; produisait un clignotement désagréable, occasionnait des fluxions, des catarrhes, des ophthalmies, la cécité et l'on sait de quelle multitude de recettes la médecine grecque était surchargée contre ces affections »'(Percy).

Nous n'entreprendrons point, Messieurs, de vous faire l'histoire des coiffures depuis le *palliolum* ou le *petasum* des anciens jusqu'au *chapeau rond* qui date, dit-on, en France, du règne de Charles VIII, et dont l'usage est aujourd'hui répandu dans la plus grande partie du monde, si l'on en excepte les Orientaux qui portent le fez et le turban et certaines populations du midi ou du nord qui portent, celles-là des *berets*, des *résilles*, des coiffures de fantaisie de toutes sortes; celles-ci des *bonnets de fourrure,* imposés par la rigueur du climat.

Le chapeau rond ordinaire, de feutre ou de soie, est une détestable coiffure; elle comprime le front, elle ne préserve ni du froid, ni de la chaleur, ni de la lumière, ni de la pluie, ni du vent; aussi voit-on les habitants des régions tempérées le porter indifféremment pendant toutes les saisons de l'année, en substituant, tout au plus, pendant l'été, un chapeau gris à un chapeau noir. Dans les régions tropicales l'usage du chapeau rond devient impossible, et on le remplace par des chapeaux de paille peu élevés, munis de bords très-larges, et nous vous avons dit que souvent les Européens sont obligés de se défendre encore contre les rayons solaires au moyen d'un vaste parapluie (*Voy.* page 333).

Dans les pays tempérés, les chapeaux de paille, les chapeaux à larges bords, les casquettes d'étoffe légère ne sont guère portés qu'à la campagne, les absurdes exigences de la mode et du *comme il faut* ne permettant pas leur usage dans les grandes villes.

A Saint-Pétersbourg, on fait usage depuis le mois de décembre jusqu'au mois de mai d'une casquette de fourrure, ouatée, munie d'une visière et d'oreillons; le chapeau rond n'est guère porté que pendant l'été; celui des hommes du peuple a des bords très-larges et une forme peu élevée. A ce propos nous dirons avec Percy : « Il n'est pas indifférent pour la santé que le chapeau ait une forme spacieuse et élevée, ou que cette forme soit déprimée et étroite; outre que la première garantit mieux la tête contre les accidents extérieurs, l'air qui y entre et qui y reste enfermé, lorsqu'on se couvre, étant en plus grande quantité, y conserve plus longtemps ses qualités chimiques, s'y échauffe avec plus de lenteur et réagit bien moins sur la tête. »

Les *casquettes*, les *calottes* que portent les hommes du peuple ont tous les inconvénients des coiffures déprimées ; il ont en outre celui de s'encrasser en raison de leur contact immédiat avec les cheveux, et de devenir très-promptement sales et fétides.

Le fez et le turban ont de nombreux inconvénients faciles à comprendre après ce que nous venons de dire.

Les *chapeaux de femme*, bien qu'ils soient en velours ou en feutre pendant l'hiver et en paille, en étoffe de soie légère ou en crêpe pendant l'été, ne peuvent guère être considérés que comme des objets de mode ; c'est à peine s'ils recouvrent l'occiput et il est heureux pour le beau sexe que des cheveux longs et épais, naturels ou faux, viennent en atténuer les inconvénients et les dangers. Le fichu avec lequel les femmes du peuple se couvrent et se serrent la tête, pèche par l'excès opposé, et ne répond pas mieux aux indications de l'hygiène.

Les *coiffures militaires* varient considérablement suivant les pays, les mœurs, les usages, les caprices des administrations ou des Autocrates. En général, surtout dans la cavalerie, elles sont trop lourdes, trop chaudes ou trop froides suivant la saison, et trop étroites. « J'ai vu, dit Percy, des dragons revenant d'une manœuvre un peu longue ne pouvoir ôter leur *casque*, parce que les téguments échauffés et tuméfiés en remplissaient le fond. »

Souvent, indépendamment des inconvénients que nous venons de signaler, elles ont encore celui d'être trop hautes et d'exiger, pour être maintenues en équilibre, des contractions fatigantes des muscles cervicaux ; les *bonnets à poils* sont dans ce cas, ainsi que certains *shakos* russes ou autrichiens, qui sont surmontés d'une aigrette très-élevée. Le *képi*, qui a été introduit dans notre armée depuis nos guerres d'Afrique, est une des meilleures coiffures militaires qui existent.

La coiffure des vieillards mérite une attention toute particulière ; c'est elle, surtout, qui ne doit pas être trop étroite, trop chaude pendant l'été, trop froide pendant l'hiver ; qui doit porter de larges bords afin de préserver suffisamment du soleil, de la lumière, de la pluie.

A moins d'indications particulières, il est bon d'avoir la tête découverte, pendant le jour, dans l'intérieur des appartements ; on ne saurait trop blâmer l'habitude contractée par beaucoup d'hommes de cabinet qui, en l'absence de tout courant d'air et dans une pièce souvent déjà trop chaude, se couvrent d'une *calotte*, d'un *bonnet grec*, etc. Ces coiffures congestionnent la tête, la maintiennent dans un état continuel de transpiration et font tomber les cheveux prématurément.

La calvitie rend-elle obligatoire l'usage permanent d'une *coiffure*, d'un *toupet*, d'une *perruque ?*

L'histoire des perruques est une odyssée, Messieurs, dont le commencement se perd dans la nuit des temps (il existe, dit-on, des têtes antiques d'Isis dont la disposition des cheveux démontre qu'ils devaient être faux) et dont la fin appartient à la révolution de 1789. La mode des perruques, empruntée aux Grecs par les Romains, fut en grand honneur chez les derniers. Suétone, Hérodien, Ovide, Juvénal, parlent des perruques d'Othon, de Domitien, de Caracalla, de Messaline ; la fureur des cheveux blonds alla si loin parmi les dames romaines que la plupart ne voulurent plus en porter d'autres, et en empruntèrent aux blondes filles de la Germanie : *Nunc tibi captivos mittet Germania crines*, dit Ovide. En France et en Angleterre la mode des perruques subit de nombreuses vicissitudes.

« Quant aux Français, disent Percy et Laurent, tantôt tondus avec une longue barbe, tantôt rasés avec de longs cheveux, ils étaient ce qu'il plaisait à leur roi qu'ils fussent. » Sous Charlemagne et Charles-le-Chauve on portait les cheveux courts et la barbe longue ; sous la troisième race il fut libre à chacun de laisser croître ses cheveux ; François Ier reçoit à la tête une blessure qui oblige les médecins à le faire raser, et l'on revient aux cheveux courts.

Sous le règne de Louis XII la perruque était à peu près abandonnée en France, tandis qu'elle était en grande vogue en Allemagne et en Italie ; Louis XIII la remit en honneur et la mode s'en propagea malgré la résistance de Guy-Patin, de Riolan, de Milon ; vous connaissez les ridicules proportions qu'elle atteignit sous Louis XIV, où elle devint une grave question d'économie politique.

« Colbert, effrayé des sommes qui sortaient du royaume pour l'achat « des cheveux chez l'étranger, essaya d'interdire les perruques ; mais « ayant appris que la France en envoyait chaque année des milliers « aux autres nations, de telle sorte qu'il rentrait dix fois plus d'argent « que l'achat des cheveux n'en faisait sortir, Colbert renonça bientôt « à son projet et bientôt se coiffa lui-même d'une immense perruque « ornée d'un devant à la Fontange, du nom de la maîtresse en faveur. « L'entraînement fut général : en Prusse, en Hollande, en Angleterre, « partout enfin les perruques eurent une ampleur démesurée. »

Mais la question de mode et d'économie politique était aussi une question d'hygiène, Messieurs, et vous le comprendrez aisément lorsque vous saurez que les perruques à la Louis XIV pesaient trois et quatre livres! « Aussi le roi, disent Percy et Laurent, fut-il long-temps sujet aux migraines et à une douleur occipitale qui cessait presque aussitôt que sa tête était déchargée de ce fardeau. Lorsqu'il tomba malade à Calais, le médecin qu'on avait fait venir d'Abbeville pour le traiter à l'exclusion de ceux de la cour, s'écria en élevant sur son poing la perruque du jeune roi : « Comment ne pas étouffer sous ce paquet de crin? nous guérirons ce garçon là, mais à condition qu'il ne portera plus ces vilaines crinières qui lui échauffent la tête et lui font bouillir la cervelle! »

Le régent substitua des perruques légères et poudrées à l'énorme perruque à marteaux, et après avoir subi encore plusieurs modifications successives que vous trouverez représentées dans les portraits de Maréchal, de La Peyronie, de J. L. Petit, de Ledran fils, de Levret, de Lecat, etc., la perruque fut enfin définitivement détrônée par la révolution. Aujourd'hui, si la perruque poudrée figure encore sur le chef de quelques cochers de grande maison, on ne se fait plus couper les cheveux pour avoir le plaisir d'en porter de faux, et ce n'est qu'à la condition d'imiter autant que possible la chevelure naturelle que les toupets, les perruques, les tours, etc., peuvent prétendre à couvrir et à orner les crânes dégarnis.

Dans ces limites les faux cheveux ont des avantages réels et préservent souvent ceux qui les portent, et surtout les vieillards, des céphalgies, des coryzas, des névralgies faciales et dentaires, des ophthalmies rebelles que peut produire l'impression du froid et de l'humidité sur la tête dépouillée de ses cheveux; cependant il ne faut point s'exagérer ces avantages et il en est souvent des perruques comme des vêtements trop chauds; plus on se couvre la tête, plus on devient impressionnable aux influences atmosphériques, et nous connaissons beaucoup de personnes chauves qui ne se sont débarrassées de leurs infirmités qu'en renonçant à l'usage de la perruque, et en lui substituant des lotions pratiquées plusieurs fois par jour, sur la tête, avec de l'eau froide.

L'habitude de se couvrir la tête pendant la nuit est généralement répandue; elle a cependant d'assez sérieux inconvénients. Les *serre-têtes*, les *foulards, madras*, etc., ne se maintiennent en place qu'à la condition d'exercer sur la tête une constriction fâcheuse; les *bonnets de coton*, dont M. Becquerel a tenté la réhabilitation, ont le même inconvénient et en outre celui d'être trop chauds et horriblement disgracieux. Je dois vous avouer que, pour ma part, je n'ai jamais pu apprécier les avantages et les charmes de cet affreux *casque à mèche* qu'a illustré le *Constitutionnel* et que l'on retrouve avec étonnement, en plein jour, sur la tête des femmes de certaines parties de la Normandie. Une calotte de soie, ample et légère, est la meilleure coiffure de nuit dont on puisse faire usage. Les bonnets légers et noués sous le menton que portent les femmes et les enfants sont également exempts d'inconvénients.

La *face*, chez le sexe masculin, n'est protégée contre les agents extérieurs que par les bords du chapeau, la visière de la casquette ou de la coiffure militaire.

Les femmes, appartenant aux classes aisées de la société, portent ordinairement, pendant l'hiver, un *voile* noir plus ou moins épais, le *masque* étant abandonné même dans les contrées les plus septentrionales. Pendant l'été, elles préservent le visage des ardeurs du soleil avec un voile léger blanc, bleu ou vert, et un *parasol* ou *ombrelle* dont la mode modifie incessamment la forme, la couleur et le nom.

Le *parapluie* défend la tête et la face contre l'humidité, la pluie et le vent.

*Cou.* — Les anciens portaient le cou nu, et cette habitude est encore conservée par les Orientaux, les Polonais, les Écossais et beaucoup d'autres nations qui doivent à cette coutume, dit M. Ménière, d'ignorer presque entièrement les angines si communes dans notre pays. Dans toute l'Europe, la plupart des hommes du peuple portent le cou nu et sont beaucoup moins sujets aux maux de gorge que les individus appartenant aux classes élevées de la société, parmi lesquels, d'ailleurs, l'usage de la *cravate* ne remonte pas au delà de deux siècles.

« En 1660, on vit arriver en France un régiment étranger, composé de Croates, dans l'habillement singulier desquels on remarqua quelque chose qui plut généralement et qu'on s'empressa d'imiter ; c'était un tour de cou fait d'un tissu commun pour le soldat, et de mousseline ou d'une étoffe de soie pour l'officier, et dont les bouts, arrangés en rosette ou garnis d'un gland ou d'une houppe, pendaient, non sans quelque grâce, sur la poitrine. Cet ajustement nouveau fut d'abord appelé une *croate*, et bientôt, par corruption, une *cravate* » (Percy).

Il en est des *cravates, tours de cou, cache-nez*, etc., comme de la plupart des vêtements ; ils sont utiles dans de certaines limites, et deviennent nuisibles lorsque l'usage se transforme en abus, ou que la mode substitue ses caprices et ses extravagances aux prescriptions de l'hygiène. Or, à cet égard la folie des hommes n'a pas de bornes. Après la terreur on vit les élégants s'envelopper le cou avec des pièces entières de mousseline ; d'autres s'entouraient d'un coussin piqué sur lequel ils appliquaient encore plusieurs mouchoirs. « Par cet échaffaudage le cou était mis au niveau de la tête, dont il égalait le volume et avec laquelle il semblait se confondre. Le collet de la chemise montait jusque par delà

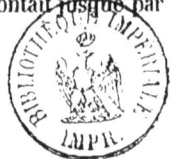

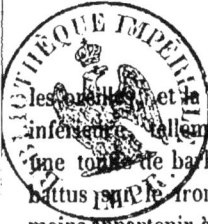

les oreilles, et la draperie du col couvrait le menton jusqu'à la lèvre inférieure, tellement que la face, aux deux côtés de laquelle régnait une touffe de barbe et dont le haut était masqué par les cheveux rabattus sur le front, avait à peine la largeur de la main, et semblait moins appartenir à un homme qu'à un animal. (Percy.) »

Il est bon de protéger le cou contre l'humidité, le froid et surtout contre les brusques transitions dans lesquelles on passe d'un air très-chaud dans une atmosphère froide ; mais il ne faut pas l'entretenir dans un état habituel de chaleur et de moiteur, sous peine de le rendre tellement impressionnable aux influences atmosphériques, que celles-ci, malgré toutes les précautions possibles, deviennent des causes fréquentes de laryngite et de pharyngite.

Je n'ai pas besoin de vous dire que dans tous les cas il faut, pendant l'été, substituer des cravates légères de batiste ou de mousseline aux épaisses cravates de soie ou de laine dont on fait usage pendant l'hiver.

La constriction, la compression qu'exerce sur les vaisseaux du cou une cravate trop serrée peut devenir la cause d'accidents très-graves, surtout chez les vieillards et chez les individus sanguins, pléthoriques, ayant le cou très-court.

Les *cols-cravates* qui se fixent en arrière par une boucle et qui sont durs et rigides en raison du corps en cuir, en carton, en crin, en baleine, en soies de sanglier, etc. qu'ils renferment, sont particulièrement dangereux à ce point de vue. Percy a vu chez des soldats, sous l'influence d'un col trop serré, la voix s'éteindre, la face devenir vultueuse et violette, les yeux saillir de l'orbite et donner à l'homme un air farouche, enfin survenir des vertiges, des défaillances, des épistaxis difficiles à arrêter. « C'était surtout en route et pendant les manœuvres de l'été, dit-il, que l'incommodité des cols de carton se faisait sentir. Le soldat en perdait quelquefois haleine ; sa face était couverte de veines saillantes et tortueuses, ses yeux étincelaient ou paraissaient pleins de sang ; ses jugulaires devenaient énormément grosses ; il était chancelant et comme hors de lui-même. » La congestion et l'hémorrhagie cérébrales peuvent être le résultat d'une constriction trop énergique exercée sur le cou.

On conseille de serrer modérément le cou de la femme qui accouche pour soutenir le larynx, fournir à la gorge un point d'appui, empêcher la formation du bronchocèle, et rendre les cris aigus qu'arrache la douleur exempts de dangers.

Les cols trop larges ont des inconvénients non moins sérieux. Percy en a vu qui, appuyés en bas sur les extrémités sternales des clavicules, et en haut sur la base de la mâchoire inférieure, ne permettaient ni de

33

lever, ni de baisser, ni de tourner la tête, et la maintenaient dans une espèce de carcan, produisant souvent des excoriations, des callosités, des abcès, des engorgements glanduleux, des éblouissements, etc. La plupart des chirurgiens militaires, et en particulier MM. Follet et Hip. Larrey, attribuent aux cols d'uniforme neufs, roides, trop hauts et trop serrés, une influence considérable sur le développement de l'adénite cervicale que l'on rencontre si fréquemment chez les soldats, et ils justifient leur opinion en établissant que beaucoup d'engorgements ganglionnaires ne se manifestent qu'après l'enrôlement sous les drapeaux, en l'absence de toute autre cause appréciable, et que l'adénite cervicale, à peu près inconnue des soldats de la République et de l'Empire, est infiniment plus rare chez les soldats infirmiers, les Zouaves, les Spahis, les officiers, chez tous les militaires, en un mot, qui ont le cou libre ou, du moins, peu serré.

Les hommes adonnés aux travaux de cabinet; les personnes qui, par leur profession, sont souvent obligées de se courber en avant, de baisser la tête; celles qui sont prédisposées aux tintements d'oreille, aux ophthalmies, aux hémorrhagies nasales, aux angines, aux migraines, aux névralgies faciales, ne doivent porter que des cravates légères et peu serrées.

Dénouer la cravate, le col, le tour de cou, doit être le premier soin du médecin appelé auprès d'un sujet en état de syncope, d'ivresse, d'asphyxie, d'apoplexie; en proie à un accès d'asthme, d'hystérie, d'épilepsie, à des convulsions, au délire, etc., etc.

*Tronc.* — On a donné le nom de *maillot* au vêtement que l'on applique à l'enfant au moment de sa naissance, et qu'on lui fait porter, ordinairement, pendant la première année. Voici en quoi il consiste : un morceau de toile fine et souple, appelé *couche*, recouvre deux pièces de même dimension, en laine, en molleton, en étoffe piquée, etc., portant le nom de *langes*. L'enfant est couché sur cet appareil, les membres inférieurs étendus et rapprochés, les membres supérieurs allongés de chaque côté du tronc; la couche est d'abord repliée de manière à passer sous les aisselles et à envelopper isolément chacun des membres inférieurs, puis les langes sont croisés fortement sur la poitrine et l'abdomen, et assujettis de distance en distance avec de fortes épingles; la partie de l'appareil qui dépasse la plante des pieds est ramenée sur les jambes et fixée en arrière, au moyen d'une dernière épingle. « Souvent, dit Gardien, on ne jugeait pas encore ces enveloppes assez fortes pour prévenir le renversement du corps; pour lui donner la stabilité convenable, on avait recours à une bande de toile, large de quatre doigts, et dont la longueur égalait six ou sept fois celle du corps de l'enfant, avec laquelle on le serrait étroitement depuis la plante des pieds jusqu'aux épaules. Au bout d'un mois ou de six semaines, on laisse les bras libres, mais pendant le jour seulement. »

Tel est, Messieurs, l'abominable appareil qui porte le nom de maillot, et qui est encore en usage dans les campagnes et même parmi les classes laborieuses et moyennes des villes. Vous figurez-vous quelque chose de plus antiphysiologique, de plus antihygiénique, de plus contraire au sens commun ? Comprenez-vous l'affreux supplice infligé à ces pauvres petits êtres transformés en momies, condamnés à une immobilité absolue, souvent piqués par les épingles, et sans cesse baignés par les matières de leurs déjections ? Mais le maillot a des inconvénients bien plus graves encore : il maintient la colonne vertébrale et les membres dans une position forcée ; il favorise les déviations, les irrégularités de l'ossification, le gonflement des extrémités osseuses, le rachitisme ; il entrave la nutrition, la circulation, la respiration ; il congestionne le poumon et le cerveau.

Les dangers du maillot ont été signalés depuis bien longtemps : Buffon, Desessarts, Ballexerd, les ont même peut-être exagérés. « Dans les lieux où l'on n'a point ces précautions extravagantes, s'écrie Rousseau, les hommes sont tous grands, forts, bien proportionnés. Les pays où l'on emmaillotte les enfants sont ceux qui fourmillent de bossus, de boiteux, de cagneux, de noués, de rachitiques, de gens contrefaits de toute espèce. De peur que les corps ne se déforment par des mouvements libres, on se hâte de les déformer en les mettant en presse !.. Leurs premières voix, dites-vous des enfants, sont des pleurs ! Je le crois bien ! vous les contrariez dès leur naissance ; les premiers soins qu'ils reçoivent de vous sont des chaînes ; les premiers traitements qu'ils éprouvent sont des tourments ! N'ayant rien de libre que la voix, comment ne s'en serviraient-ils pas pour se plaindre ? Ils crient du mal que vous leur faites : ainsi garrottés, vous crieriez plus fort qu'eux !... Nos têtes seraient mal de la façon de l'auteur de notre être ; il nous les faut façonner au dehors par les sages-femmes, et au dedans par les philosophes. Les Caraïbes sont de la moitié plus heureux que nous ! »

Pourquoi donc l'usage du maillot s'est-il maintenu et propagé, malgré les avertissements de la science ? C'est encore Rousseau qui va nous l'apprendre, Rousseau dont je voudrais pouvoir vous lire ici les pages immortelles, où la raison et l'humanité tiennent un si magnifique et un si touchant langage :

« D'où vient cet usage déraisonnable ? D'un usage dénaturé. Depuis que les mères, méprisant leur premier devoir, n'ont plus voulu nour-

33.

rir leurs enfants, il a fallu les confier à des femmes mercenaires, qui,
se trouvant ainsi mères d'enfants étrangers, pour qui la nature ne leur
disait rien, n'ont cherché qu'à s'épargner de la peine. Il eût fallu sans
cesse veiller sur un enfant en liberté ; mais quand il est bien lié, on le
jette dans un coin, sans s'embarrasser de ses cris !... Au moindre tracas
qui survient, on le suspend à un clou comme un paquet de hardes, et
tandis que, sans se presser, la nourrice vaque à ses affaires le malheureux reste ainsi crucifié. »

Pour être complétement juste et vrai, Rousseau aurait dû ajouter
que le maillot est imposé à un grand nombre de mères par la misère,
qui ne leur permet pas de consacrer à leur enfant un temps réclamé
par le travail, et si vous réfléchissez à l'enchaînement des choses humaines, vous comprendrez facilement qu'à l'histoire du maillot se
rattache celle de notre organisation sociale, des conditions de travail et
d'existence imposées à la femme, etc., etc.

Une simple couche, une brassière et une robe longue forment le
vêtement le plus convenable pour les enfants nouveau-nés.

*Flanelle.* — L'usage des vêtements de flanelle (*gilets, caleçons,
ceintures*, etc.), appliqués immédiatement sur la peau, a pris une
grande extension depuis vingt ans, et il est devenu à peu près général
parmi les classes aisées de la société, sans distinction d'âge, de sexe ni
de climat. De nombreux avantages lui ont été attribués : garantir contre le froid, absorber la sueur et prévenir les refroidissements, diminuer les effets des grandes et brusques variations de température,
entretenir une excitation permanente et salutaire de la peau, etc.
Mais ces avantages se transforment facilement en inconvénients. La
peau soustraite au contact de l'air devient parfois de plus en plus
impressionnable au froid et aux vicissitudes atmosphériques ; alors
la flanelle est jugée insuffisante ; les sujets accumulent les *pièces
d'estomac*, les *peaux de cygne, de chat* ou *de lapin*, le *molleton*, la
*ouate*, etc., etc., et s'enferment dans un cercle de plus en plus vicieux, au grand détriment de leur santé ; d'un autre côté le contact
de la flanelle excite la sécrétion des follicules sébacés ; le vêtement et
la peau se couvrent d'une couche grasse qui oppose un obstacle considérable et très-fâcheux aux fonctions de perspiration cutanée. Un gilet
de flanelle, ayant été porté pendant 70 jours, a fourni à Thénard des
chlorures potassique et sodique, de l'acide acétique, des traces de phos-
phates calcique et ferrique et de substance animale.

Les partisans les plus décidés des vêtements de flanelle en proclament implicitement les dangers. « Ceux qui, par régime, dit M. Bricheteau, font usage de la flanelle sur la peau, trouveront bien peu de

jours où ils pourront la quitter impunément ; *le moindre refroidis-*
*sement, le plus petit courant d'air,* provoque chez eux des accidents. »

Depuis quelques années, le crédit des vêtements de flanelle a notablement baissé, et l'hydrothérapie a été pour beaucoup dans la réaction qui s'est opérée contre eux. On commence à comprendre que
pour s'aguerrir contre les vicissitudes atmosphériques, l'eau froide
vaut mieux que la flanelle.

« On n'hésite pas, dit M. Donné, à faire porter aux enfants de la
flanelle sur la peau, sous le moindre prétexte, et la plus légère disposition au rhume ou à toute autre incommodité paraît un motif suffisant pour prendre cette précaution ; souvent même on y a recours
par prévoyance contre les maladies futures, sans aucune indication
actuelle, tant la flanelle est en faveur et fait partie, pour ainsi dire,
du régime et des soins hygiéniques à tout âge. »

« Il y a plus d'un inconvénient à cet usage adopté sans discernement ; d'abord il rend les enfants trop susceptibles, en les garantissant
avec trop de soin des changements atmosphériques ; en outre, ce vêtement entretient la peau dans un état continuel de moiteur qui devient
pour eux, surtout quand ils sont faibles, une cause d'épuisement ; ils
ne peuvent se livrer à aucun mouvement un peu vif sans être couverts
de sueur ; l'exercice et le jeu les fatiguent et ils restent mous et indo-
lents. Pour les mettre à l'abri de petites incommodités, *que l'on n'évite*
*même pas par ce moyen,* on prend une précaution dont ils ont à
souffrir chaque jour. »

« ...... La précaution de laver souvent le corps des enfants n'est
pas seulement prescrite sous le point de vue de la propreté, c'est un
moyen de les fortifier, de donner du ton à leur peau, de disposer cet
organe à bien remplir ses importantes fonctions et de le prémunir
contre l'action des agents extérieurs. »

Abstraction faite de l'état de maladie, et en restant sur le terrain
de l'hygiène, nous n'hésitons pas à proscrire complètement l'usage de
la flanelle ; cette règle générale ne comporte que peu d'exceptions,
en faveur de quelques vieillards, de quelques femmes et de quelques
enfants.

Il faut donner aux vêtements de flanelle une ampleur telle, qu'ils
n'emprisonnent pas étroitement les parties qu'ils recouvrent. Pour en
obtenir de bons effets il est indispensable d'en changer souvent : matin
et soir s'il est possible. Ce précepte important n'est que bien rarement
suivi ; que de gens qui portent nuit et jour le même gilet de flanelle
pendant plusieurs semaines, ou même pendant des mois entiers.

D'après une opinion très-généralement répandue, il serait fort dangereux de quitter la flanelle après en avoir porté pendant quelque temps. Cela n'est pas exact d'une manière absolue. Pour se mettre à l'abri de tout danger, il suffit de choisir la belle saison pour changer ses habitudes, ou ce qui vaut encore mieux, de tonifier la peau par des ablutions froides. C'est sans inconvénient, et avec grand profit, que les personnes soumises à un traitement hydrothérapique peuvent abandonner les vêtements de flanelle, alors même qu'ils en font usage depuis vingt ou trente ans.

*Chemise.* — La tunique de lin que portaient parfois les Grecs, était appliquée, non sur la peau, mais sur un premier vêtement de laine; ce ne fut guère que sous le règne d'Auguste que les Romains commencèrent à porter des chemises, et ce n'est que vers le XIIIᵉ siècle que l'introduction de la toile de chanvre rendit général l'usage de ce vêtement.

Fort utile pour maintenir la propreté du corps et des vêtements, la chemise a encore l'avantage de préserver la peau des frottements qu'exerceraient sur elles les étoffes plus rudes dont se composent les autres vêtements.

« Les vêtements de laine, dit M. Lévy, mettent la peau en contact avec d'innombrables aspérités qui la brossent à chaque glissement, à chaque mouvement; de là une sensation de chaleur incommode, de picotement, de démangeaison qui traduit l'excitation nerveuse et vasculaire du derme. Des rougeurs, des érythêmes, des éruptions variées, des inflammations qui portent sur un ou plusieurs éléments de la structure cutanée, proviennent parfois de l'usage des enveloppes de laine, avec le concours étiologique des prédispositions, du régime, de la malpropreté, etc.; nul doute que l'emploi de plus en plus général du linge n'ait contribué *a réduire le nombre des affections cutanées.* »

Nous sommes d'autant plus heureux d'enregistrer ces paroles, qu'elles viennent à l'appui de la doctrine pathogénique que nous défendons depuis quinze ans, contre certains humoristes, vitalistes, hippocratistes, hydropathes, homéopathes, etc., en proclamant, et en prouvant par des faits rigoureusement observés, que dans l'immense majorité des cas les maladies de la peau sont produites par des causes externes et locales. (Voyez *dans le Compendium de médecine pratique, notre article Peau (maladies de la).*)

La chemise, surtout lorsqu'elle est en toile fine, est un très-bon conducteur du calorique et elle a l'inconvénient d'amener un refroidissement rapide, quand a été imbibée par la sueur ou par l'humidité atmosphérique.

La forme de la chemise n'est point la même pour les deux sexes;

longue, décolletée et à petites manches pour la femme, elle est courte, montante et à longues manches, pour l'homme. Le col et les poignets de la chemise d'homme doivent être assez amples pour ne pas exercer une constriction qui, en gênant la circulation, pourrait, surtout pendant la nuit, amener des accidents et congestionner la tête.

Il faut changer souvent de chemise : deux ou trois fois par semaine au moins ; mais tandis que les gens riches se donnent tous les jours cette satisfaction, les hommes du peuple ne mettent guère de chemise propre que le dimanche, et portent pendant une semaine entière une chemise imbibée de sueur, chargée de poussière, de malpropretés et souvent de molécules nuisibles et toxiques. Et ici, la misère ne doit pas être mise seule en cause ; une large part doit être faite à une profonde et déplorable incurie, qui se perpétuera dans les classes ouvrières tant que, parmi elles, l'on n'aura point déraciné le goût du cabaret, pour lui substituer celui de l'ordre, de l'économie et de la propreté.

Il est bon de ne point conserver pendant la nuit la chemise que l'on a portée tout le jour. « L'odeur, l'humidité du linge que l'on quitte, dit M. Ménière, se dissipent, s'évaporent, au lieu de s'altérer par un contact prolongé avec le corps. Dans les pays méridionaux, où la misère est commune et par conséquent le linge rare, le peuple se couche tout nu et expose en plein air la chemise qu'il a quittée en se mettant au lit. *Cette pratique est très-bonne* et compense, en partie, les inconvénients de la rareté de ce genre de vêtements. » Cette pratique est, au contraire, *très-mauvaise*, même dans les pays chauds et pendant l'été, le peuple laissant souvent les croisées ouvertes pendant la nuit, et il est facile de comprendre combien il est dangereux, les couvertures du lit venant à se déranger, de laisser le corps nu exposé à l'action de l'air extérieur.

Les femmes qui ne font point usage de *camisoles* doivent donner à leurs chemises de nuit la forme des chemises d'homme, afin que la poitrine et les bras soient couverts et protégés contre le froid.

Un préjugé très-enraciné et très-général défend aux femmes de changer de chemise pendant l'époque menstruelle et les couches, sous prétexte que le contact du linge blanc provoque des hémorrhagies utérines. Rien de plus faux que cette assertion, qu'il importe de combattre dans l'intérêt de la propreté et de la santé des femmes. Le renouvellement fréquent du linge est une des plus importantes précautions prescrites par l'hygiène dans le but de prévenir le développement des maladies puerpérales.

Il importe beaucoup que les chemises soient bien blanchies, et il ne faut jamais en revêtir une propre sans s'assurer qu'elle est parfaitement sèche et qu'elle n'a conservé aucune trace d'humidité. Le préjugé qui considère comme malsain de faire chauffer sa chemise avant de la mettre, n'est pas moins absurde que celui dont nous venons de parler. Bien des fois nous avons dû attribuer à l'absence de cette précaution et à l'usage de chemises humides le développement de douleurs névralgiques et rhumatismales.

Les chemises sont faites avec des tissus de fil ou de coton. Les chemises de calicot ou de percale sont plus chaudes, absorbent plus facilement la sueur et se refroidissent moins vite que les chemises de toile, mais le contact de celles-ci est plus agréable et même plus sain. Nous connaissons plusieurs personnes chez lesquelles l'usage de chemises de coton amène, au bout de quelques jours, une irritation de la peau des aisselles, des aines, du pourtour de l'anus, etc. Le tissu ne doit pas être très-grossier, sous peine d'irriter la peau par le frottement qu'il exerce sur elle; s'il est trop fin il se charge trop promptement des sécrétions cutanées, se sèche trop rapidement et expose l'individu qui le porte à des refroidissements subits et dangereux. Les chemises extra-fines de batiste ou de percale que portent certaines femmes, sont plutôt un objet de luxe et de coquetterie qu'un vêtement utile. Nous en dirons autant des chemises de soie importées d'Orient parmi nous.

Les chemises de laine que portent quelques ordres monastiques ont encore, à un plus haut degré, tous les inconvénients que nous avons attribués à la flanelle. Elles conviennent néanmoins aux matelots, qui ont soin de les porter très-amples, et qu'elles défendent contre le froid et l'humidité.

*Corset.* — Les femmes grecques et romaines faisaient usage de ceintures et de bandes diversement contournées (*fasciæ*) pour soutenir les seins, en augmenter ou en diminuer la saillie, effacer les épaules, dessiner la taille, la serrer, l'amincir et la rendre plus fine. Ces divers appareils étaient placés autour de la poitrine ou des hanches, sur la peau nue ou sur les vêtements. Martial appelle *mammosæ* les femmes ayant des seins trop volumineux, et Ovide leur conseille de réprimer cet excès d'embonpoint.

Inflatum circa fascias pectus eat.

L'inégalité des épaules était corrigée par des coussinets appelés *analectides* ou *analectrides*, et le ventre était déprimé par des espèces d'attelles, dont le *busc* est aujourd'hui le représentant, et qui servaient également aux vieillards pour redresser leur taille courbée par l'âge.

L'historien Capitolinus dit, en parlant de l'empereur Antonin : « Cum esset longus et senex incurvareturque, tiliaceis tabulis in pectore positis fasciabatur, ut rectus incederet. »

Mais si les instincts de la coquetterie féminine ont devancé les âges, toujours aussi ils ont provoqué la réprobation des satiriques, des philosophes et des médecins, en plaçant l'abus à côté de l'usage. « Dans le but, dit Galien, d'augmenter le volume des hanches et des flancs par rapport au thorax, les jeunes filles portent des bandes qu'elles serrent fortement sur les omoplates et tout autour de la poitrine, et comme la pression est souvent inégale, le thorax devient proéminent en avant ou bien le rachis devient gibbeux. Il arrive encore quelquefois que le dos est, pour ainsi dire, brisé et entraîné de côté, de sorte qu'une épaule est soulevée, saillante, plus volumineuse, tandis que l'autre est affaissée et aplatie. »

Quoi qu'il en soit, M. Bouvier, auquel nous avons emprunté les détails historiques qui précèdent, établit, avec raison, qu'une différence essentielle distingue les *fasciæ* des corsets modernes, puisque leur action s'exerçait presque exclusivement sur le haut du tronc, sur le thorax et s'arrêtait au-dessus du sein, laissant ainsi plus de liberté à l'abdomen, aux flancs et aux hanches.

Vers le XV° siècle, les femmes adoptèrent des corsages et des basquines, garnis de buscs et même de lames de fer, qui exerçaient une compression fort énergique sur le thorax, mais c'est à Catherine de Médicis que l'on attribue l'invention des corps à baleines juxtaposées, « espèces de moules inflexibles qui, au lieu de s'adapter au corps, d'en suivre les formes, de se plier à ses mouvements, forçaient les contours naturels, leur imposaient une forme de convention, quelle que fût leur configuration propre, et s'opposaient, comme un étui rigide, aux moindres variations de volume et de situation des organes, d'où des pressions exagérées au dehors, des refoulements au dedans, incompatibles avec l'intégrité des parties et le jeu régulier des fonctions. » (Bouvier.)

Les corps baleinés descendaient jusqu'aux crêtes iliaques et exerçaient, dans ce point, pour faire ressortir les hanches, une pression poussée parfois, au dire de Montaigne, jusqu'à entamer la peau et même à donner la mort (Ambroise Paré)! ce qui n'empêcha point cette mode funeste de s'étendre jusqu'aux hommes et aux enfants des deux sexes à peine sortis du maillot. Malheureuses victimes qui, avec l'âge, ne faisaient que changer de torture !

A. Paré, Roderic a Castro, Spigel, s'élevèrent contre cette mode absurde et en signalèrent tous les dangers; mais leurs efforts restèrent stériles, et ce ne fut qu'au XVIII<sup>e</sup> siècle que les corps baleinés subirent quelques modifications destinées à en diminuer les fâcheux effets.

La révolution de 1789 fit disparaître, du même coup, les corps baleinés, les paniers, les perruques et la poudre; mais elle donna naissance au *corset* actuel, espèce de cuirasse munie d'un busc et de nombreuses baleines et s'étendant depuis les seins jusque vers les crêtes iliaques et le mont de Vénus.

On peut donc, avec M. Bouvier, établir cinq époques distinctes, relativement à l'usage des corsets ou des vêtements qui en ont tenu lieu :

1° Antiquité; bandes ou fasciæ des femmes grecques et romaines.

2° Premiers siècles de la monarchie française, grande partie du moyen âge, pendant lesquels le costume des femmes ne présente rien de fixe; période de transition qui participe de la précédente et de la suivante par l'abandon des bandelettes romaines et par l'usage commençant des corsages justes au corps.

3° Fin du moyen âge et commencement de la renaissance; adoption générale des robes à corsage serré tenant lieu de corset.

4° Du milieu du XVI<sup>e</sup> siècle à la fin du XVIII<sup>e</sup>; époque des corps baleinés.

5° De la fin du XVIII<sup>e</sup> siècle jusqu'à nos jours; époque des corsets modernes et actuels.

Quels sont les avantages et les inconvénients du corset?

Au point de vue plastique, le corset a la prétention de donner de la finesse à la taille, de prévenir le développement trop considérable du ventre et la flaccidité des seins. Mais, chez la jeune fille, chez la jeune femme, la nature se charge de donner à la taille, au ventre et à la gorge des formes charmantes que le corset altère trop souvent, en déplaçant les seins, en faisant disparaître la convexité si gracieuse de l'abdomen, en rendant la taille ridiculement longue et mince, en ramenant à la ligne droite ou brisée cette ligne flexueuse, si belle, qui s'étend de l'aisselle à la hanche. Chez la femme qui approche de la quarantaine, surtout lorsqu'elle a eu plusieurs enfants, le corset le mieux ajusté n'empêche point la taille de se déformer, le ventre de grossir et de se plisser, et, malgré buscs et baleines, — hélas ! — *les petits fripons deviennent de grands pendards!*

Les femmes d'Albano, si renommées pour leur beauté; les Abyssiniennes, les Géorgiennes, les Circassiennes, qui peuplent les harems de l'Orient, ne portent point de corsets; le busc et les baleines n'ont point modifié les contours admirables des Vénus que nous a léguées la statuaire grecque, et l'art moderne lui-même repousse de ses ateliers tout modèle dont les formes ont été altérées par un corset !

Au point de vue de l'hygiène, aucune action salutaire ne peut être attribuée au corset, et, si l'on ne peut sans injustice le charger aujourd'hui de toutes les imprécations dont les corps baleinés ont été accablés par Platner, Winslow, Van-Swieten, Camper, Sœmmering, Buffon, J.-J. Rousseau, on peut affirmer, du moins, que l'usage du corset présente de nombreux inconvénients et même de graves dangers. Pour vous les faire connaître sans qu'il vous soit possible de suspecter notre impartialité, nous ne saurions mieux faire que d'en emprunter le tableau à un médecin qui se place parmi les défenseurs du corset, à M. Bouvier :

« Excoriations au voisinage des aisselles, gêne de la circulation veineuse des membres supérieurs, accidents résultant de la compression du plexus brachial ; aplatissement, froissement des seins et maladies diverses des ganglions lymphatiques ou des glandes mammaires ; affaissement, déformations ou excoriations des mamelons ; difficulté extrême de certains mouvements, affaiblissement et atrophie des muscles comprimés ou inactifs, abaissement et rapprochement permanents des côtes inférieures, rétrécissement de la base du thorax, réduction des cavités de la poitrine et de l'abdomen, refoulement du diaphragme, compression des poumons, du cœur, de l'estomac, du foie et des autres viscères abdominaux, surtout après les repas, d'où gêne plus ou moins grande de la respiration et de la parole ; aggravation des moindres affections pulmonaires, disposition à l'hémoptysie, palpitations de cœur, syncopes, difficulté du retour du sang veineux au cœur, embarras dans la circulation de la tête et du cœur, congestions fréquentes aux parties supérieures ; efforts musculaires difficiles ou dangereux, lésions des fonctions digestives, gastralgie, nausées, vomissements, réduction du volume de l'estomac, lenteur et interruption facile du cours des matières dans l'intestin rétréci ; déformation, déplacement du foie, augmenté dans son diamètre vertical et repoussé vers la fosse iliaque, réduit dans les autres sens et déprécié, en outre, à sa surface par les côtes, qui s'impriment, en quelque sorte, dans sa substance ; gêne de la circulation abdominale, abaissement de l'utérus, troubles de la menstruation, et, dans l'état de grossesse, disposition à l'avortement, au développement imparfait du fœtus, aux déplacements de la matrice, aux hémorrhagies utérines, etc. »

Tel est, dit M. Bouvier, le tableau *incomplet* des effets nuisibles que peuvent produire même les corsets d'aujourd'hui ; et, comme conclusion, vous devez croire que ce médecin proscrit impitoyablement un aussi dangereux vêtement de la toilette des femmes ; il n'en est rien. M. Bouvier, qui a des ménagements pour les faiblesses du beau sexe, exonère *l'usage* du corset de ces funestes influences pour les imputer exclusivement à *l'abus*. « Ces accidents, dit-il, ne se produisent que si le corset présente quelque vice de construction, s'il est serré outre mesure, s'il est mal appliqué ou si les parties rigides qu'il contient exercent des pressions exagérées. »

En concédant à M. Bouvier qu'il en soit ainsi, il est permis de se demander si la coquetterie féminine ne substituera point, presque toujours, l'exagération et l'abus à l'usage raisonnable, modéré, et s'il est fort prudent de s'en rapporter à elle ; si l'on doit laisser aux mains d'ouvrières plus ou moins habiles, de femmes de chambre plus ou moins adroites, un instrument qui peut produire de graves désordres et compromettre la santé et la vie, pour peu qu'il soit mal construit, mal appliqué, ou trop serré !

« Si quelques femmes, ajoute M. Bouvier, se serrent encore outre mesure pour s'amincir la taille, c'est là un travers d'esprit qui est indépendant du corset lui-même, et il n'est pas de vêtement dont on ne puisse abuser de la même façon. »— Cette dernière assertion n'est pas exacte. Il n'est pas de vêtement, au contraire, dont on puisse abuser aussi facilement ; aucun ne se prête à l'abus aussi bien que le corset, dans lequel tout a été combiné en vue d'une constriction exagérée. D'un autre côté, il est constant que le *travers d'esprit*, mis en cause par M. Bouvier, est très-généralement répandu ; c'est là un fait qu'on ne saurait nier, qu'il faut accepter, et qui se maintiendra, malgré les boutades des poëtes satiriques, les tirades éloquentes des philosophes moralistes et les sages conseils des médecins hygiénistes. Ce qu'il y a de mieux à faire est donc d'enlever à ce *travers d'esprit* les moyens de se satisfaire.

Pour notre part, Messieurs, nous avons trop souvent constaté la funeste influence exercée par le corset sur la santé, et principalement sur les organes thoraciques (1), digestifs et génitaux, pour ne point frapper d'une proscription absolue cet absurde et dangereux vêtement. Puissent les femmes se soumettre à notre arrêt ! Elles n'auraient qu'à s'en féliciter au double point de vue de l'art de plaire et de l'art de se bien porter. Mais nous n'espérons pas une docilité générale, car la fortune du corset repose, en grande partie, sur la propriété que lui attribue M. Lévy « *d'aider à simuler et à dissimuler.* »

M. Bouvier insiste, avec raison, sur l'utilité de soutenir des seins très-volumineux, pour les soustraire à des secousses et à des tiraille-

(1) Il résulte d'expériences concluantes, qu'un homme revêtu d'habillements serrés n'aspire que 130 pouces cubes d'air, tandis qu'il en aspire 190 dans l'état de nudité.

ments dangereux ; de maintenir la paroi abdominale distendue et re-
lâchée, pour soutenir les viscères, prévenir leur tiraillement, conserver
ou rétablir le ressort de la paroi abdominale et mettre, du moins,
obstacle aux progrès de l'obésité ou de l'élongation des tissus fibreux
et musculaires affaiblis ; mais, pour remplir ces indications, il suffit
d'une ceinture, d'une brassière, dépourvues de busc, de baleines et
fixées par de simples boucles. Depuis plusieurs années, nous avons
maintes fois fait substituer des appareils de ce genre aux corsets, et
toutes les femmes qui ont bien voulu suivre nos conseils à cet égard
n'ont point tardé à en ressentir les bons effets.

Quoi qu'il en soit, voici les restrictions que les partisans du corset
apportent à l'usage de ce vêtement. (Becquerel.)

Avant l'établissement de la puberté, le corset doit être formellement
proscrit ; ce n'est que lorsque le développement de la jeune fille est à
peu près complétement achevé qu'on peut commencer à y avoir recours.

Le corset doit être supprimé pendant la grossesse et l'allaitement.

Le corset ne doit pas comprimer, mais contenir et soutenir ; il faut
donc défendre et empêcher les moyens qu'emploient tant de jeunes
personnes pour avoir des tailles minces et fines. (Comme si les jeunes
filles ont besoin de contenir et de soutenir quelque chose, et comme
si, pour elles, le corset a une autre destination que celle de comprimer
la taille !)

Le corset doit permettre la liberté des mouvements et ne s'opposer
en rien à la plénitude de la respiration. L'étoffe qui le constitue doit
être souple et résistante, et seulement garnie de baleines ; les plaques
métalliques ne doivent pas y trouver place ; les épaulettes doivent être
complétement rejetées.

Reconnaissons, en terminant, qu'il semble résulter des recherches
plus exactes de M. Bouvier, que l'on a beaucoup exagéré l'influence
du corset quant aux déformations de la base du thorax et de la colonne vertébrale, et que l'application méthodique de ce vêtement est
souvent utile, au contraire, pour prévenir et pour combattre certaines
courbures de l'épine dorsale, et spécialement la voussure postérieure
et les courbures latérales.

*Gilet, corsage.* — Le gilet, destiné à protéger la poitrine, est indispensable à tous ceux qui portent des habits habituellement ouverts,
tels que *frac, redingote*, etc. ; il n'est pas en usage, au contraire,
parmi les Russes, les Orientaux, les peuples dont les vêtements sont
fermés en avant (*kaftan, robe, veste*, etc.). La forme du gilet, et surtout la nature de l'étoffe dont il est fait, varient à l'infini, suivant le

climat, la saison, l'âge, la mode ; l'hygiène n'a point à intervenir ici,
pourvu que le gilet satisfasse aux deux conditions suivantes : n'exercer aucune compression capable de gêner les fonctions respiratoires
et digestives ; garantir suffisamment le thorax du froid et de l'humidité.

Le *corsage* que portent les femmes est ordinairement la continuation
de la *jupe*, avec laquelle il forme la *robe*. D'autres fois, il en est séparé, et fait d'une étoffe différente, qui varie suivant la saison et la
mode, et prend le nom de *canezou*, de *caraco*, de *basquine*, etc. Dans
les deux cas, le corsage est *montant, ouvert* ou *décolleté*.

Le corsage montant est l'équivalent du gilet, et ce que nous avons
dit de celui-ci s'applique parfaitement à lui. Le corsage ouvert, introduit dans le vêtement journalier des femmes par la vanité et le luxe,
comme moyen d'étaler et de faire admirer des dentelles plus ou moins
précieuses, a de graves inconvénients, surtout pendant la saison froide
et humide : il laisse toute la partie antérieure de la poitrine exposée à
l'action des agents extérieurs. Le corsage décolleté, pièce principale
de la toilette de bal ou de spectacle, et introduit même par les femmes
du haut monde dans les habitudes quotidiennes de la vie, est le vêtement le plus funeste qu'aient pu inventer la mode et la coquetterie.
Le philosophe moraliste se demande par quel étrange compromis de
conscience la dévote, qui oppose mille obstacles à un examen de sa
poitrine par la percussion et l'auscultation et qui aimerait mieux
mourir que de subir une exploration par le speculum, expose sans
vergogne ses seins et son échine aux regards plongeants de plusieurs
centaines d'hommes ; le médecin s'étonne et s'afflige d'un sentiment
qui porte la femme à perpétuer une mode dont on a pu dire avec raison : « qu'elle engendre plus d'angines, de laryngites, de bronchites,
de pleurésies, de pneumonies que toutes les autres causes réunies, et
que, souvent, elle est la cause occasionnelle du développement de la
phthisie pulmonaire. » (Becquerel.)

Les *châles, tours de col, pèlerines, écharpes, palatines, man-
teaux*, etc., ne remédient que très-incomplétement aux dangers des
corsages décolletés.

*Habit, redingote, veste, blouse*, etc. — Les mœurs, les coutumes,
la mode, ont fait varier à l'infini les caractères des vêtements destinés à
couvrir le tronc, et nous n'avons ni la possibilité ni le désir de vous
présenter ici une énumération complète, l'hygiène n'y étant, d'ailleurs,
que médiocrement intéressée.

L'habit et la veste ont l'inconvénient de laisser à découvert l'abdomen, les cuisses et souvent même la partie antérieure de la poitrine ;

mais ils ont l'avantage de favoriser la facilité, la liberté et l'étendue des mouvements. — La redingote, lorsqu'elle ne descend pas au-dessous des genoux, est un vêtement très-commode et très-convenable ; c'est sur son modèle qu'a été faite la *tunique* qui revêt actuellement nos soldats, et qui est bien préférable à l'habit et à la longue *capote* grise qu'ils portaient auparavant.

La blouse, qui n'est guère connue qu'en France, est le vêtement populaire de notre pays, celui qui convient le mieux aux classes ouvrières, au triple point de vue de la salubrité, de la commodité et de l'économie. Pouvant facilement être maintenue propre par le blanchissage, portée seule ou par-dessus d'autres vêtements, elle garantit également bien, suivant les circonstances, de la chaleur, du froid, de la pluie ; elle est le vêtement préféré des charretiers, des rouliers, des conducteurs, des agriculteurs, de tous ceux que leur profession expose aux vicissitudes de l'atmosphère ; elle est la compagne de l'artiste, du touriste, et elle n'est point dédaignée par le plus élégant dandy, lorsqu'il se met en chasse.

Le *kaftan*, la *robe*, que portent les Russes et les Orientaux, sont des vêtements très-chauds et très-protecteurs, mais fort incommodes ; ils rendent à peu près impossibles la marche rapide et les mouvements étendus des membres supérieurs.

*Culotte, pantalon, caleçon.* — Les Grecs et les Romains, *gens togata*, ne connaissaient point la culotte ; ce ne fut qu'après leurs guerres en Germanie que les derniers adoptèrent ce vêtement et le substituèrent au petit jupon, sur lequel flottaient les lambrequins de leurs armures. Les Celtibériens, les Scythes, les Gètes, les Daces, les Gaulois leur fournirent des modèles très-diversifiés, qu'ils adoptèrent successivement, de telle sorte, dit un historien, qu'on reconnaissait à la culotte des troupes romaines, arrivant d'une expédition, quelle était la contrée qu'elles venaient de soumettre.

Sous les noms de *trousse*, de *braye*, de *grègue*, de *haut-de-chausse*, le vêtement dont nous nous occupons a subi, surtout pendant les XVe et XVIe siècles, de nombreuses modifications qui attestent des caprices de la mode et des folies de la vanité humaine, mais qui ne sont d'aucun intérêt pour l'hygiéniste. Nous n'en tiendrons, par conséquent, aucun compte, et nous nous arrêterons à la distinction établie de nos jours entre la *culotte* et le *pantalon* : celle-là ne dépassant point le genou, celui-ci descendant jusque sur le pied.

Une question préjudicielle se présente toutefois, et nous devons lui consacrer quelques mots, en raison des discussions qu'elle a soulevées. Est-il nuisible ou utile de porter une culotte ou un pantalon ?

Forts de l'autorité d'Hippocrate, qui attribuait l'impuissance des Scythes à l'usage de la culotte, plusieurs médecins, parmi lesquels Adrien Lalemant et le docteur Faust, proclament qu'en mettant obstacle au libre développement de l'appareil génital externe, ce vêtement a fait dégénérer l'espèce humaine et diminuer la population. Pour justifier leur assertion, ils citent les Africains, les Écossais et tous les peuples qui, ne portant point de culotte, ont les organes génitaux beaucoup plus volumineux. Mais le fait, invoqué à titre de preuve, n'est rien moins que démontré; les statues grecques et romaines l'infirment plutôt qu'elles ne l'établissent; le volume du pénis et du scrotum présente de si nombreuses différences individuelles qu'il est presque impossible d'arriver, à cet égard, à des données générales de quelque valeur. A moins d'une compression énergique, exercée sur les organes ou sur les cordons spermatiques, on ne comprend pas comment la culotte pourrait exercer une semblable influence. En admettant le fait, dit Percy, on pourrait d'ailleurs l'attribuer exclusivement à la facilité et à l'habitude des attouchements, car on sait que les organes génitaux prennent un développement considérable chez les jeunes gens adonnés à l'onanisme.

D'un autre côté, l'hydrocèle, le sarcocèle, le varicocèle, l'éléphantiasis, se montrent avec une grande fréquence parmi les Égyptiens, les Syriens, les Nègres. Il est évidemment indiqué de soutenir, de protéger les organes génitaux pour les mettre à l'abri des tiraillements, des chocs, des violences extérieures, des vicissitudes atmosphériques. La culotte répond à cette indication, et M. Roux la trouve même insuffisante et voudrait que tous les hommes portassent, en outre, un *suspensoir*, appareil indispensable aux cavaliers.

Nous pouvons donc admettre, jusqu'à meilleure preuve du contraire, que la culotte et le pantalon sont des vêtements utiles, dont l'usage doit être conservé aux conditions suivantes.

Le vêtement ne doit point s'élever de plus de deux ou trois travers de doigt au-dessus de la crête iliaque. Clairian a parfaitement démontré les inconvénients que présentent les culottes qui embrassent le ventre tout entier et même une partie de la poitrine : compression des organes abdominaux et thoraciques, gêne dans l'exercice des fonctions digestives, respiratoires et circulatoires; action favorisant le développement de congestions cérébrales et de hernies.

Le vêtement ne doit être ni trop large ni trop étroit. Dans le premier cas, il protège beaucoup moins contre le froid, et, au lieu de soutenir les organes génitaux, il les abandonne à leur propre poids et exerce sur eux des frottements désagréables et nuisibles. Les pantalons que portent les Turcs, les Orientaux, ceux que la mode a introduits parmi nous sous les noms de *pantalons à plis,* à la *cosaque,* à la *mameluck,* etc., présentent les inconvénients que nous signalons, et l'on ne comprend pas qu'ils aient pu être adoptés par les hommes de cheval, qui, plus que tous autres, ont besoin d'un *pantalon juste,* soutenant les organes génitaux, maintenant les muscles et ne faisant aucun pli capable d'irriter la peau ou même de l'écorcher.

Les culottes et les pantalons trop étroits, *collants,* sont plus dangereux encore par la compression qu'ils exercent sur les muscles et sur les vaisseaux, par les obstacles qu'ils opposent aux mouvements et à la circulation. A une époque où des hommes étaient assez fous pour porter des culottes dans lesquelles on ne pénétrait qu'avec l'aide de plusieurs personnes, après un travail laborieux et prolongé, des tractions énergiques, des secousses violentes, on a vu des accidents fort graves être produits par cette mode absurde. « Le soldat condamné à s'enfermer dans une pareille prison, dit Percy, ne marchait qu'avec peine et se fatiguait dès les premiers pas; il n'était bien que debout et encore dans cette position le cours du sang était-il toujours plus ou moins gêné, ce qui l'exposait aux engorgements des glandes inguinales, aux varices, aux anévrysmes; lorsqu'il se courbait, il éprouvait aux lombes et au bas-ventre un resserrement qui lui ôtait la respiration et lui portait le sang à la tête. Pour s'asseoir ou se lever, ne pouvant fléchir ni les cuisses sur le tronc, ni les jambes sur les cuisses, il tombait comme d'une seule pièce sur le siége et il se remettait de même sur ses pieds ayant besoin, pour ce double travail, de s'appuyer fortement sur les mains afin de se soutenir dans l'un, et de prendre son élan dans l'autre. Les genoux semblaient être ankylosés et souvent il fallait attendre la fin de l'engourdissement, qui ne manquait pas de survenir, pour essayer de faire quelques pas. C'était bien pis encore quand il fallait mettre un genou en terre; rien n'égale la douloureuse contrainte où il se trouvait alors. Dans les corps où ce vêtement était en usage on rencontrait plus de phthisiques que dans les autres, et chaque année on y réformait quatre fois plus d'infirmes et d'incurables, dont la plupart étaient affectés d'impotence, de paralysie ou d'atrophie des membres inférieurs; les hernies, les sciatiques, les hémorroïdes, les affections des testicules s'y montraient aussi plus fréquemment, et Lombard a vu la compression exercée par la culotte devenir une cause de gangrène. »

Est-il croyable, Messieurs, que l'on s'impose volontairement une pareille torture, et les femmes auxquelles nous reprochons si dure-

34

ment leur coquetterie, ne sont-elles pas en droit d'opposer la culotte collante au corset !

Les *bretelles*, d'invention moderne, remplacent avec avantage la ceinture, le cordon serré autour de la taille dont on faisait usage jadis, et que conservent encore les Orientaux ; mais les bretelles, alors même qu'elles sont *élastiques*, ont parfois des inconvénients, en raison de la pression qu'elles exercent sur les épaules ; les asthmatiques, les personnes atteintes d'une affection chronique des organes respiratoires, d'une maladie du cœur ou des gros vaisseaux sont souvent obligés de renoncer à l'usage de ce moyen de suspendre la culotte et de la maintenir en place. « Il vaut mieux chez les enfants, dit Percy, attacher le pantalon au gilet, que de le suspendre avec des bretelles, tant on doit être attentif à tout ce qui peut, à cet âge, s'opposer au développement des organes respiratoires. »

Pendant longtemps, en France, le haut-de-chausse a été fixé au pourpoint et au juste-au-corps par des aiguillettes et des nœuds de rubans, qui n'avaient d'autre inconvénient que d'être fort incommodes.

La *culotte* laisse les jambes à découvert. Jadis elle était large et flottante à sa partie inférieure ; mais aujourd'hui elle est fixée au-dessous du genou par un lien qui ne doit être serré que très-modérément, sous peine de gêner la circulation veineuse des membres inférieurs et de produire des varices et des ulcères variqueux, de l'œdème et l'engorgement chronique des articulations tibio-tarsiennes.

Le *pantalon* actuel, qui descend jusque sur le pied, et dans lequel on a substitué au pont un hiatus vertical beaucoup plus commode, quant à la miction, est un vêtement irréprochable, surtout depuis l'abandon assez général des *sous-pieds ;* ceux-ci ont, en effet, le double inconvénient d'augmenter la pression exercée sur les épaules par les bretelles et de gêner considérablement les mouvements, en raison de la tension, plus ou moins exagérée, qu'ils impriment au pantalon.

Le *caleçon*, qu'il s'arrête au-dessous du genou ou qu'il descende jusqu'à la cheville, qu'il soit en fil, en coton, ou en flanelle, est surtout un vêtement de propreté ; il a cependant l'avantage de préserver les membres inférieurs du frottement des pantalons et des culottes en laine, et de les défendre, eux et l'abdomen, contre le froid. Quant à la manière de le fixer par le haut et par le bas, nous ne pourrions que répéter ce que nous avons dit à propos de la culotte.

*Jupons, jupes.* — Des jupons, plus ou moins nombreux, plus ou moins chauds, en percale, en flanelle, en laine, en soie, piqués, ouatés, etc., forment le principal vêtement de la femme ; ils ont tous le même inconvénient : celui de laisser un accès trop facile à l'air atmosphérique, qui frappe presque directement, et sans intermédiaire, les jambes, les cuisses et la partie inférieure du tronc. Pendant la saison froide et humide beaucoup de femmes ont la bonne habitude de protéger ces parties par un caleçon, un pantalon en toile, en coton ou en flanelle.

La jupe, qui, avec le corsage, représente la *robe*, n'intéresse que fort peu l'hygiéniste. Ici, étroite et découvrant la moitié de la jambe; là, d'une ampleur ridicule et balayant le sol de façon à être constamment souillée de poussière et de boue; soulevée sur les côtés par d'énormes *paniers*, ou en arrière par toutes sortes de *postiches*; ouverte en avant ou se terminant par une *queue*, la jupe est soumise, sans contrôle, aux caprices de la mode qui en modifie incessamment la forme et les dimensions.

*Manteau, pardessus, paletots*, etc.; *vêtements de caoutchouc, de fourrure*, etc. — Lorsque l'homme quitte son habitation, il s'expose à l'action des agents extérieurs; ses vêtements habituels deviennent souvent insuffisants à le protéger contre le froid, l'humidité, le brouillard, la pluie, le vent, et il est obligé de faire usage de vêtements supplémentaires.

Le *manteau*, dont MM. Ménière et Becquerel font un grand éloge, est le plus défectueux des vêtements supplémentaires. Sous peine de laisser pénétrer la pluie et le froid, il condamne les membres supérieurs à une immobilité absolue; il faut les maintenir croisés sur la poitrine, sans pouvoir donner le bras à un ami ou à une femme, la main à un enfant; leurs mouvements sont d'ailleurs très-gênés, et cette circonstance peut devenir fort dangereuse en cas de chute, ou s'il devient nécessaire d'éviter un choc, de surmonter un obstacle, de se défendre contre une agression brusque, etc. Un manteau ample et long rend la marche très-difficile, très-fatigante; souvent, il livre passage au vent et devient alors un ballon gonflé qu'on a beaucoup de peine à retenir.

Dans les pays chauds, on se sert du manteau pour se préserver des ardeurs du soleil, et c'est là, en définitive, le meilleur usage que l'on puisse faire de ce vêtement, qui, dans ce cas, est ordinairement blanc et d'un tissu de laine mince et souple (*burnous*, etc.).

Les vêtements supplémentaires, connus sous les noms de *pardessus*, de *paletots*, etc., doublés ou ouatés et pourvus de manches, méritent à tous égards la préférence sur le manteau; ils laissent une entière liberté aux mouvements et embrassent le corps sans l'étreindre trop étroitement. Sur ce point, la mode actuelle n'a pas craint de sacrifier l'élégance à la commodité et à la salubrité, et il est à désirer qu'un nouveau caprice ne vienne pas la faire sortir de cette bonne voie.

34.

Les vêtements de caoutchouc ont pris une grande extension depuis quelques années, et cependant ils sont très-diversement jugés. Beaucoup de personnes les considèrent comme fort dangereux, en raison même de leur imperméabilité qui s'oppose à l'évaporation de la transpiration cutanée. Cet inconvénient est réel, mais il ne se fait sentir que si le vêtement embrasse étroitement le corps ; or, comme les vêtements de caoutchouc doivent être employés contre la pluie et l'humidité, et non contre le froid, il est facile de l'éviter en leur donnant une ampleur convenable.

Les vêtements doublés de fourrure sont fort usités dans le Nord, où l'on a le bon esprit de diriger le poil vers le corps, et non vers l'extérieur, comme on le fait si sottement en France. Ces vêtements, à l'encontre de ceux en caoutchouc, sont fort bons contre le froid, mais très-mauvais lorsqu'il pleut, car ils s'imprègnent d'eau et restent longtemps humides.

*Membres supérieurs.* — Les femmes auront seules le privilége de nous occuper quant aux *manches*, à l'égard desquelles la mode s'est souvent écartée des préceptes de l'hygiène. Pendant longtemps, les femmes ont porté des manches trop étroites, qui, en comprimant les membres supérieurs, gênaient considérablement la circulation et amenaient des congestions de la tête et des organes thoraciques ; les manches, dites *à gigots*, présentaient l'excès contraire et avaient une ampleur démesurée, aussi incommode que disgracieuse ; mais, du moins, n'avaient-elles aucun inconvénient pour la santé. Il n'en est pas de même des manches actuelles, appelées *manches pagodes*. Très-courtes et largement ouvertes, ces manches laissent à découvert l'avant-bras presque tout entier, et permettent au froid et à l'humidité de pénétrer facilement jusqu'à l'aisselle et à la poitrine. Au-dessous de la manche appartenant au corsage de la robe, est une seconde manche en dentelle ou en étoffe légère, fixée par un lien en ruban, en caoutchouc ou en élastique, et qui, aux inconvénients que nous venons de signaler, ajoute celui d'une constriction circulaire exercée sur la partie moyenne des bras.

Les *gants,* en fil, en coton, en soie, en laine ou en peau, sont utiles pour sauvegarder la finesse de l'organe du tact et pour éviter, pendant la saison froide, les engelures, les crevasses et autres petits accidents désagréables et parfois même fort douloureux ; mais, pour que les gants rendent ces bons offices, il ne faut point qu'ils soient trop étroits, comme le sont les gants de peau que portent les dandys et la plupart des femmes.

Dans le Nord, on porte, pendant les froids rigoureux, des gants de fourrure très-larges, dans lesquels tous les doigts, à l'exception ou pouce, sont réunis dans une même enveloppe.

Les *manchons* sont un excellent moyen de protéger les mains et une partie des avant-bras contre le froid ; il est à désirer que leur usage devienne plus général, et déjà quelques hommes en ont enlevé le monopole aux femmes.

*Membres inférieurs.* — Les *bas* sont indispensables aux femmes ; ils sont en fil, en coton, en soie ou en laine. Mais, tandis que les femmes du peuple portent souvent des bas de laine en été, les femmes du monde mettent fréquemment, pendant la saison la plus rigoureuse, des bas de coton à jours, espèce de toile d'araignée, où l'hygiène est complétement sacrifiée à la coquetterie et à la vanité.

Les bas sont maintenus au-dessous ou au-dessus du genou au moyen de *jarretières;* celles-ci doivent être *élastiques* et n'exercer que la constriction rigoureusement nécessaire, sous peine de produire les accidents que nous avons mentionnés à propos des culottes. Quelques femmes ont la bonne habitude de maintenir leurs bas avec des rubans fixés au corset.

Les hommes portent habituellement des *chaussettes*, que maintient le caleçon au-dessus de la cheville.

Les bas et les chaussettes doivent être fréquemment renouvelés, surtout chez les personnes dont les pieds exhalent une transpiration abondante.

*Chaussures.* — Un instinct naturel, un besoin réel, portent l'homme à défendre ses pieds contre les aspérités du sol et les atteintes des corps durs, piquants, tranchants, etc., qui le recouvrent; aussi, voit-on les peuples les plus sauvages et les plus anciens faire usage de chaussures, représentées soit par une simple semelle en bois, maintenue par quelques liens (*sandale*), soit par une enveloppe plus complète grossièrement fabriquée avec des roseaux, de l'écorce d'arbre, etc. Les Grecs et les Romains portaient des *brodequins*, des *cothurnes* qui n'étaient point dépourvus d'élégance, mais qui ne protégeaient le pied que très-imparfaitement. Les chaussures actuelles, répandues sur presque toute la surface du globe, nous ont été transmises, dit-on, par les Scythes et les Gaulois.

Les *sabots*, surtout usités en France, où ils constituent la chaussure de presque toute la population rurale, ont l'avantage d'être imperméables, mauvais conducteurs du calorique, et, au moyen d'épais *chaussons* en laine, on peut éviter l'inconvénient des pressions exercées sur le pied par un corps aussi dur que le bois; mais les sabots sont inflexibles, ne suivent pas les mouvements du pied, rendent impossibles la course, le saut et même la marche rapide ; ils rendent fréquentes les chutes, les entorses ; ils abandonnent souvent les pieds auxquels rien ne les fixe solidement ; enfin, la boue, la pluie, la neige, pénètrent souvent dans les sabots par l'hiatus supérieur, et les transforment en petits bateaux pleins d'eau.

Les *souliers*, dont la forme varie beaucoup, et qui prennent le nom d'*escarpins* lorsqu'ils sont légers et peu couverts, sont une excellente chaussure d'été, à la condition, toutefois, de ne point exercer de constriction trop forte sur la partie supérieure du pied. Pendant la saison froide et humide, ils deviennent insuffisants ; mais, avec l'adjonction de *guêtres*, ils restent la chaussure la plus commode et la plus propre aux longues marches. Si nos soldats devaient les échanger contre des bottes, les étapes qu'ils franchiraient ne seraient ni longues ni nombreuses.

Les *bottes,* dont les tiges sont tantôt recouvertes par le pantalon et tantôt apparentes (*bottes à la Lassalle, à la Souwaroff, bottes à l'écuyère,* etc.), exercent inévitablement une compression plus ou moins énergique au niveau du cou-de-pied, et enferment le membre inférieur dans une atmosphère chaude et humide, qui ramollit la peau et la prédispose aux ampoules et aux excoriations. La botte ne vaut rien pour les longues marches, parce qu'elle ne tarde pas à produire un gonflement douloureux, et qu'elle nécessite de plus grands efforts des muscles extenseurs et fléchisseurs du pied. Elle est, au contraire, la chaussure la plus convenable pour l'homme de cheval, et elle remplace avantageusement, dans nos régiments de cavalerie, le large pantalon garni de cuir. Il importe, toutefois, que les bottes à l'écuyère soient aussi légères que possible, afin de ne point mettre obstacle à la marche et aux mouvements, si le cavalier vient à être démonté.

Les *bottines,* les *brodequins*, lacés ou à boutons, sont de très-bonnes chaussures intermédiaires, par leur forme, aux souliers et aux bottes.

Quelle que soit la chaussure dont on fasse usage, il est certaines règles qui doivent être observées dans tous les cas.

La chaussure ne doit pas être trop courte ; son extrémité antérieure doit être arrondie, suivant la forme naturelle du pied, et non carrée ou en pointe. Le talon doit être bas et droit ; les talons hauts et étroits, que portent certaines personnes pour se donner les apparences d'une taille plus élevée de quelques centimètres, ont de nombreux inconvénients : ils enlèvent toute solidité à la marche et à la station debout, surtout sur un plan incliné ; ils impriment aux articulations des orteils et des os du métatarse des mouvements forcés et douloureux ; ils affaiblissent l'articulation tibio-tarsienne et deviennent une cause à la fois prédisposante et déterminante d'entorse.

La semelle doit avoir la largeur de la plante du pied ; les chaussures trop étroites, trop serrées, déforment le pied, donnent naissance aux cors, durillons, oignons, œils-de-perdrix, etc., qui deviennent souvent la cause de vives et longues souffrances. Les accès de goutte sont souvent provoqués par la compression qu'exerce la chaussure sur l'articulation du gros orteil ou sur le cou-de-pied.

La chaussure ne doit être ni trop épaisse et trop dure, ni trop légère et trop mince. Dans le premier cas, elle a l'inconvénient d'être très-lourde, peu flexible, et de faire subir aux pieds des pressions douloureuses ; dans le second, celui de ne plus protéger suffisamment contre le froid et l'humidité, les aspérités du sol, le contact des corps extérieurs, etc. Presque toujours, les chaussures des femmes ont une semelle trop mince, et sont faites avec des étoffes trop légères, auxquelles on devrait substituer le maroquin, les peaux de veau ou de chevreau. Dans la saison froide et humide, il est utile d'interposer entre la semelle et le pied une lame de liége ou de caoutchouc.

Si l'on peut dire avec raison que la chaussure n'est jamais trop hydrofuge, il ne serait pas exact d'ajouter qu'elle n'est jamais trop chaude. Sans doute, il faut toujours éviter et combattre le froid aux pieds ; mais il faut se garder de tomber dans l'excès, sous peine d'amollir la peau, de la rendre trop sensible, de provoquer des attaques de goutte, etc. J'ai connu plusieurs goutteux auxquels il suffisait de porter des chaussettes de laine pendant quelques heures, de se couvrir d'un édredon pendant la nuit, pour faire naître immédiatement des accès. J'en ai connu beaucoup chez lesquels j'ai rendu les accès moins fréquents et moins intenses, en faisant enlever les enveloppes de toutes sortes dont les extrémités inférieures étaient constamment entourées. Les personnes qui ont habituellement les pieds froids, et chez lesquelles cette incommodité se rattache ordinairement à une perturbation de la circulation capillaire générale, trouveront, d'ailleurs, dans l'exercice, les frictions, les lotions et les douches froides, un moyen de s'en débarrasser beaucoup plus efficace que les bas de laine, les chaussures fourrées, les édredons, les chaufferettes, etc. Ce n'est donc qu'avec une très-grande réserve qu'il faut user, dans l'intérieur de l'habitation, des chaussures très-chaudes, des *pantoufles* ouatées ou fourrées, que M. Becquerel a le tort d'approuver sans restriction.

Des chaussures supplémentaires deviennent souvent nécessaires pour se mettre à l'abri de l'humidité ou du froid ; les *socques*, les *galoches*, en cuir ou en caoutchouc, ne laissent rien à désirer à cet égard. Lorsqu'il fait très-froid, et que le sol est couvert de neige ou de verglas, les *chaussons* en laine, en lisières, sont fort utiles, non-seulement pour maintenir les pieds chauds, mais encore pour éviter les chutes.

*Quelles modifications doivent subir les vêtements, suivant les climats et les saisons ?* — Il est impossible de répondre à cette question d'une manière générale. Dans les climats constants, on porte à peu près les mêmes habits pendant toute l'année ; dans les climats extrêmes, les vêtements de laine, de drap, les vêtements supplémentaires ouatés, fourrés, remplacent, pendant l'hiver, les vêtements légers dont on fait usage pendant l'été ; dans les climats tempérés et variables, plutôt humides que froids, on est obligé de se conformer aux vicissitudes, aux variations capricieuses de la température. Depuis plusieurs années, sous le climat de Paris, les hivers sont doux et secs, les étés froids et humides. A Naples, des soirées très-fraîches succèdent à des jours brûlants, et l'on est tenu, pendant la saison la plus chaude, de faire usage d'un manteau après le coucher du soleil. Le meilleur moyen de se préserver des fièvres intermittentes, à Rome, est, dit-on, de porter de la flanelle pendant toute l'année.

Quoi qu'il en soit, c'est ici le lieu de vous parler des différentes matières avec lesquelles on confectionne les vêtements, et qui sont fournies, presque en totalité, par le règne végétal (*chanvre, lin, coton*, etc.) et par le règne animal (*laine, poils, soie*, etc.). Ces matières doivent être étudiées dans leurs rapports avec le *calorique*, l'*humidité* et l'*électricité*.

*Calorique.* — Lorsque la température extérieure est inférieure à la température du corps, vous devez comprendre facilement, Messieurs, que le vêtement le plus chaud sera celui qui sera le plus mauvais conducteur du calorique, car c'est lui qui s'opposera davantage au rayonnement, par lequel le corps tend à se mettre en équilibre de température avec l'atmosphère, et qui emprisonnera le mieux, pour ainsi dire, la chaleur animale. Or, les matières vestimentaires ne sont pas toutes également conductibles, et voici l'ordre dans lequel on peut les placer en procédant du moins au plus : 1° les fourrures et le duvet ; 2° la laine ; 3° la soie ; 4° le coton ; 5° le lin et le chanvre. Cette classification, donnée par la science, n'est autre, comme vous le voyez, que celle qu'avaient déjà établie l'instinct et l'observation.

La *texture* de la matière vestimentaire exerce également une influence très-remarquable sur la conductibilité. Il résulte des expériences de Rumfort, qu'un tissu est d'autant plus mauvais conducteur qu'il est plus lâche, plus poreux et plus épais ; ce qu'on explique par ce fait qu'il contient alors dans ses mailles une plus grande quantité d'air, lequel est fort mauvais conducteur. Ainsi, les vêtements en laine lâchement tricotée, sont plus chauds que ceux de la même matière tissée et serrée. De là aussi, le pouvoir protecteur des couvertures en laine, des oreillers, des édredons, etc.

Mais les vêtements, qui font l'office d'un écran placé entre deux corps d'inégale température, agissent non-seulement par leur conductibilité et en s'opposant au rayonnement du corps vers l'espace plus froid, comme le font une tente, un manteau, un simple parapluie, mais encore par leur propre capacité de rayonnement. On conçoit, en effet, que moins les vêtements rayonnent vers l'espace le calorique qui leur est communiqué par le corps, plus ils sont protecteurs. Or, les expériences de Starck démontrent que la *couleur* exerce une très-grande influence, tant sur le pouvoir absorbant que sur le pouvoir émissif des matières vestimentaires.

En effet, un thermomètre entouré de laine et plongé dans de l'eau bouillante, a mis, pour s'élever de 10° à 70° c.,

| 4' 30" avec de la laine | noire. |
|---|---|
| 5'  » | vert foncé. |
| 5' 30"  » | écarlate. |
| 8'  » | blanche. |

D'un autre côté, sur un thermomètre à air, gradué à 1/10 de pouce en série descendante, et dont la boule fut successivement teintée de diverses couleurs, on fit arriver du calorique au moyen de la lampe d'Argand et de réflecteurs en étain poli, et l'on constata que le fluide coloré étant à 1° au commencement de l'expérience, le thermomètre descendit :

| à 83° avec le | brun foncé. |
|---|---|
| à 58°  » | rouge orange. |
| à 53°  » | jaune. |
| à 45°  » | blanc. |

Enfin, Starck ayant entouré la boule d'un thermomètre de laine de différentes couleurs, il plaça celui-ci dans un tube de verre et plongea le tout dans un vase contenant de l'eau à la température d'environ 78°. Quand le mercure fut arrivé à 82°, il plongea le thermomètre dans de l'eau à 7°,22 et il constata que pour descendre de 82" à 10° le thermomètre mit :

| 21' avec la laine | noire. |
|---|---|
| 26'  » | rouge. |
| 27'  » | blanche. |

Lorsque la température de l'air ambiant est plus élevée que celle du corps, vous comprenez bien que c'est encore le vêtement qui aura le moins de pouvoir absorbant et de pouvoir émissif, qui sera le meilleur protecteur, et c'est ainsi que l'on s'explique comment un vêtement de laine blanche, tomenteuse, épaisse et lâche, est en même temps le moyen le plus sûr de se garantir contre le froid et contre l'ardeur du soleil.

Ajoutons, pour terminer ce qui a trait à la couleur des matières vestimentaires, que le pouvoir qu'ont celles-ci d'absorber et d'exhaler les odeurs, est en corrélation directe avec l'influence de la couleur sur l'absorption et le rayonnement du calorique et de la lumière.

Ainsi, des morceaux de laine exactement pesés ayant été exposés à l'action du camphre volatilisé, Starck constata qu'au bout du même espace de temps le poids avait augmenté :

de 1 grain 2/10 pour les laines noire et bleu foncé.
de 1 grain pour les laines écarlate et vert foncé.
de 7/10 de grain pour la laine blanche.

La soie absorbe d'ailleurs plus que la laine et celle-ci plus que le coton.

Starck pesa ensuite exactement des petites cartes diversement coloriées, il les exposa à la vapeur du camphre, les pesa de nouveau en les sortant de l'appareil et les ayant laissées vingt-quatre heures dans son appartement, il constata que le poids avait diminué :

de 1 grain pour les cartons noir et bleu.
de 9/10 de grain pour le carton brun.
de 8/10       »        »        rouge.
de 5/10       »        »        blanc.

« Ces données, dit Starck, peuvent être utiles à la santé publique pendant le règne des maladies contagieuses ou épidémiques. Les murs des hôpitaux, des prisons, des appartements occupés par un grand nombre de personnes, devraient être blanchis à la chaux. Les tables bois de lits et chaises, ainsi que l'habillement des infirmiers des hôpitaux, devraient être d'une couleur blanche. D'après ce principe, il paraîtrait que les médecins, en adoptant la couleur noire pour leurs vêtements, ont malheureusement choisi celle qui absorbe les exhalaisons odorantes avec le plus de facilité, et qui est la plus dangereuse pour eux et pour les malades. »

*Humidité.* — M. Lévy établit, avec raison, que les qualités hygrométriques des vêtements se manifestent de deux manières, suivant que ceux-ci transmettent au corps l'humidité de l'atmosphère, ou qu'ils s'imprègnent des fluides respiratoires. Dans les deux cas, leur conductibilité pour le calorique est augmentée, et, plus ils sont hygrométiques, moins ils sont chauds. L'eau, qui les imbibe, se substitue à l'air emprisonné dans leurs mailles, et devient une double cause de refroidissement, par sa capacité plus grande pour le calorique et par son évaporation ultérieure, laquelle enlève à la peau de grandes quantités de chaleur.

Relativement à l'absorption de l'humidité, les matières vestimentaires peuvent être rangées dans l'ordre suivant, en procédant du plus au moins : 1° le lin et le chanvre ; 2° le coton ; 3° la soie ; 4° la laine. D'un autre côté, Percy, ayant imbibé d'eau distillée plusieurs morceaux d'étoffe, et les ayant ensuite suspendus à la même hauteur et exposés à la même température, a vu que la toile séchait en peu d'instants, le coton un peu moins promptement, la futaine moins vite encore ; la flanelle exigeait trois fois plus de temps, et le molleton plusieurs heures.

La couleur intervient encore ici. Starck, ayant exposé à la rosée différents morceaux de laine, a constaté que le poids avait augmenté :

de 10 grains pour la laine noire.
de 9,5      »      vert foncé.
de 6       »      écarlate.
de 5       »      blanche.

« Comme l'eau à l'état vésiculaire, dit M. Lévy, est le véhicule des principes toxiques qui constituent les miasmes, les effluves, il s'ensuit que la couleur des vêtements ne sera pas indifférente là où l'homme est exposé à cette cause de maladie. »

*Électricité.* — La soie, la laine, les fourrures sont idioélectriques ; le lin et le coton sont anélectriques. Il est probable que le frottement des vêtements idioélectriques développe de l'électricité, laquelle peut imprimer au corps un certain degré de tension ou agir en se recomposant. Mais quelle est l'influence exercée par ces phénomènes sur l'organisme ? Je ne saurais vous le dire.

En nous occupant des âges, nous reviendrons sur les considérations qui se rattachent à l'étude des modifications que doivent subir les vêtements aux différentes époques de la vie.

*Du lit.* — Le lit, dans lequel nous passons plus de la moitié de notre vie, est le vêtement de l'homme qui dort ou qui souffre ; l'influence qu'il exerce sur le sommeil et sur la plupart des fonctions, lui donne une importance qu'on ne saurait méconnaître sans de graves inconvénients.

Ajoutons quelques mots à ce que déjà nous en avons dit. (*Voyez* pages 407-408.)

Pendant l'été, on voit souvent des hommes du peuple, surtout lorsqu'ils sont en état d'ivresse, passer la nuit en plein air, couchés sur le sol. Le rhumatisme, la bronchite, la pleurésie, la pneumonie, l'anasarque, l'albuminurie, etc., sont les suites trop fréquentes de cette imprudence. Parmi les populations rurales, il est un grand nombre d'hommes qui couchent, étendus sur de la paille, dans des granges, des greniers, des celliers, des écuries, etc.; vous connaissez les dangers qui, dans ce cas, peuvent résulter de la fermentation des substances végétales, de la confination, de la viciation de l'air par un miasme contagifère, etc. La paille, d'ailleurs, si elle n'est pas fréquemment renouvelée, s'imprègne facilement de l'humidité et des émanations organiques. Parmi les populations industrielles, on voit beaucoup d'ouvriers, réunis par chambrées, coucher sur le plancher, étendus sur de la paille ou un même matelas, sans protection contre l'action des courants d'air, auxquels les fissures inférieures des portes et des fenêtres livrent surtout passage.

En temps de guerre, de grandes manœuvres, au bivouac, sous la tente, les soldats reposent sur le sol et contractent, pour peu que le temps soit froid et humide, des phlegmasies thoraciques, des rhumatismes, des névralgies, la fièvre intermittente, la dyssenterie, etc.

Le lit est donc un meuble dont l'utilité ne peut être contestée, et dont l'usage doit être rendu aussi général que possible. Nous vous avons dit que le lit en fer est préférable au lit en bois.

Le *sommier élastique* étant d'un prix très-élevé, on peut lui substituer, sans inconvénient, une *paillasse* remplie de paille ordinaire, ou, ce qui vaut mieux, de spathes de maïs.

Le *lit de plume*, dont l'usage est encore très-répandu, se place souvent entre le sommier ou la paillasse et un matelas; mais, souvent aussi, il remplace ce dernier et reçoit directement le corps du dormeur ou du malade. Dans certains pays, on se couche nu et sans draps entre deux lits de plume; ce sont là de fâcheuses habitudes. Un coucher trop chaud et trop mou a de nombreux inconvénients; il maintient le corps dans un état de chaleur et de moiteur qui affaiblit le système musculaire, allanguit toutes les fonctions, et spécialement la digestion, la respiration et la circulation; provoque l'anémie, la chlorose, les névralgies, les pollutions nocturnes, les congestions viscérales, etc. Les lits de plume doivent être complétement proscrits.

La laine, mélangée parfois avec une petite quantité de crin, est ordinairement employée pour la confection des *matelas*. Nous lui préférons le crin, qui s'empare moins facilement des exhalations organiques (Starck), et qui rend le matelas plus dur et moins chaud. Maintes fois, il nous a suffi de substituer un matelas de crin à un matelas de laine pour faire cesser des pollutions nocturnes, et pour rendre plus efficace un traitement dirigé contre une maladie accompagnée d'anémie, d'accidents nerveux, etc. Dans tous les cas, il est bon de faire recarder les matelas au moins deux fois par an, d'en faire laver la toile et d'en faire purifier le contenu au moyen de l'aération, du lavage, de fumigations, etc. Cette opération doit toujours être faite après la mort ou une maladie grave, de longue durée, et surtout contagieuse (*fièvres éruptives*, *fièvre typhoïde*, *fièvre puerpérale*, *morve*, *suette*, etc.). Cette précaution est souvent négligée, même parmi les classes les plus éclairées et les plus riches de la société.

Ceux à qui le prix élevé du crin et de la laine rend ces matières inaccessibles, peuvent leur substituer la bâle d'avoine, les spathes de maïs, la fougère ou d'autres productions végétales, mais à la condition d'un fréquent renouvellement.

Les *draps* sont en coton ou en fil, et nous vous avons dit les motifs qui nous font préférer la toile au calicot. Ainsi que la chemise, les draps ne doivent être ni trop gros et rudes, ni trop fins; il faut qu'ils soient souvent et bien blanchis; enfin, on ne doit s'en servir qu'autant qu'ils sont parfaitements secs, et, à ce point de vue, l'usage de la *bassinoire* ne saurait être trop recommandé. Il vaut mieux, néanmoins, sécher préalablement ses draps à l'air devant un feu vif.

Les *traversins* et *oreillers* sont ordinairement remplis de plumes; le crin est préférable. Ils ne doivent être ni très-mous, ni très-élevés, à moins d'indications spéciales (*congestion cérébrale*, *maladies du cœur, des poumons*, etc.). Pendant l'été surtout, l'usage d'oreillers recouverts de maroquin est aussi sain qu'agréable.

Les *couvertures* sont en laine, en coton, en soie, ouatées et piquées, etc., suivant la saison et la température ambiante. On y ajoute, à l'occasion, un *couvre-pied* ou un *édredon*. Nous ne pourrions que répéter ici ce que nous avons dit, à propos des lits de plume, touchant les dangers d'un coucher trop chaud.

Au point de vue de l'hygiène publique, le coucher a une grande importance. Dans les hôpitaux, les casernes, les navires, les prisons, il soulève de nombreuses questions d'économie, d'encombrement et de salubrité.

Les couchettes telles qu'elles existent aujourd'hui, ont de graves inconvénients; les moins défectueuses sont celles qui sont composées d'un ou de plusieurs matelas, et d'un sommier à spirales en fil de fer; mais on reproche avec raison à ces sommiers d'être volumineux, difficilement maniables, de façon que dans les établissements le mieux tenus, ils ne sont jamais déplacés ; il en résulte que la poussière qui a filtré à travers la toile d'enveloppe, séjourne dans le sommier, se mêle à la laine ou au crin qu'elle détériore , et favorise la production des insectes qui s'y logent et s'y multiplient à loisir. Ces inconvénients, fort sérieux, ont cependant peu d'importance si l'on envisage le côté hygiénique de la question. Un sommier sur lequel a coulé du sang, de l'urine, ou qui a été seulement imprégné de sueurs pendant quelque temps, ne peut rester en place impunément; il donne nécessairement lieu à la production de miasmes dont la présence vicie plus ou moins l'atmosphère.

La première condition d'une couchette bien installée est de pouvoir recevoir chaque jour les bienfaits d'une aération complète.

Lorsqu'au lieu des sommiers, dont je viens de parler, les matelas reposent sur une paillasse, les inconvénients ne sont pas moins réels, si même ils ne sont plus considérables, à cause de la plus facile détérioration de la paille.

Avant d'aller plus loin , il y a lieu d'examiner si la paillasse existe encore dans nos couchettes par le fait d'une utilité quelconque. Pour la conserver, on met en avant deux raisons : 1° elle exhausse le lit, circonstance qui a en effet son importance, puisqu'il est reconnu qu'il est malsain de coucher trop près de terre ; 2° elle garantit du froid.

La première de ces raisons n'est que spécieuse ; sans doute il est utile que le niveau de la couchette soit élevé, ne fût-ce que pour mettre, dans les infirmeries et les salles d'hôpital , les malades plus à portée du médecin; mais rien n'est plus facile que d'élever le niveau de la couchette en élevant le plancher sur lequel doit être placé le matelas.

La seconde raison tire sa plus grande force de la routine; car il est douteux que l'air puisse être tamisé à travers un matelas rempli de laine, et d'ailleurs je vous indiquerai plus loin un moyen bien simple de parer à cet inconvénient, s'il existe. Quant à l'élasticité que la paillasse est supposée communiquer à la couchette, elle est à peu près nulle.

Pour obvier à tous ces inconvénients, M. Gariel a proposé un système de coucher qui me paraît offrir de grands avantages, et que je veux vous faire connaître en quelques mots.

Ce système repose sur la présence de ressorts qui, au lieu de faire partie du sommier, sont fixés d'une part sur un fond sanglé, et de l'autre sur les montants de la couchette ; à l'état de repos lorsque le lit est vide, ces ressorts éprouvent un alongement plus ou moins considérable lorsque le lit est occupé ; ils présentent une élasticité telle qu'un *seul matelas,* posé sur un fond sanglé quelconque, constitue un coucher excellent.

Il résulte de cette disposition, indépendamment de la question économique, que le coucher occupe un espace moins considérable et augmente par conséquent le volume d'air contenu dans le dortoir, la salle d'hôpital, et que le fond sanglé et le matelas peuvent être très-facilement visités, aérés, changés tous les matins ; que l'air circule largement sous le lit et entraîne les miasmes animaux et putrides qui s'en dégagent ; que le lit n'offre plus à l'imprégnation des liquides et des miasmes une vaste surface représentée par plusieurs matelas, une paillasse ou un sommier, et par des substances aussi contaminables que la laine et la paille.

Pour les malades auxquels une immobilité complète est prescrite, pour les individus atteints d'incontinence d'urine ou de matières fécales, rien de plus facile, avec ce système, que de remplir les conditions auxquelles le coucher actuel ne répond que si imparfaitement.

Le matelas est perforé vers son centre ; l'ouverture est garnie d'un tissu *imperméable* en caoutchouc vulcanisé, et l'on adapte à son orifice inférieur un tube de même tissu, qui conduit directement les matières dans un vase contenant quelques lignes d'eau. Vous comprenez combien il devient aisé de maintenir une exacte propreté avec cette disposition, qui supprime la souillure, l'infiltration du couchage, l'odeur infecte qui s'en exhale, et les dangers que présentent, pour les malades, le contact de matelas humides et de l'air froid qui, dans l'état actuel des choses, s'introduit sans obstacle par la perforation centrale.

Enfin, pour rendre le coucher encore plus hygiénique et plus économique, M. Gariel propose de remplacer les bandes en toile du fond sanglé par des bandes de fer laminé, et de substituer à la toile à matelas actuellement en usage, une toile caoutchoutée parfaitement imperméable, mettant le sujet complétement à l'abri de l'infiltration de l'air à travers les matelas, et protégeant la laine et le crin contre l'infiltration de la sueur et des produits animaux.

Quant aux ressorts dont je vous ai parlé, ils sont constitués par des bracelets de caoutchouc vulcanisé, traversés par deux tringles métalliques, indépendantes l'une de l'autre, et terminées à angle droit par des crochets qui se fixent, à l'aide d'un simple piton, les uns au fond sanglé, les autres à la couchette en bois ou en fer.

Nous faisons des vœux pour que des mesures administratives rendent les perfectionnements, proposés par M. Gariel, obligatoires dans tous les établissements publics, et spécialement dans les lycées, les pensions, les casernes, les hôpitaux civils et militaires.

Voilà, Messieurs, ce que nous avions à vous dire des vêtements ; vous trouverez des détails plus longuement développés dans les articles de Percy et Laurent (*Dictionnaire des sciences médicales*), et dans l'ouvrage de Motard, documents auxquels ont largement emprunté tous les auteurs qui ont écrit sur l'hygiène depuis dix ans.

## Des cosmétiques.

Nous donnons le nom de *cosmétiques* aux substances et aux préparations destinées à agir sur certaines parties du corps, dans le but de leur conserver leurs qualités, de dissimuler leurs défauts et de remédier aux altérations qui surviennent par les progrès de l'âge.

La cosmétique n'est point un art nouveau, un fruit de notre civilisation raffinée. Sans parler des Sauvages, qui se tatouent et se peignent de mille manières, on trouve, dans les pharmacologistes arabes, persans et indiens, d'innombrables formules de fard, de pommades, de pâtes, de poudres, d'opiats, d'élixirs, etc. Les Grecs et les Romains faisaient un grand usage de ces préparations, et un traité complet est attribué à Cléopâtre. Sous l'empire des idées modernes de toilette, de coquetterie et des progrès de la science, la cosmétique s'est plutôt simplifiée que développée.

M. Ménière a divisé les cosmétiques, suivant le *lieu* de leur application, en cosmétiques du *système pileux*, du *visage*, de la *bouche*, du *tronc* et des *membres*. Mais, en adoptant cette division, on est inévitablement conduit, ou bien à ne pas lui rester fidèle, ou bien à tomber dans d'incessantes répétitions. Il vaut infiniment mieux prendre pour base la nature des parties organiques sur lesquelles on agit, et, dès lors, les cosmétiques peuvent être divisés en cosmétiques :

Du système pileux.

De la peau.

Des dents.

Des membranes muqueuses.

Mais, pour nous conformer au plan général et méthodique que nous avons adopté dans ce Cours, nous devons également prendre en considération la nature des modificateurs mis en usage. Or, les cosmétiques agissent, soit par leurs propriétés chimiques, empruntées à des substances actives et souvent même toxiques ; soit principalement à titre de modificateurs physiques. Nous adopterons cette division, tout en reconnaissant qu'elle n'est pas toujours rigoureusement possible, et en priant le lecteur de nous pardonner les transgressions dont nous pourrons nous rendre coupable.

Des cosmétiques physiques.

*Cosmétiques du système pileux.* — Entretenir la souplesse et le brillant de la chevelure, prévenir la chute des cheveux et des poils, les faire repousser lorsqu'ils sont tombés, en modifier la couleur, ou, enfin, en amener la disparition : telles sont les différentes indications qui peuvent se présenter à la cosmétique du système pileux.

*Des cosmétiques pour l'entretien de la chevelure.* — Les corps gras, les huiles, les graisses forment la base des cosmétiques destinés à l'entretien de la chevelure. Les huiles d'amandes douces, d'olives, de noisettes, de ben, rendues odorantes par l'incorporation d'ambre, de musc, etc. ; par l'addition d'huiles essentielles, d'essences, de teintures, d'esprit de rose, de bergamote, de jasmin, d'œillets, etc., etc., entrent dans la composition des nombreux cosmétiques baptisés par l'industrie et le charlatanisme des noms d'*huiles* du Phénix, du Castor, des Célèbes, de Java, de Macassar, etc., etc. L'axonge, les graisses de bœuf, de mouton, d'ours, la moelle de bœuf, additionnées parfois d'huile, de suc de concombres ou de bulbes de lis, de fraie de grenouille, de décoction de colimaçons, et aromatisées de mille manières différentes, constituent les *pommades*, dont quelques-unes portent les noms pompeux de pommades à la duchesse, à la sultane, à la maréchale, canadienne, des Francs, Philocôme, etc. Toutes ces préparations, si différentes les unes des autres par la consistance, la couleur et l'odeur, ont une action identique ; en tant que corps gras, elles donnent de la souplesse, du lustre à la chevelure et empêchent, sur le cuir chevelu, le dessèchement des lamelles épidermiques qui pourraient user le cheveu et produire sa chute.

L'usage de ces cosmétiques ne peut donc qu'être approuvé par l'hygiène, surtout lorsque les cheveux sont habituellement secs ; mais, ici encore, il faut se garder de l'abus. En surchargeant le cuir chevelu de substances grasses, on met obstacle aux fonctions perspiratoires de la peau, et, quelque modération que l'on apporte dans l'emploi des huiles et des pommades, il est utile de dégraisser souvent la tête au moyen d'un lavage ou de lotions. D'un autre côté, il faut avoir soin de ne pas employer des substances rancies, altérées, car elles exercent sur le cuir chevelu une action irritante fort nuisible.

Voici, d'ailleurs, à cet égard, des observations pleines de justesse que j'emprunte à M. Alph. Cazenave :

« Il arrive très-souvent que certaines personnes ont les cheveux habituellement gras et humides ; chez elles, les sécrétions trop abondantes du cuir chevelu se déposent à la surface, sous forme d'une crasse incessamment reproduite et incessamment enlevée par les soins de la toilette. Malgré cette disposition naturelle, malgré cet état gras normal, on voit tous les jours employer dans ces cas des huiles, des pommades destinées immanquablement à entretenir et à conserver la chevelure. Ces topiques ont, pour effet certain, c'est-à-dire pour inconvénient, d'exciter, d'augmenter souvent d'une façon excessive les sécrétions, déjà si abondantes, du cuir chevelu, d'altérer la racine du poil, d'en provoquer la chute, quelquefois d'en déterminer la disparition complète. Ces agents peuvent même devenir la cause occasionnelle d'une éruption, qui devient, à son tour, un auxiliaire plus ou moins énergique des causes locales qui provoquent déjà la calvitie. »

« En général, ajoute M. Cazenave, et abstraction faite des chevelures trop sèches (cas dans lequel les cosmétiques gras sont indiqués) et des chevelures trop humides, on peut dire que ces topiques sont inutiles toujours, et nuisibles quelquefois. Ils présentent tout d'abord un inconvénient commun : c'est de rendre la tête plus difficile à nettoyer, de s'ajouter, comme corps étranger, à tous les produits accidentels que forment les liquides sécrétés par le cuir chevelu ; de plus, et selon leur composition, il n'est pas rare de les voir déterminer à la peau une irritation plus ou moins intense, et provoquer même de véritables accidents morbides. C'est ce qui doit arriver dans tous les cas où les huiles et les graisses rancissent, où surtout ces cosmétiques contiennent des agents plus ou moins actifs, ainsi le quinquina, la cannelle, etc. »

Quoi qu'il en soit, et dans les limites que nous venons d'indiquer, on peut avoir recours aux préparations suivantes, qui, du moins, par leur composition, sont exemptes d'inconvénients :

Pommade (Alph. Cazenave).
R. Moelle de bœuf préparée. . . . . . 30 gram.
Huile d'amandes amères. . . . . . 10

Autre :

R. Moelle de bœuf préparée. . . . . . 60 gram.
Graisse de veau préparée. . . . . . 60 »
Baume du Pérou. . . . . . . . . . 4 »
Vanille. . . . . . . . . . . . . . . 2 »
Huile de noisettes. . . . . . . . . . 8 »

Chauffez au bain-marie pendant une demi-heure, passez et battez dans une terrine avec un pilon de bois :

R. Moelle de bœuf. . . . . . . }
    Huile d'amandes douces. .   } ââ 6 gram.
    Huile de noisettes. . . . . }

Mêlez et aromatisez *ad libitum*.

Ces pommades, inoffensives ou même utiles, lorsque les cheveux sont habituellement secs, deviendraient elles-mêmes nuisibles aux personnes dont les cheveux sont naturellement gras et humides ; car nous avons dit que, dans les cas de ce genre, il faut s'abstenir rigoureusement de l'emploi de tout corps gras. M. Cazenave conseille alors de saupoudrer, de temps en temps, la tête avec un peu d'amidon en poudre, d'émonder parfois la tête avec une eau légèrement alcoolisée, ou avec la solution suivante, qu'il a souvent employée avec succès :

R. Sous-borate de soude. . . .   2 gram.
    Eau distillée. . . . . . . .   250 gram.
    Essence de vanille. . . . .   15 gouttes.

Pour maintenir les cheveux ou les poils ( sourcils, moustaches, favoris, barbe, etc.) dans la position qu'on leur a donnée, on emploie fréquemment des *fixateurs,* sous forme de pommade très-dense ou de liquide aglutinatif. Voici des formules qui peuvent être adoptées :

Pommade collante en bâton.

Ajoutez à la pommade ordinaire un tiers de cire vierge pendant l'hiver, moitié pendant l'été ; coulez dans des moules, lorsqu'elle est près de se figer. Les bâtons étant complétement refroidis, on les sort des moules et on les entoure de paillon :

Eau collante ou bandoline.

R. Gomme adragante entière. . . . . . .   6 gram.
    Eau. . . . . . . . . . . . . . . . .   220 »

Laissez en contact pendant un jour, filtrez et ajoutez :

Alcool. . . . . . . .   90 gram.
Eau de rose. . . . .   10 gouttes.

*Des cosmétiques contre la calvitie.* — Depuis Cléopâtre, qui, déjà, conseillait la graisse d'ours, jusqu'aux impudents charlatans qui, à la quatrième page des journaux, promettent 100,000 francs à celui qui démontrera que leur arcane ne fait point repousser les cheveux sur les têtes chauves, une foule innombrable de cosmétiques ont été proposés et vantés contre la calvitie, sans que, la plupart du temps, on ait tenu le moindre compte des causes si nombreuses et si différentes qui peu

35.

vent produire la chute des cheveux. C'est vous dire que, presque toujours, ces préparations sont, sinon dangereuses, du moins complétement inefficaces. Que peut un *cosmétique* contre l'alopécie syphilitique, contre celle qui est le résultat d'une maladie du cuir chevelu, d'un épuisement général; contre l'alopécie sénile, etc., etc.? « Il n'y a rien d'aussi rare, dit Lorry, qu'un homme chauve recouvrant des cheveux. » M. Cazenave déclare que, pour sa part, il n'a jamais vu un seul exemple de récapillisation, et nous n'avons pas été plus heureux que lui. Les succès, dont on fait honneur aux cosmétiques, sont presque tous fournis par des sujets chez lesquels l'alopécie s'étant produite pendant ou après une longue maladie aiguë, grave, ou une affection chronique, les cheveux ont repoussé lorsque la santé a été complétement rétablie. Mais, dans les cas de ce genre, c'est la nature qui, à elle seule, opère la récapillisation, et le cosmétique n'est, le plus souvent, qu'un auxiliaire inutile, sinon nuisible.

Dans les cas, assez rares d'ailleurs, d'alopécie *prématurée, idiopathique,* se manifestant en l'absence de toute cause pathologique, locale ou générale appréciable, ne peut-on pas, néanmoins, recourir avec succès à certains topiques? Nous croyons pouvoir répondre par l'affirmative, et M. Cazenave partage notre opinion, car, après avoir établi en règle générale « qu'il faut s'abstenir de l'emploi de moyens qui, sous prétexte de reconstituer la chevelure, peuvent porter une atteinte, souvent grave, aux cheveux qui restent », il ajoute : « Si la calvitie est commençante, si elle apparaît à une époque de la vie où elle n'est pas l'apanage de l'âge, on peut lui opposer utilement, au moins pour faciliter la reproduction des cheveux, certains topiques éprouvés; d'une autre part, je suis surtout convaincu qu'à l'aide de ces topiques, on peut enrayer la calvitie et conserver ce qui reste de la chevelure. »

On peut se demander, à la vérité, si ces topiques ne sont pas des médicaments plutôt que des cosmétiques, et s'ils n'appartiennent pas à la thérapeutique plutôt qu'à l'hygiène. Quoi qu'il en soit, voici les formules que préconise M. Cazenave :

> R. Moelle de bœuf préparée. . . . 30 gram.
> Huile d'amandes amères. . . . 8 »
> Sulfate de quinine. . . . . . 2 »
> Baume du Pérou. . . . . . . 1 »

F. s. a une pommade.

> R. Moelle de bœuf préparée. . . . 30 gram.
> Huile d'amandes douces. . . . 8 »
> Tanin. . . . . . . . . . . . . 4 »
> Vanille. . . . . . . . . . . . 1 »

F. s. a.

La mixture suivante peut être employée en lotions, matin et soir :

R.    Teinture de sulfate de quinine.  15 gram.
      Teinture de cannelle. . . . . .    4  »

Mêlez.

La pommade du docteur Boucheron a joui, pendant quelque temps, d'une grande vogue. Bien qu'elle n'ait point réalisé les espérances qu'avaient fait naître quelques observations recueillies dans le service de Lisfranc, nous en donnerons néanmoins la formule :

R.   Savon médicinal. . . . ⎫
     Cendres de cuir. . . . ⎪
     Sel gemme. . . . . . . ⎪
     Tartre rouge. . . . . . ⎪
     Poudre à poudrer. . .  ⎬  ââ 30 gram
     Sulfate de fer. . . . ⎪
     Sel ammoniac. . . . . ⎪
     Coloquinte. . . . . . ⎪
     Cachou. . . . . . . . ⎭

Faites une poudre fine, et formez une pommade avec :

Axonge. . . . . .     q S.

On enduit un bonnet de taffetas de cette composition, et on le place sur la tête.

*Des cosmétiques destinés à modifier la couleur des cheveux ou des poils.* — L'art de teindre les cheveux remonte à une haute antiquité : Médée le pratiquait, dit-on, avec une rare habileté. Au moyen âge, les chevelures blondes étaient fort en vogue, et l'on employait, pour se *blondir*, une foule de recettes tombées, de nos jours, en complète désuétude. Les Persans, qui attachaient un très-grand prix à une chevelure et à une barbe noires, nous ont transmis un grand nombre de formules.

Tous les cosmétiques, destinés à modifier la couleur des cheveux et des poils, peuvent être partagés en deux classes : les uns, très-bons au point de vue de la teinture, donnent une couleur franche et solide, mais ils empruntent leurs propriétés à des substances actives, toxiques et sont d'un emploi très-dangereux; les autres sont inoffensifs et exempts de tout inconvénient grave, mais la couleur est mauvaise et déteint sur les habits, le linge, les mains, surtout lorsque les cheveux sont mouillés par la sueur ou par de l'eau.

Dans cette alternative, la teinture du système pileux ne devrait-elle pas être entièrement abandonnée, et cela d'autant plus, qu'au point de vue de la plastique elle-même, les résultats qu'elle procure sont bien loin d'être satisfaisants ?

« La simulation de teintes anormales, dit avec raison M. Cazenave, constitue, au point de vue de la physiognomonie générale, un véritable contre-sens. En effet, tout, dans l'homme, est homogène ; tout concourt à faire de la machine humaine un ensemble harmonieux : la forme, la stature, la peau, la chevelure, la démarche, etc... A quel étrange résultat s'expose-t-on, si, pour satisfaire à un vain caprice, on brise le lien nécessaire qui existe entre la chevelure et les autres parties de l'organisme ? A un résultat si choquant, qu'un œil, tant soit peu exercé, reconnaît des cheveux teints, seulement au défaut d'équilibre qu'ils introduisent dans l'extérieur de l'homme... Chaque disposition naturelle de l'extérieur de l'homme comporte, d'ailleurs, avec elle un cachet propre, qui n'est ni sans charme, ni sans valeur. Ainsi, la calvitie, qui est pour tant de gens une cause de véritable affliction, concourt à donner au vieillard cet air de calme et de sérénité qui est un véritable attrait pour la vieillesse, bien préférable à une chevelure qui est en contradiction évidente avec une peau fanée, flétrie, des yeux éteints, des rides, une démarche brisée et chancelante. Ainsi, une chevelure rouge, considérée souvent comme une laideur, peut, par suite de l'harmonie particulière qu'elle crée dans l'individu, constituer un des plus sûrs et des plus précieux éléments de la beauté. »

Ajoutez à ces considérations, Messieurs, le tyrannique assujettissement à des opérations longues, difficiles, ennuyeuses ; la difficulté de reproduire la nuance naturelle des cheveux, d'arriver à une couleur uniforme ; l'inconvénient d'enlever à la chevelure toute sa souplesse et de la transformer en une espèce de crinière rude et roide ; enfin, et par-dessus tout, le démenti qu'inflige chaque jour à la couleur artificielle la pousse incessante des cheveux.

A titre de cosmétiques inoffensifs, nous vous citerons les infusions de fèves, de cônes de cyprès, de grappes de lierre, d'écorce de saule, de noyer, de sumac ; le noir d'ivoire, le charbon de liége, etc.

Voici une pommade qui est souvent employée :

R. Cire vierge. . . . . . . 125 gram.
Pommade fine . . . . . . 375 »
Noir d'ivoire impalpable. 60 »

Faites fondre au bain-marie, mêlez et passez au tamis.

Parfois, pour dissimuler la couleur rouge ou une canitie commençante, on a recours à une légère couche de *poudre à poudrer*, que la révolution de 1789 a heureusement bannie de la toilette, au grand profit de l'hygiène et de la propreté.

C'est en nous occupant des *cosmétiques chimiques* que nous vous parlerons des autres préparations destinées à modifier la couleur du système pileux, ainsi que des substances *dépilatoires*.

*Cosmétiques de la peau.* — Entretenir la souplesse et la finesse de la peau, la préserver des gerçures, des éruptions ; lui conserver sa couleur naturelle ; tel est le but que doit se proposer la cosmétique cutanée ; quant à prévenir les rides ou à les faire disparaître, ainsi que les taches de rousseur ou toute autre imperfection naturelle de la peau, ce sont là des prétentions que les industriels et les charlatans affichent avec assurance, mais que l'observation ne justifie point, et dont l'accomplissement ne peut jamais être tenté sans inconvénients.

*Corps gras.* — Les *frictions huileuses*, pratiquées sur le corps tout entier, étaient fort en honneur chez les anciens. Vous savez que les gladiateurs romains se faisaient frotter d'huile d'olives avant la lutte, afin de rendre les membres plus souples, les mouvements plus agiles et la transpiration moins abondante. Les Nègres et les Hottentots se frottent avec de l'huile de palme, les Esquimaux avec de l'huile de poisson.

Les frictions huileuses générales ne sont plus en usage parmi les nations civilisées, dont elles blesseraient la délicatesse et les habitudes ; elles ne s'accommodent pas aux vêtements usités de nos jours et elles rendent obligatoires des bains quotidiens d'étuve, dont l'usage ne s'est conservé que chez quelques peuples de l'Orient.

Quelques *pommades, pâtes, crèmes,* etc., destinées à *réparer des ans l'irréparable outrage,* sont débitées sous les noms de pommades d'Hébé, d'Aspasie, des Grâces, de pâte divine de Vénus, de crème du Cathay, etc. L'axonge, la cire vierge, des huiles, le blanc de baleine ou de perle, entrent invariablement dans la composition de ces cosmétiques dont l'usage est dépourvu de tout inconvénient grave, mais que l'eau fraîche peut presque toujours remplacer avec avantage.

La préparation suivante est l'une des plus recommandées contre les gerçures et les altérations du teint :

R. Cire vierge. . . . . . . . 6 gram.
Blanc de baleine. . . . . 8 »
Huile d'amandes douces. . 15 »
Huile d'olives vierge. . . . 15 »
Huile de pavots . . . . . . 15 »

Faites fondre au bain-marie, battez bien le mélange et ajoutez :

Baume du Pérou liquide. . . . 4 gouttes.

Les pommades de concombres, aux limaçons, la pommade dite de Ninon de Lenclos (R. Axonge lavé, 90 gram. ; huile d'amandes douces

125 gram.; suc de joubarbe, 90 gram.) sont bonnes à employer accidentellement contre les gerçures, le feu du rasoir, etc., à titre de
topiques adoucissants.

*Savons.* — Les savons, résultant de la combinaison d'un alcali
(potasse ou soude) avec les principes constituants des corps gras,
représentent l'un des éléments les plus importants et les plus utiles de
la cosmétique. Sans eux il serait difficile de maintenir la peau, surtout
celle des mains et des pieds, dans un état de propreté convenable, et
pour les classes ouvrières il y aurait une impossibilité à peu près absolue. Les savons débarrassent la peau des substances grasses et étrangères qui la souillent et qui s'incrustent, pour ainsi dire, dans les
inégalités de l'épiderme; ils lui donnent de la souplesse, ils ramollissent
les poils que le rasoir doit couper; prendre de temps en temps un bain
savoneux, c'est obéir également aux prescriptions de l'hygiène et à
celles de la propreté, celle-ci faisant, d'ailleurs, partie intégrante de
celle-là.

Le savon dont se sert le peuple est appelé *savon de Marseille;* il est
composé d'huiles d'olives et de lessives de soude étendues, et contient
une petite quantité d'hydrosulfate de fer; il a une odeur assez désagréable et exerce sur les peaux fines et délicates une action irritante
qui l'a fait proscrire de nos toilettes. Le *sand-soap,* le *savon-ponce,*
contiennent, le premier, de 74 à 78 0/0 en poids de sable fin, le second de 19 à 26 0/0 d'une poudre blanche, fine et mordante, dont
l'inventeur breveté a gardé le secret, mais qu'on pourrait remplacer
par de la pierre ponce, du silex pyromaque ou du quartz. Ces savons
conviennent parfaitement aux peaux rudes et calleuses, qu'elles nettoient parfaitement et rendent plus fines et plus souples, en les débarrassant des aspérités épidermiques que fait naître le travail des mains.

L'art du parfumeur a créé des variétés innombrables de *savons de
toilette,* très-différentes les unes des autres par l'aspect, la consistance,
la couleur, l'odeur, etc. La potasse, l'axonge, le suif de mouton, les
huiles d'olives, de palme, la moelle de bœuf en forment la base. Les
savons les plus onctueux, les plus doux, sont ceux dans lesquels on a
saturé l'excès d'alcali par quelques gouttes d'acide acétique; on peut
également y ajouter, avec avantage, un mucilage de gomme adragante, de pépins de coings, de guimauve, etc. On trouve dans le
commerce des savons durs, mous, liquides, opaques, transparents,
légers, etc.; des crèmes, des poudres, des essences de savon principalement destinées à la barbe, etc., etc. Tous ces produits, entre lesquels
l'hygiène n'a pas de choix à faire, constituent une branche importante
de l'industrie nationale et un commerce d'exportation considérable, la

parfumerie parisienne n'ayant point de rivale dans le monde. C'est Paris qui fournit, aujourd'hui, à l'Angleterre la plus grande partie de ses *savons de Windsor,* jadis si recherchés en France.

*Pâtes d'amandes en poudre et liquides.* — On appelle pâte d'amandes le résidu des amandes douces, amères et d'abricots qui ont été pressées pour obtenir de l'huile; ce résidu étant séché à l'étuve et passé au tamis, mélangé ou non de fécule de pommes de terre, aromatisé à la bergamote, au musc, à la rose, à l'ambre, etc., constitue les pâtes d'amandes en poudre. En y ajoutant des jaunes d'œufs, du lait, du miel, on obtient des pâtes d'amandes liquides d'un usage extrêmement agréable, que beaucoup de personnes préfèrent au savon.

Les *gants cosmétiques,* qui se portent pendant la nuit, et qui sont destinés à blanchir et à adoucir les mains, à prévenir et à guérir les gerçures de la peau, sont revêtus en dedans d'une couche de la préparation suivante :

R. Cire vierge. . . . . . }
Blanc de baleine. . . . } ââ 15 grammes.
Savon blanc. . . . . . }
Graisse de cerf, de rognon }     30    "
    de mouton ou de porc. }

Faites fondre au bain-marie et ajoutez :

Huile d'olives. . . . . }
Pommade rosat. . . . . } ââ 46 grammes.
Benjoin. . . . . . . . }
Baume du Pérou. . . . } ââ 4    "
Eau de miel. . . . . .     15    "
Essence de roses. . . .  quelques gouttes.

Lorsque la masse est bien chaude, on enduit les gants, préalablement retournés, à l'aide d'un pinceau.

Sous le nom de *laits cosmétiques,* les parfumeurs vendent, pour la toilette du visage, des liquides dans la composition desquels entrent des huiles (d'olives, de tartre, d'amandes douces, etc.), de la teinture de benjoin, de l'eau de rose, etc. Toutes ces préparations peuvent être employées sans inconvénient.

*Eaux de toilette.* — Ces cosmétiques, destinés à aiguiser et à parfumer l'eau qui sert aux différentes ablutions, sont parfois utiles pour apaiser le feu du rasoir, le prurit de l'intertrigo, pour combattre les gerçures, les exfoliations épidermiques, pour chasser l'odeur désagréable des sueurs locales, des parties génitales, etc.

Il faut, néanmoins, n'en user qu'avec modération, en raison des propriétés irritantes que possèdent quelques-uns d'entre eux, et qu'ils doivent soit à l'alcool, soit aux huiles essentielles qui entrent dans leur composition et que met à nu l'eau, en s'emparant de l'alcool qui les tenait en dissolution.

*L'eau de Cologne, l'eau-de-vie de lavande ambrée, le lavender-water, l'eau de Portugal, l'eau* dite *des princes*, sont les plus recherchés des alcoolats, des solutions et infusions spiritueuses, des teintures, etc., qui représentent les différentes eaux de toilette débitées par les parfumeurs.

*Acides.* — Les acides, et spécialement l'acide acétique, ont été employés comme cosmétiques dès la plus haute antiquité ; les *vinaigres* sont, en effet, de bonnes préparations en raison de leur action astringente et tonique, mais il faut avoir soin de les étendre dans une quantité suffisante d'eau, afin que cette action ne soit point trop énergique, car au delà de certaines limites elle irrite et gerce la peau.

Les vinaigres de toilette sont préparés par infusion, par distillation, par solution, par décoction, par distillation et solution en même temps ( *extraits de vinaigre* ).

Le vinaigre par infusion est tout simplement du vinaigre de bonne qualité, dans lequel on a fait infuser des fleurs ou des plantes aromatiques ; le vinaigre par distillation est blanc et beaucoup plus fort ; on en prépare à la rose, à la lavande, au romarin, à l'ambre, au musc, etc. Parmi les vinaigres par solution, les plus employés sont le *vinaigre virginal* (R. benjoin en poudre, 60 gram. ; alcool, 250 gram. ; vinaigre blanc, 1 kilogr.), et le *vinaigre de jouvence* (R. esprit de concombres, 125 gram. ; eau-de-vie au styrax, 1 kilogr. ; vinaigre radical, 4 kilogr.).

Sous le nom de *vinaigres de salubrité*, on débite des vinaigres aromatiques, parmi lesquels le *vinaigre de Bully* et le *vinaigre des quatre voleurs* sont les plus recherchés.

Quant aux *vinaigres de propriétés*, les uns appartiennent à la thérapeutique (vinaigres scillitique, colchique, au nitrate acide de mercure), les autres n'ont que des propriétés illusoires sinon dangereuses (vinaigres pour effacer les rides, pour faire disparaître les taches de rousseur, les nœvi materni, etc.).

*Matières colorantes.* — L'emploi du *fard* est aussi ancien que la cosmétique elle-même. Les fards sont *blancs, rouges, bleus* ou *noirs :* blancs, pour donner à la peau une couleur qu'elle n'a pas ou qu'elle n'a plus ; pour dissimuler ses rides, ses plis, sa flétrissure ; rouges, pour donner aux joues la fraîcheur, l'éclat qu'elles ne conservent guère au delà de la jeunesse ; bleus ou noirs, pour simuler des veines, augmenter les dimensions apparentes des yeux, etc.

La plupart des fards empruntent leurs propriétés à des substances inorganiques et toxiques qui, soit par action locale, soit par absorption, peuvent produire, et produisent en effet souvent des accidents plus ou moins graves. Il en sera question lorsque nous nous occuperons des cosmétiques chimiques. Il est d'autres préparations qui ne contiennent aucune substance délétère, et que l'on peut employer sans danger, mais non cependant sans inconvénients, car ce n'est jamais impunément que l'on recouvre une étendue de peau plus ou moins considérable d'un corps étranger, d'une espèce d'enveloppe qui adhère intimement à la surface cutanée, la soustrait à l'action de l'air, l'irrite et met obstacle au libre exercice des fonctions perspiratoires. Il en est des fards comme des cosmétiques destinés à teindre les cheveux : l'hygiène et la plastique en proscrivent également l'usage.

*Fards blancs.* — Le *blanc de talc* de Venise ou blanc de Circassie (silicate d'alumine ou craie de Briançon) est complétement inerte, mais il tient mal sur la peau et produit peu d'illusion. Le *blanc de bismuth* ou de *perle* est également inoffensif, lorsqu'on a eu le soin de débarrasser le sel de bismuth de l'acide arsénieux qu'il contient souvent en notable quantité, mais il ne donne pas une couleur satisfaisante. Le *blanc Thénard* (parties égales de fleurs de zinc et de talc) paraît réunir toutes les qualités requises.

*Fards rouges.* — Les fards rouges sont débités sous forme de poudre, de pommade, de crépon, de liquide. Ces derniers sont les meilleurs en raison de leur solidité et de leur couleur. La cochenille, le bois du Brésil et le carthame fournissent des matières colorantes que l'on peut employer sans danger.

Le rouge de carmin est plus ou moins fin, suivant qu'on emploie du carmin ordinaire, du carmin d'Allemagne, du carmin de Chine ou du carmin de Hollande. Voici la préparation du fard employé sur les théâtres. R. Carmin ordinaire, 8 gram., faites dissoudre dans un peu d'eau chaude ; incorporez le liquide dans 125 gram. de talc de Venise pulvérisé ; ajoutez 6 gouttes d'huile vierge et 12 gouttes de dissolution de gomme adragante.

Les rouges liquides les plus recherchés sont les suivants :

Vinaigre de Vénus.

R. Cochenille en poudre. . . . .      8 gram.
Belle laque en poudre. . . . .      12 »
Alcool. . . . . . . . . . . .      24 »
Vinaigre de lavande distillée.  500 »

Filtrez après dix jours d'infusion.

Vinaigre de rouge.

R. Carmin, 1re qualité. . .  250 gram.
Cochenille en poudre. .  125 »

Faites bouillir dans

|  |  |  |
|---|---|---|
| Eau de roses. | 12 litres. |
| Esprit de roses | 8 » |

Ajoutez :

|  |  |  |
|---|---|---|
| Crème de tartre. | 60 gram. |
| Alun. | 30 » |

Les parfumeurs vendent encore, sous le nom de *rouge liquide de Sophie Goubet*, un fard qui est fort estimé.

*Fard bleu.* — Nous ne connaissons qu'une seule préparation ; elle peut être employée sans inconvénients.

R. Pilez et mélangez un peu de bleu d'azur et de talc ; tamisez deux fois ; délayez avec une solution légère de gomme arabique ou de gomme adragante et faites des trochisques.

*Cosmétiques pour les dents.* — Rendre les dents blanches, enlever le tartre qui les recouvre si souvent, tel est le but de la cosmétique dentaire, et deux moyens principaux ont été employés pour l'atteindre : le frottement à l'aide d'un corps étranger, l'application d'un acide. Mais si le corps étranger est trop dur, le frottement trop énergique et trop prolongé ; si l'acide est trop actif, l'émail est attaqué, détruit, et la carie ne tarde pas à s'emparer de la dent. C'est donc avec réserve qu'il faut user des *dentifrices*, en ayant soin de les choisir avec sévérité.

Les dentifrices sont préparés sous forme de *poudres*, d'*opiats* et de *liquides*.

Les poudres et les opiats, destinés à opérer par simple frottement, contiennent, en général, des cendres de diverses substances végétales (vétiver, racines de pyrèthre, d'iris de Florence, coriandre, etc.), du sucre, du carbonate de magnésie, du charbon, de la suie, etc. Voici quelques-unes des meilleures préparations :

|  |  |  |  |
|---|---|---|---|
| R. | Charbon bien pulvérisé. | 30 gram. |
| | Kina rouge. | 30 » |
| | Sucre tamisé. | 12 » |
| | Huile volatile de menthe. | 4 gouttes. |

Opiat :

|  |  |  |  |
|---|---|---|---|
| R. | Charbon lavé et porphyrisé. | ) |
| | Miel blanc. | } àà 50 gram. |
| | Sucre vanillé. | ) |
| | Poudre de quinquina. | 16 » |
| | Essence de rose ou de menthe. | 4 gouttes. |

Les poudres de corail ou de pierre ponce sont trop dures et doivent être rejetées.

La crème de tartre est le principal élément de la plupart des dentifrices acides (R. poudre absorbante, 54 grammes, iris de Florence, 24 grammes, laque, 16 grammes, crème de tartre, 12 grammes); il faut proscrire toutes les préparations qui contiennent des acides plus énergiques et spécialement de l'acide sulfurique.

Se fondant sur ce que la carie dentaire reconnaît ordinairement pour cause la formation d'un principe acide, M. Pelletier a composé un dentifrice *alcalin*, qui ne peut exercer aucune action fâcheuse sur l'émail. L'*odontine* et l'élixir odontalgique de M. Pelletier sont, en effet, d'excellentes préparations.

*Cosmétiques pour les membranes muqueuses.* — Les lèvres, la bouche et les organes génitaux sont les parties du corps avec lesquelles peuvent être mis en contact les cosmétiques de cette dernière catégorie.

Les préparations destinées aux lèvres ont pour objet de leur donner une couleur d'un rose vif et de les préserver des gerçures, des crevasses. Voici les formules les plus usitées.

Pommade rosat.

R.   Cire blanche. . . . . . . .  60 gram.
     Huile d'amandes douces. . 125  »
     Orcanète en poudre. . . .  12  »

Ajoutez :

     Huile de rose. . . . . . . .  12 gouttes.

Cérat d'amour.

R.   Blanc de baleine. . . . . .  60 gram.
     Huile d'amandes amères. . 125  »
     Lait de roses. . . . . . . .   4  »
     Rose en tasse en poudre. .  12  »

Il faut rejeter les cosmétiques qui contiennent des astringents énergiques, tels que la noix de galle, le sulfate de zinc, l'acétate de plomb, etc.

On se propose, au moyen des cosmétiques de la bouche, de raffermir les gencives, de masquer la fétidité que peut acquérir l'haleine ou que lui communique l'usage du tabac.

La myrrhe, le cresson de Para, le cochlearia, le pyrèthre, le gaïac, l'angélique, la cannelle, la menthe, la vanille, le musc, l'ambre gris, entrent dans la composition de presque toutes les eaux ou élixirs odontalgiques, à l'état de teinture ou d'infusion alcoolique.

Parmi ces cosmétiques, l'*eau de Botot* est un de ceux qui jouissent de la plus grande vogue.

On prépare, à l'intention des fumeurs, plusieurs espèces de pastilles, de bonbons, dont l'hygiène n'a point à s'occuper.

Les eaux et les vinaigres de toilette que nous avons indiqués plus haut, peuvent être employés sans inconvénients pour les ablutions des organes génitaux et les injections vaginales; il faut avoir soin, néanmoins, de les étendre dans une grande quantité d'eau, sous peine de produire une irritation plus ou moins vive de la muqueuse, et même une balanite ou une vaginite. Cette dernière phlegmasie est souvent le résultat des applications astringentes ( vinaigre concentré, tannin, acétate de plomb, etc.) que pratiquent certaines matrones dans le but de simuler une virginité absente.

---

## Bibliographie.

La question des vêtements et des cosmétiques n'a été traitée nulle part d'une manière satisfaisante. Quelques lignes à peine lui sont consacrées dans les Traités d'hygiène. Les articles insérés dans le Dictionnaire des sciences médicales, en 60 volumes, sont encore ce qui a été écrit de plus complet sur la matière.

MÉNIÈRE. *Les vêtements et les cosmétiques.* Thèse de concours pour la chaire d'hygiène. Paris, 1837.

FOVILLE. *Influence des vêtements sur nos organes. Déformation du crâne résultant de la méthode la plus générale de couvrir la tête des enfants.* Paris, 1834.

FOLLET. *De l'adénite cervicale considérée chez les militaires.* Th. inaug. de Paris, 1844, n° 149.

HIPP. LARREY. *Mém. sur l'adénite cervicale observée dans les hôpitaux militaires.* In *Mém. de l'Acad. de Médecine*, 1852, t. XVI, p. 273.

DESESSARTS. *Traité de l'éducation corporelle des enfants en bas-âge.* Paris, 1760.

DONNÉ. *Conseils aux mères sur la manière d'élever les enfants nouveau-nés.* Paris, 1842.

RÉVEILLÉ-PARISE. *Hygiène du corset.* In *Gaz. Med. de Paris*, 1841, p. 785. 1842, p. 49, 145.

BOUVIER. *Etudes historiques et médicales sur l'usage des corsets.* Paris, 1853.

CLAIRIAN. *Recherches et considérations médicales sur les vêtements des hommes et particulièrement sur les culottes.* Paris, 1803.

STARCK. *De l'influence de la couleur sur le calorique et les odeurs.* In *Ann. d'hyg. publ.* 1834, t. XII, p. 54.

A. CAZENAVE. *Traité des maladies du cuir chevelu, suivi de conseils hygiéniques sur les soins à donner à la chevelure.* Paris, 1850.

# Vingt-troisième Leçon.

Des bains. — Des différentes applications extérieures de l'eau. — Du blanchissage et des lavoirs.

### Des bains.

Je n'ai pas besoin de vous dire, Messieurs, qu'il ne sera question, dans cette leçon, ni des bains d'eau médicamenteux, ni des bains d'eau thermo-minérale, ni des bains d'air, ni des bains de sable ou de boue, etc.

Les *bains naturels* de *rivière* ou de *mer*, les *bains artificiels d'eau simple* à divers degrés de température et sous différentes formes, doivent seuls nous occuper; encore n'envisagerons-nous ceux-ci que relativement à l'homme sain, l'étude de leurs influences curatives appartenant à la thérapeutique, et spécialement à la médication qui a reçu, dans ces dernières années, le nom d'hydrothérapie.

### Des bains naturels.

Comme la plupart des animaux, l'homme éprouve le besoin instinctif de se plonger parfois dans l'eau; aussi l'usage des bains naturels se retrouve-t-il dans tous les temps et dans tous les lieux, aux bords des fleuves et des rivières, comme aux bords de la mer; depuis le sauvage de l'équateur jusqu'au Scythe hyperboréen.

Mais si l'usage des bains naturels remonte à la plus haute antiquité, il n'en est pas de même de l'appréciation exacte, scientifique des influences qu'ils exercent sur l'organisme; aujourd'hui même cette étude est à peine ébauchée, et vous le comprendrez sans peine, car elle exige les connaissances physiologiques et physiques les plus étendues, les plus précises, et elle porte sur un sujet complexe, environné de circonstances non-seulement très-difficiles à bien saisir, mais encore très-variables. Il faut tenir compte, en effet, de la température du liquide et de celle de l'atmosphère; de l'état de repos ou d'agitation de l'eau; du degré et de la forme de cette agitation; de la durée de l'immersion; de l'état de repos ou de mouvement du sujet; de toutes les conditions individuelles qui se rattachent à l'âge, au sexe, au tempérament, à la force, à l'état de la circulation, de la respiration, de la calorification, etc. Qui ne voit combien une étude semblable présente de difficultés, et combien elle exige de temps, de patience, de laborieuses investigations!

M. Bégin a décrit avec exactitude et précision les sensations que fait éprouver à l'homme un *bain froid*, et le tableau qu'il a tracé doit être placé sous vos yeux, car les observations ultérieures n'y ont rien ajouté.

Voici ce qu'a ressenti M. Bégin lui-même, en se plongeant dans la Moselle par une température qui varia de 2 à 6° R.

« A l'instant, où l'on se précipite dans l'eau, on éprouve une vive sensation de refoulement des liquides dans les grandes cavités, et spécialement dans le thorax ; la respiration est haletante, entrecoupée, très-rapide ; il semble qu'incessamment elle ne pourra plus s'exécuter ; la peau est pâle, le pouls concentré, petit, profond et dur ; tous les tissus sont rigides ; on ne tremble pas, mais il existe un spasme universel avec lequel se concilie à peine la régularité du mouvement ; après deux ou trois minutes au plus, le calme renaît et succède à cet état pénible et presque insupportable ; la respiration s'agrandit, le thorax se dilate, les mouvements sont redevenus libres et faciles, la chaleur se répand sur la peau, toutes les actions musculaires sont vives, légères et assurées. On croit sentir que les téguments et les aponévroses sont appliqués avec plus de force sur les muscles, et que ceux-ci, mieux soutenus, agissent avec plus de précision, plus de force, plus d'énergie que dans l'état naturel. Bientôt une vive rougeur couvre toute la surface du corps ; une sensation très-prononcée et très-agréable de chaleur se répand sur la peau ; il semble qu'on nage dans un liquide élevé à 30 ou 36 degrés de chaleur ; le corps semble vouloir s'épanouir, afin de multiplier ses surfaces de contact ; le pouls est plein, grand, fort, régulier ; peu de sensations sont aussi délicieuses que celle qu'on éprouve en ce moment. Tous les ressorts de la machine animée ont acquis plus de souplesse, de vigueur et de fermeté qu'ils n'en avaient précédemment. Les membres fendent avec facilité le liquide, qui ne leur offre plus aucune résistance ; on se meut sans efforts, avec vivacité et surtout avec une légèreté inconcevable. Cette sensation, ou plutôt cet état, dure 15 ou 20 minutes ; le bien-être diminue ensuite graduellement : et bientôt le froid se fait ressentir ; alors si l'on ne s'empresse de sortir de l'eau, du frisson et, bientôt après, un tremblement général s'emparent de la machine ; les mouvements deviennent si pénibles, que certaines personnes courraient le danger de se noyer, surtout lorsque le bain se prend dans un fleuve profond. Il ne faut donc jamais attendre le renouvellement complet du froid et la chute entière de la réaction. En sortant un peu auparavant, on n'éprouve aucune sensation désagréable, et en passant de l'eau à l'air, la mutation presque insensible occasionne plutôt un sentiment de chaleur que de froid, malgré le vent et malgré l'évaporation du liquide qui couvre la peau. On observe un fait fort remarquable : c'est que les téguments sont presque insensibles au contact des corps extérieurs; ce phénomène est tel, que le passage du linge, avec lequel on s'essuie, n'est pas senti, et il arrive plusieurs fois que, dans cet état d'orgasme et de constriction du derme, des frictions assez rudes pour enlever l'épiderme, n'ont produit aucune sensation perceptible. »

Il est facile de se rendre compte de la plupart de ces phénomènes, qui se rattachent à la densité du milieu, à la pression qu'il exerce sur le corps, à sa température, etc.

L'eau est un corps plus dense et plus pesant que l'air atmosphérique; lorsque le corps est plongé dans un bain, il subit, de dehors en dedans, une pression représentée par le poids de la colonne atmosphérique auquel est venu s'ajouter celui du liquide environnant; or, la pression de dedans en dehors restant la même, l'équilibre est rompu, et la différence, c'est-à-dire la pression exercée par l'eau, représente une force qui doit nécessairement comprimer les organes et refouler les liquides de la périphérie au centre. La compression se fait sentir principalement à la partie supérieure et inférieure du sternum, à l'épigastre, au niveau des attaches du diaphragme : « Les gens à gros ventre, dit M. Lévy, l'éprouvent à la paroi abdominale, les sujets à poitrine mince et peu garnie de muscles se croient pris dans un étau; le corps sort aminci des bains froids, non-seulement par la crispation de la peau, mais encore par l'effet du poids du liquide où il a séjourné. »

Mais la conductibilité au calorique est en raison directe de la densité, et plus un corps est dense, plus il présente de molécules sous un volume donné. Or, l'eau est 770 fois plus dense que l'air; il en résulte qu'elle est un beaucoup meilleur conducteur du calorique que lui, et que dans le bain elle présente un beaucoup plus grand nombre de parties au contact du corps. Il en résulte encore que, dans un bain froid, la chaleur du corps doit être rapidement soutirée; et c'est, en effet, ce qui a lieu. A température égale, et dans le même temps, le corps se refroidit beaucoup plus vite dans une eau tranquille que dans un air calme.

Indépendamment des influences que nous venons d'indiquer, le bain froid exerce encore une action remarquable sur la circulation. M. Poiseuille a démontré que sous l'influence du froid de la glace, le mouvement des globules du sang diminue et s'arrête dans les vaisseaux de la partie soumise à l'action du réfrigérant, le volume de ces vaisseaux n'éprouvant aucune diminution et l'influence du froid, ap-

36

pliqué à une partie du corps, se faisant sentir sur tout le système circulatoire.

Ainsi, refoulement du sang de la périphérie au centre, abaissement de la température du corps, ralentissement de la circulation et, par conséquent, du pouls, gêne de la respiration : tels sont les phénomènes PHYSIQUES qui se produisent au moment de l'immersion dans le bain froid, et qui constituent la période de *concentration,* de *sédation.* Ces phénomènes sont d'autant plus marqués que l'eau est plus froide. La gêne de la respiration, la suffocation est d'autant plus considérable que l'on entre plus doucement dans le liquide de bas en haut.

De là le précepte, déjà formulé par Oribase, de se *jeter dans l'eau,* les pieds ou la tête en avant, de s'*immerger tout d'un coup,* afin d'éviter une congestion trop forte des organes thoraciques et encéphaliques.

Au bout d'un temps, qui varie suivant des circonstances que nous étudierons plus loin, il survient un acte *organique, vital;* le cœur *réagit* contre la cause qui met obstacle au libre cours du sang dans les vaisseaux et qui fait refluer ce liquide vers l'organe central de la circulation et les poumons. Le cœur (comme il le fait dans les circonstances pathologiques analogues) se contracte plus énergiquement, plus fréquemment, et alors se manifestent les phénomènes VITAUX qui constituent la seconde période décrite par M. Bégin, période dite de *réaction spontanée, d'excitation.*

Si le sujet sort de l'eau pendant cette seconde période, s'il ne reste pas exposé à l'action d'une atmosphère froide ou humide, surtout s'il se livre à un exercice musculaire, il revient graduellement et sans s'en apercevoir, pour ainsi dire, à son état physiologique, à l'état dans lequel il se trouvait avant le bain. Si, au contraire, l'immersion se prolonge, l'agent physique ne tarde pas à triompher de l'effort vital; les phénomènes de refoulement, de concentration, de réfrigération se reproduisent et vont en augmentant, en raison directe de la durée du bain; il ne survient pas une nouvelle réaction spontanée, et, sous certaines conditions, la mort est le résultat inévitable de l'immersion trop prolongée du corps dans un liquide froid.

Lorsque le sujet ne sort de l'eau qu'après la seconde période de concentration, la réaction est d'autant plus lente et plus difficile que cette période a duré plus longtemps; le sujet est agité d'un tremblement convulsif général, il éprouve une sensation très-pénible de froid interne, les dents claquent, la peau est pâle, les muqueuses sont violacées; la circulation et la calorification ne se rétablissent que laborieusement sous l'influence d'un air chaud ou d'un exercice musculaire énergique ; la *réaction* est *provoquée, artificielle*, pour ainsi dire.

Tel est le tableau sommaire des phénomènes qui se produisent successivement sous l'influence du bain froid ; étudions maintenant, d'une manière plus précise, les modifications subies par les principales fonctions de l'économie.

*Circulation.* — Athill avait avancé que le pouls devient moins fréquent pendant la période de concentration et que le chiffre de ses pulsations peut baisser de 10 par minute. Poitevin dit de 25 ; Chossat assure qu'un bain de 28 à 30° centigrades peut abaisser le pouls de 60 pulsations à 38.

M. Herpin déclare qu'il survient un affaiblissement très-marqué dans la circulation artérielle périphérique sans modifications dans la fréquence des battements du cœur. Après une immersion dans la rivière d'Arve, dont la température était de 11°,4, cet observateur a vu le pouls radial disparaître, les battements du cœur devenant de plus en plus intenses, mais non plus accélérés. Ajoutons, toutefois, qu'en raison de la température de l'eau, M. Herpin n'a pu se soumettre qu'à des immersions très-courtes.

Placé entre ces deux assertions contradictoires, j'ai fait appel à l'expérimentation, Messieurs, et j'ai constaté de la manière la plus positive que l'abaissement de la température générale du corps est constamment accompagnée d'une diminution proportionnelle dans la fréquence du pouls. Après une immersion de 25 minutes dans de l'eau à 10° c., j'ai compté sur moi-même 9 pulsations de moins par minute, la température de mon corps ayant baissé de 3°,3. L'expérience n'a pu être poussée plus loin, en raison de la sensation devenue trop pénible pour pouvoir être supportée plus longtemps.

Quel est l'état de la circulation pendant la période de réaction *spontanée?* Athill et Motard assurent que la fréquence du pouls augmente, et que de 70 pulsations par minute elle peut être portée à 120 ! Je n'ai rien observé de pareil, Messieurs, et je ne sais comment expliquer une semblable assertion. Le pouls s'élève parfois de 2 à 4 pulsations au-dessus du chiffre constaté avant le bain, mais jamais je ne l'ai vu dépasser cette accélération. M. Herpin a été conduit aux mêmes résultats, car il s'exprime ainsi : « A la sortie du bain accélération du pouls, *en général peu marquée*, et cessant au bout de quelques minutes, longtemps avant le rétablissement de la chaleur normale. » C'est tout au plus si pendant la réaction *provoquée* l'exercice le plus violent est capable de porter le pouls à 120.

*Respiration.* — On admet assez généralement, en physiologie et en pathologie, que la fréquence de la respiration est constamment en rap-

36.

port avec celle du pouls. Rien n'est plus inexact. Quant au bain froid en particulier, on voit la respiration se rétablir parfaitement après les quelques secondes de suffocation produite par l'immersion. Dans les expériences nombreuses auxquelles je me suis livré, son chiffre primitif (16 à 20 par minute) n'a jamais été modifié, la fréquence du pouls ayant diminué de 2 à 9 pulsations. Il n'est donc pas juste de dire avec Hallé, Guilbert et Nysten que « *la respiration se ralentit dans la même proportion que le pouls.* » Pendant la période de réaction spontanée la respiration ne présente pas d'accélération appréciable.

*Température animale.* — En 1847, M. Richet s'exprimait ainsi dans sa Thèse d'agrégation :

« Quelle est la température de la partie soumise à l'action du liquide froid ? Chose singulière ! jusqu'à présent personne n'a songé à le rechercher. A. Bérard pensait que la peau était en équilibre avec le moyen réfrigérant ; il avoue toutefois n'avoir fait aucune expérience, en sorte que son opinion doit être regardée comme non avenue. Quant à moi, il m'a semblé que la température de la partie soumise au froid était au-dessus de celle des moyens réfrigérants. Je regrette vivement de n'avoir pas vérifié le fait à l'aide du thermomètre. Il serait bien à désirer que quelques expériences fussent entreprises sur ce sujet intéressant, car jusqu'à présent chacun agit à sa guise et dans une ignorance parfaite. »

Il était important, en effet, de combler la lacune signalée par M. Richet, et dans ce but je me suis livré, Messieurs, à des expériences multipliées qui m'ont permis de formuler les propositions suivantes :

1° Une immersion partielle et prolongée (une demi-heure) dans de l'eau modérément froide (15 à 9° c.) peut abaisser la température de la partie immergée, de la main par exemple, de 19 et même de 23 degrés ; de telle façon qu'il n'existe plus entre la température de la partie vivante et celle du liquide qu'une différence de 1°,5 au profit de la première.

2° Cet énorme abaissement de la température partielle n'exerce aucune influence appréciable sur la température générale du corps.

3° Une immersion générale et prolongée (25' à 1 h.) dans de l'eau modérément froide (14 à 10° c.) peut abaisser température générale, prise sous la langue, de 4 degrés.

4° Cet abaissement de la température animale est produit d'autant plus rapidement que l'eau est plus froide.

5° Un abaissement de 4 degrés, dans la température animale, est une limite extrême au delà de laquelle il devient impossible à l'homme de supporter la sensation douloureuse que provoque ce refroidissement.

6° L'abaissement de la température générale est accompagné d'une diminution dans la fréquence du pouls (6 à 9 pulsations par minute), sans modification appréciable de la respiration.

7° Pendant les quelques minutes (10 à 15) qui suivent la sortie de l'eau, la température du corps, quelle que soit celle de l'atmosphère ambiante, baisse encore de quelques dixièmes de degré (0,4 à 0,9), et ce nouvel abaissement est également accompagné d'une nouvelle diminution dans la fréquence du pouls (1 à 2 pulsations).

8° Ces phénomènes sont suivis d'une réaction spontanée, qui ramène graduellement, et plus ou moins rapidement, la température animale et le pouls à leurs chiffres primitifs et physiologiques ; et même au delà (de quelques dixièmes de degré à un degré pour la température, de 1 à 3 pulsations pour le pouls).

9° Toutes choses égales, d'ailleurs, la réaction spontanée est d'autant plus prompte et plus énergique que l'eau est plus froide, et qu'elle frappe le corps avec plus de force ; que l'atmosphère est plus chaude, et que le sujet est plus jeune, plus vigoureux, plus sanguin.

10° Si l'on renouvelle l'immersion, la réaction devient de moins en moins facile, en raison directe du nombre des immersions successives.

11° La réaction se produit difficilement et n'est jamais énergique lorsque la température de l'eau est au-dessus de 14° c. ; au-dessous il n'est point de limites nécessaires, et l'eau peut descendre jusqu'à 0°, en ayant soin de *proportionner la durée de l'immersion à la température du liquide et à la puissance réactionelle du sujet*. On peut établir, néanmoins, que la température de 8 à 10° c. est la plus convenable.

12° Lorsque la température du corps a été préalablement élevée, l'immersion ramène d'abord rapidement la température animale à son chiffre physiologique, et ce n'est qu'ensuite qu'elle agit comme *bain froid*, et qu'elle produit les phénomènes indiqués ci-dessus.

Vous comprenez, Messieurs, toute l'importance de ces données, que je veux compléter en vous faisant connaître les expériences faites par M. Magendie, sur divers animaux, bien que les résultats obtenus par l'illustre expérimentateur intéressent plutôt la physiologie que l'hygiène proprement dite.

En plongeant des lapins et des chiens dans des mélanges réfrigérants à la température de 0° à 2°, M. Magendie a vu la température animale baisser de 3 à 4 degrés au bout de 10', de 6° après 15', de 7° après 20', et enfin la mort arriver au bout de 40' ; la température du corps ayant perdu 20°, c'est-à-dire la moitié de son chiffre primitif et physiologique.

M. Magendie a établi, en outre, que la température d'un animal plongé dans un milieu réfrigérant baisse encore pendant quelque temps après qu'il a été soustrait au milieu froid dans lequel il avait commencé à se refroidir. Ainsi un chien, ayant 40°,6 de température normale, est placé dans un mélange réfrigérant à 0° et retiré au bout de 10' : sa température est descendue à 37°,5 ; 20' après sa sortie, ayant été laissé dans le laboratoire, à une température de 12° environ, il était descendu à 29° ; remis pendant 20' dans le mélange réfrigérant, il descend à 25°. Il est alors placé sur le marbre d'un poêle chauffé à 30° environ, et baisse encore, en un quart d'heure, de 2° ; mais, une demi-heure après, il était remonté à 28°, et, mis dans une étuve de 55 à 60°, il était remonté, au bout d'une autre demi-heure, à 32°.

« Un tel abaissement de température, ajoute M. Magendie, peut, du reste, être atteint et même dépassé sans que la mort en résulte, pourvu toutefois que l'on prenne le soin de réchauffer l'animal et de le faire à temps ; car, abandonné à lui-même, le refroidissement augmente graduellement, et la mort est inévitable. »

Un cochon d'Inde à 39°,5 est plongé pendant 5' dans de l'eau à 6°,5 ; il n'offrait plus, au bout de ce temps, que 31° ; abandonné alors sur la table du laboratoire, sans avoir été essuyé, à une température de 13°, il fut trouvé, au bout d'une demi-heure, à 25° ; au bout d'une heure, à 19° ; enfin, après 2 h. 20', à 20°,5, et il mourut peu d'instants après.

*Absorption et exhalation.* — Une certaine quantité d'eau est-elle absorbée par la peau pendant le bain ? Que devient l'exhalation cutanée ? Quels sont les rapports qui s'établissent entre l'absorption et l'exhalation ; le poids du corps, après le bain, est-il augmenté, diminué, ou n'a-t-il pas changé ?

Ces questions ont été, et sont encore aujourd'hui, l'objet de vives controverses.

Pouteau, Séguin, Rousseau, Dangerfield, Chapman, Currie, Gordon, nient complétement l'absorption cutanée, et assurent que dans le bain le poids du corps ne change pas.

Lemonnier, Cruischank, Berger, etc., prétendent que le poids du corps diminue, parce que l'exhalation l'emporte sur l'absorption.

Buchan, Falconner, Berthold, etc., affirment que l'absorption a lieu, et que le poids du corps augmente.

Vestrumb, d'Arcet, M. Homolle, trouvent une preuve de l'absorption dans ce fait : que l'on retrouve dans les urines certains principes dissous dans l'eau du bain ; Simpson, Collard, de Martigny, Bonfils, de Nancy, dans celui de la diminution du liquide mis en contact avec la peau.

Sans entrer dans la discussion et l'appréciation des arguments contradictoires produits par les auteurs, travail qui nous entraînerait beaucoup trop loin, et qui d'ailleurs devait être, et a été accompli par votre professeur de physiologie (*Voy.* P. Bérard. *Cours de physiologie fait à la Faculté de médecine de Paris, t. II, pages* 622 *et suiv.*), je vous dirai qu'il est à peu près généralement admis aujourd'hui, que la peau absorbe, mais que l'épiderme rend cette absorption très-lente, très-paresseuse, et la réduit à de très-minimes proportions. Telle est l'opinion de M. Bérard, et tels sont les termes dont il s'est servi pour la formuler.

Mais l'absorption a-t-elle lieu constamment, indépendamment des conditions physiques et chimiques du bain, ou bien ces conditions exercent-elles, au contraire, une influence prépondérante sur la fonction cutanée ?

C'est là un point fort important à établir, et nous avons vu avec étonnement qu'il avait été complétement passé sous silence par M. Bérard, qui se contente d'admettre, d'une manière générale et absolue, l'absorption cutanée dans le bain.

Il résulte des expériences de la plupart des observateurs, et principalement de celles de Berthold, d'Edwards, de Poitevin, de Marquart, etc., que de la *température du liquide* dépend la nature des phénomènes produits. On admet à cet égard :

Qu'il existe un *point d'équilibre* où le bain étant sans action sur le pouls, sur l'absorption et sur l'exhalation, le poids du corps reste le même. L'absorption et l'exhalation se balancent. Ce point d'équilibre a été fixé à 22° par Edwards ; à 34° c. par Poitevin et Marquart ; à 36° par M. Gerdy jeune ; à 28 ou 30° c. par Chossat. « Le raisonnement et l'expérience, dit Motard, s'accordent pour fixer ce point à quelques degrés au-dessous de la chaleur du sang ; mais n'oublions pas que le degré de la température où la neutralité existe devra varier, pour chaque individu, avec le degré de force de calorification dont il est doué ordinairement ou actuellement, et l'on sait que cette force est variable avec le climat, la saison, l'âge, les tempéraments, la quantité d'exercice que l'on vient de subir, etc., et qu'en outre l'intensité absolue de l'absorption variera avec le degré de saturation actuelle de l'individu, c'est-à-dire avec son tempérament, l'humidité du climat, de la saison, la circonstance de bains ou de boissons précédemment pris, les épuisements antérieurs, etc. »

Au-dessous du point d'équilibre, l'absorption l'emporte sur l'exhalation, et le poids du corps augmente dans le bain ; au-dessus de ce point, l'exhalation l'emporte sur l'absorption, et le poids du corps diminue.

De combien le poids du corps augmente-t-il dans un bain dont la température est au-dessous du point de neutralité ? Falconner parle d'*une livre par heure* (!) dans les bains de 24 à 30° c.; Berthold a constaté, pour les bains de 22 à 28° c., un accroissement de 12 gram. (3 gros) après 1/4 d'heure ; de 29 gram. (7 gros 20 grains) après 3/4 d'heure, et de 32 gram. 5 (1 once 30 grains) après 1 heure.

L'eau est-elle introduite dans l'économie par une absorption directe ? Mais l'épiderme ne le permet pas. L'absorption ne s'exerce-t-elle qu'après une imbibition préalable de la lame épidermique ? Telle est l'opinion de M. Bérard. Ne s'agit-il que d'un simple phénomène d'endosmose ? On peut le croire : « Il y a là, dit Motard, tout ce qui peut contribuer à l'accomplissement de ce phénomène : deux liquides de densité, de nature et surtout de température différentes, l'eau du bain d'une part, les humeurs du corps de l'autre, contenus dans des vaisseaux plus ou moins gonflés, et intermédiairement une membrane mince et inerte, quoique de nature organique : l'épiderme. »

Il se produit à la surface de la peau des phénomènes d'absorption et d'exhalation gazeuses dont le rôle physiologique n'est pas encore nettement déterminé, mais dont l'importance est démontrée par les expériences d'Edwards, par celles de M. Fourcault, qui a fait périr des animaux en couvrant toute la surface cutanée d'un vernis, et enfin par les beaux résultats thérapeutiques obtenus sur l'homme par M. Robert Latour, à l'aide des enduits imperméables (*collodion élastique*). Quelles modifications ces phénomènes subissent-ils dans le bain ? On admet généralement qu'ils sont complétement abolis ; M. Lévy pense qu'ils ne sont qu'amoindris, parce qu'ils semblent dépendre beaucoup plus de la présence de certains gaz dans le sang que du contact de l'air atmosphérique. Quoi qu'il en soit, il est évident que la suppression du contact de l'air atmosphérique sur le tégument général de l'homme ne saurait être un fait indifférent, et cela est si vrai que parmi les secours qui doivent être portés aux noyés, l'un des plus pressants est de les exposer nus au contact d'une atmosphère convenablement chaude.

Si maintenant l'on se demande quels sont les effets généraux exercés sur l'homme et sur la santé par les bains naturels, il résulte des détails précédents qu'il faut établir une division dont l'importance est complétement méconnue par les auteurs qui ont écrit sur la matière, et à plus forte raison par le public.

Suivant les conditions, dans lesquelles ils sont pris, les bains naturels sont 1° *indifférents* ; 2° *hyposthénisants* ; 3° *hypersthénisants*.

Les bains sont *indifférents*, lorsque la température de l'eau se rapproche du point d'équilibre que nous avons précédemment établi. Ils n'exercent alors aucune influence appréciable sur la circulation, la calorification, l'absorption, sur aucune des grandes fonctions de l'économie. Vous pourrez constater leur inertie sur les enfants qui, pendant les fortes chaleurs de l'été, passent la plus grande partie de la journée à se baigner dans une mare, un étang, les bords d'une petite rivière, en un mot, dans une eau peu profonde, tranquille, dépourvue de courant et exposée à l'action des rayons solaires.

Les bains ne sont *hyposthénisants* qu'à la condition d'être très-prolongés (une demi-heure ou plusieurs heures) ; or, l'homme ne peut séjourner longtemps dans l'eau qu'autant que celle-ci n'est que modérément froide ; à 14° c. la sensation pénible, produite par l'abaissement progessif de la température animale, ne peut guère être supportée au delà d'une heure, et, d'un autre côté, cette sensation, indépendamment du temps écoulé, devient à peu près intolérable lorsque la chaleur du corps a diminué de 4 à 5 degrés. C'est entre 25 et 15° c. que doit osciller la température de l'eau suivant l'impressionnabilité actuelle du sujet.

L'action hyposthénisante commence, après la réaction spontanée, avec la seconde période de concentration. Elle est d'autant plus prononcée : 1° que la masse d'eau est plus considérable et qu'elle est plus tranquille. Les bains du lac de Genève passent pour être des bains tempérés, tandis que ceux du Rhône sont redoutés pour leur froidure ; or, M. Herpin a constaté qu'il n'existe entre eux qu'une différence de 2/10 de degré (16° R. et 16°,2 R.). La sensation différente est due, d'une part, au calme des eaux du lac, d'autre part, au cours impétueux du fleuve. 2° Que le sujet observe une immobilité plus complète.

Après la sortie du bain, l'action hyposthénisante se prolonge d'autant plus : 1° que l'atmosphère est moins chaude. Après deux immersions ayant produit chacune un refroidissement de 4° c., il m'a fallu, pour ramener la température de mon corps à son chiffre primitif, deux heures dans une atmosphère à 12° c., et 58 minutes seulement dans une atmosphère à 17° c. Toutes choses égales, d'ailleurs, une différence en plus de 1°,5 c. dans la température de l'atmosphère, a abrégé de 48′ le temps nécessaire (3 heures) pour ramener à son chiffre primitif la température de ma main abaissée de 19°,2 par une immersion partielle dans de l'eau à 15 degrés. 2° Que le sujet garde une immobilité plus complète. Toutes choses égales, d'ailleurs, le mouvement, substitué au repos, a abrégé de moitié le temps nécessaire pour ramener à son chiffre primitif la température de ma main, abaissée de 19°,25 par une immersion partielle. Toutes choses sensiblement égales, d'ailleurs, 18 minutes de marche suffisent pour ramener à son chiffre primitif la température de mon corps abaissée de 2 degrés par une immersion générale ; l'immobilité étant substituée à la marche, la température ne remonte que de 7/10 de degré en une heure et demie. (*Voyez Traité d'hydrothérapie, pages* 146-155.)

Les bains hyposthénisants exercent une action sédative, antiphlogistique que le médecin peut utiliser avec grand profit. Vous connaissez les beaux résultats obtenus, il y a déjà fort longtemps, par Pomme ; ceux qu'a fournis, d'après les mêmes principes, la méthode des irrigations continues, et ceux, enfin, dont se glorifie à juste titre l'hydrothérapie rationnelle ; ajoutons, toutefois, que l'emploi de cet agent puissant exige beaucoup de discernement, qu'il peut amener des congestions sanguines graves des poumons, du cœur, de l'encéphale et qu'il faut se garder des excès dans lesquels est trop souvent tombée l'hydrothérapie empirique, excès dont vous apprécierez le danger en vous rappelant que M. Valleix a vu de malheureux phthisiques qui, pendant deux mois de traitement subi à Grœfenberg, n'avaient pu parvenir à se réchauffer un seul instant, malgré l'exercice le plus pénible et le plus violent : celui, par exemple, de fendre et de scier du bois.

Mais si le médecin est appelé à faire un fréquent et énergique usage des bains hyposthénisants, il n'en est pas de même de l'hygiéniste qui ne doit les conseiller que dans de rares et exceptionnelles circonstances. Ils ne conviennent, en effet, qu'aux sujets très-nerveux, très-excitables, à peau fine et irritable, et dans aucun cas ils ne doivent être prolongés au delà de quelques minutes après la seconde période de concentration ; plus longs, ils deviennent un agent thérapeutique qui réclame l'intervention de l'homme de l'art. Ces principes sont malheureusement presque toujours méconnus ; la durée habituelle des bains de rivière, des bains de mer est infiniment trop grande, et c'est pitié de voir l'état dans lequel la plupart des baigneurs sortent de l'eau, ceux surtout qui ne savent pas nager. Transis de froid, frissonnant, tremblant de tous leurs membres, claquant des dents, les lèvres et les ongles violacés ! Ce n'est jamais impunément, Messieurs, que l'on subit cette action *débilitante, congestive,* et elle est particulièrement nuisible aux sujets faibles, lymphatiques, prédisposés aux congestions viscérales, aux maladies du cœur, des poumons, du foie, à ceux dont la circulation capillaire est peu active, la peau pâle et inerte ; aux femmes prédisposées aux névralgies, à la gastralgie, à la chloro-anémie ; à celles dont le flux mensuel est trop abondant, etc. Que de gens ne voyez-vous pas demander aux bains de mer ou de rivière une plus grande énergie vitale, de la force musculaire, une digestion plus active, un exercice plus régulier de toutes les fonctions, et n'en obtenir que des résultats nuls ou opposés à ceux qu'ils désirent ? Soyez certains que dans l'immense majorité des cas, c'est à la trop longue durée de l'immersion que l'insuccès doit être attribué.

Les bains ne sont *hypersthénisants* qu'en raison de la *réaction* que provoque le contact du froid ; nous vous avons fait connaître les conditions principales sous lesquelles s'opère le mouvement vital, mais des détails plus circonstanciés deviennent nécessaires ici.

La *réaction spontanée* est, en général, préférable à la *réaction provoquée ;* ses effets sont plus francs, plus énergiques, activent davantage les fonctions ; ils sont, en un mot, plus stimulants, plus réparateurs, surtout chez les sujets faibles, débiles, cacochymes, n'arrivant à la réaction provoquée qu'au moyen d'un exercice musculaire violent, lequel devient pour eux une cause de déperdition et d'épuisement, de telle sorte que, balance faite, la perte l'emporte sur le gain. Ces principes acquièrent une importance capitale en thérapeutique, et c'est après une longue et consciencieuse expérimentation que j'ai été conduit à substituer des applications extérieures d'eau froide très-courtes, suivies d'une réaction spontanée très-énergique, aux applications démesurément longues et incessamment répétées, mise en usage par l'hydrothérapie empirique : applications, à la suite desquelles la réaction provoquée, qui fait souvent défaut, ne peut être obtenue qu'à l'aide des plus violents efforts.

En restant sur le terrain de l'hygiène, nous n'hésitons pas à proclamer que dans l'immense majorité des cas, et à moins d'avoir affaire à des sujets robustes, d'un tempérament sanguin très-prononcé, les bains naturels doivent avoir pour but la réaction spontanée ; au delà, ils sont presque toujours hyposthénisants et deviennent un agent thérapeutique.

Vous savez déjà que les conditions fondamentales de la réaction spontanée sont liées à la température du liquide, à son état de repos ou d'agitation, à l'état d'immobilité ou de mouvement du sujet, soit pendant, soit après le bain, à la température de l'atmosphère, et enfin à la durée de l'immersion. Quelques mots encore sur ces points importants.

Pour ressentir les bons effets du bain hypersthénisant, il faut sortir de l'eau au plus tôt, au moment où la réaction spontanée est franchement établie, au plus tard, au moment où cette réaction va cesser pour faire place à la seconde période de concentration. Le baigneur est parfaitement averti par les sensations qu'il éprouve de la marche des phénomènes, mais est-il possible à l'hygiéniste de fixer d'une manière précise la durée que doit avoir le bain, durée qui, en définitive, est la clef de voûte de l'édifice?

S'il ne fallait tenir compte que des conditions physiques relatives au liquide, il est évident qu'à l'aide d'expériences nombreuses, on arriverait à dresser une table de proportion parfaitement exacte; mais il faut faire intervenir les conditions vitales relatives au baigneur, et dès lors on comprend le rôle que joue l'individualité. La durée de la première période de concentration, celle de la période de réaction spontanée, varient à l'infini suivant l'âge, le sexe, le tempérament, la constitution, la force musculaire, l'état de la circulation, de l'innervation, etc. A conditions physiques égales, la réaction pourra se maintenir pendant un quart d'heure chez un homme jeune, robuste, sanguin et bon nageur; chez une femme délicate, faible, lymphatique, elle n'aura qu'une durée de cinq minutes. Dans l'état morbide, les oscillations sont bien plus étendues encore, et j'ai montré ailleurs que souvent, pour être bienfaisantes, les applications extérieures d'eau froide ne doivent avoir qu'une durée de quelques secondes. (*Voyez Traité d'hydrothérapie*, pages 155-169.)

Il résulte de ce que nous venons de dire, que la durée du bain doit varier avec chaque individu et être en rapport avec la puissance de réaction du sujet; il en résulte encore que le baigneur est seul apte à déterminer la longueur du temps pendant lequel il peut rester dans l'eau sans inconvénient, et que le rôle de l'hygiéniste se borne à lui indiquer nettement les phénomènes sur lesquels doit reposer son appréciation. Ajoutons, néanmoins, qu'il est rarement utile de prolonger le bain au delà d'un quart d'heure.

Si l'hygiéniste ne peut indiquer *à priori* l'instant précis où le bain doit se terminer, il reconnaîtra facilement, au contraire, soit pendant, soit après l'immersion, que la durée du bain a été trop longue. L'homme qui sort de l'eau au moment opportun, éprouve une sensation très-prononcée de bien-être, de force, de souplesse, de légèreté, d'expansion; la peau est animée, les lèvres et les ongles ont conservé leur coloration naturelle, la respiration est large, facile; le pouls plein et vif; s'il se trouve dans des conditions différentes et spécialement dans celles que nous avons indiquées plus haut, c'est que le bain a été trop prolongé.

La réaction spontanée peut disparaître, pour faire place à un second mouvement de concentration, non-seulement par le fait d'une immersion trop longue, mais encore, après le bain, par celui du contact d'un air froid ou humide et de l'immobilité. L'homme qui sort de l'eau sous l'empire de la réaction spontanée, est d'abord complétement insensible à l'action des agents extérieurs ; exposé nu au vent, au froid, pas une papille de sa peau ne s'érige, il n'éprouve ni frisson ni *chair de poule;* mais cette insensibilité n'a qu'une durée fort courte, et si l'action des agents atmosphériques se prolonge, le refroidissement ne tarde pas à se manifester. De là une réaction plus facile, plus durable pendant l'été, dans les climats chauds, et la préférence accordée par M. Dauvergne aux bains de mer méditerranéens sur ceux de l'Océan. De là encore, dans le domaine de la thérapeutique, la devise : *eau froide, air chaud,* que j'ai assignée à l'hydrothérapie rationnelle, contrairement aux pratiques et aux doctrines de l'hydriatrie empirique.

L'exercice musculaire modéré, proportionné aux forces du sujet, et non violent et exagéré, tel que sont obligés de l'imposer à leurs malades les hydropathes systématiques en raison de la durée beaucoup trop longue qu'ils donnent à leurs applications d'eau froide, est le meilleur moyen d'entretenir la réaction spontanée. A moins que la température atmosphérique ne soit très-élevée, il est toujours bon de marcher après un bain froid, et la marche doit être d'autant plus rapide et plus prolongée que la température extérieure est plus basse. En tenant compte de ce précepte, et en ayant soin *de diminuer proportionnellement la durée de l'immersion,* des bains de mer ou de rivière peuvent être pris, sinon avec plaisir, du moins sans dangers toujours et avec avantages souvent, pendant l'hiver et les froids les plus rigoureux.

L'exercice musculaire est le seul bon moyen de faire naître la réaction provoquée ; et ici rien ne saurait en tenir lieu. Après des immersions très-prolongées, j'ai vu grelotter pendant plusieurs heures, dans la chambre la plus chaude et devant le feu le plus ardent, des baigneurs qu'une demi-heure de marche accélérée eût parfaitement réchauffés.

Je vous ai dit qu'à même température la réaction est d'autant plus prompte et plus énergique, que l'eau frappe la surface cutanée avec plus de force ; les bains naturels sont, par conséquent, d'autant plus hypersthénisants que le courant de la rivière ou du fleuve est plus impétueux, que la mer est plus agitée, et que l'on s'expose davantage au choc des lames. Theden raconte avoir obtenu de très-bons effets de bains pris sous la chute d'un moulin. Mais pour ne rien perdre des bienfaits de la percussion, il faut que celle-ci soit directe, immédiate, et à ce point de vue, l'épais costume de laine, imposé aux femmes par la pudeur, est extrêmement nuisible. Presque toujours il transforme, en hyposthénisants des bains qui, sans lui, eussent été excitants, et lorsqu'il ne s'oppose pas complétement à la réaction spontanée, il la rend du moins faible et insuffisante. En hydrothérapie, il faut proscrire rigoureusement tout intermédiaire entre l'eau et la surface cutanée, lorsque l'on veut obtenir les effets toniques, excitants et révulsifs des applications froides.

« Lorsque le corps en sueur, dit M. Becquerel, est plongé dans une « eau froide et à basse température, le refoulement interne du sang « est *instantané; assez souvent* il est suivi d'une réaction très-éner- « gique, et les choses en restent là. Dans d'autres cas, cette *réaction* « se prolonge et donne naissance à une fièvre continue simple, éphé- « mère, prolongée de 24 heures à 4 ou 5 jours de durée; d'autres « fois, elle conduit à des phlegmasies plus ou moins graves. »

J'ai peine à comprendre, Messieurs, qu'une pareille proposition ait pu être écrite par M. Becquerel. Comment un médecin aussi éclairé a-t-il pu couvrir de son autorité des assertions inexactes, des appré- ciations erronées, des préjugés surannés, des habitudes dangereuses que la saine et rigoureuse observation a, depuis longtemps déjà, com- plétement et définitivement renversés?

Le refoulement du sang n'est pas plus *instantané* lorsque le corps est en sueur que dans toute autre circonstance, mais il est plus vio- lent; il est *toujours* suivi d'une réaction énergique, et celle-ci ne s'é- carte en rien des lois que nous avons établies; enfin, lorsque des accidents surviennent, ils sont dus, non à la *réaction*, mais à la *con- centration.* Jamais nous n'avons observé ni rencontré dans les auteurs un seul exemple de fièvre continue simple, succédant à la *réaction* produite par un bain froid pris le corps étant en sueur.

Le préjugé qui considère comme fort dangereuse l'immersion dans l'eau froide du corps couvert de sueur, paraît être très-ancien; mais il ne nous a pas été possible de découvrir la moindre trace des faits mal interprétés ou des théories hypothétiques qui ont pu lui donner naissance. Il n'en est pas moins devenu très-général, et tous les jours encore vous voyez dans les écoles de natation de nombreux baigneurs s'exposer, pour fuir les prétendus dangers de l'immersion, à des dan- gers bien plus grands et plus certains. Nus ou à peine couverts par un peignoir, ils attendent, pour se jeter dans l'eau, que la sueur qui cou- vre leur corps soit tarie ou souvent même qu'un frisson vienne les avertir de l'abaissement de la température animale; et c'est alors que l'on a dû attribuer au bain des phlegmasies nées sous l'influence, si pernicieuse, de l'air froid et du vent sur le corps en sueur. (*Voyez* page 74.) D'un autre côté, il est parfaitement démontré que la réaction spontanée est beaucoup moins prompte et moins énergique lorsque le sujet subit le contact de l'eau étant refroidi, frissonnant ; et c'est avec raison que l'hydrothérapie prescrit l'exercice musculaire aussi bien avant qu'après l'application froide. Currie avait déjà signalé les graves accidents qui peuvent résulter d'un bain froid pris lorsque la température du corps est abaissée, ou pendant le frisson, alors même que le thermomètre indique une élévation de cette température.

Quant à la sueur, voici comment s'exprime Currie :

« Au début de la sudation, surtout lorsque celle-ci a été provoquée
« par un exercice violent, les affusions ou les immersions peuvent être
« pratiquées sans grand risque, et quelquefois avec beaucoup d'avan-
« tage. Lorsque la transpiration est abondante et qu'elle a déjà une
« certaine durée, les affusions et les immersions sont dangereuses, alors
« même que la température du corps dépasse son degré normal. Lors-
« que l'élévation de la température et la transpiration ont été produites
« par des moyens artificiels, les affusions et les immersions amènent un
« refroidissement non accompagné de réaction, lequel n'est point sans
« danger. »

Eh bien ! sans faire intervenir les pratiques balnéatoires des anciens, sans invoquer le témoignage des bains russes et orientaux, il suffit de tenir compte des milliers de faits recueillis dans ces dernières années par l'hydrothérapie, pour mettre à néant les assertions de Currie. Que la sueur soit au début ou que déjà elle ait eu une certaine durée et une grande abondance ; qu'elle soit provoquée par l'exercice musculaire ou par un moyen artificiel (*enveloppement, étuve sèche,* etc.), les affu-sions, les immersions, les douches, les bains froids peuvent être admi-nistrés sans aucun danger, *pourvu que leur durée ne soit pas trop longue et ne dépasse point celle de la réaction spontanée.* Dans ces conditions, non-seulement les applications froides ne sont *jamais* sui-vies du plus léger accident, mais elles présentent des avantages pré-cieux. En effet, elles terminent brusquement la transpiration et déli-vrent les sujets de la chaleur incommode qu'ils ressentent, en leur faisant éprouver une sensation très-agréable ; elles les mettent à l'abri des accidents qui pourraient résulter du contact d'un air froid avec le corps en sueur ; enfin elles exercent sur la peau et sur l'économie tout entière une action tonique très-utile, que devraient mettre à profit tous ceux qui, par leur profession ou par l'influence du climat, sont soumis à des transpirations abondantes et répétées.

Ajoutons, sans parler d'Oribase, que déjà Buchan, Butini, de la Rive, conseillaient de se rendre au bain à pied et de se jeter dans l'eau ayant chaud, et qu'il y a trente-quatre ans M. Bégin se plongeait dans la Moselle le corps couvert de sueur par suite d'un exercice prolongé.

La *durée* de l'immersion est donc encore une fois le point capital de la question, et ici elle peut être fixée d'une manière à peu près absolue. Après une sudation *très-abondante*, elle ne doit guère dépasser *cinq minutes* sous peine d'interrompre la réaction spontanée et de ramener le mouvement de concentration. Or, il est d'observation, et c'est dans ces limites que Currie a raison, il est d'observation, dis-je, qu'après une sueur très-copieuse et une immersion prolongée, la réaction provoquée devient fort difficile à obtenir, et qu'à son défaut, il survient des accidents plus ou moins graves (mouvement fébrile plus ou moins intense et prolongé, congestions viscérales, etc.).

« Un baigneur, dit M. Lévy, exposerait sa vie à vouloir attendre dans l'eau même les phénomènes de la réaction. »

Vous savez maintenant que ces paroles ne sont acceptables qu'autant qu'on les applique, non à la réaction spontanée qui succède à la première période de concentration, mais à la réaction qui doit mettre fin au second mouvement de refoulement.

J'ai constaté bien des centaines de fois, sur moi-même et sur d'autres, que l'on peut impunément se plonger dans l'eau froide le corps étant couvert de sueur, la température animale ayant été élevée de 3 degrés, le pouls battant 120 fois par minute, *la respiration n'ayant subi, d'ailleurs, aucune modification appréciable.* En serait-il de même, si l'immersion avait lieu au moment d'une forte anhélation, la respiration étant très-accélérée par une course rapide, un exercice très-violent, etc. ? Je ne suis pas en mesure de répondre à cette question, Messieurs, mais, *à priori*, je crois qu'il serait imprudent de congestionner, même momentanément et sans préjudice de la réaction, des poumons dont les fonctions sont déjà troublées et dans lesquels l'hématose ne s'accomplit pas régulièrement.

Le bain froid ne doit être pris, ni en état d'ivresse, ni lorsque l'estomac est distendu par une grande quantité d'aliments; des indigestions graves, des congestions mortelles pourraient en être le résultat. Tous les ans, les recueils périodiques enregistrent des cas de mort, survenus chez des hommes qui, pris de vin ou tout au moins excités par les libations qui accompagnent un repas copieux, s'étaient jetés à l'eau en sortant de table, par bravade ou pour gagner un pari.

Les bains froids hypersthénisants exercent sur l'économie et sur la santé une influence puissante et très-favorable. Ils sont essentiellement toniques; ils font éprouver au sujet une sensation de bien-être très-prononcée; ils donnent au système musculaire de la force et de la souplesse; ils exercent sur la peau une action stimulante qui en active et en régularise les fonctions ; ils excitent l'appétit, facilitent la digestion, régularisent la nutrition ; ils ont sur la circulation capillaire générale une action remarquable, qui se traduit par une absorption plus active, des sécrétions plus abondantes, et souvent par une transformation organique digne de fixer toute l'attention de l'hygiéniste et du médecin.

« L'usage du bain froid, avait dit, en 1819, M. Bégin, détermine en peu de temps le développement d'une sorte de tempérament sanguin dont les progrès sont très-rapides. »

En 1852, et sans connaître cette proposition , je proclamais que par l'influence des applications excitantes d'eau froide, l'on peut substituer un tempérament sanguin acquis au tempérament lymphatique congénital, et je montrais, par des observations concluantes, que les enfants subissent en peu de temps une complète transformation. (*Voyez Traité d'hydrothérapie*, pages 205-225.)

Les bains froids, pris quotidiennement pendant toute l'année, conviennent particulièrement aux individus lymphatique, obèses, très-sensibles aux vicissitudes atmosphériques, atteints fréquemment de rhinite, d'angine, de bronchite, de diarrhée, de rhumatisme musculaire, de névralgie, etc. ; à ceux qui ont habituellement les pieds froids et la tête congestionnée ; à ceux qui, par leur constitution et par leur tempérament, peuvent être considérés comme prédisposés à l'obésité, à la chlorose, aux névroses, à la scrofule, aux affections tuberculeuses, aux maladies des os, aux tumeurs blanches, etc.

« Il n'est peut-être pas de sujet, quelque débile qu'il soit, auquel le bain froid ne puisse être avantageux, dit avec raison M. Bégin. Ce qui est fondamental, c'est la réaction sanguine, et il faudrait qu'après l'application d'un excitant aussi énergique, le sujet touchât au dernier terme de la débilité vitale pour que cette réaction n'eût pas lieu. Ce qu'il y a d'important, c'est de graduer la durée de l'immersion d'après la force du sujet. »

Plusieurs épidémiographes considèrent les bains froids comme l'un des meilleurs prophylactiques auxquels on puisse avoir recours pour se préserver du typhus, de la dysenterie, de la peste ; nous ajouterons : de la grippe et du choléra.

Les détails très-longs, mais indispensables, dans lesquels nous venons d'entrer, s'appliquent également, à leur point de vue le plus général, aux *bains d'eau simple* (bains de rivière, de lac, d'étang, etc.) et aux *bains d'eau de mer ;* il existe néanmoins entre ces deux espèces de bains naturels quelques différences que nous devons vous signaler.

En raison des sels qu'elle tient en dissolution, l'eau de mer est beau-

37

coup plus dense que l'eau de rivière, et voici, à cet égard, des chiffres qu'il est utile de connaître :

PESANTEUR SPÉCIFIQUE.

| | |
|---|---|
| Eau distillée. . . . . . . : . . . . | 10,000 |
| — de pluie. . . . . . . . . . | 1,0002 |
| — de rivière. . . . . . . . . | 1,0004 |
| — de source . . . . . . . . . | 1,0008 |
| — de puits. . . . . . . . . . | 1,0010 |
| — de l'Océan. . . . . . . . . | 1,0280 |
| — de la Méditerranée . . . . . | 1,0320 |

Cette différence de densité, en faveur de la Méditerranée, tient, dit-on, à ce que cette mer perd plus par évaporation qu'elle ne reçoit par les fleuves; à ce qu'au lieu de verser dans l'Océan, elle reçoit toujours de lui par le détroit de Gibraltar; à ce que, enfin, elle contient moins de gaz acide carbonique, l'eau de mer renfermant d'ailleurs moins de gaz que toute autre eau.

Il semble démontré, aussi, que la densité de l'Océan Atlantique va en diminuant de l'équateur aux pôles, de telle sorte, qu'étant de 1,0295 à l'équateur, elle ne serait plus, au 66° de latitude nord, que de 1,0259 (Scoresby) ou même de 1,0200 (Ross).

L'eau de mer, étant plus dense que l'eau de rivière, est, par conséquent, un meilleur conducteur du calorique ainsi que de l'électricité, et présente, à volume égal, un plus grand nombre de molécules au contact du corps; il en résulte que, toutes choses égales d'ailleurs, le bain de mer est plus froid que le bain de rivière.

Rien de plus variable que la température des rivières et des fleuves; suivant les climats, les saisons, les vicissitudes atmosphériques, les localités, elle oscille entre 0° et 28 ou même 30 degrés. La température de la mer, au contraire, est peu influencée par celle de l'atmosphère, et ne diffère que peu de la température moyenne du climat. La mer est donc plus chaude que les rivières pendant l'hiver, et plus froide pendant l'été.

M. Gaudet a constaté, par des observations continuées pendant dix ans, qu'à Dieppe la température de la mer s'élève en juillet, atteint son maximum en août et décroît en septembre, suivant, dans les deux cas, une marche lente et graduelle de 0°,50 à 2°; la température atmosphérique présentant, au contraire, des oscillations brusques et étendues. La moyenne de la température maritime, pendant ces trois mois, a été de 18°,2 C., celle de la température atmosphérique, de 17°,6.

Les extrêmes n'ont été séparés que par une différence de 5° pour l'eau de la mer (15 à 20°), et par une différence de 18° pour l'atmo-

sphère (10 à 28°). Cependant les vents d'ouest et de sud-ouest accompagnés de pluies peuvent, en 24 heures, abaisser la température de la
mer de 0°,25 à 2°,50 c. ; les vents du sud et du sud-est la relèvent
dans la même proportion.

La température de la Méditerranée est plus élevée de 4°,35 que
celle des régions de l'Océan Atlantique situées à son occident. En 1834,
à Trieste, l'eau de la mer avait 30° c.

On admet que la température de l'eau de la mer est au-dessous de
celle de l'atmosphère à midi et à l'ombre ; qu'elle est au-dessus à minuit, et que matin et soir l'air et l'eau ont le même degré. Que la
température de l'Océan décroît de l'équateur aux pôles ; qu'elle décroît
en pleine mer en raison de la profondeur, excepté dans les mers du
Nord, où le contraire a lieu ; qu'elle s'abaisse au-dessous des bancs de
sable ; qu'elle diminue de la surface vers le fond de la mer jusqu'à un
certain point où, suivant les uns elle aurait une température constante
de 10 à 10,5° R., tandis qu'Ellis assure que la température s'abaisse
jusqu'à 1200 mètres de profondeur, et qu'elle remonte au delà. La
température moyenne des couches profondes (1,000 à 2,000 mètres)
serait de 12°,6.

Voici des chiffres que j'emprunte à un mémoire fort remarquable
de M. Aimé, et qui présentent un grand intérêt.

Entre les tropiques, la température de l'air a été plus chaude que
celle de la surface de la mer 479 fois, et 1371 fois la mer a été plus
chaude que l'air de 0,1° à 2° (Duperrey).

Dans la Méditerranée, voici les différences saisonnières qui ont été
constatées :

| | TEMPÉRATURE MOYENNE. | |
|---|---|---|
| Saisons. | Air. | Mer. |
| Hiver. . . . . . . . | 12°,4 | 14°,4 |
| Printemps . . . . . | 16° 3 | 15° 5 |
| Été . . . . . . . . . | 23° 0 | 22° 2 |
| Automne . . . . . . | 20° 0 | 20° 6 |

Au mois d'avril, la température maritime de surface a été de 19° au
fond du port d'Alger, de 17°,7 au milieu du port, et de 16°,9 à
l'extrémité de la jetée.

Les températures, à diverses profondeurs, ont été de :

| | |
|---|---|
| 18°,2 à la surface. | 13°,7 à 100 mètres. |
| 16° 3 à 25 mètres. | 13° 0 à 200 — |
| 14° 4 à 50 — | 12° 6 à 350 — |

La variation diurne cesse à 18 mètres ; la variation annuelle à 350
ou 400 mètres.

37.

Les latitudes exercent, d'ailleurs, une grande influence sur les températures, ainsi que le démontrent les chiffres suivants :

TEMPÉRATURES :

| Latitudes. | A la surface. | A diverses profondeurs. | Profondeurs. |
|---|---|---|---|
| 33°,26' sud. | 12°,6 | 9°,5 | 160 brasses. |
| 43° 2' sud. | 13° 0 | 2° 3 | 1,110 — |
| 38' 12' sud. | 16° 8 | 3° 0 | 37 — |
| 12° 39' sud. | 19° 9 | 13° 2 | 128 — |
| 21° 6' nord. | 25° 0 | 13° 0 | 100 — |

Péron assure que la température de la surface est plus élevée près du rivage qu'au large ; de Humboldt prétend qu'elle est plus basse. Près des côtes de la Méditerranée, elle est plus élevée pendant le jour et quelquefois plus basse pendant la nuit.

Il est curieux de rapprocher ces chiffres de ceux qui sont fournis par les lacs.

La surface, qui est gelée en hiver, présente parfois en été 20 ou 25° de température ; les couches inférieures ont une température à peu près constante de 4°.

Voici les températures observées au lac de Genève :

| | |
|---|---|
| 19°,8 à la surface. | 7°,6 à 60 mètres de profondeur. |
| 12° 3 à 20 mètres de profondeur. | 6° 5 à 80 — — |
| 9° 0 à 40 — — | 6° 5 à 104 — — |

L'eau de mer est donc plus dense et plus froide, *pendant la saison des bains,* que l'eau de rivière ; et si vous tenez compte maintenant de sa composition chimique et des mouvements violents qui l'agitent ordinairement sous l'influence des vents et des marées, vous comprendrez facilement que les bains de mer, et surtout les bains de lames, soient plus hypersthénisants que les bains de rivière, *pris à la même époque de l'année.*

La réaction spontanée est, en effet, plus prompte, plus énergique, et se prolonge plus longtemps ; mais les lois qui président à son développement ne diffèrent en rien de celles que nous avons exposées plus haut, et il est évident, dès lors, que les effets des bains de mer doivent varier avec le climat. Les bains de la Méditerranée, dont la température est très-élevée et qui n'a pas de marées, sont beaucoup moins actifs que les bains de l'Océan ; ceux-ci, bien que contenant une moindre proportion de matières salines, sont souvent trop *excitants* pour les sujets faibles, nerveux, irritables, et il est des femmes qui ne peuvent supporter une simple immersion. Souvent, lorsque l'excitation est trop énergique, il survient des accidents plus ou moins graves, principalement caractérisés par de la fièvre, de l'agitation, de l'insomnie, des lassitudes générales, de la congestion cérébrale, de l'irritation vésicale, des vomissements, des crampes, des douleurs vertébrales, etc. La peau devient rouge, cuisante, et se couvre de plaques érythémateuses ou même d'une éruption vésiculeuse ou pustuleuse ; parfois des furoncles se développent. L'on parvient ordinairement à modérer ces phénomènes en rendant les bains moins fréquents et moins longs; mais il est des cas où les accidents persistent et s'aggravent malgré toutes les précautions; l'usage des bains de mer doit alors être définitivement suspendu. Vous en concluerez, avec raison, qu'en thérapeutique, les bains naturels sont très-inférieurs à l'hydrothérapie proprement dite, dont les applications peuvent être facilement modifiées et graduées suivant la constitution, le tempérament, l'idiosyncrasie de chaque individu, et les indications de chaque cas pathologique.

Des bains artificiels et des diverses applications extérieures de l'eau.

Les bains artificiels se subdivisent en *bains d'eau* et en *bains de vapeur*, et cette distinction doit être maintenue, bien que ces deux espèces de bains soient parfois réunies.

*Des bains d'eau.* — En prenant pour base la température du liquide, on admet généralement six variétés de bains :

| | |
|---|---|
| Bains très-froids . . . . . . | de 0° à 10° R. |
| — froids. . . . . . . . . . | 10° à 15° |
| — frais . . . . . . . . . . | 15° à 20° |
| — tempérés ou tièdes. . . | 20° à 25° |
| — chauds . . . . . . . . . | 25° à 30° |
| — très-chauds . . . . . . | 30° à 36° ou 40° |

Cette division est fort arbitraire, ainsi que le reconnaissent d'ailleurs les auteurs qui l'ont adoptée.

Il y a plus de différence entre le 1er degré et le 10e qu'entre le 10e et le 20e; plus entre le 10e et le 15e qu'entre celui-ci et le 20e; plus enfin entre le 30e et le 35e qu'entre le 25e et le 30e.

« Pour apprécier avec une rigoureuse précision, dit M. Rostan, les effets de la température de l'eau sur le corps humain, il faudrait les étudier degré par degré, depuis la température de la glace fondante jusqu'au degré de chaleur que l'homme peut supporter. » Mais cela ne suffirait même pas ; il faudrait, pour chaque degré, faire varier la durée du bain depuis quelques secondes jusqu'à plusieurs heures. Et ceci ne résoudrait pas encore la question, car il faudrait tenir compte de l'âge, du sexe, de la constitution, de toutes les conditions individuelles appartenant à chacun des sujets soumis à l'expérimentation, et établir de nombreuses catégories.

« Le thermomètre, dit à son tour M. Lévy, est impuissant à déterminer les progressions ascendantes ou descendantes de la température *perçue* dans les bains : la sensibilité individuelle le remplace ; c'est elle qui prononce sur le *pouvoir thermique* du bain et le reconnaît frais, froid, tempéré, chaud, suivant la manière dont elle s'y trouve affectée. »

M. Lévy a raison si l'on ne tient compte que de la sensation perçue par le sujet, et si l'on ne fait intervenir le thermomètre que pour déterminer la température du liquide; mais le *pouvoir thermique* du bain se mesure par les effets produits sur les phénomènes de calorification animale ; or, la sensation est ici un indicateur très-infidèle, et il est indispensable, au contraire, de ne s'en rapporter qu'au thermomètre et à la montre à secondes.

Une bonne division des bains, à la fois physiologique, hygiénique et thérapique, doit prendre pour base les effets produits *immédiatement* et *consécutivement* sur la température animale, la circulation, l'absorption et l'exhalation : or, au point de vue des *effets immédiats*, les bains sont :

*Froids* de 0° à 25° environ, parce qu'ils abaissent la température animale, diminuent la fréquence du pouls et activent l'absorption, qui l'emporte sur l'exhalation.

*Indifférents* ou *neutres* de 25 ou 30°, parce qu'ils sont sans influence appréciable sur la température animale, le pouls, l'absorption et l'exhalation.

*Chauds* de 30 à 40°, parce qu'ils élèvent la température animale, accélèrent le pouls et activent l'exhalation, qui l'emporte sur l'absorption.

Au point de vue des *effets consécutifs*, les bains froids sont plus ou moins *hyposthénisants* ou *hypersthénisants* suivant la température de l'eau et la *durée* de l'immersion : les bains neutres sont *sédatifs* et *débilitants ;* les bains chauds sont *débilitants* et *excitants.*

En dehors de cette grande division, il n'existe que des évaluations arbitraires, approximatives, sujettes à contestations et à erreurs. Malheureusement il est impossible, dans les pratiques ordinaires de la vie, de procéder constamment avec une exactitude rigoureuse, mathématique, et pour ne pas substituer la théorie à la pratique, nous diviserons les bains artificiels en *froids, tempérés* et *chauds.*

*Les bains froids* artificiels, pris en baignoire, en cuve, en piscine, diffèrent des bains froids naturels par les trois circonstances suivantes : 1° L'eau est dans un état de repos complet. 2° Le baigneur est condamné à l'immobilité, ou ne peut exécuter que des mouvements très-restreints. 3° La température de l'eau peut être graduée à volonté, degré par degré. Vous savez déjà quelles sont les conséquences qui en découlent.

Le bain sera d'autant plus hyposthénisant que l'immersion aura été plus prolongée dans de l'eau modérément froide (de 15 à 25° C.). Le bain sera d'autant plus hypersthénisant que l'eau sera plus froide (de 0° à 15°), et la durée de l'immersion doit être d'autant plus courte que la température du liquide est plus basse.

Quant aux considérations qui se rattachent à la réaction et aux conditions individuelles, nous n'avons rien à ajouter à ce que nous avons dit. De longues recherches, de nombreuses expériences sont encore nécessaires pour porter la lumière sur tous les points de la question des bains ; de ce sujet si vaste et si compliqué. Au point de vue de la thérapeutique et des bains froids hyposthénisants, Frœhlich, après avoir rappelé que la température du liquide doit être en rapport avec la température du corps, établit l'échelle de proportion suivante :

| La température du corps, prise dans l'aisselle, étant de : | | La température de l'eau doit être de : | |
|---|---|---|---|
| 98° f. | 36°,6 c. | 90° f. | 32°,2 c. |
| 99° | 37° 2 | 85° | 29° 4 |
| 100° | 37° 7 | 75° | 23° 9 |
| 101° | 38° 3 | 65° à 70° | 18° 3 à 21° 1 |
| 102° à 103° | 38° 8 à 39° 4 | 60° à 65° | 15° 5 à 18° 3 |
| 104° | 40° | 60° | 15° 5 |
| 105° | 40° 5 | 55° | 12° 8 |
| 106° | 41° 1 | 40° | 4° 4 |
| 107° à 108° | 41° 6 à 42° 2 | 35° à 40° | 1° 6 à 4° 4 |
| 110° à 112° | 43° 3 à 44° 4 | 35° | 1° 6 |

N'acceptant ces chiffres que sous bénéfice d'inventaire, nous avons voulu néanmoins vous les faire connaître comme un spécimen des recherches que réclament encore la physiologie et l'hygiène.

Une immersion de deux ou trois minutes dans une baignoire remplie d'eau à 10° C., prise tous les matins en se levant, est une des meilleures pratiques balnéatoires que puisse prescrire l'hygiène.

*Les bains tempérés*, dont l'usage hygiénique est à beaucoup près le plus général et le plus fréquent, forment la transition entre les bains froids et les bains chauds, et il en résulte que leur action varie beaucoup sous l'influence des plus légères modifications de la température du liquide et des conditions individuelles.

Lorsque le bain tempéré se rapproche du bain froid (*bain frais*), c'est-à-dire lorsqu'il abaisse la température animale, diminue la fréquence du pouls et fait éprouver au sujet la sensation du froid, il est hyposthénisant, et il devient énergiquement congestif lorsqu'il se prolonge; la température du corps peut alors baisser de 3 à 4 degrés, et le pouls tomber à 50,40 ou même 38 pulsations (Chossat). Par cela même que la température du liquide n'est point très-basse, la réaction ne se développe que très-difficilement. Dans ces conditions, le bain tempéré est le plus dangereux et le plus nuisible de tous les bains artificiels.

Lorsque le bain tempéré est réellement neutre ou indifférent, c'est-à-dire lorsqu'il ne fait éprouver au sujet ni la sensation du froid, ni celle de la chaleur, lorsqu'il reste sans influence appréciable sur la circulation et la température du corps, il peut être considéré comme un *bain de propreté* dans la rigoureuse acception du mot. « Il n'est ni tonique, ni débilitant, dit M. Rostan; il se borne à l'action de l'eau sur la peau, action totalement indépendante de celle du chaud ou du froid; il nettoie la surface du corps et enlève les concrétions que la poussière et la sueur y accumulent. »

Dans ces conditions, le bain tempéré est éminemment utile, et on peut le rendre plus agréable ou plus actif en y versant de l'eau de Cologne, du vinaigre de toilette, en lui associant des frictions savonneuses, etc.; et plus adoucissant, en y ajoutant de l'eau de son, une infusion de tilleul, une décoction légère de graine de lin, etc.

Le bain de propreté maintient la peau blanche, douce, unie, souple, et lui conserve sa sensibilité; en la débarrassant des corpuscules étrangers qui s'y incrustent, il prévient ou fait disparaître le prurit, l'irritation, les éruptions qui souvent n'ont pas d'autre cause que la malpropreté.

« La propreté, dit avec raison M. Rostan, est une des plus indispensables conditions pour l'entretien de la santé; sans elle des maladies de tout genre assiégent l'espèce humaine. »

En favorisant l'exercice des fonctions d'absorption et d'exhalation cutanées, le bain rend moins fréquentes les irritations, les phlegmasies des membranes muqueuses, et prévient les congestions viscérales et spécialement celles des poumons, du foie et des reins; enfin son action s'étend au delà de l'enveloppe cutanée. Il assouplit les muscles, rend les mouvements faciles, repose le corps fatigué par un violent exercice, par un travail intellectuel prolongé, par une émotion morale vive. Il est fort utile aux sujets nerveux, irritables, violents.

Mais, ai-je besoin de vous dire, Messieurs, que le *point d'équilibre,*

si difficile à obtenir dans les expériences balnéatoires les plus rigoureuses n'est presque jamais observé dans les pratiques habituelles de
la vie, et que presque toujours, sinon constamment, le bain tempéré
atteint le maximum de la température que nous lui avons assignée et
incline vers le bain chaud.

Or, dans ces conditions, le pouls s'accélère de quelques pulsations,
la température animale s'élève, la peau rougit et devient le siége d'une
exhalation plus considérable. « Une sueur légère couvre le front, les
tempes, le pourtour des yeux et des lèvres, l'extérieur du corps prend
de l'extension ; la tête s'appesantit ; l'individu sent le besoin du sommeil. Le sang se portant avec plus de rapidité vers tous les organes,
les glandes en reçoivent une plus grande quantité et sécrètent plus de
fluide ; les parties génitales se gonflent, et l'on éprouve une tendance
singulière au rapprochement des sexes » (Rostan).

Tel est le bain que l'on désigne, en général, par le nom de *bain
tiède,* et dont les classes riches de la société font un si fâcheux abus ;
bain que M. Rostan a raison de proclamer « *essentiellement affaiblissant et relâchant,* » et qui est surtout funeste aux individus débiles,
lymphatiques, aux femmes du monde et spécialement à celles de Paris,
parmi lesquelles il est d'un usage plus fréquent que partout ailleurs.
Déjà prédisposées à la chlorose, à l'anémie, aux névralgies, à la gastralgie, à la névropathie générale, aux congestions utérines, aux flux leu-
corrhéiques, à l'avortement par l'inertie du système musculaire, par
des habitudes de mollesse et de luxe, par les veilles, le séjour habituel
dans une atmosphère viciée et trop chaude, etc., les femmes s'imagi-
nent trouver dans le bain tiède un remède à la fatigue, à la langueur,
à l'agacement nerveux qu'elles éprouvent, et elles n'y rencontrent
qu'un mauvais palliatif dont les effets immédiats sont parfois un sou-
lagement momentané plus apparent que réel, une sensation éphémère
de bien-être, mais dont les résultats définitifs sont le relâchement de
la peau, qui perd de sa vitalité et de son ressort, l'affaiblissement de la
circulation capillaire générale et du système musculaire, le désordre
de l'innervation, l'appauvrissement du sang ; de telle sorte que si le
médecin n'intervient pas, les femmes s'enferment de plus en plus dans
un cercle vicieux sans issue.

Nous reviendrons d'ailleurs sur cette question, qui acquiert en hygiène publique une importance capitale et cependant complétement
méconnue.

Tandis qu'en sortant d'un bain froid hypersthénisant, et sous l'influence de la réaction, le baigneur est insensible à l'action des agents
extérieurs, il est, au contraire, d'une impressionnabilité extrême au

sortir du bain tiède ; malgré l'usage de linge préalablement chauffé et
le séjour dans une atmosphère dont la température est ordinairement
de 14 à 18° C., il est pris de frisson, de *chair de poule ;* le moindre
courant d'air froid lui fait éprouver une sensation très-pénible et peut
devenir la cause du développement d'une phlegmasie (*bronchite, pleu-*
*résie, pneumonie, rhumatisme,* etc.). « Il est donc important, dit
M. Rostan, de prendre, au sortir du bain, des précautions contre l'in-
tempérie de l'atmosphère. »

Le *bain chaud* exerce sur l'économie une action très-énergique, qui
doit être étudiée avec soin.

L'individu qui se plonge dans un bain à 38 ou 40° éprouve une
horripilation que remplace bientôt une sensation de chaleur très-
intense ; le pouls et la respiration s'accélèrent ; la peau rougit, le sang
afflue dans le système capillaire, les bagues deviennent trop étroites,
une abondante transpiration s'établit, la sueur ruisselle et se vaporise
rapidement sur les parties qui ne sont point plongées dans l'eau, l'exhalation pulmonaire devient extrêmement active ; mais malgré ces
moyens de réfrigération employés par la nature, il survient bientôt,
si le bain se prolonge, un sentiment inexprimable d'angoisse, de suffocation ; la respiration est anxieuse, entrecoupée ; les mouvements du
cœur deviennent tumultueux, irréguliers et de plus en plus fréquents ;
les artères carotides et temporales battent avec violence ; la face est
rouge et gonflée, les yeux sont saillants, la vue se trouble : si l'on ne
se hâte point de sortir de l'eau, la mort peut survenir et être le résultat
d'une syncope, d'une sorte d'asphyxie, d'une congestion cérébrale,
d'une hémorrhagie du poumon ou de l'encéphale. Les premiers effets
produits se prolongent d'ailleurs encore pendant quelque temps après
la sortie du bain. Fourcroy a vu un homme mourir d'apoplexie une
heure après avoir pris un bain trop chaud.

Revenons avec plus de détails sur les troubles que subit, en particulier, chacune des grandes fonctions de l'organisme.

*Circulation.* — Il résulte des expériences de M. V. Gerdy que
dans de l'eau à 36° c. le pouls s'accélère de quelques pulsations par
minute ; qu'à 38° il offre une augmentation d'au moins 15 à 18 battements et qu'il devient plus large, plus plein et plus mou ; qu'à 40° il
s'élève à 112 pulsations et se fait sentir petit, vif et serré.

*Respiration.* — Ce n'est qu'à 38° environ que la respiration commence à présenter une accélération sensible ; elle devient en même
temps plus large et plus profonde. A 40° elle est anxieuse. Dans tous
les cas, elle s'accélère dans une bien moindre proportion que le pouls.
« Chose remarquable, dit M. V. Gerdy, la respiration est bien moins

influencée que la circulation par la température des bains. Lorsque les bains modifient peu l'état de la circulation , la respiration reste assez bien d'accord avec les petites modifications du pouls ; mais dans les bains très-chauds elle s'éloigne moins de son type normal que celui-ci, et elle y revient plus vite, quand la chaleur diminue ; de sorte que souvent le pouls est encore notablement accéléré, quand déjà la respiration a repris son allure accoutumée.

*Température animale.* — Il est d'autant plus à regretter que M. V. Gerdy n'ait point fait, à cet égard, d'expériences précises, que nous en avons vainement cherché ailleurs. M. Guérard a voulu déterminer la quantité de chaleur cédée au corps par un bain à 42°, et il est arrivé au chiffre de 800,000 calories ; mais cette évaluation n'est rien moins que rigoureusement exacte. Buchan dit qu'un thermomètre placé sous la langue s'élève d'un degré ; mais il est évident que l'accroissement de la température animale peut être beaucoup plus considérable.

*Absorption et exhalation.* — Nous avons dit que dans le bain chaud l'exhalation l'emporte constamment sur l'absorption ; quelques expériences ont été faites pour évaluer la perte que subit l'économie, dans cette circonstance , mais elles n'ont pas donné de résultats définitifs. Cruischank porte de 155 à 248 gram. (5 à 8 onces) la perte produite par un bain chaud d'une heure ; Lemonnier perdit 434 gram. (14 onces) dans un bain d'une heure et demie à 38° c., et 620 grammes (20 onces) dans un bain de 8 minutes à 45° c.

On comprend qu'il importe, dans des expériences de ce genre, de maintenir toujours au même degré la température de l'eau, et cette condition n'est pas facile à remplir. M. V. Gerdy a fait, d'ailleurs, sur le refroidissement des bains chauds quelques recherches utiles à connaître. Dans un cabinet dont l'atmosphère est à 18° et se maintient à peu près à cette température pendant toute la durée du bain , l'air extérieur étant à 8 ou 10°, un bain chauffé à 37° se refroidit en une heure au moins de 2° ; s'il est plus chaud , il perd davantage, et à mesure que sa température s'abaisse il perd de moins en moins proportionnellement. Si la température de l'air ambiant est basse , un bain à 38 ou 39° peut se refroidir de 3 et même de 4° dans une heure.

Il résulte de tout ce qui précède que le bain chaud est essentiellement excitant et débilitant, et que si la thérapeutique peut, dans certaines circonstances, y avoir recours avec avantages , l'hygiène doit le prescrire sévèrement. « L'usage prolongé des bains chauds, dit M. Rostan, pourrait donner lieu à des hémorrhagies ou à quelques congestions funestes ; un affaiblissement extrême en serait d'ailleurs le résultat inévitable. » Lorsqu'un individu se plonge dans un bain trop chaud, il faut se hâter de l'en faire sortir, si l'on ne peut abaisser immédiatement la température de l'eau ; si déjà il éprouve des symptômes de congestion, des accidents plus ou moins graves, M. Guérard conseille de lui faire prendre, le plus tôt possible, un bain frais ou froid.

*Des bains de vapeur ou d'étuve humide.* — Vous savez, Messieurs, que l'étuve humide est représentée par une chambre d'une capacité plus ou moins considérable, dans laquelle on introduit de la vapeur d'eau soit au moyen d'une chaudière et d'un appareil disposés *ad hoc*, soit, plus simplement, en projetant de l'eau sur une plaque métallique chauffée au rouge. Les effets de ce bain sont d'autant plus prononcés que l'atmosphère close contient plus de vapeur, et que la température de celle-ci est plus élevée ; ordinairement un gradin en amphithéâtre occupe le fond de la pièce et monte depuis le plancher jusqu'au plafond, afin que le baigneur puisse graduer à volonté l'énergie du bain, en occupant une marche plus ou moins haut placée.

La température des étuves varie de 35 à 75° c. ; elle oscille entre 35 et 50° c. dans les établissements de Paris et chez les Orientaux ; entre 50 et 75° c. chez les Russes et les Finlandais.

Des expériences comparatives nombreuses ont établi, de la manière la plus positive, que les limites de la température supportable à l'homme sont plus élevées pour l'étuve humide que pour le bain chaud, et plus élevées pour l'étuve sèche que pour l'étuve humide. Les points extrêmes peuvent être fixés à :

45° c pour le bain chaud.
75° pour l'étuve humide.
140° pour l'étuve sèche. (*Voy.* p. 51.)

Martin assure que l'on supporte mieux une température de 60 à 70° c. dans une étuve sèche qu'une température de 47 à 50° c. dans une étuve humide. M. Const James se sentait suffoqué dans les étuves humides de Néron, par une température de 50°, tandis qu'il n'éprouvait qu'un léger malaise dans les étuves sèches de Testaccio par 80°. L'habitude exerce, toutefois, à cet égard une très-grande influence. Tandis que Berger n'a pu rester que 13' dans une étuve humide à 41-53° c., et que M. Londe n'a pu y pénétrer au delà de 56°, les Russes et les Finlandais séjournent pendant une demi-heure, et souvent davantage, dans des étuves à 60-70°. Mais il n'en demeure pas moins vrai, qu'à température égale, l'étuve humide est beaucoup plus pénible à supporter que l'étuve sèche.

Les effets physiologiques des bains de vapeur varient suivant la disposition et la température des étuves.

Dans les étuves publiques de la Russie et de la Finlande, les bains se prennent en commun et souvent sans distinction des sexes. Trente ou quarante individus sont enfermés ou plutôt entassés dans un espace très-étroit, et cette population se renouvelle partiellement pendant plusieurs heures de suite, sans qu'il soit possible ni de changer l'atmosphère de l'étuve, ni de graduer sa température. Pour se faire une idée exacte de la suffocation, du malaise que l'on éprouve dans cette atmosphère viciée, brûlante et infecte, il faut y avoir pénétré. Dans les établissements bien disposés, les bains de vapeur sont administrés isolément, et l'atmosphère de l'étuve est complétement renouvelée après chaque bain; au moyen de vasistas, de ventilateurs et de robinets garnissant les tuyaux qui fournissent la vapeur, il est toujours possible au baigneur de graduer à volonté la température.

Lorsque l'on pénètre dans une étuve humide, dont la température est de 30° c., on éprouve tout d'abord un sentiment d'oppression que quelques inspirations profondes ne tardent pas à faire disparaître. On élève alors la température de l'étuve à 36 ou 38°, et ici commencent à se manifester des effets physiologiques, qui ont été décrits de la manière suivante par M. Lambert.

« La surface du corps se couvre d'une humidité qu'il ne faut point
« prendre pour de la sueur, car elle n'est due qu'à de la vapeur con-
« densée; la peau se ramollit et se relâche; une douce chaleur se ré-
« pand dans tous les organes; un sentiment de calme, de quiétude
« difficile à décrire se fait sentir dans toute l'économie, l'imagination,
« étrangère à toute autre pensée, ne semble occupée qu'à jouir de cet
« état de bien-être. »

Après que le baigneur est resté quelque temps dans cette atmosphère, on fait monter la température à 43 ou 45° c.; alors la peau se rougit, se gonfle et se couvre de sueur; la face se colore, de légers picotements se font sentir aux bords libres des paupières; le pouls et la respiration augmentent de fréquence. C'est à ce moment qu'interviennent, ordinairement, des pratiques accessoires qui varient suivant les usages de chaque pays, les préférences du baigneur, et qui consistent en lotions savonneuses, en frictions avec la main nue ou munie d'un gant de flanelle ou de crin, ou d'une brosse; en flagellations avec de jeunes branches de bouleau garnies de leurs feuilles (Russie); en pratiques de massage (Turquie, Egypte) ou de percussion musculaire.

Souvent le bain se termine, après les pratiques accessoires dont nous venons de parler, de l'une des deux manières que nous indiquerons tout à l'heure ; mais s'il se prolonge, la température de l'étuve étant portée de 45 à 50, 60, 70 ou 75° c., de nouveaux et importants phénomènes se produisent.

A mesure que la température s'élève, le pouls devient de plus en plus fréquent, plein et dur ; le cœur, les artères temporales et carotides battent avec violence ; la tête se congestionne, la vue se trouble ; chaque inspiration est accompagnée d'une sensation très-douloureuse de brûlure ; la respiration devient anxieuse, haletante, incomplète ; des éponges fréquemment trempées dans de l'eau froide doivent alors être maintenues sur la tête et devant la bouche, pour prévenir des accidents plus graves. En rendant compte de sa visite aux étuves de Néron, M. Const. James déclare qu'il avait eu besoin de toute son énergie pour sortir de cette *épouvantable fournaise* (50°) ; il avait le front violacé, la tête vertigineuse ; une épistaxis vint à propos résoudre cet état de congestion cérébrale. Dans la soirée, le pouls battait encore 100 fois par minute ; il existait de l'agitation, de l'étonnement, des tintements d'oreille, du fourmillement dans tous les membres. Le lendemain, sentiment de fatigue générale et injection des yeux par du sang extravasé dans la conjonctive.

La position horizontale ralentit la marche des phénomènes, et permet de supporter une température plus élevée. (75° au lieu de 56°. Londe.)

La mort est le résultat inévitable du séjour trop prolongé dans une étuve humide trop chaude, et elle a eu lieu, récemment, dans l'un des principaux établissements de Paris, où un malheureux baigneur a été oublié dans son cabinet.

Étudions avec plus de précision les modifications qui surviennent dans l'exercice des grandes fonctions de l'économie.

*Circulation.* — La fréquence du pouls s'élève avec la température, et monte à 90, 100, 110, 120 et davantage.

Au sortir des étuves de Néron, le pouls de M. Const. James battait 150 fois par minute. La position exerce sur la circulation une influence très-remarquable ; voici les chiffres observés sur lui-même par M. Londe :

| POSITION VERTICALE. | | POSITION HORIZONTALE. | |
|---|---|---|---|
| Temp. de l'étuve. | Nombre des pulsations du pouls. | Temp. de l'étuve. | Nombre des pulsations du pouls. |
| 37°. c 5 | 70 | 56° c. | 92 |
| 50° | 100 | 67°,5 | 98 |
| 53°,7 | 120 | 75° | 112 |

*Respiration.* — Sous la double influence de la température et de l'humidité de l'air qui est introduit dans les poumons, la respiration s'accélère notablement et ne tarde pas, lorsque la chaleur est très-grande, à devenir anxieuse, haletante. Malheureusement, nous ne possédons pas sur ce point d'observations précises. Si les expériences de M. Magendie tendent à établir (*Voyez* page 52) que la *chaleur sèche*, appliquée sur la surface pulmonaire, produit des effets moins prononcés que lorsqu'elle est en contact avec la peau, il ne faut pas en conclure qu'il en est de même pour la *chaleur humide*. C'est principalement par la sensation pulmonaire que le bain de vapeur devient intolérable.

*Température animale.* — Ici encore, les expériences exactes nous font défaut.

*Absorption et exhalation.* — Berger et Delaroche ont fait des recherches comparatives sur la quantité de sueur perdue dans l'étuve sèche et dans l'étuve humide ; et voici les résultats auxquels ils sont arrivés :

| | ÉTUVE SÈCHE : | | | ÉTUVE HUMIDE : | | |
|---|---|---|---|---|---|---|
| | Température. | Durée du séjour. | Sueur perdue. | Température. | Durée du séjour. | Sueur perdue. |
| Berger. . . | 50° 52° c. | 13' | 50 gram. | 41°,53° c. | 12',30" | 310 gram. |
| Delaroche. | 51° 51°,5 | 13' | 93 gr. 37 | 37°,51° c. | 10',30" | 220 — |

D'autres expériences ont confirmé ces résultats, et démontré que même à température inférieure l'on sue plus dans l'étuve humide que dans l'étuve sèche et que dans le bain chaud. Sanchès suait abondamment dans une étuve humide à 36° c. 6, et l'on ne sue point, dit Marcard, dans un bain d'eau à cette température. Martin a constaté que dans l'étuve humide, c'est à 50° c. que la sueur est à son maximum.

La transpiration peut se prolonger au delà du bain. Berger pesait :

| | | | |
|---|---|---|---|
| Avant son entrée dans l'étuve. . . . . | 51 kilogr. | 965 gram. | 25 milligr. |
| Immédiatement après la sortie . . . . | 51 — | 624 — | 375 — |
| 2 heures 8 minutes après la sortie. . . | 50 — | » — | 250 — |

On lit dans le *Traité d'hygiène* de M. Lévy (t. II, p. 299) : « L'étuve sèche détermine une évaporation appréciable par la diminution du poids du corps.... dans l'étuve humide, point de diminution de poids ; au contraire, le corps gagne souvent : ce qui n'exclut point la possibilité de l'évaporation, celle-ci ayant pu être compensée, et au delà, par l'absorption de l'eau en vapeur. »

Ces paroles, empruntées à M. Const. James, sont en contradiction complète avec tout ce qui a été observé et proclamé jusqu'à présent.

L'atmosphère, dans l'étuve humide, étant saturée de vapeur d'eau, il en résulte que la sueur qui ruisselle sur le corps ne peut être vaporisée, et c'est à cette circonstance que l'on attribue la sensation de gêne, de malaise, d'anxiété qu'éprouve le baigneur, et l'impossibilité de supporter, dans l'étuve humide, une température aussi élevée que dans l'étuve sèche. Est-ce à ce phénomène que fait allusion M. Lévy ? Mais l'appréciation n'en reste pas moins erronée.

Nous avons dit que le bain de vapeur peut se terminer de deux manières différentes : tantôt, après diverses pratiques accessoires, le baigneur sort de l'étuve, est enveloppé dans une couverture de laine, couché sur un lit, et continue à suer pendant une heure ou deux, temps au bout duquel il se lève, s'essuie avec du linge chaud et s'habille (*bain oriental, égyptien*); tantôt l'enveloppement dans la couverture de laine est remplacé par une affusion, une douche, ou une immersion générale avec de l'eau tiède (30° c.), mitigée (21 à 22° c.) ou froide (10 à 12° c.), et de préférence avec cette dernière (*bain russe*). Souvent on voit les hommes du Nord sortir de l'étuve pour se rouler dans la neige, ou se plonger dans l'eau glacée d'une rivière ou d'un étang, et pendant longtemps ce fait a été considéré comme extraordinaire et comme propre à des barbares. Depuis quelques années, surtout depuis la vulgarisation des procédés hydrothérapiques, on a compris, au contraire, l'innocuité, les avantages de cette pratique, et les bains russes ont acquis parmi nous une vogue de plus en plus étendue.

Si maintenant on cherche à apprécier l'usage des bains de vapeur au point de vue de l'hygiène, il devient évident, tout d'abord, que les bains à haute température doivent être rigoureusement proscrits. Il n'en est pas de même des bains dont la température ne dépasse pas 35 à 40° c. Indépendamment de la sensation agréable que ceux-ci procurent, ils ont l'avantage de bien nettoyer la peau, d'en entretenir la souplesse et les fonctions perspiratoires, d'activer la circulation capillaire générale, de stimuler le système musculaire. M. Lévy les considère comme particulièrement utiles aux individus lymphatiques, à ceux qui subissent les inconvénients de la vie sédentaire ; dans tous les lieux où, en raison des conditions atmosphériques, la transpiration cutanée est réduite à son minimum ; aux individus chez lesquels il est indiqué de provoquer des mouvements de dépuration, en raison de leur séjour habituel dans une atmosphère viciée, chargée de miasmes paludéens, de principes toxiques.

Toutefois, pour que cette influence salutaire des bains de vapeur ne soit point compensée, et au delà, par des inconvénients graves ; pour que ces bains, au lieu d'être toniques et stimulants, ne deviennent pas, au contraire, débilitants et relâchants ; pour qu'ils ne fassent point perdre à la peau de son ressort, de sa vitalité, il est indispensable qu'ils soient administrés sous forme de *bains russes*, c'est-à-dire qu'ils se terminent par une application d'eau froide, dont les bons effets ont été décrits dans les termes suivants, par M. Lambert :

« Cette pratique, la plus importante des bains russes, a pour but de
« rafraîchir le corps du baigneur, de diminuer la sensation incom-
« mode de la chaleur, de modérer la transpiration, en resserrant mo-
« mentanément les pores de la peau, à laquelle ils donnent plus de
« tonicité ; de réveiller l'énergie des systèmes musculaire et nerveux,
« et sympathiquement de tous les organes ; de prévenir enfin la débilité,
« l'affaiblissement, suite inévitable de tous les autres bains de vapeur,
« et de provoquer une réaction salutaire. Lorsque le baigneur a élevé
« la température de son étuve de 40 à 45° R. par exemple, et qu'il y
« est resté quelque temps, cette transition subite du chaud au froid,
« loin d'être pénible, fait éprouver une sensation agréable, que recher-
« chent toujours avec empressement ceux qui ont déjà pris quelques
« bains. Immédiatement après cet arrosement, il semble qu'on re-
« prend une nouvelle existence ; à la chaleur brûlante de la peau, qui
« commençait à fatiguer, succède une agréable sensation de fraîcheur ;
« les battements du cœur, les pulsations du pouls, deviennent plus
« calmes, plus réguliers ; la tête est libre, la respiration facile, les pieds
« sont plus agiles ; les muscles, relâchés par la vapeur, ont recouvré et
« augmenté leur vigueur primitive ; en un mot, on ressent dans tout
« son être un surcroît de vitalité et de force jusqu'alors inconnu. »

Cependant, si l'on considère que tout bain de vapeur a pour effet inévitable de plonger le baigneur dans une atmosphère saturée de vapeur d'eau, au milieu de laquelle l'évaporation des liquides exhalés ne peut avoir lieu, d'introduire un air chaud et humide dans les poumons, d'accélérer le pouls et la respiration, d'élever considérablement la température animale, on est conduit à préférer à l'étuve humide l'étuve sèche partielle (*Voyez* page 65), qui réunit à un même degré tous les avantages de la première, sans en présenter aucun des inconvénients, lorsqu'on a le soin de ne point porter la température de l'étuve au delà de 35 à 37° c.

Au point de vue de l'histoire, de l'étude des mœurs, des coutumes, des usages des différents peuples ; au point de vue, surtout, de l'hygiène publique, la question des bains offre une importance et un intérêt que nous voudrions vous faire comprendre.

Malheureusement les limites de ce Cours ne nous permettent pas d'entrer dans tous les détails que comporte un aussi vaste sujet.

Nous ne possédons pas de renseignements précis sur les pratiques balnéatoires des Grecs. Les Spartiates ne connurent jamais, dit-on, que le bain pris dans l'Eurotas; cependant Homère introduit dans le Palais de Circé des Nymphes chargées de préparer un bain tiède pour Ulysse, et les Athlètes se préparaient à la lutte par des bains pris dans des édifices publics, qui étaient une dépendance des Gymnases.

Les Romains se baignèrent d'abord dans le Tibre ; ce ne fut que vers les derniers temps de la République que l'usage des bains tièdes s'introduisit parmi les citoyens les plus riches, et devint à peu près quotidien. « C'était un devoir d'hospitalité que d'offrir le bain, dit Motard; Cicéron, Pline, se firent construire des salles de bains, dans lesquelles la grandeur le disputait déjà à la multiplicité des détails, et bientôt la magnificence de ces établissements ne connut plus de bornes. »

Ce fut Mécènes qui fit élever à Rome les premiers bains publics; sous les empereurs, les édifices de ce genre prirent une extension considérable, et l'on y déploya un luxe extraordinaire, dont témoignent encore, à Rome, les ruines des bains de Néron, d'Agrippine, de Dioclétien, de Titus, de Trajan, et les monuments si miraculeusement conservés de Pompéia.

Il est impossible de porter l'art balnéatoire plus loin que ne le firent les Romains, et à cet égard, comme à beaucoup d'autres, notre civilisation est fort au-dessous de la leur. Rien de plus complet et de mieux entendu que les bains romains, où l'on trouvait réunis des bains froids, des bains chauds, des étuves sèches et des étuves humides.

« Le bâtiment, dit Motard, se composait d'une suite de portiques « entourant une cour par trois de ses faces; la quatrième était com- « plétée par un bassin destiné aux bains froids, *baptisterium*, assez « grand pour permettre la natation ; un second bain froid, *frigida-* « *rium*, formé d'un second bassin placé dans une pièce fermée, for- « mait l'entrée des autres bains. En quittant ceux-ci, on se rendait « toujours dans cette pièce pour y respirer un air frais. La salle des « bains chauds, *tepidarium,* venait ensuite. Parmi les bassins qu'elle « contenait, il s'en trouvait un fort grand, suffisant pour contenir plu- « sieurs personnes, et dans lequel on descendait par des degrés de « marbre; un de ses côtés offrait une série de gradins et un accoudoir, « places destinées à ceux qui, ayant quitté le bain, venaient s'y livrer « à la conversation. On trouvait plus loin les étuves, l'étuve humide « d'abord, *calidarium* ou *sudatorium*, salle circulaire, semblable à

« nos bains de vapeur; celle-ci s'élançait par le centre, et le pourtour
« était garni de gradins de marbre, tout le sol était chauffé; enfin,
« l'étuve sèche, ou *laconicum*, renfermait un air sec, chauffé au moyen
« d'un grand poêle; une sorte de large bouclier d'airain, en s'élevant
« ou en s'abaissant, diminuait ou concentrait la chaleur. A portée de
« tous ces bains, dans lesquels on passait successivement, se trouvait
« l'*apodyptère* ou vestiaire. Enfin, venait l'*hypocaustum* ou la salle
« des fourneaux où l'on faisait bouillir l'eau dans des vases d'airain,
« et d'où la chaleur se répandait par des conduits ménagés dans la
« construction même de l'édifice. Une foule d'esclaves étaient affectés
« au service de ces établissements; c'étaient les *fricatores,* qui fric-
« tionnaient la peau et la grattaient avec des spatules d'ivoire, appelés
« *strigiles;* les *tractatores*, qui pétrissaient les muscles, les *alipilarii*,
« qui épilaient le corps, les *unctores* qui le frottaient d'huiles ou d'es-
« sences, etc. »

La conquête transporta les habitudes balnéatoires des *maîtres du
monde* dans la plupart des contrées de l'Orient et du Midi, et l'on
trouve à Valence, à Grenade, des ruines qui attestent que les Arabes
y avaient élevé des bains publics, construits sur le modèle des édifices
romains.

Vers la fin du XIIe siècle, les Croisés introduisirent en France l'u-
sage des bains de vapeur, et en 1634, on comptait à Paris 73 *étuves*
et *étuvettes*, dans lesquelles on se livrait à toutes sortes de pratiques
balnéatoires, épilatoires et autres, la plupart de ces établissements
étant en même temps des lieux de débauches et de prostitution. Ces
étuves étaient tenues par des barbiers-baigneurs-étuvistes, qui restèrent réunis en maîtrise jusqu'en 1789.

Le XVIIIe siècle modifia profondément les habitudes balnéatoires
de presque tous les peuples, en généralisant l'usage du linge de corps
(*Voyez* Vêtements); les bains devinrent beaucoup moins fréquents,
surtout parmi les classes pauvres et ouvrières de la société, et l'on
tomba d'un excès dans l'autre, au grand détriment de la propreté
et de la santé.

Aujourd'hui, au point de vue de l'hygiène publique et de la distribution géographique des coutumes balnéatoires, on peut établir la
division suivante :

Dans tout l'Orient, et principalement en Turquie, en Egypte, en
Syrie, on fait usage d'étuves ordinairement sèches, parfois humides.
Trois pièces sont habituellement disposées à la suite l'une de l'autre et
chauffées à une température de plus en plus élevée. On se déshabille
dans la première qui est la moins chaude, et l'on y boit ordinairement

38.

une tasse de café ; on entre nu dans la seconde, où la sueur s'établit bientôt, et l'on passe immédiatement dans la troisième ; là, après avoir copieusement sué, l'on s'étend sur une table de marbre et l'on subit diverses pratiques de massage et des lotions savonneuses à l'eau chaude, qui terminent l'opération. On vous revêt alors d'une vaste robe de chambre, d'un turban, et l'on vous ramène dans la première pièce où une pipe et une tasse de café vous sont offertes. Après un repos d'une heure environ, le baigneur s'habille et s'en va. Tel est le *bain oriental ;* bain essentiellement débilitant et relâchant, auquel doivent être attribuées, en partie, la mollesse, l'inertie, l'effémination des races musulmanes et principalement des Syriens, qui font de ce bain un usage presque quotidien.

Dans le nord, en Russie, en Finlande, en Suède, en Norwége, on ne connaît que l'étuve humide, le bain de vapeur, accompagné de frictions, de flagellation, et terminé par une application générale d'eau froide ; le *bain russe*, en un mot. Les hommes du peuple en prennent ordinairement un le samedi de chaque semaine.

Au centre, au midi et à l'ouest ; en France, en Angleterre, en Italie, en Espagne, on ne fait guères usage que des bains d'eau, naturels pendant deux ou trois mois d'été, artificiels et tièdes pendant le reste de l'année. Les bains d'étuve y sont placés dans le domaine de la thérapeutique.

C'est vers le milieu du XVIIIᵉ siècle (1761) que les premiers établissements publics de bains tièdes furent créés à Paris, et en 1816 il n'y existait encore que 500 baignoires publiques. Ce nombre s'accrut rapidement depuis le moment où les eaux de l'Ourcq furent versées dans la ville. En 1819, on institua des baignoires mobiles et des bains à domicile. En 1832, Paris comptait 2,374 baignoires fixes, réparties dans 78 établissements publics ; 1,404 baignoires mobiles, et 22 bateaux sur la Seine destinés aux bains naturels.

Aujourd'hui, il existe, en dehors des hôpitaux, 4,064 baignoires fixes, et 1,894 baignoires mobiles, et l'on distribue annuellement, en comprenant les grands établissements du Pont-Marie, du Pont-Neuf et du pont National, 2,116,325 bains, soit à peu près 2 bains par habitant et par année. Dans cette évaluation, ne sont pas comptés les bains à domicile et les bains naturels pris en rivière pendant l'été.

Le prix des bains est en moyenne de 60 centimes ; au minimum de 40 c. et au maximum de 80 c.

En 1849, le Gouvernement, désireux d'augmenter le nombre des bains publics et surtout de rendre ceux-ci accessibles aux classes ouvrières et nécessiteuses, nomma une Commission chargée d'étudier *les moyens de créer dans les grands centres de population des bains et lavoirs publics gratuits ou à prix réduits ;* et le 3 février 1851 intervint la disposition législative suivante, modifiée par une circulaire ministérielle du 30 avril 1852.

### *Loi relative à la création d'établissements modèles de bains et lavoirs publics.*

Article 1er. Il est ouvert au ministre de l'agriculture et du commerce, sur l'exercice 1851, un crédit extraordinaire de six cent mille francs (600, 000 fr.), pour encourager, dans les communes qui en feront la demande, la création d'établissements modèles pour bains et lavoirs publics gratuits ou à prix réduits.

Art. 2. Les communes qui voudront obtenir une subvention de l'État devront : 1° prendre l'engagement de pourvoir, jusqu'à concurrence des deux tiers au moins, au montant de la dépense totale ; 2° soumettre préalablement au ministre de l'agriculture et du commerce les plans et devis des établissements qu'elles se proposent de créer, ainsi que les tarifs, tant pour les bains que pour les lavoirs.

Le ministre statuera sur les demandes, et déterminera la quotité et la forme de la subvention, après avoir pris l'avis d'une commission gratuite nommée par lui.

Chaque commune ne pourra recevoir de subvention que pour un établissement, et chaque subvention ne pourra excéder le tiers de la dépense totale.

Art. 3. Les dispositions de la présente loi seront applicables, sur l'avis conforme du conseil municipal, aux bureaux de bienfaisance et autres établissements reconnus comme établissements d'utilité publique, qui satisferaient aux conditions énoncées dans les articles précédents.

Tout en rendant pleine et entière justice aux travaux de la Commission, et spécialement aux rapports de MM. Pinède, Darcy, Saint-Léger, nous regrettons qu'une question préjudicielle, d'une grande importance à notre avis, n'ait pas été soulevée et résolue : *Quel est le procédé balnéatoire qu'il convient d'adopter pour les établissements gratuits ou à prix réduits ?* L'étude approfondie de cette question eût peut-être conduit la Commission à substituer à des bains d'eau, parfois trop froids, souvent trop chauds, ordinairement tièdes et alors essentiellement débilitants et relâchants, des bains pris dans une étuve, dont la température pourrait facilement être réglementée, et suivis d'une immersion froide.

L'étude comparative à laquelle nous avons pu nous livrer, nous donne la conviction qu'en substituant les *bains russes* aux *bains tièdes,* on eût rendu un service signalé à l'hygiène publique au triple point de vue de la propreté, des soins que réclame la peau, et de la santé générale. Combien les bains d'étuve ne seraient-ils pas plus salutaires que les bains d'eau à la population si nombreuse des ouvriers que le travail professionnel expose à l'action d'une atmosphère chargée de molécules toxiques?

### Des diverses applications extérieures d'eau.

Sous ce titre nous comprenons les *bains partiels*, les *ablutions* et les *douches*, nouvellement introduites par l'hydrothérapie dans les habitudes hygiéniques d'un grand nombre de personnes.

*Bains partiels.* — Les bains partiels, *demi-bains, bains de siége, pédiluves, manuluves,* appartiennent plutôt à la thérapeutique qu'à l'hygiène. Abstraction faite de l'influence exercée sur les fonctions générales de l'économie, influence qui est à peu près nulle ici (*Voyez* page 564), à moins qu'une partie considérable du corps ne soit immergée (*demi-bains, bains de siége*), tout ce que nous avons dit des bains entiers s'applique aux bains partiels.

*Ablutions.* — Les ablutions sont la condition de la propreté et par conséquent de la santé. Les législateurs anciens n'ont pas dédaigné de s'en occuper; Mahomet comme Moïse les ont placées au nombre des devoirs les plus rigoureux de leur religion, alors que l'hygiène publique n'avait, pour ainsi dire, d'autres propagateurs que les ministres du culte.

Les ablutions sont *partielles* ou *générales*. Les premières sont pratiquées sur le visage, le cou, les mains, les pieds, les parties génitales, etc.

Le visage, le cou et les mains doivent être lavés à l'eau froide pendant l'été et à l'eau fraîche pendant l'hiver. L'eau pure est le meilleur cosmétique dont on puisse faire usage, mais on peut, comme nous l'avons dit, lui associer, sans inconvénient, différentes *eaux de toilette.* (*Voyez* page 553.) Les ablutions ont ici pour objet principal de nettoyer la peau, de la débarrasser de la poussière, des corps étrangers qui se déposent à sa surface, s'y incrustent et entravent ses fonctions d'absorption et d'exhalation. Dans un grand nombre de professions, les ablutions deviennent un moyen prophylactique puissant, destiné à préserver les ouvriers des accidents que produit le maniement de substances toxiques. (*Voyez* page 264.)

Les pieds doivent toujours être lavés à l'eau froide; c'est le meilleur moyen de protéger les extrémités contre les influences atmosphériques, la compression de la chaussure, et de se préserver du froid de pieds habituel, de la goutte, des engelures, des cors, durillons, etc. Il est des personnes dont les pieds sont le siége d'une sécrétion très-abondante et souvent très-fétide à la suppression de laquelle on a attribué le développement de toutes sortes d'accidents plus ou moins graves; on en a conclu que, pour la respecter, il fallait s'abstenir de toutes ablutions des pieds. Nous ne saurions assez nous élever contre une pareille malpropreté ; les ablutions n'en doivent être ici que plus fréquentes.

Certaines parties du corps, pourvues de nombreux follicules sébacés, sont le siége d'une sécrétion grasse plus ou moins abondante qui exige les soins d'une propreté minutieuse. Les aisselles, les aines, le périnée, doivent être lavés tous les jours à l'eau fraîche pour éviter les gerçures, les crevasses, l'intertrigo ; la malpropreté des parties génitales externes est une cause fréquente de balanite, de vulvite, abstraction faite de l'odeur repoussante qu'exhalent les produits accumulés de la sécrétion qui s'opère à la surface de ces organes.

Chez l'homme les ablutions froides des parties génitales sont utiles pour prévenir, et même pour guérir le varicocèle, lequel d'ailleurs disparaît souvent spontanément après 40 ou 50 ans.

Les *injections vaginales* occupent le premier rang parmi les ablutions quotidiennes que doit pratiquer la femme, et l'on conçoit aisément combien elles sont nécessaires pour purifier le conduit vulvoutérin des souillures de la leucorrhée, du flux menstruel et du coït.

L'eau destinée aux ablutions des parties génitales ne doit être que fraîche (15 à 20° c.) ; trop froide elle produit, surtout dans le vagin, une astriction douloureuse et une excitation consécutive, aux sollicitations de laquelle Balzac veut que les maris prudents soustrayent rigoureusement leurs femmes (Physiologie du Mariage, *Méditation X II. Hygiène du mariage*).

Depuis la vulgarisation des procédés hydrothérapiques, beaucoup de personnes ont contracté l'habitude de se soumettre, tous les matins, au sortir du lit, à une *ablution générale* faite avec de l'eau *froide* (8 à 12° c.), et nous ne saurions trop vous recommander cette pratique balnéatoire que nous préférons à l'immersion dans une baignoire, parce qu'elle est suivie d'une réaction plus certaine et plus énergique. Le meilleur procédé consiste à se placer, nu et debout, dans un large baquet vide en bois ou en zinc, et de se faire frictionner tout le corps avec des éponges volumineuses et rudes, qu'on trempe dans un sceau contenant l'eau destinée à l'ablution, laquelle devient ainsi une espèce de *friction humide*, d'un effet tonique et excitant.

Ces ablutions, en agissant sur la circulation capillaire générale, régularisent les phénomènes d'absorption et d'exhalation cutanées, activent toutes les grandes fonctions de l'économie, et spécialement la digestion et la nutrition, rendent le sujet moins impressionnable aux vicissitudes atmosphériques, et opèrent une rapide et remarquable transformation sur les enfants débiles et lymphatiques.

*Douches.* — Les Anglais ont introduit dans leurs habitudes hygiéni-ques, sous le nom de *showr-bath*, une douche en pluie empruntée à l'hydrothérapie, et cette pratique balnéatoire est actuellement très-répandue en Angleterre, en Allemagne et même à Paris. Nous n'aurions qu'à recommander l'usage des appareils portatifs, fort ingénieux du reste, qui ont été construits de manière à rendre l'administration de cette douche facile dans l'appartement le plus restreint, si l'eau y avait toujours une température assez basse et une force de projection suffi-samment énergique. Malheureusement ces deux conditions fondamen-tales ne sont jamais remplies, et il en résulte que la réaction est faible, incomplète, et que la douche, au lieu d'être excitante, tonique, révul-sive est, au contraire, fort souvent sédative et congestive.

Nous préférons encore les ablutions générales pratiquées avec intel-ligence au *showr-bath*.

### Du blanchissage et des lavoirs publics.

La question des lavoirs publics se rattache assez naturellement à celle des bains, et elle présente, Messieurs, un double intérêt qu'il ne faut pas méconnaître. D'une part, nous vous avons déjà dit combien il importe que le linge de corps soit bien blanchi, bien séché (*Voyez* page 519), et d'autre part, il est, relativement à l'hygiène profession-nelle des blanchisseuses, quelques considérations dont il faut tenir compte.

Dans les campagnes, dans la plupart des villes de province le blan-chissage est opéré à domicile une, deux ou quatre fois par an, et l'in-dustrie a construit à cet effet, sous le nom de *buanderies des familles*, des appareils qui réunissent l'économie à la commodité. Dans les grands centres de population, le blanchissage a lieu ordinairement tous les huit ou quinze jours ou tous les mois, et il est opéré dans des établissements publics qui portent le nom de *lavoirs*.

Les principales opérations dont se compose le blanchissage sont : le *lessivage,* le *savonnage* et le *battage,* le *rinçage* et le *passage au bleu,* le *tordage* ou l'*essorage,* le *séchage* et le *repassage.*

Le procédé ordinaire de *lessivage* consiste à projeter sur le linge, empilé dans une cuve, une dissolution plus ou moins étendue de car-bonate de potasse ou de soude à la température de l'eau bouillante, et à la recueillir par un robinet placé au bas du cuvier pour l'y verser de nouveau. Cette opération est longue, imparfaite, et produit parfois sur le linge des taches indélébiles. Pour remédier à ces inconvénients, on a imaginé un appareil au moyen duquel la lessive passe et repasse successivement dans le cuvier, d'abord froide, puis de plus en plus chaude jusqu'à ce qu'elle soit bouillante, ce qui arrive au bout de deux ou trois heures et indique que l'opération est terminée.

Le *savonnage* avec du savon de Marseille, et le *battage* se pratiquent ordinairement à l'eau froide, et constituent l'opération la plus pénible pour les blanchisseuses. Le séjour prolongé dans l'eau froide des mains, et souvent des pieds et des jambes, est une cause fréquente de gonflement érythémateux, d'érysipèle, de phlegmon, d'ulcères, d'engelures, de maladies cutanées, et particulièrement d'eczéma chronique, et de psori sis, de bronchite, de pneumonie, etc, L'une des conditions les plus essentielles d'un lavoir bien construit, c'est de soustraire les extrémités inférieures des blanchisseuses au contact de l'eau, et de substituer à l'eau froide de l'eau tiède ou chaude.

Le *rinçage* et le *passage au bleu* doivent se faire avec de l'eau de puits préférablement à l'eau de Seine, qui étend le bleu moins régulièrement et donne au linge un aspect sale.

Le *tordage* est une opération très-pénible et qui ne procure qu'un résultat fort incomplet ; on l'a remplacé par l'*essorage*, lequel consiste à placer le linge dans un espace circulaire grillé, auquel un homme imprime un mouvement de rotation très-accéléré. Cette petite machine, dont la vitesse, à la circonférence, est d'environ 20 mètres par seconde, permet d'enlever en dix minutes à 45 kilogrammes de linge une quantité d'humidité assez considérable pour que le doigt ne soit pas sensiblement mouillé au contact des pièces qui en sortent (Tardieu).

Le *séchage* se fait à l'air libre toutes les fois que le temps le permet, et si ce procédé est le plus commode et le plus économique, il est aussi le plus insalubre. On comprend aisément combien doit être préjudiciable à la santé le transport à dos de masses de linge humide, surtout immédiatement après un travail très-rude et qui a mis le corps en sueur.

Le séchage à domicile ajoute de graves inconvénients à ceux que nous venons de vous signaler.

« Qu'on se représente, dit M. Tardieu, l'étroite demeure d'un ménage d'artisans où la famille la plus nombreuse se presse souvent dans une seule pièce, on comprendra que l'atmosphère, déjà viciée par tant de causes diverses, doit encore se charger de la vapeur d'eau qui s'exhale du linge que fait sécher la ménagère ; ce linge mouillé retient une quantité d'eau égale à son poids, et, en évaluant seulement à 10 kilogrammes le linge rapporté au foyer domestique, il ne faudrait pas moins de plusieurs centaines de mètres cubes d'air pour enlever les 10 litres d'eau dont le linge est imprégné. C'est dire que jamais le renouvellement de l'air, dans le plus vaste logement que puisse occuper une famille d'artisans, ne pourra suffire à faire disparaître l'eau que verse dans l'atmosphère le linge mouillé. Il en résulte que cette eau, qui s'évapore plus ou moins lentement, n'abandonne le linge mal séché que pour s'imprégner dans tous les coins de l'habitation, dans chaque partie de l'humble mobilier, jusque dans la paillasse du lit, jusque dans l'enduit qui recouvre les murs. Il en résulte une humidité constante, dont la source, loin de se tarir, va sans cesse s'augmentant, et dont on ne pourrait calculer les effets désastreux non-seulement sur quelques individus, mais sur des générations tout entières. On peut dire, sans aucune exagération, qu'il n'est pas une cause plus active de ces maladies constitutionnelles qui sont la plaie vive de la population pauvre de nos grandes villes, de la scrofule, de la phthisie tuberculeuse, des affections rhumatismales, etc. »

Il résulte de ce qui précède que le séchage devrait être opéré dans le lavoir lui-même ; mais de grands obstacles économiques surgissent ici, en raison de l'espace et du combustible qu'exige cette opération.

M. Baly s'est efforcé de les lever en partie au moyen d'un système fort ingénieux, et qui consiste à placer le linge dans des espaces hermétiquement clos, à l'abri du contact de l'air extérieur, puis à faire rayonner directement de la chaleur sur la pièce à sécher. Quand la température du séchoir a atteint 105 ou 110 degrés, il ne reste plus d'eau, ou du moins fort peu, dans le linge. La vapeur, répandue dans l'espace, presse entre les parois, en vertu de la tension qui lui est propre, et s'échappe par une soupape qui s'ouvre sous l'influence de cette tension et se referme dès que le séchage est accompli. Ce système a permis d'établir à Hull de petits séchoirs partiels, placés près de chaque baquet, et l'on assure que le linge ainsi séché présente une blancheur et un degré de purification que, dans certaines conditions, il ne pouvait acquérir par les autres procédés de séchage. MM. E. Trélat et Gilbert proposent l'addition suivante au système de M. Baly : condenser la vapeur fournie, et employer la chaleur admise par cette condensation à échauffer soit l'eau des lavoirs, soit l'eau de bains adjacents, de telle sorte que le séchage s'opère ainsi sans dépense propre de combustible.

Le *repassage* se fait à domicile et ne présente d'autre inconvénient que celui d'une atmosphère close légèrement humide et d'une température ordinairement trop élevée.

Il existe aujourd'hui à Paris 91 lavoirs contenant 5,276 places, et 81 bateaux-lavoirs en contenant 2,968. Total des places : 8,244.

Les conditions ordinaires du blanchissage dans les lavoirs de Paris sont les suivantes : pour le lessivage, chaque paquet remis au *couloir*, d'une contenance de cinq chemises ou l'équivalent, coûte 10 centimes ; il est mis au cuvier marqué d'un numéro de zinc. La lessive achevée, on se rend au lavoir où le paquet est payé 5 centimes l'heure et 30 ou 40 centimes la journée. L'eau froide est en quantité variable suivant l'établissement. L'eau chaude coûte 5 centimes le seau. Le savon, brosses, bleu et autres accessoires sont apportés par les femmes ou fournis par l'établissement, qui trouve là une source assez importante de revenus. Telles sont les conditions de la Société générale des lavoirs publics, installés à Batignolles, au Grand-Saint-Marcel, au Petit-Charonne, à la barrière de Charenton. Il se rend dans chacun de ces établissements 80 ou 100 femmes par jour : elles y dépensent chacune, en moyenne, 50 ou 60 centimes.

On a reconnu que le blanchissage des ouvriers doit coûter, en moyenne, 3 fr. 25 centimes par mois et par personne (sans compter le blanchissage des draps). Pour un ouvrier dont la femme peut laver son linge elle-même, cette dépense se réduira à 1 fr. 90, et même à 0 fr. 85, si l'on ne tient pas compte du prix du temps qu'elle emploie à laver.

L'intelligente et bienfaisante initiative de M. le Ministre de la guerre, maréchal de Saint-Arnaud, vient d'introduire une importante amélioration dans le blanchissage de l'armée, en faisant adopter le lessivage à la vapeur, « qui nettoie parfaitement le linge, ne le brûle aucunement, en assure la conservation, en ce sens que l'emploi de la brosse et du battoir devient complétement inutile, et s'opère en 6 ou 8 heures au lieu de 24. » Ce procédé réalise d'ailleurs une économie assez importante en réduisant à 6 fr. 70 c., dans les hôpitaux militaires, le blanchissage complet de 100 kilogr. de linge, dont le prix était, suivant l'ancienne méthode, dé 11 fr. 10 c. ; ce qui, pour les hôpitaux militaires de France et d'Algérie, revient à une économie annuelle de 68,000 fr., à laquelle il faut ajouter celle qui résulte de la prolongation de durée du linge. (*Moniteur universel du* 13 *décembre* 1853.)

---

### Bibliographie.

On trouve dans Oribase, et dans les notes si remarquables dont MM. Daremberg et Bussemaker ont enrichi leur édition (t. II, p. 369 et suiv.) des détails très-intéressants sur la manière dont les anciens appréciaient les effets des bains naturels et artificiels, ainsi que sur la construction et la disposition des thermes des Romains.

HERPIN. *Recherches sur les bains de rivière à basse température.* In *Gaz. médic. de Paris,* 1844.

L. FLEURY. *Traité pratique et raisonné d'hydrothérapie*. Paris, 1852.

MAGENDIE. *Leçons faites au collège de France sur la chaleur animale*. In l'*Union médicale*. 1850, p. 183.

GAUDET. *Rech. sur l'usage et les effets hygiéniques et thérapeutiques des bains de mer*. Paris, 1844.

DAUVERGNE. *Hydrothérapie générale ou véritable mode d'action des eaux de mer*. Paris, 1853.

AIMÉ. *Mém. sur les températures de la Méditerranée*. In *Ann. de chimie et de phys*. 1845, t. XV, p. 5.

MARCARD. *Sur la nature et sur l'usage des bains*. Trad. de Parant. Paris, 1801.

V. GERDY. *Rech. expérimentales relatives à l'influence des bains sur l'organisme*. In *Arch. génér. de médec.*, 1838, t. I, p. 452.

GUÉRARD. *Note sur les effets physiques des bains*. In *Ann. d'Hyg.*, publ. 1844, t. XXXI, p. 355.

RAPOU. *Traité de la méthode fumigatoire, etc*. Paris, 1823.

BOUCHACOURT. *Observations pratiques sur l'emploi des bains et douches de vapeur*. In *Journal des conn. médico-chirurg*. Novembre 1840.

LAMBERT. *Traité sur l'hygiène et la médecine des bains russes et orientaux*. Paris, 1842.

DELAROCHE. *Expériences sur les effets qu'une forte chaleur produit dans l'économie animale*. Thèse de Paris, 1806, n° 11.

CONST. JAMES. *Rech. et expériences sur la chaleur, etc*. In *Gazette médicale de Paris*. 1844, p. 265.

GIRARD. *Rech. sur les établissements de bains publics à Paris, depuis le IVe siècle jusqu'à nos jours*. In *Ann. d'Hyg.*, publ. 1832, t. VII, p. 1.

OSTROWSKY. *Étude d'hyg. publique sur l'Angleterre*. In *Ann. d'Hyg.*, publ. 1847. t. XXXVII, p. 5.

TARDIEU. *Dictionnaire d'hygiène publique et de salubrité*, 1852, t. 1, p. 126, 1854, t. II, p. 320.

---

# Vingt-quatrième Leçon.

De la contagion parasitaire. — Des professions physiques.

### De la contagion parasitaire.

Nous appelons *contagion parasitaire* un mode de propagation morbifique suivant lequel une maladie, ou tout au moins des accidents plus ou moins sérieux, se développent chez l'homme sous l'influence de parasites animaux ou végétaux dont on ne peut rattacher la présence actuelle à une génération spontanée, et qui, par contact immédiat ou médiat, se sont transmis de l'homme à l'homme, d'un animal ou d'une plante à l'homme, quelle qu'ait été d'ailleurs leur origine première.

En établissant dans la science ce mode de contagion, que tout le monde connaît mais que personne n'a songé à décrire et à isoler de la contagion miasmatique et des autres espèces de contagion, nous espérons qu'on nous saura gré d'avoir fait cesser la déplorable confusion en vertu de laquelle les hygiénistes, comme les nosographes, ont confondu, jusqu'à présent, dans un seul et même chapitre étiologique, des affections aussi essentiellement différentes, en tant que contagieuses, que la coqueluche, la vérole, la gale, l'épilepsie et la teigne. (*Voyez* Contagion, page 471.)

La contagion parasitaire se présente avec des caractères si tranchés que quelques mots suffisent pour tracer son histoire générale.

Le *contagium* est ici un objet matériel qui tombe sous les sens, un *être organisé;* mais il faut souvent une grande dextérité et l'aide du microscope pour le découvrir et pour en déterminer la nature ; de là des difficultés, des incertitudes, des dissentiments sur l'existence et le rôle de certains parasites animaux et végétaux dont il sera question plus loin.

Lorsque l'existence du parasite est démontrée et que son rôle pathogénique est bien connu, la contagion parasitaire se sépare aussi nettement de l'infection et de l'épidémie que des autres modes de contagion, et aucune confusion n'est possible. Lorsque ces deux conditions ne sont pas rigoureusement remplies, le champ est ouvert à l'hypothèse, et l'on retombe alors dans les ténèbres dont nous avons déjà sondé la profondeur. C'est ainsi qu'une multitude de maladies considérées comme putrides, malignes et contagieuses, que le choléra, la peste, la rage, la vérole, la morve, la phthisie, etc., etc., que toutes les affections de la peau ont été attribuées à des insectes répandus dans l'atmosphère et introduits dans le corps de l'homme ; c'est ainsi que M. Raspail, exagérant les doctrines de Linné, de Desault, de Plancin, de Sachs, d'Owen, de Hartsoecker, de Rivin, de M. Héreau, est tombé dans une *insectomanie*, dont vous connaissez les déplorables errements.

Le contage se transmet par contact immédiat ou par l'intermédiaire de tout corps sur lequel le parasite peut se transporter et exister pendant quelque temps. Les vêtements, le lit, les meubles sont les instruments les plus ordinaires de la contagion médiate. La propagation s'opère, quant aux parasites animaux, soit par la présence d'un parasite vivant, soit par celle d'œufs plus ou moins nombreux et placés dans des conditions d'éclosion. La contagion n'est possible, d'ailleurs, qu'autant que les parasites trouvent sur l'individu contaminé la réunion des conditions nécessaires à leur existence et à leur propagation.

Les agents extérieurs exercent une influence puissante sur le développement des parasites et la transmission contagifère. L'élévation de la température atmosphérique, la chaleur humide, est, en général, une circonstance favorable ; presque tous les parasites sont plus communs, plus nombreux dans les pays chauds que sous des latitudes moins élevées, et quelques-uns d'entre eux n'existent que dans les régions tropicales. Le froid intense arrête souvent la propagation contagieuse en amenant la mort des parasites et la congélation des œufs.

Le rôle de la prédisposition individuelle, si considérable et si obscur lorsqu'il s'agit de la contagion miasmatique (*Voyez* page 478), est à peu près nul ici ; les circonstances d'âge, de sexe, de tempérament, de santé, n'exercent aucune influence appréciable.

Les phénomènes morbides produits par la présence des parasites varient singulièrement dans leurs caractères, leur intensité, leur durée, mais jamais ils n'atteignent une gravité dangereuse. La gale et la teigne en sont les manifestations les plus fâcheuses.

La prophylaxie consiste à éviter le contact des individus et des objets contaminés; les frictions avec un corps gras, les lotions avec une substance acide, âcre, amère, peuvent mettre obstacle au séjour et à la propagation des parasites.

Détruire les parasites et s'opposer à leur reproduction, soit par l'extraction, soit par l'application de substances *parasiticides*, est la première, et, pour ainsi dire, la seule indication que le traitement ait à remplir. Parfois il devient nécessaire de combattre par des moyens appropriés certains accidents consécutifs, qui continuent à se développer après la disparition du parasite.

Sans vouloir faire irruption dans le domaine de la pathologie, nous allons vous faire connaître, en peu de mots, l'histoire des parasites dont la présence sur le corps de l'homme a été positivement démontrée.

### Des parasites animaux.

On donne le nom *d'épizoaires* à des animaux qui, développés sur le corps de l'homme ou venus de l'extérieur, *séjournent* sur la peau ou sous l'épiderme, y établissent leur domicile, s'y multiplient en se reproduisant, et occasionnent, par leur présence plus ou moins prolongée, des phénomènes pathologiques de diverse nature.

Les épizoaires, actuellement bien connus, sont : 1° le pou de la tête, du corps et des parties génitales; 2° la chique; 3° les acares, comprenant : *a* l'acarus marginatus; *b* l'acarus ricinus; *c* l'acarus autumnalis; *d* l'acarus scabiei hominis.

1° *Pou de la tête et du corps* (Pediculus humanus capitis et corporis). — Un grand nombre d'observateurs, parmi lesquels se place M. Alph. Cazenave, admettent que les poux de la tête et du corps peuvent se développer par génération spontanée, surtout chez les individus ayant des cheveux longs, blonds ou roux, sous l'influence de la malpropreté, de la misère, d'une nourriture insuffisante ou malsaine et de certaines causes pathologiques encore mal déterminées, mais se rattachant principalement au porrigo, à l'eczéma chronique et aux fièvres dites malignes et putrides. D'autres auteurs, au nombre desquels se trouve M. Rayer, considèrent la maladie pédiculaire comme étant toujours le résultat « de pontes successives et multipliées, opérées par des poux contractés accidentellement. » Quoi qu'il en soit sur ce point intéressant, que nous n'avons pas à examiner, il est constant que les poux une fois développés sur un individu peuvent facilement se transporter sur un autre, et que la phthiriase n'a jamais d'autre origine que la contagion chez les individus propres et bien portants.

La contagion peut être opérée immédiatement par le contact, ou médiatement par l'intermédiaire d'un peigne, d'une coiffure quelconque, d'un vêtement, d'un lit. Elle a lieu soit par la pérégrination d'un ou de plusieurs parasites, soit par le transport de lentes.

Les poux se multiplient avec une extrême rapidité ; on a calculé que deux femelles peuvent produire en deux mois 18,000 petits. Les lentes éclosent au bout de six jours, et les petits, après avoir changé plusieurs fois de peau, deviennent aptes à se reproduire au bout de 18 jours.

Les poux sont les compagnons inséparables de la malpropreté ; il couvrent la tête des juifs polonais, des paysans russes et finlandais, des lazzaroni napolitains, et de maint hidalgo espagnol. Les poux du corps se montrent à peu près exclusivement chez les individus sales, vivant dans la misère ; dans les prisons, les bagnes, les hôpitaux de vieillards ; ils habitent le tronc et les membres, et déposent leurs lentes sur les poils ou sur la surface de la peau ; dans les aisselles, sur la poitrine, ou même dans les plis du linge et des vêtements.

Les poux de la tête se montrent très-fréquemment chez les enfants, surtout lorsque ceux-ci ont le cuir chevelu couvert de gourme (*eczéma, impetigo*, etc.), et un préjugé très-répandu veut que l'on respecte et les poux et la maladie cutanée. On ne saurait assez combattre cet absurde, sale et dangereux usage, en se rappelant, toutefois, que si l'enfant porte *depuis longtemps* une *quantité très-considérable* de poux, ces parasites peuvent avoir déterminé, par leur présence, une irritation habituelle du cuir chevelu qu'il pourrait y avoir de l'inconvénient à supprimer *brusquement*.

Dans quelques cas, le nombre des poux de la tête et du corps est pour ainsi dire innombrable, et les parasites se reproduisent par milliers, quelque soin que l'on apporte à les détruire ; il s'agit alors d'un état morbide, d'une *maladie pédiculaire* dont nous n'avons pas à nous occuper ici. (*Voyez* le *Compendium de médecine pratique*, art. *Phthiriase*, t. V, p. 269.)

La présence de poux donne lieu à un prurit fort désagréable qui, chez les enfants, est parfois assez violent pour amener de l'agitation, de l'insomnie et de la fièvre. On a vu des enfants couverts d'un grand nombre de poux tomber dans l'amaigrissement, la prostration, le marasme, et ne revenir à la santé qu'après la destruction des parasites.

Lorsque les soins de propreté ne suffisent pas pour faire disparaître les poux, on a recours aux poudres ou aux décoctions de staphisaigre, du coque du Levant, de petite centaurée ; de semence d'ache, de persil, de céleri ; de racines de pyrèthre, de noix de galle ; à des lotions de tabac ou de cévadille. La pommade soufrée, l'onguent mercuriel, les bains sulfureux ou de sublimé sont des moyens plus certains encore ; mais leur usage exige des précautions et l'intervention du médecin.

*Pou des parties génitales* ou *morpion* (Pediculus humanus pubis, pediculus ferox). — Les morpions occupent habituellement la base des poils qui recouvrent les parties génitales ; mais on les rencontre aussi dans les aisselles, dans la barbe, les sourcils, à la base des poils qui existent sur le tronc et sur les membres, et jusque dans les cils. Jamais ils ne se fixent sur le cuir chevelu.

Les morpions ne se développent point par génération spontanée ; leur présence est toujours due à une contagion qui a lieu le plus ordinairement pendant les relations sexuelles, mais qui peut aussi être opérée par l'intermédiaire d'un vêtement, de draps de lit, etc.

Ces parasites adhèrent très-intimement à la peau et occasionnent un prurit insupportable, et souvent même une irritation cutanée se traduisant par de petites papules. Le plus sûr et même le seul moyen de les détruire, eux et leurs lentes, est de pratiquer de légères onctions mercurielles sur les parties qu'ils occupent.

2° *Chique. Puce pénétrante, pique, biche, tunga, pulex penetrans.* Cet insecte, inconnu en Europe, ne se montre guère qu'aux Antilles, dans l'Amérique méridionale, au Brésil, où il devient une cause de vives souffrances pour les Européens.

La chique occupe constamment la face plantaire des pieds et spécialement les talons ; on la rencontre parfois, cependant, aux mains, au prépuce et sur d'autres parties du corps. Elle pénètre profondément dans l'épiderme et dépose des œufs très-nombreux dans une espèce de kyste, de sac membraneux blanc, brun ou noir.

La chique donne lieu à un prurit très-vif qui n'est que le moindre inconvénient de sa présence, des accidents graves pouvant être le résultat de l'ouverture et de la multiplicité des tumeurs qui renferment les œufs.

« Les nègres, qui marchent toujours nu-pieds, portent presque
« toujours une ou plusieurs chiques ; si dès le début on ne se hâte
« point de les en débarrasser, les parasites se multiplient rapidement,
« et il se forme, suivant l'expression usitée en Amérique, des *fourmi-*
« *lières*. Les pieds sont couverts d'ulcères profonds, remplis de larves
« et d'insectes ; la peau est décollée, une suppuration abondante s'éta-
« blit, la carie s'empare des os, les orteils se détachent et si alors on
« ne se décide point à pratiquer l'amputation, les accidents peuvent
« amener la mort. » (*Compendium de Méd. prat.*)

Les chaussures ne sont pas un préservatif infaillible contre les chiques, et elles ne préservent pas toujours les Européens. On conseille de se laver fréquemment les pieds avec une décoction de feuilles de tabac ou d'autres plantes âcres et amères. Les individus qui transpirent abondamment des pieds sont, dit-on, moins exposés que les autres à la piqûre des chiques.

Toutes les fois que l'insecte peut être aperçu, il faut se hâter de l'extraire. On a proposé contre les tumeurs les frictions avec l'onguent basilicum, l'introduction dans le kyste d'une aiguille trempée dans du nitrate acide de mercure, mais ici encore le meilleur moyen est l'extraction, que les nègres pratiquent avec une remarquable habileté. « Avec la pointe d'une épingle, ils ouvrent la peau, mettent le kyste à
« nu, l'isolent et l'enlèvent sans l'ouvrir. Cette dernière condition, dit
« M. Guérard, est de rigueur, autrement les œufs laissés dans la plaie
« repulluleraient, et n'y en eût-il pas, il paraît que les débris du kyste
« suffiraient pour exciter une inflammation érysipélateuse et donner
« lieu à des ulcères de mauvaise nature. »

Après l'extraction du kyste on applique, sur la petite plaie qui en résulte, soit du tabac en poudre, du calomel, de la chaux, soit de l'onguent mercuriel, et la cicatrisation est complète au bout de un ou deux jours.

3° *Acares.* — A *Acarus marginatus*. Argas marginatus, ixodes reflexus, rhyncoprion columbæ, tique du pigeon.

Suivant M. Raspail l'acarus marginatus attaque tous les oiseaux pendant l'été, mais se trouve principalement sur les pigeons. Nous l'avons rencontré souvent sur les poules. Pendant la saison froide il va s'abriter sous les tas d'ordures et de fumier en fermentation.

La contagion a lieu soit par le contact direct, soit par un intermédiaire quelconque. Les oiseleurs, les marchands de volaille, les fermiers y sont exposés. Nous avons rencontré plusieurs fois des tiques sur des individus qui avaient été chargés de nettoyer un poulailler, un pigeonnier, etc.

La présence de ces parasites sur la peau de l'homme y détermine une irritation assez vive, de l'érythème et même des vésicules. M. Raspail fait un tableau fort lugubre des accidents qui peuvent survenir, et ne parle rien moins que de bubons, de phlegmons, de gangrène, voire même de morve, mais ce sont là des assertions que ne justifie aucun fait.

Il suffit d'un bain sulfureux pour se débarrasser des tiques.

*B. Acarus ricinus.* Ixodes ricinus, tique du chien.

L'acarus ricinus, décrit séparément par les naturalistes, n'est, suivant M. Raspail, qu'un acarus marginatus parvenu à un âge plus avancé.

Linné et Degeer disent que la tique du chien s'attache quelquefois à la peau de l'homme, la perce en y introduisant toute la tête, et produit des taches plus ou moins étendues. M. Raspail a vu un de ces insectes donner lieu au développement de vésicules d'apparence psorique. M. Dubreuilh, de Bordeaux, a vu une tique produire des accidents graves caractérisés par une pustule gangréneuse qui, occupant la région mastoïdienne, s'étendait jusque vers le sternum et l'épaule.

En raison du volume que présente l'insecte, l'extraction en est toujours facile.

*C. Acarus autumnalis.* Leptus autumnalis, rouget.

Cet insecte, très-petit, d'un rouge vif, fort commun en automne, se trouve sur un grand nombre de végétaux, et principalement sur les graminées. Il grimpe sur l'homme par-dessous les vêtements, et se loge sous l'épiderme à la base des poils et surtout de ceux des jambes. Sa présence détermine un prurit très-vif, insupportable, qui se fait sentir pendant plusieurs jours. La démangeaison est tellement violente qu'il est presqu'impossible de ne point se gratter au point d'arracher des plaques d'épiderme. Parfois il survient une éruption ortiée.

*D Acarus scabiei hominis.* Acare, sarcopte ou ciron de la gale de l'homme.

L'histoire de ce parasite a subi de nombreuses vicissitudes. En 1634, Mouffet annonça qu'il existe sous l'épiderme des galeux des petits animalcules qui s'y creusent des galeries, et occasionnent, par leur présence, un prurit très-incommode. En 1657, Hauptmann donna de cet insecte une figure assez grossière, qui fut rectifiée en 1687 par Bonomi, lequel, d'accord avec Cinelli et Cestoni, déclara que l'acarus est l'artisan de la gale et qu'il la propage en passant, directement ou indirectement, d'un galeux sur un individu sain. Tous les naturalistes, Geoffroy, Linné, Pallas, etc., admirent l'existence de l'acarus scabiei, et en 1778 Degeer décrivit l'insecte avec beaucoup d'exactitude et en donna une figure fort bien faite. En 1786, Wichmann publia un travail spécial et très-complet sur l'acarus considéré comme cause de la gale.

Malgré la valeur des recherches et l'autorité des noms que nous venons de citer, l'existence du sarcopte de la gale resta inconnue aux médecins, car jusqu'en 1812 on ne la trouve mentionnée dans aucun traité de Pathologie, non plus que dans les Dermatologies de Lorry, de Plenck, de Jackson, de Willan, d'Alibert.

En 1812, un sieur Galès, pharmacien à l'hôpital Saint-Louis, de Paris, annonça qu'il venait de rendre incontestable l'existence, jusqu'à lui « conjecturale et trop faiblement étayée, » d'un insecte de la gale, et par une audacieuse supercherie dont la science ne présente heureusement pas beaucoup d'exemples, il montra et fit accepter au monde, à l'Académie, à l'Institut lui-même, l'acarus du fromage pour l'acarus de la gale !

Le travail du sieur Galès eut un grand retentissement ; ses assertions, ses planches furent acceptées aveuglément et reproduites par Pinel, par Fournier, par Latreille, par Lamarck, par Jos. Franck, etc.

En 1819, Biett voulut étudier le sarcopte de la gale. Il chercha l'insecte sur un grand nombre de galeux, en se conformant aux indications de M. Galès, et ne put le rencontrer. MM. Mouronval, Rayer, Asselin, Galeotti, Chiarugi, ne furent pas plus heureux que lui, et Lugol promit cent écus à celui qui lui montrerait le ciron de la gale.

En 1829, M. Raspail, après plus de deux cents recherches infructueuses, découvrit et dévoila l'étrange mystification que s'était permise le sieur Galès, « qui n'avait ni vu ni fait voir l'insecte de la « gale. » — « Il ne faut pas en conclure, ajoutait M. Raspail, que celui-ci n'existe pas ; en dépit de cette mystification, cet insecte se retrouvera avec les formes principales de la figure de Degeer. »

Malgré cette prédiction, l'existence d'un acarus scabiei hominis devint l'objet d'une incrédulité générale, et Latreille supprima le genre *sarcopte*, qu'il avait établi pour classer l'insecte décrit par le sieur Galès.

En 1834, M. Renucci, fort surpris de voir que les plus illustres savants français ignoraient ce que savent tous les paysans de la Corse, opéra, à l'hôpital Saint-Louis, l'extraction de plusieurs insectes que

39.

M. Raspail reconnut immédiatement pour des sarcoptes de la gale, conformes aux figures de Degeer.

Le doute n'était plus permis ; l'acarus, dont l'existence est désormais irrévocablement acquise à la science, fut étudié avec tout le soin désirable par MM. Raspail, Albin Gras, et depuis par MM. Aubé, Bourguignon, etc.

On sait aujourd'hui que l'acarus se trouve, non dans les vésicules psoriques, comme l'avait faussement annoncé le sieur Galès, vésicules dans lesquelles on ne rencontre jamais aucun parasite, mais à l'une ou l'autre des extrémités des sillons isolés, ou à l'extrémité libre des sillons aboutissant à une vésicule (cuniculi) que l'on rencontre aux fesses, aux plis des bras, aux aisselles, aux pieds ; mais surtout à la face dorsale des mains et dans les intervalles des doigts.

La contagion s'opère soit directement par le contact, soit indirectement par l'intermédiaire d'un vêtement, du lit, etc. ; et M. Aubé a constaté que la fréquence de la contagion médiate est à celle de la contagion immédiate :: 5 : 100. Frappé de cette énorme différence et de la rareté de la propagation parmi les infirmiers et les médecins appelés à donner des soins aux galeux, M. Aubé voulut se rendre compte de cette circonstance et voici les conclusions auxquelles il est arrivé :

« L'acarus de la gale de l'homme est un insecte *nocturne*. Ne trouvant pas une retraite assez sûre dans les plis de la peau, ni dans les poils qui la recouvrent, il se creuse un petit abri sous l'épiderme, et c'est dans cette espèce de terrier qu'il se tient caché tout le jour ; la nuit, pour pourvoir à sa subsistance, il abandonne sa retraite, parcourt tout le corps, l'attaque sur plusieurs points et chacune de ses morsures produit une petite vésicule. A la naissance du jour, l'insecte rentre dans son gîte. »

Il devient facile, dès lors, de comprendre pourquoi la contagion s'opère surtout par la cohabitation nocturne ; 19 fois sur 20, suivant M. Hardy.

La contagion s'opère fréquemment aussi par le contact des mains ; c'est ainsi que des domestiques communiquent la gale à des enfants en les menant promener ; qu'on peut la contracter dans certains bals publics, où les gants sont un luxe inconnu ; que les nourrices la transmettent aux fesses des enfants qu'elles portent sur les bras ; que les ouvriers se la communiquent en se servant des mêmes instruments, etc. (Hardy).

La gale peut-elle se communiquer des animaux à l'homme, et *vice versâ ?* Cette question n'est point encore résolue. M. Hardy assure avoir vu des éruptions prurigineuses, *mais sans sillons,* sur des individus qui étaient en contact habituel avec des chiens ou des chats galeux, et c'est au moyen de parasiticides qu'il en a obtenu la guérison.

M. Alb. Gras a fait sur les mœurs et les habitudes du sarcopte de la gale des observations intéressantes.

Si l'on place un sarcopte sur l'épiderme, on le voit errer çà et là en suivant de préférence les rides de la peau; mais il ne tarde pas à pénétrer sous l'épiderme, en s'y creusant un petit canal. Le sujet éprouve, en même temps, une démangeaison plus ou moins violente qui, parfois, se fait sentir trois à quatre heures après l'application des insectes.

Le temps employé par l'acare, pour accomplir son travail, est très-variable; M. Gras a vu des sarcoptes mettre 14 et même 20 jours pour tracer des cuniculi de deux lignes, tandis qu'un autre insecte a creusé un sillon de même longueur en trois jours. Néanmoins, 24 heures après l'application des sarcoptes sur la peau, on trouve toujours les insectes engagés dans des cuniculi d'environ une demi-ligne de longueur.

L'insecte occupe, comme nous l'avons dit, l'une des extrémités du sillon et n'en bouge pas pendant un temps variable, qui peut s'étendre au delà de plusieurs semaines. Au bout de ce temps, le sillon s'efface peu à peu et l'insecte, ayant acquis son entier développement, erre librement sur la peau et se cache dans les rides, dans les plis des articulations, etc. Sa marche est rapide et il peut facilement changer de place.

Le sarcopte est-il l'artisan de la gale? Tous les hommes dont l'opinion a rang dans la science répondraient, je crois, par l'affirmative aujourd'hui. MM. Gibert et Devergie sont peut-être les seuls qui, avec les homéopathes et quelques humoristes surannés, s'obstinent encore à ne voir dans la présence de l'acare qu'un accident, qu'un épiphénomène, et à considérer la gale comme « une maladie de cause interne, une éruption souvent critique, qu'il n'est pas toujours prudent de combattre; comme un vice quelquefois très-profond et presque impossible à déraciner, » — sinon comme une maladie produite « par une acrimonie saline ou virulente des humeurs, par une débilité de l'action des vaisseaux cutanés, par l'infection syphilitique ou scorbutique des humeurs, par la dégénérescence de la transpiration! » (Favareille Placial, *Thèse de Paris*, 1805, n° 548.)

Il n'en est pas moins vrai qu'un traitement *externe* de deux heures, institué par M. Hardy, suffit pour guérir sans danger aucun, sans répercussion fâcheuse, cette maladie de *cause interne*, et pour faire disparaître, du même coup, les parasites et le vice psorique.

Nous n'avons pas à vous parler ici du traitement de la gale et à vous énumérer les innombrables remèdes *antipsoriques* qui ont été préconisés. Il nous suffira de vous dire que le soufre, les frictions et les bains avec le savon noir, les lotions iodurées, alcoolo-aromatiques ou avec l'essence de lavande, sont les moyens acaricides les plus certains.

### Des parasites végétaux.

Les végétaux qui croissent sur les animaux vivants sont tous des cryptogames, et uniquement des algues et des champignons. Ils appartiennent tous aux tribus inférieures de ces deux groupes, c'est-à-dire à celles qui renferment les êtres dont l'organisation est la plus simple.

La peau et les membranes muqueuses sont les parties du corps sur lesquelles se développent parfois, chez l'homme, des parasites végétaux.

Les cryptogames cutanés dont nous avons à nous occuper sont les suivants, d'après la nomenclature adoptée par M. Ch. Robin :

Tricophyton tonsurans ;

Microsporon Audouini;

Microsporon mentagrophytes ;

Microsporon furfur ;

Achorion Schoenleinii.

*Tricophyton tonsurans.* — Ce végétal, découvert et décrit par M. Gruby, est formé uniquement de spores qui apparaissent dans l'intérieur de la racine des cheveux sous forme d'un amas arrondi. Elles donnent naissance à des filaments articulés, constitués par des spores enchaînées en filaments moniliformes qui, en se développant, rampent dans l'épaisseur de la substance du cheveu dans la direction de la longueur (Robin).

Par sa présence sur le cuir chevelu, ce cryptogame donne naissance à la maladie qui a été décrite sous les noms de *porrigo scutulata,* de *teigne tondante* (Mahon et Bazin), de *herpès tonsurant* (Cazenave), de *rhygo-phyto-alopécie* (Gruby).

Le milieu dans lequel se rencontre ce végétal est représenté par la substance même de la racine des poils. On ne sait pas encore, dit M. Robin, si les conditions nécessaires à la reproduction des spores sont un état d'altération locale ou générale des humeurs, ou si le végétal peut se développer sur un individu bien portant, dès que les spores sont arrivées dans le follicule pileux jusqu'à la racine du poil. Toujours est-il que ce n'est que dans cette partie du corps qu'il croît, s'étendant plus ou moins haut dans l'épaisseur de la substance du poil qu'il gonfle.

C'est à la présence du végétal qu'il faut attribuer la rupture des poils, la calvitie plus ou moins étendue, et la formation des croûtes qui recouvrent les parties tonsurées.

La contagion, rendue facile par la petitesse des spores, s'opère soit par le contact direct, soit par l'intermédiaire d'un peigne, d'une brosse à cheveux, d'une coiffure, etc. Un fait observé par M. Bazin tend à prouver que la contagion peut s'opérer des animaux à l'homme. Plusieurs gendarmes furent affectés de teigne tondante après avoir été en contact avec trois chevaux qui portaient sur le garrot, les épaules, le dos et le ventre, des plaques absolument semblables à celles de l'herpès tonsurant, et présentant des cryptogames qui ne différaient de ceux de la teigne tondante de l'homme que par un volume moins considérable des spores et des tubes. M. Letenneur dit avoir observé de nombreux exemples de contagion, des animaux à l'homme, de l'herpès tonsurant.

Le traitement consiste principalement dans l'épilation et l'application d'un parasiticide (2 *grammes de sublimé dissous dans l'alcool pour* 500 *grammes d'eau distillée.* Bazin.)

M. Guensburg a voulu rattacher à ce cryptogame le développement de la plique, mais il paraît que dans ce cas la présence du végétal n'est qu'un épiphénomène.

*Le microsporon Audouini* diffère du cryptogame précédent par des branches nombreuses, courbées, ondulées, par des spores plus petites et toujours dépourvues de granulations à l'intérieur, par l'adhérence de celles-ci aux filaments et à leurs branches.

Ce cryptogame doit être considéré comme la cause de la maladie décrite sous les noms de *porrigo decalvans* (Bateman), de *vitiligo du cuir chevelu* (Cazenave), de *teigne décalvante* (Bazin).

Les filaments et leurs branches forment une gaîne feutrée autour du poil; les spores garnissent la surface externe de la gaîne. Le milieu dans lequel se développe le végétal est représenté par la partie du poil la plus voisine du cheveu.

La maladie débute ordinairement par le cuir chevelu, mais elle peut envahir ensuite les sourcils, les cils, les favoris, les moustaches et successivement les poils des diverses parties du corps (Bazin).

La contagion s'opère de la même manière que dans le cas précédent. « Le prétendu *principe éminemment contagieux* de l'herpès tonsurant, dont les Dermotologues spécialistes se plaisent à reconnaître la *nature vitale,* n'est autre chose que le microsporon Audouini. »

Ces paroles de M. Ch. Robin viennent encore à l'appui de la doctrine que nous soutenons depuis quinze ans touchant les causes *externes et locales* de la plupart des maladies de la peau.

*Le microsporon mentagrophytes*, découvert par M. Gruby, est situé dans la profondeur du follicule pileux jusqu'à la racine du poil, entre lui et la paroi du follicule, et non dans l'épaisseur même de la substance de la portion de poil placée dans le follicule comme le tricophyton tonsurans, ni autour de la partie aérienne du cheveu, près du derme, comme le microsporon Audouini.

Toute la partie du poil qui est plongée dans la peau, est entourée d'une gaîne végétale.

C'est à la présence de ce parasite que l'on a rattaché la variété de mentagre désignée sous le nom de *mentagre contagieuse* (Gruby), de *teigne mentagre* (Bazin).

*Le microsporon furfur* a été découvert et décrit par Eichstedt et Sluyter, qui le considèrent comme donnant lieu à la maladie connue sous le nom de *pityriasis versicolor*.

Formé de cellules allongées et ramifiées et de spores réunies en groupes, ce parasite se développe principalement sur la peau du ventre et de la poitrine. On ne le trouve jamais sur les parties laissées à nu par les vêtements, telles que la face et les mains.

Eichstedt et Sluyter ont observé une double transmission contagieuse opérée pendant la cohabitation nocturne.

*L'achorion Schoenleinii*, le plus important des parasites végétaux qui croissent sur l'homme, est le champignon de la *teigne faveuse* (*porrigo favosa, scutulata, lupinosa, tinea favosa, favus*). Schoenlein, Fuchs, Langenbeck, M. Gruby, s'en disputent la découverte ; M. Lebert est le premier qui en ait donné une description complète et exacte.

Ce champignon se développe principalement sur le cuir chevelu ; mais il peut occuper accidentellement toute autre partie du corps.

Dans la profondeur du follicule pileux, contre le poil, et jusqu'à la racine de celui-ci, on trouve des spores fortement adhérentes au poil, de manière à lui former une gaîne complète (Ch. Robin) ; mais ce n'est que dans les *favi* que l'on rencontre toutes les parties constituant anatomiquement le végétal, c'est-à-dire le *mycélium*, le *réceptacle* ou support des organes de reproduction, et les *spores*.

Il ne nous appartient pas d'entrer ici dans tous les détails que comporte la description de la teigne faveuse ; vous les trouverez parfaitement exposés dans l'ouvrage de M. Bazin, et dans celui, si remarquable à tant de titres, de M. Ch. Robin. Nous vous dirons seulement que le champignon de la teigne faveuse se montre surtout chez les enfants, que son développement est favorisé par la malpropreté, la misère, les privations, l'habitation dans des lieux malsains, et qu'il se propage par voie de contact direct ou médiat.

L'épilation et l'application d'un parasiticide forment la base de tous les traitements qui ont été proposés contre la teigne faveuse, y compris celui qui est connu sous le nom de traitement des frères Mahon.

Parmi les plantes qui se développent sur les membranes muqueuses, nous n'avons à vous signaler que l'*oïdium albicans*, qui est le champignon du muguet, et qui a été découvert par MM. Berg, de Stockolm, et Gruby.

Le végétal, dont les individus agglomérés et entre-croisés forment les couches ou plaques d'aspect pseudo-membraneux du muguet, est composé de filaments tubuleux sporifères, cylindriques, allongés, droits ou incurvés en divers sens, et de spores globuleuses, ou ovoïdes dans l'origine.

Ce champignon se développe à la surface de l'épithelium, dans la couche de mucus visqueux qui adhère à ce dernier, et dans laquelle nagent des cellules épithéliales isolées ou réunies qui se détachent continuellement (Ch. Robin). On le rencontre surtout dans la bouche et le pharynx ; mais il peut aussi occuper l'œsophage, l'estomac, l'intestin grêle, le pourtour de l'anus et du mamelon.

La condition qui préside au déyeloppement de l'oïdium albicans est une altération des humeurs dont la nature reste encore à déterminer, mais qui est principalement caractérisée par l'*acidité* des liquides qui baignent la membrane muqueuse. Cette altération, plutôt générale que locale, se montre surtout chez les enfants malpropres, mal nourris, habitant des lieux humides, malsains, et sous l'influence de l'entassement ; elle survient aussi dans les derniers jours de la vie, particulièrement chez les individus atteints de phthisie pulmonaire, de fièvre typhoïde, de fièvre puerpérale, de phlébite, de lymphangite, etc.

La propagation contagieuse de l'oïdium albicans a lieu soit par inoculation, soit par tout autre mode de transport des sporules. « Toutes les fois, dit M. Robin, que le végétal est transporté expérimentalement ou naturellement sur une muqueuse, ou autre membrane présentant les conditions signalées comme convenables au développement du végétal, il s'y multiplie rapidement.

Berg a vu du muguet transporté sur la langue d'individus sains y pulluler avec rapidité, et l'on a cité plusieurs exemples de muguet transmis de la bouche d'un enfant à l'auréole et au mamelon de la mère ou de la nourrice.

Les spores et les filaments de l'oïdium albicans ne sont attaqués que par l'acide sulfurique et l'acide nitrique concentrés.

### Des professions physiques.

Nous vous avons dit, Messieurs, dans notre leçon d'introduction, en discutant le *plan* d'après lequel doit être professé un *Cours d'hygiène*, qu'il est ridicule de réunir toutes les professions que peut embrasser l'homme dans un chapitre distinct, séparé, où l'hygiène du chanteur se trouve placée à côté de celle du cérusier, et nous avons ajouté, conformément aux principes que nous avons adoptés, que les professions doivent être divisées par groupes d'après la nature des principaux *modificateurs* que chacune d'elles met en jeu.

Or, en coordonnant la division des professions avec celle que nous avons établie dans l'étude des modificateurs, nous sommes conduit à distinguer des professions :

Physiques,

Chimiques,

Vocales,

Génitales,

Musculaires et mécaniques,

Intellectuelles et morales,

Complexes.

Il ne doit être question ici que des *professions physiques*, que nous vous avons indiquées, pour la plupart, en faisant l'histoire des modificateurs, et que nous ne voulons, pour ainsi dire, qu'énumérer, en les réunissant de manière à vous en présenter un tableau complet et distinct.

L'air atmosphérique, envisagé dans chacune de ses diverses propriétés, est le modificateur que mettent principalement en jeu les professions physiques.

Les influences d'une *température très-élevée* et d'un passage brusque du chaud au froid sont ressenties par les *militaires* (*voyez* page 63,) les *matelots* qui naviguent sous les tropiques, les *fondeurs*, les *forgerons*, les *verriers*, les *chauffeurs* de machines à vapeur, les *boulangers*, les *pâtissiers*, les *cuisiniers*, les *étuviers*, les *repasseuses*, les *ferronniers*, etc.

Nous vous avons indiqué avec détails les effets qu'exercent sur l'économie la chaleur et les brusques transitions de température (*Voyez* pages 55-67 et 73), et il ne nous reste que peu de mots à ajouter.

L'exposition au foyer de la forge, du fourneau, etc., est une cause

fréquente d'ophthalmie, de coryza, d'érythème, de brûlure. Les panaris, les phlegmons de l'aisselle se montrent souvent. La soif vive et
incessante qu'excite la chaleur (*Voyez* page 59) porte les ouvriers à
faire un usage immodéré des boissons alcooliques ou fermentées, et ne
les jette que trop souvent dans tous les excès de l'ivrognerie.

Les effets du *froid* se font sentir aux *militaires* (*Voyez* page 71),
aux *factionnaires*, aux *cochers*, aux *matelots* qui naviguent dans les
zones glaciales, et vous connaissez les accidents auxquels ils sont exposés, depuis l'engelure jusqu'à la congélation, la gangrène et la mort.
(*Voyez* pages 67-72.)

Une *lumière* trop intense, naturelle ou artificielle, réfléchie, concentrée, est une source fertile d'affections oculaires et cérébrales
(*Voyez* pages 130-134) pour les *horlogers*, les *compositeurs d'imprimerie*, les *lapidaires*, les *joailliers*, les individus qui font un usage
habituel de *loupes*, du *microscope*, de *lunettes astronomiques ;* pour les
*militaires* enfin (*Voyez* page 131), que vous verrez intervenir à propos
de presque tous les modificateurs qui exercent des influences nuisibles
sur l'homme, et dont nous nous occuperons spécialement quand nous
traiterons des professions complexes.

*L'obscurité*, au double point de vue de la radiation chimique et de
la radiation lumineuse, exerce sur l'organisation tout entière et sur l'organe de la vue une influence funeste que nous vous avons fait connaître (*Voyez* pages 122-132), et à laquelle sont soumis les *mineurs*, les
*portiers*, les *marchands de vins* et les *ouvriers* si nombreux qui, à
Rouen, à Lille et dans plusieurs autres villes manufacturières, n'ont
pour demeure que des caves privées d'air et de lumière.

Les *professions acoustiques* sont représentées par les *artilleurs*, les
*sonneurs*, les *forgerons*, les *meuniers*, les *ouvriers* employés dans les
grandes usines mues par la vapeur, les *musiciens*, etc., et vous savez
que la surdité, la rupture du tympan, divers accidents du côté des
organes encéphaliques peuvent être le résultat des influences exercées
par le bruit sur l'oreille et sur le système nerveux. (*Voyez* pages 149
et suiv.)

Les *professions hygrométriques*, sont, au premier chef, celles de
*débardeurs*, de *flotteurs*, de *conducteurs de bateaux* et de trains de
bois, de *matelot*, de *pêcheur*, de *blanchisseuse ;* en seconde ligne se
présentent les *carriers*, les *ouvriers* employés aux marais salants, les
*terrassiers* occupés aux travaux des canaux et des cours d'eau, au desséchement des marais ; tous les *ouvriers* qui travaillent et demeurent
dans des lieux bas et humides. Indépendamment de l'influence exercée
par l'humidité sur le tempérament, sur la constitution, sur le dévelop-

pement du scorbut, du rhumatisme, de la dyssenterie, d'un grand
nombre d'affections chroniques, et spécialement de la scrofule, de la
tuberculisation, de la maladie de Bright, etc. (*Voyez* pages 175-181),
vous savez que le contact habituel de l'eau devient, pour la partie immergée et spécialement pour les membres inférieurs, une cause puissante de macération, de maladie cutanée chronique (*eczéma, psoriasis*)
d'ulcères variqueux. (*Voyez* page 601.)

Les *viciations de l'atmosphère* font sentir leurs influences diverses à
un grand nombre de professions.

L'*air confiné*, chargé d'aci de carbonique, d'oxyde de carbone (*Voyez*
pages 186-197), de principes morbides pouvant donner naissance à
l'infection, à la contagion miasmatique (*Voyez* pages 471-482), n'exercent que trop souvent leur funeste action sur les *militaires* entassés
dans des casernes trop exiguës (*Voyez* pages 178-180), sur les *matelots*
pressés dans des entreponts trop étroits, sur les *mineurs* (page 201),
sur les *ouvriers* couchant par chambrées (page 404), sur les *cuisiniers*
et *cuisinières* (page 405), les *fabricants de cierges et de bougies,* les
*hongreurs,* les *étireurs de laine,* professions dans lesquelles on fait
usage de fourneaux (page 408) ; sur les *infirmières,* les *palefreniers,*
les *médecins,* etc.

Vous connaissez les graves accidents auxquels sont exposés les *égoutiers* (page 218), les *vidangeurs* (page 220), les *fossoyeurs* (pages 226-228), et vous savez que le *méphitisme animal,* que les *émanations putrides,* dont l'influence est encore si diversement appréciée,
(*voyez* pages 225-230), s'exercent principalement sur les *bouchers,*
les *charcutiers,* les *boyaudiers,* les *corroyeurs,* les *tanneurs,* les *cha-
moiseurs,* les *savonneurs,* les *chandeliers,* les *matelots* employés à la
pêche de la baleine, les *équarrisseurs,* les *ouvriers* employés aux diverses voiries (page 223), les *garçons d'amphithéâtre,* les *étudiants en
médecine,* les *fabricants de gras de cadavre,* de *colle forte,* etc.

N'oublions pas que les maladies charbonneuses se transmettent parfois aux *ouvriers* qui manient des *peaux,* de la *laine* ou du *crin.*

L'action du *méphitisme végétal,* des *effluves marécageux* (pages 245-250), est ressentie par les *militaires* (*Voyez* page 248 et
*acclimatement,* pages 339-349), les *ouvriers* employés aux *marais
salants* (pages 240-242), aux *rizières* (page 255), aux *roussoirs*
(page 256) ; les *terrassiers* employés aux *défrichements,* aux *déboisements,* aux *desséchements,* aux *fouilles* ou *déblais* de toutes sortes
(pages 235-236), les *agriculteurs.*

Les professions exposées à l'influence de la *viciation plombique*
(pages 259-265), sont principalement les suivantes : *fabricants de*

*céruse et de minium, plombiers, potiers, tisserands, broyeurs de couleurs, peintres, fondeurs et polisseurs en caractères d'imprimerie, lapidaires, bronziers, émailleurs, ouvriers en papiers peints et en cristaux, fabricants de cartes de visites, dites de porcelaine, blanchisseuses de dentelles de Bruxelles et d'indiennes, mineurs.*

La *viciation cadmique*, dont l'influence n'est pas encore nettement établie (*Voyez* pages 265-269), est ressentie par les *fabricants d'oxyde de zinc*, les *fondeurs en cuivre*, les *broyeurs de couleurs au blanc de zinc*, les *ouvriers* employés au *bouchage des vins de Champagne*.

La *viciation cuivreuse*, dont l'innocuité est à peu près généralement admise aujourd'hui (*Voyez* pages 269-271), s'exerce sur les *tourneurs, mouleurs, fondeurs, ciseleurs, limeurs, polisseurs, mouleurs* et *plaqueurs en cuivre;* sur les *chaudronniers*, les *bronziers*, les *changeurs*, les *payeurs*, les individus qui manient des monnaies de cuivre et d'argent, les *fabricants de capsules*, les *mineurs*.

Que faut-il penser de la prétendue immunité qui préserverait du choléra les ouvriers qui travaillent le cuivre, et à laquelle certains journaux politiques ont accordé une si large place à leur quatrième page et même dans leurs colonnes soi-disant scientifiques? Il faut en penser, Messieurs, que l'industrialisme a trouvé le moment opportun pour exploiter la peur et la crédulité publiques à l'aide d'une assertion hasardée, que la science n'a pas encore sanctionnée et à laquelle l'observation n'a pas encore fourni une base solide.

La *viciation arsénicale* (*Voyez* pages 271-274) sévit sur les *fabricants de vert de Schweinfurt*, de *papiers peints*, de *bougies stéariques*, sur les *ouvriers* employés au grillage des minerais de cuivre et de cobalt; sur les *agriculteurs* qui pratiquent encore le *chaulage arsénical*.

Le *mercure* exerce sa funeste influence sur les *doreurs*, les *argenteurs*, les *miroitiers*, les *étameurs de glaces*, les *constructeurs de baromètres et de thermomètres*, les *chapeliers*, les *fabricants de capsules au fulminate de mercure*, les *metteurs en œuvre*, les *ouvriers employés au sécrétage des poils*, les *préparateurs de pommade mercurielle* (*Voyez* pages 274-276). Les *mineurs* d'Almaden sont décimés par des accidents fort graves, qui ont été bien décrits par Vicente de Arevaca, par Alfaro et par M. Théophile Roussel (*Lettres médicales sur l'Espagne.* In *l'Union médicale* 1848-1849), qui les a divisés en stomalite mercurielle aiguë et chronique et en tremblement mercuriel proprement dit, tremblement mercuriel avec convulsions et douleurs et en paralysie mercurielle avec altération de l'intelligence.

Quant à l'influence qui s'exercerait sur les ouvriers qui travaillent le mercure, au point de vue de la prophylaxie et de la guérison des affections vénériennes, on peut conclure des recherches les plus récentes et les plus sévères qu'elle est complétement nulle.

Les *fabricants de produits chimiques, d'eau de javelle,* les *blanchisseuses* de linge, d'étoffes de soie et de laine, les *affineurs* d'or et d'argent, les *fabricants d'allumettes sulfureuses* éprouvent parfois quelques légers accidents dus à la présence, dans l'atmosphère close, de *vapeurs,* de *chlore,* d'*acide chlorhydrique* et d'*acide sulfureux* (pages 276-277).

La question n'est point complétement élucidée à l'égard des *fabricants d'allumettes chimiques* et des influences exercées par les émanations *phosphorées* (pages 278-282).

Les *dérocheurs* et les *décapeurs* sont exposés à l'action du *gaz nitreux;* les *fabricants de fulminates* à vases ouverts, à un dégagement d'*éther nitreux,* d'*acides cyanhydrique, formique* et *acétique* qui peut donner lieu à des accidents très-graves (pages 282-283).

L'action des *émanations de tabac* sur les *ouvriers* employés dans les manufactures où l'on prépare cette substance et sur les *marchands de tabac,* a donné lieu à de longues discussions que nous vous avons fait connaître (pages 283-287).

Les professions exposées à l'action des *poussières inertes* sont fort nombreuses et soumises à des accidents que nous avons étudiés (pages 287-294).

Les *aiguiseurs, affûteurs, couteliers, ciseliers, canifiers, émouleurs, armuriers, quincailliers;* les *polisseurs d'acier,* les *fabricants d'aiguilles à coudre et de montres,* les *caillouteurs,* les *tailleurs de grès, de pierre, de silex;* les *plâtriers,* les *maçons,* les *charbonniers,* les *mineurs de houille,* les *fabricants de porcelaine,* les *batteurs de tapis* vivent dans une atmosphère chargée de *molécules minérales;*

Les *meuniers,* les *boulangers,* les *amidonniers,* les *batteurs en grange,* les *vanneurs,* les *cotonniers,* dans une atmosphère chargée de *molécules végétales;*

Enfin, les *criniers,* les *ouvriers en laine,* en *drap,* en *soie;* les *cardeurs de matelas,* les *plumassiers,* les *chapeliers, brossiers, coupeurs de poils de lapin,* les *pelletiers,* les *couverturiers,* les *batteurs de tapis,* dans une atmosphère chargée de *molécules animales.* Les *ouvriers* qui travaillent les *coquilles de nacre de perle* sont plongés dans une poussière d'un blanc jaunâtre, prodigieusement abondante, composée de petits grains excessivement ténus, qui donnent au toucher une sensation rude et sablonneuse particulière, et ils sont atteints fréquemment, d'après M. Chevallier, de bronchites chroniques, d'hémoptysie, et d'ophthalmie (*Annales d'Hyg. publ.*, 1852, t. XLVIII, page 242).

Il est quelques professions que l'on pourrait appeler *vestimentaires.* Nous vous avons exposé les considérations qui se rattachent à la *coiffure* (page 509), au *col-cravate* (page 513), à la *culotte* (page 529), à la *chaussure* (page 533) des *militaires ;* il est certains *ordres monastiques* qui subissent encore les inconvénients des *vêtements de laine,* mis en contact direct avec la peau (page 518); les *artistes dramatiques,* indépendamment des dangers que présente la constriction exagérée que la plupart des *actrices* impriment à leur *corset* (page 520), et des inconvénients du *fard* (page 554), contractent fréquemment des angines, des laryngites, des bronchites, des pneumonies, des pleurésies, en raison de certains *costumes*, historiques ou de convention, qui les obligent à laisser à découvert le cou et la poitrine.

Nous avons terminé, Messieurs, l'histoire des modificateurs physiques. Dans la prochaine leçon nous aborderons l'étude de la troisième et dernière classe de modificateurs extérieurs ou cosmiques : celle des modificateurs chimiques.

------

### Bibliographie.

La contagion parasitaire n'a été, jusqu'à présent, ni décrite ni même entrevue par les hygiénistes non plus que par les nosographes. C'est dans les ouvrages d'histoire naturelle et dans quelques Mémoires spéciaux que nous avons puisé les éléments de la première partie de notre leçon.

TOURNADOUR. *Essai sur le phthiriase.* Paris, 1816.

PICARD. *Note sur la cachexie pédiculaire.* In. *Bull. génér. de Thérapeutique,* t. XIV, p. 177.

RASPAIL. *Sur les insectes morbipares.* In *Gazette des hôpitaux,* 1839, n° 3.

ALB. GRAS. *Rech. sur l'acarus ou sarcopte de la gale de l'homme.* Paris, 1834.

RASPAIL. *Mém. comparatif sur l'histoire naturelle de l'insecte de la gale.* In *Bull. génér. de Thérapeut.,* t. VII, p. 169.

AUBÉ. *Considérat. génér. sur la gale et sur l'insecte qui la produit.* Th. de Paris, 1836, n° 60.

HÉRÉAU. *Des parasites cutanés de l'homme.* Paris, 1842.

L. FLEURY. *Compendium de médecine pratique.* Art. *Insectes morbipares,* t. V, p. 230.

GRUBY. *Recherches sur les cryptogames,* etc. In *Comptes rendus de l'Acad. des sciences,* 1841, p. 72, 309. — 1842, p. 29. 513, 634. — 1843, p. 301. — 1844, p. 583.

BAZIN. *Rech. sur la nature et le traitement des teignes.* Paris, 1853.

EMPIS. *Etude de la diphthérite.* In *Arch. génér. de méd.* 1850, t. XXII, p. 281.

GUBLER. *Note sur le muguet.* In *Gaz. médicale* de Paris, 1852, p. 412.

CH. ROBIN. *Histoire naturelle des végétaux parasites qui croissent sur l'homme et les animaux vivants.* Paris, 1853.

# APPENDICE.

———◦◦◦———

Nous pensons être agréable et utile à nos lecteurs en reproduisant textuellement, dans cet Appendice, les principales dispositions administratives qui sont intervenues pour réglementer, au point de vue de l'hygiène publique, quelques-unes des questions qui ont été traitées dans ce volume.

## SALUBRITÉ DES HABITATIONS.

### Ordonnance concernant la salubrité des habitations, du 23 novembre 1853.

Nous, préfet de police,

Considérant que la salubrité des habitations est une des conditions les plus essentielles de la santé publique ;

Considérant que les importants travaux exécutés pour l'assainissement du sol de de Paris doivent trouver leur complément dans les mesures de salubrité applicables dans les maisons mêmes ;

Qu'il ne suffirait pas, en effet, d'avoir établi à grands frais un vaste système d'égouts et de distribution d'eau pour le lavage des rues ; d'avoir, par de nombreux percements, facilité la circulation de l'air dans les divers quartiers de la ville, si des mesures analogues et non moins importantes pour la santé publique n'étaient étendues à chaque maison, et plus spécialement à celles qui sont occupées par la population ouvrière ;

En vertu des lois des 14 décembre 1789 (art. 50) 16-24 août 1790 et de l'arrêté du gouvernement du 12 messidor an 8 ;

Vu : 1º l'art. 471, paragraphe 15, du Code pénal ;

2º L'ordonnance de police du 20 novembre 1848, sur la salubrité des habitations ;

3º La loi du 13 avril 1850, sur l'assainissement des logements insalubres ;

4º L'avis du conseil d'hygiène publique et de salubrité du département de la Seine ;

Ordonnons ce qui suit :

Art. 1er. Les maisons doivent être tenues, tant à l'intérieur qu'à l'extérieur, dans un état constant de propreté.

Art. 2. Les maisons devront être pourvues de tuyaux et cuvettes, en nombre suffisant pour l'écoulement et la conduite des eaux ménagères. Ces tuyaux et cuvettes seront constamment en bon état; ils seront lavés et nettoyés assez fréquemment pour ne jamais donner d'odeur.

Art. 3. Les eaux ménagères devront avoir un écoulement constant et facile jusqu'à la voie publique, de manière qu'elles ne puissent séjourner dans les cours ni dans les allées; les gargouilles, caniveaux, ruisseaux destinés à l'écoulement de ces eaux seront lavés plusieurs fois par jour et entretenus avec soin. Dans le cas où la disposition du terrain ne permettrait pas de donner un écoulement aux eaux sur la rue ou dans un égout, elles seront reçues dans les puisards, pour la construction desquels on se conformera aux dispositions de l'ordonnance de police du 20 juillet 1838 (1).

Art. 4. Les cabinets d'aisance seront disposés et ventilés de manière à ne pas donner d'odeur. Le sol devra être imperméable et tenu dans un état constant de propreté. Les tuyaux de chute seront maintenus en bon état et ne devront donner lieu à aucune fuite.

Art. 5. Il est défendu de jeter ou de déposer dans les cours, allées et passages, aucune matière pouvant entretenir l'humidité ou donner de mauvaises odeurs.

Partout où les fumiers ne pourront être conservés dans des trous couverts ou sur des points où ils ne compromettraient pas la salubrité, l'enlèvement en sera opéré chaque jour avec les précautions prescrites par les règlements.

Le sol des écuries devra être rendu imperméable dans la partie qui reçoit les urines; les écuries devront être tenues avec la plus grande propreté; les ruisseaux destinés à l'écoulement des urines seront lavés plusieurs fois par jour.

Art. 6. Indépendamment des dispositions prescrites par les articles qui précèdent, il en sera pris à l'égard des habitations, *et notamment de celles qui sont louées en garni,* telles autres spéciales qui seraient jugées nécessaires dans l'intérêt de la salubrité et de la santé publique.

Il est d'ailleurs expressément recommandé de se conformer à l'instruction du Conseil de salubrité, annexée à la présente ordonnance.

Art. 7. Les ordonnances de police du 23 octobre 1819, 5 juin 1834, 18 décembre 1849, 8 novembre 1851, 3 décembre 1829, 27 mai 1845, 27 février 1838, 20 juillet 1838, 31 mai 1842, 5 novembre 1846, et 1er septembre 1853, concernant les fosses d'aisances, les animaux élevés dans les habitations, les vacheries, les puits et puisards, l'éclairage par le gaz dans l'intérieur des habitations, le balayage et la propreté de la voie publique, et tous autres règlements intéressant la salubrité, continueront de recevoir leur exécution dans celles de leurs dispositions qui ne sont pas contraires à la présente ordonnance.

Art. 8. L'ordonnance de police précitée du 20 novembre 1348 est rapportée.

Art. 9. Les contraventions aux dispositions qui précèdent seront déférées aux

(1) Le préfet de police croit devoir rappeler au public qu'en vertu de l'art. 6e du décret du 26 mars 1852 sur la grande voirie de Paris, toute construction nouvelle dans une rue pourvue d'égouts, doit être disposée de manière à y conduire les eaux pluviales et ménagères. La même disposition doit être prise pour toute maison ancienne, en cas de grosses réparations, et, en tout cas, avant dix ans.

tribunaux compétents, sans préjudice des mesures administratives qu'il y aurait lieu de prendre suivant les cas.

Art. 10. Les commissaires de police de Paris, le chef de la police municipale, les officiers de paix, l'inspecteur général de la salubrité et les autre préposés de la préfecture de police, sont chargés, chacun en ce qui le concerne, de l'exécution de la présente ordonnance, qui sera imprimée et affichée dans .Paris.

*Le préfet de police,* PIÉTRI.

─────

### Conseil d'hygiène publique et de salubrité du département de la Seine.

*Instruction concernant les moyens d'assurer la salubrité des habitations.*

La salubrité d'une habitation dépend, en grande partie, de la pureté de l'air qu'on y respire. Tout ce qui vicie l'air doit donc exercer une influence fâcheuse sur la santé des habitants.

L'insalubrité d'une habitation peut être locale ou générale : *locale,* quand elle existe seulement dans le logement de la famille ; *générale,* lorsqu'elle a sa source dans la maison toute entière.

Dans ces diverses conditions locales ou générales, l'air peut être vicié au point de faire naître des maladies graves et meurtrières. S'il est moins altéré, il minera sourdement la constitution, il causera l'étiolement et les maladies scrofuleuses.

Enfin, l'expérience a démontré que c'est dans les habitations dont l'air est insalubre que naissent et sévissent avec plus d'intensité certaines épidémies dont les ravages s'étendent ensuite sur les cités entières.

Notons ici que l'insalubrité peut exister aussi bien dans certaines parties des habitations les plus brillantes que dans les plus humbles demeures ; comme aussi ces dernières peuvent offrir les meilleures conditions de salubrité.

#### MOYENS D'ASSURER LA SALUBRITÉ DES LOGEMENTS.

*Aération.* — L'air d'un logement doit être renouvelé tous les jours le matin, les lits étant ouverts ; ce n'est pas seulement par l'ouverture des portes et des fenêtres que l'on peut opérer le renouvellement de l'air d'un logement : les cheminées y contribuent efficacement aussi ; les cheminées sont même indispensables dans les maisons simples en profondeur et qui n'ont qu'un seul côté : les chambres où l'on couche devraient toutes en être pourvues : *on ne saurait donc trop proscrire la mauvaise habitude de boucher les cheminées, afin de conserver plus de chaleur dans les chambres.*

Le nombre des lits doit être, autant que possible, proportionné à l'espace du local, de sorte que, dans chaque chambre, il y ait au moins 14 mètres cubes d'air par individu, ind pendamment de la ventilation.

*Mode de chauffage.* — Les combustibles destinés au chauffage et à la cuisson des aliments ne doivent être brûlés que dans des cheminées, poêles et fourneaux qui ont une communication *directe avec l'air extérieur*, même lorsque le combustible ne donne pas de fumée. Le coke, la braise et les diverses sortes de charbon, qui se trouvent dans ce dernier cas, sont considérés à tort par beaucoup de personnes comme pouvant être impunément brûlés à découvert dans une chambre habitée. C'est là un des préjugés les plus fâcheux ; il donne lieu tous les jours aux accidents les plus graves, quelquefois même il devient cause de mort.

Aussi doit-on proscrire l'usage des *braseros*, des poêles et des calorifères portatifs de tout genre qui n'ont pas de tuyaux d'échappement en dehors. Les gaz qui sont produits pendant la combustion de ces moyens de chauffage, et qui se répandent dans l'appartement, sont beaucoup plus nuisibles que la fumée de bois.

On ne saurait trop s'élever aussi contre la pratique dangereuse de fermer complétement la clef d'un poêle ou la trappe intérieure d'une cheminée qui contient encore de la braise allumée. C'est là une des causes d'asphyxie les plus communes. On conserve, il est vrai, la chaleur dans la chambre, mais c'est aux dépens de la santé et quelquefois de la vie.

*Soins de propreté.* — Il ne faut jamais laisser séjourner longtemps les urines, les eaux de vaisselle et les eaux ménagères dans un logement. Il faut balayer fréquemment les pièces habitées, laver une fois par semaine les pièces carrelées et qui ne sont pas frottées, les ressuyer aussitôt pour en enlever l'humidité. Le lavage qui entraîne à sa suite un état permanent d'humidité est plus nuisible qu'avantageux ; il ne doit donc pas être opéré trop souvent.

Lorsque les murs d'une chambre sont peints à l'huile, il faut les laver de temps en temps pour en enlever les couches de matières organiques qui s'y déposent et qui s'y accumulent à la longue.

Dans le cas de peinture à la chaux, il convient d'en opérer tous les ans le grattage et d'appliquer une nouvellecouche de peinture.

Tout papier de tenture que l'on renouvelle doit être arraché complétement ; le mur doit être gratté et les trous rebouchés avant de coller de nouveau papier.

Les cabinets particuliers d'aisances doivent être parfaitement ventilés ; et, autant que possible, à fermeture au moyen de soupapes hydrauliques.

### MOYENS D'ASSURER LA SALUBRITÉ DES MAISONS.

Indépendamment du mode de construction d'une maison, quel que soit l'espace qu'elle occupe, et quelle que soit la dimension des cours et des logements, cette maison peut devenir insalubre : 1° Par l'existence de lieux d'aisances communs mal tenus ;

2° Par le défaut d'écoulement des eaux ménagères, le défaut d'enlèvement d'immondices et de fumiers, le mauvais état des ruisseaux ou caniveaux ;

3° Par la malpropreté ou la mauvaise tenue du bâtiment.

*Cabinets d'aisances communs.* — Il n'est guère de cause plus grave d'insalubrité : un seul cabinet d'aisances mal ventilé, ou tenu malproprement, suffit pour infecter une maison tout entière. On évite, autant qu'il est possible, cet inconvénient, en

40.

pratiquant à l'un des murs du cabinet une fenêtre suffisamment large pour opérer une ventilation et pour éclairer ; en tenant, en outre, les dalles et le siége dans un état constant de propreté à l'aide de lavages fréquents. On doit renouveler souvent aussi le lavage du sol et celui des murs, qui doivent être peints à l'huile et au blanc de zinc. Chacun de ces cabinets doit être clos au moyen d'une porte ; enfin, il faut, autant que possible, éviter les angles dans la construction desdits cabinets.

*Eaux ménagères.* — Les cuvettes destinées au déversement des eaux ménagères doivent être garnies de *hausses* ou disposées de telle sorte que les eaux projetées à l'intérieur ne puissent saillir au dehors. Il faut bien se garder de refouler à travers les ouvertures de la grille qui se trouve au fond des cuvettes les fragments solides, dont l'accumulation ne tarderait pas à produire l'engorgement des tuyaux.

On doit placer une grille à la jonction du tuyau avec la cuvette, afin d'empêcher l'obstruction par des matières solides.

Il ne faut jamais vider d'eaux ménagères dans les tuyaux de descente pendant les gelées.

Lorsque l'orifice d'un de ces tuyaux aboutit à une pierre d'évier placée dans une chambre ou dans une cuisine, on doit le tenir parfaitement fermé au moyen d'un tampon ou d'un siphon.

Il y a toujours avantage à diriger les eaux pluviales dans les tuyaux de descente, de manière à les laver.

Lorsque ces tuyaux exhalent une mauvaise odeur, il faut les laver avec de l'eau contenant au moins 1 pour cent d'eau de Javelle.

Une des pratiques les plus fâcheuses dans les usages domestiques et contre laquelle on ne saurait trop s'élever, c'est celle de déverser les urines dans les plombs d'écoulement des eaux ménagères.

Les ruisseaux des cours et des caniveaux destinés au passage des eaux ménagères doivent être exécutés en pavés, en pierre ou en fonte ; les joints doivent être faits avec soin, et les pentes régulières, de manière à empêcher toute stagnation d'eaux et à rendre facile le lavage de ces ruisseaux et caniveaux.

Les immondices des cours doivent être enlevées tous les jours ; les fumiers ne doivent pas être conservés plus de huit jours en hiver et de quatre jours en été.

### PROPRETÉ DU BATIMENT. — BALAYAGE.

Il faut balayer fréquemment les escaliers, les corridors, cours et passages ; gratter les dépôts de terre ou d'immondices qui résistent à l'action du balai.

Il est utile de peintre à l'huile les murs des maisons, façades, couloirs, escaliers ; cette peinture empêche les murs de se pénétrer de matière organique, mais il faut avoir soin d'en opérer le lavage une fois par an.

*Lavage du sol.* — Les parties carrelées, pavées ou dallées, doivent être lavées souvent quand il s'agit d'escaliers ou de sol de corridors ; il faut les ressuyer aussitôt après le lavage pour éviter un excès d'humidité toujours nuisible.

L'eau suffit le plus ordinairement à ces lavages ; mais, dans les cas d'infection et de malpropreté de date ancienne, il faut ajouter à l'eau 1 pour cent d'eau de Javelle ou de chlorure d'oxyde de sodium. — L'emploi du chlorure de chaux (hypochlorite) aurait l'inconvénient de laisser à la longue un sel hygroscopique (chlorure de calcium) qui entretiendrait une humidité permanente contraire à la salubrité.

C'est en pratiquant ces soins si simples, d'une exécution si facile et si peu dispendieuse, que l'on tend à la conservation de la santé, en même temps que l'on s'oppose au progrès des épidémies qui peuvent frapper d'un moment à l'autre toute une population.

Lu et approuvé dans la séance du 11 novembre 1853.

*Le président,*   *Le secrétaire,*

*Signé* DEVERGIE.   *Signé* AD. TRÉBUCHET.

Vu et approuvé l'instruction qui précède, pour être annexée à l'ordonnance de police concernant la salubrité des habitations.

Le préfet de police, PIÉTRI.

---

# DES LOGEMENTS INSALUBRES.

## Loi du 13 avril 1850.

Article 1er. Dans toute commune où le conseil municipal l'aura déclaré nécessaire, par une délibération spéciale, il nommera une commission chargée de rechercher et indiquer les mesures indispensables d'assainissement des logements et dépendances insalubres mis en location ou occupés par d'autres que par le propriétaire, l'usufruitier ou l'usager.

Sont réputés insalubres les logements qui se trouvent dans des conditions de nature à porter atteinte à la vie ou à la santé de leurs habitants.

Art. 2. La commission se composera de neuf membres au plus et de cinq au moins.

En feront nécessairement partie un médecin ou un architecte, ou tout autre homme de l'art, ainsi qu'un membre du bureau de bienfaisance et du conseil des prud'hommes, si ces institutions existent dans la commune. La présidence appartient au maire ou à l'adjoint.

Le médecin et l'architecte pourront être choisis hors de la commune.

La commission se renouvelle tous les deux ans par tiers; les membres sortants sont indéfiniment rééligibles. A Paris, la commission se composera de douze membres.

Art. 3. La commission visitera les lieux signalés comme insalubres. Elle déterminera l'état d'insalubrité et en indiquera les causes, ainsi que les moyens d'y remédier. Elle désignera les logements qui ne sont pas susceptibles d'assainissement.

Art. 4. Les rapports de la commission seront déposés au secrétariat de la mairie, et les parties intéressées mises en demeure d'en prendre communication et de produire leurs observations dans le délai d'un mois.

Art. 5. A l'expiration de ce délai, les rapports et les observations produites seront soumis au conseil municipal, qui déterminera : 1° les travaux d'assainissement et les lieux où ils devront être entièrement ou partiellement exécutés, ainsi que les délais de leur achèvement ; 2° les habitations qui ne sont pas susceptibles d'assainissement.

Art. 6. Un recours est ouvert aux intéressés contre ces décisions devant le conseil de préfecture, dans le délai d'un mois à dater de la notification de l'arrêté municipal. Ce recours sera suspensif.

Art. 7. En vertu de la décision du conseil municipal, ou de celle du conseil de préfecture en cas de recours, s'il a été reconnu que les causes d'insalubrité sont dépendantes du fait du propriétaire ou de l'usufruitier, l'autorité municipale lui enjoindra, par mesure d'ordre et de police, d'exécuter les travaux jugés nécessaires.

Art. 8. Les ouvertures pratiquées pour l'exécution des travaux d'assainissement seront exemptées, pendant trois ans, de la contribution des portes et fenêtres.

Art. 9. En cas d'inexécution, dans les délais déterminés, des travaux jugés nécessaires, et si le logement continue d'être occupé par un tiers, le propriétaire ou l'usufruitier sera passible d'une amende de 16 à 100 francs.

Si les travaux n'ont pas été exécutés dans l'année qui aura suivi la condamnation et si le logement insalubre a continué d'être habité par un tiers, le propriétaire ou l'usufruitier sera passible d'une amende égale à la valeur des travaux et pouvant être élevée au double.

Art. 10. S'il est reconnu que le logement n'est pas susceptible d'assainissement et que les causes d'insalubrité sont dépendantes de l'habitation elle-même, l'autorité municipale pourra, dans le délai qu'elle fixera, en interdire provisoirement la location à titre d'habitation.

L'interdiction absolue ne pourra être prononcée que par le conseil de préfecture, et, dans ce cas, il y aura recours de sa décision devant le conseil d'État.

Le propriétaire ou l'usufruitier qui aura contrevenu à l'interdiction prononcée sera condamné à une amende de 16 à 100 francs, et en cas de récidive dans l'année, à une amende égale au double de la valeur locative du logement interdit.

Art. 11. Lorsque par suite de l'exécution de la présente loi il y aura lieu à résiliation de baux, cette résiliation n'emportera en faveur du locataire aucuns dommages-intérêts.

Art. 12. L'article 463 du Code pénal sera applicable à toutes les contraventions ci-dessus indiquées.

Art. 13. Lorsque l'insalubrité est le résultat de causes extérieures et permanentes, ou lorsque ces causes ne peuvent être détruites que par des travaux d'ensemble, la commune pourra acquérir, suivant les formes et après l'accomplissement des formalités prescrites par la loi du 3 mai 1841, la totalité des propriétés comprises dans le périmètre des travaux.

Les portions de ces propriétés qui, après l'assainissement opéré, resteraient en dehors des alignements arrêtés pour les nouvelles constructions, pourront être revendues aux enchères publiques, sans que dans ce cas les anciens propriétaires ou leurs ayants droit puissent demander l'application des articles 60 et 61 de la loi du 8 mai 1840.

Art. 14. Les amendes prononcées en vertu de la présente loi seront attribuées en outre au bureau ou établissement de bienfaisance de la localité où sont situées les habitations à raison desquelles ces amendes auront été encourues.

---

# CONSTRUCTION, SURVEILLANCE ET SERVICE DES FOSSES D'AISANCES, LATRINES ET FOSSES MOBILES.

## Ordonnance de police concernant les fosses d'aisances du 23 octobre 1850.

Nous, préfet de police; considérant que l'ordonnance de police du 23 octobre 1819, relative à la surveillance des fosses d'aisances dans Paris, prescrit diverses formalités dont l'accomplissement nuit à la célérité désirable dans un service de cette nature, et qu'il y a lieu de la modifier en ce point;

Considérant qu'à cette occasion il convient d'ajouter à l'ordonnance précitée quelques dispositions dont l'expérience a fait sentir la nécessité;

Vu l'ordonnance de police du 5 juin 1834, concernant la vidange des fosses d'aisances et le service des fosses mobiles dans Paris;

En vertu de la loi des 16-24 août 1790 et de l'arrêté du gouvernement du 12 messidor an VIII (1er juillet 1800);

Ordonnons ce qui suit :

Article 1er. Aucune fosse d'aisances ne pourra être construite ou réparée sans déclaration préalable à la Préfecture de police.

Cette déclaration sera faite par le propriétaire ou par l'entrepreneur qu'il aura chargé de l'exécution des ouvrages.

Dans le cas de construction ou de reconstruction, la déclaration devra être accompagnée du plan de la fosse à construire ou à reconstruire et de celui de l'étage supérieur.

Art. 2. Seront dispensées de la formalité de la déclaration les reconstructions et réparations que prescriront les architectes de notre administration hors de la visite des fosses à la suite de la vidange.

Art. 3. L'établissement des appareils de fosses mobiles reste soumis aux formalités et conditions énoncées aux art. 28, 29 et suivants de l'ordonnance susvisée du 5 juin 1834.

Art. 4. Il est défendu de combler des fosses d'aisances ou de les convertir en caves sans en avoir préalablement obtenu la permission du préfet de police.

Art. 5. Il est interdit aux propriétaires ou entrepreneurs d'extraire ou faire extraire par leurs ouvriers ou autres les eaux vannes et matières qui se trouveraient dans les fosses.

Cette extraction ne pourra être faite que par un entrepreneur de vidanges.

Art. 6. Il leur est également interdit de faire couler dans la rue les eaux claires et sans odeur qui reviendraient dans les fosses après la vidange, à moins d'y être spécialement autorisés.

Art. 7. Tout propriétaire faisant travailler à la réparation ou à la démolition d'une fosse, ou tout entrepreneur chargé des mêmes travaux, sera tenu, tant que dureront la démolition et l'extraction des pierres, d'avoir à l'extérieur de la fosse autant d'ouvriers qu'il en emploiera dans l'intérieur.

Art. 8. Chaque ouvrier travaillant à la démolition ou à l'extraction des pierres sera ceint d'un bridage dont l'attache sera tenue par un ouvrier placé à l'extérieur.

Art. 9. Les propriétaires et entrepreneurs sont, aux termes des lois, responsables des effets des contraventions aux quatre articles précédents.

Art. 10. Toute fosse, avant d'être comblée, sera vidée, curée à fond.

Art. 11. Toute fosse destinée à être convertie en cave sera curée avec soin, les joints seront grattés à vif et les parties en mauvais état réparées conformément aux dispositions prescrites par les art. 5, 6, 7, 8.

Art. 12. Si un ouvrier est frappé d'asphyxie en travaillant dans une fosse, les travaux seront suspendus à l'instant, et déclaration en sera faite dans le jour à la Préfecture de police.

Les travaux ne pourront être repris qu'avec les précautions et les mesures indiquées par l'autorité.

Art. 13. Tous matériaux provenant de la démolition de fosses d'aisances seront immédiatement enlevés.

Art. 14. Les fosses neuves, reconstruites ou réparées, ne pourront être mises en service et fermées qu'après qu'un architecte de la Préfecture de police en aura fait la réception et aura délivré un permis de fermer.

Art. 15. Pour l'exécution des dispositions de l'article précédent, il devra être donné avis à la Préfecture de police de l'achèvement des travaux, savoir : pour les fosses neuves, par une déclaration écrite déposée au bureau de la petite voirie, et pour les fosses reconstruites ou réparées, d'après les indications des architectes de l'administration, par la remise au même bureau du bulletin laissé par l'architecte qui a prescrit les travaux.

Art. 16. Tout propriétaire qui aura supprimé une ou plusieurs fosses d'aisances pour établir des appareils quelconques en tenant lieu, et qui, par suite, renoncerait à l'usage desdits appareils, sera tenu de rendre à leur première destination les fosses d'aisances supprimées ou d'en faire construire de nouvelles.

Art. 17. Il est enjoint à tous propriétaires, locataires et concierges de faciliter aux préposés de notre administration toutes visites ayant pour but de s'assurer de l'état des fosses et de leurs dépendances.

Art. 18. L'ordonnance précitée du 23 octobre 1819 est rapportée.

Art. 19. Les contraventions seront constatées par des procès-verbaux ou rapports qui nous seront transmis sans délai.

## Ordonnance concernant le service des fosses mobiles du 5 juin 1824.

Art. 28. Il ne pourra être établi dans Paris, en remplacement des fosses d'aisances en maçonnerie ou pour en tenir lieu, que des appareils approuvés par l'autorité compétente.

Art. 29. Aucun appareil de fosse mobile ne pourra être placé dans toute fosse supprimée dans laquelle il reviendrait des eaux quelconques.

Art. 30. Nul ne pourra exercer la profession d'entrepreneur de fosses mobiles dans Paris sans être pourvu d'une permission du préfet de police.

Cette permission ne sera délivrée qu'après qu'il aura été justifié par le demandeur :

1° Qu'il a les voitures, chevaux et appareils nécessaires au service des fosses mobiles ;

2° Qu'il a, pour déposer ses voitures et appareils lorsqu'ils ne sont point en service, un emplacement convenable, agréé à cet effet par l'administration.

Art. 31. Le transport des appareils des fosses mobiles ne pourra avoir lieu dans Paris, savoir : à compter du 1er octobre jusqu'au 31 mars, avant sept heures du matin ni après quatre heures de relevée, et à partir du 1er avril jusqu'au 30 septembre, avant cinq heures du matin ni après une heure de relevée.

Art. 32. Aucun appareil de fosses mobiles ne pourra être placé dans Paris sans déclaration préalable à la Préfecture de police par le propriétaire ou par l'entrepreneur ; il sera joint à cette déclaration un plan de la localité où l'appareil devra être posé et l'indication des moyens de ventilation.

Art. 33. Les appareils devront être établis sur un sol rendu imperméable jusqu'à un mètre, de manière que tous ces appareils, autant que les localités le permettront, soient disposés en forme de cuvette.

Art. 34. Tout appareil plein devra être enlevé et remplacé avant que les matières débordent ; tout enlèvement d'appareil devra être précédé d'une déclaration qui sera faite la veille à la direction de la salubrité.

Art. 35. Les appareils à enlever seront fermés sur place, lutés et nettoyés ensuite avec soin avant d'être portés aux voitures.

Art. 36. Il est défendu de laisser dans les maisons d'autres appareils de fosses mobiles que ceux qui y sont de service.

Art. 37. Il est expressément défendu de faire écouler les matières contenues dans les appareils à l'aide de canules ou de toute autre manière.

### Extrait de l'ordonnance du 8 novembre 1851.

Art. 7. A l'avenir, les appareils de fosses mobiles devront être disposés de telle sorte que la séparation des matières solides et liquides s'opère dans les fosses.

# ÉCLAIRAGE PAR LE GAZ.

## Ordonnance concernant les conduites et appareils d'éclairage par le gaz dans l'intérieur des habitations, du 31 mai 1842.

Nous, conseiller d'État, préfet de police :

Considérant que la mauvaise disposition des conduites et des appareils divers placés dans les localités éclairées par le gaz, et la négligence apportée dans les précautions que nécessite ce mode d'éclairage, occasionnent fréquemment des accidents graves et compromettent, en outre, d'une manière fâcheuse la salubrité ;

Vu : 1° les nombreuses réclamations qui nous ont été adressées à cet égard;

2° Le rapport de la commission spéciale que nous avions chargée d'examiner les mesures à prendre dans l'intérêt de la sûreté publique et de la salubrité ;

3° La loi des 16-24 août 1790 ;

Les arrêtés du gouvernement du 12 messidor an VIII (1er juillet 1800) et du 3 brumaire an IX (25 octobre 1800) ;

5° L'ordonnance de police du 20 décembre 1824,

Ordonnons ce qui suit :

Article 1er. Dans le délai d'un mois à dater de la promulgation de la présente ordonnance, les compagnies d'éclairage par le gaz feront à la Préfecture de police la déclaration de tous les appareils d'éclairage alimentés par elles.

Art. 2. Les appareils comprenant les conduites, les robinets, les becs, etc., seront visités dans tous leurs détails par les agents de l'administration.

Art. 3. Ceux qui présenteraient des dangers pour la sûreté ou pour la salubrité seront modifiés ou réparés dans un délai fixé.

Art. 4. Passé ce délai, si les réparations ou changements n'ont pas été faits ou ne sont pas suffisants, le branchement partant de la conduite longitudinale sera coupé et tamponné près de cette conduite, la tranchée comblée, et le pavé replacé aux frais de qui de droit.

Art. 5. A l'avenir, aucune localité ne pourra être éclairée par le gaz sans notre autorisation.

A cet effet, toute personne qui voudra faire placer chez elle des tuyaux de conduite et autres appareils pour l'éclairage au gaz devra préalablement nous en faire la déclaration.

Art. 6. L'autorisation d'éclairer ne sera donnée qu'après une visite qui fera connaître si les tuyaux de conduite et autres appareils sont établis conformément aux prescriptions de la présente ordonnance.

Art. 7. En conséquence, les tuyaux de conduite et autres appareils devront rester apparents dans tout leur développement jusqu'à ce que les agents chargés des visites ait déclaré, par un bulletin délivré à cet effet, qu'on peut les recouvrir.

Art. 8. De leur côté, les compagnies feront à la Préfecture de police la déclaration de toutes les demandes d'éclairage, au fur et à mesure qu'elles leur seront adressées, et elles ne devront fournir le gaz que sur la présentation qui lui sera faite de l'autorisation prescrite par l'article 5.

Art. 9. Les dispositions des articles 5, 6, 7 et 8 ci-dessus sont applicables aux déplacements, réparations, changements ou additions dont les conduites ou appareils seraient l'objet.

Art. 10. Aucun robinet de branchement particulier ne pourra être établi sous le sol de la voie publique, à moins d'une autorisation spéciale pour les cas exceptionnels ; les robinets devront toujours être placés dans les soubassements des maisons ou boutiques, ou dans l'épaisseur des murs.

Art. 11. Les robinets actuellement existant sous la voie publique seront supprimés aux frais de qui de droit, au fur et à mesure de la réfection des trottoirs ou du pavé.

Art. 12. Le robinet extérieur devra être caché dans une porte de métal dont la compagnie seule aura la clef.

Art. 13. Des doubles clefs du robinet extérieur et de la porte de tôle devront être déposées chez les commissaires de police.

Art. 14. Le robinet extérieur sera renfermé dans un coffre disposé de manière que le gaz qui s'y introduirait ne pût se répandre dans les lieux éclairés et dans les vides des devantures, et dût, au contraire, s'échapper forcément au dehors.

Art. 15. Indépendamment du robinet extérieur, lequel ne doit être manœuvré que par les agents de chaque compagnie, il y en aura un autre placé à l'intérieur, à la disposition du consommateur ; ce robinet lui permettra de fermer la conduite et d'intercepter, en cas de besoin, toute communication entre ses appareils et la conduite longitudinale.

Ces deux robinets seront liés l'un à l'autre de telle sorte : 1° que le robinet intérieur soit fermé forcément en même temps que le robinet extérieur ; 2° que le robinet intérieur ne puisse être ouvert tant que le robinet extérieur sera fermé ; 3° enfin, que le robinet intérieur ne soit indépendant du robinet extérieur que si l'on veut le fermer.

Art. 16. Les clefs de tous les robinets devront être disposées de manière à ne pouvoir être enlevées de leurs boisseaux, même par un violent effort.

Art. 17. Toute tranchée ouverte sur la face d'un mur pour y placer une conduite de gaz sera enduite de ciment hydraulique avant la pose de la conduite.

Art. 18. Avant de placer une conduite dans un enduit de plafond, la rainure destinée à la recevoir sera revêtue d'un demi-cylindre de métal scellé avec soin, de manière à empêcher le gaz de pénétrer dans les cavités du plancher.

Art. 19. Si la conduite traverse, en quelque sens que ce soit, un mur, un pan de bois, une cloison, un placard, un plancher ou un vide quelconque, elle sera placée sur toute la longueur de ce parcours dans un fourreau ouvert à ses deux extrémités, ou au moins à l'extrémité la plus élevée.

Art. 20. S'il n'est pas possible de prendre cette précaution, la conduite ne pourra être posée qu'en dehors desdits mur, pan de bois, placard, plancher, etc.

Art. 21. Les tuyaux de conduite et les fourreaux dont il est question dans les articles qui précèdent devront être de fer étiré ou forgé, de fonte, de plomb ou de cuivre, et parfaitement ajustés.

Art. 22. Les parois du fourreau ne pourront être adhérentes au tuyau de branchement.

Art. 23. Les *montres* (c'est-à-dire les espaces fermés destinés à l'étalage des marchandises), dans lesquelles seront placés des becs d'éclairage devront toujours être ventilées avec soin.

Art. 24. Les becs brûlant à air libre sont interdits, sauf les exceptions autorisées par l'administration.

Art. 25. Les becs, lorsqu'ils seront munis d'une cheminée, devront être renfermés dans une lanterne, dans un manchon ou dans un globe.

Art. 26. Toutes les polices d'abonnement et les quittances d'éclairage délivrées par les compagnies aux consommateurs porteront un avis indicatif de ce qu'ils devront faire en cas d'accident.

Art. 27. La compagnie qui aura reçu avis d'un accident sera tenue d'envoyer immédiatement un agent sur les lieux.

Art. 28. Les consommateurs sont personnellement responsables, sauf leurs recours contre qui il appartiendra, de l'exécution des dispositions de la présente ordonnance concernant les appareils intérieurs.

Art. 29. L'ordonnance de police du 20 décembre 1824 est rapportée dans celles de ses dispositions qui seraient contraires à la présente ordonnance.

Art. 30. Les contraventions aux dispositions de la présente ordonnance seront déférées aux tribunaux compétents, sans préjudice des mesures administratives auxquelles elles pourront donner lieu, notamment la suppression des branchements particuliers, lesquels, dans ce cas, ne pourront être rétablis que sur notre autorisation.

Art. 31. Les sous-préfets des arrondissements de Sceaux et de Saint-Denis, les maires et les commissaires de police des communes rurales, les commissaires de police de la ville de Paris, le chef de la police municipale, les officiers de paix, l'architecte-commissaire de la petite voirie et les autres préposés de la préfecture de police, sont chargés, chacun en ce qui le concerne, de l'exécution de la présente ordonnance, qui sera imprimée et affichée dans l'étendue du ressort de notre préfecture.

*Le conseiller d'État préfet de police*, G. DELESSERT.

*Avis relatif à l'éclairage par le gaz et aux précautions à prendre dans son emploi.*

Pour que l'emploi du gaz n'offre dans l'éclairage aucun inconvénient, il importe que les becs n'en laissent échapper aucune partie sans être brûlée.

On obtiendra ce résultat en maintenant la flamme à une hauteur modérée (8 centimètres au plus), et en la contenant dans une cheminée de verre de 16 à 20 centimètres de hauteur.

Les lieux éclairés doivent être ventilés avec soin, même pendant l'interruption de l'éclairage, c'est-à-dire qu'il doit être pratiqué, dans la partie supérieure, quelques ouvertures par lesquelles le gaz puisse s'échapper au dehors, en cas de fuite ou de non-combustion.

Sans cette précaution, le gaz non brûlé s'accumule dans la pièce, et peut occasionner des asphyxies, des explosions et des incendies.

Les robinets doivent être graissés de temps à autre intérieurement, afin d'en faciliter le service et d'en éviter l'oxydation.

Pour l'*allumage*, il est essentiel d'ouvrir d'abord le robinet principal et de présenter la lumière successivement à l'orifice de chaque bec, au moment même de l'ouverture de son robinet, afin d'éviter tout écoulement de gaz non brûlé.

Pour l'*extinction*, il convient de fermer d'abord le robinet principal intérieur, et ensuite chacun des becs d'éclairage. Dans tous les lieux où les robinets extérieur et intérieur ne seraient pas encore liés entre eux, conformément aux prescriptions de l'article 15 de l'ordonnance qui précède, le robinet intérieur doit être fermé au moment de l'extinction, même après la fermeture du robinet extérieur, pour que, le lendemain, au moment de l'ouverture du robinet extérieur, le gaz ne s'échappe pas dans l'intérieur.

Dès qu'une odeur de gaz donne lieu de penser qu'il existe une fuite, il convient d'ouvrir les portes ou croisées pour établir un courant d'air, et de fermer le robinet intérieur.

Il est nécessaire d'en donner avis simultanément au constructeur de l'appareil et à la compagnie qui fournit le gaz, afin que la fuite soit réparée immédiatement.

*Le consommateur doit s'abstenir de rechercher lui-même la fuite avec du feu ou de la lumière.*

Dans le cas où, soit par imprudence, soit accidentellement, une fuite de gaz aurait été enflammée, il conviendra, pour l'éteindre, de poser dessus un linge imbibé d'eau.

Le consommateur doit toujours s'abstenir de toucher un robinet extérieur, et à la porte qui le ferme, ce robinet devant être manœuvré exclusivement par les agents de la compagnie qui fournit le gaz.

Lorsqu'on exécute dans les rues des travaux d'égouts, de pavage, de trottoirs ou de pose de conduites d'eau, les consommateurs au-devant desquels ces travaux s'exécutent feront bien de s'assurer que les branchements qui leur fournissent le gaz ne sont point endommagés ni déplacés par ces travaux, et, dans le cas contraire, d'en donner connaissance à la compagnie d'éclairage et à l'administration.

Vu pour être annexé à notre ordonnance en date du 31 mai 1842.

*Le conseiller d'État préfet de police*, G. DELESSERT.

## Ordonnance royale concernant les usines à gaz, du 27 janvier 1846.

Article 1er. Les usines et ateliers où le gaz hydrogène est fabriqué, et les gazomètres qui en dépendent demeurent rangés dans la deuxième classe des établissements dangereux, insalubres ou incommodes, sauf les cas réglés par les deux articles suivants :

Art. 2. Sont rangés dans la troisième classe les petits appareils pour fabriquer le gaz, pouvant fournir au plus, en douze heures, 10 mètres cubes, et les gazomètres qui en dépendent.

Art. 3. Sont également rangés dans la troisième classe les gazomètres non attenants à des appareils producteurs, et dont la capacité excède 10 mètres cubes. Ceux d'une capacité moindre pourront être établis après déclaration à l'autorité municipale.

Art. 4. Les ateliers de distillation, tous les bâtiments y attenants et les magasins de charbon dépendant des ateliers de distillation, même quand ils ne seraient pas attenants à ces ateliers, seront construits et couverts en matériaux incombustibles.

Art. 5. Il sera établi à la partie supérieure du toit des ateliers, pour la sortie des vapeurs, une ou plusieurs ouvertures surmontées de tuyaux ou cheminées dont la hauteur et la section seront déterminées par l'acte d'autorisation.

Art. 6. Aucune matière animale ne pourra être employée pour la fabrication du gaz.

Art. 7. Le coke sera éteint à la sortie des cornues.

Art. 8. Les appareils de condensation devront être établis en plein air, ou dans des bâtiments ventilés à la partie supérieure, à moins que la condensation ne s'opère dans des tuyaux enfouis sous le sol.

Art. 9. Les appareils d'épuration devront être placés dans des bâtiments ventilés au moyen d'une cheminée spéciale, établie sur la partie supérieure du comble, et dont la hauteur et la section seront déterminées par l'acte d'autorisation.

Le gaz ne sera jamais conduit des cornues dans le gazomètre, sans passer par les épurations.

Art. 10. Tout mode d'éclairage autre que celui des lampes de sûreté est formellement interdit dans le service des appareils de condensation et d'épuration, ainsi que dans l'intérieur et aux environs des bâtiments enfermant des gazomètres.

Art. 11. Les eaux ammoniacales et les goudrons produits par la distillation, qu'on n'enlèverait pas immédiatement, seront déposés dans des citernes exactement closes et étanches, et dont la capacité ne devra pas excéder 4 mètres cubes.

Ces citernes seront construites en pierres ou en briques à bain de mortier hydraulique, et enduites d'un ciment pareillement hydraulique ; elles devront être placées sous des bâtiments couverts.

Art. 12. Les goudrons, les eaux ammoniacales et les laits de chaux, ainsi que la chaux solide sortant des ateliers d'épuration, seront enlevés immédiatement dans des vases ou dans des tombereaux hermétiquement fermés.

Art. 13 Les résidus aqueux ne pourront être évaporés, et les goudrons brûlés dans les cendriers et dans les fourneaux, qu'autant qu'il n'en résultera à l'extérieur ni fumée ni odeur.

Art. 14. Le nombre et la capacité des gazomètres de chaque usine seront tels que, dans le cas de chômage de l'un d'eux, les autres puissent suffire aux besoins du service.

Chaque usine aura au moins deux gazomètres.

Art. 15. Les bassins dans lesquels plongent les gazomètres seront complétement étanches ; ils seront construits en pierres ou briques à bain de mortier hydraulique, ou en bois ; si les bassins sont de bois, ils devront être placés dans une fosse en maçonnerie.

Si les murs s'élèvent au-dessous du sol, ils auront une épaisseur égale à la moitié de leur hauteur.

- Les cuves ou bassins au niveau du sol seront entourés d'une balustrade.

Art. 16. La cloche de chaque gazomètre sera maintenue par des guides fixes, de manière à ne pouvoir jamais dans son mouvement s'écarter de la verticale.

Elle sera, en outre, disposée de manière que la force élastique du gaz dans l'intérieur du gazomètre soit supérieure à la pression atmosphérique. La pression intérieure du gaz sera indiquée par un manomètre.

Art. 17. Les gazomètres d'une capacité de plus de 10 mètres cubes seront entièrement isolés, tant des bâtiments de l'usine que des habitations voisines, et protégés par des paratonnerres dont la tige aura une hauteur au moins égale à la moitié du diamètre du gazomètre.

Art. 18. Tout bâtiment contenant un gazomètre d'une capacité quelconque sera ventilé au moyen d'ouvertures pratiquées dans la partie supérieure, de manière à éviter l'accumulation du gaz en cas de fuite. Il sera, en outre, pratiqué dans son pourtour plusieurs ouvertures qui devront être revêtues de persiennes.

Art. 19. Un tube de trop-plein, destiné à porter le gaz au-dessus du toit, sera adapté à chaque gazomètre établi dans un bâtiment.

Si le gazomètre est en plein air, le tube pourra être remplacé par quatre ouvertures de 1 ou 2 centimètres de diamètre, placées à 8 ou 10 centimètres de son bord inférieur et à égale distance les unes des autres.

Art. 20. Ne pourront être placés dans les caves que les gazomètres de 10 mètres cubes au plus, non attenant à des appareils producteurs ; ces caves devront être exclusivement affectées aux gazomètres. Elles seront convenablement ventilées au moyen de deux ouvertures placées, l'une près du sol de la cave, l'autre dans la partie la plus élevée de la voûte. Cette dernière ouverture sera surmontée d'un tuyau d'évaporation dépassant le faîte de la maison.

Art. 21. Le premier remplissage d'un gazomètre ne pourra avoir lieu qu'après vérification faite de sa construction, et en présence d'un agent délégué par l'autorité municipale.

Art. 22. Les récipients portatifs pour le gaz comprimé devront être de cuivre ou de tôle de fer ; ils seront essayés à une pression double de celle qu'ils doivent supporter dans l'usage journalier, et qui sera déterminée par l'acte d'autorisation.

Art. 23. Le gaz fourni aux consommateurs sera complétement épuré. La pureté sera constatée par les moyens qui seront prescrits par l'administration.

Art. 24. Les usines et appareils mentionnés ci-dessus pourront, en outre, être assujettis aux mesures de précaution et dispositions qui seraient reconnues utiles dans l'intérêt de la sûreté ou de la salubrité publique.

Art. 25. L'ordonnance royale du 20 août 1824, et l'ordonnance du 25 mars 1838, concernant les établissements d'éclairage par le gaz hydrogène, sont rapportées.

## ORDONNANCE DU 24 NOVEMBRE 1843,

### concernant la construction des habitations et établissements, au point de vue de l'incendie.

Vu : 1° les règlements et ordonnances des 26 janvier 1672, 11 avril 1698, 28 avril 1719, 20 janvier 1727, 10 février 1735, 15 novembre 1781, 26 janvier 1808, 28 octobre 1815 et 21 décembre 1817, concernant les diverses mesures et précautions à prendre pour prévenir ou arrêter les incendies; la loi des 16-24 août 1790; la loi des 19-22 juillet 1791; les arrêtés du gouvernement du 12 messidor an VIII (1er juillet 1800) et 3 brumaire an IX (25 octobre 1800);

Considérant qu'il importe de rappeler aux habitants de Paris les obligations qui leur sont imposées par les règlements, soit pour prévenir les incendies, soit pour concourir à les éteindre, et d'apporter à ces règlements les modifications dont l'expérience a fait reconnaître l'utilité,

Ordonnons ce qui suit :

TITRE PREMIER. — *Constructions des cheminées, poêles, fourneaux et calorifères.*

Article 1er. Toutes les cheminées doivent être construites de manière à éviter les dangers du feu, et à pouvoir être facilement ramonées.

Art. 2. Il est interdit d'adosser des foyers de cheminées, poêles et fourneaux à des cloisons dans lesquelles il entrerait du bois, à moins de laisser, entre le parement extérieur du mur entourant ces foyers et les cloisons, un espace de 16 centimètres.

Art. 3. Les foyers des cheminées ne doivent être posés que sur des voûtes de maçonnerie ou sur des trémies de matériaux incombustibles.

La longueur des trémies sera au moins égale à la largeur des cheminées, y compris la moitié de l'épaisseur des jambages.

Leur largeur sera de 1 mètre au moins, à partir du fond du foyer jusqu'au chevêtre.

Art. 4. Il est interdit de poser les bois des combles et des planchers à moins de 16 centimètres de toute face intérieure des tuyaux de cheminée et autres foyers.

Art. 5. Les languettes des tuyaux de plâtre doivent être pigeonnées à la main, et avoir au moins 8 centimètres d'épaisseur.

Art. 6. Chaque foyer de cheminée doit avoir son tuyau particulier, dans toute la hauteur du bâtiment.

Art. 7. Les tuyaux de cheminée qui n'auraient pas au moins 60 centimètres de largeur sur 25 de profondeur ne pourront être que de forme cylindrique, ou à angles arrondis, sur un rayon de 6 centimètres au moins.

Ces tuyaux ne pourront dévier de la verticale de manière à former avec elle un angle de plus de 30 degrés (un tiers de l'angle droit).

L'accès de ces tuyaux, à leur partie supérieure, devra être facile.

Art. 8. Les mitres de plâtre sont interdites au-dessus des tuyaux des cheminées.

Art. 9. Les fourneaux potagers doivent être disposés de telle sorte que les cendres qui en proviennent soient retenues par des cendriers fixes construits en matériaux incombustibles, et ne puissent tomber sur les planchers.

Art. 10. Les poêles de construction reposeront sur une aire en matériaux incombustibles d'au moins 8 centimètres d'épaisseur, s'étendant de 30 centimètres en avant de l'ouverture du foyer.

Cette aire sera séparée du cendrier intérieur par un vide d'au moins 8 centimètres, permettant la circulation de l'air.

Les poêles mobiles devront reposer sur une plate-forme de matériaux incombustibles d'au moins 20 centimètres de saillie, en avant de l'ouverture du foyer.

Art. 11. Les tuyaux de poêle, et tous autres tuyaux conducteurs de fumée en métal, devront toujours être isolés, dans toute leur hauteur, d'au moins 16 centimètres des cloisons dans lesquelles il entrerait du bois.

Lorsqu'un tuyau traversera une de ces cloisons, le diamètre de l'ouverture faite dans la cloison devra excéder de 16 centimètres celui du tuyau.

Ce tuyau sera maintenu au passage par une tôle dans laquelle il sera percé une ouverture égale au diamètre extérieur dudit tuyau.

Art. 12. Aucun tuyau conducteur de fumée en métal ne pourra traverser un plancher ou un pan de bois, à moins d'être entouré au passage par un manchon de métal ou de terre cuite.

Le diamètre de ce manchon excédera de 10 centimètres celui du tuyau, de manière qu'il y ait partout entre le manchon et le tuyau un intervalle de 5 centimètres.

Art. 13. Les prescriptions des articles 2, 3, 4, 10, 11 et 12 relatives aux tuyaux de cheminée, et aux tuyaux conducteurs de fumée en métal seront applicables aux tuyaux de chaleur des calorifères à air chaud.

Toutefois, sont exceptés les tuyaux de chaleur qui prennent l'air à la partie supérieure de la chambre dans laquelle est placé l'appareil de chauffage.

Art. 14. Il nous sera donné avis des vices de construction des cheminées, poêles, fourneaux et calorifères qui pourraient occasionner un incendie.

TITRE II. — *Entretien et ramonage des cheminées.*

Art. 15. Les propriétaires sont tenus d'entretenir constamment les cheminées en bon état.

Art. 16. Il est enjoint aux propriétaires et locataires de faire ramoner les cheminées, et tous tuyaux conducteurs de fumée, assez fréquemment pour prévenir les dangers du feu.

Il est défendu de faire usage du feu pour nettoyer les cheminées et les tuyaux de poêle.

Les cheminées qui ne présenteraient pas, à l'intérieur et dans toute la longueur du tuyau, un passage d'au moins 60 centimètres sur 25, ne devront être ramonées qu'à la corde.

Titre iii. — *Des couvertures de chaume et de jonc.*

Art. 17. Aucune couverture de chaume ou de jonc ne pourra être conservée ou établie sans notre autorisation.

Titre iv. — *Des fours, forges, usines et ateliers.*

Art. 18. Les fours, forges et usines à feu, non compris dans la nomenclature des établissements classés, lesquels sont soumis à des règlements spéciaux, ne pourront être établis dans l'intérieur de Paris sans notre permission.

Art. 19. Il est défendu de déposer du bois ni aucune matière combustible au-dessous des fours et dans aucune partie du fournil.

Les soupentes, resserres, planches et supports à pannetons, et toutes constructions établies dans les fournils, seront de matériaux incombustibles.

Les étouffoirs et coffres à braise doivent être également de matériaux incombustibles.

Art. 20. Les charrons, menuisiers, carrossiers et autres ouvriers qui s'occuperaient en même temps de travailler le bois et le fer, sont tenus, s'ils exercent les deux professions dans la même maison, d'y avoir deux ateliers entièrement séparés par un mur, à moins qu'entre la forge et l'endroit où l'on travaille ou dépose le bois, il n'y ait une distance de 10 mètres au moins.

Il leur est défendu de déposer dans l'atelier de la forge aucuns bois, recoupes, ni pièces de charronnage, menuiserie ou autres : sont exceptés cependant les ouvrages finis et qu'on serait occupé à ferrer ; mais ces ouvrages seront mis à la fin de chaque journée dans un endroit séparé de la forge, en sorte qu'il ne reste dans l'atelier aucunes matières combustibles pendant la nuit.

Art. 21. Dans les ateliers de menuiserie ou d'ébénisterie, les fourneaux ou forges destinés à chauffer les colles ne seront établis que sous des hottes en matériaux incombustibles.

L'âtre sera entouré d'un mur de briques de 25 centimètres de hauteur au-dessus du foyer, et ce foyer sera disposé de manière à être clos pendant l'absence des ouvriers par une fermeture de tôle.

Dans les mêmes ateliers, on ne pourra faire usage des chandeliers de bois.

Titre v. — *Entrepôts, magasins et dépôts de matières combustibles, inflammables, détonantes et fulminantes ; théâtres et salles de spectacle.*

Art. 22. Aucuns magasins et entrepôts de charbon de terre, houille, tourbe et autres combustibles, ne pourront être formés dans Paris sans notre autorisation.

Art. 23. Il est défendu d'entrer dans les écuries avec de la lumière non renfermée dans une lanterne.

Art. 24. Il est interdit d'entrer avec de la lumière dans les magasins, caves et autres lieux renfermant des dépôts d'essences ou de spiritueux, et en général de toutes matières inflammables ou fulminantes, à moins que cette lumière ne soit renfermée dans une lanterne.

Les caves et magasins renfermant des essences et des spiritueux devront être ventilés au moyen d'une ouverture de 3 ou 4 centimètres ménagée au-dessous et dans toute la largeur de la porte d'entrée, et d'une autre ouverture opposée à la première. Cette seconde ouverture sera pratiquée dans la partie supérieure de la cave ou du magasin.

Art. 25. Il est défendu de rechercher les fuites de gaz avec du feu ou de la lumière.

Art. 26. La vente des pièces d'artifice, le tir des armes à feu et des feux d'artifice, la conservation, le transport et la vente des capsules et des allumettes fulminantes, auront lieu conformément aux règlements spéciaux relatifs à ces matières.

Les directeurs des théâtres et des salles de spectacle, les propriétaires des chantiers et entrepôts de bois de chauffage, des magasins de charbon de terre et de fourrage, se conformeront aux dispositions prescrites, pour prévenir les incendies, par les règlements spéciaux qui régissent ces établissements.

TITRE VI. — *Halles, marchés, abattoirs, voies publiques.*

Art. 27. Il est défendu d'allumer des feux dans les halles et marchés, et d'y apporter aucuns chaudrons à feu, réchauds ou fourneaux.

Il n'y sera admis que des pots à feu d'une petite dimension et couverts d'un grillage métallique.

Il est défendu de laisser ces pots dans les halles et marchés après leur clôture, quand même le feu serait éteint.

Il est défendu aussi de se servir, dans les halles et marchés, de lumières non renfermées dans des lanternes.

Art. 28. Il est défendu de faire du feu sur les ports, quais et berges, sans autorisation.

Les personnes autorisées à s'introduire la nuit dans les ports ne peuvent y entrer avec de la lumière qu'autant qu'elle serait renfermée dans une lanterne.

Art. 29. Il est expressément défendu de brûler de la paille sur aucune partie de la voie publique, dans les cours, jardins et terrains particuliers, et d'y mettre en feu aucun amas de matières combustibles.

Art. 30. Il est interdit de fumer dans les salles de spectacle, dans les halles, marchés, abattoirs, et en général dans l'intérieur de tous les monuments et édifices publics placés sous notre surveillance.

Il est également défendu de fumer dans les écuries, dans les magasins et autres endroits renfermant des essences, des spiritueux, ainsi que des matières combustibles, inflammables ou fulminantes.

41.

## DES ABATTOIRS.

### Extrait de l'ordonnance du 25 mars 1830.

**48.** Tous les bestiaux, sans exception, destinés à la boucherie de Paris, ne pourront être abattus et habillés que dans l'un des cinq abattoirs généraux à ce affectés.

**52.** Les bouchers se pourvoiront de tinets, étaux, baquets, seaux, brouettes, et de tous les instruments et ustensiles nécessaires à leur travail, et les entretiendront en bon état de service et de propreté.

**64.** Il est défendu d'entrer la nuit dans les bouveries avec des lumières, si elles ne sont pas renfermées dans des lanternes closes et à réseau métallique.

**67.** Les bouchers peuvent abattre à toute heure de jour et de nuit, selon les besoins.

**68.** Les bouchers qui abattront de nuit seront tenus d'en faire la déclaration au préposé de la police des abattoirs.

**69.** Il est expressément défendu de laisser ouvertes les portes d'échaudoirs au moment de l'abatage des bœufs.

**70.** Il est enjoint aux bouchers de laver ou de faire laver exactement les échaudoirs après l'abatage et l'habillage.

**71.** Il est défendu de laisser séjourner dans les échaudoirs aucuns suif, graisse, dégrais, rates, panses et boyaux, cuirs et peaux en vert, en manchons salés ou non salés.

**72.** Les bouchers feront enlever exactement les fumiers des bouveries tous les mois ou toutes les fois qu'ils en seront requis par les employés de la police, et les vidanges tous les jours.

**73.** Tout amas de bourres et de caboches est défendu.

**75.** Il est défendu d'abattre des bœufs, vaches et taureaux dans les cours dallées.

**76.** Les bœufs et vaches, avant d'être abattus, doivent être fortement attachés à l'anneau scellé dans chaque échaudoir.

Les bouchers sont responsables des effets de toute négligence à cet égard.

**77.** Les taureaux et les bœufs dont l'espèce est connue pour dangereuse ne pourront être conduits des bouveries aux échaudoirs qu'avec des entraves ou accouplés.

**78.** Les veaux et moutons seront saignés dans des baquets, de manière que le sang ne puisse couler dans les ruisseaux qui conduisent aux égouts.

**79.** Les bouchers devront fréquemment, et quand ils en seront requis par les préposés, faire gratter et laver les murs intérieurs et extérieurs des échaudoirs, ainsi que les portes.

**80.** Il leur est défendu de déposer dans les rues et cours pavées les peaux et cuirs de leurs bestiaux.

**92.** Les hommes de peine employés à l'enlèvement du sang devront se tenir constamment dans les cours de travail pendant l'abatage des bestiaux.

**93.** Il leur est défendu d'embarrasser les passages et les préaux avec des futailles vides ou pleines. Ils devront les placer dans des lieux qui leur seront indiqués par les préposés de police.

94. Tous les jours, après le travail, ils devront rouler aux places à ce affectées les futailles pleines.

Elles ne pourront séjourner plus de vingt-quatre heures dans l'abattoir.

95. Les adjudicataires des vidanges en feront l'enlèvement complet tous les jours, et aux heures indiquées par le cahier des charges. — Ils devront enlever indistinctement et sans triage toutes les matières déposées avec les vidanges, qu'elle qu'en soit la nature.

96. Les suifs provenant des abats de bestiaux ne pourront être fondus que dans les abattoirs généraux.

132. Les issues de bestiaux recueillies dans chaque abattoir seront cuites et préparées dans l'établissement de triperie disposé à cet effet, avant de pouvoir être enlevées dudit abattoir. — Sont exceptées de la disposition précédente les issues destinées pour l'extérieur; mais, dans ce cas, il en sera donné avis à l'administration de l'octroi, qui prendra les mesures nécessaires pour s'assurer de la sortie.

141. Les bouchers, fondeurs et tripiers, ne pourront employer ou faire employer, pour le transport de leurs marchandises, que des voitures couvertes.

155. Tout garçon boucher qui vendra des veaux trouvés dans les entrailles des vaches qu'il aura tuées, et qui n'en fera pas sur-le-champ sa déclaration au préposé de police de l'abattoir ou à l'inspecteur du commerce, pour que ces viandes insalubres soient coupées par morceaux et jetées aux voiries, sera poursuivi devant les tribunaux et puni conformément à la loi.

261. Les panses, franches-mules et feuillets de bœuf ou de vache, les panses, caillettes et pieds de mouton, ne pourront être mis dans le commerce et la consommation qu'après avoir subi les préparations nécessaires à cet effet. Ces parties d'issues seront préparées dans les ateliers de triperie établis à cet effet dans les cinq abattoirs. Il est défendu aux bouchers, garçons bouchers, tripiers et à tous autres, d'en soustraire, enlever et retenir, sous quelque prétexte que ce soit, et d'en livrer immédiatement aux tripiers et à tous autres acheteurs ou consommateurs.

262. Les entrepreneurs de cuisson sont tenus d'enlever des échaudoirs des bouchers, au fur et à mesure de l'abatage des bestiaux, les tripes de bœuf, de vache et de mouton, et d'y faire apposer la marque du propriétaire.

---

# DES AMPHITHÉÂTRES ANATOMIQUES.

### Ordonnance du 25 novembre 1834.

Article 1er. Il est défendu d'ouvrir dans Paris aucun amphithéâtre particulier, ni pour professer l'anatomie ou la médecine opératoire, ni pour faire disséquer ou manœuvrer sur le cadavre les opérations chirurgicales.

Art. 2. Il est également défendu de disséquer et de manœuvrer les opérations sur le cadavre dans les hôpitaux, hospices, maisons de santé, infirmeries, maisons de détention, et quelque autre localité que ce soit.

Les amphithéâtres actuellement existant dans les hôpitaux et hospices sont supprimés.

Art. 3. Les dissections et exercices sur l'anatomie et la chirurgie ne pourront être faits que dans les pavillons de la Faculté de médecine, et dans l'amphithéâtre des hôpitaux établi sur l'ancien cimetière de Clamart.

Art. 4. Il ne pourra être pris aucun cadavre dans les cimetières.

Art. 5. Les cadavres provenant des hôpitaux et hospices sont seuls affectés au service des amphithéâtres d'anatomie.

Toutefois les familles peuvent réclamer, pour les faire enterrer à leurs frais, les corps de leurs parents décédés dans les hôpitaux et hospices.

Art. 6. La distribution des cadavres entre l'amphithéâtre des hôpitaux et les pavillons de la Faculté de médecine aura lieu conformément aux dispositions d'administration intérieure appuyées par nous.

Art. 7. Les cadavres ne pourront être enlevés des hôpitaux et hospices que vingt-quatre heures après que le décès aura été régulièrement constaté.

Art. 8. Les débris de cadavres seront portés soigneusement au cimetière Mont-Parnasse, pour y être enterrés dans la partie affectée aux hospices.

Art. 9. Il est enjoint à ceux qui sont chargés d'enlever les cadavres pour les transporter, soit aux amphithéâtres ci-dessus désignés, soit au cimetière, d'observer la décence convenable.

Art. 10. Les cadavres seront portés aux amphithéâtres dans des voitures couvertes, et *pendant la nuit seulement.*

Art. 11. Il est expressément défendu d'emporter hors des amphithéâtres d'anatomie des cadavres ou des portions de cadavre.

Art. 12. Les dissections devront être suspendues depuis le 1$^{er}$ mai jusqu'au 1$^{er}$ novembre.

Art. 13. Les amphithéâtres d'anatomie devront constamment être tenus dans un grand état de propreté.

Art. 14. Les contraventions seront constatées par des procès-verbaux qui nous seront adressés.

Art. 15. Il sera pris envers les contrevenants telles mesures de police administrative qu'il appartiendra, sans préjudice des poursuites à exercer contre eux devant les tribunaux, conformément aux lois et règlements de police.

---

## ÉTABLISSEMENTS INSALUBRES.

### Circulaire ministérielle relative aux demandes en autorisation d'établissements classés, 6 avril 1852.

Monsieur le préfet, d'après le décret rendu par Monseigneur le prince Président de la République le 25 mars dernier, il vous appartiendra, à l'avenir, de sta-

tuer sur les demandes tendant à obtenir l'autorisation de créer des ateliers dangereux, insalubres ou incommodes, de première classe, dans les formes déterminées
pour cette nature d'établissements, et avec les recours aujourd'hui existant pour
les ateliers de deuxième classe.

Vous aurez, en conséquence de cette disposition, à conserver les affaires de cette
nature qui pourraient être en cours d'instruction dans votre préfecture ; il vous
appartient même de donner suite à celles dont mon ministère avait été saisi et sur
lesquelles il n'a pas encore été statué définitivement. A cet effet, j'ai l'honneur de
vous en renvoyer les dossiers.

Veuillez dorénavant, monsieur le préfet, suivre la nouvelle marche indiquée dans
le décret, et prononcer, selon qu'il y aura lieu, l'admission ou le rejet des demandes, après accomplissement des formalités prescrites par le décret du 15 octobre 1810 et l'ordonnance du 14 janvier 1815, et après que vous aurez pris l'avis
du conseil d'hygiène et de salubrité de l'arrondissement dans lequel l'établissement sera projeté : le conseil de préfecture devra d'ailleurs être consulté, comme
par le passé, sur les oppositions qui se produiraient dans le cours de l'instruction,
tout en conservant sa juridiction, pour le cas où les opposants croiraient devoir y
recourir après la décision d'autorisation.

Je me réserve de vous adresser des instructions plus développées sur les diverses
questions qui, après un examen approfondi, me paraitront devoir naître de l'application du décret du 25 mars en ce qui concerne les établissements dangereux,
insalubres ou incommodes ; mais dès aujourd'hui je ne saurais trop vous recommander de tenir la main à ce que les affaires de cette nature soient instruites avec
toute la célérité possible, le but des récentes dispositions adoptées par Monseigneur
le prince Président étant d'abréger les délais qui pouvaient retarder la solution des
demandes en création d'ateliers, et porter ainsi préjudice à l'industrie et aux populations ouvrières.

*Instructions sur la décentralisation administrative en ce qui concerne les
établissements insalubres de première classe , 15 décembre 1852.*

Monsieur le préfet, je viens, ainsi que l'annonçait ma circulaire du 6 avril dernier, compléter mes instructions pour l'application du décret du 25 mars précédent, en ce qui concerne les établissements insalubres ou incommodes.

Le premier point sur lequel j'appellerai votre attention, parce qu'il a déjà été
l'objet d'une interprétation erronée, c'est le cas où il s'agit de suppression d'un
établissement par application de l'article 12 du décret du 15 octobre 1810. Les
affaires de ce genre doivent être instruites comme elles l'étaient avant le décret du
25 mars, et soumises ensuite à l'administration supérieure, qui ne statuera qu'après
avoir pris l'avis du conseil d'État. Le décret ne décentralise, en effet, que les demandes, en autorisation et ses motifs ne sauraient s'appliquer à des instances qui se
présentent en général très-rarement, n'offrent pas un caractère d'urgence et peuvent entrainer une sorte d'expropriation.

Pour ce qui concerne les établissements nouveaux qui n'ayant pas été compris
dans la nomenclature des ateliers classés, vous sembleraient de nature à être

rangés dans la première classe, vous n'aurez point à déterminer le classement, même provisoire; mais vous en référerez à mon ministère, afin que la mesure puisse être l'objet d'un décret, vous bornant à suspendre, au besoin, la formation ou l'exploitation de l'usine.

A l'égard des établissements non encore classés qui vous paraîtraient devoir rentrer dans l'une ou l'autre des deux dernières classes, vous pouvez, d'après l'article 5 de l'ordonnance du 14 janvier 1815, en permettre provisoirement la formation, en portant immédiatement cette décision à ma connaissance. Toutefois, vous comprendrez facilement qu'il convient de n'user de cette faculté que dans les cas urgents, et je vous recommande de me soumettre, en général, la question du classement, avant de laisser ouvrir l'usine, même à titre provisoire. C'est un moyen de prévenir, pour l'administration, l'inconvénient d'avoir à revenir sur ses décisions, et, pour les industriels, des dépenses qui deviendraient inutiles, si le classement primitif n'était pas maintenu.

La marche que je viens d'indiquer aura en outre l'avantage de permettre à l'administration de procéder par mesure générale, de telle sorte qu'une même industrie ne soit plus rangée dans des classes différentes, suivant les appréciations diverses des autorités départementales.

Votre responsabilité s'étant accrue en raison de l'extension de vos pouvoirs, je ne saurais trop vivement vous engager à provoquer, dans l'examen des demandes en autorisation d'établissements de première classe, tous les avis qui pourraient être utiles; je vous ai déjà invité, par ma circulaire du 6 avril, à consulter, sur toutes ces affaires, le conseil d'hygiène et de salubrité de l'arrondissement. Je tiens en outre à votre disposition, pour les cas les plus graves, les hautes lumières du comité consultatif des arts et manufactures : les dossiers que vous m'enverrez pour lui être soumis seront l'objet d'un examen attentif, et vous trouverez toujours dans les rapports du comité de précieux éléments de décision.

Désirant vous aider dans l'accomplissement de cette nouvelle et importante partie de vos devoirs administratifs, j'ai fait dresser un tableau (annexe A) indiquant les conditions d'exploitation qu'il est dans l'usage d'exiger à l'égard des établissements qui présentent le plus d'inconvénients pour le voisinage. Vous y trouverez les garanties qu'il importe d'exiger, communément, dans les autorisations. Elles m'ont paru applicables à la plupart des cas; mais vous aurez à y ajouter ou à en retrancher certaines conditions suivant les différences des situations, et en tenant compte des divers modes et systèmes de fabrication. Ainsi comprises, les indications de l'annexe précité seront souvent un guide utile, et elles produiront, autant que possible, l'uniformité, si désirable dans cette partie de la jurisprudence administrative.

Je vous recommande de nouveau, et très-instamment, de procéder à l'instruction des affaires avec la plus grande activité, afin d'éviter des délais préjudiciables à l'industrie.

Aux termes de l'article 6 du décret du 25 mars, vous avez à me rendre compte des actes de votre administration, dans les formes à déterminer. Pour vous faciliter l'accomplissement de cette obligation en ce qui concerne les établissements insalubres, je vous adresse un modèle de tableau que vous voudrez bien faire remplir et m'envoyer à la fin de chaque trimestre. Ce tableau est destiné à présenter la situation des affaires d'établissements insalubres de toute classe : il est divisé en trois parties, l'une relative aux autorisations accordées, la seconde aux autorisations refusées, et la troisième aux affaires en instance.

Je vous prie de tenir la main à ce que ce document soit établi avec le plus grand soin, et à ce qu'il me parvienne exactement dans la première quinzaine des mois de janvier, d'avril, de juillet et d'octobre de chaque année. Le premier envoi devra avoir lieu avant le 15 janvier prochain, et je pourrai ainsi, tout en vérifiant si mes instructions ont été ponctuellement observées, faire continuer le travail de statistique spéciale commencé dans les bureaux de mon ministère.

Enfin, le paragraphe 9 du tableau B annexé à l'article 2 du décret chargeant les préfets de statuer sur les demandes en autorisation de créer des ateliers insalubres ou incommodes de première classe, avec les recours existant pour les ateliers de deuxième classe, je crois devoir, pour prévenir toute hésitation, vous tracer la marche à suivre en cas de pourvoi.

Lorsqu'une demande en autorisation est admise par l'autorité préfectorale, ceux qui croient avoir à s'en plaindre, qu'ils aient ou non figuré dans l'enquête, sont indistinctement reçus à former opposition devant le conseil de préfecture, qui statue contradictoirement, sauf recours au conseil d'État.

Dans l'hypothèse contraire, c'est-à-dire quand l'autorisation a été refusée, la seule voie ouverte au demandeur est celle du recours au conseil d'État ; son appel au conseil de préfecture ne serait pas recevable.

C'est en ce sens que doit être entendu l'article 7 du décret du 15 octobre 1810, interprété par la circulaire du 3 novembre 1828, et c'est d'après ces principes que doivent être désormais introduits les recours en matière d'établissements de première classe.

Signé : *Le conseiller d'État, directeur de l'agriculture et du commerce,*

HEURTIER.

*Conditions à insérer dans les arrêts d'autorisation de certains établissements rangés dans la première catégorie des ateliers dangereux, insalubres ou incommodes.*

§ 1er. FABRIQUE D'ACIDE SULFURIQUE. — 1° Élever la cheminée de l'usine servant au dégagement du gaz à une hauteur convenable, qui sera déterminée d'après l'examen de la localité.

2° Condenser complétement les vapeurs, ou gaz odorants ou nuisibles.

§ 2. FABRIQUES D'ALLUMETTES CHIMIQUES. — 1° N'employer dans la confection des allumettes ni chlorate de potasse, ni aucun autre sel rendant les mélanges explosibles ;

2° Broyer à sec et séparément les matières premières dont on fait usage ;

3° Ne jamais préparer à la fois au delà d'un litre de matières mélangées de phosphore, lesquelles devront être conservées à la cave, dans un vase plongé dans l'eau ;

4° Se livrer à cette fabrication dans un atelier légèrement construit, plafonné et non planchéié, et isolé de toute construction ;

5° Recouvrir en plâtre tous les bois apparents dans les pièces où l'on confectionne les allumettes ;

6° Déposer les objets fabriqués dans un local séparé, qui ne présente aucun danger sous le rapport du feu ;

7° Opérer le transport des allumettes fabriquées dans des boîtes de métal, tel que fer-blanc, zinc, etc. ;

8° Se conformer en outre à toutes les dispositions des règlements existants, et à toutes celles qui pourraient être prescrites ultérieurement sur le fait des fabriques d'allumettes chimiques.

(*N. B.*) L'autorisation devra être limitée à cinq ans.

§ 3. FABRIQUES D'AMORCES FULMINANTES. — 1° Se conformer à toutes les dispositions prescrites par les ordonnances des 25 juin 1823 et 30 octobre 1836, pour les fabriques de poudre ou matières fulminantes ;

2° Construire le séchoir et l'atelier de tamisage en matériaux légers, et la poudrière en maçonnerie ; séparer les diverses parties de l'établissement par des talus de terre de 3 mètres de hauteur ;

3° Établir en dehors des talus les fourneaux du séchoir, pour l'élévation de la température duquel il ne sera employé que la vapeur ou l'eau chaude.

(*N. B.*) L'autorisation devra être limitée à cinq ans.

§ 4. ARTIFICIERS. — 1° Établir la poudrière au-dessus du niveau du sol, et la couvrir d'une toiture légère ;

2° Ne jamais avoir en dépôt plus de 4 à 5 kilogrammes de poudre à la fois pour les besoins de la fabrication.

(*N. B.*) L'autorisation devra être limitée à cinq ans.

§ 5. BOYAUDERIES. — 1° Tenir l'atelier dans un grand état de propreté au moyen de fréquents lavages, soit à l'eau pure, soit à l'eau chlorurée ;

2° Ne recevoir que des menus convenablement préparés ou nettoyés ;

3° Ne conserver aucuns résidus susceptibles de fermenter ou de se putréfier ;

4° Donner un écoulement rapide aux eaux de lavage.

§ 6. CALCINATION DES OS. — 1° Clore l'établissement de murs ;

2° Apporter les os dans l'établissement complétement décharnés et limiter les approvisionnements aux besoins de la fabrication ;

3° Opérer la calcination des os à vases clos, et diriger la fumée des fours dans une cheminée commune, construite en briques et élevée de 10 mètres au-dessus du sol.

§ 7. ATELIERS D'ÉQUARRISSAGE ET DE CUISSON DE DÉBRIS D'ANIMAUX. — 1° Clore l'établissement de murs et l'entourer d'arbres ;

2° Paver les cours intérieures ; daller les caves à abattre les animaux, et y opérer de fréquents lavages ;

3° Garnir de dalles cimentées à la chaux hydraulique, jusqu'à 1 mètre de hauteur, le pourtour de l'atelier d'abatage et celui des ateliers de cuisson ;

4° Recevoir les matières liquides résultant du travail de l'équarrissage dans des citernes voûtées et closes ; soumettre les chairs et les autres matières animales à une dessiccation suffisante pour qu'elles ne soient plus sujettes à se corrompre ;

5° Ne faire dans l'établissement aucune accumulation d'os ou de résidus ;

6° Faire la cuisson des chairs à vases clos, dans les vingt-quatre heures de l'abatage ;

7° Ne transporter les animaux morts à l'équarrissage que dans des voitures couvertes et munies d'une plaque indiquant leur destination.

§ 8. DÉPÔTS D'ENGRAIS, DE POUDRETTE, ETC. — 1° Désinfecter les matières fécales dans les fosses d'aisances et les transporter au moyen de tonneaux hermétiquement fermés.

2° Déposer les matières dans des fosses recouvertes de hangars, et les couvrir de charbon, afin d'éviter toute émanation désagréable ;

3° Construire les fosses destinées à recevoir les matières fécales en maçonnerie, et les cimenter de façon à empêcher le liquide de filtrer à travers les terres et d'infecter les puits ou citernes ;

4° Déposer sous les hangars et à l'abri de l'humidité les matières converties en engrais.

§ 9. FONDERIES DE SUIF. — 1° Recouvrir la chaudière dans laquelle la graisse est mise en fusion d'une hotte de planches parfaitement jointes ;

2° Mettre cette hotte en communication avec la cheminée de tirage, et luter les joints de manière à forcer les vapeurs de se rendre dans le tuyau d'appel.

§ 10. GAZ D'ÉCLAIRAGE. — Se reporter aux conditions prescrites par l'ordonnance du 27 janvier 1846, portant règlement sur les usines et les établissements d'éclairage par le gaz.

(N. B.) L'extension que prennent la plupart de ces usines exige qu'elles soient éloignées le plus possible des habitations, et même qu'elles soient établies hors des villes.

§ 11. FABRIQUES DE TOILES CIRÉES, DE CUIRS VERNIS, DE VERNIS. — 1° Faire construire l'étuve en matériaux incombustibles ;

2° Construire en plâtre et moellons le local où l'on fait cuire les huiles, et surmonter les chaudières d'une hotte avec un tuyau pour le dégagement des vapeurs.

§ 12. TRIPERIES. — N'amener dans la triperie que des matières fraîches, parfaitement lavées et prêtes à être soumises à la cuisson.

---

# CLASSEMENT DES ÉTABLISSEMENTS INSALUBRES.

Un décret du 19 février 1853 range les fabriques de potasse, par la calcination des résidus provenant de la distillation de la mélasse, dans la 1re classe.

Les fabriques de conserves de sardines, situées dans les villes, dans la 2e classe.

# ÉTUDE ET SERVICE DES ÉPIDÉMIES.

En raison de l'extrême importance que présente la question des épidémies, nous croyons devoir reproduire, *in extenso*, l'instruction qui a été rédigée à ce sujet par l'Académie de médecine, malgré l'étendue considérable de ce document.

## Circulaire ministérielle du 24 mai 1836, concernant le service des épidémies.

Monsieur le préfet, l'Académie royale de médecine a plusieurs fois exprimé le vœu que les médecins des épidémies fussent invités à suivre une marche uniforme, lorsqu'ils sont appelés à observer et à décrire des maladies épidémiques.

Déjà, pour atteindre ce but, mon prédécesseur vous a adressé, par sa circulaire du 13 avril 1835, des modèles de rapport qui présentent le cadre dans lequel les médecins des épidémies doivent consigner les résultats de leurs observations.

Quoique les divisions mêmes du cadre indiquent suffisamment les principaux points qui doivent fixer l'attention du médecin chargé de traiter des épidémies, et de recueillir des matériaux propres à éclairer les questions obscures qui se rapportent à l'origine et au développement de ces maladies, il a paru utile d'entrer dans quelques détails, afin de faire mieux sentir et la nature et l'importance de ces questions, et la marche qu'on pourrait suivre pour en préparer la solution.

Je ne puis, au reste, que vous renouveler l'invitation de recommander aux maires d'avertir, sans aucun retard, le sous-préfet de leur arrondissement, ou vous-même, dans l'arrondissement du chef-lieu, aussitôt que l'accroissement de la mortalité ou celui du nombre de malades peut faire soupçonner l'existence d'une maladie épidémique. Le médecin des épidémies doit être envoyé immédiatement sur les lieux, dès qu'il y a quelque sujet de crainte, et vous ne négligerez pas de m'adresser son rapport, rédigé dans la forme prescrite par les instructions.

Certaines maladies se renouvellent périodiquement dans quelques localités, et frappent presque tous les ans une partie considérable de la population. Il est très-important de rechercher avec le plus grand soin la nature et les causes de ces maladies endémiques, ainsi que les moyens de les combattre : il faut, pour accomplir cette tâche, des observations suivies, une comparaison attentive des faits qui se sont présentés dans des circonstances analogues, et l'on ne saurait trop recommander aux médecins et aux conseils de salubrité, partout où il en existe, de se livrer avec persévérance à une étude si digne d'intérêt. Dans le cas où la gravité du mal et la divergence d'opinion des hommes de l'art sur les remèdes à employer pour le détruire seraient de nature à exciter vivement la sollicitude de l'administration, l'Académie royale de médecine demande que des médecins choisis dans son sein ou désignés par elle soient envoyés sur les lieux, soit afin d'apporter dans l'examen des questions à résoudre les lumières que peuvent fournir des observations plus étendues, soit afin de réunir, d'après ses propres instructions, les éléments et les données du problème dont elle voudrait se réserver la discussion.

C'est à messieurs les préfets à apprécier les circonstances où il pourrait être utile de réclamer ce secours étranger ; je m'en rapporte à eux sur ce point, disposé que je suis à accueillir, autant qu'il dépendra de moi, toutes les propositions qui peuvent tendre au progrès de la science et à l'amélioration de la santé publique.

*Le ministre du commerce et des travaux publics,*

PASSY.

**Instruction relative à l'étude et à la description des épidémies et des épizooties (rédigée par l'Académie de médecine).**

SECTION 1. — *Considérations générales sur l'utilité et sur l'importance de l'étude des épidémies.*

Les épidémies sont, dans l'histoire médicale des peuples, les événements principaux, les accidents les plus remarquables. Il faut en perpétuer le souvenir, afin que les tristes leçons de ces étranges calamités ne soient pas entièrement perdues pour les générations qui suivent, afin que les médecins n'entrent pas tout neufs dans la pénible carrière de ce genre d'études.

Il est sans contredit d'un immense avantage que l'observateur ait acquis une connaissance anticipée des objets qui doivent passer sous ses yeux. Nous étudions avec beaucoup plus de fruit les phénomènes dont nous sommes avertis d'avance : ceux qui arrivent à l'improviste nous échappent souvent.

On se plaint de ce que les historiographes des temps modernes n'ont guère fait que les généalogies des rois et l'histoire particulière de leurs guerres, au lieu d'écrire l'histoire générale des peuples. On reprocherait certes avec non moins de raison aux historiens de la médecine de n'avoir presque donné que l'histoire privée des médecins et de leurs écrits, et d'avoir beaucoup trop négligé les hautes considérations relatives aux maladies populaires, à leurs caractères, à leurs variations, à leurs causes et à leur traitement.

Sans doute on n'a pas accordé à cette partie des sciences médicales toute l'attention qu'elle mérite. L'étude des épidémies en général, et de chaque épidémie en particulier, n'a peut-être pas été assez cultivée. L'art trouve cependant au milieu de ces funestes désastres de puissants moyens de progrès, et les médecins y rencontrent d'éclatantes occasions de constater l'importance de leurs services.

Durant le cours d'une épidémie, les phénomènes de la maladie se répètent au point de lasser la courageuse application du plus intrépide observateur. Les faits se multiplient et se pressent sous les yeux du praticien ; ils se reproduisent sous toutes les formes et dans les modifications infinies dont ils sont susceptibles. On peut revoir ce qu'on a mal vu ; saisir le lendemain ce qui a échappé la veille ; et, en vérifiant de la sorte tous les faits, on est à même d'éclaircir plusieurs doutes, de dissiper beaucoup d'incertitudes.

Il n'en est pas ainsi dans les maladies sporadiques : là, les faits presque toujours fugitifs se laissent à peine remarquer. Ils ne reparaissent sous les mêmes conditions qu'à des distances à la fois infinies et imprévues, lorsque la mémoire a perdu les souvenirs d'un grand nombre de circonstances dont le rapprochement offrirait de lumineux résultats. Il est difficile et long de retrouver ce qui a une fois échappé à l'observation ; de vérifier ce qu'on n'a qu'entrevu ; de confirmer ce qui est resté dans l'indécision ou dans le vague.

Les épidémies sont donc une grande école d'investigation : et qui sait si une étude plus approfondie et plus générale de ces épouvantables phénomènes de l'histoire pathologique de l'homme n'aura pas d'autres résultats pour la science ?

A quelle longue suite d'observations n'a-t-on pas dû se livrer en astronomie ? Que de calculs n'a-t-il pas fallu faire, et combien de temps il s'est nécessairement écoulé avant que l'esprit humain fût arrivé à prédire les éclipses, à reconnaître le mouvement d'une comète et à déterminer l'époque de son retour ?

Imitons la patience infatigable des physiciens observateurs : ils suivent avec constance les variations les plus légères de la boussole ; ils marquent avec le plus grand soin les oscillations diurnes de la déclinaison de l'aiguille aimantée ; et qui oserait limiter les résultats probables de leurs travaux ?

Peut-être découvrira-t-on à l'avenir quelque coïncidence ou même quelque dépendance d'action entre les grandes épidémies qui affligent trop souvent l'espèce humaine et les principaux phénomènes que présente l'histoire physique de la terre, ceux qui se passent dans la sphère d'action de notre planète.

Au demeurant, dans l'état actuel des connaissances, l'étude des épidémies est encore d'une haute et d'une puissante instruction, et l'histoire plus complète de ces maladies générales deviendra d'une immense utilité.

Ce n'est pas sans intérêt, ce n'est pas surtout sans profit qu'on voit le médecin observateur d'une épidémie, en présence d'une maladie plus ou moins insolite, plus ou moins grave, employer tous ses moyens à la bien reconnaître, afin de la mieux combattre.

On le suit avec attention dans tous les efforts qu'il fait pour saisir, au travers des nombreux obstacles qu'il rencontre, les caractères de la maladie qu'il observe. On le voit cherchant à démêler, au milieu des symptômes variés qui se présentent, la nature de la fonction ou des fonctions primitivement dérangées et la nature de l'organe ou des organes essentiellement atteints. On s'applique avec lui à découvrir les causes de la maladie, à apprécier ses dangers, à fixer les méthodes curatives qui lui conviennent, à prévoir et à maîtriser ses terminaisons.

En méditant de la sorte chaque épidémie, en s'attachant pour ainsi dire à tous les pas de celui qui l'a observée et qui l'a décrite, on assiste pour ainsi dire à tous ses travaux, on répète toutes ses recherches, et l'on voit dans les divers problèmes qu'il a eu à résoudre la sagacité qu'il y a apportée et la cause des succès qu'il a obtenus aussi bien que celle des erreurs qu'il a pu commettre.

Les succès auxquels on applaudit et qu'on se propose d'imiter, les erreurs qu'on déplore et qu'on tâchera d'éviter, tout est mis à profit par le lecteur judicieux, tout offre des leçons au praticien réfléchi.

Section ii. — *Topographie.*

Des notions topographiques exactes et suffisamment détaillées doivent nécessairement précéder l'histoire de toute épidémie.

On commencera par déterminer la position géographique du pays, les degrés de longitude et de latitude entre lesquels il se trouve compris. On déterminera son élévation, son site, son étendue, la pente du terrain, ses aspects et ses expositions.

On fera connaître les montagnes qui se trouvent dans la contrée, et celles qui l'avoisinent ; les vallées qui la traversent et leur direction ; les fleuves, les rivières qui l'arrosent et la ligne que suivent leurs courants, les sources qui s'y rencontrent et la nature aussi bien que la profondeur de leurs eaux.

On fera connaître la nature des eaux qui servent à la boisson des hommes et des animaux, et l'on étudiera leur influence générale sur l'économie.

On dira quelle est la composition minéralogique de l'écorce de la terre, ce qui constitue la géognosie du pays, et l'on distinguera si le terrain se prête à une prompte absorption, à un facile écoulement des eaux, ou si les eaux pluviales et autres y restent habituellement stagnantes.

Si le pays fournit des eaux minérales, on en donnera l'analyse d'après l'état actuel des sciences chimiques et physiques, et l'on en désignera convenablement les propriétés médicinales, c'est-à-dire par des faits particuliers autant que par des aperçus généraux.

On indiquera les productions spontanées du sol, tirées des trois règnes : on dira les minéraux qui y gisent, les plantes qui y croissent et les animaux de toutes les classes qui y vivent.

La considération des forêts est d'un haut intérêt dans la topographie d'un pays. Ces masses plus ou moins considérables de grands arbres apportent de notables modifications à l'état de l'atmosphère et à la météorologie.

Les contrées boisées sont plus froides que celles qui sont en culture. Les forêts empêchent la terre de recevoir les rayons du soleil, et l'on sait que les rayons de ce foyer de lumière, quelque concentrés qu'ils soient, ne transmettent directement à l'air qu'une chaleur très-faible ; mais ils échauffent la surface de la terre, laquelle communique ensuite sa chaleur à l'atmosphère environnante.

Les bois concourent puissamment, et de plusieurs manières, à la salubrité générale. Ces influences varient selon que les forêts se trouvent situées en plaine ou sur des coteaux, suivant les aspects qu'elles gardent, l'étendue qu'elles présentent, etc.

Il sera avantageux de connaître si cette manière d'être du sol a subi des changements remarquables depuis quelques années, et si les bois sont devenus plus communs ou plus rares.

On tiendra aussi compte des plantations en arbres fruitiers et en arbres d'agrément qui avoisinent et qui entourent les habitations. On parlera des promenades publiques et des jardins privés enclos dans l'intérieur des villes. L'autorité néglige peut-être trop ces deux dernières sources de la salubrité publique ; peut-être la cupidité a-t-elle une latitude trop grande pour diminuer et pour détruire les plantations particulières qui existent dans les grandes cités, et qui sont cependant si salubres.

Si, par de légitimes raisons de haute prévoyance et d'économie rurale, les lois ont pu limiter les droits de propriété relativement aux bois et par rapport aux forêts, pourquoi des raisons non moins puissantes de salubrité publique n'auraient-elles pas de semblables effets sur les jardins et les parcs enceints dans les grandes villes? Plus les assemblages de maisons et de rues sont considérables, plus il deviendrait nécessaire d'y multiplier les promenades et les jardins. Il est du devoir des médecins de signaler aux gouvernements ces utiles améliorations.

On recueillera les observations météorologiques qui se rapportent au pays ; ou, si l'on manque des nombreux détails qui les constituent, on en fera du moins connaître les principaux résultats.

Quelle est la température moyenne du pays aux grandes époques de l'année ; quels sont les vents dominant, ceux qui soufflent habituellement et ceux qui y sont insolites ; quels sont leurs effets généraux sur la végétation, sur les animaux et sur l'homme ; quels sont les météores aériens, aqueux, lumineux ou ignés qu'on y observe le plus souvent ? etc.

La science de la météorologie présente de grands avantages, mais elle offre aussi beaucoup de difficultés. L'atmosphère est comme un vaste laboratoire dans lequel les réactifs seraient toujours en présence, et les divers agents sans cesse en mouvement. Ce sont les grands changements, les rapides altérations qui en résultent qui constituent la plupart des phénomènes météorologiques, et dont les plus importants à étudier pour le médecin sont les suivants :

1° La densité et la pesanteur de l'atmosphère, indiquées par le baromètre ;

2° La température de l'air, que l'on mesure à l'aide du thermomètre;

3° Les vapeurs contenues dans l'air, calculées par les variations de l'hygromètre;

4° Les différents gaz qui s'y combinent accidentellement et dans des proportions diverses, et que l'on connaît par les divers eudiomètres ;

5° Les phénomènes électriques, qui sont tantôt la cause et tantôt l'effet de ces grands mouvements, et sur lesquels les électromètres fourniraient de précieux documents s'ils étaient plus souvent observés ;

6° Les agitations violentes imprimées sans cesse à la masse atmosphérique, et dont il est essentiel d'étudier les courants.

L'influence, soit isolée, soit combinée, de ces divers agents sur l'économie vivante, tant en santé qu'en maladie, est incontestable, et ce genre d'études est généralement trop négligé par les médecins.

De toutes les propriétés de l'atmosphère, sa pesanteur, indiquée par le baromètre, est peut-être celle qui exerce une influence moins appréciable sur l'économie. Jusqu'à présent, du moins, les observations à cet égard ne nous ont donné que peu de résultats, et ces résultats ne portent que sur des différences très-considérables.

On sait que la densité des couches inférieures de l'atmosphère dépend de la pression exercée par les couches supérieures. Cette densité diminue par conséquent à mesure que l'on s'élève davantage. Aussi la respiration et la circulation ne sont pas absolument les mêmes dans les circonstances diverses où l'air acquiert, soit une grande rareté, comme dans les ascensions aérostatiques, soit une densité considérable, comme dans les mines, ou mieux encore dans les cloches des plongeurs. Ces deux fonctions de l'économie vivante varient sensiblement dans les lieux bas et sur les montagnes très-élevées.

Après les fâcheux effets de toutes les grandes et les nombreuses variations atmosphériques, l'humidité est probablement la qualité la plus nuisible : *Siccitates imbribus salubriores*, a dit le modèle des observateurs en médecine. C'est sans doute par la surabondance de l'humidité atmosphérique, encore plus que par quelque agent chimique, que les brouillards exercent leur action délétère. On évite sûrement les mauvais effets qu'ils produisent en s'élevant au-dessus de la région de l'atmosphère qu'ils remplissent.

On sait que le typhus ne se manifeste guère que sous l'influence d'une basse température et de l'humidité; tandis qu'au contraire une température élevée, combinée également avec l'humidité, est une des conditions inséparables du développement de la fièvre jaune, qui n'a d'ailleurs probablement jamais existé qu'à une petite distance de la mer.

On a cherché à prouver l'influence de la combinaison de divers gaz avec l'air atmosphérique, et l'on s'est attaché à trouver là la cause d'un grand nombre d'accidents morbifiques. C'est surtout vers le gaz hydrogène carbonné que se sont portés les soupçons. Dans quelques circonstances, il est vrai, ce gaz paraît se dégager des marais en quantités assez considérables : mais bientôt il n'est plus appréciable dans l'air, et à une très-petite élévation de l'atmosphère qui plane sur ces marais, les expériences les plus délicates en saisissent à peine des atomes. MM. de Humbold et Gay-Lussac ont vu que l'air en pouvait recéler au plus 0,003.

Nous citerons cependant ici les expériences de MM. Thénard et Dupuytren, relatives à l'examen comparatif du gaz hydrogène carboné tiré des substances minérales et du même gaz dégagé des matières animales. En délayant l'un et l'autre de ces gaz dans l'eau, ils ont vu que le premier n'en a pas troublé la transparence et s'est perdu peu à peu, tandis que le second a troublé l'eau et y a produit des flocons de nature animale. Les flocons se sont précipités par le repos et le liquide s'est putréfié.

On n'a pas assez étudié en médecine les diverses influences des vents. Ce genre de météores, qui constitue les principaux mouvements dont l'atmosphère est agitée, qui influe beaucoup sur sa température, sert aussi quelquefois de moyen de transport à certaines épidémies. Dans plusieurs circonstances on a vu que la marche des maladies populaires suivait la direction des vents. On l'a particulièrement observé pour les épidémies de petite vérole, de toutes les épidémies celles qui ont été sans contredit le mieux étudiées, sans doute parce qu'elles se présentaient à l'observation beaucoup plus souvent que les autres.

Mais, indépendamment de ces influences indirectes, en quelque sorte, qu'exercent les vents, il est probable que ces grands phénomènes de météorologie, mieux étudiés, fourniraient aussi aux observateurs d'autres résultats.

A l'appui de cette opinion, citons le fait de l'harmatan africain.

On appelle *harmatan* un vent qui souffle trois ou quatre fois chaque saison, de l'intérieur de l'Afrique, vers l'Océan Atlantique, dans la partie de côte comprise entre le cap Vert (latit. 15° N.) et le cap Lopez ( latit. 1° S.). L'harmatan se fait principalement sentir dans les mois de décembre, de janvier et de février. Sa direction est comprise entre l'E.-S.-E. et le N.-N.-E. Sa durée est ordinairement d'un ou de deux jours, quelquefois de cinq ou de six. Ce vent n'a qu'une force modérée.

Un brouillard d'une espèce particulière, et assez épais pour ne donner passage à midi qu'à quelques rayons rouges du soleil, s'élève toujours quand l'harmatan souffle. Les particules dont ce brouillard est formé se déposent sur le gazon, sur les feuilles des arbres et sur la peau des nègres, de telle sorte que tout parait alors blanc. On ignore quelle est la nature de ces parties ; on sait seulement que le vent ne les entraîne sur l'Océan qu'à une petite distance des côtes. En mer, par exemple, le brouillard est déjà très-affaibli ; à trois lieues, il n'en reste plus de traces, quoique l'harmatan s'y fasse encore sentir dans toute sa force.

L'extrême sécheresse de l'harmatan est un de ses caractères les plus tranchés. Si ce vent a quelque durée, les branches des orangers, des citronniers, etc., se dessèchent et meurent ; les reliures des livres ( on ne doit pas en excepter ceux-là même qui sont renfermés dans des malles bien fermées et recouverts de linge ) se courbent comme si elles avaient été exposées à un grand feu. Les panneaux des portes et des fenêtres, les meubles dans les appartements, craquent et souvent se brisent. Les effets de ce vent sur le corps humain ne sont pas moins évidents. Les yeux, les narines, les lèvres, le palais, deviennent secs et douloureux. Si l'harmatan dure quatre ou cinq jours consécutifs, les mains et la face se pèlent. Pour prévenir cet accident, les *fantee* se frottent tout le corps avec de la graisse.

Après tout ce que nous venons de rapporter des fâcheux effets que produit l'harmatan sur les végétaux, on pourrait croire que ce vent doit être très-insalubre : c'est cependant tout l'opposé qu'on a observé. Les fièvres intermittentes , par exemple, sont radicalement guéries au premier souffle de l'harmatan. Les personnes que l'usage excessif qu'on fait de la saignée dans ces climats avait exténuées recouvrent bientôt leurs forces. Les fièvres rémittentes épidémiques disparaissent aussi comme par enchantement. Telle est enfin l'influence de ce vent, que pendant sa durée l'infection ne peut pas être communiquée, même par l'art. Voici le fait sur lequel se fonde cette assertion.

En 1770, il y avait à Whydah un bâtiment anglais, *l'Unity*, chargé de plus de trois cents nègres. La petite vérole s'étant déclarée chez quelques-uns de ces esclaves, le propriétaire se décida à l'inoculer aux autres. Tous ceux chez lesquels on pratiqua l'opération avant le souffle de l'harmatan gagnèrent la maladie. *Soixante-neuf* furent inoculés le deuxième jour après que l'harmatan avait commencé à se faire sentir : aucun d'eux n'eut ni maladie ni éruption. Toutefois, quelques semaines après, à une époque où l'harmatan ne régnait plus, ces mêmes individus prirent la petite vérole, les uns spontanément, les autres par une nouvelle inoculation. Ajoutons que, pendant cette seconde éruption de la maladie, l'harmatan ayant commencé à souffler, les soixante-neuf esclaves qui en étaient attaqués furent tous guéris.

Le pays que traverse l'harmatan avant d'atteindre la côte se compose, jusqu'à la distance de 420 milles, de plaines de verdure entièrement ouvertes et de quelques bois de peu d'étendue : on y trouve çà et là un petit nombre de rivières et de lacs peu considérables. (*Philos. Trans.*, vol. LXXI, année 1781.)

Si les vents ont eu, dans plusieurs circonstances, une influence puissante sur la transmission des maladies, d'autres météores n'ont pas une moindre action. Aux Antilles et sur le continent d'Amérique, on a plusieurs fois observé que les violents orages, ces insolites perturbations de l'atmosphère, avaient pour résultat de suspendre ou même de faire cesser les ravages de la fièvre jaune.

Sera-t-il permis d'ajouter que, plusieurs fois, sur des vaisseaux où la fièvre jaune faisait de grands progrès, à la suite d'un combat soutenu par un feu d'artillerie bien nourri et longtemps continué, on a vu la maladie suspendre ses ravages? C'est ce qui arriva sur le vaisseau *le Souverain*, commandé par M. de Glandève, et sur le navire *le Warren*, dont M. Park a donné l'histoire en 1799.

Un coup d'œil général sur l'état de l'agriculture aura plus d'un avantage médical. On prendra ainsi d'avance une idée de la fertilité et de la richesse du sol, de l'industrie des habitants, de leur nourriture, etc.

Mais il faudra donner à ces dernières considérations de bien plus amples développements. Les habitudes et les mœurs des habitants ; leurs principales et plus habituelles occupations ; leur subsistance accoutumée et toute mauvaise nourriture fortuitement nécessitée par quelques fâcheuses circonstances ; la nature de leurs vêtements ; le site, la disposition et le mode de construction de leurs demeures ; le genre de vie des différentes classes de la société ; la population et l'étendue du terrain sur lequel elle se trouve ou disséminée ou entassée ; la statistique des hospices et hôpitaux, celle des prisons et des maisons d'arrêt, leur administration et leur régime ; la quantité des pauvres, leur nature, leurs habitudes ; les moyens employés pour prévenir la pauvreté, et ceux que l'on met en usage pour la secourir ; les arts et métiers qui sont le plus en vogue dans le pays ; l'état approximatif des délits et des peines qui s'y commettent ; l'éducation physique et morale que reçoivent les enfants et les jeunes gens, ce qui embrasse les exercices du corps et de l'esprit, l'instruction religieuse, civile et scientifique ; le nombre proportionnel des mariages et des naissances, avec la désignation des causes qui, à des époques et dans des circonstances différentes, y apportent de notables variations ; la durée probable de la vie : toutes ces considérations ont avec l'état physique de l'homme des relations trop directes pour ne pas mériter une attention spéciale et des détails très-approfondis.

Les aliments et les boissons considérés dans leur quantité étrangement diminuée, ou dans leur qualité plus ou moins viciée, ont été plusieurs fois des causes incontestables d'épidémies meurtrières. Les époques marquées par de grandes disettes, les expéditions maritimes et les guerres dans les circonstances malheureuses qui en sont inséparables, en ont fourni trop de preuves. D'un autre côté, c'est surtout par une surveillance non moins active qu'éclairée des aliments et des boissons, que des navigateurs célèbres sont parvenus à se garantir des maladies et de la mortalité qu'entraînent trop souvent les voyages de long cours. Cook, Parry et Krusenstern nous ont laissé à cet égard de grands exemples à suivre et de beaux modèles à imiter.

Bien que ces considérations diverses n'offrent pas au médecin le même genre

42.

d'intérêt, elles ont cependant toutes leur degré d'utilité; chacune d'elles servira plus ou moins à répandre quelque jour sur la nature et sur les causes de
l'épidémie.

La stagnation des eaux et les grandes décompositions qui en résultent deviennent toujours plus ou moins insalubres; mais ces stagnations sont probablement plus nuisibles lorsqu'elles se composent du concours simultané des eaux
salées et des eaux douces, ainsi qu'on le voit à l'embouchure des fleuves ou
des rivières dans la mer. C'est particulièrement sous de semblables influences que
se développent les désastreuses épidémies de fièvres intermittentes et rémittentes
malignes.

Du reste, l'amalgame, le mélange des eaux des fleuves et des rivières avec les
eaux de la mer ne s'opère pas toujours et partout de la même manière. Tantôt
les eaux de la mer passent au-dessus des eaux du fleuve, et la combinaison ne
s'en fait qu'à de grandes distances; tantôt les deux courants cheminent plus ou
moins longtemps à côté l'un de l'autre pour ne se confondre que plus tard; quelquefois les deux espèces d'eaux se mêlent aussitôt qu'elles se rencontrent. Ces
différences, qu'il faudra noter avec soin, ont peut-être quelque influence sur la
salubrité des pays dans lesquels elles ont lieu. La manière dont les eaux douces des
rivières se mêlent avec les flots de l'Océan n'est-elle pas en effet un des nombreux
éléments de la question des épidémies? Doit-on s'attendre à rencontrer les mêmes
phénomènes sur la Dée, à Aberdeen, dont les eaux, soulevées tout d'une pièce
par celles de la marée montante, coulent constamment vers la mer en formant
une couche supérieure et distincte, entièrement séparée des eaux salées qu'elles
recouvrent; et sur la Tamise, par exemple, dont les eaux, après avoir été portées
jusqu'à une certaine distance de l'embouchure par la pente naturelle du courant,
sont refoulées en sens contraire, à la marée montante, avec tous les corps étrangers qu'elles charrient?

Ces influences peuvent-elles être les mêmes de la part des rivières qui se mêlent
avec l'Océan, et de la part de celles dont l'embouchure est située dans une mer
dépourvue de marée?

Dans ce travail de topographie, on devra faire connaître la marche générale
des saisons et les caractères particuliers qu'elles ont offerts, soit avant l'épidémie,
soit pendant sa durée. On sait que Sydenham, dans l'estimation des causes générales des épidémies, veut qu'on ait en grande considération les saisons qui ont
précédé : c'est surtout à des causes de cette nature qu'il rapporte l'origine de ces
maladies.

Toutefois les saisons, dont les caractères propres mais fortement tranchés, dont
la durée extraordinairement prolongée, dont les nombreuses irrégularités ont tant
de part dans les maladies populaires, n'en sont cependant pas l'unique cause, ni
peut-être toujours le principal agent. La disette, la famine, les altérations diverses
des productions agricoles destinées à la nourriture de l'homme, les aliments et les
boissons de mauvaise nature et de qualités viciées, tous les malheurs inséparables
de la guerre, les agitations intestines des peuples, sont autant de circonstances que
les observateurs doivent soigneusement comprendre dans le calcul des causes générales des épidémies.

Les diverses émanations du sol et de ses nombreux accidents; les produits si difficilement appréciables qui se dégagent des différentes substances végétales ou animales en putréfaction, et surtout ceux qui se dégagent des matières animales et végétales mélangées et abandonnées aux effets du travail particulier et lent d'une décomposition spontanée; les effluves qui se répandent dans l'air et qui s'élèvent à des hauteurs variables de l'atmosphère, devront fixer l'attention des observateurs éclairés. Ces causes générales de maladie seront d'autant plus soigneusement examinées par les médecins, que la physique et la chimie nous offrent moins de moyens de les saisir, de les examiner, d'en déterminer la nature et d'en préciser l'action. Leur influence sur l'économie vivante est encore, dans l'état actuel des connaissances, le point par lequel on peut plus facilement les atteindre, et le médecin en est seul juge compétent.

A côté des influences nuisibles de tous ces agents, on ne négligera pas d'indiquer les circonstances qui ont dû en atténuer ou en aggraver l'action.

Du reste, comme il est probable que la cause de chaque épidémie réside dans un type uniforme, dans une réunion constante de plusieurs de ces diverses conditions combinées dans des quantités variables et poussées à des degrés divers d'intensité, il faut comprendre toutes ces données dans le calcul général des causes des épidémies, pour arriver à une juste appréciation des conditions inséparables de leur manifestation. En médecine, toutes les questions se présentent sous forme complexe. Les problèmes s'y montrent constamment composés d'éléments divers et non séparables. On n'en peut pas isoler les principes pour apprécier leur valeur spécifique; on n'en peut pas obtenir les parties une à une pour déterminer leur action respective; et ces éternelles difficultés, ces obstacles insurmontables, on n'en tient pas assez compte à l'art dans le monde savant.

SECTION III. — *Observations particulières.*

Après avoir rassemblé ces notions générales, après avoir réuni ces données préliminaires, si l'on veut débuter avec avantage dans l'étude d'une maladie populaire, si l'on a à cœur de procéder avec méthode dans cette importante carrière, il faut d'abord examiner l'épidémie dans les faits particuliers dont elle se compose.

Lors donc qu'on se trouve appelé à étudier une épidémie quelconque, on ne serait pas pardonnable de ne point recueillir une certaine quantité d'observations isolées. En toutes choses les faits sont les fondements inébranlables de la science. Tous ceux qui ont approfondi les diverses branches de nos connaissances le savent assez: c'est dans les détails des observations particulières soigneusement colligées qu'ils aiment à retremper leurs connaissances; ce genre de lecture est pour eux de la plus attachante et de la plus solide instruction.

Une épidémie est véritablement un fait complexe; il faut en saisir toutes les parties, en étudier tous les éléments. Aussi est-ce surtout dans les collections d'observations particulières qu'on aime à épier la marche de la nature durant le cours de ces maladies. Là, ce ne sont pas des rapprochements plus ou moins forcés, des généralités plus ou moins obscures, des abstractions plus ou moins fortes, comme on le voit trop souvent dans les descriptions générales de ces maladies; ce sont les individualités mêmes de l'épidémie que l'on fait passer sous les yeux des lecteurs et des juges, avec toutes les circonstances qui les caractérisent.

Ces observations isolées, ces histoires particulières de maladies, seront empruntées aux conditions diverses de l'épidémie. Elles embrasseront les sexes, les âges, toutes les professions, toutes les classes de la société, tous les tempéraments que l'épidémie affecte, toutes les formes et toutes les complications qu'elle revêt ; les périodes croissantes, stationnaires et décroissantes dont elle se compose, dans le but louable de considérer la maladie sous un plus grand nombre de points de vue.

Ces observations particulières devront être recueillies par plusieurs médecins, afin qu'un seul et même esprit n'ait pas présidé à leur rédaction. Un observateur isolé, qui a déjà aperçu un fait sous tel ou tel point de vue, est naturellement disposé à le voir encore de la même manière. Au contraire, lorsqu'on est plusieurs observateurs ensemble, les phénomènes se trouvent examinés sous des faces variées. Cette sorte d'émulation, ce concours de lumières soutiennent l'attention, multiplient les efforts et garantissent des erreurs du jugement.

Ces faits particuliers destinés à servir de base à l'histoire de l'épidémie qu'on a sous les yeux, il sera fort important de les prendre simultanément parmi les malades de la ville, chez les malades des hôpitaux, des prisons, des maisons d'arrêt, des dépôts de mendicité, et en général dans tous les lieux plus ou moins sévèrement reclus. Par ce moyen, on aura une nouvelle donnée pour arriver à déterminer quelles sont les diverses conditions, quelles sont les différentes influences de l'épidémie régnante à l'égard de ces derniers lieux, où les individus, placés dans une sorte d'isolement, deviennent propres à répandre quelque jour sur plusieurs des grandes questions relatives à la maladie.

Dans la rédaction de ces observations isolées, on aura d'abord soin de faire connaître le physique du malade. On s'attachera à bien établir son signalement médical, si l'on peut s'exprimer de la sorte. Il faut, par tous les moyens imaginables, placer le lecteur en présence du malade lui-même ; il faut mettre les médecins dans le cas d'exercer leur tact médical et d'en tirer avantage ; il faut, autant que possible, leur conserver une si puissante ressource dans la médecine pratique. Quels désavantages n'éprouverait pas au lit des malades un médecin privé de la vue, auquel on rendrait d'ailleurs un compte très-fidèle de tous les symptômes et de tous les événements liés à la maladie ! Que de choses manqueraient au jugement du praticien, seulement parce qu'il n'aurait pas de ses propres yeux examiné le malade !

Il est important de présenter les symptômes des maladies dans le même ordre de succession suivant lequel ils se sont offerts. Il y aurait de grands inconvénients sans doute à les grouper arbitrairement selon le genre particulier des systèmes anatomiques auxquels on voudrait les rapporter, à les classer suivant la nature des fonctions auxquelles on supposerait qu'ils se rattachent, etc. L'observateur au contraire n'aura d'autre prétention que celle d'écrire en quelque sorte sous la dictée de la nature. Son premier désir sera de faire passer sous les yeux du lecteur, et dans le même ordre qu'ils ont suivi pour leur développement, tous les phénomènes qui se sont offerts. Il emploiera à décrire avec exactitude la méthode qu'il aura suivie pour observer avec soin. Par ce moyen, le lecteur se mettra tellement à la place de l'observateur, qu'il croira lire lui-même dans le livre de la nature.

Quant au choix des faits particuliers, on s'attachera à en présenter un certain nombre qui aient été suivis de la guérison, et aussi un certain nombre qui se soient terminés par la mort ; à peu près dans les proportions de la mortalité générale de l'épidémie.

La série des faits suivis de guérison devra offrir les modifications diverses observées durant le cours de l'épidémie. Ainsi les solutions spontanées, les crises, leur marche et leur nature, l'efficacité des méthodes curatives reconnues plus généralement utiles, la durée totale de la maladie, la durée relative des diverses périodes morbides, la lenteur ou la rapidité des convalescences ; toutes ces considérations doivent faire partie de ce tableau.

On devra aussi distinguer ces faits particuliers suivant le temps de la durée totale de l'épidémie auquel ils auront été recueillis. Il faudra donc présenter des observations particulières prises au début même de la maladie, d'autres observations empruntées à son temps moyen, c'est-à-dire à l'époque qui est ordinairement celle de la plus haute intensité des phénomènes, et d'autres aux moments voisins de la cessation ou de la fin de l'épidémie.

Des différences notables sous le rapport du nombre et de l'intensité des symptômes, relativement aux dangers variés de la maladie, et même eu égard à l'effet des médicaments et des méthodes curatives, ont été utilement notées à ces diverses époques. Rush a vu à Philadelphie, en 1793, que la fièvre jaune, dès le principe de l'épidémie, avait une marche plus rapide et plus variable qu'après cette époque, où elle devint plus régulière. Gonzalès a également observé, en 1800, à Cadix, que dans la seconde période de l'épidémie les terminaisons favorables par l'ictère étaient bien plus communes, et qu'alors aussi la maladie cédait bien plus facilement au quinquina.

Sydenham assure que dans la dyssenterie qui régnait à Londres en 1669, les malades, au commencement de l'épidémie, furent attaqués d'une manière très-violente ; les symptômes étaient même tout à fait différents de ceux qui se manifestèrent à des périodes plus avancées. Alors la dyssenterie débutait par des déjections copieuses, et l'on administrait l'opium dès les premiers jours avec avantage.

La dyssenterie qui régnait à Nimègue en 1736, et dont Degner nous a laissé l'histoire, avait cela de remarquable que, quoique dangereuse dès le principe, elle offrait cependant des symptômes plus graves et des conséquences plus fâcheuses dans ses périodes plus avancées.

Durant le cours de l'épidémie catarrhale qui régnait à Paris en 1802 (l'an xi), et dont nous avons été tous témoins, la maladie était d'abord bénigne, autant dans ses symptômes que dans ses conséquences. Elle devint grave et souvent même funeste à une époque plus avancée. Vers la fin de l'épidémie, elle se montra de nouveau telle qu'elle avait paru d'abord.

## Section IV. — *Autopsies.*

La série des faits arrivés à la terminaison fatale ne servira pas moins aux progrès de la science et à l'instruction particulière des médecins.

Ici se présente naturellement la considération des avantages qu'il y a à réunir dans les histoires générales des épidémies un nombre suffisant d'autopsies cadavériques.

Dans l'état actuel des connaissances médicales, lorsqu'on est chargé d'observer et de décrire une épidémie, on ne saurait se dispenser sans doute de chercher à constater par de suffisantes perquisitions d'anatomie pathologique le siége et la nature de la maladie qu'on observe.

Malheureusement le zèle des médecins à cet égard est trop souvent mis en défaut. Trop souvent, dans ces circonstances, leur philanthropie est traitée de cruauté; et tous les préjugés se réunissent, tous les pouvoirs semblent être ligués pour multiplier et grossir autour d'eux les obstacles, lorsqu'au contraire tous les intérêts sociaux devraient être d'accord pour encourager ces utiles recherches, pour faciliter ces lumineuses investigations.

Le médecin appelé à suivre la marche, à décrire les caractères et à combattre les effets d'une maladie populaire, emploiera donc tous ses efforts et tous ses soins à faire un grand nombre d'autopsies.

Après s'être convenablement livré à l'examen successif des grandes cavités et des organes qu'elles renferment, il poussera plus loin ses recherches. La nature des divers tissus; l'état du tube intestinal soigneusement examiné sur tous ses points et dans ses deux faces; l'état interne et externe du canal rachidien suivi dans toute son étendue; l'état des vaisseaux sanguins, tant artériels que veineux, examinés principalement dans les lieux qui auront semblé le siége plus particulier de la maladie; l'état du système nerveux : tous ces points devront fixer l'attention de l'observateur.

Il y aura aussi beaucoup d'avantages à ce que ces recherches soient faites par plusieurs médecins. Les divers résultats de leurs observations, vérifiées les unes par les autres, pourront ainsi se servir réciproquement de confirmation et d'appui.

On s'attachera à pratiquer les ouvertures de cadavres sur des individus morts à des époques différentes de la maladie, sur ceux qui ont succombé rapidement et presque dès l'invasion; sur ceux qui étaient arrivés à la seconde ou à la troisième période; enfin sur ceux qui, ayant subi la durée totale de la maladie, semblent plutôt être frappés par la convalescence que par la maladie elle-même.

Il ne sera pas moins utile de distinguer les autopsies faites dans les divers temps de l'épidémie en général; celles qui auront été pratiquées sur les cadavres des premiers individus atteints; celles qui auront été faites sur les personnes frappées plus avant dans le cours de l'épidémie; enfin les autopsies des individus tombés malades dans les derniers moments de la maladie régnante. Comme les épidémies ont généralement offert des intensités différentes dans leurs diverses époques, il sera important de vérifier ces résultats généraux de l'observation sur les autopsies cadavériques.

Dans la série des données fournies par l'anatomie pathologique, parmi les altérations d'organes, de tissus, etc., qu'elle montre, il en est de générales, et que l'on rencontre presque indistinctement sur tous les cadavres, quelle que soit d'ailleurs la nature de la maladie qui a précédé la mort; il y en a de communes à un grand nombre de circonstances pathologiques, et que l'on trouve par exemple chez tous les individus morts par suite de maladies fébriles, de maladies aiguës, ou bien sur tous les cadavres des personnes ayant succombé à des affections chroniques; on en connaît enfin qui sont propres à tel ou tel genre de maladies, à telle ou telle lésion déterminée. On comprendra facilement combien il est essentiel que les médecins se tiennent instruits de toutes ces modifications, de toutes ces différences. Les observateurs et les historiens des épidémies ne sauraient trop s'attacher à bien saisir ces conditions diverses des autopsies, à les noter et à les faire connaître.

Une précaution fort essentielle et souvent négligée dans les faits d'anatomie pathologique, c'est de réunir des renseignements positifs sur les maladies antérieures à celle à laquelle l'individu a succombé. Souvent les lésions que l'autopsie découvre remontent plus haut dans l'histoire de la vie de l'individu; elles appartiennent à des maladies antérieures et plus ou moins anciennes. Ce sont là des distinctions qu'il faut établir avec soin, pour arriver à une juste appréciation des causes et des effets organiques de l'épidémie qu'on observe.

On notera soigneusement l'intervalle de temps qui se sera écoulé entre l'instant de la mort et l'heure à laquelle l'autopsie aura été faite. Et, à cet égard, nous ne négligeons pas d'en faire la remarque, il est à propos, surtout dans le cours d'une épidémie, de ne pas trop se hâter de procéder aux ouvertures des cadavres. Si la prévoyante sagesse du législateur en a fait, relativement à la sûreté générale, la matière d'un règlement à part, les puissantes leçons de l'expérience sont là pour en faire, par rapport à l'hygiène, le sujet d'une recommandation expresse. Les autopsies ont bien moins de dangers, faites loin de l'époque de la mort des individus, et lorsque la chaleur animale, entièrement éteinte, ne fournit presque plus au dégagement des vapeurs qui pénètrent toutes les parties du corps, et qui s'évaporent de chacune d'elles avec des effets diversement nuisibles. Les bouchers ne contractent guère la maladie connue sous le nom de charbon que lorsqu'ils dépècent les bœufs peu de temps après les avoir tués.

Mais on devra, non moins soigneusement, éviter de retarder trop longtemps l'heure des autopsies. Il faut les faire avant que la décomposition putride atteigne les cadavres. Les miasmes qui s'échappent des substances animales en putréfaction sont les plus malfaisants de tous.

Il sera avantageux de pratiquer les ouvertures des corps hors de la chambre dans laquelle la maladie aura parcouru ses périodes. Il faudra aussi tâcher de les pratiquer en plein air, et dans une position telle que les courants atmosphériques entraînent hors de la direction des opérateurs et des assistants les diverses émanations inséparables de ces investigations.

Parlerons-nous ici des nombreuses précautions que l'hygiène conseille pour se présenter avec moins de danger à la visite des malades, durant l'épidémie, et pour se livrer avec quelque sécurité à la pratique des opérations exigées pendant le cours de la maladie? La nature de l'épidémie, les circonstances, les localités et les dispositons individuelles peuvent seules servir de conseil et de règle à cet égard. Nous dirons cependant que, comme influence morale, des précautions superflues ou vaines pourraient devenir funestes. Le médecin doit savoir braver quelques dangers quand il s'agit de la tranquillité d'une population entière ou du salut de toute une armée. Il faut que dans la société chaque individu trouve en lui-même tout le courage de son état; et le courage du médecin consiste à affronter les dangers de la contagion au milieu des épidémies, tout comme le courage du soldat lui fait affronter la mort au milieu des combats. La médecine et la chirurgie tant civiles que militaires ont offert, de nos jours, de beaux modèles de cette utile et louable intrépidité.

SECTION V. — *Histoire générale de la maladie.*

L'ordre, cette naturelle filiation de toutes choses renfermées dans leurs justes limites, amène naturellement, à la suite des observations particulières des épidémies, le grand tableau, l'histoire générale de la maladie elle-même et de ses principales circonstances.

Ici on pourra choisir une méthode arbitraire, adopter un principe [de son choix pour la distribution des symptômes dont se compose le diagnostic de la maladie.

Sans doute il y aurait quelques avantages à énumérer ces symptômes suivant la série de leur manifestation, tels qu'ils se sont présentés à l'observateur, et à chercher ainsi, même dans cette sorte d'abstraction, à reproduire les individualités de l'épidémie. Mais comme cette marche aura déjà été rigoureusement suivie dans les collections des faits particuliers, on pourra s'en écarter ici. Elle ne sera d'ailleurs pas dépourvue d'utilité, la méthode qui consiste à ranger les symptômes et à les classer d'après la nature des fonctions auxquelles on croit qu'elles se rapportent, à les distribuer selon les organes aux lésions desquels on les attribue.

Cette seconde manière conduira naturellement à la connaissance des fonctions lésées les premières, dans le cours de l'épidémie, à la recherche de celles qui ne l'ont été que postérieurement ou consécutivement; à la distinction de celles dont l'altération est essentielle, ou dont le dérangement n'est que secondaire. On pourra également arriver de la sorte à décider quelles fonctions ont été plus tôt rétablies dans le cas de guérison; et ce sont là autant de points fort importants pour la connaissance de la nature et de la marche de l'épidémie.

On ne négligera pas de noter si, dans le pays, il y a eu antérieurement quelque épidémie analogue. En cas d'affirmative, on fera connaître l'époque, la marche et les terminaisons de ces épidémies. On insistera particulièrement sur les détails des méthodes de traitement qu'on leur aura opposées avec avantage.

Les temps d'apparition des épidémies et leur retour à certaines époques fixeront avec avantage les méditations des médecins. Pouppé-Desportes observe que la fièvre jaune se montre à Saint-Domingue tous les quatorze ou quinze ans. M. de Humboldt rapporte que la fièvre jaune, endémique sur le continent d'Amérique, y devient épidémique à des époques déterminées. Ce savant voyageur atteste aussi que les épidémies de petite vérole, dans ces contrées, s'y manifestent par des retours périodiques, à des distances de dix-sept ou dix-huit ans, encore que, dans ces intervalles, il arrive souvent des vaisseaux qui débarquent impunément des individus atteints de cette maladie. Sydenham et Huxham avaient fait des remarques semblables pour des épidémies de petite vérole, pour des épidémies de fièvres catarrhales, etc.

Il faudra préciser avec soin le nombre des individus frappés par l'épidémie, et comparer ce nombre à la population générale, hors de la sphère d'activité de la maladie. Dans le nombre total des malades, on cherchera à faire la distinction des naturels du pays et des étrangers, des individus qui habitent la contrée depuis longtemps, et de ceux qui ne s'y trouvent que depuis peu. La marche de l'épidémie, par rapport aux âges, aux sexes, aux conditions, aux professions, aux quartiers, trouvera place parmi ces généralités.

On notera aussi avec attention quelles sont les méthodes de traitement qui ont le plus constamment réussi, celles à la suite desquelles les convalescences ont été plus faciles et plus promptes.

En rendant compte de cet ordre de faits, on devra signaler les méthodes funestes adoptées, soit par les gens de l'art, soit par le peuple. On aura à calculer les différences qui se seront présentées, dans la mortalité, entre les malades qui auront été traités suivant telle méthode, et ceux que l'on aura dirigés selon telle autre. On établira la même comparaison entre les issues diverses qui auront eu lieu dans le cas où, par quelque cause que ce soit, la maladie aura été volontairement livrée à elle-même, ou accidentellement abandonnée aux seules ressources de la nature, et les cas où la maladie aura été combattue par les secours de la médecine. Enfin on fera connaître les résultats de la mortalité relative parmi les individus des quatre âges, entre les personnes des deux sexes, chez les hommes qui exercent des professions différentes, dans les diverses classes de la société, sur les habitants des principaux quartiers, etc.

Dans cette détermination de la mortalité relative de l'épidémie, on tiendra compte de la mortalité relative des temps ordinaires, laquelle varie, comme on sait, suivant une foule de circonstances. Ainsi, toutes choses égales d'ailleurs, la mortalité est plus considérable dans les villes que dans les campagnes ; elle est plus forte dans les contrées manufacturières que dans les pays agricoles. Sur différents points du globe, elle augmente ou diminue, suivant telle ou telle autre saison ; elle est moins forte dans les saisons régulières ; elle l'est beaucoup plus aux époques de l'année marquées par de grandes variations atmosphériques, etc.

On observera les effets divers des méthodes de traitement à chacune des grandes époques de l'épidémie. Souvent le traitement qui a été inefficace ou nuisible dans les premiers temps de la maladie se montre salutaire à une autre époque. Les annales de la science en fournissent un grand nombre d'exemples.

On tiendra compte des différences offertes par la mortalité aux diverses époques de l'existence de l'épidémie.

Un individu en proie à la maladie qui règne, transféré loin du foyer où l'épidémie a pris naissance, acquiert-il pour lui-même des chances de guérison plus nombreuses que s'il était resté dans les lieux où le mal s'est développé? Voilà encore une question qu'il sera utile de décider par les faits.

On cherchera à connaître l'état général de la santé des habitants avant l'invasion de la maladie populaire; on l'étudiera aussi après que le fléau se sera dissipé. Plusieurs faits portent à penser que les grandes épidémies laissent dans le pays qu'elles ont parcouru des impressions sur les constitutions, et comme des idiosyncrasies nouvelles, qu'il est fort essentiel au praticien de connaître. On attribue avec quelque fondement les maladies catarrhales qui ont régné si généralement depuis un grand nombre d'années à l'épidémie catarrhale qui parcourut l'Europe il y a environ cinquante ans.

Il deviendra d'une haute importance et d'une grande utilité d'étudier l'état sanitaire général des différentes espèces d'animaux avant l'épidémie, pendant sa durée et après sa cessation.

On étendra avec avantage ce genre de recherches aux animaux qui planent sans cesse dans les airs, et qui se tiennent à des élévations plus ou moins grandes, en ayant soin de distinguer ceux qui sont fixes dans le pays et ceux qui n'y sont que passagers; à ceux qui rampent à la surface de la terre, et qui, par leur attitude et par leurs mœurs, portent le plus près du sol les organes de la respiration, de l'olfaction, de la déglutition, etc.; à ceux qui habitent constamment les rivières et les mers, et qui y restent à des profondeurs diverses et à des distances différentes du rivage.

Mais on étudiera surtout les maladies des animaux domestiques, et plus spécialement les maladies de ceux de ces animaux qui partagent avec l'homme les travaux de l'agriculture, et qui constituent une portion des richesses de l'économie rurale.

Ici les médecins et les vétérinaires auront facilement l'occasion de faire des expériences utiles relativement au mode de propagation de l'épidémie, à son traitement, etc.

Les plantes et les animaux ne partagent pas toujours les maladies de l'espèce humaine. Quelquefois cependant des altérations considérables dans les productions de la végétation et de l'agriculture, plus souvent encore de notables dérangements dans l'état sanitaire des animaux, ont devancé, accompagné ou suivi de près les grandes épidémies. Le comte Morozzo a vu sur les bords de certains amas d'eaux marécageuses les feuilles des plantes recouvertes d'une poudre noire, qu'il présume être le produit du dégagement du gaz hydrogène carboné. Personne n'a oublié les pertes énormes sur lesquelles l'économie agricole eut à gémir jusque sous les murs de Paris et dans la capitale elle-même, pendant l'épidémie de typhus que les dernières armées européennes traînaient à leur suite.

SECTION VI. — *Naissance et propagation de la maladie.*

Dans toutes les affections populaires, le mode de développement de la maladie et la manière dont elle se propage deviennent des points fort importants à éclairer. D'un côté, les considérations puissantes de la santé et de la vie des hommes, de l'autre les intérêts élevés de leurs relations sociales, politiques et commerciales, réclament la plus sérieuse attention, exigent les efforts les plus soutenus, commandent la plus rigoureuse impartialité.

Il n'est pas aisé, nous devons le dire, d'arriver sur ce point à des résultats incontestables. Les questions de ce genre embrassent un si grand nombre de considérations diverses, qu'il est difficile de les envisager à la fois sous tous les points de vue qu'elles présentent, et de dissiper toutes les incertitudes qu'elles offrent.

On doit d'abord, dans toute maladie populaire, fixer exactement l'époque de son apparition, et chercher à préciser le moment de sa naissance.

On remontera jusqu'au premier individu atteint, et l'on s'assurera des circonstances sous l'influence desquelles la maladie l'aura frappé. On recueillera soigneusement tous les détails de sa maladie, et l'on aura soin de les environner de preuves de la plus grande authenticité.

On suivra ainsi les progrès du mal dans les personnes qui en auront été successivement attaquées, et dans les circonstances diverses de localités, de rapprochements, de communications, etc., qui auront pu servir à la transmission de la maladie. On dressera en quelque sorte la carte géographique de l'épidémie ; on tracera son itinéraire de manière à la suivre pas à pas depuis les premiers faits jusqu'aux derniers, et depuis ses plus légères impressions jusqu'à ses plus désastreux ravages.

Personne n'a jamais contesté que l'on ne pût contracter une maladie régnante, toutes les fois que l'on se trouve placé sous l'influence plus ou moins immédiate des agents qui lui ont donné naissance, dans le domaine du foyer d'action qui lui est propre. Tout le monde convient aussi que, toutes choses égales d'ailleurs, le danger est d'autant plus grand que ce foyer jouit d'une activité plus forte, et que la sphère de son action est moins limitée.

Voilà donc un mode de transmission qui est avéré. Il suffit d'assister à une épidémie pour être exposé à ses fâcheuses influences ; et l'on doit en être d'autant plus sûrement atteint que l'on y prend une part plus ou moins active. Les médecins surtout savent qu'ils y échappent difficilement, et la conscience de leur devoir est leur unique soutien.

Mais qu'arrive-t-il quand on est placé loin du foyer d'action de la maladie, hors de la sphère d'activité des éléments qui l'engendrent ? Voilà précisément ce qu'il faut très-clairement déterminer dans toute maladie populaire.

1º Un individu atteint de la maladie qui règne, transporté hors de la sphère d'activité de cette maladie, peut-il la transmettre à d'autres personnes ?

Dans le cas d'affirmative, quelles sont les circonstances qui favorisent cette transmission ? quelles sont au contraire celles qui la retardent ou qui l'empêchent ?

2º Des objets ayant immédiatement servi aux malades atteints de l'épidémie, tels que couvertures, matelas, linges de corps et autres analogues, portés loin du foyer de l'épidémie, conservent-ils plus ou moins longtemps la faculté de transmettre la maladie aux personnes qui se serviraient de ces objets ?

3º D'autres objets touchés et gardés par les malades, tels que bijoux, livres, papiers, etc., jouissent-ils de la fatale propriété de transporter la maladie loin de son foyer d'action et hors des circonstances capables de donner naissance à un nouveau foyer?

4° Des substances de diverse nature, tant végétales qu'animales, des matières alimentaires, des marchandises et autres, ayant seulement séjourné plus ou moins de temps au milieu du foyer de l'épidémie et sans avoir été immédiatement touchées par des malades, peuvent-elles transmettre au loin la maladie?

5° Des personnes qui auraient passé par le foyer de l'épidémie, et qui s'y seraient arrêtées, peuvent-elles, sans avoir été elles-mêmes atteintes, emporter des émanations de la maladie, et la transporter ainsi dans d'autres pays?

Pour obtenir une solution satisfaisante de ces diverses questions, il faudrait pouvoir répéter entre autres les expériences suivantes, et noter fidèlement les résultats de ces audacieux essais.

*A*. Distribuer sur plusieurs points, dont la salubrité antérieure et actuelle serait bien constatée, des individus frappés par l'épidémie et arrivés chacun à une période morbifique différente; étudier soigneusement les effets de ces hasardeuses entreprises.

*B*. Envoyer dans des lieux divers, mais salubres, là des objets ayant immédiatement servi aux malades, tels que matelas, couvertures, vêtements et autres; ici des bijoux, des papiers et autres objets ayant été seulement touchés par les individus malades; ailleurs des comestibles et autres marchandises conservées dans le lieu où règne la maladie, et sans que ces marchandises eussent aucunement servi aux usages divers des malades.

Les conséquences à déduire de ces essais seraient bien autrement lumineuses si les expériences pouvaient porter sur des objets placés sous ces diverses conditions, et dont les uns auraient été convenablement fumigés, tandis que d'autres ne l'auraient point été du tout.

*C*. Faire arriver de loin, au milieu de l'épidémie, des hommes jusque-là bien portants; les engager à y séjourner, à diverses reprises, plusieurs heures de suite, mais en observant du reste qu'ils prissent leurs repas et qu'ils couchassent à une certaine distance du foyer de la maladie.

Dans un grand nombre de cas, il serait difficile sans doute, et il deviendrait peut-être encore plus imprudent, de faire directement de telles expériences. On y suppléera en mettant à profit des circonstances fortuites, et les accidents heureux qui, nés durant le cours de l'épidémie, soit de généreux dévouements, soit d'aventureux calculs, auraient fourni matière à des accidents analogues; et certes les occasions n'en sont pas rares. Mais pour que de semblables faits puissent être admis en témoignage, il faut qu'ils se présentent avec une grande authenticité, et qu'ils soient appuyés de preuves convaincantes. Il faut qu'ils aient été scrupuleusement examinés dans leur ensemble comme dans leurs détails. Il faut surtout qu'ils soient complets et entourés des moindres circonstances qui leur appartiennent.

On s'attachera à déterminer comparativement la topographie médicale des lieux où la maladie a pris naissance, et la topographie des pays où elle s'est le plus facilement et le plus rapidement développée ; enfin la topographie des contrées voisines que l'épidémie n'a pu atteindre. On cherchera à reconnaître les conditions et les causes de ces différences.

On dira si les occasions de grands rassemblements, si les motifs de nombreuses réunions ont été des circonstances qui aient favorisé le développement et les progrès de la maladie ; et comment l'épidémie s'est conduite entre les habitants de communes différentes, à la suite d'une foire, d'un marché, etc. On fera connaître la direction des chemins et la direction des rues que la maladie aura suivis dans sa propagation.

Y a-t-il une période de la maladie, une époque de l'épidémie, dans lesquelles la propagation soit plus facile, plus prompte ? Quelles sont d'ailleurs les diverses circonstances générales qui contribuent à la communication du mal ou qui s'y opposent.

On déterminera si la puissance de transmission tient plus spécialement à des conditions atmosphériques, à des dispositions idiosyncrasiques, etc. ; et aussi si cette puissance de transmission, quel qu'en soit le mode, suit les degrés divers de violence de l'épidémie, si elle s'exerce dans toutes les circonstances, ou seulement sous l'empire de certaines conditions.

Il n'est pas aisé, nous l'avons déjà dit, de décider bien positivement quel est le mode de propagation d'une épidémie donnée ; aussi les médecins ne doivent-ils rien négliger pour surmonter tous les obstacles qui les environnent dans ces recherches.

Toutefois les difficultés sont bien autrement grandes quand il s'agit de déterminer à quels degrés et par quels moyens un genre donné de maladie est transmissible. Ainsi il serait bien plus difficile sans doute de résoudre la question pour la fièvre jaune en général que pour l'épidémie de Barcelone en particulier. L'épidémie de Barcelone ne constitue qu'un seul fait, quelque complexe qu'il soit, tandis que la fièvre jaune embrasse toutes les épidémies de cette nature qui ont régné à diverses époques.

Lorsqu'on voudra donc rechercher quelles ont été les propriétés transmissibles d'un genre particulier de maladie, on aura d'autres moyens à employer.

Pour arriver à la solution de ce grand problème, le procédé suivant paraît un des plus sûrs.

Prenons pour exemple la fièvre jaune ; les circonstances nous y autorisent assez.

Il faudrait d'abord rassembler toutes les histoires d'épidémies de fièvre jaune qui ont été recueillies, depuis la première jusqu'à la dernière, c'est-à-dire depuis celle qui fut observée en 1687, à Olinde dans le Brésil, par le médecin portugais Ferreyra de Rosa, jusqu'à l'épidémie de Barcelone, dont nous allons avoir plusieurs descriptions.

Il faudrait aussi réunir avec soin toutes les descriptions de chacune de ces épidémies, publiée par les divers médecins qui s'en sont occupés.

On devrait ensuite extraire loyalement de ces diverses descriptions de chaque épidémie, d'un côté, tous les faits à l'appui de l'importation de la maladie, et de l'autre, tous les faits qui sont en faveur de son développement spontané. On emprunterait non moins soigneusement à chacun des historiens de ces différentes épidémies les faits propres à constater la contagion, ceux qui sont à l'appui du système de l'infection, et ceux qui semblent favorables à l'une et à l'autre de ces deux opinions à la fois.

On rangerait enfin sur des colonnes distinctes ces divers ordres de faits, pour les comparer ensemble, pour les opposer les uns aux autres, pour les soumettre à une juste et judicieuse critique, pour en déterminer la valeur spécifique, et pour proclamer ensuite les conclusions rigoureuses qui se seraient naturellement présentées.

L'étude comparée des grandes épidémies de typhus, dont nous avons de fidèles tableaux, et des épidémies de fièvre jaune, dont nous possédons des descriptions exactes, ne contribuerait pas peu à éclairer cette grande question. Prenez un certain nombre d'histoires générales d'épidémies de typhus, et autant de fièvre jaune ; réunissez aussi, mais en bien plus grand nombre encore, des observations particulières de faits isolés de fièvre jaune et de typhus ; rapprochez ces deux ordres d'épidémies, ces deux ordres d'histoires particulières ; comparez épidémie à épidémie, observation à observation, et opposez tous ces faits les uns aux autres. Répétez ces longs, ces pénibles procédés, en les appliquant successivement, à l'aide des principaux points de ces maladies, à leur naissance, à leur développement, à leur propagation, à leur transmission, à leur caractère, à leur marche, à leur traitement, à leur terminaison, à leur anatomie pathologique, et vous noterez fidèlement les résultats auxquels vous serez arrivés.

De sophistiques arguments, des raisonnements insidieux, ne doivent plus entrer dans les débats de cette grande cause. Il ne s'agit point, pour éclairer la matière, de compter ni même de peser l'autorité des noms ; ce n'est que d'après des faits bien constatés que l'on doit prononcer.

**Circulaire ministérielle du 1er septembre 1851, concernant les rapports des médecins d'épidémies avec les conseils d'hygiène.**

Monsieur le préfet, les conseils d'hygiène et de salubrité institués par l'arrêté du gouvernement du 18 décembre 1848 ayant, entre autres attributions, celle d'indiquer les mesures à prendre pour prévenir et combattre les maladies épidémiques et transmissibles, j'ai reconnu la nécessité de rattacher, autant que possible, à cette institution le service des épidémies, et j'ai pris à cet effet, conformément aux propositions du comité consultatif d'hygiène publique, l'arrêté dont je vous envoie un exemplaire.

En vous recommandant de porter cet arrêté à la connaissance des conseils d'hygiène et des médecins des épidémies de votre département, afin qu'il soit mis à exécution sans aucun retard, je me bornerai à vous donner quelques explications.

De même que les médecins des épidémies peuvent devenir membres des conseils d'hygiène, les membres des conseils d'hygiène peuvent être appelés aux fonctions de médecins des épidémies ; mais ces deux fonctions n'en restent pas moins distinctes.

Il importe donc de déterminer en quelques mots les attributions des deux institutions, et d'indiquer, d'une part, dans quelle mesure les médecins des épidémies auront à prêter leur concours aux travaux des conseils d'hygiène, d'une autre part, quels services les conseils d'hygiène sont appelés à rendre dans les cas d'épidémies.

Je n'ai pas besoin de vous rappeler, monsieur le préfet, que lorsque l'autorité est informée de l'existence d'une épidémie sur un point quelconque d'un arrondissement, son premier soin doit être d'envoyer le médecin du service dans la commune attaquée. Quand la maladie aura peu de gravité, il suffira qu'une copie du rapport du médecin des épidémies soit mise, par les soins de l'administration, sous les yeux du conseil d'hygiène, dans sa plus prochaine réunion. Les conseils d'hygiène trouveront dans les communications de cette nature les données les plus utiles pour remplir la tâche qui leur est confiée, de recueillir et de coordonner les documents relatifs à la mortalité et à ses causes, à la topographie et à la statistique de l'arrondissement, en ce qui concerne la salubrité publique.

Les communications verbales des médecins des épidémies compléteront, d'ailleurs, les renseignements écrits ; car ces honorables médecins se feront certainement un devoir d'user de la faculté que leur donne l'article 1er de l'arrêté ci-joint, d'assister aux séances des conseils de salubrité, avec voix consultative.

Si une épidémie se présentait avec un haut degré d'intensité ; si elle s'étendait sur plusieurs communes ; s'il y avait doute sur la nature, ou divergence entre les médecins sur les meilleurs moyens à employer pour la combattre, alors le sous-préfet devrait, dès le premier rapport du médecin des épidémies, convoquer le conseil d'hygiène de l'arrondissement, l'engager, au besoin, à envoyer quelques-uns de ses membres sur le théâtre de l'épidémie, et le consulter, conformément à l'article 9 de l'arrêté du 18 décembre 1848, sur les mesures à adopter, dans l'intérêt de la santé publique. Je me réfère, du reste, sur ce point, à ma circulaire du 3 mai 1851.

*Le ministre de l'agriculture et du commerce,*

L. BUFFET.

**Arrêté Du 1er septembre 1851, concernant l'introduction des médecins d'épidémies dans les conseils d'hygiène.**

Vu les instructions relatives au service des épidémies, notamment la circulaire ministérielle du 30 septembre 1813 ;

Vu les articles 1 et 9 de l'arrêté du 18 décembre 1848, relatifs à l'institution des conseils d'hygiène, et l'article 3 de l'arrêté ministériel du 15 février 1849, concernant le mode de composition de ces conseils ;

Sur l'avis du comité consultatif d'hygiène publique :

Article 1er. Les médecins des épidémies qui n'auraient pas été nommés membres des conseils d'hygiène publique et de salubrité d'arrondissement assisteront, de droit, aux séances de ces conseils, avec voix consultative.

Art. 2. Les médecins des épidémies continueront d'adresser au préfet du département un rapport détaillé sur chacune des épidémies dont ils auront été appelés à constater la nature ou à diriger le traitement. Une copie certifiée de ce rapport, qui doit être transmis au ministre et communiqué à l'Académie nationale de médecine, sera adressée au conseil d'hygiène de l'arrondissement, pour être conservée dans les archives, et consultée au besoin.

FIN DU PREMIER VOLUME.

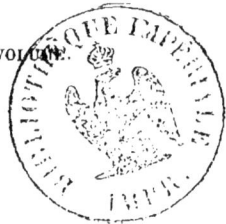

# TABLE ALPHABÉTIQUE

## DES MATIÈRES CONTENUES DANS CE VOLUME.

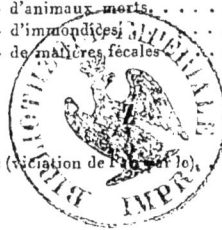

FIN DE LA TABLE DU PREMIER VOLUME.

On trouve chez le même Libraire :

— ∙◦◦∙ —

**FLEURY** (Louis), médecin de l'établissement hydrothérapique de Bellevue sous Meudon, professeur agrégé à la Faculté de médecine de Paris, l'un des auteurs du *Compendium de médecine pratique*. — TRAITÉ PRATIQUE ET RAISONNÉ D'HYDROTHÉRAPIE, Recherches cliniques sur l'application de cette médication au traitement des congestions sanguines chroniques du foie, de la rate, de l'utérus, des poumons et du cœur ; des névralgies et des rhumatismes musculaires, de la chlorose et de l'anémie, de la fièvre intermittente ; des déplacements de la matrice, de l'hystérie ; des ankyloses, des tumeurs blanches, de la goutte ; des maladies de la moelle, des affections chroniques du tube digestif, des pertes séminales, etc. 1 volume in-8, avec planches lithographiées. 1852. Prix :

Figures noires,             8 fr.

Figures coloriées,          9 fr.

**FLEURY** (Louis), agrégé à la Faculté de médecine de Paris. — ESSAI SUR L'INFECTION PURULENTE , in-8, 1844. Prix :                 3 fr. 50

**HARDY,** médecin de l'hôpital Saint-Louis, agrégé de la Faculté de médecine de Paris, etc., et **BÉHIER,** agrégé à la Faculté de médecine de Paris, médecin de l'hospice de la Salpétrière. — — TRAITÉ ÉLÉMENTAIRE DE PATHOLOGIE INTERNE. L'ouvrage formera 4 forts vol. in-8. Les 3 premiers volumes ont paru. 1853.            Prix : 23 fr.

Ouvrage adopté par le Conseil de l'instruction publique.

*Matières contenues dans les trois premiers volumes :*

TOME PREMIER. — Pathologie générale et séméiologie.

TOMES DEUXIÈME et TROISIÈME. — Pathologie spéciale.

*Nota.* Le tome I<sup>er</sup> se vend séparément :         7 fr. 50

L'ouvrage de MM. Hardy et Béhier se distingue de tous ceux qu'on a publiés récemment sur le même sujet par l'esprit philosophique et éminemment *médical* qui a présidé à sa rédaction. Après avoir exposé d'une manière complète, quoique précise, dans le premier volume, les principes si importants et si négligés de nos jours de la pathologie générale et de la séméiologie, les auteurs abordent, dans le second volume, la classification et l'histoire particulière des maladies. Evitant avec soin les excès et les erreurs de l'école anatomico-physico-chimique, tout en profitant des progrès réels que cette école a imprimés à la science, MM. Hardy et Béhier envisagent la maladie dans son ensemble, c'est-à-dire sous le seul point de vue qui permette de s'en faire une idée juste, complète, et d'instituer le traitement sur des bases rationnelles. Cet ouvrage n'est donc pas moins indispensable aux élèves, pour lesquels il sera un guide fidèle et un sujet de méditations fécondes, qu'aux praticiens, qui doivent trouver dans une étude solide de la pathologie la source la plus précieuse des indications thérapeutiques.

**DAUVERGNE.** — HYDROTHERAPIE GENERALE. Du véritable mode d'action des eaux de mer en particulier, des eaux thermo-minérales, et de l'eau simple en général. 1 vol. in-8°. 1853.                  6 fr.

**FOUCART** (A.), Docteur en médecine et lauréat (médaille d'or) de la Faculté de médecine de Paris, ex-chef de clinique médicale de la même Faculté, Chevalier de la Légion d'honneur, etc. DE LA SUETTE MILIAIRE, de sa nature et de son traitement 1 vol. in-8°. 1854.          6 fr.

**HOLLARD** (H.). — DE L'HOMME ET DES RACES HUMAINES. 1 vol. in-18. format Charpentier. 1853.       3 fr.